T0200001

INTERNADO ROTATORIO
GINECOLOGÍA
Y OBSTETRICIA

7.ª edición

INTERNADO ROTATORIO
GINECOLOGÍA Y OBSTETRICIA

7.ª edición

Tamara L. Callahan, MD, MPP, FACOG
Associate Professor
Quality and Patient Safety Director
Department of Obstetrics and Gynecology
Division of Gynecologic Specialties
Vanderbilt University Medical Center
Nashville, Tennessee

Aaron B. Caughey, MD, MPP, MPH, PhD
Professor and Chair
Department of Obstetrics and Gynecology
Oregon Health & Science University
Portland, Oregon

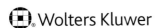. Wolters Kluwer

Philadelphia • Baltimore • New York • London
Buenos Aires • Hong Kong • Sydney • Tokyo

Av. Carrilet, 3, 9.a planta, Edificio D-Ciutat de la Justicia
08902 L'Hospitalet de Llobregat
Barcelona (España)
Tel.: 93 344 47 18
Fax: 93 344 47 16
Correo electrónico: consultas@wolterskluwer.com

Revisión científica
Dra. Diana Jiménez González
Especialista en Ginecología y Obstetricia/Medicina Materno Fetal
Hospital ISSSTE Bicentenario de la Independencia
Hospital Ángeles Santa Mónica

Traducción
Dr. Félix García Roig

Dirección editorial: Carlos Mendoza
Editor de desarrollo: Cristina Segura Flores
Gerente de mercadotecnia: Juan Carlos García
Cuidado de la edición: Olga Sánchez N
Maquetación: Eric Aguirre, Aarón León, Ernesto Aguirre
Diseño de portada: Jesús Mendoza
Impresión: C&C Offset-China / Impreso en China

Se han adoptado las medidas oportunas para confirmar la exactitud de la información presentada y describir la práctica más aceptada. No obstante, los autores, los redactores y el editor no son responsables de los errores u omisiones del texto ni de las consecuencias que se deriven de la aplicación de la información que incluye, y no dan ninguna garantía, explicita o implícita, sobre la actualidad, integridad o exactitud del contenido de la publicación. Esta publicación contiene información general relacionada con tratamientos y asistencia médica que no debería utilizarse en pacientes individuales sin antes contar con el consejo de un profesional médico, ya que los tratamientos clínicos que se describen no pueden considerarse recomendaciones absolutas y universales.

El editor ha hecho todo lo posible para confirmar y respetar la procedencia del material que se reproduce en este libro y su copyright. En caso de error u omisión, se enmendará en cuanto sea posible. Algunos fármacos y productos sanitarios que se presentan en esta publicación sólo tienen la aprobación de la Food and Drug Administration (FDA) para uso limitado al ámbito experimental. Compete al profesional sanitario averiguar la situación de cada fármaco o producto sanitario que pretenda utilizar en su práctica clínica, por lo que aconsejamos consultar con las autoridades sanitarias competentes.

Derecho a la propiedad intelectual (C. P. Art. 270).

Se considera delito reproducir, plagiar, distribuir o comunicar públicamente, en todo o en parte, con ánimo de lucro y en perjuicio de terceros, una obra literaria, artística o científica, o su transformación, interpretación o ejecución artística fijada en cualquier tipo de soporte o comunicada a través de cualquier medio, sin la autorización de los titulares de los correspondientes derechos de propiedad intelectual o de sus cesionarios.

CCS0818

CONTENIDO

EDITORES COLABORADORES

Allison Allen, MD
Fellow, Maternal-Fetal Medicine
Department of Obstetrics and
Gynecology
Oregon Health & Science University
Portland, Oregon

Alison Barlow, WHNP
Assistant Professor
Department of Obstetrics and
Gynecology
Division of Midwifery and Advanced
Practice Nursing
Vanderbilt University Medical Center
Nashville, Tennessee

Howard Curlin, MD
Assistant Professor
Department of Obstetrics and
Gynecology
Division of Gynecologic Specialties
Vanderbilt University Medical Center
Nashville, Tennessee

Jeff Davis, DO
Assistant Professor
Department of Obstetrics and
Gynecology
Division of General Obstetrics and
Gynecology
Vanderbilt University School of
Medicine
Nashville, Tennessee

Jessica Heft, MD
Fellow, Female Pelvic Medicine and
Reproductive Surgery
Department of Obstetrics and
Gynecology
Division of Female Pelvic Medicine
and Reconstructive Surgery
Vanderbilt University School of
Medicine
Nashville, Tennessee

William J. Kellett, DO
Associate Professor
Department of Obstetrics and
Gynecology

Division of General Obstetrics and
Gynecology
Vanderbilt University Medical Center
Nashville, Tennessee

Tamara Keown, MSN, WHNP-BC
Assistant Professor
Department of Obstetrics and
Gynecology
Division of Midwifery and Advanced
Practice Nursing
Vanderbilt University Medical Center
Nashville, Tennessee

Dineo Khabele, MD, FACOG, FACS
Director, Division of Gynecologic
Oncology
The University of Kansas Cancer Center
Professor, Obstetrics and Gynecology
The University of Kansas School of
Medicine
Kansas City, Kansas

Lucy Koroma, MSN, WHNP-BC
Assistant Professor
Department of Gynecology and
Obstetrics
Division of Minimally Invasive
Gynecology
Johns Hopkins University School of
Medicine
Baltimore, Maryland

Erica E. Marsh, MD, MSCI
Associate Professor and Chief
Division Director
Department of Obstetrics and
Gynecology
Division of Reproductive
Endocrinology and Infertility
University of Michigan Medical School
Ann Arbor, Michigan

Christina Megli, MD, PhD
Fellow, Maternal-Fetal Medicine
Department of Obstetrics and
Gynecology
University of Pittsburgh Medical Center
Pittsburgh, Pennsylvania

Melinda New, MD
Associate Professor and Vice Chair of
Education
Department of Obstetrics and
Gynecology
Division of Gynecologic Specialties
Vanderbilt University Medical Center
Nashville, Tennessee

Rachel Pilliod, MD
Fellow, Maternal-Fetal Medicine
Department of Obstetrics and
Gynecology
Oregon Health & Science University
Portland, Oregon

Jessica Pippen, MD
Fellow, Maternal-Fetal Medicine
Department of Obstetrics and
Gynecology
Ohio State University College of
Medicine
Columbus Ohio

Erica Robinson, MD, FRCSC
Assistant Professor
Department of Obstetrics and
Gynecology
Division of Gynecology
Wake Forest School of Medicine
Winston-Salem, North Carolina

Bethany Sabol, MD
Fellow, Maternal-Fetal Medicine
Department of Obstetrics and
Gynecology
Washington University
St. Louis, Missouri

Stacey Scheib, MD, FACOG
Assistant Professor
Director, Multidisciplinary Fibroid
Center
Department of Gynecology and
Obstetrics
Division of Minimally Invasive
Gynecology
Johns Hopkins University School of
Medicine
Baltimore, Maryland

Katherine A. Smith, MD
Fellow, Minimally Invasive
Gynecologic Surgery
Department of Obstetrics and
Gynecology
Mayo Clinic
Jacksonville, Florida

May Thomassee, MD
Assistant Professor
Department of Obstetrics and
Gynecology
Division of Gynecology
University Hospitals and Clinics of
Lafayette
Louisiana State University School of
Medicine
Lafayette, Louisiana

Laurie Tompkins, WHNP
Assistant Professor
Department of Obstetrics and
Gynecology
Division of Midwifery and Advanced
Practice Nursing
Vanderbilt University Medical Center
Nashville, Tennessee

Ashley M. Van Wormer, MD
Resident
Department of Obstetrics and
Gynecology
Louisiana State University School of
Medicine
New Orleans, Louisiana

Jessica L. Young, MD
Assistant Professor
Department of Obstetrics and
Gynecology
Division of General Obstetrics and
Gynecology
Vanderbilt University Medical Center
Nashville, Tennessee

EDITORES COLABORADORES DE EDICIONES PREVIAS

Marisa Adelman, MD
Assistant Professor
Department of Obstetrics and Gynecology
Division of General Obstetrics and Gynecology
University of Utah
Salt Lake City, Utah

Jeff Andrews, MD, FRCSC
Executive Editor-in-Chief, Journal of Lower Genital Tract Disease
Worldwide Medical Director of Women's Health & Cancer
BD Life Sciences
BD Diagnostic Systems
Sparks, Maryland

Lisa Bayer, MD
Assistant Professor, Family Planning
Department of Obstetrics and Gynecology
Oregon Health & Science University
Portland, Oregon

Stephanie Beall, MD, PhD
Department of Obstetrics and Gynecology
Division of Reproductive Endocrinology and Infertility
Shady Grove Fertility
Columbia, Maryland

Daniel H. Biller, MD, MMHC
Associate Professor
Department of Obstetrics and Gynecology
Division of Urogynecology and Female Pelvic Medicine
Vanderbilt University Medical Center
Nashville, Tennessee

Lynne Black
Research Coordinator
Department of Obstetrics and Gynecology
Vanderbilt University Medical Center
Nashville, Tennessee

Nicole S. Carroll, MD
Department of Obstetrics and Gynecology
Wilmington Health
Wilmington, North Carolina

Annette Chen, MD
Department of Obstetrics and Gynecology
Division of Gynecologic Oncology
Kaiser Permanente
Oakland, California

Yvonne W. Cheng, MD, PhD
Director
Maternal-Fetal Medicine
California Pacific Medical Center
San Francisco, California

Bruce B. Feinberg, MD
Assistant Professor
Department of Obstetrics and Gynecology
Division of Maternal-Fetal Medicine
Columbia University Medical Center
New York, New York

Karen P. Gold, MD, MSCI
Interim Chair and Residency Program Director
Department of Obstetrics and Gynecology
Division of Urogynecology-Female Pelvic Medicine and Reconstructive Surgery
University of Oklahoma-Tulsa
Tulsa, Oklahoma

Linda J. Heffner, MD, PhD
Professor
Department of Obstetrics and Gynecology
Division of Maternal-Fetal Medicine
Boston University School of Medicine
Boston, Massachusetts

Celeste O. Hemingway, MD, MHPE
Assistant Professor and Residency
    Director
Department of Obstetrics and
    Gynecology
Division of General Obstetrics and
    Gynecology
Vanderbilt University Medical Center
Nashville, Tennessee

Nariman Heshmati, MD
Department of Obstetrics and
    Gynecology
The Everett Clinic
Everett, Washington

Beth Colvin Huff, MSN, NP
Editorial Board, Journal of Lower Geni-
    tal Tract Disease
Previous Board of Directors
American Society for Colposcopy and
    Cervical Pathology

Sarah E. Little, MD, MPH
Assistant Professor
Maternal-Fetal Medicine
Department of Obstetrics and
    Gynecology
Brigham and Women's Hospital
Boston, Massachusetts

Sara Newmann, MD, MPH
Associate Clinical Professor
Department of Obstetrics, Gynecology
    and Reproductive Sciences
University of California San Francisco
San Francisco General Hospital
San Francisco, California

Erin Rebele, MD
Assistant Professor
Department of Obstetrics and
    Gynecology
Division of General Obstetrics and
    Gynecology
Vanderbilt University Medical Center
Nashville, Tennessee

Brian L. Shaffer, MD
Director
Department of Obstetrics and
    Gynecology
Fetal Diagnosis & Treatment Center
Associate Professor
Oregon Health & Science University
Portland, Oregon

Christopher M. Sizemore, DO
Assistant Professor
Department of Obstetrics and
    Gynecology
Division of General Obstetrics and
    Gynecology
Vanderbilt University Medical Center
Nashville, Tennessee

Merielle M. Stephens, MD
Assistant Professor
Department of Obstetrics and
    Gynecology
Tufts University School of Medicine
Boston, Massachusetts

Susan H. Tran, MD
Associate Professor, Maternal-Fetal
    Medicine
Department of Obstetrics and
    Gynecology
Oregon Health & Science University
Portland, Oregon

Jing Wang Chiang, MD
Chief
Division of Gynecologic Oncology
Department of Obstetrics and
    Gynecology
Santa Clara Valley Medical Center
Santa Clara, California

Keenan Yanit, MD
Assistant Professor
Department of Obstetrics and
    Gynecology
Oregon Health & Science University
Portland, Oregon

Amanda Yunker, DO
Associate Professor
Department of Obstetrics and
    Gynecology
Division of Minimally Invasive
    Gynecology
Vanderbilt University Medical Center
Nashville, Tennessee

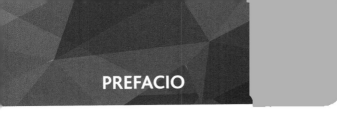

En 1997 se publicaron los primeros cinco libros de la serie *Internado rotatorio (Blueprints)* como revisiones para estudiantes de medicina, internos y residentes que deseaban un contenido clínico de alta calidad, preciso para el USMLE del consejo, pasos 2 y 3. Luego de 20 años, informamos con orgullo que los libros originales y toda la variedad de materiales de repaso *Internado rotatorio* han superado con mucho nuestras expectativas.

La retroalimentación que recibimos de nuestros lectores ha sido en extremo útil y esencial para decidir qué dirección debían tomar los núcleos medulares en la séptima edición. Para asegurar que la séptima edición de la serie continúe aportando el contenido y enfoque que hicieron un éxito de los originales *Internado rotatorio*, hemos ampliado el texto para incluir los temas más actualizados de la investigación y el tratamiento basados en pruebas. Se provee información respecto de los últimos cambios en el tratamiento de la displasia cervical y la detección del cáncer cervical, la hemorragia uterina anormal, la hipertensión en el embarazo, la insuficiencia cervical, el diagnóstico prenatal y el trabajo de parto pretérmino. Se cubren las técnicas más nuevas y las futuras de anticoncepción y esterilización, así como los tratamientos hormonales para la menopausia y las opciones terapéuticas contemporáneas para los fibromas uterinos y los quistes ováricos.

El uso sucinto y conciso de las tablas y figuras fue muy aclamado por nuestros lectores, de manera que redoblamos nuestros esfuerzos para ampliar su utilidad agregando un material gráfico de mejor calidad y actualizado. En cada caso buscamos incluir sólo las tablas y figuras más útiles y claras para llevar al máximo la capacidad del lector de comprender y recordar el material.

De manera similar, actualizamos la bibliografía para incluir artículos basados en pruebas, así como referencias a artículos y libros de texto de obstetricia y ginecología clásicos. Estas referencias se proveen ahora en formato electrónico. También se sugirió que las preguntas de repaso reflejasen el formato actual de los exámenes del consejo. Estamos particularmente orgullosos de incluir preguntas nuevas y revisadas con el formato del consejo correspondiente en esta edición, así como explicaciones completas tanto de las opciones correctas como incorrectas incluidas en las respuestas. En especial, agregamos una sección de preguntas clínicas en viñetas basadas en casos al final de cada capítulo para facilitar el repaso de los temas y la práctica para los exámenes del consejo.

Dicho esto, también aprendimos de nuestros lectores que *Internado rotatorio* es más que sólo un repaso del USMLE del consejo, pasos 2 y 3. Los estudiantes usan los libros durante sus rotaciones de pasantía, subinternado, y como un repaso rápido de actualización durante la rotación en diversos servicios al principio de la residencia. Los residentes que estudian para el paso 3 del USMLE a menudo utilizan libros para revisar temas ajenos a su especialidad. Los estudiantes en programas de asistentes médicos, enfermeras en ejercicio y osteópatas hacen uso de *Internado rotatorio* como complementos de materiales de repaso en sus propias áreas de experiencia.

Cuando escribimos por primera vez el libro, apenas habíamos concluido los estudios de la escuela de medicina e iniciábamos la residencia. Por lo tanto, deseamos que esta nueva edición aporte tanto el punto de vista original como nuestra experiencia clínica obtenida en los 20 años recientes. De manera que, si elige utilizar *Internado rotatorio*, esperamos que encuentre informativos y valiosos los libros de la serie para su educación continua propia.

Tamara L. Callahan, MD, MPP, FACOG
Aaron B. Caughey, MD, MPP, MPH, PhD

AGRADECIMIENTOS

Deseo expresar mi aprecio sincero e intenso por mi coautor, el doctor Caughey, y a los residentes y profesores titulares de obstetricia y ginecología en Harvard y Vanderbilt que aportaron generosamente su tiempo y experiencia para hacer de este libro algo de lo que todos podamos estar orgullosos. Sin el talento y compromiso extraordinarios de estos médicos y prestadores de servicios médicos este proyecto no habría sido posible. Tal logro también se acredita, y no en una pequeña parte, a un grupo increíble de familiares y amigos que amorosa y desinteresadamente me permitieron seguir mi pasión por la instrucción y la salud de las mujeres. A mis hijos, Connor y Jaela, de quienes ser su madre ha sido un indescriptible honor y un inconmensurable gozo, una bendición que trato de ganarme día con día. También quiero agradecer a mis mentores, Dr. William F. Crowley, Jr., Dra. Janet Hall, Dra. Linda J. Heffner, Dra. Nancy E. Oriol, Dr. Robert Barbieri y Dra. Nancy Chescheir, cuya fortaleza, discernimiento, liderazgo e impulso son ejemplos de lo que significa ser un colaborador activo de la medicina académica y la salud de la mujer. Por último, deseo agradecer a los muchos estudiantes de medicina y residentes que compartieron sus aportaciones y entusiasmo con nosotros en esta emocionante empresa. Su respaldo ha sido esencial para el éxito de este proyecto y para nuestra misión de hacer de este libro el mejor que puede ser. Ha sido realmente un privilegio constituir una pequeña parte de su experiencia de aprendizaje interminable.

Tamara L. Callahan, MD,
MPP, FACOG

Deseo reconocer y extender mi agradecimiento a todos los que participaron en la séptima edición de nuestro libro, sobre todo a mi coautora, la Dra. Callahan, así como a aquellos que contribuyeron en las primeras seis ediciones, en particular al Dr. Chen, al Dr. Feinberg y al Dr. Heffner, así como al personal tanto de Blackwell como de LWW. También quiero agradecer a mis colegas y mentores por el ambiente de apoyo en el que trabajo, en particular a los residentes y profesores titulares del Departamento de Obstetricia y Ginecología en OHSU, así como a mis mentores, Dr. Washington, Dr. Norton, Dr. Ames, Dr. Repke, Dr. Blatman, Dr. Macones, Dr. Robinson y Dr. Norwitz. Asimismo, las sugerencias y críticas de los estudiantes de medicina del país, en particular a los de Harvard, UCSF y OHSU, quienes nos impulsaron de manera constante para producir mejores ediciones de este trabajo. También deseo agradecer a mis padres Bill y Carol por su respaldo en todos estos años. A mi esposa Susan, gracias por tu paciencia y apoyo en el curso de todos mis proyectos. A mis hijos Aidan, Ashby, Amelie y Atticus, que son mi inspiración para trabajar más duro todos los días, pero también para dedicar un tiempo a gozar esta misión en la que participamos. Los amo mucho a todos.

Aaron B. Caughey, MD,
MPP, MPH, PhD

ABREVIATURAS

17α-OHP	17α-hidroxiprogesterona
3β-HSD	Deshidrogenasa de 3β-hidroxiesteroides
5-FU	5-fluorouracilo
AAF	Aspiración con aguja fina
ACTH	Hormona adrenocorticotrópica
AD	Autosómico dominante
ADH	Hormona antidiurética
AE	Aborto espontáneo
AED	Fármacos antiepilépticos
AFP	Fetoproteína-α
AFPSM	Fetoproteína α sérica materna
AINE	Antiinflamatorio no esteroide
ALT	Transaminasa de alanina
AMEE	Aspiración microquirúrgica de espermatozoides del epidídimo
AMH	Hormona antimülleriana
AOC	Anticonceptivos orales combinados
APA	Anticuerpos antifosfolípidos
AR	Autosómico recesivo
AST	Transaminasa de aspartato
ATO	Absceso tuboovárico
AV	Arteriovenoso
AVC	Accidente vascular cerebral
AZDV	Análogos-zidovudina
β-hCG	Fracción β de la gonadotropina coriónica humana
BEM	Biopsia endometrial
BID	Dos veces al día
BPN	Bajo peso al nacer
BUN	Nitrógeno de urea sanguínea
BVC	Biopsia de vellosidades coriónicas
CAP	Conducto arterioso persistente
CCB	Conización con bisturí (biopsia)
CCE	Carcinoma de células escamosas
CCHAP	Cáncer colorrectal hereditario no asociado con poliposis

CDIS	Carcinoma ductal *in situ*
CEA	Células escamosas atípicas
CEA-H	Células escamosas atípicas (no puede descartar una lesión intraepitelial de células escamosas de alto grado)
CEA-US	Células escamosas atípicas de significado indeterminado
CF	Corazón fetal
CGA	Células glandulares atípicas
CID	Coagulación intravascular diseminada
CII	Cuadrante inferior interno
CII	Cuadrante inferior izquierdo
CLIS	Carcinoma lobulillar *in situ*
CMPP	Cardiomiopatía periparto
CMV	Citomegalovirus
CPIU	Catéter de presión intrauterina
CPT	Capacidad pulmonar total
CSE	Cuadrante superior externo
CSI	Cuadrante superior interno
CTA	Cerclaje transabdominal
D y E	Dilatación y evacuación
D y L	Dilatación y legrado
DCP	Desproporción cefalopélvica
DES	Dietilestilbestrol
DEXA	Radioabsorciometría de energía doble
DHEA	Dehidroepiandrosterona
DHEA-S	Sulfato de dehidroepiandrosterona
DHT	Dihidrotestosterona
DIU	Dispositivo intrauterino
DMG	Diabetes mellitus gestacional
DMPA	Acetato de medroxiprogesterona de depósito
DPP	Derivado proteínico purificado
DSV	Defecto septal ventricular
DTN	Defecto del tubo neural
DTP	Detención del trabajo de parto
EAU	Embolización de la arteria uterina
ECF	Electrodo de cuero cabelludo fetal
ECG	Electrocardiograma
ED	Edad del desarrollo
EG	Edad de gestación

EENTC	Estimulación eléctrica nerviosa transcutánea
EGB	Estreptococos del grupo B
EHH	Enfermedad por hemoglobina H
EIU	Embarazo intrauterino
ELA	Embolia de líquido amniótico
ELISA	Análisis de inmunoabsorbencia ligada a enzima
EMR	Edad materna de riesgo
EP	Embolia pulmonar
EPI	Enfermedad pélvica inflamatoria
EPP	Esterilización posparto
ET	Estrogenoterapia
ETE	Extracción testicular de espermatozoides
ETG	Enfermedad trofoblástica gestacional
EZTAG	Exéresis de la zona de transformación con asa grande
FCF	Frecuencia cardiaca fetal
FCP	Fecha calculada de parto
FEI	Foco ecógeno intracardiaco
FIGO	International Federation of Gynecology and Obstetrics
FIV	Fecundación *in vitro*
FPP	Fecha probable de parto
FQ	Fibrosis quística
FSH	Hormona foliculoestimulante
FTA-ABS	Absorción de anticuerpos treponémicos fluorescentes
G	Número de embarazos
GEG	Grande para la edad de gestación
GI	Gastrointestinal
GnRH	Hormona liberadora de gonadotropinas
GU	Genitourinario
HADE	Hígado graso agudo durante el embarazo
Hb	Hemoglobina
hCG	Gonadotropina coriónica humana
hCS	Somatomamotropina coriónica humana
Hct	Hematocrito
HCV	Hipersensibilidad del ángulo costovertebral
HDA	Hiperplasia ductal atípica
HDL	Lipoproteínas de alta densidad
HELLP	Hemólisis, elevación de enzimas hepáticas, plaquetopenia
HFIS	Hibridación fluorescente *in situ*

HG	Hipertensión gestacional
hMG	Gonadotropina menopáusica humana
HPL	Lactógeno placentario humano
HSG	Histerosalpingografía
HTASOB	Histerectomía total abdominal y salpingooforectomía bilateral
HUD	Hemorragia uterina disfuncional
I&D	Incisión y drenaje
ICC	Insuficiencia cardiaca congestiva
ICVVZ	Inmunoglobulina contra virus varicela zóster
IET	Inmunoglobulinas estimulantes del tiroides
Ig	Inmunoglobulina
IIE	Inyección intracitoplásmica de espermatozoides
IIU	Inseminación intrauterina
ILA	Índice de líquido amniótico
IM	Infarto miocárdico
IM	Intramuscular
IMR	Imágenes por resonancia magnética
INR	Índice normalizado internacional
IO	Inducción de ovulación
IOP	Insuficiencia ovárica prematura
IOP	Insuficiencia ovárica primaria
ISRS	Inhibidores selectivos de la recaptación de serotonina
ISS	Inyección de solución salina bajo ultrasonografía
ITS	Infección de transmisión sexual
IUP	Insuficiencia uteroplacentaria
IVU	Infección de vías urinarias
KB	Kleihauer-Betke
KOH	Hidróxido de potasio
LCHAD	Deshidrogenasa de hidroxiacil-CoA de cadena larga
LCR	Líquido cefalorraquídeo
LDH	Deshidrogenasa de lactato
LDL	Lipoproteínas de baja densidad
LES	Lupus eritematoso sistémico
LGV	Linfogranuloma venéreo
LH	Hormona luteinizante
LIEAG	Lesión intraepitelial escamosa de alto grado
LIEBJ	Lesión intraepitelial escamosa de bajo grado
LTL	Ligadura tubaria por laparoscopia

MFIU	Muerte fetal intrauterina
MHA-TP	Análisis de microhemaglutinación de anticuerpos contra *Treponema pallidum*
MIF	Factor inhibidor de los conductos de Müller
MLK	Cinasa de la cadena ligera de miosina
MTHFR	Metiltetrahidrofolato reductasa
NIC	Neoplasia intraepitelial cervical
NIEV	Neoplasia intraepitelial vaginal
NIV	Neoplasia intraepitelial vulvar
OA	Occipitoanterior
OMA	Oxidasa de monoaminas
OP	Occipitoposterior
OT	Occipitotransversa
OTC	De venta libre
OTD	Occipitotransversa derecha
OTI	Occipitotransversa izquierda
P	Paridad
PA	Presión arterial
PALM-COEIN	Pólipo, adenomiosis, leiomioma, cáncer e hiperplasia; coagulopatía, disfunción ovulatoria, endometrial, yatrógena y aún no clasificada
PBF	Perfil biofísico
PC	Productos de la concepción
PCG	Prueba de carga de glucosa
PCR	Reacción en cadena de polimerasa
PEEA	Procedimiento de exéresis electroquirúrgica con asa
PEG	Pequeño para la edad de gestación
PFC	Peso fetal calculado
PFH	Prueba de función hepática
PFT	Pruebas de función tiroidea
PO	Por vía oral (bucal)
POP-Q	Sistema cuantitativo del prolapso de órganos pélvicos
PRCC	Prueba de reto con citrato de clomifeno
PRO	Prueba de reto con oxitocina
PSE	Prueba sin estrés
PTG	Prueba de tolerancia de glucosa
PTI	Púrpura trombocitopénica idiopática
PTPPC	Prueba de trabajo de parto poscesárea

PTU	Propiltiouracilo
PVPC	Parto vaginal poscesárea
QD	A diario
QID	Cuatro veces al día
RBC	Eritrocito
RCIU	Retraso del crecimiento intrauterino
RHC	Recuento hematológico completo
RM	Rotura de membranas
RPM	Rotura prematura de membranas
RPMP	Rotura prematura de membranas pretérmino
RPR	Reagina plasmática rápida
RSRE	Regulador selectivo del receptor de estrógenos
RTPs	Reflejos tendinosos profundos en serie
RUV	Riñones/uréter/vejiga (radiografías)
RXT	Radiografía de tórax
SAF	Síndrome alcohólico fetal
SCT	Síndrome de choque tóxico
SDR	Síndrome de dificultad respiratoria
SDRA	Síndrome de dificultad respiratoria aguda
SGUM	Síndrome genitourinario de la menopausia
SHBG	Globulina fijadora de hormonas sexuales
SIDA	Síndrome de inmunodeficiencia adquirida
SMRKH	Síndrome de Mayer-Rokitansky-Küster-Hauser
SMSL	Síndrome de muerte súbita del lactante
SNC	Sistema nervioso central
SOPQ	Síndrome de ovarios poliquísticos
SPM	Síndrome premenstrual
SRC	Síndrome de rubeola congénita
SRIF	Síndrome de respuesta inmunitaria fetal
STI	Síndrome de transfusión intergemelar
SVM	Síntomas vasomotores
TARTA	Tratamiento antirretroviral muy activo
TC	Tomografía computarizada
TDPM	Trastorno disfórico premenstrual
TDV	Transposición de vasos
TEP	Tratamiento con estrógenos y progesterona
TFG	Tasa de filtración glomerular
TGM	Tumor/ganglio/metástasis

THM	Terapia hormonal para la menopausia
TIU	Transfusión intrauterina
TMSU	Toma de muestra percutánea de sangre umbilical
TN	Translucencia nucal
TP	Tiempo de protrombina
TPAV	Término, pretérmino, abortado, vivo
TPT	Trabajo de parto pretérmino
TPT	Tiempo parcial de tromboplastina
TRA	Tecnología de reproducción asistida
TRE	Tratamiento de restitución de estrógenos
TRH	Tratamiento de restitución hormonal
TRH	Hormona liberadora de tirotropina
TSCT	Toxina del síndrome del choque tóxico
TSH	Hormona estimulante del tiroides
TTSP	Tumor trofoblástico del sitio placentario
TVC	Trastornos vasculares de la colágena
TVP	Trombosis venosa profunda
TVS	Trombosis venosa superficial
TVS	Tromboflebitis de venas superficiales
UG	Urogenital
UPM	Último periodo menstrual
US	Ultrasonografía
V/Q	Cociente de ventilación/perfusión
VCI	Vena cava inferior
VD	Volumen de distribución
VDRL	Venereal Disease Research Laboratory
VG	Vaginosis bacteriana
VHS	Virus del herpes simple
VIH	Virus de la inmunodeficiencia humana
VPH	Virus del papiloma humano
VPN	Valor predictivo negativo
VPP	Valor predictivo positivo
VSG	Velocidad de sedimentación globular
VVZ	Virus varicela zóster
WBC	Leucocitos
ZDV	Zidovudina

PARTE

1

OBSTETRICIA

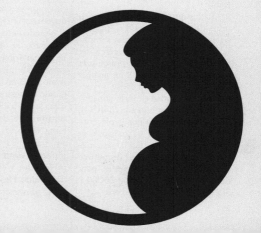

EMBARAZO Y ATENCIÓN PRENATAL

EMBARAZO

El embarazo es la presencia de productos de la concepción con implantación normal o anormal en el útero y en raras ocasiones en otro sitio. Concluye por aborto electivo o espontáneo, o parto. Ocurren múltiples cambios fisiológicos en una embarazada que afectan todo órgano, aparato y sistema.

DIAGNÓSTICO

En una paciente con ciclos menstruales y actividad sexual regulares, el retraso de un periodo por más de unos cuantos días a 1 sem sugiere un embarazo. Incluso a esa edad temprana de la gestación, las pacientes presentan signos y síntomas. A la exploración física hay una diversidad de datos que indican una gestación (tabla 1-1).

Muchas pruebas de embarazo en orina de venta libre (OTC, por sus siglas en inglés) tienen alta sensibilidad y resultan positivas cerca del momento en que no se presenta la menstruación. En ellas y los análisis de laboratorio hospitalarios se detecta la subunidad β de la gonadotropina coriónica humana (β-hCG), hormona producida por la placenta que aumenta hasta un máximo de 100 000 mUI/mL a las 10 semanas (sem) de gestación y disminuye durante el segundo trimestre, para después estabilizarse entre 20 000 y 30 000 mUI/mL en el tercero.

Un embarazo viable se puede confirmar por ultrasonografía transvaginal al observar el saco gestacional tan temprano como a las 5 sem, o con una cifra de 1 500 a 2 000 mUI/mL de β-hCG. Además, se puede observar el corazón fetal (CF) en movimiento por ultrasonografía transvaginal, tan pronto como a las 6 sem o en presencia de una cifra de 5 000 a 6 000 mUI/mL de β-hCG.

TÉRMINOS Y DEFINICIONES

Desde el momento de la fecundación hasta que se alcanzan las 8 sem (10 sem de edad de gestación [EG]), el producto de la concepción se denomina **embrión**, que después de las 8 sem y hasta el momento del nacimiento se conoce como **feto**. La denominación **lactante** se utiliza para el periodo entre el parto y el año. El embarazo se divide en trimestres. El **primer trimestre** incluye hasta la semana 12, pero también se define como hasta las 14 sem de EG; el **segundo trimestre** va desde las 12 a 14 hasta las 24 a 28 sem de EG, y el **tercer trimestre**, de las 24 1/7 a 28 sem hasta el parto. Un lactante nacido antes de las 23 a 24 sem se considera **previable**; entre las 24 y 37 sem, de **pretérmino**, y entre las 37 y 42 sem, de **término**. Un embarazo que rebasa las 42 sem se considera **postérmino**.

▪ **TABLA 1-1.** Signos y síntomas de embarazo
Signos
Decoloración azulosa de la vagina y el cuello uterino (signo de Chadwick)
Reblandecimiento y cianosis del cérvix a las 4 sem o después (signo de Goodell)
Reblandecimiento del útero después de las 6 sem (signo de Ladin)
Edema e hipersensibilidad mamarias
Desarrollo de la línea negra del ombligo al pubis
Telangiectasias
Eritema palmar
Síntomas
Amenorrea
Náusea y vómito
Dolor mamario
Movimientos fetales de pataleo

La **gravidez** (G) se refiere al número de veces que una mujer se ha embarazado y la **paridad** (P), al número de embarazos que concluyeron en un parto a las 20 sem de EG o después, de un feto con peso mayor de 500 g. Por ejemplo, una mujer que tuvo un par de gemelos será G1, P1 debido a que se considera la gestación múltiple como un solo embarazo. Una designación más específica de la evolución del embarazo divide a la paridad en partos de **término** y **pretérmino**, y también agrega el número de **abortos** y de niños **vivos**, lo que se conoce con las siglas TPAL (T por el número de embarazos de término; P por el de aquellos pretérmino [antes de las 27 sem]; A por el de abortos y L [del inglés, *Living children*] por el de nacidos vivos). Los abortos incluyen todas las pérdidas gestacionales antes de las 20 sem, tanto terapéuticas como espontáneas, además de los embarazos ectópicos. Por ejemplo, una mujer que tuvo gemelos pretérmino, un lactante de término y dos abortos, sería G4 P1-1-2-3. Los prefijos nuli-, primi- y multi- se usan en relación con la gravidez y paridad para referirse a tener 0, 1 o más de 1 productos, respectivamente. Por ejemplo, una mujer que ha gestado dos veces con un embarazo ectópico y un parto a término sería multigrávida y primípara. Por desgracia, esta terminología a menudo se interpreta de manera errónea, ya que algunos individuos se refieren a una mujer con un primer embarazo como primípara más bien que nulípara. Los obstetras también usan la denominación **gran multípara**, que se refiere a una mujer cuya paridad es mayor o equivalente a 5.

FECHADO DEL EMBARAZO

La EG del feto es la edad en semanas y días medida a partir del último periodo menstrual (UPM). La **edad del desarrollo (ED)**, concepcional o embrionaria corresponde al número de semanas y días transcurridos desde la fecundación. Dado que ésta suele ocurrir aproximadamente 14 días (d) después del primer día del periodo menstrual previo, la EG suele ser 2 sem mayor que la edad de desarrollo.

Por lo general, se usa la **regla de Naegele** para calcular la **fecha prevista del parto (FPP)** o la fecha probable del parto (FPP), con la que se restan 3 meses de la LMP y se añaden 7 d. Así, un embarazo con un UPM de enero 16 de 2017 tendrá una FPP de octubre 23 de 2017. En el fechado exacto se utiliza una FPP calculada como de 280 d después de un UPM conocido. Si se sabe la fecha de ovulación, como cuando se usa tecnología de la reproducción asistida, se puede calcular la FPP agregando 266 d. El fechado del embarazo se puede confirmar y debe ser compatible con las dimensiones uterinas en la exploración de la primera consulta prenatal.

Con un UPM incierto a menudo se usa ultrasonografía para determinar la FPP, con un grado de incertidumbre que aumenta durante la gestación, pero que rara vez difiere por más de 7 a 8% de cualquier EG. Como regla general, el fechado por ultrasonografía no debería diferir de aquel por un UPM por más de 1 sem en el primer trimestre, 2 sem en el segundo y 3 sem en el tercero.

El fechado que se realiza a partir de la longitud cráneo-cóccix en la primera mitad del primer trimestre tal vez sea todavía más preciso, difiere entre 3 y 5 días.

Otros parámetros utilizados para calcular la EG incluyen puntos de referencia del embarazo, como la auscultación de la frecuencia cardiaca fetal (FCF) a las 20 sem por medios no electrónicos, o a las 10 mediante ultrasonografía Doppler, así como la percepción materna de movimientos fetales o "pataleo", que suele presentarse entre las 16 y 20 semanas.

Debido a que el fechado del embarazo por ultrasonografía disminuye en precisión conforme avanza la gestación, es imperativo determinarlo y confirmarlo en la primera interacción entre una embarazada y el sistema de atención sanitaria. Una mujer que acude al área de urgencias tal vez no regrese para atención prenatal, por lo que en esa consulta debe confirmarse el fechado, que tiene particular importancia porque varias decisiones acerca de la atención sanitaria se basan en su precisión.

Una de tales decisiones es si reanimar o no a un neonato en el umbral de la viabilidad, que pudiese ser entre las 23 y 24 sem de gestación, de acuerdo con la institución. Otro es el de inducir el trabajo de parto a las 41 sem de gestación. Alrededor de 5 a 15% de las mujeres es oligoovulatoria, lo que significa que presenta la ovulación después del día 14 del ciclo usual. Por lo tanto, en el fechado basado en el UPM se puede sobrediagnosticar un embarazo prolongado (≥ 41 sem) o postérmino (≥ 42 sem). Por suerte, la verificación temprana o la corrección de las fechas puede resolver los errores.

FISIOLOGÍA DEL EMBARAZO

Cardiovascular

El **gasto cardiaco** aumenta de 30 a 50% durante la gestación, en su mayor parte durante el primer trimestre, con un máximo entre las 20 y 24 sem de gestación que se mantiene hasta el parto. El aumento del gasto cardiaco se debe en primer término a un incremento del volumen sistólico, y después se mantiene por un aumento de la frecuencia cardiaca conforme dicho volumen disminuye hasta cerca de cifras pregestacionales al final del tercer trimestre. La **resistencia vascular sistémica** disminuye durante el embarazo, con el resultado de un descenso de la presión arterial, que con toda probabilidad se debe a la elevación de la progesterona que lleva a la relajación del músculo liso. Hay una disminución de la presión arterial sistólica de 5 a 10 mm Hg y en la presión arterial diastólica de 10 a 15 mm Hg, que alcanzan un nadir en la sem 24. Entre las 24 sem de gestación y el término la presión arterial retorna lentamente a cifras pregestacionales, pero nunca debe rebasarlas.

Pulmonar

Hay un incremento de 30 a 40% en el volumen de ventilación pulmonar (V_T) durante el embarazo (fig. 1-1), a pesar del hecho de que la capacidad pulmonar total (CPT) decrece 5% por la elevación del diafragma.

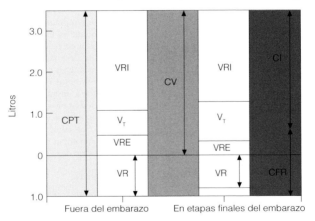

CPT = Capacidad pulmonar total
CV = Capacidad vital
CI = Capacidad inspiratoria
CFR = Capacidad funcional residual
VRI = Volumen de reserva inspiratoria
V_T = Volumen de ventilación pulmonar
VRE = Volumen de reserva espiratoria
VR = Volumen residual

FIGURA 1-1 • Volúmenes pulmonares en mujeres con y sin embarazo.

Este aumento en el V_T disminuye el volumen de reserva espiratorio casi 20%. El aumento en el V_T con una frecuencia respiratoria constante lleva a un incremento de la ventilación minuto de 30 a 40%, que a su vez da lugar a un aumento en las cifras de PO_2 alveolar (PAO_2) y arterial (PaO_2) y una disminución de las de $PACO_2$ y $PaCO_2$.

La $PaCO_2$ disminuye hasta casi 30 mm Hg en las 20 sem de gestación respecto de 40 mm Hg antes del embarazo, cambio que lleva a un aumento del gradiente de CO_2 entre madre y feto, posiblemente causado por un aumento de la progesterona, que incrementa la capacidad de respuesta del aparato respiratorio al CO_2 o actúa como estimulante primario. Este gradiente facilita el aporte de oxígeno al feto y el retiro de dióxido de carbono. Se presenta disnea del embarazo en 60 a 70% de las pacientes, que quizá sea secundaria a la disminución de la cifra de $PaCO_2$, el aumento de V_T o la diminución de la capacidad pulmonar total.

Gastrointestinal

Ocurren náusea y vómito en más de 70% de los embarazos, lo que se ha llamado **náusea matutina,** aunque puede presentarse en cualquier momento del día. Estos síntomas se han atribuido a la elevación de la cifra de estrógenos, progesterona y hCG. También podrían deberse a hipoglucemia y tratarse con la ingestión frecuente de bocadillos. La náusea y el vómito, por lo general, se resuelven entre las 14 y 16 sem de gestación. Se hace referencia a la **hiperémesis gravídica** como una forma grave de náusea matutina relacionada con una disminución de peso ($\geq$ 5% del peso pregestacional) y cetosis.

Durante el embarazo, el estómago presenta tiempos de vaciamiento prolongados y el esfínter gastroesofágico muestra un tono disminuido. Juntos, estos cambios llevan al reflujo y posiblemente se combinan con una disminución del tono esofágico para causar ptialismo, o aumento de la producción de saliva, durante el embarazo. El intestino grueso también presenta disminución de la motilidad, lo que conduce a mayor absorción de agua y estreñimiento.

Renal

Los riñones aumentan de tamaño y los uréteres se dilatan durante el embarazo, lo que quizá cause mayores tasas de pielonefritis. La tasa de filtración glomerular (TFG) aumenta casi 50% en etapas tempranas del embarazo y se mantiene así hasta el parto. Como resultado de la mayor TFG, el nitrógeno de urea sanguíneo y la creatinina disminuyen casi 25%. Un aumento en el sistema renina-angiotensina da lugar a un incremento en la cifra de aldosterona, que a su vez causa una mayor resorción de sodio. Sin embargo, las cifras plasmáticas de sodio no aumentan por el incremento simultáneo de la TFG.

Hematológica

Aunque el volumen plasmático aumenta 50% en el embarazo, el volumen de eritrocitos (RBC) lo hace solo de 20 a 30%, lo que lleva a una disminución del hematocrito o anemia dilucional. La cifra de leucocitos (WBC) aumenta durante el embarazo hasta una media de 10.5 millones/mL, con un rango de 6 a 16 millones. Durante el trabajo de parto, el estrés puede causar que la cifra de WBC aumente a más de 20 millones por mL. Hay un ligero decremento en la concentración de plaquetas, tal vez secundario a un mayor volumen plasmático, y un incremento en su destrucción periférica. Si bien de 7 a 8% de las pacientes presenta una cifra de entre 100 y 150 millones de plaquetas/mL, un descenso por debajo de 100 millones/mL en un periodo breve no es normal y debe investigarse con rapidez.

El embarazo se considera un estado de hipercoagulabilidad, con aumento en el número de sucesos tromboembólicos. Hay elevación de las cifras de fibrinógeno y de los factores VII-X. Sin embargo, los tiempos de coagulación y hemorragia reales no cambian. La mayor tasa de sucesos tromboembólicos en el embarazo puede también ser secundaria a otros elementos de la tríada de Virchow, esto es, el aumento de la estasis venosa y del daño endotelial vascular.

Endocrina

El embarazo es un estado hiperestrogénico, producto sobre todo de la placenta con una contribución en menor grado de los ovarios. A diferencia de la producción de estrógenos ovárica, donde sus precursores se originan en las células de la teca y se transfieren a las células de la granulosa, en la placenta los estrógenos se derivan de precursores plasmáticos circulantes producidos por las glándulas suprarrenales maternas. Se ha correlacionado el bienestar fetal con las cifras maternas de estrógenos séricos, donde las cifras bajas se vinculan con condiciones como la muerte y la anencefalia fetales.

La hormona hCG está constituida por dos subunidades diferentes, α y β. La primera es idéntica a las correspondientes de la hormona luteinizante (LH), la hormona foliculoestimulante (FSH) y la hormona estimulante del tiroides (TSH), en tanto que las subunidades β son diferentes. Las cifras de hCG se duplican casi cada 48 h durante etapas tempranas del embarazo, con un máximo entre las 10 y 12 sem, y una declinación posterior hasta alcanzar una cifra estable después de la sem 15.

La placenta produce hCG, que actúa para mantener al cuerpo amarillo en etapas tempranas de la gestación, con síntesis de progesterona que mantiene al endometrio. En un momento dado la placenta se encarga de la producción de progesterona y el cuerpo amarillo se degrada hasta cuerpo blanco. Las cifras de progesterona aumentan durante el embarazo. Esta hormona produce relajación del músculo liso y tiene múltiples efectos sobre los sistemas digestivo, cardiovascular y genitourinario. El **lactógeno placentario humano** (LPH) es producido por la placenta y es importante para asegurar un aporte constante de nutrimentos al feto, hormona también conocida como somatomamotropina coriónica humana (SCH), que induce la lipólisis con un aumento concomitante en los ácidos grasos libres circulantes. El LPH también actúa como antagonista de la insulina, junto con varias otras hormonas placentarias, y por lo tanto tiene un efecto diabetógeno, con aumento de la cifra de insulina y la síntesis de proteínas. Las concentraciones de **prolactina** aumentan de forma notoria durante el embarazo y disminuyen después del parto, para volver a aumentar después, en respuesta al amamantamiento.

Hay dos cambios importantes en las hormonas tiroideas durante el embarazo. Primero, los estrógenos estimulan a la globulina unidora de hormonas tiroideas y causan la elevación de T_3 y T_4 totales, pero T_3 y T_4 libres se mantienen relativamente constantes. En segundo lugar, la hCG tiene un débil efecto estimulante de la tiroides, tal vez porque su subgrupo α es similar a la TSH y esto lleva a un ligero aumento de T_3 y T_4 y un decremento leve de la TSH en etapas tempranas del embarazo. En conjunto, no obstante, el embarazo se considera un estado eutiroideo.

Musculoesquelética y dermatológica

El cambio obvio en el centro de gravedad durante el embarazo puede llevar a una modificación de la postura y tensión de la porción baja de la espalda, que empeoran durante la gestación, en particular en el tercer trimestre. Ocurren numerosos cambios en la piel, que incluyen angiomas en araña y eritema palmar secundario a un aumento de la concentración de estrógenos, así como hiperpigmentación de los pezones, el ombligo, la línea media abdominal (**línea negra**), el perineo y la cara (**melasma** o **cloasma**), en forma secundaria al aumento de las cifras de hormona estimulante de los melanocitos y otras hormonas esteroides. El embarazo también se vincula con el síndrome del túnel carpiano, que es resultado de la compresión del nervio mediano, cuya incidencia durante el embarazo varía mucho y sus síntomas suelen ser autolimitados.

Nutricional

Los requerimientos nutricionales aumentan durante el embarazo y el amamantamiento. Una mujer promedio requiere de 2 000 a 2 500 kcal/d. El requerimiento calórico aumen- ta 300 kcal/d durante el embarazo y 500 kcal/d en el amamantamiento. Así, el embarazo no es equivalente calórico de comer por dos; de manera más precisa, es más o menos comer por 1.15. La mayoría de las pacientes debe aumentar entre 9 y 13 kg durante el embarazo. Se recomienda a las mujeres con sobrepeso aumentar menos, entre 6.8 y 11 kg; a aquellas con peso inferior al normal se les recomienda aumentar más, de 13 a 18 kg. Lamentablemente, un gran porcentaje de las embarazadas aumenta más de la cantidad recomendada, lo que contribuye a diversas complicaciones además de la retención de peso posparto y la obesidad posterior. Es responsabilidad de cada proveedor de atención prenatal revisar la alimentación y el ejercicio de las pacientes durante la gestación.

Además de los mayores requerimientos calóricos, hay un aumento de los nutricionales de proteínas, hierro, ácido fólico, calcio y otros minerales y vitaminas. El requerimiento de proteínas aumenta de 60 a 70 o 75 g/d. La ingestión de calcio recomendada es de 1.5 g diarios. Muchas pacientes presentan anemia por deficiencia de hierro, dada su mayor demanda por la hematopoyesis tanto de la madre como del feto. Los requerimientos de ácido fólico aumentan de 0.4 a 0.8 mg/d y son importantes para prevenir defectos del tubo neural.

Se recomienda a todas las pacientes tomar vitaminas prenatales durante el embarazo, con el propósito de compensar las mayores demandas nutricionales. Además, se sugiere a cualquier paciente cuyo hematocrito descienda durante el embarazo aumentar la ingestión de hierro con complementos orales (tabla 1-2).

TABLA 1-2 Raciones alimentarias diarias recomendadas para mujeres no embarazadas, embarazadas y lactantes

	Mujeres no embarazadas por edades					Mujeres gestantes	Mujeres lactantes
	11-14 años	15-18 años	19-22 años	23-50 años	51 y + años		
Energía (Kcal)	2 400	2 100	2 100	2 000	1 800	+300	+500
Proteínas (g)	44	48	46	46	46	+30	+20
Vitaminas liposolubles							
Actividad de vitamina A (RE) (UI)	800	800	800	800	800	1 000	1 200
	4 000	4 000	4 000	4 000	4 000	5 000	6 000
Vitamina D (UI)	400	400	400	-	-	400	400
Actividad de vitamina E (UI)	12	12	12	12	12	15	15
Vitaminas hidrosolubles							
Ácido ascórbico (mg)	45	45	45	45	45	60	80
Ácido fólico (mg)	400	400	400	400	400	800	600
Niacina (mg)	16	14	14	13	12	+2	+4
Riboflavina (mg)	1.3	1.4	1.4	1.2	1.1	+0.3	+0.5

(Continúa)

TABLA 1-2 Raciones alimentarias diarias recomendadas para mujeres no embarazadas, embarazadas y lactantes (Continuación)

	Mujeres no embarazadas por edades					Mujeres gestantes	Mujeres lactantes
	11-14 años	15-18 años	19-22 años	23-50 años	51 y + años		
Tiamina (mg)	1.2	1.1	1.1	1	1	+0.3	+0.3
Vitamina B$_6$ (mg)	1.6	2	2	2	2	2.5	2.5
Vitamina B$_{12}$ (mg)	3	3	3	3	3	4	4
Minerales							
Calcio (mg)	1200	1200	800	800	800	1200	1200
Yodo (mg)	115	115	100	100	80	125	150
Hierro (mg)	18	18	18	18	10	+18	18
Magnesio (mg)	300	300	300	300	300	450	450
Fósforo (mg)	1200	1200	800	800	800	1200	1200
Zinc (mg)	15	15	15	15	15	20	25

UI, unidades internacionales. (Tomada de Gabbe SG, Niebyl JR, Simpsen JL. Obstetrics: Normal and Problem Pregnancies, 4th ed. New York, NY: Churchill Livingstone, 2002:196).

ATENCIÓN PRENATAL

Las consultas prenatales están diseñadas para detectar diversas complicaciones del embarazo y para instruir a la paciente. Incluyen una serie de consultas externas que incluyen exploraciones físicas sistemáticas y diversas pruebas de detección en diferentes momentos del cuidado prenatal. Son aspectos importantes de los cuidados prenatales la valoración inicial de la paciente, su evaluación sistemática, seguridad y alojamiento, la seguridad de nutrición y alimentación, los estados patológicos durante el embarazo y la preparación para el parto.

CONSULTA INICIAL

A menudo es la más prolongada de las consultas prenatales, porque implica hacer una historia clínica completa con exploración física, así como una serie de pruebas de laboratorio iniciales. Debe llevarse a cabo en etapas tempranas del primer trimestre, entre las 6 y 10 sem de gestación, si bien en ocasiones las pacientes no acuden a su consulta prenatal inicial hasta una fecha posterior. En esta consulta deben también tratarse aspectos de alimentación, ejercicio y metas de aumento de peso.

Antecedentes

Los antecedentes de la paciente incluyen el embarazo actual y el UPM, así como los síntomas durante la gestación. Después de ello, se hace un interrogatorio acerca de los antecedentes obstétricos que incluya fecha, resultado (p. ej., aborto espontáneo [AE], abortos terapéuticos, embarazos ectópicos y partos de término), la vía de nacimiento, la duración del trabajo de parto y su segundo periodo, el peso del feto al nacer y cualquier complicación. Por último,

se hará un interrogatorio completo sobre los antecedentes médicos, quirúrgicos, familiares y sociales.

Exploración física

Se hace una exploración física completa prestando particular atención a los antecedentes médicos y quirúrgicos de la paciente. La exploración ginecológica incluye un frotis de Papanicolaou, de acuerdo con las guías de detección del cáncer cervical estándar, y cultivos para gonorrea y clamidiasis. A la exploración bimanual las dimensiones del útero deben ser compatibles con la EG desde el UPM. Si una mujer no está segura de su UPM o si no concuerdan el tamaño uterino y las fechas, se debe hacer un ultrasonografía para el fechado del embarazo. Es crucial un fechado preciso para todas las valoraciones e intervenciones obstétricas subsiguientes.

Valoración diagnóstica

El conjunto de pruebas en el primer trimestre incluye un recuento hematológico completo, principalmente hematocrito, tipo sanguíneo, detección de anticuerpos, reagina plasmática rápida (RPR) o el Venereal Disease Research Laboratory (VDRL) para detección de sífilis, detección de anticuerpos contra rubeola, antígeno de superficie de la hepatitis B, análisis de orina y urocultivo. Si una paciente no tiene antecedente de varicela, se ordena una titulación de anticuerpos contra el virus varicela zóster (VVZ). Suele hacerse una prueba con el derivado proteico purificado (DPP) en el primero o segundo trimestre para la detección de tuberculosis en las embarazadas de alto riesgo, se ordenará una prueba de embarazo

■ TABLA 1-3 Pruebas sistemáticas en la atención prenatal

Consulta inicial y primer trimestre	Segundo trimestre	Tercer trimestre
Hematocrito	MSAFP/prueba triple o cuádruple	Hematocrito
Grupo sanguíneo y Rh	Ultrasonografía obstétrica	RPR/VDRL
RPR/VDRL	Amniocentesis a las mujeres interesadas en el diagnóstico prenatal	PCG
Detección de anticuerpos contra rubeola		Cultivo para estreptococos del grupo B
Antígeno de superficie de la hepatitis B		
Cultivo para gonorrea		
Cultivo para clamidiasis		
DPP		
Frotis de Papanicolaou		
Análisis de orina y urocultivo		
Titulación de VVZ en pacientes sin antecedente de exposición		
Ofrecimiento de estudios del VIH		
Detección temprana de aneuploidías (TN más marcadores séricos)		

PCG, prueba de carga de glucosa; MSAFP, fetoproteína α sérica materna; TN, translucidez nucal; DPP, derivado proteico purificado; RPR, reagina plasmática rápida; VVZ, virus varicela zóster.

en orina si la paciente no está por completo segura de su embarazo. Si ha habido alguna hemorragia o cólicos, se solicitará una cuantificación de la β-hCG sérica. Aunque hay controversia en cuanto al uso de titulaciones de toxoplasma sistemáticas, a menudo también se ordenan. Se asesora a todas las pacientes en cuanto al VIH y deben ofrecérseles pruebas de manera sistemática (tabla 1-3). Además, cada vez son más frecuentes las pruebas de detección de aneuploidías en el primer trimestre mediante translucencia nucal (TN) por ultrasonografía y marcadores séricos en la mayoría de las mujeres, al referirlas a una unidad de diagnóstico prenatal. En adición a este conjunto de pruebas, hay otras muchas que se ofrecen a las embarazadas de alto riesgo (tabla 1-4).

TABLA 1-4 Detecciones iniciales en grupos específicos de alto riesgo

Grupo de alto riesgo	Prueba específica
Afroamericanas, provenientes del sureste asiático	Estudio de drepanocitosis a las afroamericanas; Hb electroforesis a las de ambos grupos
Antecedente familiar de trastorno genético (p. ej., hemofilia, drepanocitemia, síndrome de X frágil), edad materna de 35 años o mayor en el momento de la FPP	Envío a genética prenatal
Antecedente de diabetes gestacional, antecedente familiar de diabetes, latinas, nativas estadounidenses, provenientes del sureste asiático, con obesidad	PCG temprana
Con diabetes pregestacional, fechas inciertas, abortos recurrentes	Ultrasonografía de fechado en la primera consulta
Hipertensión, nefropatía, diabetes pregestacional, antecedente de preeclampsia, trasplante renal, lupus eritematoso sistémico	Nitrógeno de urea sanguíneo, creatinina sérica, ácido úrico y colección de orina de 24 h para determinar la depuración de proteínas y creatinina (para establecer una cifra basal)
Diabetes pregestacional, antecedente de cardiopatía, hipertensión	ECG
Diabetes pregestacional	Hb A1C, interconsulta a oftalmología para exploración ocular

(Continúa)

▦ **TABLA 1-4** Detecciones iniciales en grupos específicos de alto riesgo *(Continuación)*	
Grupo de alto riesgo	*Prueba específica*
Enfermedad de Graves	Inmunoglobulinas estimulantes del tiroides (pueden causar enfermedad fetal)
Toda enfermedad tiroidea	TSH, posiblemente T_4 libre
DPP+	Radiografía de tórax después de la semana 16 de gestación
LES	Anticuerpos anti Rho, anti La (pueden causar bloqueo cardiaco fetal completo)

FPP, fecha prevista de parto; PCG, prueba de carga de glucosa; DPPD, derivado proteico purificado; TSH, hormona estimulante del tiroides

CONSULTAS PRENATALES SISTEMÁTICAS

Se determinan y valoran la presión arterial, el peso, la orina con tira reactiva, la medición del útero y la auscultación de la FCF en cada consulta de seguimiento prenatal. La presión arterial materna disminuye en el primero y segundo trimestres, y retorna lentamente a cifras basales durante el tercero; su elevación suele ser un signo de preeclampsia. Se vigila en forma seriada el peso materno durante el embarazo como un aproximado de la nutrición adecuada. Además, el aumento de peso notorio hacia el final del embarazo puede ser signo de retención de líquidos y preeclampsia. La medición de la altura del fondo uterino en centímetros corresponde *grosso modo* a las semanas de gestación. Si la altura del fondo uterino disminuye progresivamente o es 3 cm menor que el correspondiente a la EG, se ordena una ultrasonografía para valorar con mayor precisión el crecimiento fetal.

Después de las 10 a 14 sem se usa la ultrasonografía Doppler para auscultar la FCF. Por lo general se hace un estudio de orina con tira reactiva para proteínas, glucosa, sangre y esterasa leucocitaria. La presencia de proteínas puede ser índice de preeclampsia; la de glucosa, de diabetes, y la de esterasa leucocitaria, de infección de vías urinarias (IVU). Las embarazadas tienen mayor riesgo de IVU complicadas, como pielonefritis, dada la mayor estasis de la orina por la compresión mecánica de los uréteres y la relajación del músculo liso mediada por la progesterona.

En cada consulta se interroga a la paciente en cuanto a síntomas que indiquen complicaciones del embarazo e incluyen hemorragia vaginal, secreción vaginal o pérdida de líquido y síntomas urinarios. Además, después de las 20 sem se pregunta a las pacientes sobre contracciones y movimientos fetales. La hemorragia vaginal es un signo de posible aborto o embarazo ectópico en el primer trimestre y de desprendimiento prematuro de placenta normoinserta o placenta previa conforme avanza la gestación. La secreción vaginal puede ser un signo de infección o un cambio del cuello uterino, en tanto que el escurrimiento de líquido puede indicar una rotura de las membranas fetales. Si bien son usuales las contracciones irregulares (de Braxton Hicks) durante el tercer trimestre, aquellas regulares que se presentan en cantidades más frecuentes de 5 o 6 por hora pueden ser signo de trabajo de parto pretérmino y deben valorarse. Los cambios en los movimientos fetales o su ausencia deben valorarse por auscultación de la FCF en el feto previable y por pruebas adicionales, como la sin estrés (PSE) o el **perfil biofísico** (PBF) en fetos viables.

Consultas durante el primer trimestre

Durante el primer trimestre las pacientes, en particular las nulíparas jóvenes, necesitan familiarizarse con el embarazo. Debe repasarse con ellas los síntomas gestacionales y lo que ocurrirá en cada consulta prenatal. En la segunda consulta prenatal se revisarán todos los estudios de laboratorio iniciales. A aquellas con bajo aumento de peso o ingestión calórica restringida por náusea y vómito pueden referirse al nutriólogo. En las pacientes que se tratan por infecciones detectadas en la consulta prenatal inicial deberá solicitarse un cultivo para garantizar la curación. Adicionalmente, entre las 11 y 13 sem de gestación se ofrece a todas la detección temprana de aneuploidías, ya sea con pruebas de detección combinadas con ultrasonografía de TN y cifras séricas de proteína A plasmática asociada con el embarazo y la β-hCG libre o con una prueba sanguínea para valorar la cantidad relativa de ADN fetal (ADN libre) de los cromosomas 13, 18 y 21. Son dignas de mención las diferencias entre las pruebas combinadas y la nueva detección de ADNcf, que se encuentra en evolución y es motivo de controversia.

Consultas durante el segundo trimestre

Durante el segundo trimestre se realiza gran parte de la detección de anomalías congénitas y genéticas, lo que permite a la paciente obtener una interrupción electiva en caso de haberlas. La detección mediante la **fetoproteína α sérica materna (MSAFP)** suele hacerse entre las 15 y 18 sem, y su aumento tiene relación con un mayor riesgo de defectos del tubo neural y una disminución de algunas aneuploidías, incluido el síndrome de Down. La sensibilidad para la detección de las aneuploidías aumenta utilizando la β-hCG y estriol junto con la MSAFP, que constituyen la **prueba triple**. Cuando se añade la determinación de inhibina A a este estudio de detección se constituye la **prueba cuádruple**, que aumenta aún más la capacidad de descubrir anomalías. Entre las 18 y 20 sem de gestación a la mayoría de las pacientes se les realiza una ultrasonografía de detección, que provee la oportunidad de identificar las anomalías fetales más comunes. También se determinan el volumen de líquido amniótico, la localización placentaria y la edad de gestación.

Antes, estos análisis maternos combinados con ultrasonografía eran las únicas opciones de detección genética. Sin embargo, ahora hay una alternativa nueva que se ofrece con frecuencia creciente a las pacientes. La de ADN libre de células (ADNcf) es una prueba no invasiva que identifica a esta molécula de la unidad fetoplacentaria que se encuentra en la circulación materna. Este ADN circulante se puede detectar tan tempranamente como a las 5 sem de gestación y presenta aumento en su concentración relativa conforme avanza la EG. La detección prenatal de las trisomías 21, 18, 13 y las aneuploidías de cromosomas sexuales hoy está ampliamente disponible mediante la secuenciación de ADNcf de la siguiente generación. Esta prueba ofrece una mayor tasa de detección y una menor de falsos positivos que aquella de analitos maternos, aunque es importante recordar que siguen siendo pruebas de detección y no de diagnóstico.

La FCF suele oírse por primera vez durante el segundo trimestre, al igual que el primer movimiento fetal o "pataleo" se percibe, por lo general, entre las 16 y 20 sem de EG. Casi todas las pacientes presentan resolución de la náusea y el vómito en el segundo trimestre, si bien algunas continúan con los síntomas durante todo el embarazo. Debido a que el riesgo de AE disminuye después de las 12 sem de gestación, suelen ofrecerse clases de preparación para el parto y visitas a la sala de trabajo de parto en el segundo y tercer trimestres.

Consultas durante el tercer trimestre

Durante el tercer trimestre el feto es viable. Las pacientes empiezan a presentar contracciones de Braxton Hicks ocasionales y, si se tornan regulares, se explora el cérvix para descartar un trabajo de parto pretérmino. Las consultas prenatales aumentan en frecuencia a cada 2 a 3 sem de la 28 a la 36, y después, cada semana. Además, las pacientes Rh negativo deben recibir RhoGAM a las 28 sem.

Pasadas las 32 a 34 sem se realizan las maniobras de Leopold (*véase* fig. 3-1) para determinar la presentación fetal. Se puede usar una ultrasonografía de consultorio a las 35 a 36 sem, ya sea de manera sistemática o, si hay alguna duda para confirmar la presentación fetal, y en el caso de ser pélvica, se ofrece a las mujeres la versión cefálica externa entre la 37 y la 38 sem de gestación.

Después de las 37 sem, cuando ya se considera un embarazo de término, suele explorarse el cérvix en cada consulta. Debido a que se demostró una exploración vigorosa del cérvix, conocida como "barrido" o "despegamiento" de las membranas, disminuye la probabilidad de llegar al periodo postérmino o requerir inducción del trabajo de parto; éste suele ofrecerse en todas las consultas prenatales una vez alcanzado el término.

Resultados de pruebas de laboratorio en el tercer trimestre

A las 27 a 29 sem se ordenan pruebas de laboratorio del tercer trimestre, constituidas por hematocrito, RPR/VDRL y una de **carga de glucosa** (PCG). En este momento el hematocrito se acerca a su nadir. Las pacientes con un hematocrito menor de 32 a 33% (hemoglobina < 11 mg/dL), por lo general inician el uso de complementos de hierro. Puesto que esto causa más estreñimiento, se administran también reblandecedores de heces. La PCG es una prueba de detección de la diabetes gestacional y consta de la administración de una carga de 50 g de glucosa oral y la cuantificación de la glucosa sérica 1 h después. Si la cifra es mayor o igual a 140 mg/dL, se hace una prueba de tolerancia de glucosa (PTG), aunque en algunas instituciones se usa un umbral menor, de 130 o 135 mg/decilitro.

La PTG es la prueba de diagnóstico para la diabetes gestacional. Consta de una determinación de glucosa sérica en ayuno y después la administración de una carga de glucosa oral de 100 g. A continuación, se determina la glucosa sérica 1, 2 y 3 h después de la carga oral. Esta prueba es índice de la diabetes gestacional cuando hay una elevación de 2 o más de las siguientes cifras umbral: la de glucosa en ayuno, 95 mg/dL; la de 1 h posterior, 180 mg/dL; la de 2 h, 155 mg/dL, o la de 3 h, 140 mg/decilitro.

En poblaciones de alto riesgo se repiten los cultivos para gonorrea y clamidiasis al final del tercer trimestre. Se trata de infecciones de transmisión vertical durante el parto y deben tratarse si los cultivos o las pruebas de ADN resultan positivos. En mujeres con infección por virus del herpes simple latente (VHS) se puede iniciar la profilaxis antivírica a las 36 sem. La infección activa por VHS sería indicación de cesárea. A las 36 sem también se hace la detección de la infección por estreptococos del grupo B. Las pacientes con resultado positivo del cultivo deben tratarse con penicilina intravenosa cuando acuden en trabajo de parto con el fin de prevenir una infección estreptocócica neonatal potencial por estos estreptococos.

PROBLEMAS SISTEMÁTICOS DURANTE EL EMBARAZO

DOLOR DORSAL

Durante la gestación es bastante frecuente el dolor dorsal bajo, sobre todo en el tercer trimestre, cuando el centro de gravedad de la paciente se ha desviado y hay una mayor tensión sobre la porción baja de la espalda. El ejercicio leve, en particular de estiramiento, puede liberar endorfinas y disminuir el grado de dolor dorsal. Se puede usar masaje suave, compresas calientes y paracetamol para un dolor leve. En pacientes con dolor dorsal intenso se pueden suministrar relajantes musculares o, en ocasiones, incluso narcóticos. La fisioterapia también podría servirles.

ESTREÑIMIENTO

La disminución de la motilidad intestinal por elevación de la cifra de progesterona lleva a un mayor tiempo de tránsito en el intestino grueso. A su vez, el tubo digestivo absorbe más agua, lo que puede causar estreñimiento. Se recomienda aumentar la ingestión de líquidos (PO), en particular agua. Asimismo, pueden ser de utilidad los reblandecedores de heces o laxantes de volumen. Es posible usar otro tipo de laxantes, pero suelen evitarse en el tercer trimestre por el riesgo teórico de causar trabajo de parto pretérmino.

CONTRACCIONES

Las contracciones irregulares ocasionales que no producen cambios cervicales se consideran de Braxton Hicks y se presentarán varias veces al día y aun varias veces por hora. Debe advertirse a las pacientes acerca de ello y asegurarles que son normales. La deshidratación puede causar aumento de las contracciones y se recomendará a las pacientes beber muchos vasos de agua al día (de 10 a 14). Las contracciones regulares con una frecuencia de hasta cada 10 min deben considerarse signos de trabajo de parto pretérmino y valorarse por exploración cervical. Da confianza de que el parto no es inminente, tanto para el obstetra como para la paciente, si ésta presenta contracciones durante varios días sin cambios cervicales demostrados.

DESHIDRATACIÓN

Debido al espacio intravascular expandido y el aumento del tercer espacio de líquidos, las pacientes tienen dificultad para mantener su volumen intravascular. Las recomendaciones alimentarias deben incluir aumento de la ingestión de líquidos. Como se mencionó antes, la deshidratación puede llevar a la presencia de contracciones uterinas, tal vez en forma secundaria a la reacción cruzada de los receptores de vasopresina con los de oxitocina.

EDEMA

La compresión de la vena cava inferior (VCI) y las venas pélvicas por el útero puede aumentar la presión hidrostática en las extremidades inferiores y, en un momento dado, al edema de pies y tobillos. La elevación de las extremidades pélvicas por arriba del nivel cardiaco puede evitarlo. También debe recomendarse a las pacientes dormir de lado para disminuir dicha compresión. El edema intenso de cara y manos puede ser índice de preeclampsia y requiere valoración adicional.

ENFERMEDAD POR REFLUJO GASTROESOFÁGICO

La relajación del esfínter esofágico inferior y el aumento del tránsito gástrico pueden llevar a la aparición de reflujo y náusea. Las pacientes con reflujo deben comenzar a tomar antiácidos, con la recomendación de ingerir múltiples comidas pequeñas

al día y evitar acostarse en la hora que sigue a la toma de un alimento. A las pacientes con síntomas que continúan se les puede administrar bloqueadores de H_2 o de la bomba de protones.

HEMORROIDES

Las pacientes tendrán una mayor estasis venosa y compresión de la VCI, que conducen a la congestión del sistema venoso. La congestión de los vasos pélvicos combinada con una mayor presión abdominal durante las evacuaciones por estreñimiento puede causar hemorroides, que se tratan de manera sintomática con anestésicos tópicos y esteroides para resolver el dolor y el edema. La prevención del estreñimiento con aumento de la ingestión de líquidos, de la fibra en los alimentos y el uso de reblandecedores de heces puede prevenir o disminuir una exacerbación de las hemorroides.

GEOFAGIA O PICA

Rara vez una paciente presentará deseo intenso de materiales no alimentarios, como tierra o arcilla. Dado que estas sustancias no son tóxicas, se recomienda a la paciente mantener una nutrición adecuada y dejar de ingerirlas. Sin embargo, cuando ha estado ingiriendo sustancias tóxicas, debe recomendarse su cese inmediato junto con una consulta de toxicología.

DOLOR DEL LIGAMENTO REDONDO

Por lo general, en etapas avanzadas del segundo trimestre o tempranamente en el tercero, puede haber algún dolor en los anexos, la porción baja del abdomen o la ingle, que posiblemente sea secundario a la expansión rápida del útero y la distensión de sus inserciones ligamentosas, como los ligamentos redondos, que suele ser autolimitado pero puede aliviarse con compresas tibias o paracetamol.

FRECUENCIA URINARIA

Los volúmenes intravasculares aumentados y la elevación de la TFG pueden llevar a una mayor producción de orina durante el embarazo. Sin embargo, la causa más probable del aumento de la frecuencia urinaria es esta etapa es la compresión creciente de la vejiga por el útero en crecimiento.

También puede presentarse una IVU con aumento de la frecuencia urinaria, pero a menudo se acompaña de disuria. Por lo tanto, debe ordenarse un análisis de orina y un urocultivo para descartar una infección. Si no la hay, a las pacientes se les debe tranquilizar en el sentido de que el aumento de la frecuencia de la micción es normal. Se les recomendará mantener la hidratación PO a pesar de la mayor frecuencia urinaria.

VENAS VARICOSAS

Pueden desarrollarse várices en las extremidades inferiores o la vulva durante el embarazo. La relajación del músculo liso venoso y el aumento de la presión intravascular, y tal vez ambos, contribuyen a la patogenia. La elevación de las extremidades inferiores o el uso de medias de compresión pueden ayudar a aminorar las várices presentes y evitar que se desarrollen más. Si el problema no se resuelve en los 6 meses posparto, se enviará a las pacientes para tratamiento quirúrgico.

VALORACIÓN FETAL PRENATAL

A lo largo del embarazo, el feto es detectado y diagnosticado por una diversidad de modalidades. Se puede estudiar a los padres en cuanto a enfermedades comunes como la fibrosis quística, la enfermedad de Tay-Sachs, la drepanocitemia y la talasemia. Si ambos son portadores de enfermedades genéticas recesivas, entonces se puede hacer el diagnóstico fetal. Es posible obtener el cariotipo y pruebas genéticas fetales a través de amniocentesis o biopsia de vellosidades coriónicas (BVC). Mediante ultrasonografía en el segundo trimestre se pueden obtener imágenes del feto y diagnosticar muchas de las anomalías congénitas. La detección genética en el primero y segundo trimestres y el diagnóstico prenatal se discuten de manera más amplia en el capítulo 3. Otras pruebas fetales incluyen la toma de una muestra de sangre, las de madurez pulmonar y las de valoración del bienestar.

ULTRASONOGRAFÍA

Se puede usar ultrasonografía para fechar un embarazo con UPM incierto o que se desconoce, y tiene máxima precisión en el primer trimestre. Para detectar malformaciones fetales, a la mayoría de las pacientes se les realiza una ultrasonografía sistemática de detección a las 18 a 20 sem. De manera sistemática se intenta identificar la localización placentaria, el volumen de líquido amniótico, la EG y cualquier malformación obvia. Cabe subrayar que la mayoría de las pacientes pensará en la ultrasonografía como el momento para indagar el sexo fetal. Si bien la determinación del sexo fetal está indicada médicamente en algunos contextos (p. ej., antecedente del síndrome de X frágil u otros trastornos ligados al cromosoma X), no es necesaria como parte de la ultrasonografía obstétrica sistemática del nivel I. Es conveniente aclarar este punto con las pacientes para establecer expectativas apropiadas respecto de la ultrasonografía.

En las pacientes de alto riesgo se presta especial atención a las anomalías frecuentemente asociadas, como las cardiacas en aquellas con diabetes pregestacional. La ecocardiografía fetal y, rara vez, las imágenes por resonancia magnética (IRM) se usan para favorecer la valoración de la FCF y el cerebro, respectivamente.

En el tercer trimestre se puede usar la ultrasonografía para vigilar embarazos de alto riesgo mediante la obtención de un **perfil biofísico** (PBF), estudios del crecimiento fetal y con estudios Doppler. El PBF incluye las siguientes cinco características y provee una calificación de 0 o 2 para cada una: el volumen de líquido amniótico, el tono, la actividad y los movimientos respiratorios fetales, y la **prueba sin estrés** (PSE), que es una prueba de la FCF. Un PBF de 8 a 10 o mejor es alentador. Puede usarse también la ultrasonografía con Doppler para valorar el flujo sanguíneo del cordón umbilical. Un descenso, la ausencia o la inversión del flujo diastólico en la arteria umbilical es progresivamente más preocupante respecto de la insuficiencia placentaria y el compromiso fetal resultante.

PRUEBAS PRENATALES DE BIENESTAR FETAL

Las pruebas prenatales formales incluyen PSE, la de reto con oxitocina (PRO) y el PBF. La PSE se considera formalmente reactiva (un signo alentador) si se presentan dos aceleraciones de la FCF en 20 min, de al menos 15 latidos por arriba de la frecuencia cardiaca basal y duración de al menos 15 s. Se hace una PRO o una prueba de estrés por contracciones (PEC) provocando mínimo tres contracciones en 10 min y analizando el trazo de la FCF. Los criterios de reactividad son los mismos que para la PSE. Además, las deceleraciones tardías en por lo menos la mitad de las contracciones constituyen un resultado positivo de la prueba y son preocupantes. En la mayoría de las unidades de pruebas prenatales se usa la PSE con inicio a las 32 a 34 sem de gestación en embarazos de alto riesgo, y a las 40 o 41 en las pacientes que continúan la gestación. Si la PSE resulta no reactiva, se valora al feto por ultrasonografía. Si el trazo de la FCF muestra alguna deceleración preocupante o el PBF no es alentador, suele hacerse una PRO o, en los casos más graves, se considera la interrupción del embarazo.

TOMA DE MUESTRA DE SANGRE FETAL

La toma percutánea de muestra de sangre umbilical (TPMSU) se realiza colocando una aguja por vía transabdominal en el interior del útero, con flebotomía del cordón umbilical. Este procedimiento se puede usar cuando es necesario obtener el hematocrito fetal, en particular en el contexto de la isoinmunización Rh y otras causas de anemia o hidropesía fetales. También se usa TPMSU para la transfusión fetal, el análisis del cariotipo y la valoración de la cifra fetal de plaquetas en la trombocitopenia aloinmune.

MADUREZ PULMONAR FETAL

Para el estudio de la madurez pulmonar fetal se analiza una muestra de líquido amniótico obtenida por amniocentesis. Clásicamente se ha usado el cociente lecitina/esfingomielina (L/E) como índice predictor de la madurez pulmonar. Los neumocitos de tipo II secretan un surfactante para cuya síntesis se utilizan los fosfolípidos. Por lo general, la lecitina aumenta conforme los pulmones maduran, en tanto que la esfingomielina decrece pasadas las 32 sem. El cociente L/E, por lo tanto, debe aumentar conforme avanza el embarazo. Estudios repetidos han mostrado que un cociente L/E mayor de 2 se relaciona con casos raros del **síndrome de dificultad respiratoria del recién nacido** (SDR). Otras pruebas de maduración pulmonar incluyen la cuantificación de fosfatidilglicerol, fosfatidilcolina saturada, la presencia y cifra de cuerpos laminares y el cociente surfactante/albúmina.

PUNTOS CLAVE

- Una prueba de embarazo en orina a menudo resultará positiva en el momento en que no se presenta la menstruación.

- Los cambios fisiológicos mediados por las hormonas placentarias durante el embarazo afectan a todo órgano, aparato o sistema.

- Los cambios cardiovasculares incluyen una disminución de la resistencia vascular sistémica y la presión arterial y un aumento del gasto cardiaco.

- La consulta prenatal inicial está diseñada para detectar muchos de los problemas que pueden presentarse en el embarazo y verificar su fechado.

- Gran parte de la detección de anomalías genéticas y congénitas se realiza en el segundo trimestre.

- En cada consulta prenatal se valoran la presión arterial, el aumento de peso, la altura del fondo uterino, la FCF; síntomas como contracciones, hemorragia o secreción vaginal, y la percepción de movimientos fetales.

- Muchos de los problemas comunes del embarazo tienen relación con los efectos de las hormonas placentarias.

- Es muy importante analizar los efectos secundarios del embarazo para preparar mejor a la paciente.

- Aunque el embarazo suele ser causa de muchas manifestaciones somáticas, deben descartarse otras, como en una mujer no gestante.

- Los estudios comunes de detección de anomalías fetales incluyen la TPMSU y la prueba triple.

- Se pueden diagnosticar anomalías del feto por amniocentesis, BVC y ultrasonografía.

- Se puede valorar el estado fetal preparto por ultrasonografía, PSE, PBF y PRO.

CASOS CLÍNICOS

CASO 1

Una mujer de 27 años de edad acude al médico porque desea embarazarse. Tiene antecedente de ciclos regulares de 28 d y ha estado usando píldoras anticonceptivas orales. Tuvo dos embarazos antes, uno que concluyó con pérdida gestacional a las 9 sem y un parto vaginal a las 39. Su último frotis de Papanicolaou fue hace 10 meses y nunca ha presentado anomalías. No presenta alergias a medicamentos conocidas o tomando alguno.

1. Con base en los antecedentes obstétricos de esta paciente, ¿cuál sería su designación de TPAL?
   a. G3P1011
   b. G3P2001
   c. G2P1011
   d. G2P1101
   e. G1P1001

2. ¿Cuáles son los complementos nutricionales que debería iniciar antes de embarazarse?
   a. Ácido fólico para disminuir los defectos del tubo neural
   b. Vitamina B_{12} para aumentar la producción de RBC antes del embarazo
   c. Vitamina B_1 para disminuir la posibilidad de padecer beriberi
   d. Vitamina C para disminuir la posibilidad de padecer escorbuto
   e. No se requieren complementos hasta que se confirme el embarazo

3. Antes de abandonar el consultorio pregunta: ¿qué tan confiables son las pruebas de embarazo de venta libre? y ¿qué tan rápido después de la concepción esperaría que resultasen positivas?
   Se le informa que:
   a. Las pruebas de embarazo en orina son muy poco confiables y que debería acudir a realizarse pruebas sanguíneas si piensa que está embarazada
   b. Las pruebas de embarazo de venta libre tienen alta sensibilidad para LPH y serán positivas cerca del momento en que no se presenta la menstruación
   c. Las pruebas de embarazo de venta libre tienen alta sensibilidad para la β-hCG y serán positivas cerca del momento en que no se presenta la menstruación
   d. Las pruebas de embarazo de venta libre tienen alta especificidad, pero baja sensibilidad, por lo que deberían repetirse dos veces en casa para confirmar el resultado
   e. Las pruebas de venta libre, por lo general, son positivas a partir del día que sigue a la concepción

4. Regresa al consultorio 2 meses después, ya embarazada. Su consulta prenatal inicial debería incluir:
   a. Prueba cuádruple
   b. Ultrasonografía abdominal
   c. Exploración ginecológica
   d. Titulación de VHS
   e. Maniobras de Leopold

CASO 2

Una mujer de 33 años G0P0, acude al consultorio para su primera consulta prenatal. Cuenta con dos pruebas caseras de embarazo positivas y ha estado experimentando hipersensibilidad mamaria y náusea leve durante algunas semanas. Tiene antecedente de periodos menstruales regulares cada 28 a 30 días. Se trata de un embarazo planeado y es el primer hijo de la pareja.

1. La paciente estuvo vigilando activamente su ciclo menstrual y está segura de que el primer día del UPM fue diciembre 2 de 2017. Con base en la regla de Naegele, calcule la fecha del parto.
   a. Julio 5 de 2018
   b. Septiembre 2 de 2018
   c. Septiembre 16 de 2018
   d. Septiembre 9 de 2018
   e. Agosto 26 de 2018

2. Conforme su embarazo avanza, se esperaría que la frecuencia cardiaca aumentase por ¿cuál de los siguientes mecanismos?:
   a. Primero, un aumento del volumen sistólico, y después, de la frecuencia cardiaca
   b. Una disminución de la resistencia vascular sistémica
   c. El gasto cardiaco no cambia significativamente hasta el tercer trimestre
   d. Un aumento de la resistencia vascular sistémica facilitado por las cifras elevadas de progesterona
   e. Solo un aumento de la frecuencia cardiaca

3. ¿Cuál de los siguientes enunciados es cierto acerca de los cambios fisiológicos que podrían esperarse durante el embarazo?
   a. La velocidad del vaciamiento gástrico y la motilidad del intestino grueso aumentan
   b. El nitrógeno de urea en sangre (BUN) y la creatinina disminuirán 25% como resultado del aumento de TFG, que se mantendrá hasta el parto
   c. Una disminución total del número de leucocitos y plaquetas
   d. Náusea y vómito que deberían tratarse intensivamente con antieméticos e hidratación intravenosa
   e. Un aumento del volumen de ventilación pulmonar (V_T) junto con un incremento de la CPT

4. ¿Cuál de los siguientes enunciados es válido acerca de la hCG en la paciente?
   a. El cuerpo amarillo produce hCG durante el embarazo

b. Está constituido por dos unidades diferentes, α y β
c. Sus cifras se duplican cada 3 a 4 días en etapas tempranas del embarazo
d. Sus cifras alcanzan el máximo después de las 24 sem de gestación
e. Las subunidades α son idénticas a las de prolactina y la hormona de crecimiento humana

5. La principal función del LPH es:
a. Un efecto diurético
b. La relajación del músculo liso
c. El mantenimiento del cuerpo amarillo en las etapas tempranas de la gestación
d. Actuar como agonista de la insulina
e. Inducir la lipólisis y la síntesis de proteínas, que llevan a un aporte constante de nutrimentos al feto

CASO 3

Una mujer de 36 años de edad G1P0 cursa 31 sem y 5 d de embarazo de acuerdo con su UPM y está segura de sus fechas. Su embarazo se ha complicado por náusea y vómito persistentes, dolor dorsal y edema de extremidades pélvicas. Acude para una consulta prenatal sistemática. Se le realizó una prueba cuádruple a las 16 sem, que resultó normal y el sexo fetal es femenino.

1. En la primera consulta se valora la orina en cuanto a la presencia de proteína, glucosa, sangre y esterasa leucocitaria. ¿Cuál de los siguientes sería el hallazgo más preocupante?
a. Ausencia de esterasa leucocitaria
b. Glucosa negativa
c. Trazas de sangre
d. Proteínas 4+
e. Esterasa leucocitaria positiva

2. Su dolor dorsal bajo ya no se alivia con una compresa caliente, y observa que requiere alivio del dolor para cumplir con cada jornada laboral. ¿Cuál de las siguientes opciones de medicamento sería la más segura para ella?
a. Ibuprofeno

b. Ácido acetilsalicílico
c. Oxicodona
d. Ciclobenzaprina
e. Paracetamol

3. Su náusea y vómito se han prolongado después del tercer trimestre, cuando la mayoría deja de experimentarlos. ¿Qué sugeriría que presenta hiperémesis gravídica?
a. Una pérdida menor de 5% del peso pregestacional
b. Ictericia
c. Episodios sincopales
d. Cetonuria
e. Acidosis metabólica

4. Empezó a experimentar dolor bajo y endurecimiento del abdomen, que ocurren rara vez (de

1 a 2 veces por h) y de manera irregular. Esto con toda probabilidad es:

a. Trabajo de parto pretérmino
b. Dolor del ligamento redondo
c. Contracciones de Braxton Hicks
d. Indicios de sufrimiento fetal
e. Manifestaciones del estreñimiento

CASO 4

Una mujer G3P2002 se atiende en consulta prenatal a las 35 sem. Está preocupada porque no percibe los mismos movimientos del feto que antes. Su embarazo ha cursado sin complicaciones y sus dos gestaciones previas concluyeron a término por vía vaginal espontánea normal.

1. Se hace un PBF para valorar ¿cuál de los siguientes?:
   a. Flujo diastólico de la arteria umbilical
   b. Madurez pulmonar
   c. Flujo sanguíneo de la arteria cerebral media
   d. Bienestar fetal
   e. Anomalías genéticas

2. Se identifica un indicio de parto prematuro, pero primero se hace una prueba de madurez pulmonar fetal. ¿Cuál de los siguientes enunciados es válido?:
   a. Los neumocitos de tipo I secretan surfactante
   b. Un cociente de L/E mayor de 2 es ideal si está indicado un parto temprano
   c. Un cociente L/E bajo tiene relación con menos causas de SDR
   d. Por lo general, la lecitina disminuye conforme el pulmón madura
   e. La esfingomielina disminuye después de las 24 semanas

3. Cuando se hacen pruebas prenatales formales, ¿cuál de las siguientes es la más alentadora?
   a. Deceleraciones tardías en la frecuencia cardiaca fetal
   b. Una PEC con deceleraciones variables de la FCF ante las contracciones, pero con variabilidad moderada
   c. Una PSE con dos aceleraciones de la FCF en 20 min, de al menos 15 latidos respecto de la basal y duración de al menos 15 segundos
   d. Un aumento en el cociente sistodiastólico en el flujo sanguíneo de la arteria umbilical
   e. Una calificación de 6 en un perfil biofísico

RESPUESTAS

CASO 1

PREGUNTA 1

Respuesta correcta C:
La designación de TPAL se escribe en el siguiente orden para reflejar el número total de embarazos: de término, pretérmino, abortos incluyendo toda pérdida gestacional antes de las 20 sem, y niños vivos. Ella se ha embarazado dos veces (G2) y tuvo un parto de término con un bebé vivo, así como un aborto espontáneo antes de las 20 sem. Aunque desea embarazarse, aún no lo ha logrado y, por lo tanto, G3 no es correcto.

PREGUNTA 2

Respuesta correcta A:
Las mujeres pueden disminuir el riesgo de defectos del tubo neural con la ingestión de 400 µg de ácido fólico como complemento en el mes previo a la concepción y durante el primer trimestre. Los otros complementos no son lesivos, pero tampoco se recomiendan de manera sistemática antes de la concepción.

PREGUNTA 3

Respuesta correcta C:
Muchas pruebas de embarazo de venta libre han mejorado en los decenios recientes. Son muy sensibles a la β-hCG en orina y, por lo general, positivas cerca del momento en que no se presenta la menstruación.

PREGUNTA 4

Respuesta correcta C:
Se hará una exploración ginecológica, con percepción del tamaño del útero, y debe incluirse un frotis de Papanicolaou si no se ha realizado en los últimos 6 meses. Se hace la prueba cuádruple en el segundo trimestre, y las maniobras de Leopold se utilizan después de las 32 a 34 sem para determinar la presentación fetal. Se inicia tratamiento o profilaxis para VHS con base en la exploración clínica o los antecedentes, y no en datos de laboratorio. La ultrasonografía transvaginal se usa, por lo general, para fechar el embarazo en la consulta inicial del primer trimestre.

CASO 2

PREGUNTA 1

Respuesta correcta D:
La regla de Naegele aporta una FPP al restar 3 meses y añadir 7 d respecto del último periodo menstrual.

PREGUNTA 2

Respuesta correcta A:
El gasto cardiaco aumenta de 30 a 50% durante el embarazo como resultado de un aumento del volumen sistólico, y después se mantiene por un incremento de la frecuencia cardiaca. La progesterona produce un decremento de la resistencia vascular sistémica con

el resultado de un descenso de la presión arterial.

PREGUNTA 3

Respuesta correcta B:
El BUN y la creatinina disminuirán por un aumento de 50% en la TFG que se presenta en etapas tempranas del embarazo.

La velocidad de vaciamiento gástrico y la motilidad del intestino grueso disminuyen como efecto de la progesterona, lo que causa reflujo y estreñimiento, respectivamente. Los leucocitos aumentan en el embarazo, pero un incremento del volumen plasmático da lugar a que se reduzca su concentración y la de plaquetas. Náusea y vómito son usuales en etapas tempranas del embarazo y, casi siempre, leves. Estos síntomas deberían tratarse con bocadillos frecuentes e hidratación oral, aunque algunos pacientes requerirán una terapéutica más intensiva. El volumen de ventilación pulmonar (V_T) aumenta, pero la CPT disminuye durante el embarazo.

PREGUNTA 4

Respuesta correcta B:
La placenta produce hCG, cuyas cifras se duplican aproximadamente cada 48 h en etapas tempranas de la gestación, y alcanzan su máximo a las 10 a 12 sem. Sus subunidades α son idénticas a las de LH, FSH y TSH.

PREGUNTA 5

Respuesta correcta E:
La LPH (también conocida como SCH) es antagonista de la insulina y su principal función no es un efecto diurético. En su actividad como antagonista de la insulina, la SCH produce diminución de la sensibilidad materna a la hormona y a la utilización de glucosa, y aumento de la lipólisis con secreción de ácidos grasos libres para asegurar un aporte fetal adecuado. Al hacerlo, la SCH contribuye también a la aparición de la diabetes gestacional. La progesterona causa relajación del músculo liso y la hCG mantiene el cuerpo amarillo en etapas tempranas del embarazo.

CASO 3
PREGUNTA 1

Respuesta correcta D:
La presencia de esterasa leucocitaria y trazas sanguíneas puede ser índice de IVU, que podría complicarse por pielonefritis, pero es tratable. De una gran cantidad de sangre podría corresponder a una nefrolitiasis, una lesión vesical, el síndrome nefrítico o incluso un cáncer. Es normal la ausencia de glucosa, en tanto que su presencia puede ser indicativo de diabetes. Las cantidades elevadas de proteínas en orina son preocupantes en cuanto a la preeclampsia, lo que requiere una valoración más amplia. Si bien las trazas o 1+ de proteínas tienen solo un valor predictivo positivo leve, 3+ o 4+ tienen un valor predictivo positivo muy alto de proteinuria significativa y requieren atención inmediata.

PREGUNTA 2

Respuesta correcta E:
El ibuprofeno y el ácido acetilsalicílico están contraindicados

durante el embarazo. Aunque en ocasiones se prescriben antiinflamatorios no esteroides (AINE) en el segundo trimestre para el dolor agudo, en la última parte del tercer trimestre están en absoluto contraindicados ya que se asocian con el cierre prematuro del conducto arterioso. Los narcóticos y los relajantes musculares son opciones terapéuticas para las pacientes con dolor dorsal intenso, pero sería mucho más seguro iniciar con paracetamol y masaje suave.

PREGUNTA 3

Respuesta correcta D:
La hiperémesis gravídica es una forma grave de náusea matutina en la que la mujer pierde más de 5% de su peso pregestacional y presenta cetosis. Con el vómito intenso, sería de esperar una alcalosis metabólica. Pueden ocurrir episodios sincopales por deshidratación, pero no son parte del diagnóstico. La ictericia no se relaciona con la hiperémesis gravídica.

PREGUNTA 4

Respuesta correcta C:
Las contracciones irregulares ocasionales que no causan cambios cervicales se consideran de Braxton Hicks y se presentan varias veces al día y hasta siete por hora. Deberá precaverse a las pacientes al respecto y tranquilizarlas en el sentido de que son normales. Sin embargo, si se tornan más frecuentes o dolorosas, deberá valorarse a la paciente en cuanto al trabajo de parto pretérmino.

CASO 4
PREGUNTA 1

Respuesta correcta D:
Un PBF tiene particular utilidad en la vigilancia de embarazos de alto riesgo. Valora el bienestar fetal con uso de volumen del líquido amniótico; el tono, la actividad y los movimientos respiratorios fetales; así como una PSE, cada parámetro que recibe de 0 a 2 puntos de calificación. Una calificación de 8 a 10 es alentadora. A menudo se hace un PBF en conjunción con estudios Doppler fetales para valorar el flujo sanguíneo de la arteria umbilical. Se hacen pruebas de detección de anomalías genéticas en el segundo trimestre con las pruebas triple o cuádruple. Se utiliza el flujo sanguíneo de la arteria cerebral media para estimar la anemia fetal en el contexto de la isoinmunización Rh. La madurez pulmonar se valora mediante amniocentesis.

PREGUNTA 2

Respuesta correcta B:
Un cociente L/E > 2 se relaciona con solo algún raro caso de SDR. Los neumocitos de tipo II secretan surfactante. La lecitina aumenta conforme el pulmón madura y la

esfingomielina disminuye pasadas las 32 sem de gestación.

PREGUNTA 3

Respuesta correcta C:
Esta respuesta corresponde a una PSE formalmente reactiva, que es un resultado alentador. En la vigilancia fetal las deceleraciones tardías de la FCF son preocupantes respecto de insuficiencia uteroplacentaria. De manera similar, en una PEC las deceleraciones de la FCF se consideran no alentadoras. El hecho de que las deceleraciones sean variables es un poco menos preocupante, pero ciertamente no tranquilizador. La disminución del flujo diastólico en la arteria umbilical, que lleva a un aumento del cociente sistodiastólico, es preocupante respecto de una mayor resistencia placentaria. Aunque una calificación de 6/10 de un PBF no es en particular preocupante, tampoco es formalmente alentador y demanda un plan de seguimiento adicional.

COMPLICACIONES TEMPRANAS DEL EMBARAZO

EMBARAZO ECTÓPICO

Un **embarazo ectópico** es aquel que se implanta fuera de la cavidad uterina y en 95 a 99% de las pacientes ocurre en la trompa de Falopio (fig. 2-1). El sitio más frecuente de implantación de un embarazo tubario es la ampolla (70%), seguida por el istmo (12%) y las fimbrias (11%). También puede ocurrir la implantación en el ovario, el cérvix, el exterior de la trompa de Falopio, la pared abdominal o el intestino. La incidencia de embarazos ectópicos ha aumentado en los 10 años recientes. En la actualidad, más de 1 de cada 100 embarazos es ectópico,

lo que se cree secundario al aumento de infecciones de transmisión sexual (ITS), técnicas de fecundación asistida y enfermedad pélvica inflamatoria (EPI). Las pacientes que acuden con hemorragia vaginal o dolor abdominal siempre deben valorarse en cuanto a un embarazo ectópico, porque una rotura constituye una emergencia real, la cual puede causar una hemorragia rápida que lleva al choque y eventualmente a la muerte. Si bien el diagnóstico y tratamiento tempranos de esta condición ha disminuido en forma notoria el riesgo de mortalidad, los embarazos ectópicos con rotura son aún causa de 6% de las muertes

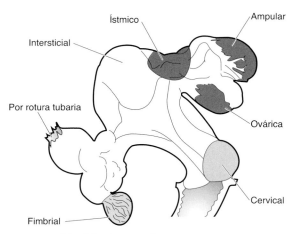

FIGURA 2-1. Sitios del embarazo ectópico.

maternas en Estados Unidos (*N Eng J Med*. 2009;361:379-387).

FACTORES DE RIESGO

Varios factores de riesgo predisponen a las pacientes a la implantación extrauterina (tabla 2-1). Muchos de ellos afectan, por lo general, a las trompas de Falopio y ocasionan su escarificación o disminución de peristaltismo, que pueden llevar a una implantación anormal. El factor de riesgo más fuerte es el antecedente de embarazo ectópico, cuyo riesgo subsiguiente es de 10% después de presentarse uno, y aumenta a 25% después de más de uno previo (*N Eng J Med*. 2009;361:379-387). Se ha señalado que hay un mayor riesgo (hasta de 1.8%) de implantación ectópica en embarazos obtenidos por tecnologías de reproducción asistida. El que esto se deba a las **técnicas utilizadas** o a una enfermedad tubaria subyacente y adherencias pélvicas no se ha definido en estas pacientes. Aunque el uso del dispositivo intrauterino (DIU) para control de la natalidad disminuye la tasa total de embarazos, cuando falla hay una mayor tasa de su ubicación ectópica en las mujeres usuarias, porque el DIU impide la implantación intrauterina normal, con un riesgo que puede alcanzar hasta 25 a 50% (*NEJM*. 2009;361:379-387).

DIAGNÓSTICO

El diagnóstico del embarazo ectópico se hace por interrogatorio, exploración física, pruebas de laboratorio y **ultrasonografía**. Las pacientes a menudo se quejan de dolor pélvico o abdominal bajo unilateral y hemorragia vaginal. La exploración física, incluyendo aquella con espejo vaginal y la bimanual, puede revelar una tumoración anexial, que suele ser hipersensible, un útero pequeño para la edad de gestación y hemorragia a través del cérvix. Las pacientes con embarazos

▨ **TABLA 2-1** Factores de riesgo de embarazo ectópico
Antecedente de ITS o EPI
Antecedente de embarazo ectópico
Antecedente de intervención quirúrgica tubaria
Intervención quirúrgica pélvica o abdominal previa con adherencias resultantes
Endometriosis
Uso actual de hormonas exógenas, incluidos progesterona o estrógenos
FIV y otras técnicas de reproducción asistida
Pacientes expuestas al DES con anomalías congénitas
Uso de DIU para control de la natalidad
Tabaquismo
DES, dietilestilbestrol; DIU, dispositivo intrauterino; FIV, fecundación *in vitro*; EPI, enfermedad pélvica inflamatoria; ITS, infecciones de transmisión sexual.

ectópicos con rotura pueden presentar hipotensión, taquicardia, ausencia de respuesta o **signos de irritación peritoneal secundaria** a hemoperitoneo. Es importante, no obstante, que, puesto que muchas mujeres con embarazos ectópicos son jóvenes y sanas, a menos que se indique lo contrario, tales signos de hemorragia intraabdominal no se presentan hasta que se ha perdido una gran cantidad de sangre.

En los estudios de laboratorio el dato clásico es una cifra baja de la fracción β de gonadotropina coriónica humana (β-hCG) para la edad de gestación y que no aumenta a la velocidad esperada. En pacientes con un embarazo intrauterino (EIU) normal, el tejido trofoblástico secreta β-hCG en una forma predecible, que conduce a la duplicación (**o al menos a un aumento de 66%**) más o menos cada 48 h. Un embarazo ectópico tiene una placenta de implantación deficiente, con menos flujo sanguíneo que en el endometrio, por lo que las cifras de β-hCG no se duplican cada 48 h. El hematocrito puede ser bajo o descender en las pacientes con embarazos ectópicos con rotura.

La ultrasonografía revelará una tumoración anexial o un embarazo extrauterino (fig. 2-2). La presencia de un saco gestacional con saco vitelino dentro del útero por ultrasonografía indica un EIU. Sin embargo, siempre hay un pequeño riesgo de **embarazo heterotópico**, gestación múltiple con al menos un EIU y un embarazo

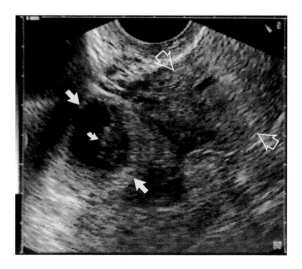

FIGURA 2-2. Vista endovaginal de un embarazo ectópico anexial derecho con un saco gestacional (*flechas grandes*) y polo fetal (*flecha pequeña*). El útero se observa a la derecha de la imagen, con una pequeña cantidad de líquido endometrial (*flechas huecas*).

ectópico, de particular preocupación en el contexto de la fecundación *in vitro* (FIV) cuando se transfiere más de un embrión. En embarazos tempranos no puede observarse un EIU o una masa anexial por ultrasonografía. Un embarazo ectópico roto con hemorragia muestra la presencia de líquido intraabdominal en la pelvis y el abdomen.

Las pacientes a quienes no puede diagnosticarse de manera definitiva con un embarazo ectópico contra un EIU se etiquetan como con embarazo de localización desconocida. Si se encuentran estables a la exploración, pueden ser seguidas por cuantificaciones seriadas de β-hCG cada 48 h. Si los niveles no duplican (o aumentan al menos 66%) en ese lapso pueden indicar un embarazo ectópico. Como guía, por ultrasonografía transvaginal con cifras de β-hCG entre 1 500 y 2 000 mUI/mL debe observarse un EIU, y el latido cardiaco fetal ante cifras mayores de 5 000 mUI/mL de β-hCG.

TRATAMIENTO

Si una paciente se presenta con un embarazo ectópico con rotura y se encuentra inestable, la prioridad es estabilizarla con soluciones intravenosas, derivados sanguíneos y medicamentos vasopresores, de ser necesario. Después se le llevará al quirófano, donde se le practicará una laparotomía exploradora para detener la hemorragia y extirpar el embarazo ectópico. Si la paciente se encuentra estable con un posible embarazo ectópico roto, el procedimiento ideal en muchas instituciones es una laparoscopia exploradora, que se puede hacer para **evacuar el hemoperitoneo,** coagular cualquier vaso sangrante y resecar el embarazo ectópico, procedimiento

que se puede hacer a través de una salpingostomía, en la que se retira el embarazo dejando la trompa de Falopio en su lugar, o por salpingectomía, donde se extirpa el embarazo ectópico completo. En el raro caso de un embarazo ectópico cornual (o intersticial), se puede hacer una resección cornual.

Las pacientes que acuden con un embarazo ectópico no roto se pueden tratar en forma quirúrgica (como se describió antes) o médica. En la mayoría de las instituciones los clínicos prescriben **metotrexato** para tratar embarazos ectópicos no complicados. Es apropiado el uso de metotrexato en pacientes con embarazos ectópicos pequeños (como regla general, < 5 cm, con < 5 000 UI/mL de β-hCG sérica y sin latido cardiaco fetal) y en aquellas que aseguran un seguimiento confiable. Cabe destacar que los embarazos ectópicos fuera de estos parámetros también se han tratado con metotrexato, pero con riesgos de fallo mayores, y **tales pacientes** requieren atención y seguimiento cuidadosos.

La atención de estas mujeres implica una valoración basal de las transaminasas y la creatinina, metotrexato intramuscular, y seguimiento seriado de la cifra de β-hCG. Se dispone de métodos de dosis única y múltiples de metotrexato. En un esquema de dosis única se suele usar una de 50 mg/m^2 de metotrexato intramuscular y se requieren menos consultas a la clínica o área de urgencias. Sin embargo, la tasa de éxito es ligeramente menor con un esquema de dosis única en comparación con uno de dosis múltiple (93 *vs.* 88%, respectivamente). Por lo general, la cifra de β-hCG aumentará en los primeros días después del tratamiento con metotrexato, pero debe descender de 10 a 15% entre los días 4 y 7 de tratamiento. Si la β-hCG no baja a estas cifras, la paciente requiere una segunda dosis de metotrexato. Adicionalmente, estas mujeres deben vigilarse en cuanto a signos y síntomas de rotura, aumento del dolor abdominal, hemorragia o signos de choque, y se les recomienda acudir al área de urgencias de inmediato en caso de presentarlos.

ABORTO ESPONTÁNEO

Un **aborto espontáneo** (AE) o pérdida gestacional es aquel embarazo que termina antes de las 20 sem de gestación. Se calcula que ocurre AE en 15 a 25% de todos los embarazos, cifra que podría ser todavía mayor por aquellas pérdidas que ocurren a las 4 a 6 sem de edad de gestación y que a menudo se confunden con una menstruación retrasada. El tipo de AE se define por el hecho de que se haya expulsado parte o todos los **productos de la concepción** (PDC) y que el cérvix esté dilatado o no. Las definiciones son las siguientes:

- **Aborto:** pérdida del feto antes de las 20 sem de gestación o con un peso menor de 500 gramos.
- **Aborto completo:** expulsión de todos los PDC antes de las 20 sem de gestación (fig. 2-3).
- **Aborto incompleto:** expulsión parcial de los PDC antes de las 20 sem de gestación.
- **Aborto inevitable:** sin expulsión de productos de la concepción pero la hemorragia vaginal y la dilatación del cérvix son tales que es improbable un embarazo viable.
- **Amenaza de aborto:** cualquier hemorragia vaginal antes de las

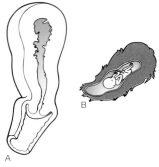

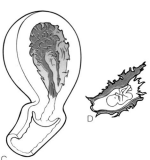

FIGURA 2-3. (A) Aborto completo. **(B)** Producto de un aborto completo. **(C)** Aborto incompleto. **(D)** Producto de un aborto incompleto

20 sem sin dilatación del cérvix o expulsión de PDC (p. ej., embarazo normal con hemorragia).
- **Aborto diferido:** retención de todos los PDC después de la muerte del embrión o feto antes de las 20 semanas.

ABORTOS DEL PRIMER TRIMESTRE

Se calcula que de 60 a 80% de todos los AE en el primer trimestre se asocian con cromosomas anormales, de los que 95% se deben a errores de la gametogenia materna. En ese 95%, la trisomía autosómica es la anomalía cromosómica más frecuente. Otros factores asociados con AE incluyen infecciones, defectos anatómicos maternos, factores inmunológicos, exposiciones ambientales y aspectos endocrinos. Un gran número de abortos del primer trimestre no tiene causa obvia.

DIAGNÓSTICO

La mayoría de las pacientes acude con hemorragia vaginal (tabla 2-2). Otras manifestaciones incluyen cólicos, dolor abdominal o disminución de los síntomas gestacionales. La exploración física comprenderá los signos vitales para descartar un estado de choque y una enfermedad febril. Se puede realizar una exploración ginecológica en busca de las fuentes de la hemorragia, además del útero, y en cuanto a cambios en el cérvix que sugieran un aborto inevitable. Las pruebas de laboratorio a ordenar incluyen una cuantificación de la β-hCG, el recuento hematológico completo (RHC), el tipo sanguíneo y la detección de anticuerpos. Por ultrasonografía se puede valorar la viabilidad fetal y la placentación. Como los embarazos ectópicos pueden también presentarse con hemorragia vaginal, ésta debe también considerarse en el diagnóstico diferencial.

TRATAMIENTO

El plan terapéutico se basa en el diagnóstico específico y en las decisiones que tomen la paciente y sus proveedores de atención sanitaria. Para empezar, toda embarazada que sangra **necesita estabilizarse** si es hipotensa. Un aborto **completo** puede ser seguido por hemorragia recurrente y signos de infección, como

■ **TABLA 2-2** Diagnóstico diferencial de la hemorragia vaginal en el primer trimestre
AE
Hemorragia poscoito
Embarazo ectópico
Lesiones o laceraciones vaginales o cervicales
Expulsión de un embarazo molar
Causas no gestacionales de hemorragia
AE, aborto espontáneo

temperatura elevada. Cualquier tejido que la paciente expulse en casa y en el hospital se puede enviar al servicio de patología, tanto para valorar que se expulsaron PDC como para el análisis cromosómico, de ser aplicable.

Un aborto incompleto puede dejarse concluir por sí mismo si la paciente prefiere el tratamiento expectante, pero también puede completarse en forma quirúrgica o médica. El tratamiento quirúrgico de un aborto del primer trimestre requiere dilatación y legrado en el consultorio o el quirófano. Las pacientes hemodinámicamente inestables, en general, requieren tratamiento quirúrgico urgente. La terapia médica incluye la administración de prostaglandinas (p. ej., misoprostol), con o sin mifepristona para inducir la dilatación del cérvix, las contracciones uterinas y la expulsión del embarazo. Los abortos inevitables y los diferidos se tratan de manera similar.

Una paciente con amenaza de aborto debe ser vigilada en cuanto a la hemorragia continua y ponerse en reposo pélvico, sin ninguna maniobra vaginal. A menudo la hemorragia se resolverá. Sin embargo, estas pacientes tienen mayor riesgo de trabajo de parto pretérmino (TPP) y rotura prematura de membranas pretérmino. Todas las embarazadas **Rh negativo** que experimentan hemorragia vaginal durante el embarazo deben recibir inmunoglobulina anti-D (RhoGAM) para prevenir la isoinmunización. Por último, debe ofrecerse anticoncepción a todas las pacientes que experimentan un aborto, si se desea.

ABORTOS DEL SEGUNDO TRIMESTRE

Los abortos del segundo trimestre (p. ej., entre las 12 y 20 sem de edad de gestación) tienen múltiples causas. **Infecciones, defectos anatómicos uterinos y cervicales maternos o enfermedad sistémica, exposición a agentes fetotóxicos y traumatismos** se relacionan todos con abortos tardíos. Los cromosomas anormales no son causa frecuente de abortos tardíos. Los abortos tardíos del segundo trimestre y los partos de productos periviables también se observan en presencia de TPP e insuficiencia cervical. Como los abortos del primer trimestre, el plan terapéutico se basa en el escenario clínico específico.

Los abortos incompletos y diferidos se pueden dejar concluir espontáneamente, pero a menudo se concluyen por D y E (dilatación y evacuación). La diferenciación entre D y L y D y E depende de la edad de gestación en el momento del procedimiento (p. ej., primero o segundo trimestre). El feto es más grande en el segundo trimestre, lo que dificulta el procedimiento.

Entre las 16 y 24 sem se puede hacer un D y E o inducir el trabajo de parto con dosis elevadas de oxitocina o prostaglandinas. La ventaja de un D y E es que el procedimiento es autolimitado y se realiza más rápido que una inducción del trabajo de parto. Sin embargo, se requiere dilatación amplia del cuello uterino antes del procedimiento, con tallos de laminaria (pequeños cilindros de algas marinas que se colocan en el cérvix durante 1 a 2 días antes del procedimiento; adminículos que se expanden entonces conforme absorben agua y, de esta forma, dilatan el cérvix), y conlleva un pequeño riesgo de perforación uterina y laceraciones cervicales. Una inducción del trabajo de parto puede requerir más tiempo, pero permite concluir el aborto sin riesgos inherentes a la instrumentación. Una inducción del trabajo de parto también brinda la posibilidad de un estudio genético externo o necropsia de los PDC. Deben considerarse las preferencias de la paciente, así como los recursos de las instalaciones al elegir opciones médicas o quirúrgicas. Con cualquier método, debe tenerse extremo cuidado de asegurar la evacuación completa de todo producto de la concepción.

En el segundo trimestre es necesario descartar el diagnóstico de TPP o insuficiencia cervical. En particular en el contexto de abortos inevitables o amenaza de aborto, es probable que la etiología tenga relación con la imposibilidad del útero de conservar el embarazo. El TPP se inicia con contracciones que llevan a cambios cervicales, en tanto que la insuficiencia cervical se caracteriza por la dilatación indolora del cérvix. En caso de insuficiencia cervical, se puede ofrecer un cerclaje urgente. Potencialmente, el TPP puede tratarse mediante tocólisis.

INSUFICIENCIA CERVICAL

Antes conocida como incompetencia cervical, la **insuficiencia cervical** se presenta en las pacientes con dilatación y borramiento indoloro del cérvix, a menudo en el segundo trimestre del embarazo. Conforme se dilata el cuello uterino, las membranas fetales se exponen a la flora vaginal y a un mayor riesgo de traumatismo. Por ello, la infección, la secreción vaginal y la rotura de las membranas son datos frecuentes en el contexto de la insuficiencia cervical. Las pacientes pueden también acudir con cólicos breves o contracciones, que impulsan el progreso de la dilatación cervical o la sensación de compresión en la vagina, con protrusión de los sacos coriónico y amniótico a través del cérvix. Se calcula que la insuficiencia cervical causa alrededor de 15% de las pérdidas gestacionales del segundo trimestre.

FACTORES DE RIESGO

Una intervención quirúrgica u otro tipo de traumatismo cervical constituyen las causas más frecuentes de insuficiencia cervical (tabla 2-3). Las causas de traumatismo cervical podrían incluir el antecedente de D y L, un procedimiento excisional de electrocauterización con asa o la conización cervical. La otra posible causa es una anomalía congénita del cérvix, que a veces se puede atribuir a la exposición intrauterina al dietilestilbestrol (DES). Sin embargo, muchas pacientes que acuden con insuficiencia cervical no tienen factores de riesgo conocidos.

■ **TABLA 2-3** Factores de riesgo de insuficiencia cervical
Antecedente de intervención quirúrgica cervical, como biopsia en cono o dilatación del cérvix
Antecedente de laceraciones cervicales en el parto vaginal
Anomalías uterinas
Antecedente de exposición a DES
DES, dietilestilbestrol

DIAGNÓSTICO

Las pacientes con insuficiencia cervical a menudo acuden con dilatación del cérvix, que se detecta con la exploración sistemática, la ultrasonografía, o por la presencia de hemorragia, secreción vaginal o rotura de las membranas. En ocasiones las pacientes experimentan cólicos leves o sensación de compresión en la porción baja del abdomen o la vagina. A la exploración, el cérvix está dilatado más de lo esperado para el grado de contracciones presentes. A menudo es difícil diferenciar entre insuficiencia cervical y TPP. Sin embargo, las pacientes que acuden con cólicos leves y dilatación cervical avanzada en exploraciones seriadas y protrusión del saco amniótico a través del cérvix (fig. 2-4) tienen más probabilidad de presentar insuficiencia cervical, con cólicos producidos por el cuello dilatado y las membranas expuestas, más que por contracciones/cólicos que lleven a cambios cervicales, como en el caso del trabajo de parto pretérmino.

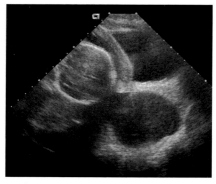

FIGURA 2-4. Membranas con prolapso en reloj de arena a través del cérvix.

TRATAMIENTO

Los **aspectos obstétricos individua-les** deben tratarse de manera acorde. Si el feto es previable (p. ej., < 23 a 24 sem de edad de gestación), el **tratamiento expectante** y la interrupción electiva del embarazo son opciones. Los pacientes con embarazos viables se tratan con betametasona para disminuir el riesgo de prematurez, y de manera expectante, con reposo estricto en cama. Si hay un componente de contracciones pretérmino o TPP, se puede usar tocólisis durante la administración de betametasona en embarazos viables.

Una alternativa terapéutica para la insuficiencia cervical en un embarazo previable es la colocación de un **cerclaje** de urgencia. Se trata de una sutura que se coloca por vía vaginal alrededor del cérvix, ya sea en su unión con la vagina (cerclaje de McDonald) o a nivel del orificio interno (cerclaje de Shirodkar). El propósito de un cerclaje es cerrar el cérvix. Las complicaciones incluyen rotura de membranas, TPP e infección.

Si la insuficiencia cervical fue el diagnóstico de sospecha en un embarazo previo, suele ofrecerse a la paciente un cerclaje electivo en los subsiguientes (fig. 2-5). La colocación de un cerclaje electivo es similar a la del urgente (con uso de los métodos de McDonald o Shirodkar), por lo general a las 12 a 14 sem de gestación. El cerclaje se mantiene hasta las 36 a 38 sem de gestación, de ser posible. En ese momento se retira y se vigila la paciente de manera expectante hasta el inicio del trabajo de parto. Ambos tipos de cerclaje profiláctico se relacionan con una tasa de éxitos del embarazo de 85 a 90%. En pacientes en las que han fracasado uno o ambos tipos de cerclaje vaginal, el siguiente ofrecimiento a menudo es el de un cerclaje transabdominal (CTA) que se coloca alrededor del cérvix a nivel del orificio interno durante una laparotomía, procedimiento que se puede hacer en forma electiva antes del embarazo o entre las 12 a 14 sem de gestación. Las pacientes con un

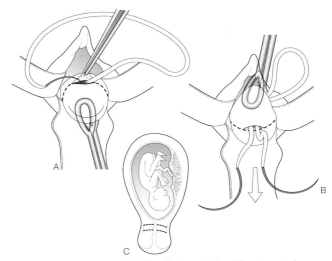

FIGURA 2-5. Cerclaje cervical (de Shirodkar) para la insuficiencia cervical en una embarazada. (**A**) Colocación de la sutura. (**B**) Cinchado de la sutura hacia abajo para ubicar el nudo en la parte posterior. (**C**) Cerclaje cerrado casi a nivel del orificio interno.

CTA requieren una cesárea para el nacimiento del feto. Si aquella con insuficiencia cervical presentó un parto pretérmino (que suele ser el caso), también es frecuente tratarla en el embarazo subsiguiente con 17-hidroxiprogesterona intramuscular (IM) cada semana hasta las 36 de gestación, si bien esta medida es algo controvertida.

PÉRDIDA GESTACIONAL RECURRENTE

Una paciente con aborto recurrente o habitual es aquella con tres o más AE consecutivos. Menos de 1% de la población es objeto del diagnóstico de **pérdida gestacional recurrente**. El riesgo de AE después de uno es de 20 a 25%; después de dos consecutivos, de 25 a 30%, y después de tres consecutivos, de 30 a 35%.

PATOGENIA

Las etiologías de la pérdida gestacional recurrente son en general similares a las del AE e incluyen anomalías cromosómicas, enfermedad sistémica materna, defectos anatómicos maternos e infección. Quince por ciento de las pacientes con pérdida gestacional recurrente presentan el **síndrome de anticuerpos antifosfolípidos** (SAA). Se cree que otro grupo de pacientes tiene un **defecto de fase lútea** y carece de una cifra adecuada de progesterona para mantener el embarazo.

DIAGNÓSTICO

Las pacientes con pérdida gestacional recurrente deben evaluarse en cuanto a la causa. En ocasiones también se valoran aquellas con solo dos AE consecutivos, en particular si son de edad avanzada, para quienes podría ser importante la continuación de la fertilidad. A menudo se hace la detección en las pacientes de la siguiente forma. Primero se obtiene un cariotipo de ambos padres, así como de los de PDC de cada AE, de ser posible. Cabe resaltar que a menudo es imposible obtener un cariotipo del tejido de aborto; tecnologías nuevas, en particular la hibridación genómica comparativa, se pueden usar con mucho mayor éxito para identificar anomalías cromosómicas. En segundo lugar, deberá explorarse la anatomía materna, inicialmente por histerosalpingografía (HSG), que en caso de resultar anormal o no diagnóstica, puede dar lugar a una exploración histeroscópica o por laparoscopia. En tercer lugar, deberán hacerse pruebas de detección de hipotiroidismo, diabetes mellitus, SAA, hipercoagulabilidad y lupus eritematoso sistémico. Las pruebas deben incluir el anticoagulante lúpico, la deficiencia del factor V de Leiden, la mutación G20210A de la protrombina, ANA, anticuerpos anticardiolipinas, veneno viperino de Russell, antitrombina III, proteína S y proteína C. En cuarto lugar, debe obtenerse la cifra de progesterona sérica en la fase lútea del ciclo menstrual. Finalmente, se pueden tomar cultivos de cérvix, vagina y endometrio para descartar infecciones. También se puede hacer una biopsia endometrial durante la fase lútea para observar si presenta proliferación.

TRATAMIENTO

El tratamiento de las pacientes con pérdida gestacional recurrente depende de la etiología de los AE. En muchas (aproximadamente de 30 a 50%), nunca se encuentra la causa. En otras, es necesario diagnosticarla (como se describió antes) y a menudo se pueden tratar en forma individual. Para las pacientes con anomalías cromosómicas, como las translocaciones equilibradas, se puede hacer una FIV con uso de espermatozoides u óvulos de donador. En fechas más recientes, tales pacientes pueden someterse al diagnóstico preimplantatorio para maximizar la reproducción con sus propios cromosomas normales. Esto es cuando una célula de un embrión obtenido por FIV se retira y se le hace cariotipo, de manera que no se implanten embriones anormales. Las anomalías anatómicas pueden o no ser corregibles. Si se sospecha insuficiencia cervical, se puede colocar un cerclaje. Cuando se sospecha un defecto de fase lútea, puede administrarse progesterona. Los pacientes con SAA se tratan con ácido acetilsalicílico a dosis baja. En presencia de trombofilia, es posible usar heparina SC (ya sea de bajo peso molecular o no fraccionada). Se tratan las enfermedades maternas en la forma apropiada (p. ej., el hipotiroidismo con hormona tiroidea, la infección con antibióticos). No obstante, con algunas enfermedades sistémicas el tratamiento tal vez no disminuya el riesgo de AE. Debido a que incluso las pacientes con tres AE consecutivos previos presentan un embarazo normal subsiguiente en 66% de los casos, es difícil estimar si ciertos tratamientos para los abortos recurrentes son eficaces.

PUNTOS CLAVE

- Alrededor de 1% de los embarazos es ectópico; esto es, con implantación fuera de la cavidad uterina.

- Inicialmente, cuando una embarazada acude con hemorragia vaginal y dolor abdominal, debe descartarse un embarazo ectópico o diagnosticarse por exploración física, estudios de laboratorio y ultrasonografía pélvica.

- La cifra de β-hCG se duplica aproximadamente cada 48 h en embarazos intrauterinos normales, no así en los ectópicos.

- El tratamiento de los embarazos ectópicos a menudo es quirúrgico e incluye estabilizar a la paciente y extirpar los productos de la concepción. Los embarazos ectópicos estables, no rotos, se pueden tratar médicamente con metotrexato.

- La causa más frecuente de aborto espontáneo en el primer trimestre es una anomalía cromosómica fetal.

- Los abortos incompletos, inevitables y diferidos suelen concluirse por D y L o tratamiento médico con prostaglandinas, si bien también se puede recurrir al tratamiento expectante.

- Debe administrarse inmunoglobulina anti-D (Rhogam) a todas las embarazadas Rh negativo que presentan hemorragia vaginal.

- La mayoría de los abortos del segundo trimestre es secundaria a anomalías uterinas o cervicales, traumatismos, enfermedad sistémica o infección.

- Se pueden usar D y E, prostaglandinas o agentes oxitócicos para el tratamiento de AE en el segundo trimestre, que necesita concluirse con asistencia.

- La insuficiencia cervical es una dilatación indolora del cérvix, que puede llevar a infección, rotura de membranas o trabajo de parto pretérmino.

- Si el feto es previable, la insuficiencia cervical se trata en forma expectante, por terminación electiva o cerclaje urgente.

- A las pacientes con antecedente de insuficiencia cervical deben ofrecérseles cerclaje electivo, profiláctico, a las 12 a 14 sem de edad de gestación.

- Se define la pérdida gestacional recurrente como aquella de tres o más AE consecutivos.

- A pesar de la valoración amplia para el diagnóstico de la etiología del AE, no se detecta la causa de los recurrentes en más de 33% de los casos.

- Las causas de diagnóstico más frecuente de pérdida gestacional recurrente son SAA y defectos de fase lútea.

- El tratamiento es específico de la etiología, pero la eficacia es difícil de medir porque 66% de los embarazos subsiguientes será normal sin tratamiento.

CASOS CLÍNICOS

CASO 1

Una mujer de 28 años de edad P0010 se presenta al área de urgencias con dolor abdominal desde el día anterior. Informa del antecedente de náusea con vómito ocasional de 1 sem de duración. Ha notado también algo de hipersensibilidad mamaria. Niega disuria, hemorragia vaginal o síntoma intestinal alguno. Señala que su último periodo menstrual fue hace 4 sem, pero más ligero que lo acostumbrado. Ha estado usando condones para anticoncepción. A su arribo, los signos vitales incluyen una temperatura de 37 °C, PA de 117/68, frecuencia del pulso de 78 latidos/min y frecuencia respiratoria de 16 ventilaciones/min. Las exploraciones cardiovascular y respiratoria son normales. Manifiesta algo de malestar abdominal suprapúbico a la palpación, pero no hipersensibilidad de rebote o reflejo de defensa. Una exploración con espejo revela un cérvix cerrado sin hemorragia. La exploración ginecológica es ligeramente molesta y revela un útero en anteversión de tamaño y anexos palpables normales. Una prueba de embarazo en orina resulta positiva.

1. ¿Cuál es el estudio que debe ordenarse en primer término?
   a. Tipificación sanguínea y pruebas cruzadas
   b. RHC
   c. Análisis cuantitativo de β-hCG
   d. Ultrasonografía pélvica
   e. Pruebas de gonorrea y clamidiasis en orina

2. La cifra de β-hCG cuantitativa es de 1 300 mUI/mL y la paciente revela que éste es un embarazo no planeado, pero deseado. ¿Qué recomendaciones de seguimiento se le darían?
   a. Hacer una cita con su ginecobstetra primario para la consulta prenatal inicial
   b. Éste posiblemente sea un embarazo ectópico y debería procederse al tratamiento con metotrexato

   c. Debe realizarse laparoscopia urgente para la evacuación de un embarazo ectópico
   d. Debe regresar en 48 h para repetir la β-hCG cuantitativa
   e. Posiblemente presentó un AE y no requiere mayor seguimiento

3. La paciente regresa 48 h después, de acuerdo con las recomendaciones médicas. Señala que su dolor abdominal es peor y del lado izquierdo. Ayer también presentó una pequeña cantidad de hemorragia vaginal, que desde entonces cedió. No ha presentado mareo, disnea o palpitaciones y ha podido tolerar alimentos y bebidas sin dificultad. Sus signos vitales se mantienen estables. Se repite la cuantificación de β-hCG y la

cifra es ahora de 1 700 mUI/mL. Una ultrasonografía pélvica revela una masa anexial izquierda y una cavidad uterina vacía. ¿Cuál es el sitio más frecuente del embarazo ectópico?

a. Ampolla
b. Ovario
c. Fimbria
d. Istmo
e. Cérvix

4. Se explica a la paciente que con toda probabilidad presenta un embarazo ectópico que requiere tratamiento. Ella desearía evitar la intervención quirúrgica. Se le toman muestras para tipificación y detección, RHC y un estudio metabólico completo. Su tipo sanguíneo es O positivo, con anticuerpos negativos. La hemoglobina es normal, al igual que las enzimas hepáticas. ¿Cuál sería la siguiente recomendación?

a. Su hemorragia vaginal sugiere un aborto inevitable y no necesita mayor tratamiento en este momento
b. Su dolor abdominal es preocupante y realizarse una laparoscopia urgente para evacuación del embarazo ectópico
c. Éste es un embarazo deseado, deberá regresar en 48 h para continuar el seguimiento de la concentración de β-hCG
d. Debería iniciar con el tratamiento con metotrexato
e. Debería iniciar con el tratamiento con mifepristona y misoprostol

5. ¿Qué recomendación adicional se haría en este momento?

a. La paciente debe recibir RhoGAM
b. Debe regresar en 48 h para una prueba de cuantificación de β-hCG de seguimiento
c. Debe regresar en 96 h para una prueba de cuantificación de β-hCG de seguimiento
d. Debe regresar en 1 sem para una prueba de seguimiento de la concentración de β-hCG
e. Debe regresar a las 48 h para una ultrasonografía de seguimiento

CASO 2

Una mujer de 35 años G3P0020 se presenta al hospital con hemorragia vaginal y dolor abdominal. Se observa pálida y declara que siente mareo al sentarse o ponerse de pie. Informa que actualmente cursa 9 sem de embarazo. A su llegada, su temperatura es de 37 °C, la PA de 86/50; la frecuencia del pulso, de 110 latidos/min, y la respiratoria, de 18 ventilaciones/min. La exploración abdominal revela un abdomen rígido con hipersensibilidad de rebote a la palpación. La exploración ginecológica muestra una escasa hemorragia vaginal, un útero correspondiente a 6 sem en sus dimensiones y plenitud del anexo derecho. Una β-hCG en orina confirma que está embarazada. La enfermera se dedica a obtener un acceso intravenoso (IV) y extraer sangre para pruebas de laboratorio.

1. ¿Cuál es el primer paso en su atención?
   a. Proceder de inmediato al quirófano para una laparotomía de urgencia
   b. Realizar D y L por aspiración urgente en el área de urgencias
   c. Obtener una ultrasonografía pélvica
   d. Administrarle metotrexato IM
   e. Administrarle misoprostol PO

2. Una ultrasonografía pélvica revela un embarazo ectópico derecho, así como una gran cantidad de líquido dentro de la cavidad abdominal, que se cree corresponde a sangre. Ahora la paciente tiene acceso IV y se le administra una carga de soluciones. Su PA es ahora de 78/45 y el pulso de 112 latidos/min. Su hematocrito resulta de 27.2%. ¿Cómo debería procederse?
   a. Administrar metotrexato IM

   b. Transfundir a la paciente dos unidades de RBC en paquete y transferirla a la unidad de cuidados intensivos (UCI)
   c. Proceder a la salpingectomía laparoscópica
   d. Proceder con una laparotomía de urgencia
   e. Iniciar vasopresores y transferirla a la UCI

3. La paciente se somete a una laparotomía de urgencia con evacuación del hemoperitoneo y salpingectomía derecha para exéresis del embarazo ectópico. En el día 1 posoperatorio explica que su embarazo se concibió por FIV y era muy deseado. ¿Cuál es su riesgo de un embarazo ectópico futuro?
   a. De 1 a 2%
   b. 5%
   c. 10%
   d. 15%
   e. 25%

CASO 3

Una mujer de 22 años de edad P0 se presenta a la clínica para su exploración anual. Manifiesta que su último periodo menstrual normal fue hace 5 sem. Sus ciclos menstruales son irregulares y señala que con frecuencia se salta un mes entre dos periodos. Informa que tiene actividad sexual y utiliza condones en forma esporádica para control de la natalidad. La exploración ginecológica revela un útero crecido en anteversión, no hipersensible, con anexos normales palpables bilaterales. La paciente acepta hacerse una prueba de embarazo en orina que resulta positiva. Expresa que no está segura si se trata de un embarazo deseado. Se hace una ultrasonografía transvaginal en el consultorio sin observarse EIU o embarazo ectópico.

1. ¿Cuál es el siguiente paso?
   a. Obtener una cifra cuantitativa de β-hCG

   b. Explicar a la paciente que quizá tenga un embarazo químico que no se desarrollará hasta hacerse viable

c. Explicar a la paciente que tal vez presente un aborto

d. Ofrecer a la paciente metotrexato IM por sospecha de embarazo ectópico

e. Enviar a la paciente para una ultrasonografía oficial con un aparato de alta resolución

2. La paciente consiente la toma de una muestra sanguínea antes de abandonar la clínica. Más tarde ese mismo día, el resultado de la concentración de β-hCG es de 1 300 mUI/mL. Se llama a la paciente con los resultados y ella informa que desearía continuar el embarazo. ¿Qué se recomendaría a continuación?

a. Se le informa que su ultrasonografía debería haber detectado un embarazo y que posiblemente tuvo una pérdida gestacional

b. Debe regresar en 48 h para una β-hCG de seguimiento

c. Debe regresar en una sem para β-hCG de seguimiento

d. Debe regresar en 48 h para una ultrasonografía de seguimiento

e. Debe regresar en 1 sem para una ultrasonografía de seguimiento

3. Después de 48 h, la paciente tiene una β-hCG cuya cifra resulta de 2 700 mUI/mL. Una ultrasonografía de consultorio revela un saco gestacional intrauterino con saco vitelino compatible con un embarazo de 5 sem. Se le prescriben vitaminas prenatales y se le pide regresar a las 4 sem para una consulta prenatal oficial. A las 8 sem de gestación regresa a la clínica con manchado sanguíneo transvaginal. Una exploración pélvica revela la presencia mínima de sangre antigua en la vagina y cuello cerrado. ¿Qué prueba o procedimiento se realiza en primer término?

a. RHC

b. Determinación cuantitativa de β-hCG

c. D y L

d. Ultrasonografía pélvica

e. Pruebas de gonorrea y clamidiasis

4. Se confirman ruidos cardiacos fetales con una ultrasonografía de consultorio. ¿Qué prueba debería hacerse a continuación?

a. RHC

b. De gonorrea y clamidiasis

c. Frotis en fresco con solución salina

d. Tipo sanguíneo

e. Determinación cuantitativa de β-hCG

CASO 4

Una mujer de 34 años de edad G3P0020 acude a las 8 sem de gestación para su primera consulta prenatal. Se trata de un embarazo planeado y deseado. Sus antecedentes obstétricos son significativos por una interrupción electiva previa y un AE. Para concebir este embarazo ella y su pareja lo intentaron durante más de 1 año. Se encuentra afebril, normotensa, con pulso normal. La exploración ginecológica revela un útero de 7 a

8 sem en sus dimensiones, con anexos normales. Su cérvix está cerrado y no hay hemorragia vaginal. Se hace una ultrasonografía de consultorio y se observa un EIU con longitud cráneo-cóccix compatible con 7 sem y 2 días de gestación. Por desgracia, no se observa latido cardiaco fetal.

1. ¿Cuál es su diagnóstico?
   a. Aborto incompleto
   b. Amenaza de aborto
   c. Embarazo ectópico
   d. Aborto diferido
   e. Aborto inevitable

2. Se ofrece a la paciente tratamiento médico o quirúrgico. Elige el primero y toma mifepristona en el consultorio, con el plan de tomar misoprostol al siguiente día. En la tarde siguiente se recibe una llamada informando que la paciente se presentó al área de urgencias con hemorragia vaginal cuantiosa. Sus signos vitales son los siguientes: temperatura, 37 °C; PA, 90/52; frecuencia del pulso, 100 latidos/min; respiración con 16 ventilaciones/min, y saturación de oxígeno a 100% en aire ambiental. La exploración ginecológica revela hemorragia activa de un orificio cervical abierto. La ultrasonografía pélvica muestra retención parcial de los productos de la concepción. ¿Cuál es el nuevo diagnóstico?
   a. Aborto incompleto
   b. Amenaza de aborto
   c. Embarazo ectópico
   d. Aborto diferido
   e. Aborto inevitable

3. El equipo del departamento de urgencias logra el acceso IV y obtiene sangre para determinar RHC, tipo y grupo sanguíneo, así como una cifra cuantitativa de β-hCG. Se administra una carga de solución IV. El hematocrito es 30.6%, ella es Rh positivo y está pendiente el resultado de β-hCG. ¿Cuál es el siguiente paso en el tratamiento de esta paciente?
   a. Alentarla y enviarla a casa
   b. Proceder con D y L
   c. Administrar RhoGAM
   d. Administrar vasopresores
   e. Transferirla a la UCI

4. La paciente se estabiliza y se da de alta. Acude 1 sem después para seguimiento en el consultorio y desea saber por qué tuvo esa pérdida gestacional, así como el riesgo de que se presente otra vez en el futuro. ¿Qué de lo siguiente no es verdadero?
   a. Hasta 80% de los AE del primer trimestre se deben a anomalías cromosómicas
   b. La anomalía cromosómica más frecuente es una trisomía de autosomas
   c. Noventa y cinco por ciento de las anomalías cromosómicas se debe a errores en la gametogenia paterna
   d. Su riesgo de una tercera pérdida gestacional es de 25 a 30%
   e. Debido a su edad avanzada debería considerar la evaluación por pérdida gestacional recurrente e iniciar con la cariotipificación paterna

RESPUESTAS

CASO 1

PREGUNTA 1

Respuesta correcta C:
La siguiente mejor prueba es obtener una cuantificación de β-hCG, que ayudará a determinar una edad de gestación aproximada, así como lo que se esperaría observar en la ultrasonografía. Recuerde que en la mayoría de las instituciones la ultrasonografía puede detectar un EIU ante una concentración de β-hCG entre 1 500 y 2 000 mUI/mL. Aunque se puede ordenar una RHC para asegurar la estabilidad hemodinámica, sus signos vitales son estables y no presenta hemorragia vaginal. De manera similar, no se requieren de inmediato tipificación y pruebas cruzadas sanguíneas, ya que no hay datos de inestabilidad hemodinámica. Dado que la exploración ginecológica no arroja datos, se puede diferir la ultrasonografía pélvica hasta que se tenga certeza de la concentración de β-hCG por arriba de la zona de discriminación. Las pruebas de gonorrea y clamidiasis son parte de los cuidados prenatales sistemáticos, pero no constituyen el mejor primer paso.

PREGUNTA 2

Respuesta correcta D:
La concentración de β-hCG de la paciente está por debajo de la zona de discriminación y no se esperaría ver nada en el ultrasonido. La paciente debería regresar para repetir la determinación de β-hCG en 48 h, de modo que se pueda valorar la tendencia en las cifras. Con solo una cifra de β-hCG es imposible determinar en definitiva si se trata de un embarazo intrauterino o ectópico. Su dolor abdominal es preocupante, pero no diagnóstico de un embarazo ectópico, y sería prematuro recomendar el tratamiento con metotrexato dado que es un embarazo deseado. Ella se encuentra hemodinámicamente estable y no requiere intervención quirúrgica en este momento. No ha presentado hemorragia vaginal alguna que sugiera que tuvo un AE. Puesto que no se sabe aún si se trata de un EIU, sería prematuro enviar a la paciente para atención prenatal sistemática (a).

PREGUNTA 3

Respuesta correcta A:
El sitio más frecuente de implantación de un embarazo tubario es la ampolla (70%), seguido por el istmo (12%) y la fimbria (11%). Si bien un embarazo ectópico se puede implantar en el cérvix o en el ovario, es raro.

PREGUNTA 4

Respuesta correcta D:
La concentración de β-hCG de la paciente no aumentó por más de 66% en 48 h, lo que sugiere un embarazo anormal, que en conjunción con la tumoración anexial por ultrasonografía es muy sugerente de un embarazo ectópico. Debería procederse con el tratamiento. Su cifra de β-hCG está bastante por debajo del límite de 5 000 mUI/mL, una cifra

apropiada para el tratamiento con metotrexato, que debe recomendarse como el ideal. La hemorragia vaginal es un síntoma frecuente de presentación de un embarazo ectópico. Sin embargo, a diferencia de un EIU, la hemorragia vaginal no significa que el embarazo se expulsará por sí solo. De nuevo, los signos vitales de la paciente y su RHC son estables.

La paciente ha mostrado que es confiable ya que regresó para su consulta de seguimiento como se le recomendó. Se le podría ofrecer intervención quirúrgica en este momento, pero no es indispensable. Una vez que se hace el diagnóstico de embarazo ectópico, ya no podrá tratarse de manera expectante. Se reserva el tratamiento con mifepristona y misoprostol para los embarazos intrauterinos.

PREGUNTA 5

Respuesta correcta C:
La cifra de β-hCG por lo general aumenta en los primeros días después de administrar metotrexato, con un decremento de 10 a 15% entre los 4 y 7 posteriores. La revisión de la cifra de β-hCG a las 48 h podría crear una falsa preocupación de que la paciente necesita tratamiento adicional. Sin embargo, debe revisarse antes de 1 sem, de manera que se pueda administrar metotrexato adicional si es necesario. El tipo sanguíneo de la paciente es Rh positivo y no está indicado el RhoGAM. La ultrasonografía no suele usarse para vigilar la resolución de un embarazo ectópico.

CASO 2

PREGUNTA 1

Respuesta correcta C:
La paciente se encuentra hemodinámicamente estable. Los primeros pasos deberían ser obtener acceso IV con un catéter de gran calibre, administrar una carga de soluciones y extraer sangre para RHC, tipificación y detección, o pruebas cruzadas para unidades de sangre. Aunque la enfermera ayuda con estos pasos importantes, sería prudente realizar una ultrasonografía urgente para determinar si se trata de un embarazo intrauterino o uno ectópico, ya que esto dictará las siguientes etapas. La paciente probablemente necesitará someterse a un procedimiento de urgencia, pero el tipo de embarazo determinará si es más apropiado un D y L o una intervención quirúrgica abdominal. Puesto que no se encuentra hemodinámicamente estable, no es candidata a tratamiento médico en este momento.

PREGUNTA 2

Respuesta correcta D:
La paciente se encuentra hemodinámicamente inestable con datos de un embarazo ectópico roto por ultrasonografía, así como anemia por pérdida aguda de sangre y posible hemoperitoneo. Debe trasladarse para una laparotomía exploradora urgente con el propósito de controlar la hemorragia y extirpar el embarazo ectópico. Si bien podría ofrecérsele laparoscopia a una paciente más estable, no es la mejor opción en una inestable. Puede requerir una transfusión

sanguínea, respaldo por vasopresores y atención en UCI, pero no sin la intervención quirúrgica concomitante para controlar la hemorragia. No es candidata al uso de metotrexato por su inestabilidad hemodinámica.

PREGUNTA 3

Respuesta correcta C:
El riesgo de un embarazo ectópico después de la FIV se calcula de 1 a 2%; probablemente era el riesgo basal de embarazo ectópico de esta paciente. Sin embargo, con el antecedente de un embarazo ectópico, el riesgo de uno subsiguiente aumenta a 10%, que es la cifra nueva probable de esta paciente. El riesgo de un embarazo ectópico subsiguiente después de más de uno previo aumenta a 25%.

CASO 3

PREGUNTA 1

Respuesta correcta A:
Se observaría un EIU por ultrasonografía con cifras de β-hCG entre 1 500 y 2 000 mUI/mL. Sin conocer la cifra de β-hCG de la paciente no se puede hacer afirmación adicional alguna acerca del estado del embarazo.

PREGUNTA 2

Respuesta correcta B:
En un EIU puede esperarse que la cifra de β-hCG aumente 60% o más cada 48 h. Se esperaría que un embarazo ectópico tuviese una tasa menor de aumento de la cifra β-hCG por el menor flujo sanguíneo debido a la placentación anormal. Por lo tanto, el siguiente

mejor paso sería pedir a la paciente regresar en 48 h para repetir la determinación de cifra de β-hCG. Una de 1 300 mUI/mL no está por arriba de la zona de discriminación para detectar un embarazo y no puede descartarse. La repetición de la ultrasonografía en 48 h tal vez no sea necesaria si la paciente presenta un aumento normal de la cifra de β-hCG sin síntomas. No se recomendaría el regreso en 1 sem para pruebas de laboratorio o ultrasonografía antes de determinar si el embarazo es intrauterino o ectópico.

PREGUNTA 3

Respuesta correcta D:
El diagnóstico actual con base en la valoración clínica es de una amenaza de aborto. Es importante confirmar la presencia o ausencia de ruidos cardiacos fetales por ultrasonografía para asesorar en forma apropiada a la paciente en cuanto a los siguientes pasos a tomar. No presenta hemorragia vaginal cuantiosa ni necesita RHC urgente. A esta edad de gestación una determinación cuantitativa de β-hCG no ofrecerá información adicional. Sería prematuro proceder con D y L porque es un embarazo deseado. La cervicitis puede causar manchas sanguíneas vaginales, pero su detección no constituye la prueba inicial ideal.

PREGUNTA 4

Respuesta correcta D:
Ante cualquier hemorragia durante el embarazo deberá determinarse el estado de Rh de la paciente. Todas aquellas Rh negativas deberían recibir RhoGAM para prevenir la

isoinmunización. De nuevo, la paciente no está sangrando en forma cuantiosa, por lo que obtener una RHC no sería el primer paso. Si bien la gonorrea, la clamidiasis y otras infecciones vaginales pueden causar manchado sanguíneo transvaginal, estas pruebas son menos urgentes que la tipificación del grupo sanguíneo. Una cuantificación de β-hCG no ofrece información adicional en este momento.

CASO 4

PREGUNTA 1

Respuesta correcta D:
El aborto diferido corresponde a la muerte de un embrión, con retención completa de todo PDC. Un aborto incompleto corresponde a la expulsión parcial de los PDC antes de las 20 sem. Esta paciente no ha tenido expulsión de tejido alguno. Una amenaza de aborto se presenta con hemorragia vaginal, pero la paciente no presenta dilatación cervical. La paciente tiene un EIU confirmado por la presencia de saco gestacional intrauterino con saco vitelino. Un aborto inevitable es aquel embarazo complicado por hemorragia vaginal o dilatación del cérvix que hace poco probable la viabilidad del embrión o feto.

PREGUNTA 2

Respuesta correcta A:
El aborto diferido es la muerte de un embrión con retención completa de todos los PDC. Un aborto incompleto es la expulsión parcial de los PDC antes de las 20 sem. Esta paciente no ha tenido expulsión alguna de tejido. Una amenaza de aborto se presenta con hemorragia vaginal, pero la paciente no muestra dilatación cervical. Esta paciente tiene un EIU confirmado por un saco gestacional intrauterino con saco vitelino. Un aborto inevitable es un embarazo complicado por hemorragia vaginal con dilatación del cérvix, de manera que es poco probable que el embrión o feto sea viable.

PREGUNTA 3

Respuesta correcta B:
La paciente sangra activamente y su control es el primer paso después de estabilizarla. El efectuar D y L para retirar los tejidos fetales restantes permitirá que se contraiga el útero y posiblemente se detenga la hemorragia. La paciente no debería enviarse a casa con una hemorragia vaginal cuantiosa y signos vitales inestables. Es Rh positiva y no requiere RhoGAM. Hasta ahora no se ha tornado tan inestable como para requerir vasopresores o su traslado a la unidad de cuidados intensivos.

PREGUNTA 4

Respuesta correcta C:
Noventa y cinco por ciento de las anomalías cromosómicas se debe a errores en la gametogenia materna. Todas las otras afirmaciones son válidas.

DETECCIÓN, DIAGNÓSTICO Y TRATAMIENTO PRENATALES

La detección, diagnóstico y tratamiento prenatales constituyen un campo relativamente nuevo en la obstetricia, unido en particular al advenimiento y avance de la ultrasonografía en tiempo real en las tres décadas recientes, así como de los nuevos tipos de pruebas genéticas que se introducen con rapidez en la actualidad. Los diagnósticos genéticos prenatales están y estarán cada vez más disponibles conforme se descubran las asociaciones entre genes específicos, grandes aberraciones cromosómicas y pérdidas y ganancias submicroscópicas en los cromosomas, así como sus fenotipos. Es imperativo para el diagnóstico prenatal comprender la diferencia entre pruebas de detección y de diagnóstico. Las de **detección** permiten seleccionar a individuos de alto riesgo entre una población de bajo riesgo respecto de un diagnóstico o complicación determinados. La sensibilidad y especificidad, así como las tasas resultantes de falsos negativos y positivos de las pruebas de detección, son muy importantes, tanto por el número de pacientes que se pasa por alto en una detección como el de aquellos a los que se preocupa sin razón. La prueba de ADN fetal libre (ADNcf) es un recurso de detección desarrollado en fechas recientes que podría tener la mayor sensibilidad y mínimos resultados falsos positivos, pero en la actualidad no constituye una prueba de diagnóstico. El diagnóstico prenatal casi siempre

es preciso y suele ser bastante más específico que la detección, pero procedimientos como la amniocentesis y la biopsia de vellosidades coriónicas (BVC) conllevan un mayor riesgo de complicaciones, en particular de pérdida gestacional.

DETECCIÓN DE ENFERMEDADES GENÉTICAS EN LAS PACIENTES

Muchas enfermedades se transmiten de los padres a su descendencia, lo que se comprende mejor con el uso de los principios de la genética mendeliana. Las enfermedades **autosómicas dominantes** suelen heredarse de un padre afectado por la enfermedad a través del defecto de un solo gen. El riesgo de enfermedad y de su recurrencia (si la pareja decidió tener otro hijo) suele ser de 50%. Las enfermedades **autosómicas recesivas** (AR) requieren de dos alelos afectados. Así, asumiendo que ambos padres son portadores, el riesgo de afección del hijo es de 25%. Los **trastornos ligados al cromosoma X** (p. ej., hemofilia y síndrome de X frágil) suelen ser portados por la madre, quien no está afectada (en el caso de la forma recesiva ligada a X) o está ligeramente afectada (en la forma dominante ligada a X), y solo se transmiten a sus descendientes varones. Los varones resultan afectados en 50% de las ocasiones, mientras que las hijas presentan afección leve o nula y son portadoras en 50% de los casos. Los trastornos **dominantes ligados a X** se pueden transmitir de las madres a sus hijos e hijas, y teóricamente de los padres a sus hijas. Algunos trastornos dominantes ligados al cromosoma X resultan letales para los hombres, como en el síndrome de Aicardi. Un postulado importante de la herencia ligada a X es que no hay transmisión de hombre a hombre, lo que constituye un componente clave de la historia familiar. Los fenotipos pueden variar, en especial en las mujeres por la modificación de Lyon del cromosoma X. El primer paso en la determinación del riesgo fetal es detectar la enfermedad en la madre, lo que suele hacerse en los grupos de más alto riesgo (p. ej., por grupo étnico o antecedentes familiares). En esta sección se repasan varias de las enfermedades genéticas comunes que cuentan con pruebas de detección y diagnóstico prenatales.

FIBROSIS QUÍSTICA

La **fibrosis quística** (FQ) es una enfermedad AR resultante de una anomalía en el regulador de la conductancia transmembrana de FQ (RCTFQ), que es el que se encarga de los canales de cloruro. Casi todos los pacientes con FQ presentan enfermedad pulmonar crónica por una infección recurrente, que en un momento dado lleva a daño pulmonar irreversible y sobrecarga del ventrículo derecho (cardiopatía pulmonar). Ochenta y cinco por ciento de los pacientes con FQ presenta insuficiencia pancreática, que se manifiesta por absorción intestinal deficiente crónica y retraso del crecimiento y desarrollo. La enfermedad pulmonar crónica y sus secuelas son los factores limitantes de la

mayoría de los pacientes con FQ. La mediana de supervivencia es cercana a los 40 años para aquellos nacidos hoy en Estados Unidos, con una elevada variabilidad fenotípica.

En la FQ se requieren dos copias mutadas (con cambios genéticos) del gen RCTFQ (homocigosidad) para la enfermedad, si bien para la mayoría de los trastornos AR los individuos afectados presentan dos mutaciones alélicas diferentes en el mismo locus (heterocigoto compuesto). Por ejemplo, ΔF508/G542X son dos de las mutaciones específicas más frecuentes en la FQ, que se pueden detectar en pacientes portadores asintomáticos. Cuando la madre tiene resultado positivo en la detección, se aconseja hacer también en su pareja, y si resulta positivo, el riesgo de afección del feto sería entonces de 25%. Si se desea, puede hacerse amniocentesis o BVC para el diagnóstico del feto. Las mutaciones de FQ son más frecuentes en individuos de etnicidad blanca (alrededor de 1:25 a 29 como portador). Un reto en la detección de la FQ es que se han identificado más de 1 300 mutaciones en el gen RCTFQ que causan la enfermedad. Por tanto, incluso con un resultado negativo de la detección, de las mutaciones más frecuentes que causan la enfermedad, hay una posibilidad residual de afección del feto. Aunque el riesgo del estado del portador es menos común en otras razas/grupos étnicos (p. ej., asiáticos y latinos), la proporción relativa de mutaciones comunes de la enfermedad es menor también, lo que hace que la prueba de detección sea menos sensible en estas mujeres. Una forma de mejorar la sensibilidad de la detección es incluir mutaciones adicionales; varios laboratorios comerciales ofrecen la detección de hasta 97.

DREPANOCITEMIA

La **drepanocitemia** es una enfermedad AR causada por una mutación puntual en el gen de la cadena β de globina. La hemoglobina resultante (Hb S) forma polímeros, que desoxigenados causan que las células pierdan su forma bicóncava y se conviertan en "drenocitos". Como resultado, los pacientes presentan anemia hemolítica, una expectativa de vida reducida y, con frecuencia, crisis de dolor secundarias a la oclusión de pequeños vasos sanguíneos por los eritrocitos dismórficos. Debido a que esta enfermedad es más frecuente en afroamericanos, debe hacerse la detección en todas las personas afrodescendientes durante el embarazo. Los individuos con un alelo anormal de drepanocitemia se identifican como con el rasgo de la enfermedad. Es probable que se seleccionara un estado de portador mayor en quienes tienen ancestros africanos, por la **ventaja del heterocigoto**, que se observa por la mayor resistencia al paludismo en individuos heterocigotos para la drepanocitemia que la de aquellos sin el defecto genético. En esos individuos, los RBC actúan en condiciones normales, pero son inhóspitos para *Plasmodium vivax*, el protozoario parásito causante del paludismo. Es interesante que en un estudio reciente se mostrase una menor tasa de partos pretérmino en mujeres con el rasgo de la drepanocitemia.

La detección materna suele hacerse por electroforesis de la hemoglobina, prueba que distingue la Hb S de la Hb-A normal. Si la paciente resulta positiva, entonces también puede estudiarse a su pareja. Si también resulta positivo, el feto tiene 25% de probabilidad de estar afectado y la pareja puede elegir someterse a un método invasivo de diagnóstico fetal.

ENFERMEDAD DE TAY-SACHS

La **enfermedad de Tay-Sachs** es AR y se observa con frecuencia máxima en los judíos de la Europa oriental y francocanadienses. Aproximadamente uno de cada 27 a 31 judíos askenazi es portador de un alelo anormal de Tay-Sachs, lo que significa que la incidencia de la enfermedad en esta población es alrededor de 100 veces mayor que en otras, lo que se adjudica a un **efecto de fundador**, en que la elevada frecuencia de un gen mutante en una población se origina en un pequeño grupo ancestral, cuando uno o más individuos son portadores de la mutación.

Los lactantes con enfermedad de Tay-Sachs desarrollan síntomas más o menos de 3 a 10 meses después de nacer, que incluyen pérdida del estado de alerta y una reacción excesiva al ruido (hiperacusia). Hay un retraso progresivo del desarrollo y degeneración neurológica en la función intelectual y neural. Pueden presentarse convulsiones mioclónicas y asimétricas de 1 a 3 meses después. Un hallazgo de exploración física es una mancha rojo cereza en la exploración del fondo del ojo, donde la fóvea central macular roja prominente contrasta con la retina pálida. Estos niños, en un momento dado, sufren parálisis, ceguera y demencia, y por lo general mueren cerca de los 4 años.

La enfermedad de Tay-Sachs se presenta por la deficiencia de hexosaminidasa A (hex A), enzima encargada de la degradación de gangliósidos GM2. La hex A es una proteína multimérica constituida por tres partes: subunidades α y β, que corresponden a la enzima, y una proteína activadora.

Esta última debe asociarse con ambas, la enzima y el sustrato, antes de que la primera pueda fragmentar el gangliósido entre la *N-acetil-*α galactosamina y los residuos de galactosa. Los gangliósidos se degradan continuamente en los lisosomas cuando numerosas enzimas actúan para retirar de manera secuencial azúcares terminales del gangliósido. El impacto de la enfermedad de Tay-Sachs es principalmente cerebral, que tiene la máxima concentración de gangliósidos, sobre todo en la materia gris. La deficiencia de hex A causa la acumulación de gangliósidos en los lisosomas, que a su vez produce aumento de volumen de las neuronas que contienen lisosomas llenos de lípidos, disfunción celular y, por último, muerte neuronal.

A semejanza de otros síndromes AR, la enfermedad de Tay-Sachs suele buscarse, particularmente en las pacientes de alto riesgo (p. ej., judías askenazi) y sus parejas, si resultan positivas. Se puede hacer entonces el diagnóstico fetal si ambos integrantes de la pareja son portadores.

TALASEMIA

Las **talasemias** son un conjunto de anemias hemolíticas hereditarias causadas por mutaciones que dan lugar a la reducción en la síntesis de las cadenas α o β que constituyen la molécula de hemoglobina. La reducción de una cadena particular lleva al desequilibrio de la síntesis de cadenas de globina y la subsiguiente distorsión del cociente α:β. Como resultado, las cadenas de globina impares producen tetrámeros insolubles que se precipitan en el interior de la célula y causan daño a sus membranas. Los RBC son susceptibles a la destrucción prematura por el sistema reticuloendotelial en la médula ósea, el hígado y el bazo.

Talasemia β

En la **talasemia β** hay una alteración de la producción de la cadena β que lleva a un exceso de cadenas α, trastorno que por lo general se diagnostica varios meses después del nacimiento porque la presencia de la cadena β es importante solo en la etapa posnatal, cuando normalmente sustituiría a la cadena γ como principal cadena no α. Hay gran número de mutaciones que pueden llevar a la talasemia β. Casi cualquier mutación puntual que origina una disminución de la síntesis de ARNm y la proteína subsiguiente puede causar esta enfermedad. La talasemia β es esencialmente un trastorno AR que se presenta con más frecuencia en pacientes de ascendencia mediterránea, así como en asiáticos y africanos. Debido a que los heterocigotos tendrán una anemia hemolítica leve y un volumen corpuscular medio (VCM) bajo (< 80 fL), se pueden detectar mediante la realización de un recuento hematológico completo (RHC). A continuación, puede hacerse la confirmación por electroforesis de hemoglobina, que mostrará un aumento del cociente α:β (Hb A$_2$).

Talasemia α

La cadena α es codificada por cuatro alelos en dos cromosomas. Adicionalmente, dos de las cuatro mutaciones pueden ser *cis* o *trans*, las primeras que se ubican en el mismo cromosoma y las segundas en dos diferentes. Las mutaciones *cis* se observan más a menudo en mujeres de ascendencia del sureste asiático, en tanto las *trans* lo hacen en aquellas con ascendencia africana. Con la talasemia α, las deleciones o alteraciones de dos, tres o cuatro genes causan un fenotipo cada vez más grave; sin embargo, la deleción de un alelo no tiene significación clínica. La forma más grave de talasemia α causa hidropesía fetal y es incompatible con la vida. Los lactantes nacen prematuramente con palidez, hidropesía, anemia grave y esplenomegalia. Una electroforesis de la hemoglobina fetal revelaría que no hay HbF ni HbA, y que aproximadamente de 90 a 100% de Hbα4 también se le conoce como **Hb de Bart**. La **enfermedad por hemoglobina H** (HbH) se debe a la deleción de tres genes de α globina, con acumulación resultante de cadenas β excesivas en el eritrocito. Se forman tetrámeros β que son inestables y se oxidan. Ocurre daño resultante de la membrana y estos eritrocitos son susceptibles a su depuración y destrucción tempranas. Los lactantes afectados presentan anemia hemolítica moderada y la electroforesis de hemoglobina inicial muestra algo de Hb Bart y HbH. En los siguientes meses la Hb Bart desaparece y las hemoglobinas que se detectan son HbH y HbA. El **rasgo de talasemia α** (dos deleciones) conlleva un fenotipo más leve, principalmente con anemia microcítica y una electroforesis de hemoglobina normal. Los pacientes con deleción de un solo gen son portadores silentes y suelen presentar un VCM menor de 85 fL, en cuyo caso el diagnóstico se confirma por análisis dirigido de la mutación.

Como la talasemia β, la talasemia α también es motivo de detección mediante RHC en grupos de alto riesgo. Las pacientes pueden entonces someterse a electroforesis de hemoglobina si presentan anemia microcítica, que es típicamente normal. Se necesitan pruebas moleculares para determinar el número de genes perdido. Seleccionar qué pacientes con *cis* o *trans* es de particular importancia. Cuando ambos en la pareja presentan mutaciones *cis*, su descendiente tiene 25% de probabilidad de sufrir la variante más grave, que suele causar muerte fetal. Si ambos presentan la mutación *trans*, el feto terminará con la mutación *trans* también, y se mantendrá principalmente como portador asintomático.

ANOMALÍAS CROMOSÓMICAS

Además de los trastornos genéticos causados por mutaciones de un solo gen, otro grupo de alteraciones genéticas en el feto es producto de anomalías cromosómicas. La aneuploidía, es decir, la carencia o el exceso de cromosomas, en general es la causa de estos síndromes que se suelen acompañar de diferencias obvias del fenotipo y alteraciones congénitas. Sin embargo tal vez no siempre se aprecien por ultrasonografía prenatal. Así, el cariotipo fetal sigue siendo la única forma de alcanzar un diagnóstico definitivo de una aneuploidía. Hay pruebas de detección de algunos tipos de aneuploidías, específicamente las trisomías 21 y 18. Las pacientes pueden elegir someterse a éstas en el primer trimestre (entre las semanas 11 y 14), en el segundo trimestre, o una combinación de las dos, en las llamadas pruebas secuenciales. Los componentes de la detección en el primer trimestre incluyen la translucencia nucal (TN), que se combina con la proteína plasmática A asociada con el embarazo (PPAAE) y la β-hCG. La porción correspondiente al segundo trimestre se denomina prueba cuádruple e incluye fetoproteína α sérica materna (AFPSM), estriol, β-hCG e inhibina. Los avances recientes han permitido a los investigadores estudiar el ADNcf en el suero materno para un "diagnóstico prenatal no invasivo".

Estas pruebas son muy sensibles y específicas para aneuploidías determinadas, pero tienen varias limitaciones (p. ej., no son aplicables a gemelos, mosaicismos cromosómicos, etc.) y en la actualidad no valoran todas las aneuploidías cromosómicas, como sí lo hace un cariotipo. Si bien existen en teoría la trisomía y monosomía de cualquiera de los cromosomas, la mayoría produce aborto temprano. Además, puede también presentarse la triploidía (p. ej., tres grupos de cromosomas) y, por lo general, termina como pérdida o enfermedad trofoblástica gestacionales. A pesar de la elevada tasa de pérdidas gestacionales, ocasionalmente nace un feto con triploidía y se ha descrito su supervivencia hasta por un año.

SÍNDROME DE DOWN

La **trisomía 21**, o presencia de un cromosoma 21 adicional, es la causa más frecuente de **síndrome de Down**, aneuploidía que da como resultado tasas más altas tanto de pérdidas gestacionales como de muertes fetales. Sin embargo, cada año nacen varios miles de bebés con síndrome de Down. Debido a que las anomalías cromosómicas aumentan con la edad materna, el riesgo promedio total por paciente se está incrementando en Estados Unidos conforme más mujeres retrasan la procreación. El fenotipo típico del síndrome de Down es el de talla baja, facies clásica, retraso del desarrollo y mental, con un IQ que va desde 40 hasta máximo 90. Las anomalías asociadas incluyen defectos cardiacos, atresia o estenosis duodenal y extremidades cortas. Algunas de estas anomalías son observables por ultrasonografía, pero hasta de 40 a 50% de los fetos con síndrome de Down no presentará anomalías

diagnosticables por ultrasonografía, lo que la hace una mala herramienta de detección.

En la actualidad, las mujeres se someten a detección del síndrome de Down por la prueba del primer trimestre (TN con PPAAE y hCG) o la prueba cuádruple (AFPSM, hCG, estriol e inhibina A) o ambas entre las 15 y 20 sem de gestación. La sensibilidad de la prueba del primer trimestre es de 82 a 87% para el síndrome de Down y la prueba cuádruple sola tiene poco más de 80% de sensibilidad. La combinación de estas dos pruebas da lugar a una sensibilidad de 95% con una tasa de resultados positivos de 5%, en tanto que la sensibilidad de la TN sola es de 64 a 70%. Cuando se usan analitos séricos aislados, la β-hCG libre y la PPAAE pueden alcanzar una sensibilidad de 60%. Se ha valorado la detección en el primer trimestre en varios grandes estudios, y permite a las mujeres obtener información temprana en la gestación para tomar decisiones con base en las pruebas de diagnóstico prenatal, tan pronto como a las 12 sem. En su origen, las pruebas más recientes de ADN libre (ADNcf) se centraron en la identificación de la trisomía 21 y, de hecho, tienen la sensibilidad y especificidad máximas, de 99.3 y 99.8%, respectivamente (*N Engl J Med*. 2015; 372: 1589-1597).

TRISOMÍA 18

La **trisomía 18 (síndrome de Edward)** es otra aneuploidía frecuente que puede también seleccionarse por su uso en el primero y segundo trimestres, con una sensibilidad cercana a 90% en mujeres que eligen las pruebas secuenciales. Se ha demostrado que la detección por ADNcf tiene más de 97% de sensibilidad, con una tasa de resultados positivos mucho más baja (0.3%) en los grupos de alto riesgo. La trisomía 18 es una aneuploidía letal y casi todos los lactantes fallecen en los primeros 2 años de la vida. Este síndrome se asocia con múltiples anomalías congénitas que, por lo general, se observan por ultrasonografía (en alrededor de 95% de los casos), lo que hace a esta modalidad una prueba de detección razonable. El síndrome de Edward se vincula clásicamente con puños cerrados, superposición de dedos y pies en "mecedora". Los defectos cardiacos incluyen la comunicación interventricular (CIV) y la tetralogía de Fallot, onfalocele, hernia diafragmática congénita, defectos del tubo neural (DTN), y también se han vinculado quistes de los plexos coroideos (QPC) (fig. 3-1).

Aunque la trisomía 18 rara vez pasa inadvertida por ultrasonografía, la ventaja del diagnóstico temprano con una prueba de detección es una interrupción del embarazo más temprana y segura.

TRISOMÍA 13

La **trisomía 13 (síndrome de Patau)** presenta muchos datos similares a la trisomía 18. De estos neonatos, el 85% no sobrevive después del primer año. Las anomalías más vinculadas incluyen holoprosencefalia, labio y paladar hendidos, higroma quístico, una sola narina o ausencia nasal, onfalocele, anomalías cardiacas que incluyen hipoplasia de cavidades izquierdas y malformaciones de extremidad que incluyen pie y mano zambos, así como polidactilia y superposición de los dedos. Lamentablemente, los analitos séricos del primer trimestre y la prueba cuádruple son de resultado variable en estos embarazos, lo que las hace una mala opción para la detección y, por tanto, no suelen realizarse. Estudios tempranos de diagnóstico prenatal no invasivo sugieren que también puede ser posible la detección de trisomías. Es muy raro que los fetos con trisomía 13 no presenten anomalías visibles por ultrasonografía

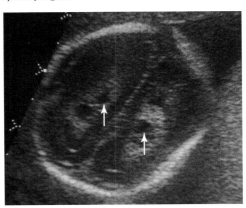

FIGURA 3-1. Quistes de PC localizados en los ventrículos laterales del cerebro. (Imagen proporcionada por los Departments of Radiology and Obstetrics & Gynecology, University of California, San Francisco, CA.)

y, por ende, suelen diagnosticarse en un estudio sistemático. A semejanza de la trisomía 18, la prueba de detección de ADNcf más reciente se puede usar también para identificar la trisomía 13 con una sensibilidad de 91.6%. Aunque es menos probable que se pase por alto la trisomía 13 que la trisomía 18 por ultrasonografía, la ventaja del diagnóstico temprano con una prueba de detección es una interrupción más temprana y segura del embarazo.

ANOMALÍAS DE LOS CROMOSOMAS SEXUALES

El **síndrome de Turner** o monosomía X (45,X) y el **síndrome de Klinefelter** (47,XXY) son las aneuploidías de cromosomas sexuales más frecuentes, lo que puede ocurrir porque los cariotipos 47,XXX y 47,XYY muestran poca variación respecto de los fenotipos estándar y no se identifican tan a menudo. Los individuos afectados por el síndrome de Turner son fenotípicamente femeninos y de talla baja. Presentan amenorrea primaria, infantilismo sexual, cuello alado, inserción baja de los pabellones auriculares, una línea posterior del cabello baja, pliegues epicánticos, un ángulo de acarreo amplio de los brazos, tórax en escudo, pezones ampliamente separados, cuarto metacarpiano corto, anomalías renales, linfedema de extremidades al nacer y anomalías cardiovasculares, en especial la coartación de la aorta. La única anomalía en el síndrome de Turner que, por lo general, se observa por ultrasonografía es el higroma quístico. En la actualidad es posible detectar anomalías de cromosomas sexuales con pruebas prenatales no invasivas; sin embargo, la utilización de ADNcf para este propósito conlleva retos adicionales. La sensibilidad

es de 91% y la no identificación de un cromosoma Y puede señalar un feto femenino o la imposibilidad de la prueba de detectarlo, por lo que las pacientes deben ser informadas (como se discutió antes) en el sentido de que solo puede usarse como prueba de detección y no de diagnóstico. Adicionalmente, estas anomalías de cromosomas sexuales y otras se diagnostican por cariotipo cuando las pacientes se someten a amniocentesis o BVC. En aquellos fetos con el síndrome de Klinefelter, el desarrollo testicular es inicialmente normal. Sin embargo, la presencia de al menos dos cromosomas X causa la muerte de las células germinativas cuando entran a la meiosis, con el resultado eventual de testículos pequeños firmes y hialinización de los tubos seminíferos. Otros datos clásicos del síndrome de Klinefelter incluyen infertilidad, ginecomastia, retardo mental y elevación de la cifra de gonadotropinas, por disminución de la concentración de andrógenos circulantes.

ANOMALÍAS CONGÉNITAS FETALES

Pueden ocurrir anomalías congénitas en cualquier órgano, aparato o sistema, y deberse a una anomalía intrínseca, como un cambio de gen, aneuploidía, o en relación con un agente teratógeno. El órgano, aparato o sistema afectado a menudo depende del momento durante la gestación que el feto recibe una agresión teratógena, que puede incluir medicamentos ingeridos por la madre o infecciones, con frecuencia máxima una de tipo viral que se contrae y transmite por vía transplacentaria y rara vez por quimioterapia. Las dosis de radiación que causan una malformación congénita son considerablemente mayores que cualquier estudio radiológico de diagnóstico (> 20 rads). Para comprender mejor cómo se presentan estas anomalías es útil una revisión de la organogénesis.

EMBRIOGÉNESIS Y ORGANOGÉNESIS TEMPRANAS

Después de la fecundación del óvulo por el espermatozoide, el cigoto resultante presenta una serie de divisiones celulares y alcanza la etapa de mórula, de 16 células, en el día 4 (fig. 3-2). Después de que la mórula entra a la cavidad uterina, un ingreso de líquido la separa en masas celulares interna y externa, formando así al blastocisto, que dan origen al embrión y al trofoblasto, respectivamente. El blastocisto se implanta en el endometrio para el final de la semana 1. Al inicio de la semana 2 el trofoblasto empieza a diferenciarse en el citotrofoblasto interno y el sinciciotrofoblasto externo, que juntos en un momento dado dan origen a la placenta. Mientras tanto, la masa celular interna se divide hasta formar el disco germinativo bilaminar, constituido por epiblasto e hipoblasto.

Durante la semana 3 del desarrollo el embrión está dedicado principalmente al proceso de gastrulación. Esto se caracteriza por la formación de la estría primitiva en el epiblasto, seguida por la invaginación de sus células para formar las tres capas germinativas del embrión: el endodermo interno, el mesodermo intermedio y el ectodermo externo. La capa endodérmica en un momento dado da origen a los aparatos digestivo y respiratorio, y el mesodermo, a los sistemas cardiovascular, musculoesquelético y genitourinario. El ectodermo se diferencia en el sistema nervioso, la piel y muchos órganos sensoriales (p. ej., cabello, ojos, nariz y oídos). El periodo de la organogénesis dura principalmente de las 3 a 8 sem posteriores a la concepción (p. ej., 5 a 10 sem de la edad de gestación [EG]) y es el lapso en que se forman los principales órganos, aparatos y sistemas.

DEFECTOS DEL TUBO NEURAL

La formación del tubo neural se inicia en los días 22 a 23 posteriores

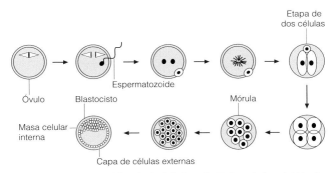

FIGURA 3-2. Progresión del óvulo desde la fecundación hasta la fase de blástula.

a la concepción (semana 4), en la región de la cuarta a sexta somitas. Se presenta la fusión de los pliegues neurales en las direcciones craneal y caudal. El neuroporo anterior (futuro cerebro) se cierra para el día 25 y el poro posterior (futura médula espinal) lo hace para el día 27. El cierre del tubo neural coincide con el establecimiento del sistema vascular. La mayoría de los **defectos de tubo neural** (DTN) se desarrollan como resultado del cierre defectuoso para la semana 4 del desarrollo (6 sem de EG, de acuerdo con el último periodo menstrual [UPM]).

Los DTN, incluidas espina bífida y anencefalia, son ejemplos clásicos de herencia multifactorial, con énfasis en las interacciones entre el ambiente y los factores genéticos. Las variaciones geográficas y étnicas pueden reflejar influencias ambientales y genéticas sobre la incidencia de DTN. Las cifras disminuidas de ácido fólico materno se relacionan con la aparición de DTN. La complementación periconcepcional con ácido fólico aminora de manera eficaz su incidencia y recurrencia, cuyo riesgo se duplica en casos de homocigosidad para una mutación común en el gen de la metiltetrahidrofolato reductasa (MTHFR), la variante alélica C677T, que codifica una enzima con actividad disminuida. Sin embargo, incluso si la asociación fuese causal, esta variante de MTHFR contribuiría con solo un pequeño porcentaje de DTN que se previene con ácido fólico. El riesgo de DTN observado con ciertos genotipos puede variar dependiendo de factores maternos, como las cifras sanguíneas de vitamina B_{12} o ácido fólico.

Los fetos con **espina bífida** pueden identificarse por ultrasonografía, lo que se logra no solo por visualización de la abertura del conducto raquídeo (fig. 3-3) sino por los datos asociados. La espina bífida conlleva los signos ultrasonográficos clásicos de "limón" (concavidad de los huesos frontales) y "plátano" (un cerebelo que se aplana y dirige hacia atrás) (fig. 3-4). También se observan ventriculomegalia y pie zambo. Antes de la existencia de la ultrasonografía en tiempo real

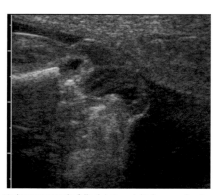

FIGURA 3-3. Mielomeningocele, fallo del cierre del tubo neural en la porción inferior de la columna vertebral. (Imagen proporcionada por los Departments of Radiology and Obstetrics & Gynecology, University of California, San Francisco, CA.)

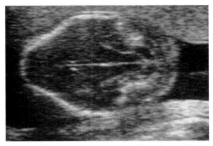

FIGURA 3-4. Datos encefálicos de los signos de "limón" y "plátano" en la espina bífida. (Imagen proporcionada por los Departments of Radiology and Obstetrics & Gynecology, University of California, San Francisco, CA.)

se creó uno de los primeros programas de detección prenatal utilizando AFPSM para detectar DTN. Un defecto del tubo neural abierto da lugar a cifras elevadas de la fetoproteína α (AFP) en el líquido amniótico, que pasa hacia el suero materno.

La función del lactante y el niño con espina bífida depende por completo de la altura de la lesión raquídea. Si la lesión es bastante baja en la región sacra, las funciones intestinal y vesical pueden ser normales y se logra la ambulación con asistencia. Sin embargo, en lesiones más altas puede haber incapacidad completa de uso de las extremidades inferiores, así como ausencia de control de los esfínteres intestinal o vesical. En la actualidad hay numerosos centros en Estados Unidos donde se realiza la reparación intrauterina de estas lesiones en un subgrupo seleccionado de pacientes. Los datos tempranos sugieren que los fetos que se someten a intervención quirúrgica tienen mejores evoluciones, con menor necesidad de procedimientos de derivación ventricular después del parto, aumento de la capacidad para caminar

y mejor evolución de neurodesarrollo; sin embargo, también conllevan mayor riesgo de parto pretérmino, oligohidramnios, edema pulmonar y dehiscencia de la cicatriz quirúrgica uterina. Los resultados a largo plazo continúan bajo seguimiento.

DEFECTOS CARDIACOS

Si bien el corazón es meramente una bomba de cuatro cámaras, hay varias formas de cambiar la estructura que pueden llevar a una fisiopatología interesante. El desarrollo cardiaco se inicia durante la semana 3 después de la concepción, cuando se forma un grupo de células angiogénicas en la porción central anterior del embrión. Conforme el embrión se pliega en sentido cefalocaudal, el área cardiogénica también se pliega y forma un tubo. Incluso a esta etapa temprana, el tubo embrionario cardiaco ya recibe riego venoso de su extremo caudal y bombea sangre a través del primer arco aórtico al interior de la aorta dorsal. Simultáneamente, el mesodermo que lo rodea forma las tres capas de la pared cardiaca, a saber, epicardio externo, miocardio intermedio y endocardio interno, que corresponde al endotelio. Entre los días 23 y 28 el tubo cardiaco se elonga y se pliega para crear el asa cardiaca con un atrio común y una unión atrioventricular estrecha que la conecta al ventrículo primitivo. El bulbo cardiaco o arterioso es la sección caudal del tubo cardiaco y, en un momento dado, formará tres estructuras: el tercio proximal la parte trabecular del ventrículo derecho, la porción media (cono cordial) formará las vías de salida de los ventrículos y el segmento distal (tronco arterioso) las porciones proximales de la aorta y la arteria pulmonar (fig. 3-5).

Entre los días 27 y 37 el corazón continúa desarrollándose mediante la formación de los principales tabiques, que se logra a través de la estructuración de un tejido llamado de cojinetes endocárdicos, que divide la luz en dos cavidades. Los atrios derecho e izquierdo se crean por la formación del primero y segundo tabiques (*septum primum* y *septum secundum*), que dividen el atrio común en tanto permiten que la abertura interatrial (agujero oval) continúe desviando la sangre de derecha e izquierda. Al final de la semana 4 los cojinetes endocárdicos también aparecen en el canal atrioventricular para formar los canales derecho e izquierdo, así como las válvulas mitral y tricúspide. Durante ese periodo se fusionan gradualmente las paredes mediales de los ventrículos para formar el tabique interventricular muscular. El cono cordial abarca el tercio medio del bulbo arterioso y durante la semana 5 del desarrollo los cojinetes lo subdividen para formar la vía de salida de los ventrículos derecho e izquierdo, así como la porción membranosa del tabique interventricular. También aparecen cojinetes dentro del tronco arterioso (tercio distal del bulbo cardiaco) y crecen en un patrón espiral para formar el tabique aórtico pulmonar y dividen el tronco en las vías aorta y pulmonar.

Cualquiera de estos puntos del desarrollo puede alterarse, lo que lleva a complicaciones desastrosas. Por ejemplo, si las paredes ventriculares no se fusionan, ocurre una CIV, que si no se repara puede llevar a la fisiología de Eisenmenger, es decir, hipertrofia ventricular derecha, hipertensión pulmonar y una

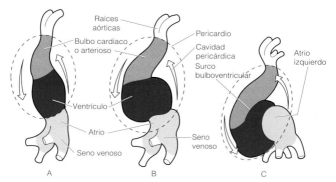

FIGURA 3-5. (A-C) Plegamiento del tubo cardiaco hasta el corazón de cuatro cámaras.

derivación de derecha a izquierda. En la tetralogía de Fallot suelen observarse múltiples datos cardiacos. Se trata de una CIV con aorta cabalgante, estenosis pulmonar (o atresia) e hipertrofia ventricular derecha. Así como las cámaras y las válvulas pueden ser anómalas, también los grandes vasos, como ocurre en su transposición, donde la arteria pulmonar y la aorta se conectan con los ventrículos opuestos. Otras anomalías comunes de los vasos son las de la coartación de la aorta, una porción atrésica antes de la inserción del conducto arterioso y un conducto arterioso permeable, que también puede llevar a la fisiología de Eisenmenger.

El diagnóstico de estas anomalías varía mucho y depende de la lesión y la capacidad del ultrasonografista que hace el estudio del corazón fetal. Algunas de las lesiones más frecuentes se pueden identificar por la imagen estándar de cuatro cámaras cardiacas, pero muchas, incluso la coartación de la aorta, una CIV pequeña y un defecto del septo atrial (DSA) por lo general no. Los resultados de estas anomalías congénitas son muy variables. La mayoría se puede reparar quirúrgicamente, aunque una hipoplasia de cámaras cardiacas izquierdas, en particular, puede conllevar una mortalidad elevada a una edad temprana.

SÍNDROME DE POTTER

El **síndrome de Potter** es resultado de la insuficiencia renal que lleva al anhidramnios y, a su vez, causa hipoplasia pulmonar y contracturas o deformaciones de las extremidades del feto. La enfermedad de Potter es una agenesia renal bilateral. No obstante, un feto también puede presentar insuficiencia renal si hay obstrucción distal del sistema urinario, como ante válvulas

uretrales posteriores. Para comprender mejor la etiología de este sistema debe considerarse su embriología.

Los riñones se forman a partir del mesodermo intermedio y su desarrollo se inicia en la semana 4, con la estructuración del primero de los tres esbozos renales que surgen y remiten de manera secuencial antes del desarrollo del riñón permanente. El primero es el *pro*nefros, afuncional. En la semana 5 se desarrolla el *meso*nefros y funciona brevemente dando origen al conducto *meso*néfrico (de Wolff). La yema ureteral es una rama del conducto mesonéfrico que se dilata y subdivide para formar el sistema colector urinario (túbulos colectores, cálices, pelvis renal y uréter) tanto en hombres como en mujeres. En presencia de testosterona, el conducto mesonéfrico en los hombres forma también el conducto deferente, el epidídimo, el conducto eyaculador y las vesículas seminales. En las mujeres degenera por completo, excepto por el conducto de Gartner, vestigial, que puede formar un quiste benigno en el ligamento ancho. El tercer esbozo o *meta*nefros aparece también en la semana 5 de la gestación y se convierte en el riñón funcional para la semana 9. La yema ureteral del conducto mesonéfrico entra en contacto con el *meta*nefros e induce la formación de nefronas. Si no ocurre este contacto, el resultado es una agenesia renal. La aorta dorsal adyacente también envía colaterales al *meta*nefros, que por último se desarrollan hasta ovillos glomerulares.

Antes de la semana 7, la cloaca (porción proximal del alantoides conectada en forma distal al saco vitelino) se divide en el seno urogenital (UG) y el canal anorrectal. Durante este proceso involuciona la porción más caudal del conducto mesonéfrico. Así, la yema ureteral ya no tiene gemación desde el conducto mesonéfrico, sino que ingresa directamente al seno UG. Como tal, el seno UG forma la vejiga y las yemas ureterales forman los uréteres. El seno UG forma la vejiga y se continúa caudalmente con la uretra, y en dirección craneal con el alantoides. El uraco es el cordón fibroso que persiste cuando se oblitera el alantoides y se convierte en el ligamento umbilical medio del adulto.

Hay muchas anomalías renales (p. ej., riñón en herradura, riñón ectópico y doble uréter) que no se diagnostican, y tampoco tienen gran consecuencia. La agenesia renal, sin embargo, no es uno de ellos. Sin riñones, el feto puede aún excretar residuos por intercambio placentario; sin embargo, la agenesia renal al final causa anhidramnios y lleva a otros trastornos potencialmente letales. Sin líquido amniótico los pulmones fetales no tienen la presión constante que normalmente los haría expandirse y crecer, lo que conduce a hipoplasia pulmonar. Sin líquido amniótico el feto no puede moverse mucho y, por consiguiente, presenta deformaciones espectaculares de las extremidades, llamadas contracturas. Ha habido intentos para inyectar líquido a la cavidad amniótica por amniocentesis y, sin embargo, no han tenido éxito porque se resorbe rápidamente. También se ha considerado colocar un catéter permanente, pero los riesgos infecciosos son bastante elevados. En este punto temporal hay recursos terapéuticos mínimos disponibles para la enfermedad de Potter. Pero ha habido intentos por colocar catéteres en la vejiga o realizar una ablación con láser de la obstrucción de la salida vesical dentro del útero en el síndrome de Potter secundario. En teoría, en tanto no se hayan dañado los riñones fetales, esta idea funcionaría. Sin embargo, los estudios recientes indican que la lesión pulmonar puede mejorar pero que la renal es mucho más difícil de prevenir.

DETECCIÓN PRENATAL

La detección de anomalías cromosómicas fetales y congénitas depende del desarrollo de métodos de estudio que sean tanto sensibles como específicos para el trastorno. Antes de iniciar la descripción de estas modalidades, se debe repasar con rapidez los términos usados con las pruebas de detección.

EPIDEMIOLOGÍA

La clásica tabla de 2 × 2 en epidemiología se divide en casos y controles contra individuos expuestos y no. En las pruebas de detección, las dos dimensiones son afectados/no afectados, contra su resultado positivo/negativo (tabla 3-1).

Como se observa en la tabla 3-1, la sensibilidad corresponde al porcentaje de individuos afectados con resultado positivo de la prueba. Por otro lado, la especificidad es aquella proporción de individuos que no se afecta y tiene un resultado negativo. A veces hay más interés en lo que significa tener un resultado particular de una prueba. En este contexto, el valor predictivo positivo (VPP) señala qué porcentaje de pacientes con un resultado positivo de la detección está afectado. El valor predictivo negativo (VPN) es el porcentaje de personas con resultados negativos de la prueba de detección que de hecho no está afectado. Otro conjunto de características útiles de prueba es

■ **TABLA 3-1** Tabla de 2 × 2		
	Resultado positivo de la detección (Pos.)	**Resultado negativo de la detección (Neg.)**
Afectado	a	b
No afectado	c	d

Sensibilidad (sens.) = a/(a + b); especificidad (spec.) = d/(c + d); falso negativo = b/(a + b); falso positivo = c/(c + d); VPP = a/(a + c); VPN = d/(b + d); CP+ = sens./(1 − spec.) = [a/(a + b)]/[c/(c + d)]; CP− = (1 − sens.)/spec. = [b/(a + b)]/[d/(c + d)].

el de los cocientes de probabilidad. El cociente de probabilidad positivo (CP+) muestra por cuánto multiplicar la probabilidad previa para obtener la posterior; esto es, si uno conoce la probabilidad de que se presente algún suceso como de 1:100 y se hace una prueba con un CP de 5, las probabilidades de obtener un resultado positivo son de 5:100. De manera similar, el cociente de probabilidad negativo (CP−) corresponde a lo mismo con un resultado negativo.

DETECCIÓN EN EL PRIMER TRIMESTRE

Tradicionalmente la época de la primera consulta prenatal y para obtener las pruebas de laboratorio es el primer trimestre. Sin embargo, la detección en el primer trimestre se ha convertido en una parte sistemática de la atención prenatal y tiene dos beneficios teóricos. Uno es encontrar pruebas de detección más sensibles que las actuales del segundo trimestre. Otro es que por hacer el diagnóstico más pronto, la opción de terminar la gestación es más segura. La **translucencia nucal** (TN) parece ser una excelente forma de detección de aneuploidías y en particular del síndrome de Down. La TN comprende una medición de la parte posterior del cuello fetal tomada en una imagen de perfil (fig. 3-6). Su sensibilidad para el síndrome de Down se ha reportado de 60 a 90% y, en general, se asume de casi 70% o mayor.

Se han estudiado varios analitos séricos maternos para generar una detección sérica en el primer trimestre. En la actualidad se analiza la combinación de β-hCG libre o total y PPAAE, solas o en combinación con TN. Utilizando una tasa de falsos positivos de 5% parecen tener una sensibilidad aproximada de 60% usadas solas, y combinadas las dos, parecen proporcionar una sensibilidad aproximada a 80%. Por lo general, los umbrales de estas pruebas se establecen en una tasa de 5% de falsos positivos, o donde la probabilidad posterior de enfermedad es entre 1:190 y 1:300.

DETECCIÓN EN EL SEGUNDO TRIMESTRE

La detección sérica inicial en el segundo trimestre fue la de AFPSM, diseñada para fetos con DTN. Cuando se analizaron los datos de estudio se observó que las pacientes con feto afectado por el síndrome de Down

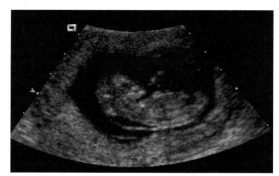

FIGURA 3-6. Vista posterior del cuello fetal.

presentaban una AFPSM baja, combinada con un estriol sérico bajo y β-hCG e inhibina altas, que constituyen la prueba cuádruple (tabla 3-2). En conjunto, la prueba cuádruple tiene solo de 75 a 80% de sensibilidad para el síndrome de Down, con una tasa de 5% en falsos positivos. La edad materna es otra herramienta de detección fundamental, porque se ha encontrado que el riesgo de aneuploidía aumenta de manera exponencial después de los 35 años de edad (fig. 3-7). A los 35 años el riesgo total de aneuploidías es de casi 1:190. La prueba cuádruple se combina con la edad materna para generar una clasificación de riesgo total del síndrome de Down y de la trisomía 18. Entre mujeres mayores de 35 años la prueba cuádruple tiene una sensibilidad de más de 80%. En tanto que en las mujeres menores de 35 años la sensibilidad desciende a casi 60%. Una ventaja de la prueba cuádruple sobre las detecciones del primer trimestre es que no se requiere un técnico especialmente entrenado en ultrasonografía para hacer la prueba, de modo que su disposición es más

■ **TABLA 3-2** Prueba cuádruple de detección			
	Trisomía 21	**Trisomía 18**	**Trisomía 13**
AFPSM	Disminuida	Disminuida	Depende de los defectos
Estriol	Disminuida	Disminuida	Depende de los defectos
β-hCG	Elevada	Disminuida	Depende de los defectos
Inhibina	Elevada	Disminuida	Depende de los defectos
AFPSM, fetoproteína α sérica materna			

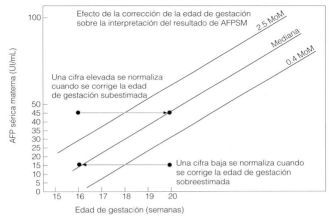

FIGURA 3-7. Cifras de AFPSM durante la gestación. Las cifras crecientes conforme aumenta la EG requieren un fechado preciso para interpretar las de concentración alta o baja. EG, edad de gestación; AFPSM fetoproteína α sérica materna.

extensa. Además, debido a que un porcentaje de la población gestante no acude a atención en el primer trimestre, la prueba cuádruple es la única disponible. Es importante que la detección en el primer trimestre pueda ser seguida por la prueba del segundo trimestre, es decir, hacer una detección seriada o secuencial, que lleva a una sensibilidad todavía mayor para el síndrome de Down, de aproximadamente 95 por ciento.

Otro dato de estudios de AFPSM ha sido el de pacientes en las que estaba elevada, pero sin un DTN abierto. Los motivos frecuentes para ello incluyen un fechado impreciso (la AFPSM aumenta conforme lo hace la gestación), defectos de la pared abdominal, embarazos múltiples, anomalías placentarias y muerte fetal. Las pacientes cuya AFPSM está elevada sin aumento de la AFP en líquido amniótico o estas otras etiologías, se han encontrado en un riesgo mayor de complicaciones del embarazo asociadas con la placenta: desprendimiento prematuro de placenta normoinserta, preeclampsia, restricción del crecimiento intrauterino y posiblemente muerte fetal. Estos problemas se han vinculado también con una elevación de β-hCG.

Se emplea ultrasonografía en tiempo real para documentar un embarazo único viable y hacer una revisión básica de la anatomía en más de 90% de los embarazos en Estados Unidos. La ultrasonografía obstétrica de nivel I o de detección es un buen recurso, pero su sensibilidad varía entre quienes la realizan. En un estudio se mostró que había una diferencia de dos a tres tantos en el número de anomalías identificadas entre los centros médicos de atención primaria y terciaria. La ultrasonografía de nivel I no está diseñada para abarcar todo y no incluye las extremidades, la identificación del sexo, la imagen de la cara ni provee vistas extensas del corazón del feto. Todas ellas, por lo general, se obtienen en el nivel II, de ultrasonografía detallada o dirigida. Se usa una ultrasonografía de nivel II ante el riesgo de anomalías congénitas o un resultado anormal del estudio de nivel I. Estas pruebas suelen realizarlas perinatólogos o radiólogos con entrenamiento especial.

Varios datos "subjetivos" (marcadores suaves) en la ultrasonografía obstétrica se han vinculado con aneuploidías. Se relacionó la trisomía 18 con el hallazgo de un quiste de PC y el síndrome de Down se ha vinculado con muchos datos de ultrasonografía, el más notorio es el **foco ecógeno intracardiaco** (FEI). Desde el punto de vista histopatológico, el FEI (fig. 3-8) corresponde a la calcificación de un músculo papilar sin fisiología particular alguna. Se observa en 5% de los embarazos y es más común en los fetos de mujeres asiáticas. Por desgracia, el CP de esta prueba es de 1.5 a 2.0, de modo que casi duplica la probabilidad prepueba. Por ejemplo, una mujer joven de 25 años de edad

cuyo riesgo de síndrome de Down es de 1:1 000, antes de encontrar un FEI tendrá, en consecuencia, un "aumento" del riesgo a 1:500 después. Por tanto, estas pruebas terminan preocupando sin necesidad a muchas pacientes solo para identificar unos cuantos fetos anormales.

DETECCIÓN DE ADN LIBRE

Se ha reflexionado y discutido acerca del diagnóstico prenatal no invasivo durante más de 25 años. Se sabe que tanto las células como el ADN fetales terminan en la circulación materna. Por tanto, sería mucho menos invasivo obtener esta información genética de una muestra de sangre de la madre que a través de la obtención del líquido amniótico que rodea al feto (amniocentesis) o una biopsia de vellosidades coriales (BVC). En la actualidad hay varias pruebas de ADNcf en el mercado, relativamente nuevas y, por tanto, que serán muy buenas para la detección y no pruebas diagnósticas

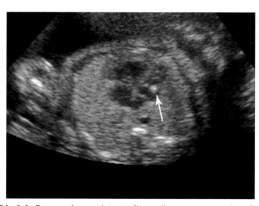

FIGURA 3-8. Foco ecógeno intracardiaco. (Imagen proporcionada por los Departments of Radiology and Obstetrics & Gynecology, University of California, San Francisco, CA.)

perfectas. Las pruebas que hoy están disponibles se basan todas en el hecho de que hay fragmentos de ADNcf circulando en el plasma materno. A partir de una muestra sanguínea materna se realiza una técnica llamada secuenciación paralela masiva, donde se hace la secuenciación y cuantificación de millones de pequeños fragmentos de ADN. El cociente relativo del cromosoma fetal 21 se compara con el correspondiente materno (o cualquier otro cromosoma de interés) con base en el porcentaje de ADN fetal en la circulación materna. Las ventajas potenciales de esta prueba incluyen su elevada sensibilidad (> 98%), las bajas tasas de falsos positivos (alrededor de 0.2%) y la capacidad de obtener muestras tempranamente durante el embarazo (10 sem). Se han hecho trabajos recientes de estas pruebas en poblaciones de bajo riesgo. Si bien las tasas de sensibilidad y especificidad se mantuvieron casi iguales, el VPP fue menor debido a la tasa de incidencia más baja, con el resultado de una más alta tasa de falsos positivos. Las desventajas de esta prueba son que no es útil en gemelos o casos de mosaicismo, solo permite detectar las aneuploidías más frecuentes, no valora el riesgo de anomalías estructurales (como DTN o defectos cardiacos) y es costosa. Aunque el uso de esta prueba parece estar en aumento, es motivo de controversia y en varias publicaciones recientes se sugiere que, si bien tiene mayor sensibilidad y especificidad para el síndrome de Down y otras aneuploidías comunes que la detección sérica tradicional, no identifica las aneuploidías más raras que sí se pueden detectar mediante detección secuencial, por ejemplo (*Am J Obstet Gynecol.* 2016;214:727.e1-727.e6).

Otra limitación importante de la detección por ADNcf es que entre 2 y 6% de las mujeres no obtendrá resultados de la prueba, cuyo riesgo es mayor en aquellas con obesidad y las que presentan una aneuploidía. Debido a este mayor riesgo en la aneuploidía, algunos clínicos han pedido que tales pacientes se consideren con resultado positivo de la detección, pero esto llevaría a que se ofreciesen más pruebas invasivas a muchas. Por tanto, este tema también aún es controvertido.

Las pacientes que se saben portadoras de una enfermedad genética, en alto riesgo de aneuploidía con base en su edad, que presentan un resultado positivo de una prueba de detección o simplemente que desean tener mayor certidumbre en cuanto al riesgo de aneuploidía de su feto, pueden elegir someterse a una prueba de diagnóstico prenatal, que implica obtener células del feto para realizar un cariotipo y posiblemente pruebas de ADN. En la actualidad hay tres formas para obtener células fetales: amniocentesis, BVC y toma percutánea de muestras de sangre umbilical (TPMSU).

AMNIOCENTESIS

En general, la amniocentesis se realiza después de las 15 sem para obtener el cariotipo fetal, una vez que se fusionaron corion y amnios. Se ha estudiado la amniocentesis en una etapa previa y parece vinculada con una mayor tasa de pérdidas gestacionales. La **amniocentesis** consiste en colocar una aguja en el útero dentro del saco amniótico y retirar algo de líquido por vía transabdominal. El líquido contiene células fetales descamadas, que se pueden someter a cultivo y después ser objeto de cariotipificación y también del uso en pruebas de ADN (ácido desoxirribonucleico).

Los cultivos requieren de 5 a 7 d para la proliferación celular y se pueden usar técnicas adicionales, como la **hibridación fluorescente** *in situ* (FISH) para identificar aneuploidías y obtener resultados en 24 a 48 h. Adicionalmente, las anomalías cromosómicas (p. ej., deleciones) que se encuentran por debajo del umbral de detección del cariotipo tradicional se pueden detectar por FISH o hibridación genómica comparativa de microarreglos (HGCm). En general, el riesgo de complicaciones secundarias a la amniocentesis se considera de alrededor de 1:200, pero los estudios más recientes indican una cifra menor, tal vez de 1 en 350 o incluso más baja. Los riesgos comunes son rotura de membranas, trabajo de parto pretérmino y, rara vez, lesiones fetales. Este riesgo de 1:200 constituye uno de los motivos por el que el umbral de riesgo para ofrecer diagnóstico fetal a las pacientes es de casi 1:200, casi equivalente al de la edad de 35 años. Si bien es cierto que el número es aproximadamente igual, los resultados: síndrome de Down y pérdida gestacional, son muy diferentes. Así, en fechas recientes ha habido presión para descartar el umbral materno de 35 años en favor de asesorar a las pacientes acerca de su riesgo y permitirles tomar su propia decisión, que incorpore riesgos y beneficios de la detección y el diagnóstico. En el boletín más reciente de diagnóstico prenatal del American College of Obstetricians and Gynecologists se sugiere que se ponga a la disposición de todas las embarazadas tanto la detección como el diagnóstico prenatales.

Con el mejoramiento de las pruebas séricas maternas de detección de aneuploidías, y ahora, con el advenimiento de las pruebas no invasivas de ADNcf, hay un menor énfasis en las pruebas de diagnóstico prenatal invasivas. Aunque esto es una decisión personal de cada embarazada, es evidente que las pacientes pueden verse influenciadas por la cultura médica. Un aspecto potencial con las pruebas de detección es que se dedican a las trisomías 21, 18 y, ocasionalmente, a la 13. Hay otras aneuploidías comunes, por ejemplo las de cromosomas sexuales, por las que algunas parejas decidirían terminar el embarazo, pero a menudo ni siquiera saben de tales anomalías. Otro problema cromosómico relativamente común es el de una microdeleción, la rotura o pérdida de un pequeño fragmento de un cromosoma. Pequeño es un término relativo; estas microdeleciones pueden dar lugar a la ausencia de miles de pares de bases. Por lo general, tal vez haya una inserción llamada microduplicación. La mejor forma de detectar los síndromes de microdeleción/microduplicación es por hibridación completa del genoma (HGCm), prueba que los puede identificar, y hay estudios de investigación en proceso para determinar su utilidad clínica. Por ejemplo, el riesgo de tales síndromes es mayor en el contexto de anomalías fetales detectadas por ultrasonografía, por lo que suele recomendarse obtener HGCm (*N Engl J Med.* 2012;367:2175-2184). Es importante que si una embarazada o una pareja desean tal prueba, será necesario obtener ADN fetal con una prueba prenatal de diagnóstico invasiva.

Así, mientras hay mejora en la sensibilidad y especificidad, al final no sustituye la certidumbre de una prueba diagnóstica. Es importante que las pacientes comprendan la diferencia entre una prueba de detección y una diagnóstica cuando reciben atención prenatal. Si el médico primario no está cómodo con la explicación de las pruebas, amerita referir a la paciente a un asesor genético u otro experto en diagnóstico prenatal.

BIOPSIA DE VELLOSIDADES CORIÓNICAS

La **biopsia de vellosidades coriónicas** (BVC) es útil para obtener un cariotipo fetal antes que la amniocentesis, pues se lleva a cabo entre las 9 y 12 sem. La BVC implica introducir un catéter en la cavidad uterina, ya sea por vía transabdominal o transvaginal, y aspirar una pequeña cantidad de vellosidades coriónicas. El riesgo de complicaciones de las BVC quizá sea mayor que la tasa de 1:200 con la amniocentesis. Debido a que se obtiene un mayor número de células, los resultados de la BVC suelen ser más rápidos que los de la amniocentesis. Sin embargo, las células provienen de la placenta y, por tanto, en casos raros de mosaicismo placentario confinados pueden causar errores. Las complicaciones incluyen trabajo de parto pretérmino, rotura prematura de membranas, parto de un feto no viable y lesión fetal. Cuando se lleva a cabo antes de las 9 sem de gestación, la BVC se ha vinculado con anomalías de las extremidades fetales, que se supone son secundarias a la interrupción del flujo sanguíneo.

TOMA DE MUESTRA DE SANGRE FETAL

La toma percutánea de muestras de sangre fetal (TPMSU) se realiza al colocar una aguja por vía transabdominal al interior del útero y practicar una flebotomía del cordón umbilical, procedimiento que se puede usar cuando se necesita obtener el hematocrito fetal o la cifra de plaquetas, en particular en el contexto de la aloinmunización Rh y otras causas de anemia fetal. También se puede usar la TPMSU para un análisis rápido del cariotipo y también para transfundir al feto en casos de anemia. Antes del advenimiento de la ultrasonografía en tiempo real, se hacía una transfusión intrauterina colocando agujas dentro de la cavidad peritoneal fetal e inyectando la sangre por vía intraperitoneal, pero las transfusiones transumbilicales son más eficaces.

IMAGENOLOGÍA FETAL

En la actualidad la ultrasonografía tiene un uso muy común para obtener imágenes de un feto. Como se describió antes, suele hacerse una ultrasonografía de nivel I o II entre las 18 y 22 sem. Puede ser difícil visualizar bien la anatomía fetal antes de las 18 sem de gestación, por lo que se considera el umbral más bajo para la detección de anomalías. Para el umbral más alto, si se observa una anomalía, los estudios adicionales se pueden requerir más de 1 sem, lo que da a la paciente apenas unos días antes de las 24 sem de gestación para decidir si interrumpir el embarazo si se presentan anomalías congénitas. En una ultrasonografía de nivel II dirigida se pueden identificar labio hendido, polidactilia, pie zambo (fig. 3-9), el sexo fetal, DTN, defectos de la pared abdominal y anomalías renales. Por lo general, permite también identificar algunas anomalías cardiacas y cerebrales, pero quizá no sea posible hacer un diagnóstico específico. Es ineficaz para identificar la atresia esofágica y las fístulas traqueoesofágicas, porque a veces el único signo es un estómago pequeño o que no se observa, en presencia de polihidramnios.

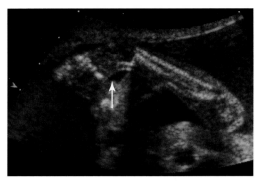

FIGURA 3-9. Pie zambo. Se observan la fíbula y la tibia con el pie en ángulo casi recto. (Imagen proporcionada por los Departments of Radiology and Obstetrics & Gynecology, University of California, San Francisco, CA.)

Usualmente se realiza ecocardiografía fetal para hacer diagnósticos específicos de las anomalías cardiacas detectadas por ultrasonografía y con la técnica Doppler puede caracterizar el flujo sanguíneo a través de las cámaras cardiacas, así como los vasos que ingresan o salen del corazón. Se usa la ecocardiografía fetal en algunas instituciones como modalidad de diagnóstico ideal en pacientes con alto riesgo de anomalías cardiacas, en particular aquellas con diabetes pregestacional.

La imagen por resonancia magnética (IRM) fetal es una de las modalidades más nuevas de obtención de imágenes. Tiene particular utilidad para revisar el cerebro y puede identificar cambios vinculados con daño hipóxico más tempranamente que la ultrasonografía. También es mejor para la medición de volúmenes. Otra nueva modalidad que podría mejorar la medición de volúmenes es la ultrasonografía tridimensional (3-D), cuya imagen proporcionada se parece mucho más a un feto real que en las imágenes 2-D más comunes; no se ha definido si la primera ofrece una mayor capacidad de diagnóstico.

PUNTOS CLAVE

- Las madres pueden ser portadoras asintomáticas de enfermedades AR y a menudo se someten a la detección del estado de portador. Se recurre a los ancestros geográficos para proveer asesoramiento preprueba e informar al respecto.

- Si una madre es portadora, se puede realizar detección también del padre para determinar su estado de portador. Si resulta negativo, no hay riesgo para el feto; si es positivo, hay una posibilidad de 25% de enfermedad fetal.

· Las dos formas frecuentes de trastornos AR que se presentan y mantienen en una población son el efecto de fundador (Tay-Sachs) y la ventaja heterocigota (drepanocitemia).

· Tener un número anormal de cromosomas, por lo general lleva a la pérdida gestacional. Sin embargo, hay varias aneuploidías que suelen permitir la supervivencia hasta el nacimiento y después.

· De todas las anomalías autosómicas, el síndrome de Down es la más resistente. Aunque los individuos afectados presentan expectativas de vida reducidas, suelen sobrevivir hasta el sexto decenio.

· Las aneuploidías más frecuentes son las de cromosomas sexuales. Los individuos tienen menos afectaciones que en las aneuploidías autosómicas.

· Las anomalías congénitas fetales surgen principalmente durante la embriogénesis. Sin embargo, pueden progresar (como se observa en el síndrome de Potter) conforme continúa el desarrollo.

· Los DTN se asocian con deficiencia de ácido fólico y pueden ser objeto de detección, ante el resultado de elevación de AFPSM.

· Las anomalías cardiacas que se reparan quirúrgicamente pueden a menudo causar alteración

mínima, si bien esto depende mucho de la lesión.

· Los órganos, aparatos y sistemas muchas veces están interconectados durante el desarrollo, como en el caso de pulmones y riñones en el síndrome de Potter.

· La sensibilidad de una prueba de detección es aquel porcentaje de pacientes que se identificaría con su uso.

· Las pruebas de detección de anomalías fetales comunes incluyen las del primer trimestre, la prueba cuádruple y la ultrasonografía de nivel I.

· La prueba de ADNcf parece tener gran sensibilidad y especificidad para las trisomías 13, 18 y 21, pero no detecta aneuploidías menos comunes y tiene otras limitaciones.

· El cariotipo, las pruebas de HGCm y ADN específicas, requieren células fetales o trofoblásticas para el análisis.

· El diagnóstico fetal en el primer trimestre se hace por BVC, en la que se obtienen células del trofoblasto.

· En el segundo trimestre se usa amniocentesis para obtener células fetales del líquido amniótico.

· El diagnóstico prenatal también puede hacerse por estudios de imagen, el más común es la ultrasonografía bidimensional. También se usan la ecocardiografía, la IRM y la ultrasonografía tridimensional fetales.

CASOS CLÍNICOS

CASO 1

Una mujer de 40 años de edad G2P0 acude a las 7 sem de edad de gestación (EG) de acuerdo con su último periodo menstrual (UPM) para su primera consulta prenatal. Concibió espontáneamente después de 18 meses de intento. Está entusiasmada acerca del embarazo, pero al mismo tiempo preocupada por sus riesgos potenciales y los de su feto debido a la edad. Su marido tiene 52 años de edad, se encuentra saludable y tuvo dos hijos en un matrimonio previo. La semana anterior a la consulta experimentó goteo sanguíneo que duró 3 días y después se resolvió. En la actualidad no tiene manifestaciones. Carece de antecedentes médicos o quirúrgicos, excepto una pérdida gestacional hace 3 años. Sus periodos menstruales son regulares cada 30 días.

1. ¿Cuáles de las siguientes pruebas de detección/diagnósticas prenatales se le ofrecen?
   a. Biopsia de vellosidades coriónicas (BVC)
   b. Amniocentesis
   c. Detección en el primer trimestre
   d. Prueba cuádruple
   e. Todas las anteriores

2. Se somete a detección en el primero y segundo trimestres y todos los resultados son relativamente alentadores en cuanto al riesgo de síndrome de Down; se encuentra por debajo del umbral de positividad de 1 en 967. También presenta una ultrasonografía de detección normal. Usted le explica que estas pruebas son de detección y que todavía tiene algún riesgo de aneuploidía. ¿Cuál de las siguientes aneuploidías sería la más frecuente en el contexto de estudios de detección normales desde otros puntos de vista?

   a. Trisomía 21
   b. Trisomía 18
   c. Trisomía 13
   d. Aneuploidía de cromosomas sexuales
   e. Ninguna de las anteriores

3. Debido a la falta de certidumbre está considerando la amniocentesis. Los riesgos de amniocentesis incluyen ¿cuál de los siguientes?
   a. Aloinmunización de una mujer Rh negativo portadora de un feto Rh positivo
   b. Preeclampsia
   c. Rotura prematura de membranas
   d. a, b y c
   e. a y c únicamente

4. Al final decide no someterse a amniocentesis. Avanza hasta parir a un niño de aspecto normal a las 39 sem de gestación, sin complicaciones. El asesoramiento que recibió para facilitar

su toma de decisiones recalcó específicamente ¿cuál de los siguientes aspectos?

a. Beneficencia

b. Justicia

c. Autonomía

d. Paternalismo

e. Ninguno de los anteriores

CASO 2

Se da atención prenatal a una mujer de 22 años de edad G1P0 con EG de 16 sem por UPM. Ha tenido un embarazo relativamente tranquilo, sin complicaciones hasta ahora. Tiene un IMC de obesidad con un peso de 97.6 kg; por otra parte, carece de antecedentes médicos o quirúrgicos. Acudió a atención prenatal a las 14½ sem y, por tanto, no tuvo detección en el primer trimestre. Se le realiza una prueba cuádruple y presenta una cifra elevada de fetoproteína α sérica materna (AFPSM).

1. Debido a la elevación en la AFPSM, el embarazo presenta en mayor riesgo ¿cuál de los siguientes?
   a. Diabetes gestacional
   b. Gastrosquisis
   c. Síndrome de Down
   d. Síndrome de Klinefelter
   e. Todos los anteriores

2. Se le explica el significado potencial de la elevación de AFPSM. Después de una prolongada conversación, la paciente decide someterse a ultrasonografía del segundo trimestre. ¿Cuál de los siguientes datos por ultrasonografía NO sería explicación de la elevación de la AFPSM?
   a. Atresia duodenal con doble burbuja
   b. Una masa cubierta de membrana que protruye a través de la pared abdominal
   c. Intestino fetal que flota en el líquido amniótico
   d. Ausencia de cráneo fetal
   e. Una pequeña saculación cubierta de membrana en la parte baja de la espalda/columna vertebral

3. La ultrasonografía revela un mielomeningocele. ¿Cuál de los siguientes aspectos es cierto y puede usarse para el asesoramiento?
   a. Se trata de una anomalía que suele ser letal
   b. El nacimiento debe ser por cesárea para proteger al feto
   c. La cirugía fetal incluye el uso de láser
   d. La cirugía fetal ha mostrado mejorar algunos resultados
   e. La cirugía fetal es experimental y no conlleva beneficios conocidos

4. La mayor incidencia de este dato se relaciona ¿con cuál de los siguientes medicamentos si se usa durante el embarazo?
   a. Ácido valproico
   b. Litio
   c. Fluoxetina
   d. Prednisona
   e. Paracetamol

5. En un embarazo subsiguiente la prevención incluiría:
   a. Ácido acetilsalicílico a dosis baja

b. Heparina de bajo peso
molecular
c. Vitaminas prenatales dos
veces al día

d. 4 mg de ácido fólico
e. Aumento del calcio
alimentario

CASO 3

Una mujer de 25 años de edad G2P1 acude a las 9 sem de gestación para atención prenatal sistemática. Tiene el antecedente de un parto de término 2 años antes, durante cuya gestación presentó preeclampsia y requirió inducción del trabajo de parto a las 38 sem de gestación, con la obtención de una bebé viable por vía vaginal. Está interesada en la detección durante el primer trimestre.

1. ¿Cuál de los siguientes enunciados es válido en cuanto a la detección en el primer trimestre?
   a. La detección sérica en el primer trimestre tiene 80% de sensibilidad para el síndrome de Down
   b. La detección por TN tiene solo 70% de sensibilidad para el síndrome de Down
   c. La detección combinada en el primer trimestre tiene una sensibilidad de 90% para el síndrome de Down
   d. La TN aumentada en el contexto de un cariotipo normal se relaciona con anomalías de las extremidades
   e. La detección en el primer trimestre tiene una sensibilidad mayor para el síndrome de Down que la prueba secuencial

2. Sus pruebas señalan un riesgo de síndrome de Down de 1 en 420 a las 11 sem de gestación. ¿Qué se le informa a la paciente?
   a. La prueba resultó negativa
   b. La prueba resultó positiva

c. El riesgo de síndrome de Down es de 1 en 420
d. Necesitará amniocentesis
e. No necesitará amniocentesis

3. La paciente decide retrasar el diagnóstico prenatal en este momento y planea someterse a una detección y una ultrasonografía obstétrica en el segundo trimestre. ¿Cuál de los siguientes aspectos es válido en cuanto a la ultrasonografía obstétrica y el síndrome de Down?
   a. La ultrasonografía tiene una mayor sensibilidad para el síndrome de Down que la detección durante el primer trimestre
   b. La ultrasonografía tiene mayor sensibilidad para el síndrome de Down que la prueba cuádruple
   c. El hallazgo del síndrome de regresión caudal por ultrasonografía es patognomónico del síndrome de Down
   d. Los fetos con síndrome de Down y ultrasonografía normal tienen menores IQ que

los que presentan anomalías mayores

e. Los datos clásicos del síndrome de Down en la ultrasonografía obstétrica son canal auriculoventricular (AV) y estenosis pilórica

CASO 4

Una mujer de 24 años de edad G1P0 acude para atención prenatal a las 8 sem de acuerdo con su UPM. Presenta menstruaciones regulares cada 28 a 30 días y se confirma su EG por ultrasonografía. No tiene antecedentes médicos o quirúrgicos. Ella y su marido planearon el embarazo durante 6 meses y ambos han leído acerca de la gestación y la atención prenatal. Se les explican las pruebas prenatales para la primera consulta, así como el plan durante el resto de la gestación.

1. Como parte de la descripción se les ofrece ¿cuál de las siguientes pruebas de detección/diagnóstico prenatal?
   a. BVC
   b. Amniocentesis
   c. Detección en el primer trimestre
   d. Prueba cuádruple
   e. Todas las anteriores

2. La paciente opta por someterse a detección del primer trimestre, que señala un riesgo de síndrome de Down de 1 en 1 214 y de trisomía 18 de 1 en 987. A las 18 sem se somete a la prueba cuádruple y todas las cifras, de estriol, β-hCG y fetoproteína α (AFP), resultan bajas. Se le hace ultrasonografía, que muestra un feto compatible con 16 sem en sus dimensiones, líquido amniótico aumentado, pie zambo, onfalocele, quiste de los plexos coroideos y un posible defecto cardiaco. Con base en los antecedentes de la paciente y los datos provistos, ¿cuál es el diagnóstico más probable?

   a. Trisomía 21
   b. Trisomía 18
   c. Trisomía 13
   d. Síndrome de Turner
   e. Síndrome de Klinefelter

3. La paciente y su marido desean tener un diagnóstico definitivo. ¿Cuál de las siguientes pruebas se les ofrecería?
   a. Amniocentesis
   b. BVC
   c. HGCm
   d. Prueba cuádruple
   e. Diagnóstico prenatal no invasivo

4. Debido a su ansiedad en cuanto al diagnóstico, la paciente y su marido se preguntan si hay una prueba más rápida que podría dar un diagnóstico. ¿Cuál de las siguientes se les ofrecería?
   a. HGCm
   b. IRM fetal
   c. Hibridación fluorescente *in situ* (FISH)
   d. Doppler de la ACM
   e. Prueba cuádruple

RESPUESTAS

CASO 1

PREGUNTA 1

Respuesta correcta E:
La toma de decisiones en cuanto a la detección y el diagnóstico prenatales es diferente para cada mujer/pareja, a diferencia de lo que sucede con gran parte de la atención, donde los médicos se toman la libertad de hacer recomendaciones sólidas. En el diagnóstico prenatal la clave es no hacer recomendaciones específicas sino instruir en cuanto a las opciones. Debido a que hay algunas mujeres jóvenes que preferirían no tener un bebé con una aneuploidía y desean enfrentar el riesgo de los diagnósticos prenatales invasivos, debe ofrecerse a toda embarazada el diagnóstico prenatal junto con las opciones de detección. Por el contrario, las mujeres de edad avanzada a quienes históricamente se les recomendó someterse a un diagnóstico prenatal invasivo, tal vez deseen realizarse una prueba de detección y asumir la incertidumbre para evitar el riesgo de una pérdida gestacional por un diagnóstico prenatal invasivo.

PREGUNTA 2

Respuesta correcta D:
Las anomalías de cromosomas sexuales incluyen 45 X,O, síndrome de Turner; 47 XXY, síndrome de Klinefelter, así como las de diagnóstico menos frecuente, 47 XXX y 47 XYY. Por desgracia, las pruebas séricas de detección en el primero y segundo trimestres no son útiles para las anomalías de cromosomas sexuales, por lo que tener un resultado normal no disminuye el riesgo. El síndrome de Turner suele encontrarse en la detección del TN en el primer trimestre, porque esas pacientes pueden presentar un higroma quístico. Sin embargo eso aún no disminuye el riesgo de anomalías de cromosomas sexuales por debajo de un umbral de detección. Los umbrales para la trisomía 21 son, por lo general, de 1 en 200 a 1 en 300, con variación entre estados y países. En las trisomías 18 y 13 también es usual encontrar múltiples anomalías congénitas, de modo que el riesgo es muy bajo después de una ultrasonografía normal. Las cuatro anomalías de cromosomas sexuales más frecuentes varían en riesgo de alrededor de 1 en 500 a 1 en 1 000 nacidos vivos, y los más frecuentes, los síndromes de Turner y Klinefelter, parecen deberse a la no disyunción paterna más que a la de la madre, por lo que su edad en sí no parece constituir un factor de riesgo.

PREGUNTA 3

Respuesta correcta E:
Hay riesgos de la amniocentesis que incluyen pérdida gestacional, infección (corioamnionitis), rotura prematura pretérmino de las membranas, riesgo de daño fetal por la

aguja, riesgo de punción del cordón umbilical que lleva a la pérdida de sangre fetal, la exposición del feto a una infección materna (p. ej., VIH) y la exposición de la embarazada a las células fetales (p. ej., aloinmunización de la madre). No hay datos de que el riesgo de preeclampsia sea mayor en el contexto de la amniocentesis.

PREGUNTA 4

Respuesta correcta C:
En muchos aspectos de la toma de decisiones médicas es importante recalcar la autonomía de la paciente en el proceso, porque si bien tal vez no cuente con tanta información acerca de temas médicos, tendrá la máxima en cuanto a las preferencias respecto de los resultados. Por tanto, la toma de decisiones compartida con el médico alcanza su máximo cuando éste provee información, pros y contras, y la paciente incorpora sus valores y preferencias para tomar la decisión final.

CASO 2
PREGUNTA 1

Respuesta correcta B:
Se puede observar la elevación de AFPSM en una variedad de complicaciones gestacionales. Se usa principalmente para la detección de DTN, como espina bífida, mielomeningocele o anencefalia. También está elevada en embarazos que no se fecharon con la precisión que deberían, los que presentan defectos de la pared abdominal, como el onfalocele o la gastrosquisis, y

anomalías placentarias como la de implantación previa o acreta. La AFPSM disminuye en el síndrome de Down y no tiene relación con el síndrome de Klinefelter.

PREGUNTA 2

Respuesta correcta A:
La doble burbuja se observa en el contexto de la atresia duodenal, que es más frecuente en el síndrome de Down y no se vincula con una elevación de la AFPSM. La masa cubierta de membrana a través de la pared abdominal es un onfalocele. Junto con el intestino que flota en el líquido amniótico, por gastrosquisis, estos defectos de la pared abdominal se vinculan con una AFPSM mayor. Los DTN, como la anencefalia, ausencia de cráneo o corteza cerebral, o la espina bífida, una falta de cierre en el tubo neural en diversos niveles de la columna, llevan al aumento de la AFPSM.

PREGUNTA 3

Respuesta correcta D:
El mielomeningocele, una forma frecuente de espina bífida, no suele ser letal pero causa morbilidad a largo plazo en una gran mayoría de los bebés afectados. Para disminuir la morbilidad, se realizó un estudio prospectivo reciente intrauterino del cierre del defecto. El estudio demostró mejoría en varios resultados, incluida la ambulación a los 30 meses. Se usa láser para la ablación intrauterina de vasos conectores en el contexto del síndrome de transfusión Intergemelar, no en la reparación del mielomeningocele. Algunos proveedores de atención

sanitaria insisten en la cesárea para fetos con DTN, lo que es una recomendación no uniforme y no se acompaña de muchas evidencias a favor.

PREGUNTA 4

Respuesta correcta A:
Los DTN aumentan en el contexto de la diabetes y las mujeres con trastornos convulsivos; en estas últimas se creen relacionados con el uso de varios fármacos antiepilépticos, incluidos carbamazepina y ácido valproico. El litio se relaciona con la anomalía de Ebstein, un desplazamiento de la válvula tricúspide. La fluoxetina y varios otros ISRS se han vinculado con un aumento de las anomalías cardiacas fetales. La prednisona no atraviesa la placenta. Sin embargo, puede causar hiperglucemia, que a su vez produce efectos fetales. Es importante verificar las cifras de glucosa sanguínea en las mujeres que reciben prednisona durante el embarazo. El paracetamol no se ha vinculado con anomalías fetales.

PREGUNTA 5

Respuesta correcta D:
Se ha demostrado que los complementos de ácido fólico disminuyen el riesgo de DTN. El ácido fólico se ha añadido a los cereales en Estados Unidos, lo que condujo a menores tasas de DTN. Hay 0.4 mg de ácido fólico en las vitaminas prenatales estándar. Sin embargo, en las pacientes de alto riesgo la recomendación actual es tomar 10 veces esa dosis, es decir, 4 mg diarios. Aún se requiere investigación adicional para delinear la respuesta a la dosis y el efecto umbral. El ácido acetilsalicílico a dosis baja ha mostrado disminuir ligeramente el riesgo de preeclampsia y se ha usado tanto como la HBPM en mujeres con trombofilias conocidas. Se ha demostrado que la ingestión alimentaria baja en calcio se relaciona con la preeclampsia, pero los estudios de intervención resultan discrepantes en cuanto a sus beneficios potenciales.

CASO 3

PREGUNTA 1

Respuesta correcta B:
La detección del síndrome de Down en el primer trimestre se ha convertido en el estándar de atención, si bien no todas las mujeres pueden tener acceso a ella por la falta de disponibilidad de ultrasonografistas entrenados para proveer ultrasonografia de la TN y la variabilidad de la cobertura de las pruebas del primer trimestre por los seguros. La prueba sérica está constituida por PPAAE y β-hCG libre, y sola tiene 60% de sensibilidad para el síndrome de Down. La TN sola tiene 70% de sensibilidad y cuando se agrega a la prueba sérica, en conjunto presentan una sensibilidad de 80%. Si la TN está aumentada y no hay aneuploidía, el feto presenta mayor riesgo, en particular de anomalías cardiacas. La detección secuencial es una prueba que combina las de primero y segundo trimestres y alcanza una sensibilidad de 90 a 95%, por lo que tiene una mayor sensibilidad que la detección en el primer trimestre sola.

PREGUNTA 2

Respuesta correcta C:
Esta pregunta no pretende ser engañosa sino hacer hincapié en que en la mayoría de los contextos clínicos los médicos piensan en las pruebas de detección del síndrome de Down como positivas o negativas. Sin embargo, en el contexto de la detección del síndrome de Down, debido a que son igualmente importantes las preferencias de la paciente, la mejor forma de asesorarlas es presentarles los riesgos absolutos, en lugar de referirse a una prueba como positiva y negativa. Ahora, es válido que casi todos los umbrales de detección del síndrome de Down van de 1 en 150 a 350, por lo que se consideraría la de 1 en 420 como "negativa" en función de ese parámetro. Sin embargo, dado que este riesgo es aproximadamente el doble que el relacionado con la edad, también debe mencionarse.

PREGUNTA 3

Respuesta correcta E:
Los fetos con síndrome de Down presentan datos de ultrasonografía en casi 60% de las ocasiones, lo que convierte a la ultrasonografía obstétrica en una prueba de detección deficiente para este síndrome, peor que la del primer trimestre combinada y la cuádruple. No hay estudios satisfactorios que sugieran que la función de los individuos con síndrome de Down varía de acuerdo con los datos ultrasonográficos. No obstante, la mortalidad y alguna morbilidad serán mayores en aquellos con anomalías cardiacas graves. La anomalía cardiaca clásica del síndrome de Down es el defecto del canal AV. La estenosis pilórica también es frecuente y debe causar preocupación en cuanto al síndrome de Down. El síndrome de regresión caudal se observa en las embarazadas con diabetes.

CASO 4
PREGUNTA 1

Respuesta correcta E:
Como se explicó en el caso 1, deberían ofrecerse todas las opciones de detección y diagnóstico prenatales a todas las mujeres. En el caso 1 se describió el riesgo de una mujer de 40 años de edad y ésta es una de casi 24; sin embargo, deberán ponerse a la disposición todas las opciones para ambas. Esto es contrario a la práctica histórica y a la enseñanza tan reciente como de hace 5 a 10 años, cuando los médicos recomendaban un diagnóstico prenatal invasivo a las mujeres de mayor riesgo y no a aquellas con un riesgo menor. Muchos médicos hoy, debido a su entrenamiento anterior a esta era, todavía siguen esa práctica. Por tanto, en contraste con gran parte de la atención médica en la que los profesionales hacen recomendaciones objetivas, el asesoramiento no dirigido por los médicos cambiará la toma de decisiones acerca de la detección y el diagnóstico prenatales de cada mujer/pareja. En el diagnóstico prenatal la clave es no hacer recomendaciones específicas sino instruir acerca de las opciones. Puesto que hay algunas mujeres jóvenes que preferirían no tener un hijo con aneuploidía y desean

aceptar el riesgo del diagnóstico prenatal invasivo, deben ofrecerse a todas las embarazadas estas pruebas junto con las opciones de detección. Por el contrario, las mujeres de edad avanzada a quienes históricamente se les recomendó el diagnóstico prenatal invasivo, tal vez deseen realizarse una prueba de detección y vivirán con la incertidumbre que conlleva para evitar el riesgo de una pérdida gestacional por un diagnóstico prenatal invasivo.

PREGUNTA 2

Respuesta correcta B:
La prueba cuádruple con estriol, β-hCG y AFPSM bajos es compatible con la trisomía 18. También lo es el hallazgo de múltiples anomalías ultrasonográficas, que incluye la restricción del crecimiento. La trisomía 13 puede también conllevar múltiples anomalías por ultrasonografía, si bien estos datos son más compatibles con la trisomía 18. La trisomía 21, el síndrome de Turner y el de Klinefelter, a menudo se combinan con una ultrasonografía normal, si bien la trisomía 21 presentará marcadores suaves o anomalías en el ultrasonido en casi 60% de los casos. Una parte del caso que podría haber sido confusa fue la de los resultados de pruebas del primer trimestre, que revelaron un riesgo de aproximadamente 1 en 1 000 para las trisomías 21 y 18. Cabe mencionar que mientras un riesgo de 1 por 1 000 de trisomía 21 es *grosso modo* el riesgo basal, el riesgo de trisomía 18 de 1 en 1 000 corresponde a un aumento respecto del riesgo basal, que es de

1 por 5 000 a 10 000. Además, esto recuerda que se trata simplemente de pruebas de detección, no de diagnóstico.

PREGUNTA 3

Respuesta correcta B:
Para alcanzar un diagnóstico definitivo se debe obtener el ADN fetal, lo que suele hacerse por BVC o amniocentesis. A las 18 sem de gestación, la vía principal es la amniocentesis. Se puede hacer HGCm en las células obtenidas por amniocentesis para buscar microdeleciones, una técnica relativamente nueva y que no está cubierta de manera universal por los seguros, por lo que primero se debe obtener un cariotipo y después ordenar HGCm si resulta negativo. La prueba cuádruple ya se hizo en la paciente y es solo de detección. Las pruebas de diagnóstico prenatal no invasivas hacen uso del ADN libre en la circulación materna, y está disponible para las trisomías 21, 18 y 13. Sin embargo, esto aún se considera una prueba de detección, no de diagnóstico.

PREGUNTA 4

Respuesta correcta C:
Un cariotipo consume de 5 a 10 días laborales para obtener un resultado. Se puede usar FISH para obtener resultados rápidos en 2 a 3 días, de problemas comunes conocidos, como las trisomías 21, 18, 13, y las aneuploidías de X o Y. También se puede emplear FISH para detectar aberraciones particulares en los componentes del genoma, como la deleción 22q que se observa en síndrome de DiGeorge. La HGCm

podría también dar resultados potencialmente más rápido que la amniocentesis. Sin embargo, en la actualidad los tiempos de obtención de resultados no son tan rápidos como con la FISH y hay aún relativamente pocos laboratorios que realizan la prueba. La IRM fetal puede permitir una mejor visualización de anomalías, pero no proveerá un diagnóstico genético.

Se usa Doppler de la ACM para la detección de anemia fetal por medición de la velocidad sistólica máxima en la arteria cerebral media. Como se mencionó antes, la prueba cuádruple es una de detección a la que ya se sometió la paciente. Ella recurre a las pruebas de FISH que son compatibles con la trisomía 18, al igual que el cariotipo de seguimiento.

TRABAJO DE PARTO Y PARTO NORMALES

TRABAJO DE PARTO Y PARTO

Cuando una paciente acude por primera vez a la sala de trabajo de parto, se hace su valoración inicial rápida con base en los antecedentes del embarazo actual, los obstétricos, los médicos y sociales estándar. Se le interroga en forma sistemática respecto de contracciones, hemorragia vaginal, escape de líquido y movimientos fetales. Además de la exploración física estándar, la obstétrica incluye una abdominal en cuanto a las contracciones, la situación, presentación y las dimensiones fetales (**maniobras de Leopold**), una exploración del cérvix, de los ruidos cardiacos fetales y con espejo vaginal estéril, si se sospecha rotura de membranas. Cada vez más esta exploración obstétrica se complementa con un estudio de ultrasonografía respecto de la longitud del cérvix y la presentación fetal.

EXPLORACIÓN OBSTÉTRICA

La exploración obstétrica incluye una determinación de la situación, presentación y peso calculado fetales, así como una del cérvix. La **situación fetal** dentro del útero es longitudinal o transversa, fácil de determinar con las maniobras de Leopold (fig. 4-1), que implican palpar primero el fondo del útero en los cuadrantes abdominales superiores maternos, después a cada lado (costados izquierdo

y derecho) y, por último, la palpación de la presentación apenas arriba de la sínfisis del pubis. La determinación de la **presentación fetal**, ya sea de pelvis o vértice (cefálica), podría ser más difícil e incluso el obstetra más experimentado requiera una ultrasonografía para confirmarla, en particular en pacientes con obesidad.

ROTURA DE LAS MEMBRANAS

En 10% de los embarazos las membranas que rodean al feto se rompen antes del inicio del trabajo de parto,

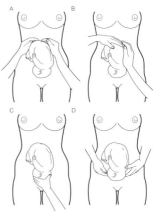

FIGURA 4-1. (A-D) Las maniobras de Leopold se usan para determinar la presentación, la situación y el encajamiento del feto.

lo que se llama rotura prematura de las membranas (RPDM). Cuando la RPDM se presenta más de 18 h antes del trabajo de parto se considera prolongada y aumenta el riesgo de infección materna y fetal. La RPDM a menudo se confunde con la RPDMP, que es su forma pretérmino, al considerar que ocurre antes de las 37 sem de gestación.

Diagnóstico

El diagnóstico de la rotura de membranas (RDM) se sospecha con el antecedente de un chorro o escape de líquido de la vagina, si bien a veces es difícil diferenciar entre la incontinencia urinaria de esfuerzo y pequeñas pérdidas de líquido amniótico. El diagnóstico se confirma por las pruebas de **cúmulo, nitrazina** y **cristalización en helecho.**

Con el uso de un espejo vaginal estéril para explorar la cúpula vaginal, la prueba del cúmulo es positiva si hay una colección de líquido dentro de la vagina, que puede manifestarse mediante la tos o el pujo de la paciente, y permite al explorador observar el líquido que

escapa del cérvix. Las secreciones vaginales normalmente son ácidas, mientras que el líquido amniótico es alcalino. Así, cuando se coloca el líquido amniótico en un papel de nitrazina, de inmediato se torna azul. Los estrógenos presentes en el líquido amniótico ocasionan la cristalización de las sales en el líquido amniótico cuando se seca. Bajo microscopia de poco aumento, los cristales simulan las hojas de un helecho, lo que da a la prueba este nombre (fig. 4-2). Debe tenerse la precaución de no tomar una muestra del líquido que no provenga directamente del cérvix, porque el moco cervical también se cristaliza y puede dar lugar a una lectura falsa positiva. Si la prueba es dudosa, un estudio ultrasonográfico puede determinar la cantidad de líquido que rodea al feto. Si antes era normal y no hay otro motivo para sospechar su disminución, el **oligohidramnios** es indicio de RDM. En situaciones en las que se necesita un diagnóstico preciso (p. ej., RPDMP, en la que estaría indicada la profilaxis con antibióticos), se puede usar amniocentesis para inyectar colorante índigo carmín

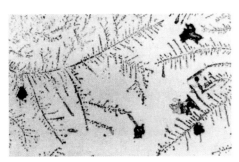

FIGURA 4-2. Prueba de la cristalización en helecho. (Tomada de Beckmann CRB, Ling LW, Laube DW, *et al. Obstetrics and Gynecology.* 4th ed. Baltimore, MD: Lippincott Williams & Wilkins; 2002.)

diluido en el saco amniótico y observar su escurrimiento del cérvix sobre un tampón (prueba de colorante amniótico o del tampón). En fechas más recientes se perfeccionó una prueba inmunocromática de anticuerpos monoclonales rápida, en la que se usan métodos moleculares para identificar la microglobulina α 1 (Amnisure®), que parece tener una mayor sensibilidad y especificidad que las pruebas convencionales para la RPDM. Su utilidad clínica y la costo-efectividad de su uso aún se exploran, pero la utilización de esta prueba está muy extendida en algunos servicios clínicos.

EXPLORACIÓN CERVICAL

La exploración del cérvix permite al obstetra determinar si una paciente está en trabajo de parto, en qué fase y cómo progresa. Sus cinco componentes son dilatación, borramiento, altura de la presentación, posición del cérvix y consistencia, que constituyen la **calificación de Bishop** (tabla 4-1).

Cuando esta calificación es > 8 es compatible con un cérvix apropiado tanto para el trabajo de parto espontáneo como para su uso más frecuente, la inducción del trabajo de parto.

La dilatación se valora utilizando uno o dos dedos de la mano para determinar qué tan abierto está el cérvix a nivel del **orificio interno**. Las mediciones son en centímetros y van de cerrado (0 cm) hasta completamente dilatado (10 cm). En promedio, se necesita una dilatación de 10 cm para alojar el diámetro biparietal del bebé de término.

El borramiento también es una determinación subjetiva que hace el explorador respecto de la longitud que persiste del cérvix y de qué tan borrado se encuentra (p. ej., adelgazado) (fig. 4-3). El borramiento puede referirse, por lo general, por porcentaje o por longitud. El cérvix típico tiene 3 a 5 cm de longitud; por lo que si se percibe como de unos 2 cm de longitud del orificio externo al interno, tiene un borramiento de 50%. Ocurre el borramiento completo, o de 100%, cuando el cérvix

▨ **TABLA 4-1** Calificación de Bishop				
Calificación	**0**	**1**	**2**	**3**
Longitud cervical (cm)	Cerrado	1 a 2	3 a 4	< 5 de dilatación
Borramiento cervical (%)	0 a 30	40 a 50	60 a 70	< 80%
Altura de la presentación	–3	–2	–1.0	< +1
Consistencia del cérvix	Firme	Media	Blanda	
Posición del cérvix	Posterior	Intermedia	Anterior	

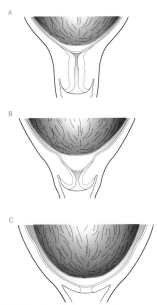

FIGURA 4-3. (**A**) Ausencia de borramiento del cérvix antes del trabajo de parto. (**B**) El cérvix tiene aproximadamente 50% de borramiento. (**C**) El cérvix es tan delgado como el segmento uterino inferior adjunto, con 100% de borramiento.

es tan delgado como el segmento uterino inferior adyacente.

La relación de la cabeza fetal con las espinas ciáticas de la pelvis materna se conoce como **altura de la presentación** (fig. 4-4). Cuando la parte más descendida de la presentación se encuentra a nivel de las espinas ciáticas, corresponde a la altura 0. Cuando la presentación está por arriba de las espinas ciáticas es negativa, y cuando se encuentra por debajo, positiva. Hay dos sistemas para medir la altura de la presentación en relación con las espinas ciáticas. En uno se divide la distancia hasta la entrada pélvica en tercios y, por lo tanto, la altura es de –3 a 0, y después 0 a +3, que corresponde al nivel del introito. En el otro sistema se usan centímetros, lo que da las alturas de –5 a +5. Ambos son eficaces y de uso común en diferentes instituciones; sin embargo, el American College of Obstetricians and Gynecologists (ACOG) recomienda el uso del sistema de –5 a +5 en sus guías clínicas.

La **consistencia** del cérvix es autoexplicativa. Debe señalarse si se siente firme, blando o en algún punto intermedio. La **posición** del cérvix va de posterior a intermedia y anterior. Un cérvix posterior se encuentra en ubicación alta dentro de la pelvis, localizado detrás de la cabeza fetal y a menudo bastante difícil de alcanzar por solo exploración. El cérvix anterior puede, por lo general, percibirse fácilmente a la exploración y a menudo se encuentra más abajo en la vagina. Durante el trabajo de parto temprano el cérvix a menudo cambia de consistencia a blando y avanza en su posición, de posterior a intermedia y anterior.

Aunque la valoración cervical por exploración física ha sido el estándar de la obstetricia moderna, aquella por ultrasonografía es cada vez más frecuente. En algunos estudios clínicos se encontró mayor confiabilidad interobservador de las mediciones ultrasonográficas de la longitud del cérvix en contraposición a la exploración física digital. Por ello, en particular en la valoración de las pacientes preocupadas respecto del trabajo de parto pretérmino, muchos clínicos utilizarán la ultrasonografía para medir la longitud del cérvix.

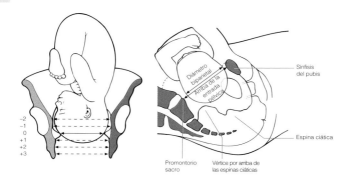

FIGURA 4-4. La relación entre la parte más avanzada de la presentación y las espinas ciáticas determina la altura de la presentación. Se muestra una altura de la presentación de +1 en la vista frontal a la izquierda; en la vista lateral de la derecha se muestra la de aproximadamente –2.

SITUACIÓN Y PRESENTACIÓN FETALES

La presentación fetal puede ser de **vértice** (cabeza abajo), **pélvica** (con las nalgas abajo) o **transversa** (sin descenso de esas dos partes). Aunque la presentación puede ya conocerse por las maniobras de Leopold, se confirma por exploración cervical. Asumiendo que el cérvix está algo dilatado, puede palparse la presentación durante su exploración. En las etapas tempranas del trabajo de parto, cuando el cérvix no está muy dilatado, tal vez sea difícil la exploración de la presentación, lo que lleva a su determinación imprecisa. No obstante la palpación de cabello o suturas fetales en la de vértice, o del pliegue glúteo o el ano en la pélvica, suele dejar poca duda. Un feto con presentación cefálica debe realmente designarse como tal, más bien que de vértice, a menos que la cabeza se halle flexionada y realmente se presente el vértice. Si el feto se encuentra en posición cefálica con la cabeza extendida, podría hacerlo con la cara o la frente. Si el vértice fetal se presenta junto con una extremidad, por ejemplo un brazo, se trata de una presentación compuesta.

En las presentaciones de cara el punto de referencia fetal es el mentón, en tanto que en las pélvicas lo es el sacro fetal (fig. 4-5). Si no se puede determinar la presentación fetal por exploración física, se confirma por ultrasonografía, método que también es útil para determinar si la presentación pélvica es franca de nalgas, completa o incompleta (podálica). Las presentaciones pélvicas se describen más a fondo en el capítulo 6.

La **variedad de posición** en la presentación de vértice suele basarse en la relación del occipucio fetal con la pelvis materna. Una variedad de posición fetal anormal, como la occipitotransversa (OT) u occipitoposterior (OP), puede llevar a un trabajo de parto prolongado y una tasa más alta de cesáreas. Por lo tanto, se sospecha

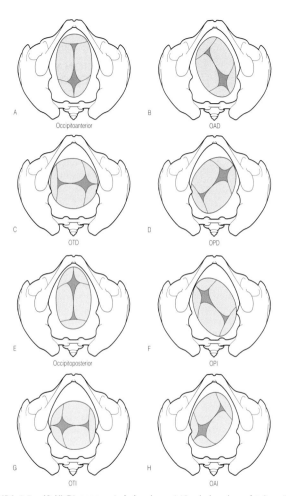

FIGURA 4-5. (**A-H**) Diversas variedades de posición de la cabeza fetal posibles en la pelvis materna.

una variedad OT u OP ante una anomalía de trabajo de parto prolongado. La variedad de posición se determina por palpación de las suturas y fontanelas. La cúpula o techo del cráneo fetal está constituida por 5 huesos: dos frontales, dos parietales y un occipital. La **fontanela anterior** es la unión entre los dos huesos frontales y los dos parietales, y es la más grande y con forma de rombo. La **fontanela posterior**, más pequeña y triangular, es la unión entre los dos huesos parietales y el occipital. En el contexto del moldeamiento extenso del cráneo fetal o del asinclitismo, donde la sutura sagital no se encuentra en la línea media de la pelvis materna, se puede usar la palpación de la oreja fetal para determinar la variedad de posición. La ultrasonografía puede ser útil también para determinar la variedad de posición fetal durante el trabajo de parto y el parto, y se ha observado que es más precisa que la exploración vaginal.

TRABAJO DE PARTO NORMAL

El trabajo de parto se define como la presencia de contracciones que causan cambios de borramiento y dilatación cervicales. Los **pródromos de trabajo de parto** o "trabajo de parto falso" son frecuentes en el diagnóstico diferencial y las pacientes que los presentan suelen mostrar contracciones irregulares, que varían en duración, intensidad e intervalos, y causan poco o ningún cambio cervical.

En términos estrictos, el diagnóstico del trabajo de parto es la presencia de contracciones uterinas que causan cambios cervicales. Sin embargo, los médicos se valen de muchas otras manifestaciones del trabajo de parto, incluidas las molestias de la paciente, la expulsión del tapón mucoso, náusea y vómito, y la palpación de las contracciones. Estos síntomas y signos varían de una paciente a otra, aunque pueden ayudar a la valoración, pero los médicos deben confiar solo en una definición objetiva.

INDUCCIÓN Y CONDUCCIÓN DEL TRABAJO DE PARTO

La inducción del trabajo de parto es el intento de iniciarlo en una mujer que no lo presenta, en tanto que la **conducción** es resultado de la intervención para aumentar las contracciones ya presentes. El trabajo de parto se induce con **prostaglandinas, agentes oxitócicos,** la dilatación mecánica del cérvix y la **RDM artificial**. Las indicaciones de inducción se basan en motivos maternos, fetales o fetoplacentarios. Las indicaciones comunes de inducción del trabajo de parto incluyen embarazo postérmino, preeclampsia, diabetes mellitus, pruebas no alentadoras de la frecuencia cardiaca fetal y restricción del crecimiento intrauterino. El deseo de la paciente de terminar el embarazo *no* es una indicación de inducción del trabajo de parto y se caracteriza como electiva.

La inducción del trabajo de parto se ha hecho cada vez más frecuente en Estados Unidos, con tantos como uno de cada cinco embarazos que culmina con una inducción del trabajo de parto. Se ha conjeturado que el aumento en las inducciones del trabajo de parto, en particular aquellas a las 35 y 36 sem de la gestación, ha contribuido al ascenso total en la tasa de partos pretérmino.

Se ha mostrado que las inducciones electivas a las 37 y 38 sem de gestación, si bien técnicamente de término, llevan a tasas más elevadas de morbilidad neonatal y deben evitarse.

Aunque se ha criticado la inducción electiva del trabajo de parto a las 39 y 40 sem de gestación como contribuyente al aumento total en las cesáreas, no se ha definido si la inducción electiva de verdad tiene relación con dicho aumento. En la mayoría de los estudios se compara la inducción electiva con el trabajo de parto espontáneo, pero la decisión clínica real es entre inducción y tratamiento expectante; este último puede llevar al trabajo de parto espontáneo pero también a un feto de mayores dimensiones, una placenta más madura y un porcentaje de pacientes que presentará preeclampsia o embarazo postérmino y requiere también inducción del trabajo de parto. En estudios de inducción electiva del trabajo de parto a las 41 sem de gestación parece haber una disminución en la tasa total de cesáreas. En tres estudios no estadounidenses muy pequeños de la inducción electiva del trabajo de parto antes de las 41 semanas de gestación parece haber también un decremento en la tasa total de cesáreas. Para demostrar tal beneficio potencial se requerirán estudios futuros, en particular aquellos que reflejen la práctica en una diversidad de contextos.

Preparación para la inducción

Cuando hay indicaciones apropiadas para la inducción, la situación debe discutirse con la paciente y estructurar un plan de inducción. Cuando la indicación es más apremiante, debe iniciarse la inducción sin retraso significativo. El éxito de una inducción (definido como el logro de un parto vaginal) es mayor cuando se define el estado cervical favorable por la **calificación de Bishop**, que cuando es ≤ 5 puede llevar a una inducción fallida tan a menudo como en 50% de las ocasiones. En estas pacientes suele

usarse prostaglandina E_2 (PGE_2) en gel, un pesario de PGE_2 diprostona o PGE_1M (misoprostol) para "madurar" el cérvix. El uso de agentes de maduración cervical con prostaglandinas o un mecanismo de dilatación puede disminuir el riesgo de cesárea.

Hay contraindicaciones tanto maternas como obstétricas para el uso de prostaglandinas. Las primeras incluyen el asma y el glaucoma. Los motivos obstétricos abarcan una cesárea previa y pruebas no alentadoras de la frecuencia cardiaca fetal. Puesto que el gel de PGE_2 no puede eliminarse con la facilidad que se hace con la oxitocina, hay riesgo de hiperestimulación uterina y contracciones tetánicas, contexto en el que se puede usar un dilatador mecánico, como una sonda de Foley con globo de 30 o 60 mL, que se inserta en el cérvix adyacente al saco amniótico, se infla y se somete a tracción suave. Por lo general, dilata el cuello uterino hasta 2 o 3 cm en 4 a 6 h, pero puede hacerlo en hasta 12.

Inducción

El trabajo de parto puede empezar con la maduración y dilatación del cérvix, obtenidas con prostaglandinas o medios mecánicos. No obstante, la inducción del trabajo de parto suele iniciarse farmacológicamente con oxitocina, una versión sintética pero idéntica del octapéptido que es secretado por la hipófisis posterior y causa contracciones uterinas. La oxitocina se administra en forma continua IV debido a que se degrada con rapidez.

El trabajo de parto puede también inducirse por **amniotomía**, que se realiza con un gancho especial para puncionar el saco amniótico que rodea al feto y liberar algo de líquido amniótico. Después de realizar la amniotomía debe hacerse una exploración cuidadosa para asegurarse de que no haya ocurrido prolapso del cordón umbilical. Cuando se hace la amniotomía, es importante no elevar la cabeza fetal dentro de la pelvis para liberar más líquido amniótico, porque esto puede llevar al prolapso del cordón umbilical.

Conducción

También se usan oxitocina y amniotomía para la conducción del trabajo de parto. Sus indicaciones incluyen las de la inducción, además de las contracciones inadecuadas o una fase prolongada del trabajo de parto. Lo adecuado de las contracciones se valora en forma indirecta por el progreso de los cambios cervicales. Puede también medirse directamente con uso de un **catéter de presión intrauterina** (CPIU), con el que se determina el cambio absoluto de presión durante una contracción y, por lo tanto, su fortaleza. La conducción intensiva, considerada tratamiento activo del trabajo de parto, implica el uso de oxitocina y amniotomía, y se ha demostrado que lleva a una evolución más breve del trabajo de parto pero sin diferencia en la tasa de cesáreas.

VIGILANCIA DEL FETO DURANTE EL TRABAJO DE PARTO

Es fácil vigilar a la madre en trabajo de parto mediante sus signos vitales y estudios de laboratorio. La vigilancia del feto es indirecta y, por tanto, más difícil que la materna. La determinación de la frecuencia cardiaca fetal basal y sus variaciones respecto de las contracciones se puede hacer por auscultación. El rango normal de la frecuencia cardiaca fetal es entre 110 y 160 latidos/min. Frente a cifras basales > 160, preocupa el sufrimiento fetal secundario a infección, hipoxia o anemia. Cualquier deceleración prolongada de la frecuencia cardiaca fetal > 2 min de duración y < 90 latidos/min es preocupante y requiere intervención inmediata.

Aparatos electrónicos externos

Desde el advenimiento de la vigilancia electrónica de la frecuencia cardiaca fetal, rara vez se usa la auscultación intermitente en el contexto hospitalario. Los aparatos de vigilancia continua de la frecuencia cardiaca fetal son equipos estándar en la mayoría de los hospitales de Estados Unidos porque ofrecen varias ventajas respecto de la auscultación con estetoscopio de Pinard.

La información obtenida es más sutil e incluye las variaciones de la frecuencia cardiaca. Se puede decir que su máxima ventaja es que la información es más fácil de obtener y registrar. Aporta más tiempo para analizar los datos y tiene ventajas económicas, porque una enfermera puede fácilmente vigilar a numerosos pacientes. En uno de los más grandes estudios realizados en Dublín en el National Maternity Hospital y publicado en 1985, la tasa de cesáreas resulto ligeramente más alta en condiciones de vigilancia electrónica fetal (2.4 *vs.* 2.2%) y la tasa de partos vaginales quirúrgicos fue más elevada (8.2 *vs.* 6.3%). Sin embargo, hubo más fetos identificados con cifras anormales de pH en la sangre del cordón umbilical. Se ha visto que la auscultación intermitente se relaciona con una tasa más elevada de convulsiones neonatales, si bien no hay diferencias en cuanto a la parálisis cerebral durante la vigilancia a largo plazo. Hay muy pocos estudios recientes que analicen estos dos métodos de vigilancia fetal en una población obstétrica moderna. La toma de decisiones acerca del uso de tal vigilancia varía entre diferentes unidades de trabajo de parto y parto. La auscultación intermitente es predominantemente provista por enfermeras obstétricas a las embarazadas que desean menos intervención.

El tocodinamómetro externo cuenta con un transductor de presión que se coloca sobre el abdomen de la paciente, por lo general cerca del fondo del útero. Durante las contracciones uterinas el abdomen adquiere mayor firmeza y la presión se transmite a través del transductor a un tocodinamómetro que registra la contracción. Las alturas relativas de los trazos en diferentes pacientes o en diversas localizaciones en las mismas no sirven para comparar la fortaleza de las contracciones. Los tocodinamómetros externos son más útiles para medir la frecuencia de las contracciones y para comparar el trazo de la frecuencia cardiaca fetal a fin de determinar el tipo de las deceleraciones.

Un trazo de la frecuencia cardiaca fetal se valora por inspección visual respecto de ciertas características que se consideran alentadoras. En primer lugar, se determina la frecuencia cardiaca basal, que debería estar dentro del rango normal (de 110 a 160 latidos/min). Después deberán revisarse las variaciones. La variabilidad de latido a latido respecto de la línea basal se denomina variabilidad de la frecuencia cardiaca fetal, y se interpreta como ausente (< 3 latidos/min de variación), mínima (de 3 a 5 latidos/min de variación), moderada (de 5 a 25 latidos/min de variación) y marcada (> 25 latidos/min). El trazo debe mostrar irregularidad de la variabilidad latido a latido de la frecuencia cardiaca. Si bien un trazo con variabilidad mínima no es alentador, podría ocurrir también mientras el feto duerme o se encuentra inactivo. Un trazo plano con ausencia de variabilidad es más preocupante y demanda realizar otra prueba para determinar el bienestar fetal. Deben presentarse al menos de 3 a 5 ciclos de oscilación de la frecuencia cardiaca por minuto respecto de la línea basal. Por último, un trazo se puede considerar formalmente reactivo (fig. 4-6) si hay al menos dos aceleraciones de cuando menos 15 latidos/min respecto de la basal que dura al menos 15 seg en un lapso de 20 min.

Deceleraciones de la frecuencia cardiaca fetal

El trazo de la frecuencia cardiaca fetal debe también usarse para revisar las deceleraciones y, junto con el tocodinamómetro, permite determinar su tipo e intensidad. Hay tres tipos de deceleraciones: temprana, variable y tardía. Las **deceleraciones tempranas** se inician y terminan aproximadamente al mismo tiempo que las contracciones (fig. 4-7A), suelen ser producto de un aumento del tono vagal, secundario a la compresión de la cabeza fetal durante una contracción. Las **deceleraciones variables** se pueden presentar en cualquier momento y tienden a descender más precipitadamente que las tempranas o tardías (fig. 4-7C). Son resultado de la compresión del cordón umbilical.

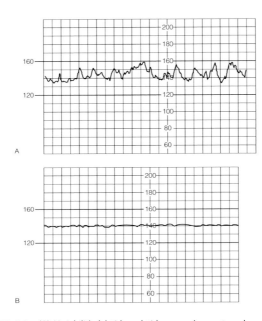

FIGURA 4-6. (**A**) Variabilidad latido a latido normal a corto y largo plazos. (**B** Variabilidad disminuida. Puede ocurrir durante el sueño fetal, después de la ingestión materna de algunos fármacos o por disminución de la función del SNC fetal, como en la asfixia.

Se pueden ver deceleraciones variables repetitivas con las contracciones cuando el cordón está atrapado bajo un hombro fetal o alrededor del cuello y se comprime con cada contracción. Las deceleraciones tardías se inician en el máximo de la contracción y regresan con lentitud a la basal, después de que termina (fig. 4-7B). Estas deceleraciones son resultado de insuficiencia uteroplacentaria y son las del tipo más preocupante. Se pueden degradar hacia bradicardias conforme avanza el trabajo de parto, en particular ante contracciones más fuertes.

Electrodo de cuero cabelludo fetal

En el caso de las deceleraciones repetitivas o en fetos con dificultad para obtener el trazo externo o con Doppler, a menudo se usa un **electrodo de cuero cabelludo fetal** (ECF), que se ancla a éste, donde se perciben las diferencias de potencial de la frecuencia cardiaca fetal creadas por la despolarización. La información obtenida del electrodo de cuero cabelludo es más sensible en términos de variabilidad latido a latido, y no está en peligro de perderse durante las contracciones por los cambios de la

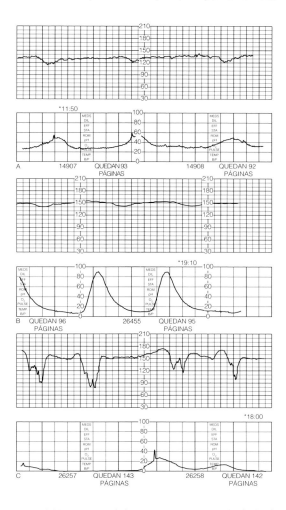

FIGURA 4-7. (**A**) En este trazo de la FCF se muestra un patrón de deceleración temprana. Note que cada deceleración regresa a la línea basal antes de concluir la contracción. El resto del trazo de FCF es alentador. (**B**) Deceleraciones tardías repetitivas en conjunción con una menor variabilidad. (**C**) Las deceleraciones variables son el cambio periódico más frecuente en la FCF durante el trabajo de parto. Hay deceleraciones variables de leves a moderadas, repetitivas. La línea basal es normal.

posición fetal. Las contraindicaciones incluyen el antecedente de hepatitis materna, infección por VIH o trombocitopenia fetal.

Valoración de la frecuencia cardiaca fetal

Si bien se ha usado ampliamente la vigilancia electrónica de la frecuencia cardiaca fetal desde las décadas de 1970 y 1980, no se han realizado y adoptado algoritmos consistentes para valorar el trazo. Por lo tanto, aún no se dilucida por completo si las anomalías de la frecuencia cardiaca fetal contribuyeron al rápido aumento de los nacimientos por cesárea desde hace 3 décadas. Esta falta de comprensión y consenso llevó a la conferencia del National Institute of Health (NIH) en el año 2008, con el objetivo de clasificar la frecuencia cardiaca fetal en tres categorías:

Categoría I. Éste es un trazo normal de la frecuencia cardiaca fetal, caracterizado por una basal normal, variabilidad moderada y ninguna deceleración variable o tardía.

Categoría II. Éste es un trazo indeterminado de la frecuencia cardiaca fetal, que incluye una variedad de deceleraciones variables y tardías, bradicardia y taquicardia, variabilidad mínima notoria, e incluso su ausencia, sin deceleraciones. La mejor forma de recordar la categoría II es que no se trata de las categorías I o III, sino cualquier otro trazo de la frecuencia cardiaca fetal.

Categoría III. Corresponde a un trazo anormal con ausencia de variabilidad de la frecuencia cardiaca fetal y deceleraciones tardías o variables recurrentes, o bradicardia. Otro trazo que también es de categoría III corresponde a un patrón sinusoidal, compatible con anemia fetal.

Si bien estas categorías constituyen un paso en la dirección correcta para proveer un abordaje apropiado y consistente del trazo de la frecuencia cardiaca fetal, no deben considerarse la última palabra en cuanto a vigilancia. En particular, ha habido críticas de que el sistema de tres clases no es suficientemente preciso e incluye una amplia variedad de trazos de categoría II. Estudios en proceso con toda probabilidad arrojarán luz sobre este tema tan importante para mejorar la identificación de los fetos en riesgo de lesión y también para mantener o incluso disminuir la tasa de cesáreas.

Catéter de presión intrauterina

Los registros de cardiotocografía externos incluyen el inicio y el final de las contracciones. Las cifras absolutas de las lecturas significan poco y dependen por completo de la posición. Además, en algunas pacientes, sobre todo en aquellas con obesidad, el tocodinamómetro no muestra mucho en cuanto a fluctuaciones respecto de la línea basal. Tiene especial importancia determinar el momento y la fortaleza de las contracciones, y se puede usar un catéter de presión intrauterina (CPIU) (fig. 4-8), que se introduce más allá de la presentación dentro de la cavidad uterina para medir sus cambios de presión. La presión intrauterina basal suele ser de entre 10 y 15 mm Hg. Las contracciones durante el trabajo de parto aumentan de 20 a 30 mm Hg en las etapas tempranas y de 40 a 60 mm Hg conforme avanza. La medida que más se usa para las contracciones uterinas es la **unidad Montevideo**, que es el promedio de la

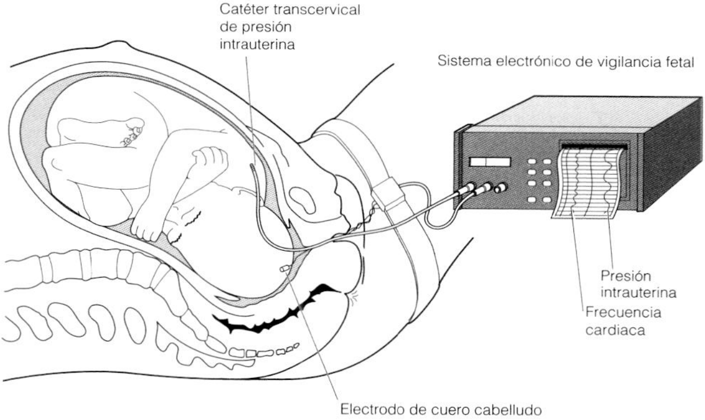

FIGURA 4-8. Técnica para la vigilancia electrónica continúa de la FCF y las contracciones uterinas.

variación de la presión intrauterina con respecto de la basal, multiplicado por el número de contracciones en un periodo de 10 min. En algunas instituciones se utiliza la unidad Alexandria, en la que se multiplican las unidades Montevideo por la duración de cada contracción.

pH del cuero cabelludo fetal, oximetría de pulso y análisis de ST

Ante un trazo no alentador de la frecuencia cardiaca fetal se puede obtener el pH del cuero cabelludo para valorar directamente la hipoxia y acidemia (fig. 4-9). Se obtiene una pequeña cantidad de sangre del feto con tubos capilares mediante una pequeña incisión en el cuero cabelludo. Los resultados son alentadores cuando el pH es > 7.25; no alentadores cuando es < 7.20, e indeterminados cuando está entre 7.20 y 7.25. Debe tenerse cuidado de evitar la contaminación de la muestra de sangre con líquido amniótico, que es básico y elevará falsamente los resultados. Si bien este recurso ahora se usa menos ya que la tecnología ha mejorado la vigilancia del feto, todavía provee información adicional sobre su bienestar. Es interesante que casi no se use ya en Estados Unidos, pero aún se utiliza en ≥ 5% de los fetos en Gran Bretaña.

Otra modalidad para valorar el estado fetal, aún experimental en este momento, es la oximetría de pulso. Con el uso de una tecnología similar a la de los dispositivos colocados en los oídos, los dedos de las manos y los pies, el oxímetro de pulso se pone dentro del útero sobre la mejilla del feto y se mide su saturación de oxígeno; una lectura > 30% es normal. Debido a que la variabilidad y las deceleraciones de la frecuencia cardiaca del feto tienen un mal valor predictivo respecto de su hipoxemia y acidemia, se emitió la teoría de

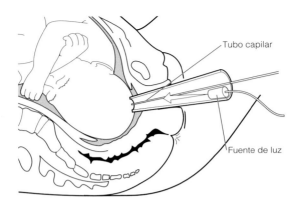

FIGURA 4-9. Técnica para la toma de muestra de sangre del cuero cabelludo fetal por medio de amnioscopio. Después de hacer una pequeña incisión punzante en el cuero cabelludo, se obtiene sangre mediante un tubo capilar.

que el oxímetro de pulso fetal sería útil para detectarlas. En un extenso estudio multicéntrico se mostró que muchos de los fetos con trazos no alentadores de la frecuencia cardiaca presentaban lecturas normales de oximetría de pulso. Sin embargo, el uso del oxímetro de pulso no repercutió sobre la tasa de cesáreas o los resultados fetales. Por ello, la FDA no aprobó esta tecnología y no se ha definido si tiene potencial de uso futuro. En fechas recientes se usó el análisis del segmento ST del electrocardiograma fetal (STAN) en una variedad de contextos. Si bien los resultados iniciales fueron promisorios, con tasas menores de cesáreas y acidemia neonatal, en un estudio grande y novedoso de Estados Unidos no se mostró beneficio para la disminución de la tasa de cesáreas o de la acidemia al nacer.

PROGRESO DEL TRABAJO DE PARTO

El trabajo de parto se valora de acuerdo con el progreso del borramiento y la dilatación cervicales, y del descenso de la presentación. Para hacerlo es importante comprender los movimientos cardinales o mecanismos del trabajo de parto.

Movimientos cardinales del trabajo de parto

Los movimientos cardinales son encajamiento, descenso, flexión, rotación interna, extensión y rotación externa (también llamada restitución o resolución) (fig. 4-10). Se dice que ocurrió el **encajamiento** cuando la presentación fetal ingresa a la pelvis. La cabeza **presenta descenso** al interior de la pelvis a continuación, seguida por **flexión**, que permite que

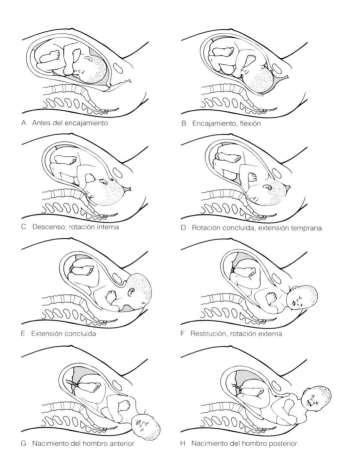

A Antes del encajamiento

B Encajamiento, flexión

C Descenso, rotación interna

D Rotación concluida, extensión temprana

E Extensión concluida

F Restitución, rotación externa

G Nacimiento del hombro anterior

H Nacimiento del hombro posterior

FIGURA 4-10. (**A-H**) Movimientos cardinales del trabajo de parto.

se presente el diámetro más pequeño a la pelvis. Con el descenso a la pelvis media, el vértice fetal presenta **rotación interna** desde una variedad de posición OT, de modo que la sutura sagital se ubica paralela al diámetro anteroposterior de la pelvis, por lo general a una variedad occipitoanterior (OA). La alteración de la rotación interna o una rotación inapropiada pueden llevar a que un feto se mantenga en variedad OT o gire erróneamente hacia la OP. Conforme el vértice pasa debajo y detrás de la sínfisis del pubis, se **presenta la extensión** para el nacimiento. Una vez que nace la cabeza, ocurre **rotación externa**, y entonces pueden nacer los hombros.

Etapas del trabajo de parto

El trabajo de parto y parto se dividen en tres periodos, cada uno con diferentes aspectos y consideraciones.

El periodo 1 se inicia con el principio del trabajo de parto y dura hasta que concluyen la dilatación y el borramiento del cérvix. El periodo 2 va desde el momento de la dilatación completa hasta el nacimiento del feto. El periodo 3 se inicia después del parto y termina con la expulsión de la placenta.

Periodo 1

El primer periodo del trabajo de parto se considera desde el inicio de la dilatación del cérvix hasta que concluye, con una duración promedio de 10 a 12 h en una nulípara y de 6 a 8 h en una multípara. El rango de lo que se considera dentro de límites normales es bastante amplio, de 6 a 20 h en una nulípara y de 2 a 12 h en una multípara. El primer periodo se subdivide en las fases latente y activa (fig. 4-11).

La **fase latente**, en general, va desde el inicio del trabajo de parto hasta los 6 cm de dilatación y se caracteriza por un cambio lento del cuello uterino. La **fase activa** es consecutiva a la latente y se extiende hasta la dilatación completa, definida por el periodo cuando la pendiente de los cambios cervicales contra el tiempo se encuentra en su máximo. Se ha mencionado una tercera fase apenas antes de la

dilatación completa, llamada de deceleración o transición.

Históricamente, las duraciones del primer periodo del trabajo de parto se derivaron en primer lugar de estudios del doctor Emanuel Friedman en las décadas de 1950 y 1960, quien encontró que durante la fase activa podían esperarse al menos 1.0 cm de dilatación/hora en una nulípara y 1.2 cm/h en una multípara. Esta expectativa mínima correspondía aproximadamente al quinto porcentil de las mujeres que entraban en trabajo de parto, y las velocidades medias de dilatación variaban de 2.0 a 3.0 cm/hora durante la fase activa, según señala la curva de Friedman. Además, los estudios de Friedman sugirieron que la fase activa empezaba a los 3 a 4 cm de la dilatación del cérvix, como se observa en la fig. 4-11. Sin embargo, investigaciones en la última década revelan un primero y un segundo periodos del trabajo de parto más prolongados, y variaciones de acuerdo con la raza/grupo étnico, edad y hábitos corporales maternos; por tanto, se han creado normas de mayor duración y el nuevo umbral para el trabajo de parto activo es de 6 cm de dilatación.

Las tres "P" (potencia, pasajero y pelvis), pueden todas afectar el tiempo de tránsito durante la fase activa del trabajo de parto. La "potencia" se determina por la fortaleza y frecuencia de las contracciones uterinas. Las dimensiones y la posición del feto, al igual que el tamaño y la forma de la pelvis materna, modifican la duración de la fase activa. Si el "pasajero" es muy grande para la "pelvis", ocurre una **desproporción cefalopélvica (DCP)**. Si la velocidad de cambio de la dilatación cervical decrece por debajo del porcentil quinto (1.0 cm/h), deben valorarse estas tres P para determinar si puede esperarse un parto vaginal. La fortaleza de las contracciones uterinas puede medirse con un CPIU y se considera adecuada con más de 200 unidades Montevideo. Los signos de CDCP incluyen desarrollo de *caput succedaneum* y moldeamiento excesivo del cráneo fetal, con palpación de suturas superpuestas.

Si no hay cambio en la dilatación cervical o la altura de la presentación durante 2 h en el contexto de unidades de Montevideo adecuadas durante la fase activa del trabajo de parto, se considera que hay una detención en la fase activa, y es una indicación en extremo frecuente de una cesárea. Sin embargo, en la última década varios estudios indicaron que si los médicos mostraran más paciencia en este contexto, al esperar 4 o más horas para hacer el diagnóstico, más de la mitad de estas pacientes avanzaría hasta el parto vaginal. Si bien el tema merece más investigación, en un contexto de vigilancia fetal continua sin signos preocupantes de la madre o el feto, parece razonable tratar dichos embarazos de manera expectante para permitir la posibilidad de un parto vaginal.

Periodo 2

Cuando el cuello uterino se ha dilatado por completo, se inicia el segundo periodo del trabajo de parto, que concluye con el nacimiento del feto. Se considera una prolongación del segundo periodo del trabajo de parto cuando dura más de 3 h en una nulípara, si bien se da 1 h adicional a aquellas pacientes con bloqueo epidural. En una multípara el segundo periodo en el trabajo de parto se prolonga cuando dura más de 2 h sin

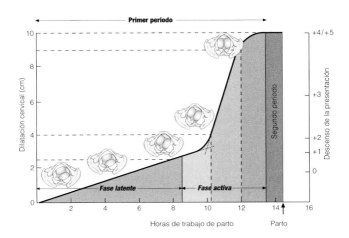

FIGURA 4-11. Progreso de la rotación desde la variedad de posición OA en etapas sucesivas en el trabajo de parto.

bloqueo epidural y al menos 3 h con tal bloqueo. En una mujer multípara sin bloqueo epidural es raro que el segundo periodo dure más de 60 min, a menos que haya macrosomía fetal, persistencia de una variedad occipitoposterior o transversa, presentación compuesta o asinclitismo. Sin embargo, los bloqueos epidurales pueden tener un efecto importante sobre la duración del segundo periodo del trabajo de parto, tanto en nulíparas como en multíparas.

Un motivo para tal efecto sobre el segundo periodo es que las mujeres a menudo presentarán poca urgencia por pujar, escasa percepción e incluso un bloqueo motor importante, y también menos capacidad de pujo. A menudo a dichas pacientes se les espera de 1 a 2 h sin pujar al inicio del segundo periodo, lo que se llama "enlentecimiento del trabajo de parto" o "descenso pasivo". Los estudios aleatorios prospectivos de las pruebas de trabajo de parto no muestran beneficio universal en todos se encuentra que las mujeres tendrán un segundo periodo más prolongado cuando ocurre. Tradicionalmente se consideraba que la prolongación del segundo periodo del trabajo de parto podría llevar a peores resultados neonatales. No obstante, estudios recientes de la duración del segundo periodo del trabajo de parto no han mostrado en realidad una diferencia entre los resultados neonatales y los del segundo periodo del trabajo de parto prolongado, en el contexto de la vigilancia cardiaca fetal. También persiste la preocupación de que la prolongación del segundo periodo del trabajo de parto lleve a una tasa más alta de incontinencia urinaria y relajación pélvica materna, pero hasta la fecha no se ha hecho ningún estudio grande prospectivo. Por tanto, el tratamiento del segundo periodo del trabajo de parto sigue siendo algo controvertido.

Vigilancia. Las deceleraciones tempranas y variables repetitivas son frecuentes durante el segundo periodo del trabajo de parto. Se puede tranquilizar al médico si estas deceleraciones se resuelven con rapidez después de cada contracción y no hay pérdida de la variabilidad en el trazo. Las deceleraciones tardías repetitivas, las bradicardias y las pérdidas de variabilidad son, todas, signos de un estado no alentador del feto. Con estos trazos la paciente debe recibir O_2 con mascarilla facial, colocarse en decúbito lateral izquierdo para disminuir la compresión de la vena cava inferior (VCI) y aumentar la perfusión uterina; si se está administrando oxitocina, debe discontinuarse de inmediato hasta que el trazo reasuma un patrón alentador. Si se percibe una deceleración prolongada como resultado de **hipertonía** (una sola contracción que dura 2 min o más) o **taquisistolia** (> 5 contracciones en un periodo de 10 min) uterinas, que se pueden diagnosticar por palpación a la exploración del tocodinamómetro, es posible administrar a la paciente una dosis de terbutalina para ayudar a la relajación del útero. Si un patrón no alentador no se resuelve con estas intervenciones, deben valorarse la situación y altura de la presentación fetales para determinar si se puede efectuar un parto vaginal quirúrgico. Si la altura de la presentación fetal es > 0 (aunque muchos clínicos requerirán que el feto se encuentre a una altura de +2 o más baja) o no se puede determinar la variedad de posición, la vía de nacimiento ideal es la cesárea.

En fechas más recientes se reconoció que la taquisistolia uterina, incluso en el contexto de ninguna deceleración de la frecuencia cardiaca fetal, puede llevar a tasas más elevadas de complicaciones. Por tanto, en presencia de taquisistolia uterina y un trazo de categoría I, si se está usando un fármaco para inducir o conducir el trabajo de parto, debe disminuirse su dosis o usar un CPIU para valorar con más precisión las unidades Montevideo generadas por las contracciones uterinas. Si la taquisistolia uterina con un trazo de categoría I ocurre de manera espontánea, requiere un seguimiento estrecho. Si ocurre un trazo de categoría II o III en este contexto, se puede administrar terbutalina para disminuir la frecuencia de las contracciones.

Parto vaginal. Conforme el feto empieza a coronar, el médico que atiende a la paciente debe vestirse con protección ocular, bata y guantes estériles (para autoprotección, así como para la prevención de infecciones maternofetales), y contar con dos pinzas, tijeras y una perilla de goma para aspiración. Históricamente, cuando se sospechaba o se confirmaba que había presencia de meconio, en muchas unidades obstétricas se usaba una trampa de aspiración de DeLee para captar el material de la vía aérea neonatal después de que nacía la cabeza y antes del nacimiento del resto del cuerpo y de que pudiese ocurrir la respiración del recién nacido. Sin embargo, después de un extenso estudio prospectivo aleatorio que mostró que dicho método de aspiración no proporcionaba beneficio, ya no se recomienda su uso sistemático.

Se cuenta con varios abordajes para el parto vaginal, pero la mayoría de los médicos admitiría que un parto tranquilo y controlado lleva a un menor traumatismo perineal. Así, por lo general, se usa una mano para sostener o dar masaje al periné y la otra para flexionar la cabeza y evitar que se extienda demasiado rápido y cause laceraciones periuretrales o labiales. Los dedos de la mano que controlan la cabeza fetal pueden también usarse para dar masaje a los labios sobre la cabeza durante el nacimiento. Cuando es necesario acelerar un nacimiento se utiliza una maniobra de Ritgen modificada (fig. 4-12) en que se emplea la base de la mano para ejercer presión sobre el periné, y los dedos debajo del ano de la mujer para extender la cabeza fetal a fin de acelerar el parto y mantener la altura de la presentación entre las contracciones, procedimiento que tiende a favorecer laceraciones perineales más grandes, pero es eficaz durante una deceleración prolongada para lograr el nacimiento.

Una vez que nace la cabeza del feto, se aspiran con la perilla de goma la boca y las vías aéreas superiores. Al concluir, se revisa que el cuello del recién nacido no tenga enrollado el cordón umbilical. Si ése es el caso, se intenta reducir la presión sobre la cabeza. Si es muy tirante, hay dos opciones: cuando el médico confía por completo en que se logrará el nacimiento pronto, se pinza y corta el cordón en este punto; si se sospecha una distocia de hombros, se intenta lograr el nacimiento del feto con el cordón enrollado intacto en la nuca.

El nacimiento del resto del feto es lo que sigue en primer término al hombro anterior mediante presión descendente directa sobre su cabeza. Una vez que se visualiza el hombro anterior, se ejerce una presión ascendente directa para el nacimiento del hombro posterior (fig. 4-13). A continuación, se hace una tracción

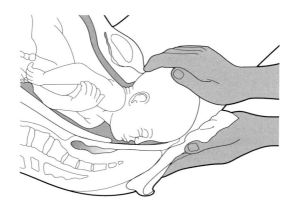

FIGURA 4-12. Nacimiento casi completo de la cabeza fetal mediante la maniobra de Ritgen modificada. Se aplica una presión ascendente moderada a la mandíbula fetal con la mano posterior cubierta por una toalla estéril, mientras se sujeta la región suboccipital de la cabeza fetal contra la sínfisis del pubis.

suave para el nacimiento del torso y el resto del feto, momento en el que se pinza y corta el cordón y se pasa el recién nacido a la enfermera obstétrica y la madre o a los pediatras que lo esperan.

Episiotomía. La **episiotomía** es una incisión que se hace en el periné para facilitar el parto. Sus indicaciones incluyen la necesidad de acelerar el nacimiento y una distocia de hombros inminente o en proceso.

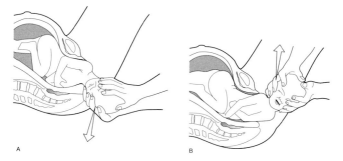

FIGURA 4-13. (**A**) Nacimiento del hombro anterior. (**B**) Nacimiento del hombro posterior.

Una contraindicación relativa de la episiotomía es la previsión de que habrá una gran laceración perineal, debido a que estas incisiones se han vinculado con un mayor riesgo de ellas. Una vez que se hace la episiotomía, deberá tenerse mucho cuidado de sostener el periné alrededor de la incisión para evitar su extensión hacia el esfínter anal o el recto mismo. Anteriormente se practicaban las episiotomías de manera sistemática en el contexto de los partos espontáneos y quirúrgicos vaginales. Sin embargo, las pruebas sugieren que la tasa de laceraciones perineales de tercero y cuarto grados aumenta con el uso de la episiotomía media en forma sistemática.

Hay dos tipos frecuentes de episiotomía: media (o en la línea media) y mediolateral (fig. 4-14). La episiotomía media, el tipo que se usa con más asiduidad en Estados Unidos, implica una incisión vertical en la línea media desde la horquilla hasta el cuerpo perineal. La episiotomía mediolateral es una incisión oblicua que se hace de la posición de 5 o 7 del cuadrante en el periné con dirección lateral. Históricamente se ha usado con menor frecuencia y, según informes, causa más dolor e infecciones de la herida. Sin embargo, se cree que las episiotomías mediolaterales originan menos extensiones de tercero y cuarto grados, en particular en pacientes con periné corto o en los partos quirúrgicos.

Parto quirúrgico vaginal. En el caso de un segundo periodo del trabajo de parto prolongado, fatiga materna o la necesidad de acelerar el parto, puede estar indicado un parto quirúrgico por vía vaginal. Las dos posibilidades son de aplicación de fórceps o asistencia por un aparato de vacío. Ambos son métodos eficaces que facilitan el parto vaginal y tienen indicaciones similares. La selección del método a utilizar depende de la preferencia y experiencia del médico, si bien conllevan riesgos ligeramente

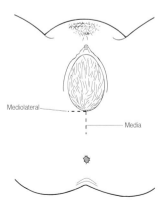

FIGURA 4-14. Ubicación de las episiotomías mediolateral y media.

diferentes de complicaciones maternas y neonatales.

Partos con fórceps. Los fórceps (fig. 4-15) cuentan con ramas que se colocan alrededor de la cabeza fetal y se corresponden con la curva cefálica para alojarla. Además, la mayoría cuenta con una curva pélvica que se acopla a la pelvis materna. La cuchara de cada fórceps se encuentra en el extremo de un tallo que se conecta con un mango. Las dos cucharas del fórceps se articulan en una ubicación entre el tronco y el mango. Una vez que se coloca el fórceps alrededor de la cabeza fetal, el obstetra utiliza diversas fuerzas vectoriales sobre los mangos para ayudar a los esfuerzos expulsivos maternos y guiar la cabeza fetal a través de la curvatura de la pelvis (tabla 4-2).

Las condiciones necesarias para una aplicación segura de fórceps incluyen dilatación completa del cérvix, membranas rotas, cabeza encajada a una altura cuando menos de +2, conocimiento absoluto de la variedad de la posición fetal, ningún dato de DCP, anestesia adecuada, vejiga vacía y, muy importante, un obstetra experimentado. En algunas instituciones también se usan aplicaciones medias de fórceps (con una altura de la presentación ente 0 y +2) y con rotación (de más de 45° de la cabeza fetal, ya sea hacia la OA u OP directas). De nuevo, un obstetra experimentado es el componente más importante en estos partos. Ya no se considera un procedimiento obstétrico seguro el uso de fórceps altos con un vértice fetal por arriba de la altura 0. Las complicaciones por aplicaciones de fórceps incluyen equimosis faciales y de la cabeza, laceraciones de la cabeza fetal, el cérvix, la vagina y el periné, parálisis del nervio facial y, rara vez, fracturas de cráneo o daño intracraneal o más de una de las mencionadas.

Extracción por vacío. El **extractor por vacío** consta de una copa ubicada sobre el cuero cabelludo fetal a través de la cual se ejerce presión negativa y un dispositivo de aspiración que se le conecta para crear un vacío. Las condiciones para el uso seguro del extractor por vacío son

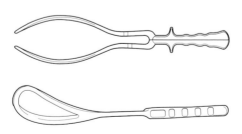

FIGURA 4-15. Fórceps.

TABLA 4-2 Clasificación de los partos con fórceps de acuerdo con la altura de la presentación y la rotación	
Tipo de procedimiento	**Clasificación**
Fórceps en el plano de salida	1. Se observa el cuero cabelludo en el introito sin separar los labios
	2. El cráneo fetal ya alcanzó el piso pélvico
	3. La sutura sagital se encuentra en el diámetro anteroposterior o en las variedades occipitoanterior u occipitoposterior derecha o izquierda
	4. La cabeza fetal se encuentra en el periné o sobre él
	5. La rotación no rebasa los 45°
Fórceps bajo	El punto más avanzado del cráneo fetal se encuentra a una altura ≥ 2, pero no en el piso pélvico
	Rotación < 45° (de occipitoanterior izquierda o derecha a occipitoanterior directa; o de occipitoposterior derecha o izquierda a occipitoposterior directa)
	Rotación > 45°
Fórceps medio	Altura de la presentación por arriba de +2 pero con la cabeza encajada
Fórceps alto	No se incluye en la clasificación

Tomada de Cunningham FG, Gant NF, Leveno KJ, *et al. Williams Obstetrics*, 19th ed. Norwalk, CT: Appleton & Lange; 1993:557.

idénticas a las del fórceps. Nunca debe elegirse usar el extractor por vacío cuando se desconoce la variedad de posición o la altura de la presentación es muy alta. La presión que se ejerce sobre la copa, y posteriormente sobre el cuero cabelludo fetal, es paralela al eje de la pelvis de la embarazada, de manera concomitante con sus esfuerzos de pujo y las contracciones uterinas. Las complicaciones más comunes del uso del extractor por vacío son laceraciones del cuero cabelludo y cefalohematomas. Sin embargo, la hemorragia subgaleal es una complicación muy rara que constituye una urgencia neonatal.

Aplicación de fórceps *vs.* extractor por vacío. Un tema muy controvertido entre los obstetras es cuál de estas formas de parto quirúrgico es más segura. En varios estudios comparativos de los dos modos de parto vaginal quirúrgico, las tasas de complicaciones neonatales graves, como la hemorragia intracraneal, no difieren estadísticamente. Sin embargo, los extractores por vacío se vinculan con una tasa más alta de cefalohematomas y distocias de hombros, en tanto que los fórceps se asocian a una tasa más elevada de parálisis del nervio facial. Respecto de las complicaciones maternas, los fórceps se relacionan con tasas más altas de laceraciones perineales de tercero y cuarto grados. Algunas de las diferencias entre estos instrumentos se deben a su diseño. Los fórceps se aplican alrededor de la cabeza fetal y las puntas de sus cucharas yacen sobre la mejilla fetal, y por tanto tienen más probabilidad de causar compresión del nervio facial. El extractor por vacío ejerce toda su fuerza sobre el cuero cabelludo fetal; por ende, los cefalohematomas son una complicación frecuente. Debido a su colocación más alta y su rigidez, los fórceps se pueden usar para aplicar una mayor fuerza descendente sobre el feto y, concomitantemente, sobre la anatomía materna. Esto podría llevar a una tasa más baja de distocias de hombros, pero a una más alta de laceraciones maternas. Al final, el factor más importante para el uso de estos instrumentos es la experiencia del obstetra. Puesto que cualquiera de ellos puede ser la herramienta ideal para situaciones diferentes específicas, es importante que los obstetras se entrenen en el uso de ambos.

Periodo 3

El tercer periodo se inicia una vez que nace el feto y concluye con la expulsión de la placenta. Suele ocurrir el desprendimiento de la placenta de 5 a 10 min después del nacimiento del lactante. Sin embargo, por lo general se considera dentro de límites normales hasta 30 min. Con la disminución abrupta del tamaño de la cavidad intrauterina después del nacimiento del feto, la placenta se desprende en forma mecánica de la pared uterina con las contracciones.

Clásicamente, el uso de oxitocina estuvo contraindicado durante el tercer periodo. Sin embargo, ello se estableció antes del uso de la ultrasonografía por la preocupación de causar un desprendimiento prematuro de placenta normoinserta en el caso de un embarazo gemelar no diagnosticado antes. Si no hay duda acerca de la conclusión del segundo periodo del trabajo de parto, se puede usar oxitocina durante el tercero para reforzar las contracciones uterinas y disminuir tanto el tiempo de expulsión de la placenta como la pérdida sanguínea.

Los tres signos de la separación de la placenta respecto de la pared uterina incluyen la elongación del cordón, un chorro de sangre y el rebote del fondo uterino conforme se desprende la placenta de su pared. No debe hacerse intento alguno de extracción de la placenta hasta que se observen estos signos, y después se logra con tracción suave sobre el cordón. Es importante no ejercer demasiada fuerza de tracción porque el cordón podría presentar avulsión y también ocurrir inversión uterina. Cuando la paciente empieza a pujar para el nacimiento de la placenta, es imperativo que el obstetra aplique presión suprapúbica con una de sus manos para sostener el útero y evitar que se invierta o prolapse (fig. 4-16). Cuando es obvia la presencia de la placenta en el introito, debe controlarse su expulsión para evitar más traumatismos perineales y desgarros de cualquiera de las membranas que a menudo arrastra la placenta al nacer.

Retención de placenta. Se hace el diagnóstico de retención de placenta cuando no se expulsa en los 30 min que siguen al nacimiento del feto. Es usual en los partos pretérmino, en particular los previables. Pero también es signo de placenta acreta, donde hubo invasión al interior del estroma endometrial o por debajo. La placenta retenida puede extraerse de manera manual. Se coloca una mano en la cavidad del útero y se usan los dedos para desprender la placenta de su superficie (fig. 4-17). Si no se puede extraer la placenta completa en forma manual, se hace un legrado para asegurar que no queden productos de la concepción (PDC) retenidos.

Reparación de una laceración. Suele hacerse después de la expulsión de la placenta. Se realiza una exploración exhaustiva de periné, labios, área periuretral, vagina, ano y cérvix para valorar las laceraciones. Las más frecuentes son las perineales, que se clasifican por la profundidad de los tejidos que afectan (fig. 4-18). Una laceración de primer grado afecta a la mucosa o la piel. Una de segundo grado se extiende hacia el cuerpo perineal pero no involucra al esfínter anal. Las laceraciones de tercer grado

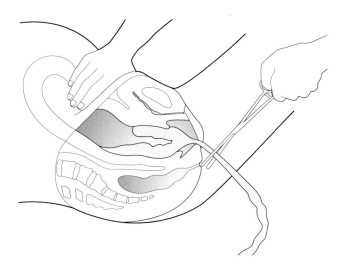

FIGURA 4-16. Extracción de la placenta con tracción sobre el cordón y compresión suprapúbica sobre el útero para prevenir una inversión uterina.

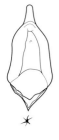

FIGURA 4-17. Extracción manual de la placenta. Los dedos se abducen, aducen y hacen avanzar hasta que se desprende por completo la placenta.

se expanden al interior del esfínter anal o lo atraviesan por completo. Ocurre una laceración de cuarto grado si ingresa a la mucosa anal misma. Siempre debe hacerse una exploración rectal, porque en ocasiones se detecta una laceración de cuarto grado "en ojal", a través de la mucosa rectal al interior de la vagina, pero con el esfínter anal aún intacto.

La reparación de cualquier laceración superficial, incluidos los desgarros perineales de primer grado, suele hacerse con puntos separados. Una laceración de segundo grado se cierra por planos. El vértice de la laceración que a menudo se encuentra más allá del anillo himeneal, se localiza y sutura de manera anclada, que después se extiende hasta el nivel de dicho anillo uniendo el tejido

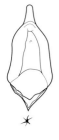
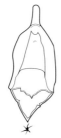
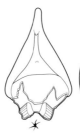
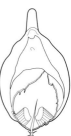

Desgarro de primer grado (superficial)

Desgarro de segundo grado (dentro del cuerpo del periné)

Desgarro de tercer grado (incluido el esfínter anal)

Desgarro de cuarto grado (al interior del recto)

FIGURA 4-18. Desgarros perineales.

vaginal. El hilo se pasa entonces detrás del anillo himeneal y se usa para unir el cuerpo perineal. En ocasiones se usa una sutura separada para colocar un "punto coronal" que une el cuerpo perineal. Por último, se cierra la piel del periné con una sutura subcuticular (fig. 4-19).

Las laceraciones de tercer grado requieren reparar el esfínter anal con varios puntos separados, y después se concluye el resto de la sutura como en una de segundo grado. Las reparaciones de cuarto grado se inician en la mucosa anal, que se cierra meticulosamente para evitar la formación de fístulas. Una vez que se repara el recto, se concluye la sutura de la laceración de cuarto grado como una de tercero.

Cesárea. Así llamada de manera simple, o como operación cesárea, se empleó con eficacia durante el siglo XX y es una de las que hoy se realizan con más frecuencia. En 2009, la tasa de cesáreas en Estados Unidos aumentó hasta 32.9%, lo que representó 50% de incremento respecto de los 15 años previos. Sin embargo, en 2014 la tasa de cesáreas declinó ligeramente, a 32.2%, tal vez en respuesta a los esfuerzos nacionales del ACOG y otras organizaciones. No se ha definido por completo y claramente por qué la tasa de cesáreas registró un aumento tan rápido de las décadas de 1990 y 2000; quizá sea un asunto multifactorial que incluye 1) razones biológicas, como tasas más elevadas de embarazos múltiples, una población de mayor edad con trastornos médicos más recurrentes y tasas más altas de sobrepeso y obesidad; 2) las preferencias de las pacientes por la cesárea electiva, también conocida como cesárea por solicitud materna (CPSM), y 3) las

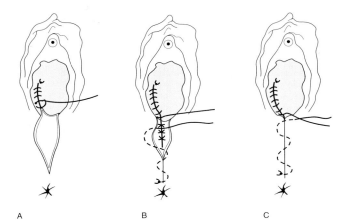

A   B   C

FIGURA 4-19. Reparación de una laceración de segundo grado (**A**) La mucosa vaginal se repara hasta el nivel del anillo himeneal. (**B**) Se conjunta entonces el tejido subcutáneo del periné. (**C**) Finalmente, la piel del periné se une en forma subcuticular.

preferencias de los obstetras en relación con el ámbito medicolegal, cada vez más pronunciado, y los incentivos económicos inadecuados para alentar la paciencia del médico. Aunque la mortalidad materna por la cesárea es baja, de aproximadamente 0.01 a 0.02%, aún es mayor que la del parto vaginal. Además, la morbilidad por infecciones, los sucesos trombóticos, la dehiscencia de herida quirúrgica y el tiempo de recuperación son más recurrentes que los correspondientes al parto vaginal. En adición, el riesgo de embarazos subsiguientes con cesárea previa es un aspecto importante a considerar cuando se realiza la primera de estas operaciones, que incluye la necesidad de cesáreas futuras y el riesgo de placenta previa y acreta.

La indicación más común de una cesárea es la falta de progreso del trabajo de parto, tal vez causada por problemas con cualquiera de las tres P. Si la pelvis es muy pequeña o el feto muy grande (según el punto de vista), se hace el diagnóstico de DCP, que lleva a un fallo en tal progreso. Si el útero simplemente no genera suficiente presión durante las contracciones, el trabajo de parto puede detenerse y llevar a un fallo de su progreso. Si esto continúa, se pueden tomar varias medidas para incrementarlo, como el uso de oxitocina o RDM. Por lo general, el transcurso de 2 h sin cambios cervicales en el contexto de contracciones uterinas adecuadas en la fase activa del trabajo de parto se considera fallo del progreso o detención en la fase activa del trabajo de parto, que a menudo llevan a una cesárea. Sin embargo, en un estudio reciente se sugiere que es razonable esperar al menos 4 h para que cambien las condiciones cervicales durante la fase activa

del trabajo de parto y conduzcan al parto vaginal en la mayoría de las pacientes.

Otras indicaciones comunes para la cesárea primaria (tabla 4-3) son presentación pélvica, situación transversa, presentación de hombro, placenta previa, desprendimiento prematuro de placenta normoinserta, intolerancia fetal del trabajo de parto, estado fetal no alentador, prolapso del cordón, prolongación del segundo periodo del trabajo de parto, intento fallido de parto vaginal o presencia de lesiones activas por herpes. En conjunto, la indicación más frecuente de cesárea es el antecedente de este tipo de operación.

Parto vaginal poscesárea.   Puede intentarse **parto vaginal poscesárea** (PVPC) si hay las condiciones apropiadas, que incluyen un obstetra de base, anestesiólogo, equipo quirúrgico y consentimiento informado por la paciente. Es necesario que la histerotomía previa sea Kerr (incisión transversa baja) o Kronig (incisión vertical baja) sin extensiones al cérvix o el segmento uterino inferior. El máximo riesgo durante una prueba del trabajo de parto poscesárea (PTPPC) es la rotura de la cicatriz uterina previa, que ocurre en alrededor de 0.5 a 1.0% de las ocasiones. Las histerotomías clásicas previas o incisiones verticales por el segmento superior engrosado del cuerpo uterino conllevan mayor riesgo de rotura uterina durante el trabajo de parto, y a las mujeres con el antecedente de este tipo de cesárea no se les suele permitir un intento de trabajo de parto. De manera similar, las cesáreas previas múltiples aumentan el riesgo de rotura uterina y son contraindicaciones relativas. Por desgracia, la inducción del trabajo de parto en el contexto de una cesárea previa

▨ **TABLA 4-3** Indicaciones de cesárea	
Tipo	**Indicación**
Materna/fetal	Desproporción cefalopélvica
	Inducción fallida del trabajo de parto
Materna	Enfermedades maternas
	Herpes genital activo
	Infección por VIH no tratada (carga viral elevada)
	Cáncer cervical
	Antecedente de operación quirúrgica intrauterina
	Cesárea clásica
	Miomectomía de grosor total
	Rotura uterina previa
	Obstrucción del conducto del parto
	Fibromas
	Tumores ováricos
Fetal	Pruebas fetales no alentadoras
	Bradicardia
	Ausencia de variabilidad de la FCF
	pH de cuero cabelludo < 7.20
	Prolapso del cordón
	Presentaciones anómalas fetales
	Pélvica, de frente, posición transversa
	Embarazos múltiples
	Primer gemelo en presentación diferente a la de vértice
	Embarazo múltiple de orden elevado
	Anomalías fetales
	Hidrocefalia
	Osteogenia imperfecta
Placentaria	Placenta previa
	Vasos previos
	Desprendimiento prematuro de placenta normoinserta

se ha vinculado con tasas más elevadas de rotura uterina, si bien no es una contraindicación absoluta. Debe asesorarse a las mujeres con indicación médica del nacimiento antes del inicio del trabajo de parto en cuanto a los riesgos relativos de la inducción y la cesárea repetida, y entonces obtener su consentimiento informado. En la tabla 4-4 se enlistan otros factores asociados con el éxito o fracaso de una PTPPC y con la rotura uterina. Los signos comunes de rotura incluyen dolor abdominal, deceleraciones de la FCF o bradicardia, disminución súbita de la presión en el CPIU y sensación materna de un "chasquido". Por lo tanto, es necesario mantener una vigilancia estrecha de las pacientes durante el trabajo de parto y parto, y proceder a un nacimiento de urgencia si se sospecha rotura uterina. Durante la década

■ **TABLA 4-4** Factores de riesgo de rotura uterina y éxito o fracaso de la PTPPC	
Aumento del éxito de la PTPPC	**Mayor riesgo de rotura uterina**
Parto vaginal previo	Más de una cesárea previa
PVPC previo	Cesárea previa clásica
Indicación no recurrente de cesárea previa (herpes, placenta previa, presentación pélvica)	Inducción del trabajo de parto
	Administración de prostaglandinas
	Uso de grandes cantidades de oxitocina
Presentación durante el trabajo de parto con:	Tiempo transcurrido desde la última cesárea
> 3 cm dilatación	< 18 meses
> 75% de borramiento	
	Infección uterina en el momento de la última cesárea
Menor éxito de la PTPPC	**Disminución del riesgo de rotura uterina**
Cesárea(s) previa(s) por desproporción cefalopélvica	Parto vaginal previo
Inducción del trabajo de parto	
PTPPC; prueba de trabajo de parto poscesárea; PVPC, parto vaginal poscesárea	

reciente, la tasa de PVPC en Estados Unidos ha descendido de tanto como 40 a 50% en algunos grupos hasta una cifra < 10%. Debido a aspectos medicolegales, muchos hospitales ya no autorizan la PTPPC, tendencia que ha contribuido a la tasa creciente de cesáreas. Debido a la falta de acceso a una PTPPC intrahospitalaria, algunas pacientes han optado por intentar el PVPC en casa.

ANALGESIA Y ANESTESIA OBSTÉTRICAS

Parto natural

Con certeza, un componente de las molestias durante el trabajo de parto es la previsión del dolor y la aprensión que acompañan al suceso. La idea que subyace al parto natural consiste en instruir a las pacientes acerca de las experiencias del trabajo de parto y parto con el fin de prepararlas para el suceso, además de usar una variedad de técnicas de relajación, baños en regadera y masajes para ayudarlas a lidiar con el dolor de las contracciones uterinas, prácticas que se han formalizado en una variedad de técnicas caracterizadas, como la del método Lamaze, que implica una serie de clases que instruyen tanto a la paciente como a un equipo de supervisión del parto y a un entrenador obstétrico en técnicas de relajación y respiración.

Intervención farmacológica sistémica

Los narcóticos o sedantes pueden ser útiles durante el primer periodo del trabajo de parto para relajar a las pacientes y disminuir el dolor, e incluyen por lo general fentanilo, nalbufina y butorfanol. En etapas tempranas del trabajo de parto suele usarse sulfato de morfina IM para lograr el alivio del dolor de la paciente y su reposo. No deben usarse sedantes cerca del momento esperado del parto, porque atraviesan la placenta y pueden deprimir al feto. Otras complicaciones de esos medicamentos son la depresión respiratoria materna y el aumento del riesgo de aspiración.

Bloqueo pudendo

El nervio pudendo transcurre apenas detrás de la espina ciática y su unión con el ligamento sacroespinoso. Con el bloqueo pudendo se inyecta anestésico en ese sitio a ambos lados para obtener anestesia perineal. Suele usarse un bloqueo pudendo en caso de un parto vaginal quirúrgico con fórceps o extractor por vacío. Puede combinarse con la infiltración local del periné para asegurar su anestesia (fig. 4-20).

Anestesia local

En pacientes sin anestesia que requerirán una episiotomía se utiliza la infiltración local con un anestésico. También se usa antes de la reparación de laceraciones vaginales, perineales y periuretrales.

Anestesia epidural y raquídea

Por lo general, se aplican bloqueos epidurales a las pacientes que desean anestesia durante la fase activa del trabajo de parto y el parto. Muchas pacientes se preocupan en cuanto a daños de nervios y dolor por el bloqueo epidural mismo. Una interconsulta temprana con un anestesiólogo puede ayudar a responder preguntas en cuanto al bloqueo epidural. El catéter epidural se coloca en el espacio entre L3-L4 cuando la paciente requiere analgesia, si bien por lo general hasta que el trabajo de parto se considere en la fase activa. Una vez que se coloca el catéter, se administra una

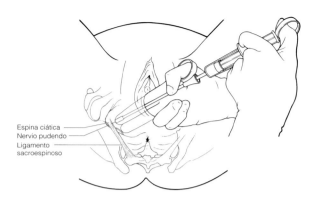

FIGURA 4-20. Técnica del bloqueo pudendo transvaginal.

carga inicial del anestésico y se inicia la administración continua. Nuevamente, el bloqueo epidural no suele eliminar toda sensación y puede en realidad ser lesivo para la capacidad de pujo en el segundo periodo en tal caso. Sin embargo, si la paciente requiere de una cesárea, se puede administrar una carga de anestésico epidural y esto suele proveer la anestesia adecuada.

La anestesia raquídea provee alivio del dolor en una región similar a la de un bloqueo epidural, pero difiere porque se aplica en una sola dosis directamente hacia el conducto raquídeo, lo que lleva al inicio más rápido. Se usa más a menudo para la cesárea que para el parto vaginal. Una complicación frecuente de ambas formas de anestesia es la hipotensión materna secundaria a la disminución de la resistencia vascular sistémica, que puede llevar a reducir la perfusión placentaria y bradicardia fetal. Una complicación más grave puede ser la depresión respiratoria materna si el analgésico alcanza un nivel suficientemente alto para afectar la inervación diafragmática. Una cefalea raquídea por la pérdida de líquido cefalorraquídeo es una complicación posparto que se observa en menos de 1% de las pacientes.

Anestesia general

Aunque rara vez se usa para el parto vaginal, puede utilizarse para la cesárea, en particular en el contexto de una urgencia. Para cesáreas menos urgentes suele preferirse la anestesia epidural o raquídea. Las dos principales preocupaciones por la anestesia general son: el riesgo de aspiración materna y el de hipoxia de la madre y el feto durante la inducción. Así, cuando se elige la vía de la anestesia para una cesárea, debe valorarse la urgencia del nacimiento. Son motivos usuales para una cesárea de urgencia el desprendimiento prematuro de placenta normoinserta, la bradicardia fetal, el prolapso del cordón umbilical, la rotura uterina o la hemorragia por una placenta previa.

PUNTOS CLAVE

- La exploración física de una embarazada en trabajo de parto y parto a menudo incluye las maniobras de Leopold, una exploración con espejo vaginal estéril y una revisión del cérvix.

- Es importante determinar tanto la presentación del feto como el estado del cérvix. La revisión cervical incluye dilatación, borramiento, altura de la presentación, consistencia y posición.

- El trabajo de parto se puede inducir o conducir con prostaglandinas, oxitocina, tallos de laminaria, una sonda de Foley con globo inflado y la RDM artificial.

- El feto se puede vigilar durante el trabajo de parto mediante aparatos electrónicos externos, electrodo de cuero cabelludo, ultrasonografía y pH del cuero cabelludo fetal.

- El trabajo de parto se divide en tres periodos: el primero se extiende hasta la dilatación completa del cérvix, el segundo hasta el nacimiento del feto y el tercero hasta la expulsión de la placenta.

- La aplicación de fórceps y la extracción por vacío son dos formas de parto quirúrgico vaginal que se usan para acelerar el nacimiento.

- La cesárea tiene múltiples indicaciones y es la operación quirúrgica que se realiza con más frecuencia en Estados Unidos.

- Debido a que la indicación más común de cesárea es otra cesárea, debería intentarse lograr el parto vaginal en el primer embarazo.

- La anestesia obstétrica brinda a la paciente más comodidad durante el trabajo de parto.

- Los bloqueos epidurales se usan en general durante el trabajo de parto, en tanto que los raquídeos más a menudo para una cesárea.

- La anestesia epidural lleva a un segundo periodo de trabajo de parto más prolongado, pero ofrece mejor control durante el coronamiento.

- En ocasiones se usa anestesia general en contextos de urgencia.

CASOS CLÍNICOS

CASO 1

Una mujer de 31 años de edad G1P0 acude a las 39 sem y 4 d de gestación a la sala de trabajo de parto y parto con contracciones regulares que se presentan cada 3 a 5 min y duran de 30 a 90 seg. No está segura de si ha escurrido líquido alguno de su vagina. Se hace su interrogatorio y se realiza una exploración física.

1. ¿Cuál de las siguientes circunstancias apoyaría una RDM?
   a. Papel de nitrazina que permanece naranja al exponerse al líquido vaginal
   b. Una prueba negativa de cristalización en helecho
   c. Una ultrasonografía con ILA normal
   d. Una prueba del tampón negativa
   e. Exploración con espejo vaginal donde se observa un cúmulo de líquido en la vagina

2. Se determina que sus membranas se rompieron y se ingresa para tratamiento activo del trabajo de parto. El primer periodo del trabajo de parto:
   a. Incluye una fase activa y una latente
   b. Se inicia cuando el cérvix ya se dilató por completo
   c. Se considera prolongado si su duración es > 2 h en una nulípara
   d. Se inicia con las contracciones de Braxton Hicks
   e. Suele vincularse con deceleraciones tempranas y variables repetitivas

3. A la exploración se intenta determinar la presentación fetal. ¿Cuál de las siguientes presentaciones y variedades de posición sería más favorable para lograr el parto vaginal?
   a. Pélvica
   b. Transversa
   c. De vértice con occipucio posterior
   d. De vértice con occipucio anterior
   e. De vértice con occipucio transverso

4. La paciente presenta dilatación sin dificultad hasta los 10 cm e inicia el segundo periodo del trabajo de parto. Está pujando de manera eficaz, pero durante las contracciones se notan deceleraciones en los trazos de la frecuencia cardiaca. ¿Cuáles de las siguientes serían más preocupantes?
   a. Deceleraciones tempranas aisladas
   b. Deceleraciones variables repetitivas que se resuelven con rapidez después de cada contracción
   c. Deceleraciones tempranas repetitivas y variables
   d. Deceleraciones tardías repetitivas y pérdida de

la variabilidad entre las contracciones

e. Ausencia de deceleraciones

5. Se impulsa la cabeza del feto con el pujo hacia el periné y se extraen la cabeza y los hombros sin complicación. Se pinza el cordón y ocurre la expulsión de la placenta. Se revisa en cuanto

a laceraciones. Una laceración de segundo grado:

a. Involucra a la mucosa anal

b. Suele vincularse con laceraciones en ojal

c. Afecta la mucosa o la piel exclusivamente

d. Cicatrizará sin reparación

e. Se extiende hacia el cuerpo perineal pero no afecta al esfínter anal

CASO 2

Una mujer de 26 años de edad G2P2001 se atiende a las 40 sem y 2 d de gestación en la clínica de cuidados prenatales. Experimenta contracciones ocasionales y tiene una sensación de presión en la vagina, pero no siente que esté en trabajo de parto (ya tuvo uno). Su primer niño nació a la semana 41 después de una inducción, con el resultado de un parto vaginal espontáneo normal. Está interesada también en una inducción para este embarazo. Se hace una exploración cervical y se discuten con ella sus opciones.

1. ¿Cuál de las siguientes exploraciones cervicales es la más favorable para la inducción del trabajo de parto?

a. Cérvix cerrado, posterior, firme, con 0% de borramiento

b. Cérvix blando, en posición intermedia, con 3 cm de dilatación, 50% de borramiento y una altura de la presentación de −2

c. Cérvix blando, anterior, con 4 cm de dilatación, 80% de borramiento y una altura de la presentación de −1

d. Cérvix intermedio, posterior, consistente, con dilatación de 2 cm, borrado en 30%

e. Cérvix blando, posición intermedia, 3 cm de dilatación, 5% borrado, con una altura de la presentación de −3

2. En las mujeres a las que se les realizó inducción del trabajo de parto con una calificación de Bishop de 5 o menor, ¿cuál de los siguientes suele usarse como primer paso?

a. Prueba sin estrés

b. Oxitocina IV por goteo

c. Aplicación cervical de prostaglandina E_2

d. Cesárea

e. Debería evitarse todo intento de inducción con una calificación de Bishop < 5

3. ¿Cuál de las siguientes no es una contraindicación del uso de prostaglandinas para la inducción del trabajo de parto?

a. Asma materna

b. Trazo fetal no alentador

c. Antecedente de cesárea

d. Glaucoma materno

e. LES materno

4. Una vez que la paciente está en trabajo de parto activo y con 6 cm de dilatación, se observa que en dos exploraciones subsiguientes no ha habido progreso. ¿Cuál de los siguientes sería apropiado para valorar lo adecuado de las contracciones?

a. Aplicación de electrodo de cuero cabelludo fetal
b. Catéter de presión intrauterina
c. Ultrasonografía abdominal
d. Exploración con espejo
e. Cuantificación de oxitocina sérica

CASO 3

Una mujer de 34 años de edad G3P2002 se ingresa a la sala de trabajo de parto y parto a las 38 sem y 6 d de gestación para atención activa del trabajo de parto después de que se determinó que sus membranas se habían roto y tenía 3 cm de dilatación. Su cérvix se ha estado dilatando en forma constante y ahora presenta 6 cm de dilatación. Está muy incómoda y considera sus contracciones muy dolorosas. Su pareja también está muy preocupada porque necesita alivio del dolor.

1. Se informa a la paciente que
   a. Se dispone de narcóticos, pero deberían reservarse para un momento más cercano al del nacimiento, cuando su dolor será el máximo
   b. Si continúa con el parto natural y, en un momento dado, necesita una cesárea, requerirá anestesia general
   c. La anestesia raquídea es su mejor opción porque brinda una inyección constante del medicamento durante un periodo prolongado
   d. No puede realizarse bloqueo epidural hasta ahora, porque no está aún en la fase activa del trabajo de parto
   e. Se puede incorporar una variedad de técnicas de relajación a su trabajo de parto, además de los analgésicos

2. Con un control adecuado del dolor dilata hasta 10 cm y se inicia el segundo periodo del trabajo de parto. ¿Cuál de los siguientes es el orden correcto de los movimientos cardinales del trabajo de parto?
   a. Rotación interna, encajamiento, descenso, flexión, extensión, rotación externa
   b. Encajamiento, descenso, extensión, rotación interna, flexión, rotación externa
   c. Rotación interna, descenso, encajamiento, flexión, extensión, rotación externa
   d. Encajamiento, descenso, flexión, rotación interna, extensión, rotación externa
   e. Encajamiento, descenso, rotación interna, extensión, flexión, rotación externa

3. ¿Qué maniobra suele incluir un parto vaginal no complicado?
   a. Soporte perineal para disminuir los traumatismos
   b. Una episiotomía para acelerar el parto
   c. Aplicación del extractor por vacío si la altura de la presentación fetal es baja

d. Fórceps para ayudar a los esfuerzos maternos
e. La maniobra de McRoberts

4. La etapa 3 se inicia después del parto del feto y por lo general implica ¿cuál de los siguientes?
   a. Separación placentaria

b. Detención del goteo de oxitocina si se usó durante la etapa 2
c. Aumento abrupto de las dimensiones de la cavidad uterina
d. Prolapso uterino
e. Retraso de 60 min antes del nacimiento de la placenta

CASO 4

Una mujer de 24 años de edad G2P1001 se atiende a las 39 semanas y 3 días de gestación en la clínica. Ha estado experimentando contracciones más frecuentes y cree que podría estar en trabajo de parto. Su último embarazo terminó con una cesárea después de una detención en el periodo 1. No había datos de desproporción cefalopélvica. Antes, durante la evolución del embarazo actual había deseado una cesárea programada, pero ahora que podría estar en trabajo de parto desearía tratar de lograr un parto vaginal.

1. ¿Cuál sería una contraindicación de una prueba de trabajo de parto después de cesárea (PTPPC)?
   a. Una histerotomía clásica previa
   b. Una histerotomía de Kerr previa
   c. Un feto pequeño para su edad de gestación (PEG)
   d. Oligohidramnios
   e. Madre EGB +

2. Después del asesoramiento y el consentimiento, la paciente acepta una prueba de trabajo de parto y después de la dilatación hasta 10 cm empieza a pujar. Una hora más tarde su trazo de la frecuencia cardiaca fetal muestra ausencia de variabilidad y una basal que ha aumentado hasta 180 latidos/min. La altura de la presentación fetal es

ahora suficientemente baja para considerar el uso de fórceps o extractor por vacío. ¿Cuál de los siguientes no se requiere para una aplicación de fórceps?
   a. Anestesia adecuada
   b. Datos de desproporción cefalopélvica
   c. Dilatación completa del cérvix
   d. Al menos una cabeza encajada y una altura de 2
   e. Conocimiento de la posición fetal

3. Se decide intentar una extracción por vacío. ¿Cuál de las siguientes es la complicación más frecuente?
   a. Parálisis de nervio facial fetal
   b. Laceración perineal materna
   c. Cefalohematoma
   d. Fractura del cráneo fetal
   e. Prolongación del periodo 3

RESPUESTAS

CASO 1

PREGUNTA 1

Respuesta correcta E:
El diagnóstico de RDM se sospecha por el antecedente de un chorro o escurrimiento de líquido de la vagina. Se puede confirmar por las pruebas de cúmulo, nitrazina o cristalización en helecho. Si los resultados son imprecisos, por ultrasonografía se puede valorar la cantidad de líquido que rodea al feto. Se utiliza la prueba del tampón en situaciones en que se necesita un diagnóstico preciso e implica el uso de amniocentesis para inyectar colorante índigo carmín diluido y buscar escurrimiento del líquido teñido de azul desde el cérvix a un tapón.

PREGUNTA 2

Respuesta correcta A:
El primer periodo del trabajo de parto incluye una fase activa y una latente. Las contracciones de Braxton Hicks son irregulares y no dan lugar a cambios cervicales, lo que es frecuente durante el tercer trimestre del embarazo. Las otras opciones de respuesta se asocian con el segundo periodo del trabajo de parto.

PREGUNTA 3

Respuesta correcta D:
La variedad de posiciones en la presentación fetal de vértice depende de la relación del occipucio fetal con la pelvis materna. Las variedades occipitotransversa y occipitoposterior pueden llevar a la prolongación del trabajo de parto y a una tasa más elevada de cesáreas. Las presentaciones pélvica y transversa también se relacionan con prolongación del trabajo de parto y, ya identificadas, se tratan por versión cefálica externa o, si falla, por cesárea, en la mayoría de los centros de obstetricia de Estados Unidos. El parto vaginal pélvico todavía se ofrece en algunas unidades hospitalarias, pero incluso en ese contexto el riesgo de cesárea es todavía mayor que en las presentaciones de vértice.

PREGUNTA 4

Respuesta correcta D:
Las deceleraciones tempranas y las variables repetitivas que se resuelven con rapidez entre contracciones son comunes en el segundo periodo del trabajo de parto. Las deceleraciones tardías repetitivas, las bradicardias y la pérdida de variabilidad son signos de un estado fetal no alentador.

PREGUNTA 5

Respuesta correcta E:
Las laceraciones de segundo grado se extienden hacia el cuerpo perineal, pero no afectan al esfínter anal, en tanto que las del primer grado afectan solo a la mucosa o la piel, y las de cuarto grado en ocasiones pueden ser a manera de ojales, donde la mucosa rectal pierde continuidad pero el esfínter está íntegro. Todas las laceraciones,

excepto las poco profundas de primer grado, suelen repararse después de la expulsión de la placenta.

CASO 2

PREGUNTA 1

Respuesta correcta C:
La calificación de Bishop es un método de valoración del cérvix y los puntos asociados de la altura de la presentación, así como la dilatación, el borramiento, la consistencia y la posición cervicales. A mayor calificación de Bishop, más probabilidad de parto vaginal exitoso después de la inducción del trabajo de parto. La blanda es la mejor consistencia; la anterior, la mejor posición, y a mayor dilatación y borramiento, más favorable el cérvix para la inducción o conducción.

PREGUNTA 2

Respuesta correcta C:
Una calificación de Bishop ≤ 5 puede llevar al fracaso de la inducción tan a menudo como en 50% de las ocasiones. En estas pacientes suele usarse prostaglandina E_2 (PGE_2) en gel, el pesario de PGE2 o PGE1M (misoprostol), para "madurar" el cérvix. La oxitocina se usa para inducir el trabajo de parto con una calificación de Bishop > 5.

PREGUNTA 3

Respuesta correcta E:
Hay contraindicaciones tanto maternas como obstétricas para el uso de las prostaglandinas. Los motivos maternos incluyen asma y glaucoma, en tanto que las obstétricas incluyen una cesárea previa y un trazo no alentador de la frecuencia cardiaca fetal. Todas estas son contraindicaciones relativas, que permiten a cada médico decidir dependiendo de la situación clínica específica. Puesto que la PGE_2 en gel no puede retirarse con la facilidad de la oxitocina, hay riesgo de hiperestimulación uterina y contracciones tetánicas.

PREGUNTA 4

Respuesta correcta B:
El catéter de presión intrauterina (CPIU) se inserta en la cavidad del útero para medir directamente los cambios de presión durante las contracciones y valorar si son adecuadas. Con un electrodo de cuero cabelludo fetal se puede vigilar directamente la frecuencia cardiaca fetal y su variabilidad. La ultrasonografía abdominal y la exploración con espejo no se usan para valorar si las contracciones son adecuadas. La concentración de oxitocina sérica no se determina de manera sistemática.

CASO 3

PREGUNTA 1

Respuesta correcta E:
Una variedad de técnicas de relajación, incluido el método Lamaze, se ha perfeccionado para aliviar el dolor del trabajo de parto. La paciente se encuentra ahora en la fase activa en el trabajo de parto, porque ha dilatado más de 4 cm y, por tanto, es elegible para un bloqueo epidural. La anestesia raquídea se administra como una carga única. No deberían usarse narcóticos

cerca del momento del nacimiento, ya que pueden causar disminución del impulso respiratorio del feto. La anestesia general se usa solo rara vez en situaciones de urgencia para una cesárea.

PREGUNTA 2

Respuesta correcta D:
El orden correcto de los movimientos cardinales del trabajo de parto es encajamiento, descenso, flexión, rotación interna, extensión y rotación externa.

PREGUNTA 3

Respuesta correcta A:
El obstetra suele proveer soporte perineal con los dedos de la mano, que mantienen presión sobre el periné para prevenir un nacimiento súbito incontrolado, con el fin de disminuir la extensión y profundidad de las laceraciones perineales. La episiotomía se usa para acelerar el parto, en particular en caso de su inminencia o de una distocia de hombros en proceso. Los fórceps y los extractores por vacío constituyen ambos herramientas para el parto quirúrgico, que se usan a menudo en caso de prolongación del segundo periodo o para acelerar al nacimiento. La maniobra de McRoberts se emplea cuando hay distocia de hombros.

PREGUNTA 4

Respuesta correcta A:
Ocurre la separación placentaria de la pared uterina de manera secundaria al cizallamiento mecánico por una disminución abrupta del tamaño de la cavidad intrauterina después del nacimiento del feto. Esto se percibe por el médico como un chorro de sangre, la elongación del cordón y el rebote fúndico uterino. El prolapso uterino puede ser una complicación grave, por lo que quien provee la atención obstétrica debería aplicar presión suprapúbica cuando la paciente empieza a pujar para expulsar la placenta. Se usa oxitocina en el tercer periodo para disminuir la pérdida sanguínea y el tiempo que requiere la expulsión de la placenta.

CASO 4

PREGUNTA 1

Respuesta correcta A:
Una histerotomía clásica previa u otra incisión vertical constituyen contraindicaciones absolutas de PTPPC, dado el mayor riesgo de rotura uterina. Se requiere que las incisiones previas sean de Kerr (horizontal baja) y Kronig (vertical baja) para una PTPPC. Las madres EGB + deberían recibir antibióticos profilácticos durante el trabajo de parto, pero pueden proceder a la PTPPC. El feto con oligohidramnios y PEG no constituye una contraindicación de PTPPC.

PREGUNTA 2

Respuesta correcta B:
Anestesia adecuada, dilatación completa del cérvix, altura de la presentación ≤ 2 con cabeza encajada y conocimiento de la variedad de la posición fetal, son todos requerimientos para la aplicación de fórceps. Los datos de desproporción cefalopélvica constituyen una

contraindicación de la aplicación de fórceps.

PREGUNTA 3

Respuesta correcta C:
La parálisis del nervio facial, las laceraciones maternas y las fracturas de cráneo fetales se asocian con el parto con fórceps. Suele observarse un periodo 3 del parto prolongado en los pretérmino y ante una placenta acreta, y no se vincula con la vía del nacimiento. El cefalohematoma y las laceraciones del cuero cabelludo son las complicaciones más frecuentes de la extracción por vacío.

HEMORRAGIA PREPARTO

La hemorragia obstétrica es la principal causa de muerte materna en Estados Unidos y una de las primeras de morbilidad y mortalidad perinatales. En 2012 fue la cuarta causa de muerte materna por factores obstétricos en Estados Unidos. Durante el embarazo tiene diferentes orígenes de acuerdo con el trimestre. Como se explicó en el capítulo 2, la hemorragia del primer trimestre se asocia con aborto espontáneo, embarazo ectópico e incluso embarazos normales. La hemorragia vaginal del tercer trimestre se presenta en 4 a 5% de las embarazadas y puede ser obstétrica o no (tabla 5-1), y ocurrir en los periodos preparto o posparto (capítulo 12); las principales causas en el primero incluyen placenta previa (20%) y desprendimiento prematuro de placenta normoinserta (30%).

PLACENTA PREVIA

PATOGENIA

La placenta previa se define como aquella de implantación anormal que cubre el orificio interno cervical (fig. 5-1). Ocurre una **placenta previa completa** cuando el órgano cubre por completo el orificio interno. La **placenta previa parcial** es la que cubre solo una porción de ese orificio.

TABLA 5-1 Diagnóstico diferencial de la hemorragia preparto	
Causas obstétricas	
Placentarias	Placenta previa, desprendimiento prematuro de placenta normoinserta, vasos previos
Maternas	Rotura uterina
Fetales	Rotura de vasos fetales
Causas no obstétricas	
Cervicales	Cervicitis grave, pólipos, displasia/cáncer cervicales
Vaginales/vulvares	Laceraciones, varices, cáncer
Otras	Hemorroides, trastorno hemorrágico congénito, traumatismo abdominal o pélvico, hematuria

Adaptado de Hacker N, Moore JG. *Essentials of Obstetrics and Gynecology.* Philadelphia, PA: WB Saunders; 1992:155.

La **placenta previa marginal** corresponde a la que alcanza el borde del orificio cervical interno con su borde. Una **placenta de inserción baja** es aquella ubicada en el segmento uterino inferior en estrecha proximidad con el orificio interno, pero sin alcanzarlo. Rara vez puede haber vasos fetales que cubren el cérvix, y se conocen como **vasos previos** (que se abordan más adelante en este capítulo).

Se desconoce por qué algunas placentas se implantan en el segmento uterino inferior más que en el fondo del útero. Las cicatrices del órgano pueden predisponer a la implantación placentaria en su segmento inferior. Hasta 6% de las embarazadas muestra datos sonográficos de placenta previa en un estudio temprano. Con el avance del embarazo, más de 90% de tales placentas de inserción baja identificadas en etapas tempranas de la gestación parecerán desplazarse del cérvix fuera del segmento uterino inferior. Aunque se ha empleado la denominación **migración placentaria**, la mayoría de los expertos no cree que la placenta en realidad se desplace. El movimiento aparente de la placenta es con toda probabilidad debido al desarrollo del segmento uterino inferior. Adicionalmente, podría ser que creciese de manera preferencial hacia un fondo con mejor vascularización (trofotropismo), considerando que la que cubre el cérvix, menos vascularizado, puede presentar atrofia. En algunos casos esto deja vasos sanguíneos atróficos que transcurren a través de las membranas sin respaldo de tejido placentario o cordón umbilical. Si esto ocurre sobre el cérvix, origina **vasos previos**. Cuando la atrofia es incompleta y deja un lóbulo placentario bien definido respecto del resto

de la placenta, se le denomina **lóbulo succenturiado**.

La hemorragia asociada con la placenta previa es resultado de pequeñas roturas de su inserción durante el desarrollo normal y el adelgazamiento del segmento uterino inferior en el tercer trimestre. La sangre actúa como irritante uterino y estimula las contracciones, que a su vez favorecen una mayor separación de la placenta y la pérdida sanguínea. Aunque pueden ser motivo de hospitalización, estas hemorragias iniciales rara vez constituyen un problema importante. Durante el trabajo de parto, conforme el cérvix se dilata y borra, suele haber una separación placentaria y una hemorragia inevitable. Como resultado, pueden ocurrir hemorragia profusa y un estado de choque que llevan a una morbilidad y mortalidad maternas y fetales significativas. Se calcula la mortalidad materna en 0.03% de los casos de placenta previa en Estados Unidos. Si bien la mortalidad materna y perinatal debido a placenta previa ha descendido con rapidez en Estados Unidos en las décadas recientes, la tasa de mortalidad perinatal es todavía 10 veces mayor que en la población general. La mayor parte de esta morbilidad y mortalidad se asocian con el parto pretérmino, que es causa de 60% de las muertes perinatales. En la tabla 5-2 se enlistan otros factores de riesgo fetales asociados con la placenta previa.

La placenta previa puede también complicarse por acretismo (placenta previa acreta). La **placenta acreta** es una condición en la que el órgano invade la pared uterina de manera inseparable. Cuando la invasión se extiende hasta el miometrio se habla de **placenta increta**, y cuando atraviesa el miometrio y la serosa, de una **placenta percreta**. En algunos

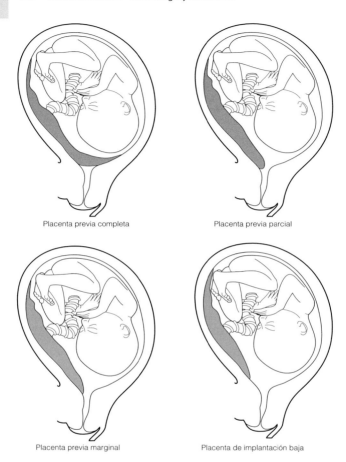

Placenta previa completa

Placenta previa parcial

Placenta previa marginal

Placenta de implantación baja

FIGURA 5-1. Clasificación de la placenta previa.

casos de placenta percreta la invasión puede involucrar a otros órganos, como la vejiga en la cara anterior o el recto en la posterior.

La placenta acreta consiste en la incapacidad de ésta de separarse de la pared uterina después del parto, lo que puede causar una hemorragia profusa y estado de choque, con morbilidad y mortalidad maternas significativas, así como necesidad de histerectomía; lesiones quirúrgicas de los uréteres, la vejiga y las vísceras, así como síndrome de dificultad respiratoria del adulto, insuficiencia renal, coagulopatía y muerte. La pérdida

TABLA 5-2 Complicaciones fetales asociadas con la placenta previa
Parto pretérmino y sus complicaciones
RPDMP
RCIU
Presentación fetal anómala
Anomalías congénitas

RCIU, retraso del crecimiento intrauterino; RPDMP, rotura prematura de membranas pretérmino. Adaptada de Hacker N, Moore JG. *Essentials of Obstetrics and Gynecology*. Philadelphia, PA: WB Saunders; 1992:155.

sanguínea promedio al nacimiento en mujeres con placenta acreta es de 3 000 a 5 000 mL. Históricamente, la indicación más frecuente de histerectomía periparto ha sido la atonía uterina. Publicaciones recientes sugieren que esto podría estar cambiando, ya que la placentación anormal es un motivo cada vez más usual para la histerectomía periparto. Con el aumento en la tasa de cesáreas y la disminución de los partos vaginales poscesárea (PVPC), esta cifra quizás aumente más en el futuro. Además, en varios centros obstétricos la placenta acreta se ha convertido en el motivo principal de una cesárea histerectomía.

Sesenta y seis por ciento de las mujeres con placenta previa y placenta acreta asociada requieren una histerectomía en el momento del parto (**histerectomía periparto**). Rara vez la placenta acreta puede llevar a una rotura uterina espontánea en el segundo o tercer trimestres, con el resultado de una hemorragia intraperitoneal, emergencia que pone en riesgo la vida. Hay grados menores de placenta acreta que conducen a una hemorragia posparto ligeramente mayor, pero que no requieren el tratamiento intensivo que a menudo requiere una placenta

acreta, más extensa. En la tabla 5-3 se resumen las anomalías de la placentación.

EPIDEMIOLOGÍA

Ocurre placenta previa en aproximadamente 3.5 a 5 por 1 000 nacimientos y contribuye con casi 20% de las hemorragias preparto. Se presenta en hasta 1 a 5% de las mujeres con el antecedente de cesárea. Debido a que la hemorragia de la placenta previa suele dar lugar al parto, que podría ocurrir pretérmino, es una indicación frecuente de parto pretérmino. La placenta previa puede también complicarse por un acretismo (placenta previa acreta) en alrededor de 5% de los casos. El riesgo aumenta en mujeres con placenta previa en el contexto de una cesárea previa, en cuyo caso el riesgo de acreta concomitante es de aproximadamente 3, 11, 40, 61 y 67% con una, dos, tres, cuatro y cinco de esas operaciones, respectivamente.

Las anomalías en la placentación son resultado de sucesos que impiden la migración de la placenta durante el desarrollo progresivo normal del segmento uterino inferior durante el embarazo (tabla 5-4). Se cree que el antecedente de implantaciones placentarias previas y las

■ **TABLA 5-3** Anomalías de la placentación	
Placenta circunvalada	Ocurre cuando las membranas se doblan en retroceso sobre el borde de la placenta y forman un anillo denso en su periferia. A menudo considerada una variante del desprendimiento prematuro de placenta normoinserta, es causa importante de hemorragias en el segundo trimestre.
Placenta previa	Se presenta cuando la placenta se desarrolla sobre el orificio cervical interno. Sus tipos incluyen completa, parcial y marginal.
Placenta acreta	Adherencia anormal de parte o toda la placenta a la pared uterina. Se puede vincular con una de localización normal, pero su incidencia aumenta en la placenta previa.
Placenta increta	Implantación anormal en la que la placenta invade el miometrio.
Placenta percreta	Implantación anormal en la que placenta invade el miometrio y alcanza la serosa uterina. En ocasiones la placenta puede invadir órganos adyacentes como la vejiga o el recto.
Vasos previos	Ocurre cuando la inserción velamentosa del cordón causa que los vasos sanguíneos pasen sobre el orificio cervical interno. También se observa en las placentas velamentosa y succenturiada.
Placenta velamentosa	Ocurre cuando los vasos sanguíneos se insertan entre el amnios y el corion, lejos del borde de la placenta, lo que los deja en gran parte sin protección y vulnerables a la compresión o lesión.
Placenta succenturiada	Un lóbulo extra de la placenta que se implanta a alguna distancia del resto del órgano. Los vasos fetales pueden transcurrir entre los dos lóbulos, posiblemente sobre el cérvix, lo que deja a estos vasos sanguíneos sin protección y en riesgo de rotura.

cicatrices uterinas contribuyen a la placentación anormal en embarazos posteriores. Así, el riesgo de placenta previa aumenta en las pacientes con antecedente de operaciones quirúrgicas uterinas como la miomectomía o la resección de un tabique uterino. Otros factores de riesgo incluyen anomalías uterinas, embarazos múltiples, multiparidad, edad materna avanzada, tabaquismo y antecedente de placenta previa. La posibilidad de una placenta previa se incrementa mucho con cada cesárea adicional, lo que pone a aquellas mujeres con cesáreas repetidas en riesgo significativo con cada embarazo adicional. Cabe destacar que debido a que a muchas pacientes se les realiza una ultrasonografía obstétrica sistemática, la placenta marginal o de inserción baja en el segundo trimestre suele diagnosticarse cuando el borde placentario está a < 2 cm respecto del orificio interno, pero sin cubrirlo. La mayoría de tales casos se resuelve con ultrasonografías posteriores por el "desplazamiento ascendente" alejándose del cérvix durante el tercer trimestre, conforme se desarrolla el segmento uterino inferior. Mientras más avanzado se encuentre el embarazo cuando se diagnostique placenta previa, mayor posibilidad de su persistencia hasta el parto. Las mujeres que a las 20 sem presentan una placenta de inserción baja que no cubre el orificio interno, no mostrarán placenta previa al término ni requerirán mayor exploración ultrasonográfica de su localización. Sin embargo, la presencia de placenta de inserción baja en el segundo trimestre es un factor de riesgo del desarrollo de vasos previos y, por lo tanto, en estos casos debe realizarse ultrasonografía en etapas posteriores del embarazo para descartarlos.

MANIFESTACIONES CLÍNICAS

Antecedentes

Las pacientes con placenta previa clásicamente se presentan con **hemorragia vaginal indolora**, súbita y profusa. El primer episodio de pérdida sanguínea, la hemorragia "centinela", suele presentarse después de las 28 sem de gestación, momento en el que el segmento uterino inferior se desarrolla y adelgaza, con modificación de la inserción placentaria y hemorragia resultante. La placenta acreta (y la increta) suele ser asintomática. En raras ocasiones, no obstante, una paciente con placenta percreta que afecta a la vejiga o al recto puede acudir con hematuria o hemorragia rectal.

Exploración física

Está contraindicada la exploración vaginal en la placenta previa, porque la revisión digital puede causar mayor desprendimiento del órgano y desencadenar una hemorragia catastrófica. Puesto que muchas mujeres presentan un estudio de ultrasonografía con el que se puede diagnosticar placenta previa, no es común hoy hacerlo por exploración digital.

■ **TABLA 5-4** Factores predisponentes a la placenta previa
Cesárea y cirugía uterina (p. ej., miomectomía) previas
Multiparidad
Embarazos múltiples
Eritroblastosis
Tabaquismo
Antecedente de placenta previa
Mayor edad materna

Sin embargo, en la rara paciente sin diagnóstico previo, la exploración cervical puede revelar un tejido blando esponjoso apenas al interior del cérvix. Debido a la mayor vascularidad, tal vez haya varices notorias en el segmento uterino inferior o el cérvix, que se visualizan a la exploración con espejo vaginal o se palpan. Puede palparse una placenta previa marginal en el borde del orificio interno o bastante cerca.

VALORACIÓN DIAGNÓSTICA

El diagnóstico de placenta previa se puede hacer por ultrasonografía, con una sensibilidad mayor a 95% (fig. 5-2). Si se hace antes del tercer trimestre del embarazo, suele obtenerse una ultrasonografía de seguimiento en éste para determinar si se resolvió la placenta previa. Aunque el uso de la ultrasonografía transabdominal es común para la localización placentaria, la técnica carece de precisión en el diagnóstico de la placenta previa. Numerosos estudios han mostrado la precisión y superioridad de la ultrasonografía transvaginal al respecto. En un estudio de 131 mujeres que se creían con placenta previa por ultrasonografía transabdominal, se encontró que se definían mal los puntos de referencia anatómicos cruciales para el diagnóstico preciso en 50% de los casos. En 26% de los casos de sospecha de placenta previa, el diagnóstico inicial cambió después que la ultrasonografía transvaginal mostró que era incorrecto.

La superioridad de la ultrasonografía transvaginal sobre la transabdominal se puede atribuir a varios factores:

1. Si se hace una ultrasonografía transabdominal con la vejiga materna llena, puede sobrediagnosticarse la placenta previa. La compresión de las paredes anterior y posterior del segmento uterino inferior con el llenado vesical puede dar lugar a la percepción de un cérvix más largo. En consecuencia, una placenta de ubicación normal puede falsamente parecer previa. Por lo tanto, es importante que la vejiga se encuentre por completo

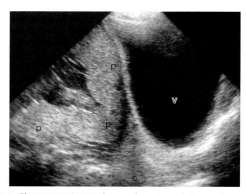

FIGURA 5-2. Placenta previa completa. *p*, placenta; *c*, cérvix; *v*, vejiga.

vacía antes de realizar esta porción de la ultrasonografía si se sospecha una placenta previa.

2. Las sondas vaginales se ubican más cerca de la región de interés y por lo general son de frecuencia más elevada, por lo que se obtienen imágenes de mayor resolución que con las sondas abdominales.

3. El orificio cervical interno y el borde placentario inferior a menudo no se pueden captar adecuadamente por ultrasonografía transabdominal. La posición del orificio interno se asume, más que observarse en realidad.

4. La cabeza fetal puede ocultar vistas del borde placentario inferior cuando se usa la ultrasonografía transabdominal y podrían no obtenerse imágenes adecuadas de una placenta previa posterior.

La mayor precisión de la ultrasonografía transvaginal respecto de la transabdominal indica que se hacen menos diagnósticos falsos positivos. Así, la tasa de placenta previa es significativamente menor cuando se usa ultrasonografía transvaginal, en comparación con la transabdominal. En un estudio se encontró que la incidencia de placenta previa era considerablemente menor (1.1%) cuando se hacía ultrasonografía transvaginal sistemática a las 15 a 20 sem, contra la incidencia antes comunicada (de 15 a 20%) en el segundo trimestre, por ultrasonografía transabdominal.

Numerosos estudios han mostrado la seguridad de la ultrasonografía transvaginal para el diagnóstico de placenta previa. Es importante que esta técnica de imagen no lleva a un aumento de las hemorragias. Los dos principales motivos son 1) la sonda vaginal se introduce en un ángulo que la ubica sobre el fondo del saco anterior y el borde anterior del cérvix, y 2) la distancia óptima para la visualización del cérvix es de 2 a 3 cm respecto de éste, por lo que la sonda, en general, no se hace avanzar lo suficiente para hacer contacto con la placenta. No obstante, la exploración debe hacerse por personal experimentado en ultrasonografía transvaginal, y la sonda transvaginal se insertará siempre con cuidado, con el médico observando la pantalla del aparato para evitar colocarla dentro del cérvix.

Se ha sugerido la ultrasonografía translabial como alternativa de la ultrasonografía transvaginal y se ha mostrado que es superior a la transabdominal para la localización de la placenta. Sin embargo, debido a que la ultrasonografía transvaginal parece ser precisa, segura y bien tolerada, debe constituir la modalidad ideal de obtención de imágenes.

Es preciso señalar que la placenta acreta se puede diagnosticar también por ultrasonografía, con una sensibilidad de 77 a 87% (*Ultrasound Obstet Gynecol.* 2011;37:324-327). Los datos sugerentes de placenta acreta por ultrasonografía incluyen lagunas placentarias de forma irregular, adelgazamiento del miometrio sobre la placenta, pérdida del espacio retroplacentario, protrusión de la placenta al interior de la vejiga, aumento de la vascularidad de la interfaz serosa uterina-vejiga y flujo sanguíneo turbulento a través de las lagunas. Este diagnóstico es importante en la etapa prenatal porque permite la planeación y el tratamiento multidisciplinarios, eficaces para disminuir al mínimo la morbilidad y puede también hacerse por IRM, pero debido a su costo y su cuestionable capacidad superior de diagnóstico, su uso más común es como adyuvante que como herramienta inicial. Debe sospecharse placenta acreta en mujeres con placenta previa y antecedente de cesárea u otra operación quirúrgica uterina. Está indicada en particular la vigilancia estrecha cuando la placenta es anterior y cubre la cicatriz de cesárea.

TRATAMIENTO

El tratamiento de las pacientes con placenta previa varía de acuerdo con los proveedores de atención sanitaria. Si bien hay pocos datos que respalden la eficacia de evitar el coito y la actividad excesiva, las pacientes preparto con placenta previa suelen tratarse mediante reposo pélvico estricto (p. ej., sin coito) después de las 20 sem, y aun antes sin han experimentado hemorragia, con disminución de la actividad física. No obstante, algunos clínicos no instituirán este tratamiento conservador hasta que la paciente presente una hemorragia centinela.

En mujeres asintomáticas sin hemorragia se prefiere su tratamiento como externas hasta programar una cesárea. El tratamiento intrahospitalario sigue siendo tema de controversia en comparación con el externo después de una hemorragia centinela. En mujeres con síntomas, la decisión de tratamiento intrahospitalario suele depender de la frecuencia e intensidad de las crisis de hemorragia. En un estudio aleatorio prospectivo de la placenta previa, 53 mujeres en edades de gestación de entre 24 y 36 sem inicialmente estabilizadas en el hospital después de una hemorragia, se distribuyeron en forma aleatoria para tratamiento intra o extrahospitalario y los investigadores no encontraron diferencia significativa en los resultados clínicos de los dos grupos. Así, las mujeres estables y asintomáticas que son confiables y tienen acceso rápido al hospital, podrían considerarse para el tratamiento externo.

El trabajo de parto imparable, el sufrimiento fetal y la hemorragia que pone en riesgo la vida son todas indicaciones de cesárea inmediata, con independencia de la edad de gestación. Hay consenso de que las pacientes con placenta previa completa o parcial requieren un nacimiento por cesárea. Algunos autores sugieren que a aquellas con una placenta de inserción baja o marginal (< 2 cm del orificio interno) se les debe realizar ultrasonografía transvaginal en etapas avanzadas del tercer trimestre para evaluar la distancia del borde placentario respecto del orificio interno y que aquellas con uno a menos de 1 a 2 cm deben atenderse por cesárea, dado el riesgo de hemorragia preparto. En un estudio se mostró, no obstante, que en pacientes en las que la distancia entre el borde placentario y el orificio interno era > 1 cm, el riesgo de hemorragia preparto fue de 3% y la mayoría tendría un parto vaginal con mínima morbilidad y que, por lo tanto, en general, se les podría permitir tener una prueba de trabajo de parto mientras no hubiera datos de sufrimiento fetal o hemorragia excesiva. Cabe mencionar que hay potencial de hemorragia posparto en mujeres con una placenta que se extiende hasta un segmento uterino inferior no contráctil. En caso de embarazo pretérmino, si la hemorragia no es profusa, se puede aumentar la supervivencia fetal por el tratamiento expectante intensivo. Sin embargo, 70% de las pacientes con placenta previa presenta una hemorragia recidivante y requerirá interrumpir el embarazo antes de la semana 36. Para aquellas que alcanzan esta semana, el tratamiento usual implica una cesárea entre las

36 y 37 sem. Ya no se recomienda la evaluación de la madurez fetal antes del nacimiento porque los riesgos vinculados con la continuación del embarazo (hemorragia, parto de emergencia) rebasan el riesgo de la premadurez a esa edad de gestación.

La planeación avanzada y la colaboración interdisciplinaria son fundamentales, porque conforme aumenta la edad de gestación, también lo hace el riesgo de hemorragia. El siguiente debe ser el curso de la actividad en caso de hemorragia vaginal y sospecha de placenta previa o placenta acreta:

1. **Estabilizar a la paciente.** Toda paciente con hemorragia vaginal y placenta previa que se sospecha o conoce, deben hospitalizarse, mantenerse bajo vigilancia fetal continua y con establecimiento de un acceso IV. Si acude con una hemorragia particularmente abundante, por lo general se le colocan dos catéteres IV de gran calibre. Los estudios de laboratorio a realizar incluyen hematocrito, tipo de sangre y pruebas cruzadas, y si se sospecha hemorragia o coagulopatía considerables, la concentración de fibrinógeno, el tiempo parcial de tromboplastina activada (TPTa) y el tiempo de protrombina (TP). Para una mujer Rh negativo debe hacerse la prueba de Kleihauer-Betke para determinar el grado de transfusión fetomaterna, de modo que se pueda administrar la cantidad apropiada de inmunoglobulina anti D para prevenir la aloinmunización.

2. **Preparación para una hemorragia catastrófica.** El tratamiento expectante en la paciente estabilizada incluye hospitalización, actividad limitada, vigilancia del hematocrito y considerar limitar

cualquier ingestión oral. Se tipificarán dos o más unidades de sangre, con pruebas cruzadas y se tendrán disponibles. Suelen administrarse transfusiones para mantener un hematocrito ≥ 25%.

3. **Preparar para el parto pretérmino.** En general, en el momento del ingreso hospitalario las mujeres entre 24 y 36 sem de gestación con hemorragia vaginal deben recibir esteroides para promover la madurez pulmonar fetal. Se administrará sulfato de magnesio para neuroprotección en aquellas entre las 24 y 32 sem si se considera que el parto ocurrirá en 24 h. La paciente y su familia deberán tener una interconsulta de neonatología, de modo que se pueda discutir el tratamiento del neonato. En las embarazadas con antecedente de cesárea o intervención quirúrgica uterina, debe hacerse una ultrasonografía detallada para descartar una placenta acreta. Debido a que la prematurez es la principal causa de mortalidad perinatal asociada con la placenta previa, lo deseable es prolongar el embarazo tanto como sea posible de manera segura. Por lo tanto, antes de las 32 sem de gestación se puede tratar la hemorragia moderada a intensa sin compromiso materno o fetal de manera intensiva con transfusión sanguínea, más que avanzar hacia el nacimiento. El uso cauteloso de tocolíticos en mujeres con placenta previa que presentan contracciones parece razonable para ayudar a prolongar el embarazo hasta las 34 sem de gestación, mientras la madre y el feto se mantengan estables. No obstante, debe evitarse la

indometacina por su efecto inhibitorio de las plaquetas.

A continuación, algunas consideraciones adicionales ante la sospecha de placenta acreta/increta/percreta:

1. **Planear la histerectomía total abdominal en el momento de la cesárea**, ya que es el plan terapéutico aceptado para pacientes con placenta acreta. Además, hay un consenso casi universal de que la placenta debe dejarse en su lugar; los intentos por desprenderla a menudo dan como resultado una hemorragia masiva. Sin embargo, el médico debe estar al tanto de que puede ocurrir una placenta acreta focal, lo que tal vez no requiera un tratamiento tan agresivo.

2. **Programar el nacimiento a las casi 34 sem de gestación.** En un estudio comparativo entre la histerectomía periparto de emergencia y la electiva se encontró que las mujeres en el primer grupo tuvieron mayor pérdida sanguínea transoperatoria, más probabilidad de hipotensión transoperatoria y de recibir transfusiones de sangre, que aquellas con histerectomía obstétrica electiva.

3. **Planear con antelación y contar con respaldo.** Debe asesorarse a la paciente en cuanto a la histerectomía y las transfusiones sanguíneas. Se harán tipificación y pruebas cruzadas de productos sanguíneos, que deben estar fácilmente disponibles en el momento de la cesárea. Siempre deberá informarse de la paciente a los servicios de urología, uroginecología y oncología ginecológica, en caso de que se presente una placenta percreta o una hemorragia sanguínea catastrófica.

DESPRENDIMIENTO PREMATURO DE PLACENTA NORMOINSERTA

PATOGENIA

El **desprendimiento prematuro de placenta normoinserta** es la separación prematura de la pared uterina de una placenta de implantación normal, con el resultado de hemorragia entre aquélla y el órgano. Ocurre 50% de los desprendimientos antes del trabajo de parto y después de las 30 sem de gestación, 15% durante el trabajo de parto y 30% se identifican solo por inspección placentaria después del nacimiento. Los desprendimientos placentarios grandes pueden causar parto prematuro, tetania uterina, coagulación intravascular diseminada (CID) choque hipovolémico o incluso muerte perinatal.

Se desconoce la principal causa del desprendimiento prematuro de placenta normoinserta, si bien tiene relación con una variedad de factores predisponentes y precipitantes (tabla 5-5), que incluyen hipertensión materna, antecedente de desprendimiento prematuro de placenta normoinserta, consumo materno de cocaína o tabaco, traumatismo materno externo y descompresión rápida de un útero sobredistendido. La vasculatura placentaria anormal, la trombosis y la disminución de la perfusión placentaria son algunos de los mecanismos que se han propuesto para explicar la patogenia de la separación placentaria, y que tales anomalías podrían tener alguna base genética.

En el punto inicial de separación de la placenta escurre sangre no coagulada desde el sitio lesionado y la colección creciente de sangre puede aumentar dicha separación. En 20%

TABLA 5-5 Factores predisponentes y precipitantes del desprendimiento prematuro de placenta normoinserta

Factores predisponentes

Hipertensión
Antecedente de desprendimiento prematuro de placenta normoinserta
Edad materna avanzada
Multiparidad
Distensión uterina
Embarazo múltiple
Polihidramnios
Deficiencia vascular
Diabetes mellitus
Enfermedad vascular de la colágena
Uso de cocaína
Uso de metanfetamina
Tabaquismo de cigarrillos
Uso de alcohol (> 14 tragos/semana)
Placenta circunvalada
Cordón umbilical corto

Factores precipitantes

Traumatismo
Versión externa/interna
Accidente vehicular
Traumatismo abdominal
Pérdida súbita de volumen uterino
Nacimiento del primer gemelo
Rotura de membranas con polihidramnios
RPDMP
RPDMP, rotura prematura de membranas pretérmino

de los desprendimientos de placenta la hemorragia se confina dentro de la cavidad uterina y se refiere como **hemorragia oculta** (fig. 5-3). En el restante 80% de desprendimientos placentarios la sangre causa disección en dirección del cérvix con el resultado de una **hemorragia externa o manifiesta**. Debido a que hay pérdida de sangre, las hemorragias manifiestas tienen menos probabilidad de causar coágulos retroplacentarios más grandes, que se vinculan con un óbito fetal. El resultado de la hemorragia por rotura de los vasos placentarios puede variar de la anemia materna en casos leves hasta el estado de choque, la insuficiencia renal aguda y la muerte en los casos graves.

La mortalidad materna total por desprendimiento prematuro de placenta normoinserta va de 0.5 a 5.0%.

La mayoría de las muertes se debe a hemorragia, insuficiencia cardiaca o renal. En los estudios basados en la población se calcula que la tasa de mortalidad perinatal vinculada con un desprendimiento prematuro de placenta normoinserta es de casi 12%, con cifras tan altas como de 35% para el desprendimiento prematuro de placenta normoinserta preparto clínicamente importante y de 50 a 80% en casos de su forma grave. La causa de la muerte fetal suele ser la hipoxia resultante de una disminución de la superficie placentaria y la hemorragia materna.

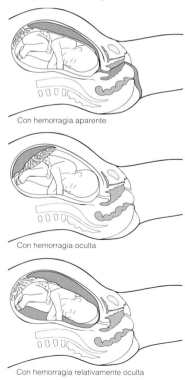

Con hemorragia aparente

Con hemorragia oculta

Con hemorragia relativamente oculta

FIGURA 5-3. Tipos de desprendimiento de placenta.

EPIDEMIOLOGÍA

El desprendimiento prematuro de placenta normoinserta ocurre en casi 0.2 a 1% de los embarazos y es causa de 30% de los casos de hemorragia en el tercer trimestre y 12% de la mortalidad perinatal. Se presenta el desprendimiento de placenta normoinserta en casi 0.7 a 1.0% de los partos con producto único, y en los gemelares la incidencia va de 1 a 2%. Aunque relativamente raro, el desprendimiento prematuro de placenta normoinserta es causa importante de mortalidad fetal y neonatal. Se ha demostrado que la elevada mortalidad vinculada con el desprendimiento prematuro de placenta normoinserta se debe a su fuerte vínculo con el parto pretérmino. El desprendimiento de placenta normoinserta se señala como causa de aproximadamente 10% de los partos pretérmino y las muertes perinatales relacionadas en este grupo se presentan en al menos 30% de los casos. Si bien su incidencia aumenta con el número de fetos (triples > gemelares > productos únicos), la mortalidad perinatal es máxima en los productos únicos, seguida por gemelos y, sorprendentemente, la más baja ocurre en los trillizos. En la tabla 5-5 se enlistan los factores predisponentes y precipitantes del desprendimiento de prematuro de placenta normoinserta. El factor más sólido relacionado con su mayor incidencia es el antecedente del padecimiento, con un incremento de 8 a 12 tantos en el riesgo. Dicho riesgo en el embarazo futuro es de 10% después de uno y de 25% después de dos, seguido estrechamente por la hipertensión, que conlleva una quintuplicación del riesgo, ya sea hipertensión crónica, resultado de la preeclampsia, o de la ingestión materna de cocaína o metanfetaminas. En casos de desprendimiento prematuro de placenta normoinserta suficientemente graves para causar la muerte fetal, 50% se debe a hipertensión; 25% es secundario a hipertensión crónica y 25% a preeclampsia.

MANIFESTACIONES CLÍNICAS

Antecedentes

El cuadro clínico clásico del desprendimiento prematuro de placenta normoinserta es de una hemorragia vaginal del tercer trimestre asociada con dolor abdominal intenso o contracciones fuertes y frecuentes. Sin embargo, casi 30% de los desprendimientos de placenta son pequeños, con escaso o ningún síntoma, y se identifican solo después de la inspección de la placenta en el parto. Históricamente se ha enseñado que la hemorragia uterina **dolorosa** implica un desprendimiento prematuro de placenta, mientras que la **indolora** es indicio de placenta previa. El diagnóstico diferencial no suele ser tan directo y el trabajo de parto que acompaña a la placenta previa puede causar un dolor sugerente de desprendimiento. Por otra parte, el dolor del desprendimiento prematuro de placenta puede simular un trabajo de parto normal o ser indoloro, en especial con una placenta posterior. En ocasiones la causa de la hemorragia vaginal sigue sin dilucidarse incluso después del parto. En la tabla 5-6 se enlistan los síntomas de un desprendimiento y su tasa de aparición.

Exploración física

A la exploración física, una paciente con desprendimiento prematuro de placenta normoinserta a menudo presentará hemorragia vaginal y un útero firme, hipersensible. En el tocodinamómetro suelen observarse pequeñas contracciones frecuentes junto con otras tetánicas. En la vigilancia electrónica fetal con frecuencia se ven trazos de frecuencia cardiaca no alentadores, a menudo secundarios a hipoxia. Un signo clásico del desprendimiento prematuro de placenta normoinserta, observable solo en el momento de la cesárea es el útero de Couvelaire, una condición que pone en riesgo la vida y se presenta cuando hay suficiente sangre del desprendimiento que infiltra notoriamente el miometrio hasta alcanzar la serosa, en especial en los cuernos, lo que da al tejido un tono púrpura azulado que se observa sobre la superficie del órgano.

VALORACIÓN DIAGNÓSTICA

El diagnóstico del desprendimiento prematuro de placenta normoinserta es sobre todo clínico. Solo de 2 a 25% de los casos se diagnostica por ultrasonografía (comprobado por un coágulo retroplacentario). Sin embargo, puesto que el desprendimiento prematuro de placenta normoinserta se puede presentar en la clínica de manera similar a la placenta previa con hemorragia vaginal, de manera sistemática se hace ultrasonografía para descartar una placenta previa en caso de sospecha del desprendimiento prematuro. Es importante que los datos negativos en la exploración ultrasonográfica NO descartan un desprendimiento de la placenta. El diagnóstico de desprendimiento de placenta normoinserta se puede confirmar por inspección del órgano en el momento de su expulsión. La presencia de un coágulo retroplacentario con destrucción suprayacente lo confirma.

DATOS CLÍNICOS ADICIONALES

Choque hipovolémico

En un estudio se mostró que en las mujeres con desprendimiento prematuro de placenta normoinserta suficiente para terminar con la vida del feto, la pérdida acumulativa a menudo alcanza la mitad del volumen sanguíneo de la embarazada. Debido al estado de salud integral de las embarazadas, tal vez no ocurran taquicardia e hipotensión incluso ante una hemorragia extrema oculta hasta que hayan perdido de 1 a 1.5 L de sangre. La oliguria por perfusión renal inadecuada que se observa en estas

TABLA 5-6 Cuadro clínico del desprendimiento prematuro de placenta normoinserta

Síntoma	Frecuencia (%)
Hemorragia vaginal	80
Hipersensibilidad uterina/dolor abdominal o dorsal	67
Contracciones anormales/aumento del tono uterino	34
Sufrimiento fetal	50
Muerte fetal	15

circunstancias responde a la administración vigorosa de soluciones IV y la transfusión sanguínea.

Coagulopatía por consumo

El desprendimiento prematuro de placenta normoinserta es una de las causas más usuales de coagulopatía por consumo significativa en la obstetricia. En casi 33% de las mujeres con un desprendimiento suficientemente grave para terminar con la vida del feto hay cambios mensurables en los factores de coagulación, en específico una hipofibrinogenemia significativa en la clínica (p. ej., cifras plasmáticas < 150 mg/dL). En 10 a 20% de los casos también ocurre CID aguda, donde la hipofibrinogenemia significativa se acopla con una mayor fibrinólisis (cifras elevadas de productos de degradación de fibrina y dímero D). Otros factores de coagulación también disminuyen de manera variable. La coagulopatía por consumo es más probable con un desprendimiento prematuro de placenta normoinserta oculto. En casos en los que el feto sobrevive se observan defectos de coagulación menos a menudo. En general, si ocurre una coagulopatía grave suele ser evidente para el momento en que aparecen los síntomas del desprendimiento.

El principal mecanismo de la coagulopatía por consumo en el contexto del desprendimiento prematuro de placenta normoinserta es la activación de la coagulación intravascular con diversos grados de disminución de fibrina. Los procoagulantes también se consumen en los coágulos retroplacentarios aunque las cantidades recuperadas son insuficientes para la cifra completa de fibrinógeno perdido. Una consecuencia importante de la coagulación intravascular es la activación del plasminógeno en plasmina, que lisa microémbolos de fibrina para mantener la permeabilidad de la microcirculación. Con el desprendimiento prematuro de placenta normoinserta suficientemente grave para causar óbito fetal, siempre hay cifras patológicas de los productos de degradación de fibrinógeno-fibrina o del dímero D en el suero materno. La trombocitopenia manifiesta puede o no acompañarse de hipofibrinogenemia grave al inicio, pero, por lo general, se hace evidente después de transfusiones sanguíneas repetidas.

TRATAMIENTO

El potencial de deterioro rápido (p. ej., hemorragia, CID, hipoxia fetal) requiere el nacimiento en algunos casos de desprendimiento prematuro de placenta normoinserta. Sin embargo, en su mayor parte estos desprendimientos son pequeños y no catastróficos, y por lo tanto, no requieren de parto inmediato. El tratamiento del desprendimiento prematuro de placenta normoinserta varía dependiendo de la edad de gestación y el estado de madre y feto. La mayoría de los clínicos elige la cesárea de urgencia cuando no es inminente un parto vaginal y el feto tiene una edad de gestación viable. Con una hemorragia externa masiva, la reanimación intensiva con productos sanguíneos, soluciones cristaloides y el nacimiento rápido para controlar la hemorragia salvan la vida de la madre y es de esperar que la del feto. Si el diagnóstico es incierto y el feto está vivo, pero sin datos de compromiso, se puede hacer una observación cuidadosa en instalaciones con recursos para la intervención inmediata.

Debe hacerse lo siguiente en caso de sospecha del desprendimiento prematuro de placenta normoinserta:

1. **Estabilizar a la paciente.** Cuando se sabe o sospecha de un desprendimiento prematuro de placenta normoinserta, debe hospitalizarse a la paciente con vigilancia fetal continua y un acceso IV (es ideal contar con dos catéteres IV de gran calibre). La valoración por el laboratorio debe incluir un recuento hematológico completo (RHC), tipificación y pruebas cruzadas, TP/TPT, fibrinógeno y dímero D, o los productos de degradación de la fibrina. En una mujer Rh negativo debe administrarse inmunoglobulina anti D para prevenir la aloinmunización. Se notificará al anestesiólogo del estado de la paciente en caso de que se indique una cesárea de urgencia.

2. **Preparación para la posibilidad de una hemorragia futura.** Deben instaurarse las medidas contra el choque estándar, incluidas la colocación de catéteres de gran calibre IV, la inyección de solución de Ringer lactato y preparación de unidades de sangre compatible con pruebas cruzadas (sangre completa o paquete eritrocítico [PRBC]). La pérdida de sangre por desprendimiento prematuro de placenta normoinserta, suele subestimarse en extremo por la hemorragia oculta. Si no se dispone de sangre compatible a la que se le hicieron pruebas cruzadas, se puede administrar la O negativa, debido a que en una urgencia ayuda a prevenir la pérdida sanguínea masiva y el desarrollo de una coagulopatía por consumo/CID. Adicionalmente, deber transfundirse a las pacientes plasma fresco congelado y, en ocasiones, crioprecipitados, así como plaquetas, con índices similares a los de RBC. Esta trans-

fusión 1:1:1 usualmente se describen en protocolos de transfusión masiva para traumatología (p. ej., 1 unidad de paquete de RBC:1 unidad de PFC:1 unidad de plaquetas), y se han adoptado ampliamente para mejorar los resultados maternos.

3. **Preparación para el parto pretérmino.** En el embarazo pretérmino se puede administrar betametasona para promover la madurez pulmonar fetal. Algunos médicos recurren a la tocólisis para ayudar a la prolongación del embarazo hasta la semana 36 en aquellos complicados con sospecha de desprendimiento prematuro de placenta normoinserta pero sin datos de compromiso fetal. Otros consideran dicho desprendimiento una contraindicación de la tocólisis. De manera similar, debe administrarse sulfato de magnesio para la neuroprotección de los fetos menores de 32 semanas.

4. **Extraer al feto si la hemorragia pone en riesgo la vida o su estado no es alentador.** Debe concluirse el embarazo en pacientes con una hemorragia que pone en riesgo la vida. Se trata de una determinación clínica, pero cualquier paciente cuyos signos vitales son inestables o presenta coagulopatía, debe llevarse a cabo la interrupción del embarazo con independencia de la edad de gestación y la administración de esteroides. Se prefiere el parto vaginal, mientras se controle la hemorragia y no haya signos de sufrimiento fetal; también en el caso de muerte fetal intrauterina en el contexto de un desprendimiento prematuro de placenta normoinserta grave. Debido a que el útero suele ser hiperactivo y persistentemente hipertónico en las pacientes con tal

desprendimiento, es de esperar un trabajo de parto y parto rápidos. Si el trazo de la frecuencia cardiaca fetal (FCF) no es alentador, debe interrumpirse el embarazo por indicaciones fetales.

ROTURA UTERINA

PATOGENIA

La rotura uterina representa una catástrofe obstétrica potencial y puede llevar a la muerte tanto materna como fetal. La mayoría de las roturas uterinas completas ocurre durante el trabajo de parto. Más de 90% de éstas se asocia con una cicatriz previa por cesárea u otra intervención quirúrgica del útero. Las roturas uterinas sin cicatriz previa pueden relacionarse con un traumatismo abdominal (p. ej., accidentes vehiculares, procedimientos de versión externa o interna), asociarse con el trabajo de parto o parto (p. ej., uso inapropiado de oxitocina o compresión fúndica excesiva) o ser de inicio espontáneo (p. ej., placenta percreta, embarazo múltiple, gran multiparidad, mola invasora y coriocarcinoma).

Las principales complicaciones maternas por un útero roto incluyen hemorragia y choque hipovolémico. La mortalidad materna total por rotura uterina es menor de 1%, pero si ocurre en una etapa previa al parto en casa, posiblemente sea mayor. La mortalidad perinatal por rotura uterina va de 5 a 6%, de nuevo dependiendo de dónde se encuentre la paciente cuando ocurre el suceso.

EPIDEMIOLOGÍA

La rotura uterina es rara, se presenta en 1 de 15 000 a 20 000 partos de pacientes sin intervención quirúrgica uterina previa. En aquellas con el antecedente de una cesárea transversa baja se calcula que se presenta en 0.5 a 0.1% de los partos. Sin embargo, en mujeres con una cesárea clásica previa (incisión uterina vertical) se calcula de 6 a 12% la incidencia de dehiscencia de la cicatriz o rotura uterina. Los factores de riesgo de rotura uterina son condiciones que predisponen a una pared uterina debilitada, incluidas cicatrices, sobredistensión, uso inapropiado e intensivo de agentes uterotónicos, anomalías uterinas congénitas maternas y placentación anormal (tabla 5-7).

MANIFESTACIONES CLÍNICAS

El cuadro clínico de una rotura uterina es muy variable. Por lo general se caracteriza por el inicio súbito de dolor abdominal intenso. La hemorragia vaginal, cuando se presenta, puede variar de gotas a alcanzar gran intensidad. Las pruebas no alentadoras de la frecuencia cardiaca fetal, el contorno abdominal anormal, el cese de las contracciones uterinas, la desaparición de los ruidos cardiacos fetales y el retroceso de la presentación son otros signos de rotura uterina.

TRATAMIENTO

El tratamiento de la rotura uterina requiere laparotomía inmediata y la extracción del feto. De ser factible, debe repararse el sitio de rotura y obtener la hemostasia. En caso de extensiones grandes de la rotura tal vez no sea factible la reparación y se requiera una histerectomía. Suele desalentarse a las pacientes del intento de embarazos futuros dado el alto riesgo de una rotura recurrente. Debe evitarse la prueba del trabajo de parto y cualquier embarazo

■ **TABLA 5-7** Factores de riesgo de rotura uterina
Antecedente de intervención quirúrgica/cicatriz uterina
Uso no juicioso de oxitocina
Gran multiparidad
Distensión uterina notoria
Situación fetal anómala
Feto grande
Versión externa
Traumatismo

subsiguiente, y concluirlo por cesárea entre las 36 y 37 semanas.

ROTURA DE LOS VASOS FETALES

PATOGENIA

La mayoría de los embarazos complicados por la rotura de un vaso fetal se debe a la **inserción velamentosa del cordón**, en la que los vasos sanguíneos se insertan entre el amnios y el corion lejos de la placenta, en lugar de hacerlo directamente en la placa coriónica (tabla 5-3). Debido a que los vasos transcurren sin protección a través de las membranas antes de insertarse en el borde placentario, son vulnerables a la rotura, el desgarro y la laceración. Además, estos vasos sanguíneos sin protección pueden atravesar el orificio cervical interno (**vasos previos**), lo que los hace vulnerables a la compresión por la presentación o el desgarro cuando se rompen las membranas. Aunque los vasos previos son raros, la mortalidad perinatal que conllevan es alta (de casi 40 a 60%) y aumenta si también se rompen las membranas. Esta condición es importante porque cuando se rompen las membranas, ya sea de manera espontánea o artificial, los vasos fetales que transcurren a través de las membranas tienen alto riesgo de rotura concomitante, que con frecuencia produce exsanguinación y la muerte del feto. Debido a que su volumen sanguíneo del feto es solo de 80 a 100 mL/kg, la pérdida incluso de pequeñas cantidades de sangre puede resultar desastrosa para el feto. Adicionalmente, la compresión de los vasos sin protección por la presentación podría llevar a la asfixia y la muerte fetales.

Los vasos sanguíneos fetales sin protección y los vasos previos se pueden presentar con un **lóbulo succenturiato** de la placenta, en cuyo caso la masa del órgano se implanta en una porción de la pared uterina, pero un pequeño lóbulo lo hace en otra localización. Los vasos que conectan estas porciones de la placenta no tienen protección y pueden transcurrir sobre el cérvix y presentarse como vasos previos.

EPIDEMIOLOGÍA

Solo de 0.1 a 0.8% de los embarazos se complica por la rotura de un vaso fetal. La incidencia de vasos previos es de casi 1:2500 embarazos. Los factores de riesgo de la rotura de vasos fetales incluyen placentación anormal, que lleva a un lóbulo succenturiado, así como embarazos múltiples, que aumentan el riesgo de inserción velamentosa del cordón. Aunque la tasa de inserción velamentosa es de solo 1% en embarazos únicos, aumenta tanto como hasta de 4 a 12% en embarazos gemelares (de 4 a 7% para los dicoriónicos y de 10 a 12% para los monocoriónicos) y de 28 a 50% para los trillizos. Hay una mayor incidencia de inserción velamentosa del cordón y vasos previos en embarazos producto de la fecundación *in vitro* (FIV), en particular los gemelares.

MANIFESTACIONES CLÍNICAS

En casos desafortunados de vasos previos no detectados antes, se palpan y descubren a través del cérvix dilatado. Con más frecuencia, la presentación de una rotura de vasos fetales es de hemorragia vaginal asociada con una variación sinusoidal de la FCF indicativa de anemia fetal. Cuando la hemorragia acompaña a la rotura de las membranas durante el trabajo de parto, en especial si hay deceleraciones, bradicardia o un patrón sinusoidal fetal de la FCF asociados, el obstetra debe tener una elevada sospecha de la rotura de vasos previos.

DIAGNÓSTICO

Por desgracia, el diagnóstico suele hacerse después de una gran hemorragia y afección fetal. Con las capacidades crecientes de la ultrasonografía se puede diagnosticar la inserción velamentosa del cordón umbilical y los lóbulos succenturiados en el periodo preparto. Además, con el uso de Doppler en color también es posible diagnosticar los vasos previos antes del parto, pero su sensibilidad tiene

una variación muy amplia en los estudios, de 53 a 100%, y tal vez tenga relación con la experiencia del ultrasonografista y del equipo disponible. En varios estudios prospectivos pequeños se mostró que la mayoría de los casos de vasos previos en mujeres asintomáticas se puede diagnosticar en la etapa prenatal con base en una norma de evaluación sistemática de la inserción del cordón en la placenta cuando se hace una ultrasonografía y considerar la evaluación Doppler color si no es posible precisarla o si hay una placenta de inserción baja o se sospecha un lóbulo succenturiado. En estos estudios se encontró que la identificación ultrasonográfica del sitio de inserción del cordón en la placenta es precisa, sensible y agrega poco o ningún tiempo adicional al estudio ultrasonográfico obstétrico. En los casos de diagnóstico prenatal, la supervivencia de los lactantes sin malformaciones congénitas fue de aproximadamente 97%, algo espectacular cuando se compara con la de 45% cuando no se hace.

El diagnóstico en el momento de la hemorragia vaginal puede lograrse por la **prueba de Apt** o estudio de desnaturalización en álcali en busca de RBC nucleados (fetales). La prueba de Apt implica diluir la sangre con agua, colectar el sobrenadante y combinarlo con NaOH a 1%. Si la mezcla resultante es rosa, indica la presencia de sangre fetal; ante la sangre materna adquiere un color amarillo pajizo. Sin embargo, cuando hay hemorragia aguda de vasos previos rotos con frecuencia está indicado el parto de urgencia y no suele contarse con tiempo para el estudio de las células sanguíneas fetales.

TRATAMIENTO

Dado el alto riesgo de exsanguinación y muerte del feto (el volumen vascular del de término es <250 mL), el tratamiento de los vasos fetales rotos es una cesárea de urgencia. Incluso cuando el neonato pierde una cantidad considerable de sangre, su transfusión inmediata puede salvarle la vida. Ahora que los vasos previos en ocasiones se diagnostican antes del parto, estas pacientes a menudo cuentan con la opción de la cesárea electiva, aunque hay pocos datos respecto del riesgo fetal con el tratamiento expectante. Un estudio sugiere que se ofrezca a las mujeres con diagnóstico prenatal de vasos previos una cesárea electiva alrededor de las 35 sem de gestación, más temprano de las 39 que, en general, se recomiendan para una cesárea electiva. La media de la edad de gestación al nacer en casos *sin* diagnóstico prenatal del grupo fue de unas 38 sem. En estos casos la mortalidad perinatal fue de 56%. Los riesgos vinculados con la prematurez a las 35 sem de gestación deben sopesarse con el de un mal resultado si se rompen las membranas, en especial porque aproximadamente 8% de las mujeres con embarazo de término presentará su rotura antes del inicio del trabajo de parto. Por desgracia, la rotura de membranas, incluso en el hospital, da como resultado frecuente bajas calificaciones de Apgar del recién nacido, que requiere transfusión, lo que sugiere una morbilidad significativa. Si las pacientes con vasos previos conocidos eligen someterse a una prueba de trabajo de parto, está contraindicada la rotura artificial de las membranas.

CAUSAS NO OBSTÉTRICAS DE HEMORRAGIA PREPARTO

En la tabla 5-1 se enlistan las causas no obstétricas de hemorragia preparto. Las pacientes con estas condiciones suelen presentarse con goteo sanguíneo, más que una franca hemorragia. Por lo general no tienen contracciones uterinas o dolor abdominal. El diagnóstico suele hacerse por exploración con espejo vaginal, prueba de Papanicolaou, cultivos y colposcopia, según esté indicado. Además de una neoplasia materna avanzada, que se relaciona con un mal resultado, la mayoría de las causas no obstétricas de hemorragia preparto tiene uno bueno con un tratamiento relativamente simple. Las laceraciones y várices vaginales se pueden localizar y reparar. Las infecciones se tratan con fármacos apropiados, los pólipos cervicales se pueden extirpar y las neoplasias benignas suelen requerir un tratamiento simple.

PUNTOS CLAVE

- La placenta previa contribuye con 20% de las hemorragias preparto y se asocia con placenta acreta en hasta 5% de las pacientes sin cesárea previa y de 3 a 67% de aquellas con ese antecedente.

- La placenta previa se presenta más a menudo en las pacientes con antecedente de placenta previa, cicatrices uterinas o embarazos múltiples.

- La presentación clásica de una placenta previa es con hemorragia vaginal **indolora**, que se inicia en el tercer trimestre y suele diagnosticarse por ultrasonografía.

- La placenta previa se asocia con hemorragia preparto, trabajo de parto pretérmino, rotura prematura de membranas pretérmino (RPDMP), retraso del crecimiento intrauterino (RCIU) y aumento del riesgo de histerectomía puerperal.

- Las pacientes con placenta previa se atienden por cesárea en el caso del trabajo de parto pretérmino imparable, una hemorragia cuantiosa, un trazo no alentador de la frecuencia cardiaca fetal o a las 36 semanas.

- La placenta acreta corresponde a la inserción anormal del órgano en el útero. Cuando la invade el miometrio se conoce como increta, y cuando atraviesa el miometrio y alcanza la serosa, se denomina percreta.

- El desprendimiento prematuro de la placenta normoinserta contribuye con 30% de las hemorragias del tercer trimestre y se observa más a menudo en embarazadas con hipertensión crónica, preeclampsia, consumo de cocaína, metanfetaminas y tabaco o el antecedente de dicho desprendimiento.

- Las mujeres con desprendimiento prematuro de placenta normoinserta suelen acudir con hemorragia vaginal, contracciones dolorosas y un útero firme, hipersensible; 20% no presenta hemorragia (hemorragia oculta).

- El desprendimiento prematuro de placenta normoinserta se puede complicar por choque hipovolémico, CID y trabajo de parto pretérmino. Se puede atender el parto por vía vaginal si la paciente se encuentra estable; se requiere cesárea en aquella inestable o cuando las pruebas fetales son no alentadoras.

- La rotura uterina es una catástrofe obstétrica rara, pero se observa en 325 por 100 000 mujeres con antecedente de cesárea en trabajo de parto.

- La morbilidad y mortalidad maternas y fetales aumentan en el contexto de la rotura uterina.

- La rotura uterina requiere laparotomía inmediata, extracción del feto y reparación del sitio de rotura o histerectomía.

- La rotura de los vasos fetales es una complicación obstétrica rara y suele vincularse con el embarazo múltiple y la inserción velamentosa del cordón.

- La rotura de los vasos fetales se asocia con mortalidad perinatal en hasta 60% de los casos.

- Las pacientes pueden acudir con hemorragia vaginal y un patrón sinusoidal de la FCF, que requiere cesárea de urgencia.

- Las causas no obstétricas de hemorragia preparto incluyen laceraciones cervicales y vaginales, hemorroides, infecciones y neoplasias.

- Las causas no obstétricas de hemorragia preparto, en general, requieren tratamiento simple y tienen buenos resultados.

CASOS CLÍNICOS

CASO 1

Una mujer de 30 años de edad G3P2002 de ascendencia asiática a las 28 sem 0 d de gestación de acuerdo con su último periodo menstrual (UPM), compatible con una ultrasonografía a las 7 sem, acude para ultrasonografía de seguimiento. A las 20 sem presentaba placenta previa completa por ultrasonografía. Hoy no refiere manifestaciones. No hay pérdida vaginal de líquido, secreción o sangre, y apenas empezó a percibir movimientos fetales. No tiene historial médico pasado (HMP) significativo. Sus antecedentes quirúrgicos son importantes por dos cesáreas previas transversas bajas a término, la primera por parto pélvico a las 39 sem después de una versión cefálica externa fallida en el año 2007 y la segunda por repetición de la operación a las 39 sem en 2009. Por ultrasonografía el feto se observa con anatomía normal, un índice de líquido amniótico normal y una placenta anterior que cubre por completo el orificio interno del cérvix. La ultrasonografía transvaginal confirma una placenta previa completa anterior.

1. ¿De qué tiene máximo riesgo esta paciente dados los antecedentes y datos de la ultrasonografía?
   a. Trabajo de parto pretérmino
   b. Desprendimiento prematuro de placenta normoinserta
   c. Muerte fetal intrauterina
   d. Placenta acreta
   e. Preeclampsia

2. ¿Qué precauciones deben recomendarse a esta paciente?
   a. Reposo absoluto en cama por el resto del embarazo o hasta que se resuelva la inserción placentaria
   b. Reposo absoluto de la pelvis por el resto del embarazo o hasta que se resuelva la placenta previa
   c. No se requiere precaución especial

   d. Reposo en cama y pélvico por el resto del embarazo o hasta que se resuelva la placenta previa
   e. Actividad limitada, pero no es necesario el reposo pélvico

3. ¿Qué estudio de imagen adicional, si acaso, podría ser útil para el diagnóstico de placenta acreta en esta paciente?
   a. Ninguno adicional
   b. TC sin contraste de abdomen/pelvis
   c. IRM sin contraste de abdomen/pelvis
   d. Cistoscopia por un urólogo
   e. Continuar con la ultrasonografía seriada, pero sin estudios de imagen adicionales

4. ¿Cuál es el plan terapéutico más apropiado para que esta

paciente continúe hasta el trabajo de parto?

a. Intento de tocólisis y administración de esteroides para la maduración pulmonar fetal

b. Cesárea con extracción manual de la placenta, seguida por histerectomía

c. Cesárea dejando la placenta en su lugar, seguida por histerectomía

d. Tratamiento expectante y parto vaginal espontáneo si la gestación continúa hasta el trabajo de parto

CASO 2

Una mujer de 32 años de edad G1P0 de raza blanca, acude para su ultrasonografía a las 18 sem por FIV y revisión de la anatomía fetal. Se observa que el feto presenta una placenta anterior con un lóbulo succenturiado posterior. Ella no refiere manifestaciones. Su embarazo desde otros puntos de vista no es complicado en este momento.

1. ¿En qué riesgo pone a la paciente el hallazgo de una placenta anterior con un lóbulo succenturiado posterior por ultrasonografía?

a. Placenta previa

b. Desprendimiento prematuro de placenta normoinserta

c. Incompetencia cervical

d. Vasos previos

e. Trabajo de parto pretérmino

2. ¿Cuál es la forma preferida del nacimiento en las pacientes con estos datos?

a. Cesárea urgente

b. Cesárea programada

c. Inducción del trabajo de parto, incluida la rotura artificial de las membranas

d. Parto vaginal espontáneo, incluida la rotura espontánea de las membranas

e. Ninguna de las anteriores

3. ¿Qué sugiere el patrón sinusoidal en el registro de la frecuencia cardiaca fetal?

a. Anemia fetal

b. Insuficiencia uteroplacentaria

c. Compresión del cordón

d. Compresión de la cabeza

e. Trazo normal para un embarazo gemelar

CASO 3

Una mujer de 24 años de edad G2P1001 de ascendencia latina a las 38 sem de gestación según UPM, compatible con una ultrasonografía a las 10 sem, acude para la atención de trabajo de parto y parto (L y D), manifestando contracciones uterinas dolorosas cada 4 o 5 min. No presenta HMP significativa. Sus antecedentes obstétricos son una cesárea transversa baja previa por presentación pélvica a las 39 sem. A la exploración vaginal con guante estéril la paciente inicialmente se encuentra con 2 cm de dilatación, 50% de borramiento y una altura de la presentación de –3 y su deseo más férreo es tener un parto vaginal, de ser posible.

1. ¿Cuál es el mejor tratamiento inicial de esta paciente?
   a. Observación estrecha en la vigilancia fetal continua y repetición de la exploración vaginal con guante estéril en 2 a 4 h
   b. Alta a casa y seguimiento dentro de 1 sem en la clínica
   c. Ingreso a la sala de partos y cesárea repetida sin prueba de trabajo de parto
   d. Admisión a la sala de partos, vigilancia fetal continua por medios electrónicos e inicio de la conducción con oxitocina

2. ¿Cuál es el mejor paso siguiente?
   a. Ingreso a la sala de partos, vigilancia fetal continua por medios electrónicos, asesoramiento acerca de una prueba de trabajo de parto poscesárea (PTPPC), proceder con tratamiento expectante del trabajo de parto si ella desea PTPPC
   b. Envío a casa y seguimiento dentro de 1 sem en la clínica
   c. Ingreso a la sala de partos y cesárea repetida sin prueba de trabajo de parto

   d. Ingreso a la sala de partos, vigilancia fetal continua por medios electrónicos, asesoramiento en cuanto a PTPPC e inicio de la conducción con oxitocina, si desea proceder a este respecto

3. ¿Cuál es la mejor explicación de sus manifestaciones?
   a. Desprendimiento prematuro de placenta normoinserta
   b. Compresión de la cabeza fetal
   c. Compresión del cordón umbilical
   d. Rotura uterina
   e. Ninguna de las anteriores

4. ¿Cuál es el siguiente paso más apropiado?
   a. Detener la oxitocina y vigilar de manera expectante
   b. Colocar un catéter de presión intrauterina e iniciar la inyección amniótica
   c. Administrar tocólisis para detener las contracciones uterinas
   d. Proceder al quirófano para una cesárea de urgencia
   e. Ninguna de las anteriores

CASO 4

Una mujer afroamericana de 22 años de edad G1P0 acude en ambulancia a la unidad de partos a las 36 sem de acuerdo con su UPM, compatibles con una ultrasonografía a las 12 sem, y cuidados prenatales limitados, quejándose de dolor abdominal intenso y hemorragia vaginal profusa. Se encuentra inestable y no puede comunicarse de manera coherente.

El técnico de urgencias médicas (TUM) informa que inicialmente su PA era de 180/100 mm Hg y su pulso de 110 latidos/min, pero ha perdido al menos 500 mL de sangre en el trayecto. A la exploración su PA es de 90/50 mm Hg, la frecuencia de pulso de 120 latidos/min, se muestra con dolor significativo, abdomen rígido y no puede responder preguntas.

1. ¿Cuál es el diagnóstico más probable de esta paciente?
   a. Placenta previa
   b. Trabajo de parto normal
   c. Vasos previos
   d. Desgarro cervical poscoito
   e. Desprendimiento prematuro de placenta normoinserta

2. ¿Cuál es el mejor paso siguiente?
   a. Exploración con espejo vaginal estéril, seguida por tacto vaginal con guante estéril
   b. Ultrasonografía abdominal
   c. Estabilizar a la paciente, colocar dos catéteres IV de gran calibre e iniciar una carga de soluciones IV mientras se auscultan los ruidos cardiacos fetales
   d. Cesárea de urgencia
   e. Ultrasonografía transvaginal

3. La enfermera intenta encontrar los tonos cardiacos fetales (TCF) y parecen de alrededor de 70 latidos/min, pero no está segura. Rápidamente se hace una ultrasonografía al lado de la cama y confirma que los TCF son de 70 latidos/min. ¿Cuál es el siguiente mejor paso?
   a. Proceder de inmediato al quirófano (Q) para una cesárea de urgencia

   b. Exploración vaginal con guante estéril para detectar si la paciente está en trabajo de parto
   c. Transfundir dos unidades de RBC en paquete con vigilancia continua del feto por medios electrónicos
   d. Tratamiento expectante
   e. Ninguna de las anteriores

4. ¿Cuál es la prueba de laboratorio más importante a ordenar para esta paciente de manera urgente?
   a. Tipificación en pruebas cruzadas
   b. RHC
   c. Detección de fármacos en orina
   d. Química sanguínea
   e. TP, TPT, índice normalizado internacional (RNI)

5. ¿Qué presenta esta paciente ahora como resultado de su desprendimiento prematuro de placenta normoinserta y pérdida sanguínea significativa?
   a. Anemia
   b. Trombocitopenia
   c. Hipovolemia
   d. Coagulopatía por consumo
   e. Todas las anteriores

RESPUESTAS

CASO 1

PREGUNTA 1

Respuesta correcta D:
Si la placenta previa de la paciente persiste hasta el tercer trimestre, se encuentra en riesgo máximo de acretismo ante una placenta previa anterior y el antecedente de dos cesáreas. Con la progresión del embarazo, más de 90% de las placentas de inserción baja identificadas tempranamente parecerán desplazarse del cérvix y fuera del segmento uterino inferior. Sin embargo, la placenta previa se presenta en hasta de 1 a 4% de las mujeres con cesárea previa. Si la placenta previa persiste puede complicar por acretismo (placenta previa acreta) en aproximadamente 5% de los casos. El riesgo de placenta acreta aumenta en mujeres con placenta previa en el contexto de una o más cesáreas previas, respectivamente: alrededor de 3, 11, 40, 61 y 67% para una, dos, tres, cuatro y cinco de esas operaciones, en ese orden. Si bien las mujeres de ascendencia asiática tienen mayor riesgo de una placenta previa que las caucásicas, no hay asociación conocida entre la placenta acreta y la raza. La paciente tiene un riesgo aumentado de trabajo de parto pretérmino y parto pretérmino si presentó hemorragia preparto como resultado de su placenta previa, pero el riesgo de placenta acreta es posiblemente mayor dado su antecedente de dos cesáreas. No presenta factor de riesgo adicional alguno de trabajo de parto/parto pretérmino y tampoco mayor riesgo que el de la población general para un desprendimiento prematuro de placenta normoinserta o preeclampsia. No hay ningún factor de riesgo significativo de muerte fetal intrauterina.

PREGUNTA 2

Respuesta correcta B:
Se recomienda que las pacientes con una placenta previa completa o parcial se sometan a reposo pélvico completo, lo que significa sin coito, para prevenir una hemorragia vaginal significativa. Si ocurre hemorragia significativa puede llevar a la anemia materna y fetal, y potencialmente al trabajo de parto pretérmino. No hay pruebas de que el reposo completo en cama ayude a prevenir la hemorragia vaginal o el trabajo de parto pretérmino en las pacientes con placenta previa completa o parcial. Las precauciones especiales acerca de la placenta previa son reposo pélvico completo y observación estrecha. Si bien es razonable limitar la actividad de la paciente, en particular si experimenta contracciones o hemorragia pretérmino, es más importante para la pareja respetar el reposo pélvico.

PREGUNTA 3

Respuesta correcta C:
Puesto que esta paciente ha tenido dos cesáreas previas, tiene el antecedente de placenta previa, y debido a que el ultrasonografista

no puede distinguir la placenta de la vejiga, podría ser útil obtener imágenes adicionales para descartar una placenta acreta, increta o percreta. La IRM es la modalidad ideal de imagen para valorar la invasión del miometrio o vesical por la placenta, en particular cuando no hay certeza en la ultrasonografía. La obtención de imágenes adicionales para descartar una placenta acreta (o increta/percreta) puede ser útil en casos como este, en que el diagnóstico no se ha definido por ultrasonografía. La TC no es la modalidad ideal en este caso, ya que la IRM es bastante superior para valorar los planos musculares de la pared del útero y la vejiga. Aunque en algún momento podría requerirse una cistoscopia de la paciente por un urólogo o un uroginecólogo, es más útil obtener una IRM de abdomen y pelvis en primer término. La cistoscopia a menudo está indicada si hay datos de placenta acreta/increta por ultrasonografía o IRM, o si la paciente presenta hematuria significativa. Aunque es importante continuar con las ultrasonografías seriadas del feto y la placenta para valorar el crecimiento y el líquido amniótico, la longitud del cérvix y la placenta, las imágenes adicionales por IRM pueden ayudar y deben tenerse en mente.

Los estudios adicionales de imagen revelan una placenta previa anterior completa con datos de invasión de la vejiga. Cuatro semanas después, a las 32 de gestación, la paciente acude a la sala de partos manifestando la expulsión de dos coágulos sanguíneos grandes y goteo continuo. Niega contracciones pero en el tocodinamómetro se observa que presenta una cada 2 a 4 min. Se hace una exploración con espejo vaginal estéril y su cérvix presenta aproximadamente 2 centímetros de dilatación. También manifiesta la presencia de sangre en la orina en los últimos días. Cabe mencionar que no desea fertilidad futura y desearía una ligadura tubaria posparto, de ser posible.

PREGUNTA 4

Respuesta correcta A:
El plan terapéutico más apropiado si la paciente continúa hasta el trabajo de parto sería tocólisis para prolongar el embarazo lo suficiente a fin de administrar un ciclo de esteroides para mejorar la maduración pulmonar fetal en caso de que así ocurra. Es razonable intentar la tocólisis a esta edad temprana de la gestación en tanto la paciente se mantenga hemodinámicamente estable con mínima hemorragia vaginal. Sin embargo, si sangra de manera significativa tal vez requiera la interrupción del embarazo antes de concluir el ciclo de esteroides. Si bien en algunos casos es razonable permitir una prueba de trabajo de parto después de dos cesáreas, no lo es en una paciente con placenta previa completa, ya que daría como resultado una hemorragia significativa y posiblemente la afección tanto materna como fetal. Debido a que la paciente ha tenido dos cesáreas previas, muestra una placenta previa completa y ahora experimenta hematuria; esto crea la preocupación por una placenta percreta con invasión vesical. Si, de hecho, tiene una placenta percreta documentada por cistoscopia

o IRM, la vía del nacimiento será por cesárea, a menudo seguida por histerectomía. Una histerectomía total sin retiro de la placenta disminuirá al mínimo la hemorragia. Sin embargo, debido a los retos de un diagnóstico certero, si la paciente desea fecundidad futura, algunos médicos intentarán la extracción de la placenta para evitar la histerectomía. Si presenta una placenta previa completa y percreta, el plan terapéutico más frecuente es hacer una cesárea (a menudo con histerotomía vertical alta o transversa para evitar la placenta), extraer al feto, dejar la placenta en su lugar (más que extraerla) y proceder a la histerectomía. Al dejar la placenta en su lugar con el cierre de la histerotomía y proceder con la histerectomía, el cirujano evita la hemorragia significativa que puede presentarse en el lecho de la placenta después de la extracción manual del órgano. En el caso de esta paciente, puesto que no desea fecundidad futura y planeaba una ligadura tubaria, la opción más apropiada sería dejar la placenta en su lugar para disminuir al mínimo la pérdida sanguínea durante la operación.

CASO 2

PREGUNTA 1

Respuesta correcta D:
Hay una mayor incidencia de vasos previos en presencia de un lóbulo succenturiado, en particular cuando se nota que está a alguna distancia del resto de la placenta. Un lóbulo succenturiado es un lóbulo placentario accesorio. En este caso la masa de la placenta se implanta en una porción de la pared uterina, pero un pequeño lóbulo lo hace en otra localización. Los vasos que conectan estas dos porciones de la placenta no tienen protección y pueden transcurrir sobre el cérvix y presentarse como vasos previos. Cuando hay vasos previos en el caso de un lóbulo succenturiado, estos vasos sin protección pueden cruzar sobre el orificio cervical interno y hacerlo vulnerable a la compresión por la presentación o su desgarro cuando las membranas se rompen. En este caso la masa de la placenta es anterior y el lóbulo succenturiado es posterior, por lo que es posible que los vasos que conectan los dos lóbulos transcurran sobre el orificio interno del cérvix con vasos previos resultantes. No hay aumento significativo en incidencia de placenta previa, desprendimiento prematuro de placenta normoinserta, incompetencia cervical o trabajo de parto pretérmino como resultado del lóbulo succenturiado posterior.

La ultrasonografía transvaginal con Doppler color muestra que hay vasos desde el lóbulo anterior de la placenta que transcurre sobre el orificio interno para conectarse con el lóbulo posterior succenturiado de la placenta. Se observa que el feto se encuentra en presentación de vértice. Por otra parte, el embarazo continúa sin complicaciones.

PREGUNTA 2

Respuesta correcta B:
En pacientes con vasos previos conocidos diagnosticados por ultrasonografía, en general la forma del nacimiento preferida es la cesárea

ya que disminuye el riesgo de rotura de los vasos fetales. Hay pocos estudios al respecto; sin embargo, puesto que la rotura de un vaso fetal lleva a un resultado catastrófico neonatal de lesión cognitiva y muerte, cuando se diagnostican vasos previos la mayoría de los médicos recomienda la cesárea. Hay una tasa de supervivencia neonatal significativamente mayor en lactantes con vasos previos que se diagnosticaron en etapa prenatal, con toda probabilidad porque cuando no se hace así el diagnóstico suele realizarse en el momento de la rotura de dichos vasos, lo que a su vez lleva a anemia fetal significativa y a menudo a la muerte. De manera ideal debe programarse la cesárea antes de que la paciente entre en trabajo de parto o las membranas se rompan en forma espontánea para prevenir la rotura de los vasos fetales en el momento de la rotura de las membranas. Esto suele hacerse a las 36 sem de gestación, si bien algunos médicos han recomendado hacerlo más tempranamente. Aunque no es preferible, si la paciente desea un parto vaginal y hay datos de anemia fetal en el registro continuo por medios electrónicos, se necesitaría una cesárea urgente. También si la paciente elige someterse a un parto vaginal (por inducción o espontáneo), la rotura artificial de las membranas está contraindicada por el riesgo de rotura de vasos fetales que es mayor que con la rotura espontánea de las membranas.

La paciente acude a la sala de partos a las 34 sem y se queja de escurrimiento de líquido, hemorragia vaginal y contracciones. A la exploración con espejo estéril la paciente parece tener RPDMP y 4 cm de dilatación. También hay un patrón sinusoidal del registro fetal continuo por medios electrónicos.

PREGUNTA 3

Respuesta correcta A:
Un patrón sinusoidal en el registro del ritmo cardiaco fetal (RCF) continuo indica anemia del feto. Aunque esto a veces se confunde con un patrón seudosinusoidal, cuando hay un patrón sinusoidal verdadero se considera no alentador porque es indicio de anemia fetal.

Dado el pequeño volumen sanguíneo fetal, un patrón sinusoidal debe dar lugar al nacimiento de urgencia (tan pronto como sea posible) por el obstetra. La anemia fetal en este caso fue con toda probabilidad causada por la rotura de los vasos fetales (vasos previos) al romperse las membranas. La insuficiencia uteroplacentaria no se vincula con un trazo sinusoidal de FCF. Las deceleraciones tardías son el trazo fetal típico cuando ocurre insuficiencia uteroplacentaria. Quizá sean sutiles o manifiestos pero si son recurrentes con cada contracción durante más de tres, el obstetra debe hacer una intervención inmediata. La compresión del cordón causa deceleraciones variables, más que un patrón sinusoidal, y pueden resolverse con una inyección intraamniótica mediante un catéter de presión intrauterina. Por la instilación del útero con líquido, el cordón tiene más protección de la compresión durante las contracciones uterinas. La compresión cefálica durante el trabajo de parto suele vincularse con deceleraciones tempranas que se presentan antes de una contracción y se recuperan para el final. Un trazo sinusoidal real nunca es normal y es indicio de un estado fetal no alentador.

CASO 3

PREGUNTA 1

Respuesta correcta A:
Debido a que la paciente tiene 2 cm de dilatación, 50% de borramiento y una altura de la presentación de −3 con contracciones dolorosas cada 4 a 5 min y presenta una cicatriz uterina conocida (por su cesárea previa), el curso de acción inicial más apropiado es continuar la observación estrecha con vigilancia fetal electrónica y revalorar en 2 a 4 h (o antes si resulta clínicamente necesario). Aunque la paciente no parece estar en trabajo de parto activo y solo presenta 2 cm de dilatación, tiene contracciones dolorosas y está en riesgo de rotura uterina, por lo que requiere descartar adecuadamente el trabajo de parto activo antes de enviarse a casa. No es apropiado proceder de inmediato a una cesárea repetida en esta etapa ya que no se sabe si se encuentra en trabajo de parto y no hay otra indicación de cesárea. Un estudio prospectivo aleatorio mostró que en el contexto del ingreso en la fase latente del trabajo de parto y conducción hubo un mayor riesgo de rotura uterina. Por lo tanto, el ingreso a la sala de partos y conducción del trabajo de parto no está indicado. En general, en el contexto de PTPPC la paciente tiene mayor riesgo de rotura uterina con la conducción con oxitocina, por

lo que no debería iniciarse a menos que sea necesaria.

La paciente se trata de manera expectante en la sala de partos durante 2 h. Al repetir la exploración vaginal se encuentra que hubo un cambio a 6 cm de dilatación, 75% de borramiento y una altura de la presentación de −1. Ahora presenta contracciones dolorosas cada 1 a 2 min, con un trazo de FCF reactivo sin deceleraciones.

PREGUNTA 2

Respuesta correcta A:
El siguiente paso, ahora que la paciente cambió de 2 a 6 cm, esto es, se encuentra en trabajo de parto activo, es ingresarla a la sala de partos para continuar su vigilancia fetal y asesorarla en cuanto a los riesgos, beneficios, alternativas e indicaciones de PTPPC contra la cesárea repetida. Si después del asesoramiento la paciente considera los riesgos de PTPPC y decide tener un parto vaginal (PVPC), entonces la mayoría de los médicos la trataría de manera expectante en su trabajo de parto activo. Puesto que la conducción con oxitocina ha mostrado duplicar el riesgo de rotura uterina, es más apropiado un tratamiento expectante que el inicio inmediato de conducción con oxitocina al ingreso a la sala de partos. Es mejor esperar para iniciar la oxitocina hasta que se defina que no continúa con cambios en el cuello uterino o las contracciones regulares después de 4 h (lo que depende del médico que la atiende). No es apropiado enviar a una paciente a su casa y darle seguimiento si está en trabajo de parto activo, con cesárea previa y dilatación de 6 cm. Dado

el riesgo de rotura uterina, la paciente cuando menos requiere tratamiento expectante con vigilancia fetal continua por medios electrónicos. Es una opción proceder de inmediato a la cesárea repetida si hay preocupación por una rotura uterina, sufrimiento fetal o si la paciente desea una cesárea repetida después de la asesoría acerca de los riesgos, beneficios, alternativas e indicaciones de PTPPC y la cesárea repetida.

La paciente presenta trabajo de parto espontáneo sin bloqueo epidural pero después de 4 h las condiciones de su cuello uterino no han cambiado. El trazo de la FCF continúa reactivo sin observarse deceleraciones tardías. Se inicia la conducción con oxitocina. Después de 2 h se encuentra que la paciente tiene 8 cm de dilatación, 90% de borramiento y presentación en la altura 0. Aproximadamente 1 h después la enfermera le llama a la sala porque la paciente se queja de dolor abdominal intenso con o sin contracciones. A la exploración vaginal con guante estéril (EVGE) la paciente tiene ahora 8 cm de dilatación y 90% de borramiento, pero su altura de presentación cambió de 0 a −3. Usted observa que ha habido algunas deceleraciones variables profundas recurrentes con cada contracción en el trazo de FCF que ahora presenta bradicardia fetal.

PREGUNTA 3

Respuesta correcta D:
La explicación más probable de tales hallazgos en este escenario clínico es la rotura de la cicatriz de la cesárea previa, que altera el flujo sanguíneo placentario con

el resultado de una insuficiencia uteroplacentaria que a su vez causa deceleraciones tardías. Adicionalmente, el cordón umbilical o partes fetales se pueden expulsar hacia el abdomen de la paciente, lo que causa compresión del cordón y deceleraciones variables graves o bradicardia franca. El dolor abdominal intenso con pérdida de la altura de la cabeza fetal a la exploración vaginal es un dato clásico de rotura uterina en especial vinculado con un estado fetal no alentador en el trazo fetal continuo por medios electrónicos. Si bien el desprendimiento prematuro de placenta normoinserta puede causar deceleraciones tardías recurrentes como resultado de insuficiencia uteroplacentaria y presentarse con una rotura uterina, es poco probable en esta situación ya que hay hemorragia mínima. Además, la pérdida de la altura de la presentación no se encuentra en general en un desprendimiento prematuro de placenta normoinserta a menos que se presente concomitante con la rotura uterina. La compresión de la cabeza fetal causa deceleraciones tempranas, no tardías, y no produce la pérdida de la altura de la presentación a la exploración vaginal. La compresión del cordón umbilical en general no se relaciona con dolor peor que el usual con las contracciones, causa deceleraciones variables o produce pérdida de la altura de la presentación de la cabeza fetal.

PREGUNTA 4

Respuesta correcta D:
La rotura uterina es una urgencia obstétrica. Puede causar desprendimiento prematuro de placenta

normoinserta o, si se expulsa el feto a través de la dehiscencia del útero al abdomen, causar una lesión hipóxica fetal significativa por compresión completa del cordón umbilical. Además hay riesgo de pérdida sanguínea materna significativa; por lo tanto, es imperativo el nacimiento inmediato por cesárea. Una vez que se extrae al feto el cirujano valorará el sitio de la rotura uterina en cuanto a la factibilidad de reparación para lograr la hemostasia. Si no se puede reparar o es imposible obtener la hemostasia, está indicada la histerectomía periparto. Si bien de manera intuitiva es importante detener la conducción con oxitocina, cuando uno sospecha rotura uterina no sería apropiado el tratamiento expectante. No es adecuada una inyección amniótica en esta situación clínica ya que no hay datos de compresión del cordón. Si bien podría haber tetania uterina como resultado del exceso de oxitocina, una vez que hubo dehiscencia del útero la tocólisis no es apropiada ni útil.

CASO 4

PREGUNTA 1

Respuesta correcta E:
Dada la inestabilidad hemodinámica de la paciente, la hemorragia vaginal significativa que causa pérdida sanguínea intensa y el abdomen rígido junto con dolor abdominal grave, el cuadro clínico más probable es de un desprendimiento prematuro de placenta normoinserta. El trabajo de parto normal no causa pérdida sanguínea significativa con cambios cervicales excepto en el caso de la placenta previa. Si bien las pacientes con trabajo de parto y placenta previa pueden tener dolor por las contracciones y hemorragia vaginal profusa, no suelen estar hemodinamicamente inestables ni en dolor intenso con un abdomen rígido. Además, la elevación inicial de PA de 180/100 mm Hg sugiere preeclampsia o preeclampsia agregada, un factor de riesgo conocido del desprendimiento prematuro de placenta normoinserta. Los vasos previos pueden llevar a una hemorragia vaginal profusa si la paciente presenta rotura de membranas y los vasos fetales también se desgarran, pero no causa inestabilidad hemodinámica materna. Un desgarro cervical por el coito puede causar dolor significativo y hemorragia vaginal pero no se ajusta a este escenario clínico.

PREGUNTA 2

Respuesta correcta C:
Por lo general cuando una paciente en estas circunstancias se presenta al área de urgencias o a la sala de partos, se toman múltiples pasos al mismo tiempo. Sin embargo, el mejor siguiente es iniciar la estabilización de la paciente y valorar el estado fetal. Dada la inestabilidad hemodinámica de la paciente (hipotensión, taquicardia y hemorragia profusa), deberían colocarse dos catéteres de gran calibre IV y administrarse una carga de soluciones IV (solución salina normal o de Ringer lactato), mientras otra enfermera o médico valorarán el estado fetal. Esto es importante hacerlo de inmediato ya que determina la velocidad con que el equipo debe movilizar a la paciente al quirófano para una cesárea urgente. Si el feto está muerto, todo el enfoque del

equipo puede centrarse en el estado de la madre antes de abordar la planeación del parto y dirigirse al feto. Si no se puede determinar el estado fetal por vigilancia externa con rapidez, el siguiente paso es una ultrasonografía abdominal, pero no debería reemplazar la obtención de un acceso IV y el uso de Doppler fetal. A menudo en estos casos es difícil determinar la TCF ya que suele presentar bradicardia (o similar a la frecuencia cardiaca materna). La ultrasonografía se torna crítica para determinar el estado del feto ya que se puede usar para visualizar la FCF, en particular en el contexto de una bradicardia terminal como suele ocurrir en estos casos. La ultrasonografía también es importante para determinar la localización de la placenta si hay alguna preocupación respecto de su implantación previa. Dada la atención prenatal limitada de esta paciente y la hemorragia vaginal profusa, la ultrasonografía es importante en estas circunstancias pero, de nuevo, no debe reemplazar la obtención del acceso IV materno y el inicio de su estabilización. La exploración vaginal con guante estéril o espejo vaginal es importante para los pasos en el proceso de valoración pero no debería hacerse antes del acceso IV o de la valoración del estado fetal y la localización de la placenta. A menudo no es necesario en absoluto en el contexto de desprendimiento prematuro de placenta normoinserta ya que la mayoría procederá a una cesárea de urgencia si el feto presenta una frecuencia cardiaca documentada. Esta operación debería hacerse poco después de obtener los signos vitales maternos, el acceso IV, la valoración fetal y la ultrasonografía si hay

una fuerte sospecha de desprendimiento prematuro de placenta normoinserta y hay bradicardia fetal o un estado no alentador de su frecuencia cardiaca con la monitorización fetal externa. La ultrasonografía transvaginal debería hacerse después si la paciente se estabiliza y necesita una valoración adicional de su localización porque se sospecha que tenga placenta previa.

PREGUNTA 3

Respuesta correcta A:
En el contexto del desprendimiento prematuro de placenta normoinserta que se sospecha, una vez que se determina que el feto tiene frecuencia cardiaca y se encuentra en sufrimiento está indicada la cesárea urgente. A menos que la paciente parezca en trabajo de parto con inminencia de parto, cuando los TCF son de casi 50 latidos/min es mejor proceder a una cesárea de urgencia. A menudo hay tiempo en el quirófano para hacer una exploración vaginal a fin de precisar la dilatación cervical. Si el parto es inminente, entonces la paciente tal vez empiece a pujar; de otra manera debería procederse con una cesárea de urgencia. Si transfunde a la paciente dos unidades de RBC en paquete durante la cesárea, no es apropiado esperar para la transfusión sanguínea para proceder al quirófano o la cesárea en el contexto de una bradicardia fetal terminal. De manera similar, no es apropiado el tratamiento expectante.

PREGUNTA 4

Respuesta correcta A:
Si bien todas las pruebas de laboratorio previas son importantes y deberían ordenarse tan pronto como

sea posible, la prueba de laboratorio capital es enviar de inmediato una muestra para tipificación y pruebas cruzadas porque le permitirá iniciar la preparación de sangre y PFC para transfundir a la paciente. Si bien puede recibir sangre O negativo en este tipo de urgencia, en el caso del desprendimiento prematuro de placenta normoinserta tal vez necesite múltiples unidades de RBC en paquete, plaquetas, PFC y crioprecipitados, ya que por lo general pierde más de 2 L de sangre y puede presentar coagulopatía por consumo. Es importante una RHC para valorar la Hb/Hto basales y la cifra de plaquetas. Es importante una detección de fármacos en orina porque el desprendimiento de prematuro de placenta normoinserta ocurre con frecuencia en el contexto del abuso de cocaína y esta paciente en particular tiene alto riesgo al respecto. También son importantes una química sanguínea y las pruebas de coagulación por el laboratorio (TP/TPT, INR) para establecer la función renal basal de la paciente y su capacidad de coagulación, en particular si presenta coagulopatía por consumo.

La paciente presenta el parto con calificaciones de Apgar de 1 y 5 a los 5 y 10 min, respectivamente. Se extrae la placenta con facilidad y hay un coágulo de 500 mL después de su expulsión. La pérdida sanguínea total calculada (PSC) de la cesárea es de 1 500 mL (2 500 mL de PSC calculada incluyendo la que se perdió en el campo). El hematocrito transoperatorio es de 20%, la cifra de plaquetas es de 70 000, la de fibrinógenos de 50, el valor de INR es de 3 y la cifra de creatinina es de 1.5.

PREGUNTA 5

Respuesta correcta E:
Además de la anemia obvia de la paciente, trombocitopenia, hipofibrinogenemia, elevación de INR, hipovolemia e insuficiencia renal aguda, parece presentar coagulopatía por consumo causada por hemorragia masiva debido al desprendimiento prematuro de placenta normoinserta. La coagulopatía por consumo suele vincularse con desprendimiento prematuro de placenta normoinserta, en particular en el contexto de la preeclampsia. Puede ser fatal si no se administra una reanimación adecuada en forma oportuna. Es importante prever una pérdida sanguínea intensa y coagulopatía ante el desprendimiento prematuro de placenta normoinserta. A menudo ocurre coagulopatía por consumo cuando la pérdida sanguínea de la paciente se subestima y no se le reanima por completo, en particular si recibe RBC en paquetes y PFC con índice de al menos 4:1. Las publicaciones recientes sugieren que estas pacientes deben tratarse más como las de traumatología y transfundirse con un índice de 1:1:1 (paquete eritrocítico [PRBC], PFC, plaquetas). También es importante el seguimiento del fibrinógeno y la transfusión de crioprecipitados según se requiera. La insuficiencia renal aguda resultante de necrosis tubular aguda es frecuente en este escenario y suele resolverse con una reanimación adecuada.

COMPLICACIONES DEL TRABAJO DE PARTO Y PARTO

TRABAJO DE PARTO PRETÉRMINO

Aquel que ocurre antes de las 37 sem de gestación se denomina **trabajo de parto pretérmino** (TPP). Muchas pacientes acuden con contracciones antes del término, pero solo aquellas con cambios cervicales de acuerdo con la exploración se diagnostican con TPP. El proceso difiere de la **insuficiencia cervical,** que es una dilatación y un borramiento silentes e indoloros del cérvix. Ambos pueden originar el parto pretérmino, que es la principal causa de morbilidad y mortalidad fetales en Estados Unidos. La incidencia de parto pretérmino en ese país alcanzó un máximo en 2005, hasta más de 12% de los nacimientos, pero desde entonces ha declinado de manera constante y para 2014 era de 9.6%. Por desgracia, el motivo para el aumento fue predominantemente por procedimientos yatrógenos y, por lo tanto, la declinación reciente tiene más que ver con intervenciones de políticas para evitar el parto pretérmino yatrógeno sin indicación, en contraposición con las intervenciones médicas que han disminuido los partos pretérmino. A pesar de esta declinación reciente, hay grandes disparidades raciales y étnicas en el parto pretérmino; por ejemplo, en 2014 los lactantes afroamericanos tenían 50% más probabilidad de nacer pretérmino en comparación con sus contrapartes caucásicos.

PARTO PRETÉRMINO

Los lactantes nacidos antes de las 37 sem de gestación se consideran **pretérmino** y hay tres subcategorías con base en la edad de gestación al nacer: en extremo pretérmino (< 28 sem), muy pretérmino (de 28 a < 32 sem) y de pretérmino moderado a tardío (de 32 a < 37 sem). Los neonatos se pueden clasificar también **por su peso al nacer,** de nuevo en tres categorías de subgrupos: de bajo peso al nacer (BP), < 2 500 g; de muy BP, < 1 500 g, y de BP extremo, < 1 000 g. Los lactantes con un crecimiento inapropiado para su edad de gestación **presentan retraso del crecimiento intrauterino** (RCIU) o son **pequeños para su edad de gestación.** Por lo tanto, un lactante RCIU puede ser aquel nacido después de la semana 37 pero aún con BP, y de manera similar un neonato pretérmino con BP puede, no obstante, ser de tamaño apropiado para su edad de gestación. La morbilidad y mortalidad de los lactantes pretérmino se afecta notoriamente por la edad de gestación y el peso al nacer. La prematuridad ubica de inmediato a los lactantes en un mayor riesgo del síndrome de dificultad respiratoria (SDR), hemorragia intraventricular, septicemia y enterocolitis necrosante. Los neonatos nacidos en el límite de la viabilidad, a las 23 sem de gestación, presentan una tasa de mortalidad > 50%, en tanto que la de los nacidos después de la semana 34 es apenas ligeramente mayor que los de término. Las complicaciones a largo plazo de la prematurez incluyen displasia broncopulmonar y asma, trastornos neurológicos, parálisis cerebral, problemas conductuales y discapacidades del aprendizaje, retinopatía de la prematuridad y pérdida auditiva.

ETIOLOGÍA Y FACTORES DE RIESGO

Se desconoce el mecanismo fisiológico definitivo que causa el inicio del trabajo de parto. Sin embargo, varios factores de riesgo se han vinculado con el TPP e incluyen pero no se limitan a ello, la rotura prematura de membranas pretérmino (RPDMP); la corioamnionitis; los embarazos múltiples; las anomalías uterinas, como el útero bicorne; el antecedente de parto pretérmino; un peso pregestacional materno < 50 kg; el desprendimiento prematuro de placenta normoinserta; enfermedad materna, incluida la preeclampsia; las infecciones, enfermedades o intervenciones quirúrgicas intraabdominales; el abuso de sustancias y el bajo nivel socioeconómico.

TOCÓLISIS

La tocólisis es el intento de prevenir las contracciones y el avance del trabajo de parto. Se usan muchos tocolíticos en Estados Unidos, pero solo la ritodrina, un β-mimético, está aprobado por la FDA para ese propósito. Es difícil hacer estudios controlados y con placebo de los tocolíticos nuevos, porque la mayoría de las pacientes y médicos no desea permitir que las contracciones avancen sin tratamiento tocolítico alguno. Así, muchos de los estudios actuales son comparativos de los tocolíticos en

uso hoy con otros. Debido a que no se han definido las pruebas de que estos fármacos tocolíticos pueden ser de máxima eficacia, las instituciones y los médicos varían ampliamente en su práctica profesional.

El propósito principal del tratamiento tocolítico es retrasar el parto por al menos 48 h. Ello es porque el principal beneficio es que el tratamiento con esteroides aumente la madurez fetal y disminuya el riesgo de complicaciones asociadas con el parto pretérmino. Se ha mostrado que la **betametasona,** un glucocorticoide, disminuye la incidencia de SDR y otras complicaciones del parto pretérmino. Antes de las 34 sem de gestación es necesario sopesar las ventajas del tratamiento con esteroides con los riesgos de prolongar el embarazo. De las 34 a las 36 sem y 6 d la betametasona ha mostrado ser de beneficio, pero no se usa con tocólisis concomitante (*N Engl J Med.* 2016; 374:1311-1320). Hay muchas circunstancias en que debe dejarse evolucionar el TPP. La corioamnionitis, los trazos no alentadores de la frecuencia cardiaca fetal y el desprendimiento prematuro de placenta normoinserta significativo son indicaciones absolutas para dejar que avance el trabajo de parto, y a menudo se acelera el nacimiento. En muchos otros aspectos, las enfermedades maternas, en particular la preeclampsia o la mala perfusión placentaria, una valoración de la gravedad de la situación, la naturaleza precipitada de la complicación y el riesgo de la prematuridad, contribuyen a la decisión de aplicar o no la tocólisis.

TOCOLÍTICOS

El propósito de un tocolítico es disminuir o detener los cambios cervicales resultantes de las contracciones.

En el caso de las contracciones pretérmino sin cambios cervicales, la hidratación a menudo puede disminuir su número y fuerza, lo que funciona junto con el principio de que una paciente deshidratada tiene cifras más altas de vasopresina u **hormona antidiurética** (ADH), el octapéptido sintetizado en el hipotálamo junto con la oxitocina, debido a que difiere de ésta solo en un aminoácido, se puede unir a sus receptores y causar contracciones. Por lo tanto, la hidratación, que disminuye la cifra de ADH circulante, puede también aminorar el número de contracciones. Para las pacientes que no responden a la hidratación o cuyo cérvix está cambiando de manera activa, se puede hacer uso de una variedad de tocolíticos; los más frecuentes en la actualidad son nifedipina e indometacina en Estados Unidos.

Bloqueadores de los canales de calcio

Los bloqueadores de los canales de calcio disminuyen el ingreso del ion a las células de músculo liso, aminorando así las contracciones uterinas. Se ha mostrado *in vitro* que disminuyen las contracciones miometriales. En los estudios clínicos la **nifedipina** ha sido el principal fármaco estudiado y se ha mostrado que aminora el riesgo de parto en las 48 h siguientes a su administración, en comparación con el placebo o ningún tratamiento, pero sin diferencia estadística respecto de otras clases de tocolíticos. Debido a que la nifedipina es un vasodilatador periférico, sus principales efectos secundarios incluyen cefalea, rubor y mareo. La nifedipina se administra PO, y como otros tocolíticos, debe administrarse en dosis de carga, por lo general una de 10 mg cada 15 min en la primera h o hasta que las contracciones cesen,

seguida por una de mantenimiento de 10 a 30 mg cada 4 a 6 h según se tolere, de acuerdo con la PA de la paciente (hasta 180 mg/día). No obstante, no se ha establecido la dosis óptima de nifedipina y, por lo tanto, las de carga y mantenimiento pueden variar entre proveedores. La nifedipina está contraindicada en mujeres con lesiones cardiacas dependientes de la precarga e hipotensión, y deben usarse con precaución en aquellas con disfunción ventricular izquierda. Además, el uso concomitante de nifedipina y sulfato de magnesio requiere precaución, dado su efecto sinérgico potencial que da lugar a depresión respiratoria.

Inhibidores de prostaglandinas

Las prostaglandinas aumentan las cifras intracelulares de calcio e impulsan la función de las conexiones comunicantes miometriales, con el consecuente incremento de las contracciones del útero. Por lo tanto, suelen usarse para inducir el trabajo de parto e intensificar las contracciones en pacientes con atonía uterina posparto. Por el contrario, se usan antiprostaglandínicos para inhibir las contracciones y posiblemente detener el trabajo de parto. La **indometacina**, un fármaco antiinflamatorio no esteroide (AINE) que bloquea la enzima ciclooxigenasa y disminuye la concentración de prostaglandinas, se utiliza como tocolítico. Estudios clínicos han mostrado que disminuye eficazmente las contracciones y detiene el trabajo de parto con mínimos efectos secundarios maternos. Sin embargo, se ha vinculado con una diversidad de complicaciones fetales que incluyen la constricción prematura del conducto arterioso, hipertensión pulmonar y oligohidramnios secundario a la disminución del gasto urinario fetal, como resultado de la mayor acción de la vasopresina y la disminución del flujo sanguíneo renal. Además, en un estudio se mostró un mayor riesgo de enterocolitis necrosante y hemorragia intraventricular en fetos extremadamente prematuros que se habían expuesto a la indometacina en las 48 h previas al nacimiento. En la actualidad, la indometacina se usa con frecuencia máxima antes de las 32 sem de gestación y, en general, solo por 48 a 72 h. Si se usa indometacina, debe revisarse el índice de líquido amniótico antes de iniciarla y otra vez pasadas 48 h para vigilar la aparición del oligohidramnios. Si el líquido amniótico disminuye, debe detenerse con rapidez la administración de indometacina, cuyas contraindicaciones maternas incluyen disfunción plaquetaria o hepática, enfermedad gastrointestinal ulcerativa, disfunción renal y asma. La indometacina se administra PO, con una dosis de carga de 50 mg seguida por 25 mg cada 6 h durante 48 horas.

Sulfato de magnesio

El magnesio disminuye el tono uterino y las contracciones al actuar como antagonista del calcio y estabilizador de la membrana. Si bien puede detener las contracciones, en pequeños estudios controlados y con placebo no se ha mostrado que cambie la edad de gestación para el momento del nacimiento. En estudios más grandes, la eficacia del magnesio no varió mucho de la de los β-miméticos. Ocurren efectos secundarios, como rubor, cefaleas, fatiga y diplopía. A cifras tóxicas de magnesio (> 10 mg/dL) se ha observado depresión respiratoria, hipoxia y paro cardiaco. Los reflejos tendinosos profundos (RTP) se inhiben con cifras séricas de 6 a 10 mg /dL, por

lo que se puede lograr una valoración rápida y confiable de la toxicidad del magnesio con su exploración seriada. Se ha observado también edema pulmonar en mujeres tratadas con sulfato de magnesio, aunque puede ser secundario a la administración concomitante de soluciones IV en aquellas con TPP. En general, el sulfato de magnesio debe administrarse con una dosis de carga de 6 g en forma súbita durante 20 min, y después mantenerse a razón de 2 g/h en forma continua por VI. Se debe usar una administración más lenta en el caso de insuficiencia renal, porque se depura por el riñón.

β-miméticos

El miometrio uterino está constituido por fibras de músculo liso cuya contracción es regulada por la cinasa de la cadena ligera de miosina (CLM), que es activada por los iones de calcio a través de su interacción con la calmodulina (fig. 6-1). Mediante el aumento de la concentración de adenosín monofosfato cíclico (AMPc), el calcio se secuestra en el retículo sarcoplásmico y causa una disminución de la cifra de iones de calcio libres y un decremento de las contracciones uterinas. La conversión de trifosfato de adenosina (ATP) a AMPc aumenta por acción de los β-agonistas, que se unen y activan a los receptores $β_2$ de las células miometriales.

Los dos **β-miméticos** usados históricamente para el TPP eran **ritodrina** y **terbutalina**. Si bien ambos con seguridad son eficaces para detener las contracciones pretérmino, los estudios aleatorios controlados en los que las pacientes estaban realmente en TPP mostraron que los β-agonistas aumentaban la duración de la gestación durante un promedio de solo 24 a 48 h más que la hidratación y el reposo en cama aislados. Los efectos secundarios de estos fármacos incluyen taquicardia, cefalea y ansiedad. Es más grave que se presente edema pulmonar y, en raros casos, la muerte materna. La ritodrina se administraba en forma continua IV, en tanto que la terbutalina solía inyectarse a razón de 0.25 mg SC, con carga cada 20 min y esquemas de 3 dosis, y después cada 3 a 4 h como mantenimiento. Debido a que la terbutalina puede causar la muerte materna y eventos cardiacos que incluyen taquicardia, hiperglucemia transitoria, hipocaliemia, arritmias, edema pulmonar e isquemia miocárdica, la FDA añadió ahora una etiqueta precautoria negra al uso del terbutalina IV más allá de 24 a 48 h. De manera similar, la ritodrina salió del mercado estadounidense. Aún se usa terbutalina subcutánea para frenar de manera abrupta las contracciones uterinas, en el contexto de la hipertonicidad que lleva a un trazo anormal de la frecuencia cardiaca fetal.

Antagonistas de oxitocina

Los antagonistas selectivos de oxitocina (p. ej., atosiban) son de acción contraria al receptor de oxitocina-vasopresina, que en teoría parecen una opción obvia para la tocólisis eficaz y deben tener efectos secundarios mínimos. Se usan a menudo en Europa, pero no están disponibles en Estados Unidos. Si bien se ha mostrado que disminuyen las contracciones del miometrio, los estudios clínicos al respecto han sido pequeños y no han manifestado mejora en los resultados. Su uso actual se ha limitado a estudios experimentales donde no hubo diferencia clínica respecto de otros tocolíticos de uso frecuente. La FDA muestra preocupación acerca de su seguridad al usarse en embarazos

< 28 sem (una tasa más elevada de muertes fetales y de neonatos en las pacientes que reciben atosiban).

ROTURA PREMATURA DE MEMBRANAS PRETÉRMINO

La rotura de membranas (RDM) que se presenta antes de la semana 37 se considera **pretérmino**, en tanto que la que ocurre antes del inicio del trabajo de parto se denomina **rotura prematura de membranas (RPDM)**. Si ocurren ambas cosas juntas, el proceso se denomina **rotura prematura de membranas pretérmino** (RPDMP). Cuando una RDM dura más de 18 h antes del parto, se le conoce como **rotura prolongada de las membranas**.

RDM PRETÉRMINO

La rotura espontánea de las membranas fetales antes de la semana 37 es una causa frecuente de TPP, parto pretérmino y corioamnionitis. Sin intervención, casi 50% de las pacientes con RDM entrará en trabajo de parto en 24 h y hasta 75% lo hará en 48 h. Estas tasas tienen correlación inversa con la edad de gestación en el momento de la RDM; por lo tanto, las pacientes con RDM antes de las 26 sem tienen más probabilidad de alcanzar 1 sem adicional de gestación en comparación con aquellas de más de 30. Aunque mantener un embarazo para ganar mayor madurez fetal parecería ser beneficioso, la RPDMP prolongada se ha vinculado con un mayor riesgo de corioamnionitis, desprendimiento prematuro de placenta normoinserta y prolapso del cordón.

Diagnóstico

Por lo general una paciente se queja de un chorro de líquido que expulsa

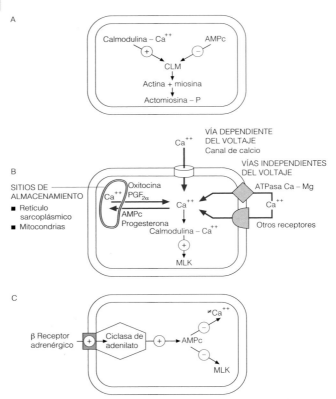

FIGURA 6-1. Control de la contractilidad miometrial: la cinasa de la cadena ligera de miosina (CLM) es la enzima clave. (**A**) Activación de la cinasa de la cadena ligera de miosina (CLM) por el calcio unido a la calmodulina. (**B**) Aumento de la concentración citoplásmica de calcio ocurre por liberación de calcio desde sitios de almacenamiento (retículo sarcoplásmico y mitocondrias) y por ingreso del calcio extracelular a través de conductos mediados por voltaje y receptores. (**C**) Activación de la adenilciclasa por agonistas β y formación subsiguiente de AMPc produce desactivación de CLM y relajación uterina.

de la vagina. Sin embargo, debe valorarse cualquier aumento de la secreción vaginal o manifestación de incontinencia urinaria de esfuerzo para descartar una RDM. El diagnóstico se hace por el antecedente de escurrimiento de líquido vaginal, un cúmulo que se forma en la exploración con espejo y las pruebas positivas de nitrazina y cristalización en helecho. Si tales pruebas no son concluyentes, se puede hacer una ultrasonografía para revisar el nivel del líquido amniótico. Algunos proveedores de atención sanitaria y hospitales harán uso de la prueba Amnisure® (abordada en el capítulo 4). Si el diagnóstico aún no se confirma, puede realizarse una prueba por amniocentesis mediante inyección de un colorante y observación de su escurrimiento hacia la vagina, que también se conoce como **prueba del tapón** porque suele identificarse por su absorción. Si hay preocupación respecto de una corioamnionitis, deben revisarse la temperatura materna, la cifra de GB, la hipersensibilidad uterina y el trazo de la frecuencia cardiaca fetal en cuanto a signos de infección.

Tratamiento

El tratamiento de la RPDM varía dependiendo de la edad de gestación del feto. El motivo para el tratamiento de la RPDMP es que a alguna edad de gestación, por lo general entre las 32 y 36 sem, el riesgo de prematuridad es equivalente al de infección. Hasta ese punto el riesgo de la prematuridad impulsa hacia el tratamiento, en tanto que posteriormente el de infección motiva el parto. Es debatible la edad de gestación exacta a la que el riesgo de infección es mayor. Algunos médicos prefieren esperar hasta la semana 36, pero la práctica más frecuente en Estados Unidos es la del parto a las 34 sem de gestación. Dicho esto, en el contexto de la infección intrauterina es apropiado el nacimiento rápido, independientemente de la edad de gestación, el desprendimiento prematuro de placenta normoinserta agudo y un trazo no alentador de la frecuencia cardiaca fetal. La RPDMP que se presenta después de las 34 sem en general debe tratarse por inducción o conducción del trabajo de parto.

En aquellos embarazos con RPDMP antes de las 34 sem hay indicios sólidos de que el uso de antibióticos lleva a un periodo de latencia más prolongado antes del inicio del trabajo de parto. Así, se recomienda administrar ampicilina con eritromicina (IV durante 48 h, seguidas por 5 días de eritromicina y amoxicilina PO), o azitromicina (PO) una vez, y 48 h de ampicilina IV con 5 días de amoxicilina PO en el contexto de la RPDMP, donde el uso de la tocólisis es motivo de controversia. Parece agregar poco beneficio, si acaso, y puede incluso ser lesivo en presencia de una corioamnionitis. Sin embargo, en muchas instituciones se usa tocólisis durante 48 h, en particular a edades gestacionales tempranas, con el fin de ganar tiempo para la administración de un ciclo de corticoesteroides. En la actualidad, la recomendación es usar corticoesteroides en el contexto de la RPDMP hasta las 36 sem de gestación, debido a que el feto se beneficia, con independencia de cualquier preocupación por la inmunosupresión.

ROTURA PREMATURA DE MEMBRANAS

La RPDM a término complica 8% de los embarazos. El riesgo más significativo de RPDM es el de corioamnionitis, que aumenta conforme lo hace la duración de la RDM. Se recomiendan los antibióticos para las embarazadas con RDM prolongada y aquellas cuyo estado se desconoce respecto del estreptococo de grupo B (EGB). Por lo general, se induce/conduce el trabajo de parto si ocurre RDM en cualquier momento después de las 34 sem. Los estudios han mostrado que la inducción del trabajo de parto en el contexto de la RPDM disminuye el tiempo que transcurre hasta el nacimiento y las tasas de corioamnionitis, endometritis e ingreso a la UCIN del recién nacido, sin aumentar la tasa de cesáreas, en comparación con el tratamiento expectante. Algunas pacientes pueden optar por correr el riesgo de un mayor número de infecciones y esperar el inicio del trabajo de parto espontáneo, lo que podría ser aceptable en aquellas sin datos clínicos de infección en el momento de acudir al médico y un estado alentador del feto, mientras hayan sido asesoradas acerca de los riesgos de la RPDM prolongada (infección, trabajo de parto prolongado, etc.). En un gran estudio aleatorio controlado se mostró que no había diferencia en la duración del trabajo de parto o la vía de su conclusión con la inducción/conducción inmediata ante la RPDM, pero la tasa de corioamnionitis era mayor en aquellas pacientes con tratamiento expectante.

OBSTRUCCIÓN, PRESENTACIÓN Y SITUACIÓN ANÓMALAS

Aunque la forma más frecuente de parto es el vaginal de vértice espontáneo, ocurren también otras presentaciones y muchas de las anómalas llevan a la cesárea.

DESPROPORCIÓN CEFALOPÉLVICA

Una de los indicaciones más frecuentes de cesárea es la falta de progreso del trabajo de parto (DTP), con frecuencia máxima causada por **desproporción cefalopélvica** (DCP). Los principales partícipes del parto vaginal corresponden a las tres "P", pelvis, pasajero y potencia contráctil. Si la pelvis es muy pequeña, la parte del feto que se presenta es muy grande o las contracciones son inadecuadas, habrá una DTP. La fuerza de las contracciones uterinas se puede medir con un catéter de presión intrauterina y potenciarse con oxitocina, pero poco se puede hacer respecto de los otros dos factores que contribuyen a la desproporción cefalopélvica.

Diagnóstico

La pelvis materna se define de acuerdo con uno de cuatro tipos predominantes: **ginecoide**, **androide**, **antropoide** y **platipeloide** (fig. 6-2). Muchas pelvis tienen características de más de uno de estos tipos y sus mediciones comunes incluyen las del plano de entrada, el plano medio y el de salida. El **conjugado obstétrico** es la distancia entre el promontorio sacro y el punto medio de la sínfisis del pubis, y el diámetro anteroposterior (AP) más corto del plano de entrada de la pelvis. El diámetro AP del plano de salida de la pelvis corresponde a la distancia desde la punta del sacro hasta el borde inferior de la sínfisis del pubis, y suele variar de 9.5 a 11.5 cm, mediciones que se hacen tanto por clínica como por pelvimetría radiológica, pero es raro suponer una DCP con base solo en las mediciones.

El cráneo fetal está formado por la cara, la base y la bóveda. Las primeras dos las forman huesos fusionados que no cambian durante el trabajo de parto. Sin embargo, los huesos de la bóveda no se fusionan y pueden presentar moldeamiento para acoplarse a la pelvis materna. La bóveda está formada por 5 huesos: 2 frontales, 2 parietales y 1 occipital. Los espacios entre los huesos se conocen como suturas; los 2 sitios donde las suturas se intersectan son las **fontanelas anterior** y **posterior**. Es importante cómo se presenta la cabeza fetal

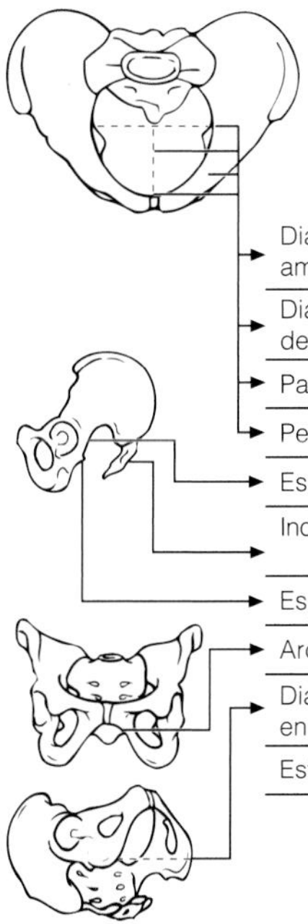

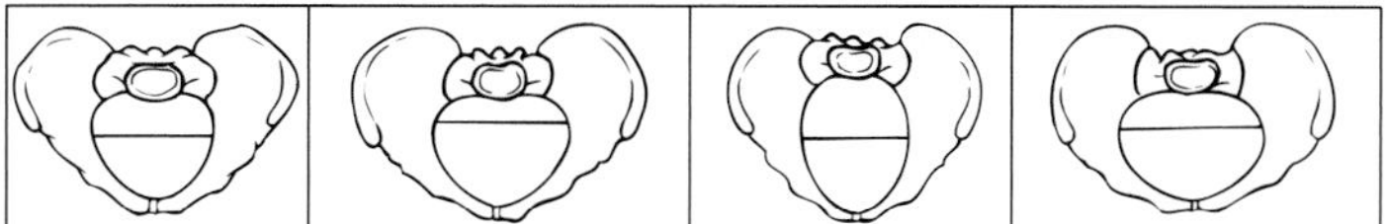

	Ginecoide	Android	Antropoide	Platipeloide
Diámetro transverso más amplio del plano de entrada	12 cm	12 cm	< 12 cm	12 cm
Diámetro anteroposterior del plano de entrada	11 cm	11 cm	> 12 cm	10 cm
Paredes laterales	Rectas	Convergentes	Estrechas	Anchas
Pelvis anterior	Ancha	Estrecha	Divergente	Recta
Escotadura sacrociática	Intermedia	Estrecha	Dirigida hacia atrás	Dirigida hacia adelante
Inclinación del sacro	Intermedia	Hacia adelante (el tercio inferior)	Amplia	Estrecha
Espinas ciáticas	No prominentes	No prominentes	No prominentes	No prominentes
Arco suprapúbico	Amplio	Estrecho	Intermedio	Wide
Diámetro transverso en el plano de salida	10 cm	< 10 cm	10 cm	10 cm
Estructura ósea	Intermedia	Fuerte	Intermedia	Intermedia

FIGURA 6-2. Características de los cuatro tipos de pelvis.

a la pelvis materna para lograr un parto vaginal. Hay gran variación en el diámetro del cráneo a diversos niveles y con inclinaciones diferentes. Cuando el cráneo fetal tiene una flexión apropiada, el diámetro suboccipitobregmático que se presenta a la pelvis mide en promedio 9.5 cm en un feto a término. Cuando la sutura sagital no se localiza en la línea media (asinclitismo) dentro de la pelvis, el diámetro que se presenta aumenta de manera eficaz. Dada la poca capacidad para predecir la evolución y el resultado del trabajo de parto incluso en el contexto de la sospecha de DCP, vale la pena considerar el intento de una prueba del trabajo de parto. La DCP real suele presentarse como detención del trabajo de parto en los periodos 1 o 2 y requiere la realización de una cesárea.

PRESENTACIÓN PÉLVICA

Se presenta en 3 a 4% de los embarazos únicos, cuyos factores vinculados incluyen parto previo en presentación pélvica, anomalías uterinas, polihidramnios, oligohidramnios, embarazo múltiple, RPDMP, hidrocefalia y anencefalia. La presentación pélvica persistente también se vincula con placenta previa y anomalías fetales. Las complicaciones del parto vaginal en presentación pélvica incluyen prolapso del cordón y retención de la cabeza del feto.

Tipos de presentación pélvica

Hay tres categorías de presentación pélvica (fig. 6-3): **franca de nalgas**, **completa** e **incompleta**. La pélvica franca muestra caderas flexionadas y rodillas extendidas, y por lo tanto, los pies se encuentran cerca de la cabeza. En la pélvica completa las piernas están flexionadas pero también una o ambas rodillas, con al menos un pie cerca de la pelvis. La pélvica incompleta o de pies muestra una o ambas caderas sin flexión, de modo que el pie o la rodilla yacen por debajo de la pelvis en el canal del parto.

Diagnóstico

La presentación pélvica se puede diagnosticar de varias formas. Por vía abdominal mediante las maniobras de Leopold se puede palpar la cabeza fetal cerca del fondo uterino, en tanto que la pelvis en la parte baja. Por exploración vaginal se puede palpar la presentación pélvica utilizando puntos de referencia comunes, como la hendidura interglútea y el ano o, en el caso de una pélvica incompleta, la extremidad inferior. Por ultrasonografía es fácil confirmar la presentación pélvica y después determinar su tipo. Con el estudio Doppler al lado de la cama suele escucharse el latido cardiaco fetal en la parte alta del útero.

Tratamiento

La presentación pélvica, por lo general, se trata mediante versión cefálica externa o cesárea electiva. Debido a que en un estudio aleatorio grande aislado se encontró un mayor riesgo de asfixia y lesión traumática durante el parto vaginal en presentación pélvica, la cesárea se convirtió en la forma preferida de nacimiento en ese contexto. Debido a críticas específicas de este estudio y que los resultados a largo plazo no difieren, hay aún una minoría de obstetras que ofrece una prueba de trabajo de parto en el contexto de la presentación pélvica. La versión externa consta de la manipulación del feto en presentación pélvica para cambiarla hacia una de vértice. Rara vez se hace antes de las semanas 36 a 37, por el potencial de versión espontánea antes y el riesgo

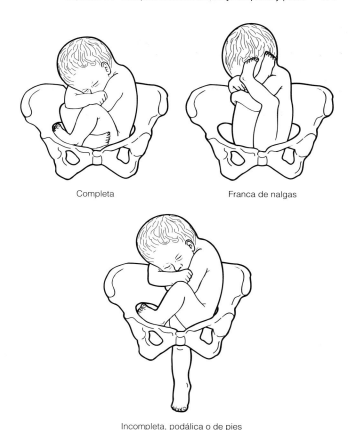

Completa

Franca de nalgas

Incompleta, podálica o de pies

FIGURA 6-3. Tipos de presentación pélvica.

del parto después de la versión, secundario a un desprendimiento prematuro de placenta normoinserta o RDM. La versión externa suele intentarse sin anestesia y, de ser exitosa, la paciente puede continuar el embarazo con un riesgo de 5 a 10% de que el feto regrese a la presentación pélvica. Si la versión no tiene éxito, suele hacerse un segundo intento bajo anestesia raquídea a las 39 sem de gestación, en el momento de la cesárea programada. Si tiene éxito, entonces se puede inducir el trabajo de parto o continuar la paciente con su gestación. Si el segundo intento fracasa, a menudo se procederá con una cesárea.

La prueba de trabajo de parto en la presentación pélvica puede intentarse en el contexto apropiado, pero cada vez es más rara en Estados Unidos. Las complicaciones de los partos pélvicos incluyen prolapso del cordón, retención de la cabeza fetal y lesiones neurológicas fetales. Son criterios frecuentes para la prueba de trabajo de parto en presentación pélvica, la presencia de una pelvis apropiada (por examen clínico, radiografía pélvica o pelvimetría por IRM o TC), cabeza flexionada, cálculo de peso fetal entre 2 000 y 3 800 g y una presentación pélvica franca de nalgas o completa. Las contraindicaciones relativas incluyen nuliparidad, peso calculado fetal > 3 800 g y presentación pélvica incompleta. Se suele recomendar a las pacientes con estas contraindicaciones someterse a una cesárea. Sin embargo, cuando una desea intentar un parto vaginal, es imperativa la vigilancia cuidadosa del feto y del progreso del trabajo de parto, y debe realizarse solo si se cuenta con un obstetra experimentado para el nacimiento.

OTRAS PRESENTACIONES ANÓMALAS

Pueden ocurrir presentaciones anómalas incluso en el contexto de la de vértice o cefálica. La presentación de cara, de frente o una compuesta, con una extremidad superior interpuesta, pueden complicar la presentación cefálica. Además se puede presentar el hombro en el contexto de una situación transversa.

De cara

El diagnóstico de la presentación de cara (fig. 6-4) puede hacerse por exploración vaginal y palpación de la nariz, la boca, los ojos o el mentón fetales. La variedad de presentación mentoanterior es la única que permitirá un parto vaginal. Con la mentoposterior o mentotransversa el feto debe rotar a la mentoanterior para poder nacer por vía vaginal, pues de otra manera se requiere una cesárea. Rara vez se hace conducción del trabajo de parto con una presentación de cara, porque la presión facial causa edema. Cabe mencionar que muchos fetos anencéfalos adoptan una presentación de cara.

Frente

La presentación de frente (fig. 6-5) ocurre cuando se presenta la parte del cráneo fetal que está apenas por arriba del borde orbitario. Con la presentación de frente, un diámetro mayor debe pasar a través de la pelvis, por lo que a menos que la cabeza sea particularmente pequeña (p. ej., pretérmino) o la pelvis particularmente grande, debe convertirse a la de vértice o cara para poder lograr el nacimiento.

Presentación compuesta

Una extremidad fetal que se aúna a la presentación de vértice o la pelvis, se considera compuesta (fig. 6-6), y ocurre en menos de 1 por 1 000 embarazos. La tasa aumenta en presencia de prematuridad, embarazos múltiples, polihidramnios y DCP. Una complicación frecuente de la presentación compuesta es el prolapso del cordón umbilical. El diagnóstico suele hacerse por exploración vaginal cuando se palpa la extremidad fetal junto con la presentación. En este punto debe determinarse si la extremidad fetal prolapsada es una mano o un pie. Puede usarse ultrasonografía para determinar el tipo de extremidad que se presenta.

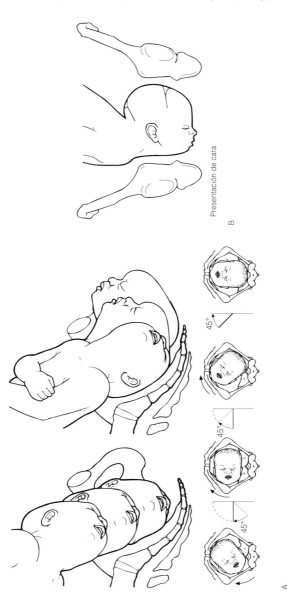

FIGURA 6-4. (**A**) Mecanismos del trabajo de parto en la variedad de posición mentoposterior derecha con rotación subsiguiente del mentón hacia adelante y el nacimiento. (**B**) Presentación de cara con la cabeza fetal bien encajada en la variedad mentotransversa.

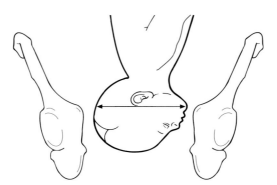

Presentación de frente

FIGURA 6-5. Presentación de frente y el diámetro verticementoniano.

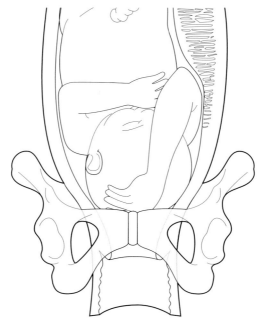

FIGURA 6-6. Presentación compuesta con la mano izquierda frente al vértice. Con el avance del trabajo del parto, la mano y el brazo se pueden retraer del conducto del parto y la cabeza tal vez descienda en forma normal.

A menudo, cuando una extremidad superior se presenta junto con el vértice, se puede reducir con suavidad. Sin embargo, el prolapso de una extremidad pélvica en la presentación de vértice tiene mucha menos probabilidad de nacer por vía vaginal. Las presentaciones compuestas de una extremidad inferior con la pelvis se consideran de pie o incompletas y requieren cesárea. En todos los casos de presentación compuesta debe recordarse el riesgo de prolapso del cordón umbilical y vigilarse con cuidado mediante trazos continuos de la frecuencia cardiaca.

Hombros

Si el feto se encuentra en situación transversa, a menudo el hombro se presenta al plano de entrada de la pelvis. El diagnóstico de esta presentación anómala se puede hacer por vía abdominal o vaginal mediante exploración y se confirma por ultrasonografía. A menos que haya una conversión espontánea a la presentación de vértice, la de hombro requiere una cesárea debido a mayores riesgos de prolapso del cordón y rotura uterina, y la dificultad del parto vaginal.

VARIEDAD DE POSICIÓN ANÓMALA FETAL

La variedad de posición fetal que hace óptima la probabilidad de que la cabeza pase por la pelvis materna es la occipitoanterior (OA). La OA izquierda (OAI) y la OA derecha (OAD) también son normales y por lo general concluyen la rotación interna a OA a finales del primer periodo del trabajo de parto o en el segundo. Sin embargo, cuando el feto se encuentra en variedad occipitotransversa (OT) u occipitoposterior (OP), se trata de una anomalía, en particular en la fase activa del primer periodo del trabajo de parto o en el segundo. La variedad de posición anómala fetal se relaciona con una mayor tasa de cesáreas. Es interesante que se presente más a menudo con el uso del bloqueo epidural, que en sí no ocasiona que el feto se convierta a OP u OT, sino más bien que aquellos con esas variedades en el momento del bloqueo epidural tienen más probabilidad de persistir que aquellos a cuyas madres no se aplica.

Variedades occipitotransversa y occipitoposterior persistentes

La variedad de posición más frecuente del feto al inicio del trabajo de parto es la OT izquierda (OTI) u OT derecha (OTD). Desde la variedad de posición transversa, el movimiento cardinal de rotación interna suele cambiar al feto a la OA. Sin embargo, no es raro que el feto se mantenga en la variedad de posición OT o rote a la OP. Si esto ocurre, puede detenerse el progreso del trabajo de parto. El diagnóstico se hace por palpación de las suturas y fontanelas fetales y el seguimiento del progreso del trabajo de parto.

Una variedad de posición OT persistente que lleva a la detención del trabajo de parto es más usual en las mujeres con una pelvis platipeloide. Si el cérvix no está dilatado por completo, una minoría de médicos hará un intento de rotación manual a la variedad OA. Sin embargo, si el cérvix se encuentra dilatado por completo, se puede intentar la rotación a OA en forma manual o con fórceps. Adicionalmente, en el contexto de la dilatación completa puede ser eficaz un intento de parto con ventosa, ya que la tracción del cuero cabelludo fetal quizá conduzca a una autorrotación hacia la variedad de posición occipitoanterior.

Durante el descenso, las variedades de posición OP pueden rotar a OA, aunque esto no siempre ocurre y puede hacer más lento el progreso del trabajo de parto. El tratamiento es similar al de la variedad OA: esperar y observar con paciencia. Sin embargo, el parto vaginal espontáneo ocurre menos a menudo. En el contexto de las variedades de posición OP u OT y la detención del trabajo de parto en la fase activa, se ha descrito la rotación manual antes de la dilatación completa, si bien puede vincularse con lesiones del cérvix. Si se prolonga el segundo periodo del trabajo de parto, las opciones incluyen el nacimiento del feto mediante fórceps o ventosa en variedad OP, la rotación con fórceps o manual. En las variedades de posición OT u OP, suele requerirse una cesárea cuando fracasa el intento de rotación o el parto vaginal quirúrgico. En tanto que los fetos en variedad OP nacen por vía vaginal en casi 50% de los casos, aquellos en la OT rara vez pueden hacerlo así y deben rotar a OA u OP para lograrlo.

URGENCIAS OBSTÉTRICAS

BRADICARDIA FETAL

Un evento muy usual durante el trabajo de parto y parto que produce ansiedad tanto a los médicos como a las pacientes es la bradicardia de la frecuencia cardiaca fetal (FCF). En cualquier momento en que la FCF se encuentre por debajo de 100 o 110 latidos/min durante más de 2 min, se habla de **una deceleración prolongada**. Aquella que dura más de 10 min se denomina **bradicardia**. La terminología más antigua parecía considerar una deceleración con duración > 2 min como bradicardia y, por lo tanto, suele usarse esa denominación en el contexto de deceleraciones prolongadas durante el trabajo de parto y parto. De cualquier manera, estas deceleraciones de la FCF se asocian con varias complicaciones, como desprendimiento prematuro de placenta normoinserta, prolapso del cordón, contracción tetánica y rotura uterinas, embolia pulmonar (EP) o de líquido amniótico (ELA), y convulsiones. También se han vinculado con una mala evolución fetal.

La etiología de las deceleraciones prolongadas de la FCF se puede considerar preuterina, uteroplacentaria o posplacentaria. Los fenómenos preuterinos corresponden a cualquier evento que lleve a la hipotensión o hipoxia maternas, e incluyen convulsiones, ELA, EP, infarto del miocardio (IM), insuficiencia respiratoria o la aplicación reciente de un bloqueo epidural o raquídeo que causa hipotensión. Los aspectos uteroplacentarios comprenden el desprendimiento prematuro de placenta normoinserta, el infarto placentario y la hemorragia por una placenta previa, así como la hiperestimulación uterina. Las etiologías posplacentarias incluyen prolapso y compresión del cordón umbilical, y rotura de un vaso fetal, como en los vasos previos.

Diagnóstico

Las deceleraciones de la FCF no suelen ser sutiles. Sin embargo, la FCF puede fácilmente confundirse con la frecuencia cardiaca materna, que suele ser de entre 60 y 100 latidos/min y, por lo tanto, deben diferenciarse. Esto se puede hacer colocando un electrodo en el cuero cabelludo fetal y en forma concomitante un aparato para vigilancia de la saturación de O_2 de la madre. En instalaciones sin acceso a estos recursos, la palpación del pulso materno mientras se ausculta la FCF suele ayudar a diferenciar entre los dos.

Habitualmente, el diagnóstico de la causa es más importante que el de la bradicardia, que es relativamente sencillo en esta época de vigilancia fetal continua por medios electrónicos. El siguiente es un algoritmo simple para diagnosticar la etiología de la bradicardia:

1. Revisar a la madre en cuanto a signos de compromiso respiratorio o cambios del estado mental, lo que por lo general lleva al diagnóstico de convulsiones, EP y ELA.
2. Valorar la PA materna y la FCF mientras se coloca un guante para la exploración del cérvix, lo que permitirá diagnosticar la hipotensión materna que suele observarse después de la aplicación de un bloqueo epidural y es causa potencial de deceleraciones de la FCF y también ayudará a determinar si la frecuencia cardiaca registrada podría ser la materna.
3. Valorar una hemorragia vaginal inmediatamente antes de la exploración. Con el aumento de la pérdida sanguínea vaginal deben considerarse el desprendimiento prematuro de placenta normoinserta y la rotura uterina. Si se desconoce la placentación, también es una posibilidad la placenta previa. Rara vez la hemorragia vaginal es secundaria a la rotura de un vaso fetal, como en los vasos previos.
4. Explorar a la paciente con una mano sobre el abdomen y la otra en la vagina para valorar la dilatación cervical, la altura de la presentación fetal, y descartar un prolapso del cordón umbilical. La mano en el abdomen debe percibir la hiperestimulación uterina y las partes fetales fuera del útero. Si la altura de la presentación fetal es notoriamente inferior a la esperada, entonces la deceleración de la FCF prolongada puede deberse al rápido descenso y la estimulación vagal. Si la altura de la presentación fetal es mucho más alta de la esperada, debe sospecharse también una rotura uterina. Si el cérvix está dilatado por completo y el feto se encuentra en la pelvis, puede hacerse su extracción vaginal quirúrgica si las deceleraciones de la FCF no se resuelven en forma oportuna.

Tratamiento

En el contexto de una deceleración prolongada de la FCF, el tratamiento inicial está estandarizado. Se cambia la posición de la paciente al decúbito lateral izquierdo o derecho para resolver una deceleración de la FCF secundaria a la compresión de la vena cava inferior, que produce disminución de la precarga o, más a menudo, una compresión del cordón umbilical por el feto. Suele administrarse oxígeno por mascarilla facial a la madre en caso de hipoxia. La exploración se hace como ya se describió y se diagnostican y tratan apropiadamente las causas individuales. En el contexto de la hipotensión materna se puede administrar a la paciente hidratación IV intensiva y efedrina. El tratamiento de una convulsión, la ELA y la rotura uterina se exponen más adelante en este capítulo y el de EP en el capítulo 11. Las contracciones uterinas tetánicas se tratan con nitroglicerina, por lo general administrada por nebulización sublingual, o terbutalina (un tocolítico β-agonista), o ambas. Si se identifica un prolapso del cordón, ha habido informes de casos de su restitución al interior del útero, pero muy a menudo se requiere una cesárea urgente realizada con el médico que explora elevando la cabeza fetal para evitar la compresión del cordón prolapsado. Ante una placenta previa, debe practicarse una cesárea con rapidez. Si se sospecha un desprendimiento prematuro de placenta normoinserta y la paciente se encuentra lejos del periodo expulsivo, se requiere una cesárea. En todos estos contextos con bradicardia fetal, debe realizarse una cesárea de urgencia tan rápida y seguramente como sea posible.

Es imperativo que se vigile con mucho cuidado la programación de estos procesos. Los médicos necesitan saber las capacidades de sus unidades de trabajo de parto y parto y la rapidez de la respuesta de los anestesiólogos y otros miembros del equipo de la sala de partos (SP). Por lo general, una paciente se traslada de la sala del trabajo de parto a la SP después de 4 o 5 min de deceleración de la FCF. Si se revisa la FCF en la SP (en ese momento, por lo general transcurridos 8 min) y persiste la bradicardia, deberá procederse a planear una cesárea de urgencia. La rapidez del procedimiento tal vez no permita las técnicas estériles más frecuentes que suelen usarse, porque la meta es el nacimiento del feto en los siguientes 2 a 4 minutos.

DISTOCIA DE HOMBROS

Una vez que nace la cabeza del feto, si hay dificultad para el nacimiento de los hombros, en particular por la impactación del hombro anterior detrás de la sínfisis del pubis, se trata de una **distocia de hombros**.

Los factores de riesgo de distocia de hombros incluyen macrosomía fetal (peso > 4 000 g), diabetes preconcepcional y gestacional, antecedente de distocia de hombros, obesidad materna, embarazo postérmino, segundo periodo del trabajo de parto prolongado y parto quirúrgico vaginal. Se informa de la incidencia de distocia de hombros en 0.2 a 3% de los partos vaginales, que conlleva morbilidad y mortalidad mayores. Las complicaciones fetales incluyen fracturas del húmero y la clavícula, lesiones del plexo braquial (parálisis de Erb), parálisis del nervio frénico, lesión cerebral hipóxica y muerte.

Diagnóstico

El diagnóstico real de una distocia de hombros se hace cuando las maniobras obstétricas sistemáticas no permiten el nacimiento del feto. Cuando hay factores de riesgo preparto se puede predecir la distocia de hombros, hacer los preparativos para atenderla y, quizás, incluso prevenirla. La preparación ante una distocia de hombros incluye colocar a la paciente en posición dorsal de litotomía con anestesia adecuada y la presencia de varios médicos experimentados en la atención del nacimiento. Al momento del parto la sospecha aumenta ante una coronación prolongada de la cabeza y después, con el signo de la "tortuga" de su nacimiento incompleto o el mentón que se incrusta en el periné materno. Debido a la preocupación por la distocia de hombros, cuando se sospecha que un feto pesa más de 5 000 g en mujeres sin diabetes y más de 4 500 en quienes la padecen, deberá ofrecerse una cesárea.

Tratamiento

Como en cualquier urgencia obstétrica, es importante que todos los miembros del equipo de atención sanitaria trabajen eficazmente en conjunto. Una vez que se identifica una distocia de hombros debe activarse la alerta de la sala de partos, y llamar al equipo de pediatría. A semejanza de un código, es necesario que alguien conduzca la urgencia de una distocia de hombros. En un hospital de enseñanza esto suele hacerlo el jefe de residentes a cargo, y en un hospital privado, el obstetra. Debe asignarse a alguien para llevar el registro del tiempo, dado que una distocia de hombros puede llevar al atrapamiento y la compresión completa del cordón umbilical; por lo tanto, es imperativo el nacimiento en menos de 5 min. Se asignará a dos individuos para sujetar las piernas de la paciente y a uno para ejercer presión suprapúbica.

La serie específica de maniobras para el nacimiento de un feto con distocia de hombros es la que sigue:

- **Maniobra de McRoberts.** Hiperflexión de las caderas maternas hacia su abdomen, que endereza la columna lumbar y rota su pelvis hacia el vientre y la sínfisis del pubis, lo que aumenta el espacio del plano de salida posterior y permite una desimpactación más fácil del hombro anterior (fig. 6-7).

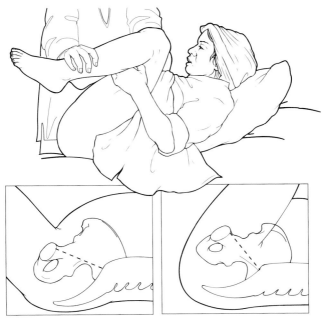

FIGURA 6-7. Flexión aguda de ambas caderas maternas (maniobra de McRoberts), que lleva los planos de entrada y salida pélvica a una alineación vertical, la cual facilita el nacimiento de los hombros del feto.

- **Presión suprapúbica.** Aquella que se aplica apenas arriba de la sínfisis del pubis materno en un ángulo oblicuo, con el propósito de desalojar el hombro anterior de atrás de la sínfisis del pubis (fig. 6-8).
- **Maniobra de Rubin.** Presión sobre el hombro accesible hacia la pared anterior del tórax del feto para disminuir su diámetro biacromial y liberar el hombro impactado (fig. 6-9).
- **Maniobra de sacacorchos de Wood.** Presión detrás del hombro posterior para rotar al feto y desalojar su hombro anterior.
- **Nacimiento del brazo/hombro posterior.** Extracción del brazo posterior por su deslizamiento a través del tórax para permitir que el diámetro biacromial rote a uno oblicuo de la pelvis y se libere el hombro anterior.

Si estas maniobras no tienen éxito, pueden repetirse. Si el feto aún no nace, varias otras maniobras pueden realizarse. Cuando no se puede lograr el nacimiento del brazo posterior por un periné estrecho, una episiotomía amplia puede proveer más espacio. La colocación de la paciente sobre sus manos y rodillas, la llamada maniobra de Gaskin, también ha sido exitosa. Se describió la fractura o el corte de la clavícula fetal para desimpactar el hombro anterior; cuando esta maniobra fracasa se puede intentar también la de **Zavanelli**, que implica impulsar la cabeza del feto de vuelta a la pelvis y hacer una cesárea. Adicionalmente, la sinfisiotomía (corte de la sínfisis del pubis materno) a menudo liberará al feto; sin embargo, se trata de un procedimiento mórbido a menudo complicado por infección, dificultades en la cicatrización y dolor crónico, por lo que debe reservarse para una verdadera urgencia, y en Estados Unidos la mayoría de los médicos simplemente hace una cesárea e intenta facilitar el nacimiento por vía abdominal antes que realizar tal incisión.

ROTURA UTERINA

Se calcula que ocurre la rotura de un útero sin cicatrices en 1 de cada 5 700 a 20 000 partos. Las complicaciones asociadas en estas pacientes incluyen fibromas uterinos, malformaciones uterinas, obstrucción del trabajo de parto y el uso de agentes uterotónicos, como la oxitocina y las prostaglandinas. En pacientes con una cicatriz uterina previa por miomectomía o cesárea, el riesgo de rotura uterina es teóricamente de 0.5 a 1.0%, y aumenta en aquellas con más de una cicatriz quirúrgica del útero, con una incisión "clásica" o vertical alta, las que son sometidas a inducción del trabajo de parto o son tratadas con agentes uterotónicos.

Se sospecha la rotura del útero en el contexto de deceleraciones de la FCF en pacientes con cicatrices previas del órgano, quienes pueden percibir una sensación de "chasquido" o experimentar dolor abdominal súbito. A la exploración física el feto tal vez se palpe en el espacio extrauterino, quizás haya hemorragia vaginal y, por lo general, la presentación se ubica súbitamente en una altura mucho mayor que antes. Si hay una fuerte sospecha de rotura uterina, deberá llevarse a la paciente a la SO para una cesárea y laparotomía exploradora inmediata.

HIPOTENSIÓN MATERNA

Las embarazadas por lo general tienen una PA tan baja como de 90/50 mm Hg. Sin embargo, PA mucho menores del rango de 80/40 mm Hg son inusuales y pueden llevar a una perfusión materna

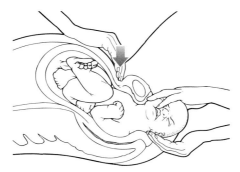

FIGURA 6-8. A menudo la única maniobra adicional necesaria para liberar el hombro fetal anterior es una presión suprapúbica moderada.

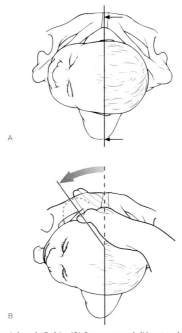

FIGURA 6-9. Maniobra de Rubin. (**A**) Se muestra el diámetro de hombro a hombro como la distancia entre dos flechas pequeñas. (**B**) Se empuja el hombro fetal más fácilmente accesible (aquí se muestra el anterior) hacia la pared anterior del tórax del feto. Por lo general esto produce la abducción de ambos hombros, que disminuye el diámetro entre los dos y libera al anterior impactado.

y uterina insuficiente. Las causas frecuentes de hipotensión materna incluyen eventos vasovagales, anestesia regional, sobretratamiento con antihipertensivos, hemorragia, anafilaxia y ELA. La mayoría de estos eventos se puede diferenciar con rapidez en el escenario clínico.

El tratamiento de la hipotensión materna puede variar dependiendo de la etiología, pero sus aspectos principales son hidratación IV intensiva y medicamentos adrenérgicos para constreñir los vasos sanguíneos periféricos y aumentar tanto la precarga como la poscarga. Si el evento ocurre en estrecha proximidad a la administración de medicamentos, debería considerarse la administración de difenhidramina y epinefrina para una posible reacción anafiláctica. Si la paciente presenta ELA, la tasa de mortalidad es muy alta. El diagnóstico definitivo se hace por el hallazgo de células fetales en la vasculatura pulmonar de la madre durante la necropsia.

CONVULSIONES

Las convulsiones durante el trabajo de parto y parto suelen ser bastante alarmantes y pueden resultar peligrosas. En pacientes con antecedente de un trastorno convulsivo, así como en aquellas con preeclampsia, persiste la cuidadosa detección de sus precursores particulares. Sin embargo, muchas pacientes que convulsionan durante el trabajo de parto o parto no tienen antecedentes y pueden ser normotensas.

Muchos sucesos vasovagales se diagnostican erróneamente como convulsiones porque la paciente presenta varios movimientos tonicoclónicos. Una de las formas clave para diferenciar entre los dos procesos es la presencia de un periodo postictal. Para ayudar a indagar la etiología, las pacientes deben tener una valoración completa de preeclampsia, estudios de toxicología, química sanguínea y, cuando es seguro para la paciente salir de la unidad, ordenarse una TC de la cabeza. Está indicada también una interconsulta a neurología. Las pacientes deben tratarse intensamente con el ABC de la reanimación y medicamentos anticonvulsivos (tabla 6-1). Durante el embarazo, el sulfato de magnesio es el medicamento anticonvulsivo ideal.

TABLA 6-1 Tratamiento de una embarazada con convulsiones o en crisis epiléptica
Valorar los signos vitales y establecer la vía aérea, incluida la oxigenación
Valorar la FCF o el estado fetal
Administrar una dosis súbita (bolo) de sulfato de magnesio o 10 g IM
Administrar una dosis súbita (bolo) de lorazepam de 0.1 mg/kg; 5.0 a 10.0 mg a una velocidad < 2.0 mg/min
Administrar una carga de fenitoína de 20 mg/kg, por lo general 1 a 2 g a una velocidad < 50 mg/min

▨ **TABLA 6-1** Tratamiento de una embarazada con convulsiones o en crisis epiléptica
Si no se tiene éxito, administrar una carga de fenobarbital de 20 mg/kg, por lo general 1 a 2 g a una velocidad < 100 mg/min
Las pruebas de laboratorio incluyen RHC, análisis metabólicos, concentraciones de fármacos antiepilépticos (FAE) y estudios de detección de toxicología
Si las pruebas fetales no son alentadoras, procure un parto urgente
RHC, recuento hematológico completo; FCF, frecuencia cardiaca fetal

PUNTOS CLAVE

- Ocurre un parto pretérmino en casi 10% de los embarazos.

- El TPP se trata con tocolíticos como la nifedipina (bloqueador de los canales de calcio) y la indometacina (AINE).

- Los tocolíticos actuales tienen una eficacia marginal, pero se podría ganar tiempo para administrar un ciclo de betametasona con el fin de acelerar la maduración pulmonar fetal.

- La RDM pretérmino es aquella que ocurre antes de las 37 sem de gestación; la RPDM es la que se presenta antes del inicio del trabajo de parto.

- El periodo de latencia antes del inicio del trabajo de parto tiene correlación inversa con la edad de gestación en el momento de la RPDMP.

- Una vez que se confirma la RDM, su tratamiento depende de la edad de gestación, el riesgo de infección y la madurez pulmonar fetal; cualquier paciente con signos de infección o sufrimiento fetal requiere que ocurra el nacimiento.

- Si la cabeza fetal es muy grande para pasar a través de la pelvis materna, se considera signo de DCP.

- A menos que la ultrasonografía y la TC se hayan usado para documentar una cabeza fetal mayor que la pelvis materna, en el caso de sospecha de DCP deberá intentarse una prueba de trabajo de parto.

- Hay tres tipos de presentación pélvica: franca de nalgas, completa e incompleta o podálica.

- Las presentaciones pélvicas pueden tratarse por versión externa hacia una de vértice, cesárea y, rara vez, una prueba de trabajo de parto. Las complicaciones del trabajo de parto y parto en presentación pélvica incluyen prolapso del cordón y retención de la cabeza del feto.

- Las presentaciones anómalas de vértice incluyen las de cara, frente, compuestas y OP persistentes, que a menudo alcanzarán el nacimiento por vía vaginal, pero requieren vigilancia más estrecha y, a veces, diferentes maniobras.

- Las deceleraciones prolongadas de la FCF pueden tener una diversidad de causas y considerarse preuterinas, uteroplacentarias y posplacentarias.

- La exploración y verificación rápida de los signos vitales a menudo determinarán la etiología de una deceleración prolongada.

- Si no hay signos de resolución de la deceleración de la FCF en 4 a 5 min, la paciente deberá tener un parto vaginal o conducirse a la SO para una cesárea.

- La distocia de hombros puede causar fracturas, daño neurológico e hipoxia fetales.

- Los factores de riesgo de una distocia de hombros incluyen macrosomía, diabetes, antecedente de distocia, obesidad materna, parto postérmino y prolongación de la segunda etapa del trabajo de parto.

- Las maniobras para reducir una distocia de hombros incluyen la de McRoberts, la presión suprapúbica, la de Rubin, la de sacacorchos de Wood, el nacimiento del brazo posterior, la episiotomía y, rara vez, la fractura o el corte de la clavícula, la sínfisis del pubis o la maniobra de Zavanelli.

- La rotura uterina es rara en pacientes sin cicatriz uterina previa, y se observa en 0.5 a 1.0% de aquellas en trabajo de parto con antecedente de cesárea.

- La hipotensión materna puede tener una variedad de causas, como anestesia regional, hemorragia, sucesos vasovagales, ELA y anafilaxia.

- El tratamiento ideal de las pacientes con convulsiones durante el embarazo es el sulfato de magnesio IV o IM.

CASOS CLÍNICOS

CASO 1

Una mujer de 29 años de edad G3P1102 se presenta a la sala de partos a las 29 sem y 3 d para valoración por dolor abdominal, que se inició 2 h antes y aparece y desaparece cada 5 min. Niega escurrimiento de líquido, cambios en la secreción o hemorragia vaginal. Su feto ha estado activo y su embarazo es complicado por el antecedente de una infección de vías urinarias a las 10 sem por estreptococos del grupo B (EGB) y el de parto pretérmino a las 31 sem en su último embarazo. En la actualidad recibe inyecciones de progesterona semanales y vitaminas prenatales. A la exploración vaginal su cérvix está cerrado con 25% de borramiento y la altura de la presentación es de −3. Se perciben contracciones uterinas cada 4 a 5 min con un trazo cardiotocográfico de categoría 1. La prueba de fibronectina fetal resulta positiva. La nueva exploración, transcurrida 1 h, muestra 1 cm de dilatación, 50% de borramiento y una altura de la presentación de −2. El equipo de atención sanitaria decide iniciar sulfato de magnesio para tocólisis y le administra la primera dosis de betametasona.

1. ¿Cuál de los siguientes es el mecanismo de acción del sulfato de magnesio sobre el calcio celular?
   a. Aumenta la conversión de ATP a AMPc, lo que causa disminución de la cifra de iones de calcio libres por secuestro en el retículo sarcoplásmico
   b. Antagoniza el calcio y estabiliza las membranas celulares
   c. Disminuye el ingreso de calcio a las células
   d. Bloquea la ciclooxigenasa y disminuye la cifra de prostaglandinas

2. ¿Acerca de qué efectos secundarios o complicaciones que tal vez experimentase por el sulfato de magnesio debería asesorarse a la paciente?
   a. Rubor, diplopía, cefalea
   b. Cefalea, taquicardia, ansiedad
   c. Cefalea, rubor, mareo
   d. Constricción del conducto arterioso en el neonato

3. El sulfato de magnesio tiene el potencial de complicaciones graves como depresión respiratoria, hipoxia, paro cardiaco e incluso la muerte. ¿Cuál de las siguientes pruebas clínicas es la más útil para vigilar a las pacientes que reciben sulfato de magnesio en solución?
   a. Concentración de magnesio sérico cada 4 h
   b. Concentración de magnesio sérico cada 2 h
   c. Mediciones seriadas de PA
   d. Exploración seriada de los reflejos tendinosos profundos (RTP)
   e. Exploración pulmonar seriada

4. ¿Cuál es el siguiente mejor paso para el tratamiento clínico de esta paciente?
   a. Interconsulta a la UCIN
   b. 5 millones de unidades de penicilina G como dosis de carga, seguidos por 2.5 millones de unidades cada 4 h
   c. Ultrasonografía para valorar el crecimiento fetal
   d. Recuento hematológico completo (RHC), tipo sanguíneo y pruebas cruzadas, examen de orina en tira reactiva

5. ¿Cuál es el siguiente mejor paso del tratamiento?
   a. Se recomienda la cesárea por desprendimiento prematuro de placenta normoinserta lejos del parto
   b. Continuar el tratamiento expectante; la hemorragia probablemente provenga del cérvix
   c. Ordenar RHC, tipificación y pruebas cruzadas, prueba de Kleihauer-Betke, e instalar una segunda línea IV
   d. Obtener el consentimiento de la paciente para la transfusión de eritrocitos en paquete (PRBC)
   e. Colocar un electrodo en cuero cabelludo fetal (ECF) y un catéter de presión intrauterina (CPIU) para vigilar mejor al feto y las contracciones

CASO 2

Una mujer de 35 años de edad G2P1001 acude a la sala de partos a las 40 sem y 6 d con el antecedente de 5 h de contracciones dolorosas. Su vigilancia revela contracciones cada 3 min y la exploración cervical a su arribo señala 3 cm de dilatación, 50% de borramiento y una altura de la presentación de −2. Su embarazo estuvo complicado por diabetes gestacional A1 y un aumento de peso de 20.4 kg (IMC, 24). En su primer embarazo presentó dilatación de 2 cm y borramiento de 90% con avance del trabajo de parto lento por una dilatación de 1 cm cada 3 h hasta que se detuvo en 7 cm. Tuvo una bebé sana con peso de 4 200 g mediante cesárea después de la detención del trabajo de parto a los 7 cm durante 4 h. Hoy solicita una prueba de trabajo de parto poscesárea. Se revisa su cérvix 2 h después y se encuentra con 4 cm de dilatación, 90% de borramiento y una altura de la presentación de −1. El peso fetal calculado por las maniobras de Leopold es de 4 kg. Una ultrasonografía reciente realizada a las 38 sem incluyó un cálculo del peso fetal de 3 900 g. Se ingresa a la sala de trabajo de parto y parto para tratamiento expectante.

1. ¿Cuál de los siguientes factores fue el que con menos probabilidad causó la detención del avance del trabajo de parto previo (DTP)?
   a. Diámetro conjugado obstétrico de la pelvis > 11.5 cm
   b. Fortaleza inadecuada de las contracciones uterinas
   c. Dimensiones o situación fetales
   d. Forma de la pelvis materna

2. ¿Cuál de los siguientes factores ubica a la paciente en el

máximo riesgo de distocia de hombros?

a. Diabetes gestacional
b. Antecedente de DTP
c. Aumento de 20.4 kg de peso en el embarazo
d. Sospecha de macrosomía fetal
e. Peso de 4 200 g de su hija anterior

3. ¿Cuál es el nombre de la maniobra usada para aliviar la distocia de hombros?

a. De McRoberts
b. De sacacorchos de Wood
c. De Rubin
d. De Zavanelli

4. ¿Cuál es la complicación fetal más frecuente de la distocia de hombros?

a. Ninguna
b. Parálisis de Erb
c. Fractura de húmero
d. Lesión cerebral hipóxica
e. Fractura clavicular

CASO 3

Una mujer de 32 años de edad G3P2002 acude para atención prenatal sistemática a las 37 sem con un embarazo complicado por depresión, grupo Rh negativo y antecedente de una lesión de bajo grado intraepitelial escamosa (LIEBG) en el frotis de Papanicolaou, con colposcopia normal en el primer trimestre. Hoy manifiesta buenos movimientos fetales y niega escurrimiento de líquido alguno o contracciones. Durante la exploración se mide la altura del fondo uterino de 37 cm, que es apropiada, y se auscultan los ruidos cardiacos fetales en la porción superior del útero. Una ultrasonografía al lado de la cama revela una presentación pélvica franca de nalgas.

1. ¿Cuál de los siguientes es el mejor paso a seguir en el tratamiento de esta paciente?

a. Programar una cesárea a las 39 semanas
b. Su regreso a consulta en 1 sem para revalorar la situación fetal
c. Programar una versión cefálica externa
d. Ofrecer una prueba de trabajo de parto en presentación pélvica

2. Antes de dar de alta a la paciente de la sala del trabajo de parto y parto después de una versión cefálica externa exitosa. De lo siguiente, ¿qué haría en primer término?

a. Programar la inducción a las 39 semanas
b. Colocar una faja abdominal para ayudar a mantener al feto en presentación cefálica
c. Prescribir un tocolítico
d. Administrar inmunoglobulina anti-D (Rhogam)
e. Verificar la situación fetal por ultrasonografía

3. ¿Cuál de los siguientes datos limitaría ofrecer a esta paciente una prueba de trabajo de parto en presentación pélvica?

a. Una presentación franca de nalgas
b. Un peso fetal de 3 200 g
c. Una presentación pélvica completa
d. Un peso fetal de 4 100 g

4. ¿Cuál de los siguientes procesos no se asocia con un mayor riesgo de presentación pélvica?

a. Anencefalia fetal
b. Anomalías uterinas
c. Polihidramnios
d. Corioamnionitis

CASO 4

Usted trabaja en el área de urgencias cuando arriba en ambulancia una mujer caucásica de 18 años de edad. El EMS informa que ella fue encontrada convulsionando en una farmacia local hace unos 10 min. Parece cursar de 7 a 8 meses de embarazo y no la acompañan familiares o amigos, pero la policía se puso en contacto con la familia, la cual se encuentra en camino al área de urgencias. Los signos vitales de la paciente a su arribo son los siguientes: PA 180/116 mm Hg; frecuencia cardiaca de 76 latidos/min; frecuencia respiratoria de 16 ventilaciones/min; saturación de oxígeno de 98%. Sus pantalones están sucios por excremento y no responde a preguntas en este momento. La ultrasonografía al lado de la cama muestra actividad cardiaca fetal de 130 a 140. La ultrasonografía rápida de cabecera provee un cálculo de 32 sem 1 día de edad de gestación.

1. ¿Cuál es el mejor primer paso para el tratamiento de esta paciente?
   a. Obtener una ultrasonografía fetal formal para determinar la edad de gestación
   b. Ordenar un recuento hematológico completo (RHC), análisis metabólicos y la detección sérica de toxicología
   c. Ordenar una TC de la cabeza
   d. Cesárea de urgencia
   e. Inicio empírico del tratamiento con sulfato de magnesio

2. ¿Cuál es el siguiente paso terapéutico más apropiado?
   a. Intubación para proteger la vía aérea
   b. Labetalol IV
   c. TC de la cabeza
   d. Punción lumbar para descartar una infección
   e. Interrupción del embarazo

3. ¿Qué recomienda a continuación?
   a. Fenitoína a dosis de carga para el control de la convulsión
   b. Iniciar la inducción del trabajo de parto
   c. Administrar betametasona para la maduración pulmonar fetal
   d. Punción lumbar para descartar meningitis y encefalitis
   e. Una cesárea

4. ¿En qué etapa del embarazo hay más probabilidad de que ocurra eclampsia?
   a. Primer trimestre
   b. Segundo trimestre
   c. Tercer trimestre
   d. En las 48 h que siguen al parto
   e. En el periodo entre 48 h y 4 sem posparto

RESPUESTAS

CASO 1

PREGUNTA 1

Respuesta correcta B:
El miometrio uterino está constituido por fibras de músculo liso cuya contracción es regulada por la CLM, que se activa por los iones de calcio. El magnesio disminuye el tono uterino y las contracciones al actuar como antagonista del calcio y estabilizador de membranas. La terbutalina actúa por aumento de la conversión de ATP en AMPc, que disminuye los iones de calcio libres por su secuestro en el retículo endoplásmico. Los bloqueadores de los canales de calcio disminuyen su fracción intracelular, lo que aminora la contractilidad uterina. La indometacina bloquea la enzima ciclooxigenasa y aminora la concentración de prostaglandinas, lo que disminuye las concentraciones intracelulares de calcio y, por lo tanto, aminora las contracciones del miometrio.

PREGUNTA 2

Respuesta correcta A:
Rubor, diplopía y cefalea son efectos secundarios frecuentes del sulfato de magnesio. Las mujeres que reciben terbutalina a menudo muestran cefalea, taquicardia y ansiedad. Los bloqueadores de los canales de calcio, como la nifedipina, pueden causar cefalea, rubor y mareo. Por último, la indometacina se ha vinculado con el cierre

prematuro del conducto arterioso en el recién nacido.

PREGUNTA 3

Respuesta correcta D:
La prueba más eficaz para vigilar a los pacientes en cuanto a la toxicidad del magnesio es el estudio seriado de los RTP, que disminuyen y después desaparecen con cifras séricas entre 6 y 10 mg/dL de magnesio. Las cifras tóxicas de magnesio (> 10 mg/dL) causan depresión respiratoria, hipoxia y paro cardiaco. La exploración seriada de los RTP, por lo tanto, es una prueba costo-efectiva de detección eficaz de la toxicidad del magnesio. No es necesario determinar las cifras séricas, a menos que haya preocupación por ausencia de RTP o que las pacientes muestren síntomas de depresión respiratoria. La exploración pulmonar seriada y la vigilancia de la PA son pruebas útiles cuando se vigila a pacientes con preeclampsia que están bajo tratamiento con sulfato de magnesio para prevenir la eclampsia, pero no constituyen los métodos más eficaces de vigilancia.

PREGUNTA 4

Respuesta correcta B:
En etapas tempranas del embarazo esta paciente presentó una infección de vías urinarias en la que se demostró bacteriuria por EGB. Las pacientes con este problema son colonizadas y deben tratarse con penicilina si se encuentran en trabajo

de parto o amenaza de TPP. Como resultado, es importante tratar a esta paciente con profilaxis contra EGB durante el tiempo que persista la amenaza de trabajo de parto prematuro. Las metas de la profilaxis contra EGB son la presencia de antibióticos en la madre 4 h antes de la rotura de membranas o al nacimiento. Los antibióticos se interrumpen cuando ya no haya amenaza de trabajo de parto prematuro. En una paciente sin antecedente de bacteriuria por EGB se colecta una muestra para cultivo a su arribo con el diagnóstico de TPP y se continúan los antibióticos hasta que los resultados sean negativos o ya no haya amenaza de trabajo de parto prematuro por la presencia de EGB. Debe obtenerse una interconsulta a la UCIN para que la familia pueda recibir información sobre los riesgos del nacimiento de un feto pretérmino. La ultrasonografía fetal, cuando no se realizó en las 4 sem previas, puede proveer información adicional sobre el bienestar del feto. La RHC sistemática, la tipificación y las pruebas cruzadas y el estudio de orina en tira reactiva también deben hacerse, pero no son tan importantes como el inicio de la profilaxis contra EGB.

La enfermera le llama al cuarto de la paciente para valorar su hemorragia vaginal, usted observa el tocodinamómetro y las contracciones uterinas se presentan cada 2 minutos. El trazo de la frecuencia cardiaca fetal muestra una basal de 135 latidos/min con variabilidad moderada y aceleraciones. Hay deceleraciones tempranas ocasionales. Se explora el cérvix y se encuentra con 5 cm de dilatación, 100% de borramiento

y una altura de la presentación de −1. Se observa una cantidad moderada de sangre rojo brillante en el guante de exploración.

PREGUNTA 5

Respuesta correcta C:
En este escenario se describe el desarrollo de un desprendimiento prematuro de placenta normoinserta. La vigilancia fetal y el estado materno señalan que la situación no es urgente y que puede continuar la prueba de trabajo de parto. Sin embargo, es importante prepararse para el empeoramiento de la hemorragia vaginal o la necesidad de un nacimiento urgente si se deteriora el estado del feto o la madre. Por lo tanto, deben revisarse las cifras hemáticas maternas, preparar una transfusión, valorar la exposición fetomaterna a la sangre y establecer una segunda línea IV, para el caso de que se necesite administrar productos sanguíneos o soluciones para la reanimación. En este momento no se requiere una cesárea. Podría hablarse ahora de una transfusión sanguínea, pero no es la mejor opción de respuesta. Finalmente la pregunta no sugiere que la vigilancia fetal o de las contracciones sea difícil y, por consiguiente, no está indicado el ECF o una vigilancia interna de las contracciones con un catéter de presión intrauterina.

CASO 2

PREGUNTA 1

Respuesta correcta A:
La DTP suele vincularse con las tres P: potencia, pasajero y pelvis.

Potencia se refiere a la fuerza de las contracciones uterinas, casi siempre se mide en unidades Montevideo y los datos se recopilan de un CPIU. Dichas unidades son una medida de la fuerza uterina promedio de las contracciones en milímetros de mercurio (mm Hg) multiplicados por el número de contracciones en 10 min; de 200 a 250 unidades Montevideo definen un trabajo de parto adecuado en su fase activa. Se creen necesarias para el parto vaginal las contracciones uterinas óptimas y también se determinan por medición de la dilatación cervical y el borramiento. La segunda P, el pasajero o feto, puede ser de dimensiones muy grandes para nacer o adoptar una posición anómala. Por último, el plano de salida pélvico puede no ser de la forma o tamaño apropiados para permitir el parto, en combinación con la variedad de posición fetal. En general, un conjugado obstétrico de 11.5 cm debe ser adecuado para el nacimiento de un feto en presentación cefálica, porque el diámetro suboccipitobregmático que se presenta a la pelvis mide en promedio 9.5 cm.

PREGUNTA 2

Respuesta correcta D:
Se informa que ocurre distocia de hombros en 0.2 a 3% de los partos vaginales. Tradicionalmente la distocia de hombros se asocia con la macrosomía fetal, pero hasta la mitad de estos eventos se presenta en neonatos con peso < 4 000 g. No obstante, se encontró una probabilidad relativa 11 veces mayor de distocia

de hombros en embarazos donde el feto pesó más de 4 000 g. Alrededor de 7% de los neonatos pesó más de 4 000 g y 2% rebasó los 4 500 g. En aquellos partos en los que los neonatos pesaron más de 4 500 g, la probabilidad relativa de distocia de hombros durante el parto fue 22 veces mayor. Con la macrosomía fetal, el tronco y el tórax fetales crecen más en relación con la cabeza. La macrosomía es más frecuente en presencia de diabetes gestacional, pero también se presenta en los embarazos prolongados. La obesidad materna, un peso del feto previo > 4 000 g, la prolongación del segundo periodo del trabajo de parto y de la fase de deceleración (de 8 a 10 cm), así como el antecedente de distocia de hombros, parecen todos relacionarse con la macrosomía fetal. En algunos estudios se mostró una mayor edad materna y un aumento de peso excesivo durante el embarazo asociada con la distocia de hombros.

Durante el transcurso de las siguientes 6 h la paciente avanza hasta 8 cm de dilatación, para luego hacerlo más lentamente y no ocurre cambio alguno en las siguientes 2 h. Se coloca un CPIU y las unidades Montevideo son 160. Se inicia oxitocina y 3 h después presenta dilatación completa, 100% de borramiento y una altura 0 de la presentación. Tiene una urgencia importante de pujo, por lo que empieza a efectuarlo. Dos horas después la presentación se encuentra a una altura de +2 y en la hora siguiente el feto corona y se observa el signo de la tortuga. Usted inmediatamente advierte: "Se trata de una distocia de hombros" y pide ayuda adicional de enfermería, anestesia y neonatología. Solicita a la paciente que deje de pujar y anota la hora de la detección de la distocia de hombros. Se pide a la paciente que flexione las caderas y que otra enfermera aplique presión apenas arriba de la sínfisis del pubis materno en dirección oblicua. El hombro fetal anterior permanece atrapado. A continuación usted coloca su mano dentro de la vagina e intenta hacer presión sobre el hombro posterior para disminuir el diámetro biacromial y facilitar el nacimiento del anterior. La maniobra funciona y el feto nace y se pasa al equipo de neonatología que lo esperaba. La distocia de hombros duro 65 segundos.

PREGUNTA 3

Respuesta correcta C:
La maniobra de Rubin, que implica presión sobre un hombro fetal para disminuir el diámetro biacromial, es un esfuerzo por liberar el hombro anterior y permitir el nacimiento del feto. En este escenario se describe primero la maniobra de McRoberts, que implica la flexión de la cadera materna, con rotación ventral resultante de la pelvis y aumento en las dimensiones de su plano de salida. Se trata de la menos invasiva de las maniobras. A continuación la presión suprapúbica se aplica dirigiendo una fuerza oblicua apenas arriba de la sínfisis del pubis. El propósito de esta maniobra es desimpactar el hombro anterior. Es muy importante que se aplique presión oblicua

para liberar el hombro, porque la descendente no cambiará el diámetro biacromial. La maniobra de sacacorchos de Wood implica colocar una mano detrás del hombro anterior o posterior y rotar al feto 180° para lograr el descenso y nacimiento de ambos. Por último, si todos los otros intentos no tienen éxito y han transcurrido alrededor de 4 a 5 min, deberá considerarse la maniobra de Zavanelli, que implica recolocar la cabeza fetal por inversión de los movimientos cardinales del trabajo de parto, y una cesárea urgente.

PREGUNTA 4

Respuesta correcta A:
En 90 a 95% de los casos de distocia de hombros no hay secuelas a largo plazo. De acuerdo con el tipo de maniobra usada para el nacimiento, parece más probable la fractura de clavícula o húmero, lo que es válido para el nacimiento del brazo posterior. Ocurre parálisis de Erb por lesión del plexo braquial, que se debe a la tracción sobre el hombro anterior dado que está atrapado detrás de la sínfisis del pubis. Es importante que la madre no puje mientras el hombro está impactado debido a que esto puede empeorar el riesgo de lesión. Las lesiones del plexo braquial pueden presentarse sin distocia de hombros y se creen debidas a la acción de las fuerzas uterinas sobre el feto durante el parto. Ocurre lesión cerebral hipóxica cuando una distocia de hombros se prolonga, riesgo que aumenta pasados 3 min, pero es muy variable y depende de la reserva previa

del feto. Ésta es la más rara de las complicaciones de la distocia de hombros y la más grave después de la muerte fetal.

CASO 3

PREGUNTA 1

Respuesta correcta C:
Dada la edad de gestación < 39 sem, lo mejor sería intentar una versión cefálica externa. Si no tiene éxito, se puede repetir a las 39 sem bajo anestesia epidural o raquídea. Si la versión tiene éxito antes de las 39 sem, la paciente se atiende de manera expectante con cuidados prenatales sistemáticos. Si se logra la versión después de las 39 sem, entonces puede realizarse una inducción del trabajo de parto. Si la versión no tiene éxito en el segundo intento bajo anestesia, se recomienda una cesárea. Las versiones cefálicas externas conllevan el riesgo de compresión del cordón y desprendimiento prematuro de placenta normoinserta. Es de importancia crítica vigilar al feto durante un periodo después del procedimiento. En ocasiones se indica un nacimiento urgente por cesárea después de un intento de versión, por el resultado no alentador de las pruebas fetales. Si la paciente declina el intento de versión, debe programarse para una cesárea electiva después de las 39 sem de gestación. En una población seleccionada se puede intentar el nacimiento por vía vaginal en presentación pélvica, pero se requiere cumplir con criterios estrictos.

PREGUNTA 2

Respuesta correcta D:
Puesto que la paciente es Rh negativo, debe recibir una dosis de inmunoglobulina anti-D (Rhogam) antes del alta. La versión cefálica externa conlleva el riesgo de desprendimiento prematuro de placenta normoinserta y también la posibilidad de exposición materna a la sangre fetal, por pérdida de continuidad de la interfaz placentaria. En mujeres Rh negativo esto podría llevar a la formación de anticuerpos contra el factor Rh si el feto es Rh positivo. En un embarazo futuro con un feto Rh positivo, los anticuerpos maternos pueden cruzar la placenta y destruir los eritrocitos fetales, con anemia e hidropesía resultantes. Una dosis de inmunoglobulina anti-D (Rhogam) puede prevenir este problema. Otros factores de riesgo de la versión cefálica externa incluyen sufrimiento fetal, rotación fallida y la necesidad de una cesárea urgente. La inducción se programa, en general, a las 39 a 40 sem y suelen usarse fajas abdominales para prevenir que el feto vuelva a la presentación pélvica, pero esto no corresponde a la mejor respuesta. No tiene utilidad el uso de tocolíticos en esta etapa del embarazo. Por último, es posible y razonable la revisión de la variedad de posición fetal, en especial si la madre describe un gran movimiento, pero no es indispensable ni la mejor opción de respuesta.

PREGUNTA 3

Respuesta correcta D:
El peso fetal de 4 100 g es una contraindicación relativa del ofrecimiento de una prueba de parto en presentación pélvica. Los criterios recomendados para ofrecer tal prueba incluyen una pelvis adecuada según se determina por pelvimetría y estudios de imagen (por lo general radiografías, TC o IRM), la presentación pélvica completa o franca de nalgas, una cabeza fetal flexionada y un peso fetal calculado de 2 500 a 3 800 g. Son contraindicaciones relativas de ofrecer una prueba de trabajo de parto en presentación pélvica, el peso fetal > 3 800 g, la nuliparidad y la presentación pélvica incompleta, como la podálica.

PREGUNTA 4

Respuesta correcta D:
La presentación pélvica se asocia con anomalías fetales, como la anencefalia y la hidrocefalia, así como uterinas. Ambos, el oligohidramnios y el polihidramnios también se vinculan con el riesgo de presentación pélvica. Los antecedentes de parto en presentación pélvica, embarazos múltiples y RPDMP también son factores de riesgo vinculados. La corioamnionitis no es una causa directa de la presentación pélvica, pero puede presentarse como resultado de RPDMP o ser su causa.

CASO 4

PREGUNTA 1

Respuesta correcta E:
Cualquier embarazada con una convulsión se considera con eclampsia hasta que se pruebe lo contrario. El tratamiento se inicia con una carga de 6 g de magnesio administrados en 15 a 20 min y seguidos por 2 g/h. La meta del tratamiento con sulfato de magnesio en la eclampsia es prevenir las convulsiones recurrentes. Sin embargo, casi 10% de las mujeres con eclampsia presentará una segunda convulsión después de recibir magnesio y se puede dar otra carga de 2 g durante 3 a 5 min. Otros medicamentos antiepilépticos se pueden administrar también ante una crisis epiléptica, como el lorazepam, la fenitoína y el fenobarbital. Es importante la edad fetal, pero usted ya cuenta con un cálculo y no cambiará el tratamiento de la eclampsia en ese momento. Deben ordenarse RHC, estudios metabólicos y de toxicología sérica, pero no son tan importantes como la prevención de convulsiones futuras. Si se sospechan déficits focales, puede justificarse una TC de la cabeza, pero, de nuevo, esto no es tan crítico como iniciar el sulfato de magnesio. Por último, el tratamiento de la eclampsia es la interrupción del embarazo, pero no el primer paso terapéutico.

PREGUNTA 2

Respuesta correcta B:
Al arribar la paciente se informa de PA elevada, de 180/116 mm Hg. El segundo paso en el tratamiento de la eclampsia es controlar la hipertensión grave, cuya meta terapéutica es evitar la pérdida de la autorregulación cerebral y prevenir la insuficiencia cardiaca congestiva, sin comprometer la perfusión cerebral o placentaria, que podría disminuir. El tratamiento suele administrarse por vía IV y el fármaco

apropiado es labetalol o hidralazina. La PA pretendida es de entre 140 y 160 mm Hg de cifra sistólica y de 90 a 110 mm Hg de la diastólica. Debido a que la paciente presenta una saturación normal de oxígeno y por lo tanto tiene una vía aérea protegida, no se justifica la intubación en este momento. Nuevamente, a menos que se observen déficits focales a la exploración, la TC de la cabeza no es tan importante como el control de la PA. Si bien la infección es una causa frecuente de convulsiones en la población general, es una causa menos probable en una embarazada. El nacimiento es razonable, pero no la mejor respuesta. Por último, el nacimiento es el tratamiento de la eclampsia, pero no mejorará la condición de la paciente tanto como el control de la PA.

Arriban los familiares y le informan de la fecha probable de parto de la paciente, que señala que cursa con 33 sem y 2 d de gestación. También revelan que se ha estado sintiendo mal en los últimos 2 d. Presentó una cefalea frontal intensa asociada con cambios visuales que describe como visión borrosa. También ha presentado náusea y empeoramiento del edema de las piernas. No acudió a su última cita médica y no ha sido atendida en más de 5 sem. Sus antecedentes médicos son significativos solo por asma y éste es su primer embarazo. Han transcurrido 20 min desde la primera convulsión. La paciente desarrolla una mirada vidriosa y muestra fasciculaciones. Después empieza otra convulsión tonicoclónica. Se administra una dosis súbita repetida de sulfato de magnesio de 2 g y la convulsión cede en 2 minutos.

PREGUNTA 3

Respuesta correcta E:
En este punto del tratamiento está indicada la cesárea. La paciente se encuentra lejos de la fecha del parto y el tratamiento definitivo de la eclampsia es el nacimiento. No hay tiempo para iniciar la inducción del trabajo de parto o esperar la administración de betametasona para favorecer la maduración pulmonar fetal. Es razonable el tratamiento con fenitoína para prevenir convulsiones adicionales, pero no la mejor respuesta. Por último, una punción lumbar no es la mejor respuesta porque todos los signos y síntomas señalan a la eclampsia como etiología de las convulsiones.

PREGUNTA 4

Respuesta correcta C:
La eclampsia puede presentarse antes del parto, durante el parto o en el puerperio. Ocurre eclampsia preparto entre 38 a 53% de los casos, en tanto que la eclampsia posparto va de 11 a 44% y la mayoría se presenta en las primeras 48 h del periodo posparto inmediato. Es rara la eclampsia posparto tardía, pasadas 48 h, pero se presenta. La revisión de los antecedentes intraparto a menudo revelará que estas mujeres tenían preeclampsia y se trataron con sulfato de magnesio. Casi todos los casos de eclampsia se presentan en el tercer trimestre (91%), 7.5% en el segundo trimestre y aproximadamente 1.5% en el primero. La eclampsia en el primer trimestre a menudo se vincula con una degeneración molar hidrópica de la placenta.

TRASTORNOS DEL CRECIMIENTO FETAL

Los recién nacidos con peso < 10.° o > 90.° percentiles se identifican con facilidad. Sin embargo, la precisión de los cálculos del peso fetal preparto puede variar y la ultrasonografía es la modalidad de uso más habitual para hacerlos. Los fetos cuyo peso calculado (PFC) es menor que el percentil 10.° se denominan **pequeños para su edad de gestación** (PEG). Aquellos cuyo PFC es mayor del percentil 90.° se denominan **grandes para su edad de gestación** (GEG). Se describe adicionalmente a los fetos PEG como simétricos o asimétricos. *Simétricos* implican que son pequeños de manera proporcional, y *asimétricos* son aquellos con algunos de sus órganos inequitativamente reducidos. Clásicamente, un lactante asimétrico tendrá desgaste del torso y las extremidades, con conservación del cerebro. Así la cabeza estará en un percentil mayor que el resto del cuerpo. Durante la atención prenatal sistemática se hace la detección del trastorno del crecimiento fetal. La altura del fondo uterino (en centímetros) debe ser aproximadamente igual al número de semanas de edad de gestación una vez que el feto corresponde a 20 o más. El crecimiento fetal puede, por lo tanto, vigilarse por exploración seriada del fondo del útero. Antes de hacer el diagnóstico de fetos PEG o GEG es imperativo el fechado preciso del embarazo. Si la altura del fondo varía por más de 3 cm respecto a la edad de gestación, suele ordenarse una ultrasonografía. Cabe destacar que, aunque los percentiles al nacer son útiles para identificar a los neonatos pequeños, no permiten distinguir entre aquellos que alcanzaron su potencial de crecimiento y los que crecieron de manera desproporcionada. Por ejemplo, un lactante pequeño puede alcanzar un crecimiento normal por su potencial genético, en tanto que otro quizá sea pequeño por una enfermedad genética.

REGULACIÓN DEL CRECIMIENTO FETAL

La regulación del crecimiento fetal se inicia al principio del primer trimestre, cuando las vellosidades del citotrofoblasto placentario se anclan en la decidua uterina. Debido a que se forman conexiones vasculares entre la circulación materna y los espacios intervellosos, las señales endocrinas y paracrinas promueven la adaptación de la circulación materna para brindar tanto oxígeno como nutrimentos al feto en desarrollo. El crecimiento placentario es sostenido por un aporte de sustratos y perfusión mayores, decisivos para esta función compleja. Como sitio del intercambio maternofetal, la placenta provee transporte activo de glucosa, aminoácidos y ácidos grasos libres, que es facilitado por su red vascular de baja resistencia y elevada capacitancia. A término, el gasto cardiaco materno de 600 mL/min pasa por la red de intercambio placentario, que tiene una superficie de casi 12 m². El potencial final de crecimiento del feto se percibe como predeterminado genéticamente. Hay un crecimiento normal cuando ocurre el proceso de regulación esperado en el feto, la madre y la placenta. Sin embargo, la regulación del crecimiento del feto puede tener impactos positivo y negativo, dependiendo de su potencial genético, la dieta materna, la fisiopatología y la función placentaria.

PEQUEÑO PARA SU EDAD DE GESTACIÓN

PEG se refiere a un neonato con signos de alteración del crecimiento fetal, pero en quien se desconoce el factor causal de sus reducidas dimensiones. El retraso del crecimiento intrauterino (RCIU) en general apunta a un feto cuyo crecimiento se ha visto interferido por algún proceso patológico, pero muchas veces se utilizan las denominaciones RCIU y PEG como sinónimos. Los fetos PEG tienen tasas más elevadas de mortalidad y morbilidad para su edad de gestación. Incluso dentro de la categoría de PEG, los lactantes con peso al nacer menor del percentil 5.º, o incluso del 3.º, tienen peores evoluciones. Sin embargo, los lactantes PEG se desempeñan mejor que aquellos del mismo peso nacidos a edades de gestación más tempranas. Por ejemplo, un neonato PEG nacido a las 34 sem que pesa lo mismo que uno nacido a las 28,

presentará tasas más bajas de morbilidad y mortalidad. Los factores que pueden dar como resultado lactantes PEG se dividen en los que llevan a una **disminución del potencial de crecimiento** y aquellos que conducen **al retraso del crecimiento intrauterino (RCIU)** (tabla 7-1).

■ **TABLA 7-1** Factores de riesgo de lactantes PEG
Disminución del potencial de crecimiento
Anomalías genéticas y de cromosomas
Infecciones intrauterinas
Exposición a teratógenos
Abuso de sustancias
Exposición a la radiación
Talla materna baja
Embarazo en sitios de gran altitud
Feto femenino
Retraso del crecimiento intrauterino
Factores maternos que incluyen hipertensión, anemia, nefropatía crónica, desnutrición y diabetes grave
Factores placentarios que incluyen placenta previa, desprendimiento de placenta normoinserta crónico, infarto placentario y gestaciones múltiples
PEG, pequeño para su edad de gestación

Disminución del potencial de crecimiento

Las anomalías congénitas se presentan en alrededor de 10 a 15% de los lactantes PEG. Las trisomías 21 (síndrome de Down), 18 (síndrome de Edward) y 13 (síndrome de Patau) conducen todas a bebés PEG. El síndrome de Turner (45,XO) lleva a una disminución del peso al nacer. Los lactantes con osteogénesis imperfecta, acondroplasia, defectos del tubo neural, anencefalia y diversos síndromes autosómicos recesivos pueden resultar pequeños para su edad de gestación.

Muchas infecciones intrauterinas, en particular aquellas por **citomegalovirus** (CMV) y la **rubeola**, dan lugar a recién nacidos PEG, lo que quizá contribuya a 10 a 15% de ellos. La exposición a los **teratógenos** durante el embarazo, en particular agentes quimioterapéuticos y otros fármacos, puede también ocasionar una disminución del potencial de crecimiento. Los dos teratógenos que con más frecuencia causan PEG son alcohol y tabaco. Hasta 10% de los fetos PEG es constitucionalmente pequeño con base tan solo en la talla de los padres o su potencial genético, lo cual parece variar de acuerdo con la raza/grupo étnico.

Retraso del crecimiento intrauterino

Como se señaló antes, en general el RCIU se considera una alteración patológica del crecimiento fetal y también se utiliza al respecto una denominación adicional, la de retraso del crecimiento fetal. El crecimiento del feto se puede dividir en dos fases: antes de las 20 sem de gestación, principalmente hiperplásico (con aumento del número de células), y después, primordialmente hipertrófico (aumento del tamaño de las células). Como consecuencia, una agresión antes de las 20 sem concluirá con toda probabilidad en un retraso simétrico del crecimiento, en tanto que aquella que ocurre después de las 20 sem, en una forma prolongada, casi con seguridad causará crecimiento asimétrico, supuestamente secundario a una disminución del aporte de nutrimentos y oxígeno a través de la placenta, que entonces se derivan hacia el cerebro fetal. De todas las ocasiones, en 66% el retraso del crecimiento es asimétrico y se puede identificar por cifras aumentadas del cociente cabeza:abdomen.

Los factores de riesgo materno incluyen hipertensión basal, anemia, nefropatía crónica, síndrome de anticuerpos antifosfolípidos, lupus eritematoso sistémico y desnutrición grave. La diabetes grave con enfermedad vascular extensa puede llevar asimismo al RCIU, lo mismo que los factores placentarios que dan lugar a una disminución del flujo sanguíneo placentario, e incluyen placenta previa, inserción velamentosa y marginal del cordón, y trombosis placentaria, con o sin infartos. Los embarazos múltiples suelen dar lugar a un menor peso al nacimiento por ser más temprano y fetos PEG.

Diagnóstico

El riesgo de una mujer de tener un recién nacido PEG aumenta en aquellas con ese antecedente o con una de las causas antes señaladas. Debe darse seguimiento cuidadoso al crecimiento intrauterino de estos fetos. Se mide la altura del fondo uterino en cada consulta prenatal. El oligohidramnios y los fetos PEG tienden a presentar alturas menores de la esperada del fondo uterino, y en cualquier momento en que sea 3 cm menor de lo esperado debe calcularse el crecimiento fetal por ultrasonografía. Cabe señalar que el uso de la altura del fondo uterino como recurso de detección de fetos PEG y GEG es bastante malo, con sensibilidades mucho menores de 50% y valores predictivos positivos menores de 50% también. De este modo, por preocupación en el contexto de los factores de riesgo antes enlistados, es usual recurrir a la ultrasonografía para valorar el crecimiento fetal, incluso sin una medición anormal de la altura del fondo uterino.

Si se sospecha un feto PEG, debe verificarse la precisión del fechado del embarazo. Cualquier feto en riesgo de RCIU o de resultar PEG se vigila por ultrasonografía seriada cada 2 a 3 sem para valorar su crecimiento. Aquel con disminución del potencial de crecimiento, por lo general empezará pequeño y se mantendrá así, en tanto que uno con RCIU se alejará cada vez más de la curva de crecimiento normal. Otra prueba para diferenciar a los fetos con RCIU es el estudio Doppler de la arteria umbilical. El flujo sanguíneo normal de la arteria umbilical es mayor durante la sístole y disminuye solo de 50 a 80% durante la diástole (fig. 7-1), pero en esta última nunca debe estar ausente o invertido (fig. 7-2). No obstante, en el contexto de una mayor resistencia placentaria, observable en presencia de trombosis o calcificación, el flujo sanguíneo diastólico disminuye o incluso desaparece o se invierte. El flujo diastólico invertido es particularmente preocupante y se asocia con un elevado riesgo de muerte fetal intrauterina. Por lo tanto, un feto PEG con cifras Doppler normales a menudo se trata de manera expectante hasta el término, en tanto que aquel con cifras anormales suele extraerse antes.

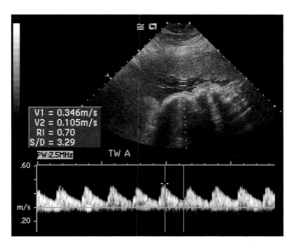

FIGURA 7-1. Ultrasonografía Doppler de arteria umbilical normal. Observe que el cociente entre el pico sistólico y el valle diastólico es de 3.29:1.

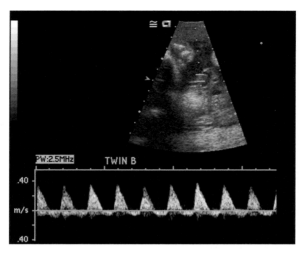

FIGURA 7-2. Flujo diastólico invertido en el Doppler de la arteria umbilical en el ajuste de RCIU.

Tratamiento

En las pacientes con el antecedente de un neonato PEG debe indagarse la causa subyacente. Si intervinieron la desnutrición o drogas como el alcohol o el tabaco en un embarazo previo, debe determinarse en cada consulta prenatal. Las pacientes con antecedente de insuficiencia placentaria, preeclampsia, enfermedad vascular de la colágena o vascular de otro tipo a menudo se tratan con ácido acetilsalicílico a dosis baja. Las pacientes con antecedente de trombosis placentaria, trombofilias o el síndrome de anticuerpos antifosfolípidos se tratan también con heparina y corticoesteroides, con resultados mixtos.

No hay indicación para acelerar el nacimiento de los fetos PEG que han sido consistentemente pequeños durante el embarazo. Sin embargo, el riesgo neonatal del parto tal vez sea menor que el de pasar el resto de la gestación en el ambiente intrauterino para algunos fetos PEG en fases pretérmino tardía y a término temprana, con descenso respecto de la curva del crecimiento normal. Este riesgo se valora con estudios fetales como la prueba sin estrés (PSE), la de reto con oxitocina (PRO), el perfil biofísico (PBF) y la velocimetría de arteria umbilical con estudios Doppler. Ante la resistencia placentaria creciente por calcificaciones o trombosis, el flujo sanguíneo diastólico de la arteria umbilical disminuirá, se detendrá y, en ocasiones, se revertirá. El estudio Doppler del cordón umbilical fetal tiene particular utilidad por su alto valor predictivo positivo de malos resultados en el contexto de ausencia o inversión del flujo diastólico terminal. Si las pruebas fetales no son alentadoras, deberá extraerse al feto. La decisión del nacimiento en fetos PEG lejos del término se basa en ponderar cómo evolucionarán en una UCIN, en comparación con mantenerlos en el ambiente intrauterino. Para aquellos que se dejan evolucionar en forma espontánea, pueden estar indicadas las pruebas fetales prenatales frecuentes de PSE, PRO y PBF; las ultrasonografías frecuentes (cada 2 o 3 sem) para valorar el crecimiento; los corticoesteroides prenatales para acelerar la madurez pulmonar, y probablemente el ingreso al hospital para vigilancia continua.

GRANDE PARA SU EDAD DE GESTACIÓN Y MACROSOMÍA FETAL

Se define a un feto GEG como aquel que presenta un PFC mayor del percentil 90.°. Aunque el diagnóstico de GEG identifica un mayor crecimiento a una edad de gestación determinada, se considera menos importante que el de macrosomía fetal, que tiene mejor correlación con la identificación de fetos en mayor riesgo de traumatismo al nacer o cesárea. Aunque las definiciones de macrosomía varían, en el American College of Obstetricians and Gynecologists (ACOG) se hace con referencia a un **peso al nacer > 4 500 g**, y muchos médicos e investigadores usan a su vez cifras mayores de 4 000 a 4 200 g para definir la macrosomía. Los fetos macrosómicos tienen un mayor riesgo de distocia de hombros y traumatismo obstétrico, con lesiones resultantes del plexo braquial en los partos vaginales. Otros riesgos neonatales incluyen bajas calificaciones de Apgar, hipoglucemia, policitemia, hipocalcemia e ictericia. Los lactantes GEG tienen mayor riesgo de leucemia infantil, tumor de Wilms y osteosarcoma.

Las madres con fetos GEG o macrosómicos tienen mayor riesgo de cesárea, traumatismo perineal y hemorragia posparto. Hay una tasa de cesáreas más alta en las mujeres con fetos macrosómicos por detención del avance del trabajo de parto. Además, algunas con sospecha de macrosomía fetal eligen que se les practique una cesárea, por la preocupación del mayor riesgo de distocia de hombros y la posibilidad de lesiones neonatales. Los médicos, en general, están obligados a ofrecer tal cesárea electiva ante un PFC de 5 000 g o mayor en mujeres sin diabetes gestacional, y de 4 500 o más en aquellas con la enfermedad.

Etiología

El factor de riesgo más típicamente asociado con la macrosomía fetal es la diabetes mellitus previa o la gestacional. La **obesidad materna**, con un IMC > 30 o un peso > 90 kg, también tiene fuerte vínculo con un mayor riesgo de macrosomía fetal, al igual que de aumento excesivo de peso durante el embarazo. Esta asociación al parecer es independiente de la talla y la diabetes gestacional maternas. Cualquier mujer que antes tuvo un neonato GEG presenta mayor riesgo de macrosomía fetal en embarazos posteriores. Los **embarazos postérmino** conllevan una mayor tasa de lactantes macrosómicos. Son también factores de riesgo la **multiparidad** y la **edad materna avanzada** (tabla 7-2), pero casi todos secundarios a la mayor prevalencia de diabetes y obesidad.

Diagnóstico

Durante la atención prenatal sistemática las pacientes con lactantes

TABLA 7-2 Factores de riesgo de lactantes PEG
Diabetes
Obesidad materna
Embarazo postérmino
Antecedente de recién nacido GEG o macrosómico
Talla materna
Multiparidad
EMA
Recién nacido masculino
Síndrome de Beckwith-Wiedemann (hiperplasia de las células de los islotes pancreáticos)
GEG: grande(s) para su edad de gestación; EMA: edad materna avanzada

macrosómicos serán más a menudo de un tamaño mayor que las correspondientes a las fechas en la medición de la altura del fondo uterino, y ya avanzado el tercer trimestre. Las maniobras de Leopold pueden revelar un feto que parece grande. Las pacientes cuyas alturas del fondo uterino son mayores que las correspondientes a las fechas por más de 3 cm se envían a ultrasonografía por PFC. De nuevo, como se señaló en la sección de PEG, la detección mediante la medición de la altura del fondo uterino tiene sensibilidad y especificidad relativamente malas para los trastornos de crecimiento fetal. Por desgracia, la ultrasonografía no es muy precisa para la identificación de fetos GEG, donde se usa el diámetro biparietal, la longitud del fémur y la circunferencia abdominal para calcular el peso fetal,

indagaciones que suelen tener hasta de 10 a 15% de diferencia con la realidad; sin embargo, con cifras mayores al percentil 90.°, el valor predictivo positivo de que el peso sea mayor o equivalente al predicho es < 50%. Como con los fetos PEG, debe verificarse el fechado del embarazo. En muchas instituciones, cualquier paciente con diabetes o antecedente de recién nacido GEG amerita el cálculo de PFC por ultrasonografía ya avanzado el tercer trimestre.

Tratamiento

En los recién nacidos GEG y macrosómicos la terapia incluye prevención, detección y, en algunos casos, inducción del trabajo de parto antes de alcanzar las dimensiones correspondientes. La clave para la prevención de los recién nacidos GEG en la población obstétrica es asesorar a las mujeres en cuanto a los propósitos del aumento de peso gestacional, incluidas las recomendaciones específicas acerca de la alimentación y el ejercicio durante la gestación. Las mujeres con diabetes pregestacional de tipos 1 y 2 o gestacional tienen un mayor riesgo de fetos GEG y se benefician del control estricto de la glucosa sanguínea durante el embarazo. Se ha demostrado que una glucemia bien controlada disminuye la incidencia de fetos macrosómicos en esta población. En especial, los estudios de mujeres con diabetes gestacional mostraron una disminución del peso al nacer cuando mantenían un buen control de la glucemia.

La obesidad materna es un factor de riesgo independiente de recién nacidos GEG. Con la epidemia de obesidad en Estados Unidos, aproximadamente 33% de las mujeres gestantes la presentan y el mismo porcentaje tiene sobrepeso. El asesoramiento previo a la concepción debe incorporarse al examen anual de todas aquellas mujeres sanas en edad reproductiva, ya sea que acudan con un ginecobstetra u otro proveedor de atención primaria. Debe alentarse a las pacientes con obesidad para que disminuyan de peso antes de la concepción y ofrecerles programas específicos para ayudarlas al respecto. Una vez embarazadas, debe aconsejárseles aumentar menos de peso (pero nunca disminuirlo) que la paciente promedio y referirlas a un nutriólogo para asistencia en el mantenimiento de una nutrición adecuada con algún control de la ingestión calórica.

Dado el riesgo de traumatismo obstétrico y detención del avance del trabajo de parto secundaria a desproporción cefalopélvica, los embarazos con fetos GEG a menudo se someten a inducción antes de que alcancen la macrosomía. Los riesgos de este proceder se consideran una tasa más elevada de cesáreas por inducción fallida y complicaciones neonatales potenciales de la prematurez en embarazos con fechado impreciso. Así, la inducción debe usarse principalmente cuando hay un fechado excelente o se valora la maduración pulmonar mediante amniocentesis. Para la inducción en el contexto de un cérvix desfavorable, deben usarse prostaglandinas y medios mecánicos para lograr su maduración; con frecuencia ello puede requerir varios días. Es interesante que los estudios prospectivos de la práctica de inducción por macrosomía inminente no hayan mostrado un aumento de la tasa de las cesáreas, pero parecen conllevar menores cifras de macrosomía. En fechas más recientes, un estudio aleatorio grande sobre esta interrogante arrojó también un

menor riesgo de lesiones neonatales obstétricas. El parto vaginal del lactante con sospecha de macrosomía implica prepararse para una distocia de hombros y asesorar a las pacientes acerca del riesgo y las opciones terapéuticas. En general, no se recomienda el parto quirúrgico vaginal por fórceps o ventosa, por el mayor riesgo de distocia de hombros; sin embargo, la decisión debe tomarse con la participación de la paciente.

TRASTORNOS DEL LÍQUIDO AMNIÓTICO

El líquido amniótico alcanza su volumen máximo de casi 800 mL alrededor de las 28 sem, que se conserva hasta cerca del término, cuando empieza a disminuir para llegar hasta casi 500 mL en la semana 40. El equilibrio del líquido se mantiene por la producción de los riñones y pulmones fetales, la resorción por deglución fetal y la interfaz entre las membranas y la placenta. Un trastorno en cualquiera de estas funciones puede llevar a un cambio patológico en el volumen del líquido amniótico.

Se puede usar ultrasonografía para valorar el volumen del líquido amniótico, cuyo parámetro clásico es el índice **de líquido amniótico** (ILA), que se calcula dividiendo el abdomen materno en cuadrantes, con medición del cúmulo vertical profundo del líquido en cada cuadrante en centímetros y su suma. Un ILA < 5 se considera **oligohidramnios**, y uno > 20 o 25 se usa para el diagnóstico de **polihidramnios**, dependiendo de la edad de gestación. Más recientemente se ha propuesto una sola medición del bolsillo vertical máximo (BVM) para identificar trastornos de líquido amniótico, pero aún se utilizan ambos esquemas.

OLIGOHIDRAMNIOS

El oligohidramnios en ausencia de rotura de membranas (RDM) se asocia con un aumento de 40 veces en la mortalidad perinatal, en parte porque sin líquido amniótico para amortiguarlo el cordón umbilical es más susceptible a la compresión, que lleva a la asfixia fetal. También se relaciona con anomalías congénitas, en particular del aparato genitourinario, y el retraso del crecimiento. Durante el trabajo de parto, las PSE no reactivas, las deceleraciones de la frecuencia cardiaca fetal (FCF), el meconio y la cesárea por pruebas fetales no alentadoras se vinculan todos con un ILA < 5.

Etiología

La posible causa del oligohidramnios es una menor producción o una mayor extracción del líquido amniótico, que es producido por los riñones y pulmones fetales. Se puede reabsorber por la placenta, deglutir por el feto o escapar hacia la vagina. La insuficiencia uteroplacentaria (UP) crónica pueden llevar al oligohidramnios, porque el feto posiblemente no cuente con los nutrimentos o el flujo sanguíneo suficiente para mantener una tasa de filtración glomerular adecuada. La UP suele vincularse con lactantes con retraso del crecimiento.

Las anomalías congénitas del aparato genitourinario pueden llevar a una menor producción de orina e incluyen agenesia renal (síndrome de Potter), riñones poliquísticos y obstrucción del aparato genitourinario. La causa más frecuente de oligohidramnios es la RDM. Incluso sin antecedente de escape de líquido,

debe explorarse a la paciente para descartarlo.

Diagnóstico

El oligohidramnios se diagnostica cuando el ILA es < 5 por ultrasonografía. En algunos centros hospitalarios se usa el BVM del líquido amniótico < 2 cm para el diagnóstico de oligohidramnios. Las pacientes en quienes se hace búsqueda del oligohidramnios incluyen aquellas cuyas dimensiones fetales son menores que las correspondientes a las fechas, con antecedente de rotura de membranas, sospecha de RCIU, o en las portadoras de un embarazo postérmino. Una vez que se hace el diagnóstico de oligohidramnios, es necesario determinar la etiología antes de establecer un plan terapéutico.

Tratamiento

El tratamiento del oligohidramnios depende por completo de la causa subyacente. En embarazos con feto con RCIU deben considerarse múltiples datos adicionales, incluidos el resto del PBF, el flujo Doppler de arteria umbilical, la edad de gestación y la causa del RCIU. Suele inducirse el trabajo de parto en el caso de un embarazo a término o postérmino. Ante un feto con anomalías congénitas debe enviarse a la paciente para su atención por medicina maternofetal y programar conversaciones sobre asesoramiento genético y diagnóstico prenatal. Debe elaborarse un plan para el parto en coordinación con el pediatra y, si es necesario, con cirujanos pediatras. Las pacientes con un feto pretérmino extremo sin otra causa suelen tratarse de manera expectante, con pruebas prenatales frecuentes.

Se induce el trabajo de parto en pacientes con RDM a término cuando no lo han iniciado aún. Si se detecta meconio o deceleraciones variables frecuentes en la FCF, se puede realizar una inyección amniótica para aumentar el ILA. Este procedimiento se ha hecho tradicionalmente para diluir cualquier meconio presente en el líquido amniótico y, por lo tanto, para disminuir el riesgo del síndrome de aspiración meconial. Sin embargo, en un gran estudio aleatorio multinacional, la inyección amniótica cuando hay presencia de meconio no mejoró los resultados neonatales y se usa cada vez menos para esta indicación. En el contexto de las deceleraciones variables recurrentes, algunas pruebas sugieren que la inyección amniótica disminuye el número de las causadas por compresión del cordón y aún se usa, por lo general con esta indicación, a pesar de evidencias menos claras de un beneficio neonatal. La RDM prematura pretérmino ya se describió en el capítulo 6.

POLIHIDRAMNIOS

El polihidramnios, definido por una ILA > 20 o 25, está presente en 2 a 3% de los embarazos. Las anomalías estructurales y cromosómicas fetales son más comunes en presencia de polihidramnios. Se relaciona con la diabetes materna y malformaciones, como los defectos del tubo neural, la obstrucción del tubo digestivo fetal y la hidropesía; sin embargo, la mayor parte de los casos de polihidramnios no tiene diagnóstico o causa asociados.

Etiología

El polihidramnios no es un signo ominoso, como el oligohidramnios. Sin embargo, se relaciona con un aumento de las anomalías congénitas. También es más usual en embarazos complicados por diabetes, hidropesía o fetos múltiples. Una obstrucción del tubo digestivo (p. ej., fístula traqueoesofágica, atresia duodenal) puede ocasionar que el feto sea incapaz de deglutir el líquido amniótico y causar polihidramnios. Así como otras pacientes con diabetes, las cifras circulantes aumentadas de glucosa pueden actuar como diurético osmótico en el feto, lo que lleva al polihidramnios. La hidropesía secundaria a una insuficiencia cardiaca de gasto alto en general se vincula con el polihidramnios. Los embarazos múltiples monocigóticos pueden llevar al síndrome de transfusión intergemelar, con polihidramnios en un feto y oligohidramnios en otro. El polihidramnios también se ha vinculado con el óbito fetal y la preeclampsia.

Diagnóstico

Se diagnostica polihidramnios por ultrasonografía en pacientes a quienes se les hizo por un tamaño mayor al correspondiente a las fechas, para la detección sistemática de la diabetes o el embarazo múltiple, o como dato no sospechado en un estudio realizado por otros motivos. El polihidramnios se clasifica adicionalmente como leve (ILA de 25 a 30 cm o BVM de 8 a 12 cm), moderado (ILA de 30 a 35 cm o BVM de 12 a 16 cm) o grave (ILA > 35 cm o BVM > 16 cm).

Tratamiento

Como en el oligohidramnios, el contexto particular del polihidramnios dicta la terapéutica gestacional. Aunque el polihidramnios se ha vinculado con un mayor riesgo de óbito fetal, no hay consenso en cuanto a si deben realizarse las pruebas prenatales o la inducción temprana de manera sistemática en caso de polihidramnios idiopático. Las pacientes con poli-hidramnios están en riesgo de presentación anómala y deben valorarse cuidadosamente durante el trabajo de parto. Hay un riesgo aumentado de prolapso del cordón en presencia de polihidramnios. Por lo tanto, la RDM debe realizarse en un contexto controlado, de ser posible, y solo si la cabeza está completamente encajada en la pelvis. Ante la RDM espontánea debe hacerse una exploración vaginal con guante estéril para verificar la presentación fetal y descartar el prolapso del cordón.

INCOMPATIBILIDAD RH Y ALOINMUNIZACIÓN

Si una mujer es Rh negativo y su feto es Rh positivo en un embarazo previo o en el actual, se puede sensibilizar el antígeno Rh. Un individuo puede también sensibilizarse por una transfusión sanguínea previa y desarrollar anticuerpos anti Rh de tipo IgG que atraviesan la placenta y causan hemólisis de los RBC en un feto Rh positivo. La incidencia de negatividad para el antígeno Rh varía de acuerdo con la etnicidad (tabla 7-3), con la máxima incidencia de 30%

observada en individuos de la región vasca de España. En Estados Unidos la incidencia de sensibilización está disminuyendo por un tratamiento cuidadoso de las transfusiones y el uso de la inmunoglobulina anti-D (Rhogam) durante el embarazo. Es interesante que, debido al riesgo de sensibilización durante el embarazo por el paso transplacentario de células fetales, que entonces presentan el antígeno Rh, la incompatibilidad ABO en la actualidad disminuya el riesgo de sensibilización Rh como resultado de la destrucción de esas células por anticuerpos anti-A o anti-B.

En pacientes sensibilizadas con fetos Rh positivo, los anticuerpos cruzan la placenta y causan hemólisis, lo que lleva a complicaciones desastrosas para el feto. La anemia causada por la hemólisis ocasiona una mayor producción extramedular de eritrocitos fetales. En la **eritroblastosis fetal** o hidropesía (fig. 7-3) la anemia puede producir un síndrome que incluye un estado hiperdinámico, insuficiencia cardiaca de gasto alto, edema difuso (fig. 7-4), ascitis (fig. 7-5), derrame pleural y pericárdico. La hidropesía fetal se define específicamente como una acumulación de líquido en el espacio extracelular de al menos dos

◾ **TABLA 7-3** Prevalencia de la negatividad del Rh por etnicidad	
Etnicidad	**Porcentaje Rh negativo**
Caucásica	15
Afroamericana	8
Africana	4
Nativo estadounidense	1
Asiática	< 1

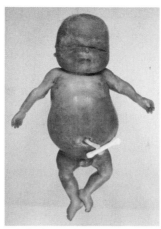

FIGURA 7-3. Hidropesía fetal causada por la acumulación del líquido en los tejidos del feto. (Tomada de Sadler TW. *Langman's Medical Embryology*, 10th ed. Philadelphia, PA: Lippincott Williams & Wilkins; 2006.)

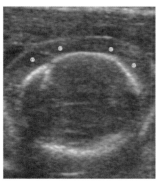

FIGURA 7-4. Edema del cuero cabelludo (*e*).

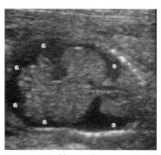

FIGURA 7-5. Observe la gran ascitis (*a*) y el derrame pleural (*e*) en este feto con hidropesía.

compartimentos corporales. La bilirrubina, un producto de la degradación de los RBC, se elimina por la placenta antes del nacimiento, pero puede causar ictericia y efectos neurotóxicos en el neonato.

LA PACIENTE RH NEGATIVO NO SENSIBILIZADA

Si una paciente es Rh negativo, con los anticuerpos correspondientes también ausentes, la meta durante el embarazo es evitar que se sensibilice. Si en cualquier momento de la gestación hay posibilidad de que una paciente se exponga a antígenos de la sangre fetal (en forma de células intactas o ADN libre), como durante la amniocentesis, el aborto, las pérdidas sanguíneas vaginales, el desprendimiento prematuro de placenta normoinserta y el parto, debe recibir inmunoglobulina anti-D (Rh o IgG). Se hace una detección de anticuerpos en la consulta inicial para detectar una sensibilización previa. Debe administrarse la inmunoglobulina anti-D a las 28 sem y en el puerperio si el recién nacido es Rh positivo.

Una dosis estándar de inmunoglobulina anti-D, 0.3 mg de IgG anti-Rh, que erradicará 15 mL de RBC fetales (30 mL de sangre con un hematocrito de 50%), es adecuada de manera sistemática para un embarazo. Sin embargo, en el contexto del desprendimiento prematuro de placenta normoinserta o cualquier hemorragia preparto se hará una prueba de Kleihauer-Betke para precisar la cantidad de RBC fetales en la circulación materna. Si resulta más de la que puede eliminarse con una sola dosis de inmunoglobulina anti-D, se pueden dar adicionales.

LA PACIENTE RH NEGATIVO SENSIBILIZADA

Si la detección de anticuerpos contra el factor Rh resulta positiva durante la consulta prenatal inicial, también se verifica su titulación, pues aquellas de 1:16 y mayores se han relacionado con hidropesía fetal. Si la paternidad no está en duda, se puede hacer una tipificación sanguínea del padre para determinar si el feto está en riesgo.

Sin embargo, puesto que alrededor de 5% de los embarazos tiene paternidad desconocida o incorrecta, la principal conducta es tratar a todas las embarazadas como si el feto estuviese en riesgo.

Durante la gestación se hace seguimiento de la titulación de anticuerpos aproximadamente cada 4 sem. Mientras se mantenga < 1:16 se puede tratar de manera expectante. Sin embargo, si alcanza la cifra ≥ 1:16, se inicia la amniocentesis seriada tan tempranamente como de las 16 a 20 sem. En la primera amniocentesis se colectan células fetales y se analizan para el antígeno Rh con el fin de determinar el estado fetal al respecto. Si resulta negativa, se puede dar la atención del embarazo en forma expectante. Sin embargo, si el feto es Rh positivo, se indaga si presenta anemia mediante el uso de la velocimetría Doppler de su arteria cerebral media (ACM). Se demostró hace más de 1 década que en fetos con anemia hay un mayor flujo sanguíneo hacia el cerebro y, por lo tanto, por ultrasonografía Doppler se mide la velocidad sistólica máxima (VSM) de la ACM. En fetos con cifras mayores de VSM la preocupación por una anemia fetal amerita pruebas más invasivas y, potencialmente, el tratamiento.

Históricamente, antes del uso de la ultrasonografía Doppler de ACM, la valoración del feto Rh positivo en una madre Rh negativo con titulaciones positivas ≥ 1:16 se hacía mediante amniocentesis seriada para la espectrofotometría del líquido. Debido a que los productos de fragmentación de la hemoglobina incluyen a la bilirrubina, que modifica el color del líquido amniótico, la absorción de luz por la bilirrubina (ΔOD_{450})

aumenta y se concentra en el líquido amniótico conforme empeora la hemólisis fetal. Estas determinaciones se grafican en la curva de Liley (fig. 7-6), que permite predecir la gravedad de la enfermedad y se divide en tres zonas.

La zona 1 es sugerente de un feto ligeramente afectado y se puede hacer seguimiento por amniocentesis más o menos cada 2 a 3 sem. La zona 2 señala a un feto moderadamente afectado y debe repetirse la amniocentesis

cada 1 a 2 sem. El feto gravemente afectado entrará en la zona 3 y es probable que presente anemia.

Debido a que hoy en la mayoría de los centros hospitalarios se hace detección de la anemia fetal por determinaciones de velocimetría Doppler del flujo sanguíneo de la ACM, la amniocentesis se ha reservado para aquellas con resultados cuestionables o en el contexto de una detección Doppler de ACM positiva antes de la intervención. En el tratamiento de la anemia

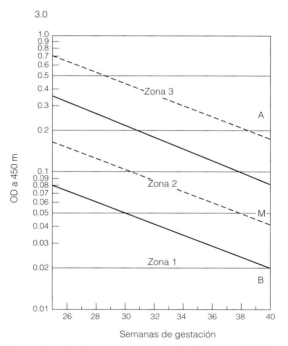

FIGURA 7-6. Curva de Liley, que se usa para predecir la gravedad de la hemólisis fetal en la isoinmunización eritrocítica.

fetal, la toma percutánea de muestras de sangre umbilical (TPMSU) y la transfusión intrauterina (TIU) son, potencialmente, procedimientos de enorme beneficio. Se puede usar la TPMSU para obtener un hematocrito fetal con el fin de verificar la anemia y realizar una TIU. Si no se puede realizar TPMSU o TIU, se hará una transfusión intraperitoneal fetal. Aunque el riesgo de requerirse el parto inmediato puede ser tan alto como de 3%, es preferible al empeoramiento de la anemia fetal, con hidropesía y quizá la muerte del feto.

OTRAS CAUSAS DE HIDROPESÍA INMUNITARIA

Hay una variedad de otros antígenos de RBC que incluyen los de tipo sanguíneo **ABO**, los antígenos **CDE**, de los que la D corresponde al Rh, los **Kell**, **Duffy** y **Lewis**. Algunos pueden causar hidropesía fetal (p. ej., Kell y Duffy), en tanto que otros tal vez lleven a una hemólisis leve, pero no a la hidropesía inmunitaria grave (p. ej., ABO, Lewis). Con el advenimiento del tratamiento con IgG anti-D, la incidencia de la isoinmunización Rh disminuyó, y ahora las otras causas de hidropesía fetal inmunitaria relacionadas contribuyen con un mayor porcentaje de los casos. Las pacientes sensibilizadas se tratan de manera similar a las Rh negativo, con titulaciones de anticuerpos, determinaciones de velocimetría Doppler de ACM, TPMSU y transfusiones. Si bien la mayoría de los antígenos de RBC llevan a una anemia hemolítica aislada, los anticuerpos anti-Kell causan supresión de la médula ósea y disminución de la producción de RBC. Así, el advenimiento de la detección por velocimetría Doppler de ACM dio origen a una enorme diferencia en el tratamiento de tales pacientes.

MUERTE FETAL

La muerte fetal intrauterina (MFIU) u óbito fetal es un suceso raro pero desastroso, que se presenta en 0.5 a 1% de los embarazos y en casi 1:1 000 nacidos a término. El riesgo de MFIU aumenta con una variedad de complicaciones médicas y obstétricas del embarazo, que incluyen desprendimiento prematuro de placenta normoinserta, anomalías congénitas, infección y embarazo postérmino. La insuficiencia placentaria crónica secundaria a una enfermedad reumatológica, vascular o hipertensiva, puede llevar al RCIU y, por último, a la MFIU. Cuando no hay explicación para una muerte fetal, suele atribuirse a un "accidente del cordón". Un MFIU retenido durante más de 3 a 4 sem puede causar hipofibrinogenemia secundaria a la liberación de sustancias tromboplásticas desde los tejidos en descomposición. En algunos casos se presenta una coagulación intravascular diseminada (CID) por completo manifiesta.

DIAGNÓSTICO

Tempranamente en el embarazo, antes de las 20 sem, se sospecha el diagnóstico de muerte fetal (aborto diferido) por la ausencia del crecimiento uterino o cese de los síntomas gestacionales. El diagnóstico se confirma por una gonadotropina coriónica humana decreciente en determinaciones seriadas (hCG) y se documenta por ultrasonografía. Después de la semana 20 se sospecha la muerte fetal por la ausencia de movimientos detectada por la madre y la del crecimiento uterino.

El diagnóstico se puede confirmar por ultrasonografía. Dada la importancia de hacer un diagnóstico apropiado y preciso, suele verificarse por dos médicos la ausencia de movimientos cardiacos fetales.

TRATAMIENTO

Debido al riesgo de CID con el MFIU retenido, el mejor tratamiento es el parto. Las gestaciones tempranas se pueden extraer del útero por dilatación y evacuación, o en algunos casos con la administración de mifepristona y misoprostol. Después de las 20 sem el embarazo suele interrumpirse por inducción del trabajo de parto con prostaglandinas u oxitocina a dosis alta. Es imperativo ayudar a las pacientes a comprender qué pudo haber causado la muerte fetal para que enfrenten la situación. Las pruebas para las causas de muerte fetal incluyen detección de enfermedades vasculares de la colágena o un estado de hipercoagulabilidad, el cariotipo fetal y, a menudo, las titulaciones de TORCH (p. ej., toxoplasmosis, reagina plasmática rápida [RPR], CMV y virus del herpes simple [VHS]). Debido a que las células de un MFIU a menudo no proliferan para permitir la obtención del cariotipo, en estudios recientes se analizó realizar pruebas de microarreglos del genoma fetal o placentario en busca tanto de aneuploidías como de otras anomalías genéticas, como las variantes del número de copias. También es de suma importancia obtener la necropsia del feto, que puede aportar información valiosa. A pesar de esta cantidad amplia de pruebas, la etiología de la muerte fetal posiblemente siga sin dilucidarse en la mayoría de los casos.

EMBARAZO POSTÉRMINO

Un embarazo postérmino se define como aquel que rebasa las 42 sem de edad de gestación o más de 294 d después del último periodo menstrual (UPM). Debido a que muchas mujeres se someten a inducción del trabajo de parto a las 41 sem de gestación, quizás en ocasiones se etiqueten como "postérmino", pero tal denominación no se usa de manera consistente. Las categorías de embarazos a término reconocidas por el ACOG son temprana (37 0/7 a 38 6/7), completa (39 0/7 a 40 6/7) y tardía (41 0/7 a 41 6/7); alcanzar 42 sem o más continúa siendo la forma de definir el embarazo postérmino. Se calcula que 3 a 10% de los embarazos llegará al postérmino, un tema relevante en obstetricia por el mayor riesgo fetal de oligohidramnios, macrosomía, aspiración de meconio, muerte intrauterina y síndrome de inmadurez. También hay mayor riesgo para la madre por una tasa más alta de cesáreas (de casi el doble) y el nacimiento de fetos grandes. Con un fechado mejor, un número creciente de estudios muestra que estas complicaciones del embarazo pueden aumentar después de las 40 o 41 sem de gestación, y quizá se beneficien del parto antes de las 42.

ETIOLOGÍA

El motivo más frecuente para el diagnóstico de embarazo postérmino es el de fechas imprecisas; por lo tanto, es imperativo corregirlas. El embarazo postérmino parece más frecuente en las mujeres con sobrepeso y obesidad.

Debido a que no se conoce del todo la base fisiológica del inicio del trabajo de parto, tampoco los mecanismos para el trabajo de parto pretérmino o postérmino. Hay pocas condiciones raras del feto asociadas con el embarazo postérmino, que incluyen anencefalia, hipoplasia suprarrenal y ausencia de hipófisis, todas notorias por la disminución de la cifra de estrógenos circulantes.

DIAGNÓSTICO

De nuevo, el diagnóstico se hace por el fechado preciso. Puesto que la ultrasonografía puede variar por hasta 3 sem cerca del término, no se puede usar para confirmar las fechas. El fechado preciso se hace por una UPM compatible con una ultrasonografía de primero o segundo trimestres. El fechado por ultrasonografía en el tercer trimestre o una UPM indefinida tiene menor precisión.

TRATAMIENTO

Los abordajes diversos del embarazo postérmino en general implican consultas más frecuentes, aumento de las pruebas fetales y planes para una eventual inducción del trabajo de parto. Un plan típico a seguir en un embarazo postérmino es el descrito a continuación:

A las pacientes cuyos embarazos rebasan las 40 sem de gestación se les suele realizar una PSE en la semana 41. Está indicada la inducción ante una prueba del estado fetal no alentadora. Durante la semana 42 (entre la 41 y la 42) debe citarse a la paciente dos veces para pruebas prenatales. Alternativamente, muchos médicos hacen uso del PBF modificado (PSE más ILA) para el estudio

fetal en cada consulta, una vez que se rebasa la fecha esperada del parto. Puesto que el oligohidramnios es un indicio de empeoramiento de la función placentaria y tal vez se observe antes de una PSE anormal, su ventaja es que puede mejorar la sensibilidad en los fetos con riesgo de MFIU. La inducción está indicada ante pruebas no alentadoras del estado fetal, o de manera electiva con un cérvix favorable (calificación de Bishop > 6). Después de las 42 sem de gestación se ofrece a la paciente la inducción del trabajo de parto, independientemente del estado del cérvix.

En la mayoría de los servicios médicos se propone a las pacientes la inducción del trabajo de parto a las 41 sem de gestación, como resultado de una mejor datación por ultrasonografía, la solicitud de la paciente, así como el ambiente de aversión al riesgo en la obstetricia. En varios estudios aleatorios se demostró que la inducción del trabajo de parto a las 41 sem de gestación, en comparación con el tratamiento expectante, lleva a tasas más bajas de cesárea (incluso con un cérvix desfavorable), así como del síndrome de aspiración de meconio en el recién nacido. La menor tasa de cesáreas con la inducción del trabajo de parto es contraria a la intuición para la mayoría de los médicos y pacientes. Sin embargo, tiene sentido cuando se considera que las indicaciones comunes de cesárea (un feto muy grande para la pelvis materna o un trazo no alentador de su frecuencia cardiaca) aumentan conforme lo hace la edad de gestación a término. La clave es permitir que se alcance la fase activa del trabajo de parto con una inducción, que puede consumir más tiempo que el trabajo de parto espontáneo. Debido a estas pruebas acerca de la inducción del trabajo de parto a las 41 sem de gestación, en el ACOG se respalda la inducción sistemática del trabajo de parto a las 41 sem como componente del abordaje para disminuir las cesáreas.

EMBARAZOS MÚLTIPLES

Si un óvulo fecundado se divide en dos, el resultado será gemelos monocigóticos o "idénticos". Si la ovulación produce dos óvulos y ambos se fecundan, darán lugar a gemelos dicigóticos. Sin fertilidad asistida, la tasa de gemelaridad es de aproximadamente 1:80 embarazos, con 30% de ellos monocigóticos, cuya frecuencia varía de acuerdo con la etnicidad y tiene influencia de la edad materna y la paridad. Por etnicidad, la frecuencia de gemelos dicigóticos es mínima en individuos asiáticos, intermedia en los de tez blanca y mayor en los afroamericanos. La tasa de trillizos naturales es de casi 1:7 000 a 8 000 embarazos. Sin embargo, con los fármacos que promueven la ovulación y la fecundación *in vitro* (FIV), la incidencia de embarazos múltiples ha aumentado de manera notoria.

COMPLICACIONES DE LOS EMBARAZOS MÚLTIPLES

Las gestaciones múltiples dan como resultado un aumento en la variedad de complicaciones obstétricas, incluidas trabajo de parto pretérmino, placenta previa, prolapso del cordón, hemorragia posparto, incompetencia cervical, diabetes gestacional y preeclampsia. Los fetos tienen mayor riesgo de parto pretérmino, anomalías congénitas, ser PEG y presentación anómala. La edad de gestación promedio al nacer de los gemelos es entre las 36 y 37 sem; para los trillizos, entre 33 y 34, y para los cuatrillizos, entre 28 y 29. Los recién nacidos de embarazos múltiples pesan menos que sus contrapartes únicas y tienen una tasa de mortalidad total más alta como resultado de prematurez y bajo peso al nacer. Los gemelos monocoriónicos (una placenta), diamnióticos (dos sacos amnióticos), a menudo tienen comunicaciones vasculares placentarias y pueden presentar el **síndrome de transfusión intergemelar** (STIG). Los gemelos monocoriónicos, monoamnióticos, presentan una tasa en extremo alta de mortalidad (reportada de hasta 40 a 60%) secundaria a accidentes por enredo del cordón.

Patogenia

Los gemelos monocigóticos son producto de la división del óvulo fecundado o de células en el disco embrionario. Si la separación ocurre antes de la diferenciación del trofoblasto, se originan corion y amnios dobles (fig. 7-7). Después de la diferenciación del trofoblasto y antes de la formación del amnios (días 3 a 8), la separación lleva a una sola placenta, un corion y dos amnios. La división después de la formación del amnios da lugar a una placenta única, un corion y un amnios (días 8 a 13), y rara vez gemelos unidos o "siameses" (días 13 a 15). La división de las células después del día 15 o 16 dará como resultado un feto único. Los gemelos monocigóticos no siguen patrón hereditario alguno. Los factores de riesgo incluyen técnicas de reproducción asistida (tan alta como en 5% de los gemelos monocigóticos) y un ligero aumento en la tasa con el avance de la edad materna.

Los gemelos dicigóticos son resultado principalmente de la fecundación de 2 óvulos por dos espermatozoides. Hay factores de riesgo variables

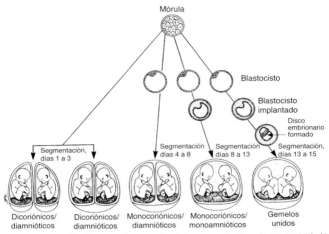

FIGURA 7-7. Relación entre el momento de la segmentación y la amnionicidad/corionicidad resultante en gemelos monocigóticos. (Tomada de LifeART image copyright © 2006 Lippincott Williams & Wilkins. Derechos reservados.)

relacionados con la gemelaridad dicigótica, que tiende a presentarse en familias y son más frecuentes en las mujeres de ascendencia africana. Globalmente, la tasa de gemelos dicigóticos va de 1:1000 en Japón a 1:20 en varias tribus nigerianas. La tasa total de embarazos múltiples ha aumentado de manera aguda desde el inicio del tratamiento médico de la infertilidad. El citrato de clomifeno, un fármaco que aumenta la fertilidad, incrementa la tasa de gemelaridad dicigótica hasta 8%. El uso de embriones múltiples en la FIV para mejorar las tasas de embarazo también conlleva tasas más elevadas de gemelaridad, así como de embarazos múltiples. Aunque la tasa de estos últimos ha disminuido en la última década, en muchos servicios de tratamiento de la infertilidad se tiene una tasa de embarazos gemelares de 30 a 40% o mayor.

Diagnóstico

Los embarazos múltiples suelen diagnosticarse por ultrasonografía y se manifiestan por crecimiento uterino rápido, aumento excesivo del peso materno o palpación de 3 o más partes fetales grandes (cráneo y pelvis) con las maniobras de Leopold. Los antecedentes familiares y el uso de tecnología de la reproducción también aumentan la sospecha de embarazo múltiple. Las cifras de β-hCG, lactógeno placentario humano y fetoproteína α sérica materna están todas elevadas de acuerdo con la edad de gestación. Rara vez se hará el diagnóstico después del parto del primer feto con la palpación del (los) restante(s). La diferenciación entre los gemelos dicoriónicos diamnióticos y monocoriónicos diamnióticos es más fácil mientras más pronto se realice la ultrasonografía. Por ejemplo, en etapas bastante tempranas del embarazo se puede observar un solo corion y dos sacos amnióticos (fig. 7-8), indicios de una gemelaridad monocoriónica diamniótica. En etapas posteriores del embarazo, las ultrasonografías se basan en el grosor de la membrana y el signo del "pico gemelar" (fig. 7-9), que se forma por la fusión de las dos placentas en el contexto de los gemelos dicoriónicos diamnióticos. Los gemelos monocoriónicos monoamnióticos suelen ser los más fáciles de detectar porque no presentan membrana entre ambos.

Tratamiento

Dado el mayor riesgo de complicaciones, los embarazos múltiples se tratan

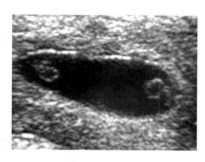

FIGURA 7-8. Gemelos monocoriónicos diamnióticos. Note un solo corion, pero dos sacos amnióticos en desarrollo.

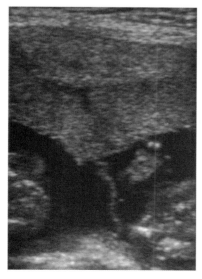

FIGURA 7-9. Las membranas coriónica y amniótica originan el signo del "pico gemelar" que se observa en la mitad de esta imagen en los gemelos dicoriónicos diamnióticos.

como de alto riesgo, por lo general en conjunción con un perinatólogo. Además del tratamiento prenatal de las complicaciones, el principal tema en los embarazos gemelares es la vía del nacimiento. Con embarazos múltiples de mayor orden, trillizos y más numerosos, suele recomendarse la reducción hasta gemelos (2 fetos) o incluso un solo producto. Aunque hay posibilidad de perder todo el embarazo en el contexto de la reducción selectiva, cuando es exitosa, la posibilidad de obtener un bebé muy prematuro también disminuye de manera notoria. Sin embargo, la interrogante de los riesgos y beneficios de la reducción selectiva de gemelos a un embarazo único hasta hoy sigue sin respuesta.

SÍNDROME DE TRANSFUSIÓN INTERGEMELAR

Durante varios siglos se ha descrito la secuencia de polihidramnios-oligohidramnios o STIG y da como resultado un gemelo anémico pequeño y uno grande pletórico, policitémico y, en ocasiones, hidrópico. La etiología del STIG parece ser secundaria a un flujo sanguíneo no equivalente dentro de las comunicaciones vasculares de los gemelos y su placenta compartida, que lleva a que uno se convierta en donador y el otro en receptor de ese flujo sanguíneo desequilibrado. En particular, una abundancia de conexiones arteriovenosas unidireccional, sin las correspondientes arterioarteriolares o arteriovenosas bidireccionales adecuadas para rescatar esta derivación, parece predisponer a un mayor riesgo de STIG, que puede dar como resultado un feto con hipervolemia, cardiomegalia, hipertrofia glomerulotubular, edema y ascitis, y el otro con hipovolemia, retraso del

crecimiento y oligohidramnios. Dado el riesgo de este síndrome en gemelos monocoriónicos diamnióticos, deben hacerse ultrasonografías de revisión del líquido amniótico y del crecimiento fetal cada dos semanas después del diagnóstico. El síndrome puede presentarse a cualquier edad de gestación; sin embargo, mientras más temprano el diagnóstico, peores los resultados.

El STIG se ha tratado en forma tradicional con amniorreducción seriada, que puede aminorar las contracciones pretérmino, secundarias a la distensión uterina, y los síntomas maternos, pero solo en ocasiones realmente cura el síndrome. En fechas más recientes, conforme se han identificado estas conexiones vasculares que causan el síndrome, se ha propuesto su coagulación como tratamiento ideal en los casos más graves, que la logran cirujanos fetales con el uso de láser por fetoscopia. Los riesgos del procedimiento incluyen a los maternos, la pérdida completa del embarazo y un eventual parto pretérmino. Puesto que el STIG lleva a una tasa en extremo alta de malos resultados del embarazo, el procedimiento parece ser de beneficio para estas pacientes. Sin embargo, debido a los riesgos potenciales, siempre debe ofrecerse como alternativa la interrupción del embarazo.

GEMELOS MONOCORIÓNICOS MONOAMNIÓTICOS

Debido al riesgo de enredo del cordón y MFIU, los gemelos monocoriónicos monoamnióticos a menudo se tratan mediante pruebas prenatales frecuentes o el nacimiento precoz. Por desgracia, las pruebas prenatales frecuentes no parecen, en sí mismas, obtener una diferencia en la tasa de MFIU en estos casos. Como resultado, a algunas pacientes se les ofrece el ingreso hospitalario y la vigilancia electrónica continua de la semana 28 a la 34, periodo durante el cual se realiza una cesárea. Los gemelos monocoriónicos monoamnióticos y los unidos casi siempre se extraen por cesárea.

NACIMIENTO DE LOS GEMELOS

Hay cuatro posibilidades para la presentación de los gemelos: ambos de vértice (40%), ambos en pélvica, el primero de vértice y el segundo pélvico (40%), y el primero pélvico y el otro de vértice. Cuando se decide la vía del nacimiento, se consideran juntos todos los gemelos en presentación pélvica (20%). Debe asesorarse muy bien a las pacientes en cuanto a todas las posibles presentaciones y sus opciones de nacimiento.

Cuando ambos gemelos se presentan de vértice, deben someterse a una prueba de trabajo de parto y reservar la cesárea para las indicaciones usuales. Los gemelos en presentación mixta, uno de vértice y otro en una diferente, pueden también someterse a prueba de trabajo de parto si son concordantes o se presenta el de mayor dimensión. En general, los gemelos deben tener entre 1 500 y 3 500 g de peso, si bien los datos son escasos respecto de la extracción pélvica, que

en fetos entre 500 y 1 500 g lleva a resultados peores. La extracción pélvica para el nacimiento del segundo gemelo tiene ventajas sobre la del segundo gemelo de vértice, porque la extremidad inferior del segundo se puede sujetar y extraer relativamente rápido. En el contexto de un segundo gemelo en presentación de vértice, en ocasiones ocurre desprendimiento prematuro de placenta normoinserta, que requiere un parto rápido. Sin embargo, si el cuello uterino no está dilatado por completo o el vértice fetal se encuentra por arriba de una altura de 0, tal vez sea necesaria una cesárea. También se han usado las versiones cefálica externa y podálica interna para el nacimiento del segundo gemelo, pero en estudios pequeños se encontraron menores calificaciones de Apgar que con la extracción en pélvica. Además, las posibilidades de fracaso de tales maniobras son mayores. Los gemelos con presentación diferente a la de vértice, por lo general se extraen mediante cesárea.

NACIMIENTO DE TRILLIZOS

Casi todos los embarazos de trillizos se extraen por cesárea. Rara vez los trillizos serán concordantes y con una presentación de vértice, todos con peso > 1 500 a 2 000 g, y se puede intentar un parto vaginal. Los embarazos múltiples más numerosos se tratan todos por cesárea.

PUNTOS CLAVE

- Los fetos cuyo PFC es menor del percentil 10.º se consideran PEG, si bien la tasa de malos resultados neonatales aumenta significativamente por debajo de los percentiles 5.º y 3.º.

- Las causas frecuentes de disminución del potencial de crecimiento incluyen anomalías congénitas, uso de fármacos, infecciones, radiación y una talla materna baja.

- Los lactantes con RCIU suelen nacer de mujeres con enfermedades sistémicas que causan un deficiente flujo sanguíneo placentario.

- Un feto GEG tiene un PFC mayor del percentil 90.º a cualquier edad de gestación particular.

- Se han usado ambos límites, de 4 000 y 4 500 g, como umbrales para definir la macrosomía fetal.

- Los fetos GEG y macrosómicos tienen mayor riesgo de traumatismo al nacimiento, hipoglucemia, icteria, calificaciones de Apgar bajas y tumores en la infancia.

- El mayor tamaño del feto se observa en presencia de diabetes, obesidad y talla elevada maternas, embarazos postérmino, multiparidad, edad materna avanzada y sexo masculino.

- Se define al oligohidramnios por una ILA < 5 cm y puede ser producto de disminución de la perfusión placentaria, de la producción de líquido por el feto y RDM.

- Los embarazos de término complicados por oligohidramnios deben ser interrumpidos.

- Se diagnostica polihidramnios con un ILA > 20 cm por ultrasonografía y se relaciona con diabetes, embarazo múltiple, hidropesía fetal y anomalías congénitas.

- El tratamiento obstétrico del polihidramnios debe incluir verificación cuidadosa de la presentación y observación estrecha en cuanto al prolapso del cordón.

- Las mujeres con sensibilización Rh y fetos Rh positivo presentan anticuerpos que atraviesan la placenta, y causan hemólisis y anemia en el feto. Si la anemia es suficientemente grave, ocurre hidropesía con edema, ascitis e insuficiencia cardiaca fetales.

- Las pacientes Rh negativo no sensibilizadas deben tratarse con IgG anti-D para prevenir la sensibilización. En el puerperio recibirán otra dosis de IgG anti-D si el feto es Rh positivo.

- Las pacientes Rh negativo que presentan pérdida gestacional, desprendimiento prematuro de placenta normoinserta, embarazo ectópico o hemorragia vaginal, o presentan amniocentesis, también deberán recibir IgG anti-D.

- Las pacientes Rh negativo sensibilizadas se vigilan estrechamente con determinaciones seriadas de la velocimetría Doppler del flujo sanguíneo en la ACM. Si se sospecha anemia fetal, se pueden realizar TPMSU y transfusión intrauterina.

- Aunque la MFIU es más frecuente en presencia de trastornos de la placenta, suele desconocerse su causa real y a menudo se atribuye a accidentes del cordón.

- Un MFIU con retención puede causar CID, por lo que está indicado su nacimiento poco después del diagnóstico.

- Se define el embarazo postérmino como aquel > 42 sem de edad de gestación.

- Los embarazos postérmino conllevan un riesgo aumentado de muerte fetal, macrosomía, aspiración de meconio y oligohidramnios.

- La mayor vigilancia fetal y la inducción del trabajo de parto son las opciones terapéuticas más frecuentes para los embarazos postérmino.

- Los gemelos monocigóticos portan material genético idéntico, en tanto que los dicigóticos provienen de óvulos y espermatozoides separados.

- Los embarazos múltiples tienen mayor riesgo de trabajo de parto y parto pretérmino, placenta previa, hemorragia posparto, preeclampsia, prolapso del cordón, presentación anómala y anomalías congénitas.

- Hay una predisposición genética para la gemelaridad dicigótica, en tanto que la tasa de gemelos monocigóticos es igual en todas las etnicidades y familias.

- Los gemelos monocigóticos tienen riesgo del STIG y se les debe hacer estudios ultrasonográficos frecuentes para su diagnóstico temprano.

- Se prefiere el parto vaginal de los gemelos cuando ambos se encuentran en presentación de vértice, y en las circunstancias correctas es posible en aquellos donde uno se encuentra en presentación de vértice y el otro en una diferente. Los gemelos en presentación diferente a la de vértice se extraen por cesárea.

CASOS CLÍNICOS

CASO 1

Una mujer de 23 años de edad, G1P0, acude a las 30 sem 3 d a la clínica para atención prenatal sistemática. Su embarazo está fechado de acuerdo con el último periodo menstrual (UPM) y corresponde a la ultrasonografía realizada a las 10 sem. Presenta tres consultas prenatales previas y su embarazo se ha visto complicado por hemorragia vaginal en el primer trimestre y pirosis a las 25 sem. Hoy no presenta manifestaciones. Continúa fumando media cajetilla de cigarrillos al día, que ha disminuido respecto de una diaria al inicio del embarazo. Sus antecedentes médicos son significativos por padecer asma. La ultrasonografía a las 20 sem de gestación no mostró datos de anomalía fetal, con una placenta posterior, ILA de 10.6 cm y un crecimiento fetal en el 20.º percentil. Su peso actual es de 59 kg y su talla de 1.65 m. Ha aumentado hasta hoy 5.5 kg durante la gestación. El análisis de orina en tira reactiva es negativo para proteínas, glucosa, cetonas y leucocitos. Su PA es de 112/64 mm Hg y la frecuencia cardiaca de 80 latidos/min. Los ruidos cardiacos fetales tienen una frecuencia superior a 130. La altura del fondo uterino corresponde a 25 sem. Cabe mencionar que en su última consulta a las 25 sem era la correspondiente a las 23 y presentaba una curva de tolerancia a la glucosa y un recuento hematológico completo normales.

1. ¿Cuál de éstos es el siguiente mejor paso para tratar el embarazo de esta paciente?
   a. Prueba sin estrés (PSE)
   b. Ultrasonografía fetal
   c. Cultivo para estreptococos del grupo B
   d. Titulaciones de TORCH
   e. Amniocentesis

2. ¿Cuál de los siguientes es el factor de riesgo más probable para el feto pequeño para la edad de gestación (PEG) de esta paciente?
   a. Una anomalía congénita, como la cardiaca
   b. Infección congénita por citomegalovirus (CMV)
   c. Abuso del tabaco

   d. Antecedente de exposición a la quimioterapia en la niñez
   e. Potencial genético

3. La ultrasonografía muestra que el feto tiene dimensiones menores que las del percentil 10.º de la circunferencia cefálica, la longitud del fémur y la circunferencia abdominal. La velocimetría Doppler de la arteria umbilical fetal resultó normal. El índice de líquido amniótico (ILA) fue de 11.2 cm. ¿Cuál de las siguientes es el componente más apropiado de la estrategia terapéutica en este momento?
   a. Inducción del trabajo de parto

b. Continuación de los cuidados prenatales sistemáticos
c. Ultrasonografía fetal cada 2 a 3 semanas
d. Ingreso al hospital para PSE y perfil biofísico (PBF) diarios
e. Velocimetría Doppler diaria

4. A la paciente se le realiza ultrasonografía repetida a las 33 sem de gestación. Se observa que el crecimiento fetal se encuentra en el percentil 4.º, con elevación intermitente de la velocimetría Doppler del cordón umbilical y un ILA de 8.4 cm. ¿Qué recomienda usted en este momento?

a. Repetir la ultrasonografía respecto del crecimiento en 4 a 6 semanas
b. Amniocentesis para pruebas de madurez pulmonar fetal, y el nacimiento en caso de ser positivas.
c. Ingreso al hospital para vigilancia continua fetal hasta el parto
d. Inducción del trabajo de parto

e. Administración de betametasona

5. Se ingresa a la paciente al servicio de atención preparto para vigilancia por medios electrónicos. La ultrasonografía repetida en el quinto día de hospitalización muestra un ILA de 4.3 cm y la velocimetría Doppler umbilical se encuentra elevada, con ausencia de flujo diastólico terminal. La PSE no es reactiva y un PBF da 6 de 8. Se toma la decisión de inducir el trabajo de parto. La calificación de Bishop es de 2, por lo que se coloca una sonda de Foley con globo inflado para la maduración del cérvix. ¿Cuál de las siguientes no es una complicación que suela vincularse con el oligohidramnios durante el trabajo de parto?

a. Presencia de meconio en el líquido amniótico
b. Cesárea
c. Deceleraciones de la frecuencia cardiaca fetal (FCF)
d. Prolapso del cordón
e. Un trazo fetal no reactivo

CASO 2

Una mujer de 38 años de edad G3P2002 acude a las 40 sem 3 d a la sala de trabajo de parto y parto con contracciones, que se iniciaron hace 1 h y son muy dolorosas.

La paciente niega escape de líquido, pero observa sangre y moco en su ropa interior. El feto no ha mostrado mucha actividad desde que se iniciaron las contracciones. Su embarazo se complicó por diabetes gestacional (DMG), para la que recibe tratamiento con insulina. Sus cifras de glucemia en ayuno suelen ser de entre 80 y 90 mg/dL con las de 1 h posprandial entre 120 y 140 mg/dL; su peso pregestacional fue de 59 kg y mide 1.65 m (IMC, 21.6). Aumentó 13.6 kg en este embarazo (IMC, 26.6). La hemoglobina A1C resulta de 6%, la ultrasonografía fetal a las 20 sem mostró una anatomía normal. La repetición de la ultrasonografía para valorar el crecimiento a las 38 sem mostró un feto con peso en el percentil 90.° y un PFC de 4 350 g. Su último embarazo se complicó por DMG A1 y tuvo un recién nacido de 4 200 g sin complicaciones. La exploración cervical inicial revela 6 cm de dilatación, 50% de borramiento y una altura de la presentación de −1. Dos horas después la enfermera llama luego de que la paciente presenta rotura de membranas. La exploración muestra dilatación y borramiento completos y un feto a una altura de +1 de la presentación. Ella percibe una fuerte urgencia de pujar y empieza a hacerlo.

El parto se complica por una laceración perineal de segundo grado y hemorragia posparto de 600 mL. El peso del feto es de 4 560 g y sus calificaciones de Apgar de 6, 8.

1. ¿Qué resultados neonatales son los más frecuentes en los fetos con macrosomía?
   1. Ictericia
   2. Hipoglucemia
   3. Hiperglucemia
   4. Traumatismo obstétrico
   5. Asma
   6. Hipocalcemia
      a. 1, 2, 4, 6
      b. 1, 3, 4, 5
      c. 3, 4, 5
      d. 1, 3, 5, 6
      e. 2, 4, 5, 6

2. ¿Cuál de las siguientes es la causa más probable de la macrosomía fetal en este caso?
   a. Aumento materno de peso durante el embarazo
   b. Diabetes gestacional
   c. Mal control de la glucemia
   d. Edad materna avanzada
   e. Embarazo postérmino

3. La paciente regresa a la clínica para su consulta posparto a las 6 sem. Se le pregunta en cuanto a la anticoncepción y declara que desearía tener un niño más en el futuro cercano. Está amamantando sin complicaciones. ¿Qué le recomienda usted como parte de sus cuidados posparto en este contexto?

   a. Disminución inmediata de peso de 20% respecto del pregestacional
   b. RPR
   c. Continuar con el esquema de insulina posparto
   d. Iniciar metformina
   e. Realizar una curva de tolerancia de glucosa de 2 h

4. La paciente regresa 2 años después a su consultorio. Ahora presenta 8 semanas 3 d de embarazo con un UPM preciso. Pesa 72.6 kg (IMC, 26.6). Ha presentado mucha náusea durante el embarazo y con frecuencia ingiere bocadillos pequeños. No ha visto al médico desde su consulta final posparto del último embarazo. ¿Qué prueba en particular se recomendaría, además de los estudios de laboratorio prenatales sistemáticos?

   a. Análisis para la preeclampsia (creatinina, AST, BUN, plaquetas, ácido úrico)
   b. Colección de orina de 24 h para la cuantificación de proteínas
   c. Envío para exploración oftálmica a fin de evaluar una retinopatía
   d. Curva de tolerancia de glucosa
   e. Hemoglobina A1C

CASO 3

Una mujer de 35 años de edad con antecedente de infertilidad primaria acude con su pareja para la consulta prenatal inicial. Intentaron el embarazo durante los últimos 3 años y ahora concibieron mediante FIV. A ella se le practicó la transferencia de un embrión hace 7 sem. Los antecedentes médicos de la paciente son significativos por artritis reumatoide y el síndrome de ovarios poliquísticos. También presenta sobrepeso. En la revisión de sus antecedentes familiares explica que su abuela tuvo un embarazo gemelar y que no hay antecedente de anomalías congénitas o trastornos genéticos conocidos en la familia. Hoy manifiesta náusea y vómito, que son peores por la mañana. No ha tenido hemorragia vaginal alguna o cólicos. Se realiza una ultrasonografía transvaginal y no se observa uno sino dos embriones, que parecen tener una membrana divisoria delgada. La frecuencia cardiaca de cada embrión es de alrededor de 150 latidos/min.

1. ¿En qué etapa de la división del disco embrionario ocurre la gemelaridad monocoriónica diamniótica?
   a. Antes de la diferenciación del trofoblasto
   b. Después de la diferenciación del trofoblasto pero antes de la formación del amnios
   c. Después de la formación del amnios
   d. Ninguna después del día 15 del desarrollo

2. Durante la consulta de la pareja se les explica que se vigilará el crecimiento fetal de sus gemelos en forma estrecha porque tienen riesgo de resultar PEG y del síndrome de transfusión intergemelar. También se les explica que los embarazos múltiples conllevan riesgos de trabajo de parto pretérmino, parto pretérmino, anomalías placentarias, cesárea por presentación anómala, preeclampsia y diabetes gestacional. En el síndrome de transfusión intergemelar, el gemelo receptor puede sufrir ¿cuál de las siguientes complicaciones?
   a. Hidropesía
   b. Anemia
   c. Retraso del crecimiento
   d. Oligohidramnios
   e. Hipovolemia

3. La pareja regresa para su atención prenatal sistemática a las 30 sem. Ella se ha sentido bien y manifiesta dolor dorsal bajo y fatiga. Los bebés son muy activos. La última ultrasonografía mostró solo 12% de discordancia en el peso fetal, con uno calculado del gemelo A 200 g mayor que el del B. El primero actualmente se encuentra en presentación cefálica y el segundo en pélvica franca. La pareja desearía una prueba de trabajo de parto. Se les da asesoramiento respecto de los riesgos y beneficios del parto vaginal con un embarazo gemelar, incluidas la extracción pélvica y la cesárea. ¿En cuál de

los siguientes pares de gemelos no se recomendaría una prueba de trabajo de parto?
a. Gemelo A de 2 800 g en presentación cefálica; gemelo B de 2 650 g en presentación cefálica.
b. Gemelo A de 2 850 g en presentación cefálica; gemelo B de 3 775 g en presentación pélvica
c. Gemelo A de 3 150 g en presentación cefálica; gemelo B de 3 010 g en presentación franca de nalgas
d. Gemelo A de 3 440 g en presentación cefálica; gemelo B de 3 220 g en presentación podálica
e. Gemelo A de 1 645 g en presentación cefálica; gemelo B de 1 550 g en presentación cefálica

CASO 4

Una mujer de 33 años de edad, G8P5116, con una altura del fondo uterino de 39 cm, acude para su consulta prenatal inicial en la clínica. Actualmente está presa en una cárcel local, donde se encuentra por cargos de posesión de marihuana. No ha tenido atención prenatal y no está segura de su UPM, pero señala que empezó a percibir al bebé moverse hace casi 5 meses. Niega hemorragia vaginal, escurrimiento de líquido o contracciones durante el embarazo. Manifiesta haber usado marihuana casi a diario durante esta gestación. No ha tomado medicamento alguno durante el embarazo y no presenta otras exposiciones. El padre no está involucrado. Ella no tiene la custodia de los otros hijos y constituye un caso abierto del Department of Homeland Security (DHS) de Estados Unidos. Espera recuperar la custodia y está interesada en rehabilitarse de su adicción. La ultrasonografía muestra una edad de gestación de aproximadamente 40 sem y 3 días.

1. ¿Cuál es la causa más frecuente de un diagnóstico de embarazo postérmino?
   a. Fechas imprecisas
   b. Anomalías fetales
   c. Retraso en la búsqueda de atención prenatal
   d. Edad materna avanzada
   e. Multiparidad

2. En un embarazo usual se iniciarían PSE para vigilar el bienestar fetal durante ¿cuál semana?
   a. 38
   b. 39
   c. 40
   d. 41
   e. 42

3. El embarazo postérmino se asocia con todos los siguientes, excepto:
   a. Taquipnea transitoria del neonato
   b. Oligohidramnios
   c. Macrosomía
   d. Aspiración de meconio
   e. Muerte fetal intrauterina

4. Se recibe una llamada de la enfermera de la prisión a las 4:30 pm, pues la paciente manifiesta disminución de los

movimientos fetales en los últimos 2 días. Ahora cursa con 41 sem y 2 días de gestación. Fue monitorizada hace 3 días y las pruebas fetales resultaron alentadoras. La enfermera señala que la paciente niega contracción, escape de líquido o hemorragia vaginal alguna. Percibió el movimiento de su bebé una vez esta mañana y considera que ayer se movió solo dos veces. ¿Qué se recomienda a la enfermera?

a. Realizar el conteo de los movimientos y telefonear si hay menos de 10 en 2 horas
b. Programar PSE con PBF, temprano a la mañana siguiente
c. Programar la inducción del trabajo de parto a la mañana siguiente
d. Valorar en la sala de trabajo de parto y parto tan pronto como sea posible
e. Programar a la paciente para evaluación clínica, temprano a la mañana siguiente

RESPUESTAS

CASO 1

PREGUNTA 1

Respuesta correcta B:

El siguiente mejor paso en el tratamiento es evaluar el crecimiento por ultrasonografía fetal. En cada consulta prenatal sistemática después de las 20 sem se mide la altura del fondo uterino para valorar el crecimiento del feto. Para cada semana de gestación después de las 20, la altura correspondiente del fondo uterino en centímetros debe ser equivalente. Por ejemplo, a las 28 sem la altura del fondo uterino de esta paciente debe ser cercana a los 28 cm. Cuando la altura del fondo y la edad de gestación resultan discordantes por 3 o más centímetros, está indicada una ultrasonografía fetal para valorar el crecimiento. También es muy importante revalorar los criterios de fechado de la paciente para asegurar que la discrepancia del crecimiento no se relacione con un error de fechas. Se puede usar la PSE fetal para valorar el bienestar pero no para determinar el crecimiento, que es lo que más preocupa en este momento. Se toman muestras para cultivo de estreptococos del grupo B cerca de las 35 a las 36 sem de gestación, o antes si se sospecha un parto pretérmino. La infección intrauterina puede dar lugar a fetos PEG. Las titulaciones de TORCH suelen efectuarse en la valoración del feto PEG ("TO" se refiere a toxoplas-

mosis; "R", a rubeola, "C", a CMV, y "H", a herpes). La toxoplasmosis se adquiere por consumo de carne mal cocida o por contacto de heces de gato infectadas. De las mujeres, 33% presenta anticuerpos contra la toxoplasmosis, lo que indica una exposición previa. La frecuencia de seroconversión durante el embarazo es de aproximadamente 5%. En mujeres expuestas a la toxoplasmosis por primera vez durante la gestación, las tasas de infección fetal son de 10 a 15% en el primer trimestre, 25% en el segundo y 60% en el tercero. Aunque el aumento en la edad de gestación se asocia con un mayor riesgo de infección, su gravedad disminuye. De los lactantes, 55 a 85% desarrollará secuelas a la infección por toxoplasmosis, que incluyen RCIU, microcefalia, coriorretinitis, calcificaciones intracraneales, pérdida auditiva, retardo mental, hepatoesplenomegalia, ascitis, calcificaciones periventriculares, ventriculomegalia y convulsiones. La infección fetal por rubeola depende de la edad de gestación y es peor si se adquiere en etapas tempranas de la gestación. El retardo del crecimiento del feto es el efecto más frecuente, seguido por pérdida auditiva sensorineural, lesiones cardiacas y defectos oftálmicos, todos en general observados solo en aquellos infectados en las primeras 12 sem de gestación. La infección materna primaria por CMV complica de 0.7 a 4% de los embarazos y da como resultado retardo mental, microcefalia, corriorretinitis y calcificaciones cerebrales. Es la infección congénita más común durante el embarazo, en tanto que la correspondiente por el virus del herpes es rara y se vincula con retraso del crecimiento, enfermedad oftálmica, microcefalia o hidranencefalia. Se puede ordenar amniocentesis para valorar las anomalías cromosómicas fetales o la infección intrauterina. No está indicada en este momento de la valoración por pequeños para su edad de gestación.

PREGUNTA 2

Respuesta correcta C:
El abuso del tabaco causa RCIU por afección directa del crecimiento fetal, ya que disminuye el flujo sanguíneo uterino a la placenta y altera la oxigenación fetal. Es una causa importante de retraso del crecimiento en las mujeres fumadoras de tabaco. Es imperativo asesorarlas acerca de los riesgos de RCIU y proveerles respaldo para el cese del tabaquismo durante el embarazo. Las anomalías congénitas son causa de RCIU, pero es poco probable que constituyan una fuente importante en esta paciente, quien tuvo una ultrasonografía normal a las 20 sem. La infección congénita por CMV tiene menos probabilidad de ser causa de RCIU en este caso. La seroconversión de la madre es más frecuente en trabajadoras de guarderías, personas de estado socioeconómico bajo, así como en mujeres con paridad importante, un frotis de Papanicolaou anormal previo y múltiples compañeros sexuales.

La exposición a la quimioterapia durante el embarazo es un riesgo conocido de RCIU. El antecedente de quimioterapia no debe impactar de manera directa un embarazo. El potencial genético se refiere al de crecimiento inherente del feto. Sabemos que esta madre es de talla y peso promedio. Un estado nutricional insuficiente puede contribuir al RCIU. No hay suficiente información para investigar cuál es el potencial de crecimiento del feto desde otros puntos de vista y, por lo tanto, ésta no es la mejor respuesta.

PREGUNTA 3

Respuesta correcta C:
Aunque ninguna respuesta es perfecta, la mejor es la de ultrasonografía fetal cada 2 a 3 sem. Es importante vigilar al feto en cuanto al intervalo de crecimiento y asegurarse de que éste continúa. La ultrasonografía suele combinarse con pruebas fetales, como PSE o PBF con ILA, en un esquema semanal o bisemanal. A las 30 sem de gestación la PSE no es una gran modalidad de estudio porque puede ser más a menudo falsa negativa (no alentadora), pero suele usarse en este contexto. La inducción del trabajo de parto no está indicada aún. El parto está justificado cuando los beneficios del ambiente intrauterino son rebasados por el riesgo para el feto. Las pruebas fetales por PSE o PBF sugieren un ambiente intrauterino comprometido cuando señalan acidemia. Una PSE reactiva, que muestra dos aceleraciones en 20 min, alienta al proveedor de atención de que

el feto no presenta acidosis. De manera similar, un PBF anormal puede ayudar a predecir el pH de un feto con RCIU. Antes de la inducción del trabajo de parto de un feto de 30 sem, la madre debe recibir betametasona para mejorar sus resultados posnatales. Dado el crecimiento deficiente del feto, la atención de esta paciente ya no es sistemática y requerirá pruebas y vigilancia adicionales. El ingreso al hospital para PSE y PBF diarias no es la mejor respuesta. Si bien esta podría ser una opción de tratamiento, es más usual iniciar con pruebas dos veces por semana por PSE y PBF semanal, así como de velocimetría Doppler. Si ocurre un resultado anormal, puede ser apropiado ingresar a la paciente al hospital para vigilancia más frecuente con PSE diaria, PBF dos veces por semana, ILA y estudios Doppler. La velocimetría Doppler es una herramienta valiosa para tratar de predecir la disfunción placentaria. La disminución de la provisión de oxígeno al feto puede desencadenar cambios en el tono del músculo liso vascular. Los cambios en la resistencia al flujo en la arteria umbilical pueden medirse y usarse para predecir el bienestar fetal y la disfunción placentaria. Los signos tardíos de disfunción, como una inversión de flujo diastólico final, sugieren acidemia fetal y justifican la interrupción del embarazo. Se hacen pruebas Doppler frecuentes solo cuando se han identificado anomalías en las previas. En ese escenario, su repetición se hace para ayudar a guiar la planeación del nacimiento.

PREGUNTA 4

Respuesta correcta E:
El escenario describe un RCIU. La velocimetría Doppler elevada en arteria umbilical y la declinación del peso pueden elevar la preocupación por el bienestar fetal. Es posible que esta paciente requiera un parto prematuro si las condiciones fetales se deterioran más. Para mejorar los resultados en el neonato, debe administrarse betametasona en este momento. Se repetirá la ultrasonografía en 2 a 3 sem para valorar el crecimiento del feto. Incluso con la madurez pulmonar fetal documentada, no debe interrumpirse el embarazo con esa sola base. La decisión de lograr un parto en este contexto se basará en pruebas fetales no alentadoras, por ejemplo, empeoramiento de la velocimetría Doppler de la arteria umbilical o un PBF no alentador. Si el estado fetal cambia, como con una ausencia o inversión del flujo Doppler, estará indicada la interrupción del embarazo independientemente de la madurez pulmonar fetal.

PREGUNTA 5

Respuesta correcta D:
El prolapso del cordón no es una consecuencia directa del oligohidramnios y tampoco tiene un fuerte vínculo con éste. Se observa más a menudo en mujeres con polihidramnios. La presencia de meconio, el antecedente de cesárea, deceleraciones de la FCF y un registro de la actividad cardiaca fetal no reactivo, tienen todos relación con el oligohidramnios durante el trabajo de parto.

CASO 2

PREGUNTA 1

Respuesta correcta A:
Los neonatos macrosómicos tienen el riesgo más elevado de ictericia neonatal, hipoglucemia, traumatismo al nacer, hipocalcemia y cánceres infantiles, como leucemia, osteosarcoma o tumor de Wilms. No se ha mostrado la relación del asma con la macrosomía fetal. Se cree que la hipoglucemia se debe a la hiperglucemia materna, que da lugar a hiperglucemia e hiperinsulinemia fetales. También ocurre hiperplasia de las células β. Inmediatamente después del parto, al pinzarse el cordón umbilical el nonato experimenta un súbito descenso de la cifra de glucemia, posiblemente por secreción exagerada de insulina. En los lactantes macrosómicos, hasta 50% puede experimentar hipoglucemia; dicha tasa disminuye hasta 5 a 15% cuando se logra un control estrecho de la glucemia en la segunda mitad del embarazo, así como durante el proceso del trabajo del parto. Ocurre ictericia neonatal en casi 25 a 50% de los embarazos complicados por DMG, cuya patogenia es indefinida, pero puede relacionarse con policitemia. El traumatismo obstétrico tiene relación directa con el riesgo de distocia de hombros en las madres con diabetes y los fetos macrosómicos. La lesión al nacer puede ser una parálisis transitoria o déficits neurológicos permanentes e incluso la muerte.

PREGUNTA 2

Respuesta correcta B:
Esta madre presenta diabetes gestacional. La macrosomía fetal complica hasta 50% de los embarazos en este tipo de pacientes, incluidas las tratadas con un control glucémico intensivo. La hipótesis de Pedersen propone que la hiperglucemia materna causa hiperglucemia e hiperinsulinemia fetales, que a su vez resulta en un crecimiento fetal excesivo. Aunque la paciente aumentó 16 kg, aún se encuentra dentro de las pautas de aumento de peso recomendadas de 11.35 a 16 kg para una con IMC pregestacional normal. Ella logró un buen control de la glucosa durante el embarazo. Las cifras pretendidas son < 90 en ayuno; las posprandiales de 1 h deben ser < 140, y las de 2 h, < 120. Sin embargo, incluso con un control razonable, las mujeres con DMG tienen mayor riesgo de tener un feto con macrosomía. La edad avanzada de las mujeres se ha visto vinculada con la macrosomía, pero puede tener relación con que presentan una tasa más alta de diabetes. Los embarazos postérmino conllevan mayor riesgo de macrosomía del feto, debido al tiempo adicional con que cuenta para crecer dentro del útero. Sin embargo, el embarazo postérmino es aquel > 42 sem de gestación.

PREGUNTA 3

Respuesta correcta E:
Realizar una prueba de tolerancia de glucosa de 2 h. Las mujeres que

desarrollan DMG tienen mayor riesgo de presentar diabetes tipo 2 posteriormente. Todas las mujeres con DMG deben practicarse una prueba de tolerancia de glucosa de 2 h en la consulta de las 6 sem posparto o cerca. Lo mejor, en realidad, es darle a la paciente una cita al laboratorio para realizar la prueba antes de la consulta de las 6 sem, de modo que se puedan analizar ahí los resultados, pues ayuda a identificar a aquellas que presentan diabetes tipo 2 o que conservan un alto riesgo por insensibilidad a la insulina. La educación, la dieta y el ejercicio son los principales recursos terapéuticos para mejorar la sensibilidad a la insulina. Aunque esta paciente en un momento dado perderá peso e incluso llegará a cifras menores que la pregestacional, esto no necesariamente tiene que ocurrir de inmediato. No necesita disminuir 20% de su peso corporal, lo que potencialmente la ubicaría en una cifra de subpeso. La pérdida de peso puede ser un reto después del parto, y el amamantamiento es una forma muy eficaz para que las mujeres regresen hasta el pregestacional en el periodo posparto. A menudo se obtiene RPR dos veces durante el embarazo, pero no es necesaria en el puerperio. Una vez que nace la placenta, las demandas de insulina de la paciente declinan de manera notoria. En aquellas con diabetes de tipos 1 y 2 se reinician las dosis pregestacionales de insulina. En las pacientes con diabetes gestacional se interrumpen todos los medicamentos. No es un estándar de atención continuar los medicamentos antihiperglucémicos en la DMG, a menos que haya la sospecha de diabetes tipo 2 o que las pacientes presenten un resultado diagnóstico en la curva de tolerancia a la glucosa de 2 horas.

PREGUNTA 4

Respuesta correcta D:
En las pacientes con antecedente de diabetes gestacional es útil hacer una prueba de tolerancia de glucosa tempranamente para valorar la diabetes tipo 2. Puesto que ella no ha recibido ninguna atención sanitaria sistemática en los últimos 2 años, no se ha hecho detección respecto de la aparición de diabetes. El diagnóstico temprano mejora los resultados porque puede instruirse a las pacientes respecto de la dieta e iniciar medicamentos que disminuyen la insulina, si están indicados. Cuando la paciente tiene cifras elevadas de glucemia que sugieran diabetes tipo 2, deben cumplirse las opciones de respuesta a, b, c y e en ese momento. En pacientes con diabetes tipo 2 se recomienda la exploración ocular para valorar la retinopatía, que puede empeorar durante el embarazo.

CASO 3

PREGUNTA 1

Respuesta correcta B:
La gemelaridad monocoriónica diamniótica es resultado de la segmentación entre los días 3 y 8, y ocurre después de que se presentó la diferenciación placentaria pero antes de la formación del amnios, lo que lleva a la estructuración de una sola placenta pero dos sacos amnióticos. Los gemelos dicoriónicos diamnióticos son producto

de la segmentación del huevo fecundado durante los primeros 2 a 3 d, que en esta etapa ocurre antes de que las células se diferencien para formar el trofoblasto. Como resultado se desarrollan dos placentas (coriones) y dos amnios. La segmentación del embrión antes de los días 8 y 13 ocurre de nuevo después de la diferenciación del trofoblasto, pero también después de la formación del amnios, lo que da como resultado un embarazo monocoriónico y monoamniótico. Después del día 15 del desarrollo habrá sólo un embarazo único resultante.

PREGUNTA 2

Respuesta correcta A:
El síndrome de transfusión intergemelar (STIG) se caracteriza porque un feto se convierte en donador y otro en receptor. La placenta tiene conexiones vasculares compartidas entre los gemelos monocoriónicos y en algunos embarazos estas conexiones son notoriamente desequilibradas y dan como resultado que un gemelo reciba más flujo sanguíneo que el otro. El gemelo donador, por lo general es más pequeño, se encuentra anémico y tiene menos líquido amniótico, lo que le puede llevar a hipovolemia, retraso del crecimiento y oligohidramnios. El gemelo receptor suele ser de mayores dimensiones, con policitemia y en ocasiones hidropesia, como resultado de la hipervolemia, con cardiomegalia e hipertrofia glomerulotubular, edema y ascitis resultantes. Se recomienda la vigilancia de la aparición de STIG tempranamente en la gestación y deben

hacerse ultrasonografías para valorar el crecimiento fetal cada 2 sem, con inicio cerca de las 16. Casi 15% de los gemelos monocoriónicos desarrollará el STIG. Mientras más temprano se diagnostique, peor será el pronóstico. Hoy, el principal recurso terapéutico en casos graves de STIG es la ablación de las anastomosis placentarias con láser, con una tasa de supervivencia perinatal entre 53 y 69%. Otros tratamientos incluyen la amniocentesis seriada de reducción y la septostomía amniótica. La anemia, el retraso del crecimiento, el oligohidramnios y la hipovolemia son todas manifestaciones del gemelo donador.

PREGUNTA 3

Respuesta correcta B:
En esta respuesta, el gemelo A es 925 g más pequeño que el gemelo B, por lo que hay más de 20% de discordancia (925/3 775). Para los gemelos, si ambos se encuentran en presentación cefálica, puede ser razonable el intento de parto vaginal. Sin embargo, con gemelos en presentación de vértice/pélvica, el segundo no debe tener más de 20% de discordancia; si es significativamente mayor que el primero, puede haber un atrapamiento de la cabeza fetal durante la extracción en pélvica. De hecho, algunos médicos no se sienten cómodos con la extracción en pélvica del segundo gemelo, incluso cuando es apenas ligeramente mayor que el primero. En todos los casos, el asesoramiento y el consentimiento informado deben incluir una discusión de la posible necesidad de una cesárea urgente del segundo gemelo si

ocurriese prolapso del cordón, sufrimiento o desprendimiento prematuro de la placenta normoinserta y el nacimiento no es inminente. Las opciones de respuesta a, c, d y e corresponden a escenarios apropiados para una prueba de trabajo de parto.

CASO 4

PREGUNTA 1

Respuesta correcta A:
El motivo más común para un embarazo postérmino es el fechado impreciso. Es muy frecuente que una mujer no esté segura de su fecha de UPM. Como resultado, se debe depender de la ultrasonografía para el fechado del embarazo, y no está exento de errores. El fechado por ultrasonografía se realiza mejor en el primer trimestre y puede tener hasta 1 sem de error en cualquier dirección respecto de la fecha propuesta para el parto. En embarazos fechados durante el segundo trimestre el error puede ser tan grande como de 2 sem, y en el tercero, hasta de 3. Son ocasionales las anomalías fetales como causa de embarazo postérmino, pero no las más frecuentes. La presentación tardía a la atención prenatal es un problema que contribuye al retraso de un fechado y su imprecisión, pero no la respuesta más específica en este caso. La edad materna avanzada (EMA) y la multiparidad no contribuyen al embarazo postérmino.

PREGUNTA 2

Respuesta correcta D:
Por lo general, las PSE no están indicadas de manera sistemática en un embarazo hasta que se alcanza la semana 41. Por lo tanto, en un embarazo de rutina una paciente se programa para una PSE en la semana 41, que es entre la 40 0/7 y la 41 0/7. Si el embarazo continúa hasta la semana 42, en otras palabras, entre la 41 y 42, la paciente deberá realizarse una PSE dos veces durante esa semana, así como un PBF en una. Si se identifican resultados no alentadores de las pruebas, se inicia la inducción del trabajo de parto.

PREGUNTA 3

Respuesta correcta A:
El embarazo postérmino no se vincula con taquipnea transitoria del recién nacido, que se observa más a menudo en cesáreas y en partos a término tempranos, de las 37 a 38 sem de gestación. Oligohidramnios, macrosomía, aspiración de meconio y muerte fetal intrauterina son todos riesgos vinculados con el embarazo postérmino.

PREGUNTA 4

Respuesta correcta D:
La paciente debería atenderse en la sala de trabajo de parto y parto tan pronto como sea posible. Dada su edad de gestación y el riesgo de un resultado adverso, es mejor realizar la vigilancia en esta misma

tarde. Retrasar la atención podría tener consecuencias desastrosas. En las pacientes con menos de 40 sem de gestación sería aceptable que contasen los movimientos del feto en casa antes de acudir. Dichos conteos implican que la mujer descanse en un cuarto tranquilo y cuente los movimientos fetales con el transcurso del tiempo. En general 6 movimientos en la primera hora o 10 en 2 h sugieren un estado fetal alentador. Sin embargo, aunque de utilización muy extendida, este recurso no constituye una prueba sólida para respaldar su uso en la predicción del bienestar fetal. Las opciones de respuesta b, c y e retrasan todas la atención y valoración del bienestar fetal y, por lo tanto, no corresponden a la mejor respuesta. A las 41 sem 2/7, incluso cuando las pruebas fetales resulten alentadoras, sería razonable recomendar la inducción del trabajo de parto.

Uno de los cambios fisiológicos que ocurren durante el embarazo es la disminución de la presión arterial (PA), resultante de la menor resistencia vascular sistémica a partir de la segunda mitad del primer trimestre y que alcanza su nadir a la mitad del segundo. Durante el tercer trimestre la PA regresa lentamente a su cifra basal, pero no debe rebasar a la pregestacional de la paciente. La PA anormal durante el embarazo se clasifica en categorías con base en la hipertensión preexistente (crónica) y la hipertensión gestacional (HG). La hipertensión crónica se observa cada vez más durante el embarazo y se relaciona con un mayor riesgo de morbilidad materna y neonatal. Alternativamente, la hipertensión puede ser causada por el embarazo, como en el caso de HG, preeclampsia y eclampsia (tabla 8-1). Se observa lesión hepática en un pequeño porcentaje de las pacientes con preeclampsia y se vincula con dos enfermedades de alta morbilidad y mortalidad durante el embarazo: el síndrome de HELLP (**he**mólisis, **e**levación de **l**as enzimas hepáticas y **p**laquetopenia) y el hígado graso agudo durante el embarazo (HGAE). Las complicaciones de estos trastornos son compatibles con las principales causas de muerte materna en países tanto desarrollados como en desarrollo. Debido a que el tratamiento es el parto, estos trastornos también son causas importantes de partos prematuros.

PREECLAMPSIA

PATOGENIA

Aunque no se ha determinado una causa definitiva de la preeclampsia, es bien aceptado que la fisiopatología subyacente implica factores tanto maternos como fetales, que dan como resultado un desarrollo anormal de la vasculatura placentaria y la disfunción endotelial sistémica materna. Los efectos anterógrados del desarrollo vascular placentario anormal son una subperfusión placentaria que da lugar a un posible retraso del crecimiento e hipoxia. Desde el punto de vista materno se cree que la disfunción endotelial se asocia principalmente con factores antiangiogénicos circulantes, que dan como resultado una mayor permeabilidad vascular, la activación de la cascada de la coagulación, hemólisis microangiopática y vasoconstricción, que se presentan en la clínica como hipertensión, proteinuria además de otras manifestaciones clínicas de la enfermedad.

Como se describe en la tabla 8-2, las principales complicaciones fetales de la preeclampsia son producto de la prematurez. Además, la vasoconstricción generalizada puede originar una disminución del flujo sanguíneo de la placenta y quizá se manifieste como insuficiencia uteroplacentaria aguda, con el resultado final de un desprendimiento prematuro de la placenta normoinserta o la hipoxia fetal. La

■ **TABLA 8-1** Estados hipertensivos del embarazo
HG (o hipertensión inducida por el embarazo)
Preeclampsia sin manifestaciones de severidad
Preeclampsia con manifestaciones de severidad
Hipertensión crónica
Hipertensión crónica con preeclampsia agregada (con o sin manifestaciones graves)
Síndrome de HELLP
HGAE
HGAE, hígado graso agudo durante el embarazo; HG, hipertensión gestacional; HELLP, **he**mólisis, e**l**evación de **l**as enzimas hepáticas y **p**laquetopenia

insuficiencia uteroplacentaria puede también ser de naturaleza crónica y dar como resultado un feto con retraso del crecimiento intrauterino (RCIU).

Las complicaciones maternas vinculadas con la preeclampsia (tabla 8-3) tienen relación con una vasoconstricción arteriolar generalizada que afecta al cerebro (convulsiones y accidente cerebrovasculares), los riñones (oliguria e insuficiencia renal), los pulmones (edema pulmonar), el hígado (edema y hematoma subcapsular) y los vasos sanguíneos pequeños (trombocitopenia y coagulación intravascular diseminada [CID]). Los estudios indican ahora que las complicaciones de la preeclampsia se extienden más allá del periodo periparto, cuando las mujeres con preeclampsia tienen un mayor riesgo de desarrollar enfermedad cardiovascular en etapas posteriores de la vida.

El American College of Obstetricians and Gynecologists (ACOG) publicó en 2013 un informe del grupo encargado de la hipertensión en el embarazo, que creó una nueva categoría de designaciones para la preeclampsia. Históricamente, el padecimiento se había descrito como leve o grave, pero este grupo delineó ambas como preeclampsia con y sin manifestaciones de severidad. Aproximadamente 10% de las pacientes con preeclampsia con manifestaciones de severidad desarrollan el síndrome de HELLP, que es una subcategoría adicional en la que la paciente presenta **HE**mólisis, e**L**evación de **L**as enzimas hepáticas y **P**laquetopenia. La hipertensión y la proteinuria pueden ser mínimas o incluso estar ausentes en estas pacientes. El síndrome es raro, pero quienes lo experimentan declinan rápidamente en su estado, lo que da lugar a malos resultados maternos y fetales. A pesar del tratamiento cuidadoso, el síndrome de HELLP es causa de una elevada tasa de óbitos fetales (de 10 a 15%) y muertes neonatales (de 20 a 25%).

EPIDEMIOLOGÍA

La preeclampsia se presenta en 5 a 6% de los embarazos con productos vivos y puede aparecer en cualquier momento después de la semana 20 de

■ **TABLA 8-2** Complicaciones fetales de la preeclampsia
Complicaciones relacionadas con la prematurez (si se hace necesario el parto temprano)
Insuficiencia uteroplacentaria aguda
Infarto y desprendimiento prematuro de placenta normoinserta
Sufrimiento fetal intraparto
Óbito fetal (en casos graves)
Insuficiencia uteroplacentaria crónica
Fetos PEG, asimétricos y simétricos
RCIU
Oligohidramnios
PEG, pequeño para su edad de gestación, RCIU, retraso del crecimiento intrauterino.

la gestación, pero se observa con mayor frecuencia en el tercer trimestre, cerca del término. Cuando se detecta hipertensión en etapas tempranas del segundo trimestre (de 14 a 20 sem), debe considerarse una mola hidatidiforme o una hipertensión crónica no diagnosticada antes. A diferencia

■ **TABLA 8-3** Complicaciones maternas de la preeclampsia
Manifestaciones médicas
Convulsiones
Hemorragia cerebral
CID y trombocitopenia
Insuficiencia renal
Rotura o insuficiencia hepáticas
Edema pulmonar
Complicaciones obstétricas
Insuficiencia uteroplacentaria
Desprendimiento prematuro de placenta normoinserta
Aumento de los partos prematuros
Aumento de las cesáreas
CID, coagulación intravascular diseminada

de otras pacientes con preeclampsia, aquellas con el síndrome de HELLP tienen más probabilidad de cursar con menos de 36 sem de gestación en el momento en que se presentan las manifestaciones. Aunque 80% de las pacientes desarrolla el síndrome de HELLP después del diagnóstico de preeclampsia (30% con preeclampsia sin manifestaciones de severidad y 50% con la variante de manifestaciones de severidad), 20% de las pacientes con síndrome de HELLP no tiene antecedente de hipertensión en el momento de su diagnóstico y acudirá solo con el síntoma de dolor abdominal en el cuadrante superior derecho (CSD), por lo que cualquier embarazada que se presente así o con dolor epigástrico, náusea y vómito en el tercer trimestre debe ser atendida de inmediato para descartar el síndrome de HELLP.

FACTORES DE RIESGO

Los factores de riesgo de la preeclampsia se incluyen esencialmente en dos categorías: los relacionados con las manifestaciones de la enfermedad (como la hipertensión crónica o la nefropatía) y los vinculados con la naturaleza inmunogénica de la preeclampsia (tabla 8-4). El grupo

TABLA 8-4 Factores de riesgo de la preeclampsia
Principalmente relacionadas con la enfermedad
Hipertensión crónica
Nefropatía crónica
Síndrome de anticuerpos antifosfolípidos (SAAF)
Enfermedad vascular de la colágena (p. ej., LES)
Diabetes pregestacional
Etnicidad afroamericana
Edad materna (< 20 o > 35)
Relacionadas principalmente con aspectos inmunogénicos
Nuliparidad
Preeclampsia previa
Embarazo múltiple
Placenta anormal
Paternidad nueva
Antecedentes familiares
En parientes femeninos de la parturienta
En la suegra
Cohabitación < 1 año
LES, lupus eritematoso sistémico

étnico afroamericano se ha agregado a las manifestaciones de la enfermedad, porque sus embarazadas tienen más probabilidad de presentar hipertensión crónica, obesidad y diabetes tipo 2, todas que se subdiagnostican y se asocian con la preeclampsia. Los factores de riesgo postulados como inmunogénicos son en particular interesantes. Por ejemplo, se ha demostrado que además de un antecedente familiar de la parturienta, si la madre del padre de su bebé (suegra) tuvo preeclampsia, ella presenta un mayor riesgo de sufrirla. Además, se ha demostrado que la discordancia étnica de los padres aumenta ligeramente el riesgo de aparición de preeclampsia. Aunque las multíparas que no han presentado preeclampsia en el pasado tienen un menor riesgo, si una mujer concibe con un nuevo padre, su riesgo aumenta al correspondiente de las nulíparas. Se observa un efecto de tolerancia en las mujeres que cohabitan con el padre durante más de 1 año antes de concebir, en comparación con quienes lo hacen más rápido. Estos factores de riesgo respaldan una teoría de que la preeclampsia tiene una fisiopatología aloinmunogénica. Es interesante que el tabaquismo parezca vinculado con un menor riesgo de preeclampsia, fenómeno que no se ha explicado aún.

MANIFESTACIONES CLÍNICAS, DIAGNÓSTICO Y TRATAMIENTO

Hipertensión gestacional

El diagnóstico de HG se reserva para aquellas pacientes con PA sistólica elevada por arriba de 140 mm Hg o diastólica por arriba de 90 en dos ocasiones, con al menos 4 a 6 h de intervalo. La PA debe valorarse mientras la paciente se encuentra en posición sedente, dado que en la supina de cualquier lado disminuye su PA, por lo que siempre deberá tomarse en la posición sedente para obtener la lectura más precisa. En todas las mujeres con PA elevada es importante descartar la preeclampsia (abordada más adelante). Las pacientes con diagnóstico de HG deben tener interrupción de su embarazo a las 37 sem de gestación. Debido a que se cree que la HG es parte de un continuo de enfermedad hipertensiva durante el embarazo que incluye la preeclampsia, las pacientes con diagnóstico antes de las 37 sem deberán contar con una vigilancia estrecha en cuanto a la aparición de preeclampsia, con verificaciones de PA dos veces por semana y pruebas de laboratorio semanales, así como de bienestar fetal prenatales.

Preeclampsia sin manifestaciones graves

Como se muestra en la tabla 8-5, la preeclampsia sin manifestaciones de severidad se define clásicamente por una PA igual o equivalente a 140 mm Hg sistólica o 90 mm Hg diastólica en el tercer trimestre en dos ocasiones, con al menos 6 h de intervalo, acompañada por proteinuria > 300 mg/24 h o un cociente proteínas:creatinina ≥ 0.3. Es digno de mención que las mujeres con un cociente proteínas:creatinina < 0.3 pueden, no obstante, tener más de 300 mg de proteínas en una colección de orina de 24 h. Por lo tanto, para descartar la preeclampsia es frecuente aún hacer una colección de orina de 24 h para determinar proteínas y un cociente proteínas:creatinina < 0.3. Algunos investigadores han propuesto como umbral de detección absoluto el de 0.15, donde es extremadamente raro que aquellas mujeres con una cifra mayor presenten 300 mg o más de proteínas en una colección de orina de 24 horas.

Aunque no incluido en los criterios de diagnóstico, el edema periférico, en especial de cara, manos y pies, suele estar presente en la preeclampsia. Aquellas mujeres con diagnóstico de preeclampsia sin manifestaciones de severidad deben interrumpir el embarazo a las 37 sem. Los cambios en las guías recientes del ACOG ya no recomiendan la administración de sulfato de magnesio (MgSO$_4$) para la profilaxis de convulsiones en este grupo de pacientes. De nuevo, dado el continuo de las enfermedades hipertensivas en el embarazo y el alto riesgo de las pacientes con preeclampsia de desarrollar manifestaciones de severidad, cuando son diagnosticadas antes de las 37 sem suelen tratarse intrahospitalariamente, con vigilancia muy estrecha de la PA, pruebas de laboratorio y fetales. Sin embargo, a aquellas sin otras alteraciones comórbidas del embarazo diagnosticadas antes de las 37 sem es posible tratarlas como externas, al considerar su selección cuidadosa y asegurar las preferencias del médico a cargo.

Preeclampsia con manifestaciones de severidad

Los criterios para la preeclampsia con manifestaciones de severidad (tabla 8-5) incluyen una PA ≥ 160 mm Hg sistólica o 110 de diastólica, además de proteinuria (300 mg o más de proteínas en orina de 24 h o un cociente proteínas:creatinina ≥ 0.3), o una PA ≥ 140 mm Hg sistólica o equivalente o 90 de diastólica en dos ocasiones, además de uno de los siguientes: trombocitopenia (cifra de plaquetas < 100 000 μL^{-1}), insuficiencia renal

(creatinina sérica > 1.1 mg/dL o el doble de la cifra basal), alteración de la función hepática (transaminasas del doble de lo normal), edema pulmonar o trastornos cerebrales u oftalmológicos. Muchas manifestaciones clínicas de la preeclampsia se explican por el vasoespasmo, que lleva a la necrosis y hemorragia de los órganos. En las pacientes con diagnóstico de preeclampsia con manifestaciones de severidad se debe interrumpir embarazo a las 34 sem y tratarse con MgSO$_4$ (por lo general con dosis de carga de 4 a 6 g, seguida por 1 a 2 g/h en las 24 h posparto) para la profilaxis de convulsiones. Las mujeres con PA ≥ 160/110 mm Hg deben tratarse con rapidez con antihipertensivos (por lo general labetalol o hidralacina IV, o nifedipina PO) para llevar la PA fuera del rango de severidad, dado el riesgo de accidente cerebrovascular. En el caso del diagnóstico de preeclampsia con manifestaciones de severidad antes de las 34 sem en condiciones maternas y fetales estables, se recomienda el tratamiento expectante hasta las 34 sem. Las pacientes deben recibir betametasona para la maduración pulmonar fetal hasta la semana 36. La preeclampsia con manifestaciones de severidad no es indicación de cesárea; si se requiere interrumpir el embarazo, se recomienda la inducción del trabajo de parto en las pacientes apropiadas.

Aunque el parto es la curación de la preeclampsia, las pacientes pueden tener efectos persistentes durante varias semanas. De hecho, algunas empeorarán en forma aguda en el periodo posparto inmediato, tal vez debido a la mayor exposición a antígenos placentarios durante el trabajo de parto y parto. Por eso, la profilaxis de convulsiones suele continuarse durante 24 h posparto o hasta que la

■ **TABLA 8-5** Criterios para el diagnóstico de HG y preeclampsia	
Hipertensión gestacional	
PA	· PA sistólica ≥ 140 mm Hg o PA diastólica ≥ 90 mm Hg en dos ocasiones, con al menos 4 h de intervalo después de las 20 sem de gestación, en mujeres con una PA antes normal
Preeclampsia sin manifestaciones de severidad	
PA	· PA sistólica ≥ 140 mm Hg o PA diastólica ≥ 90 mm Hg en dos ocasiones, con al menos 4 h de intervalo después de las 20 sem de gestación, en mujeres con una PA antes normal
y Proteinuria	· ≥ 300 mg/24 h o un cociente proteínas/creatinina ≥ 0.3 o una lectura en tira reactiva de + 1 (usada solo si no se dispone de otros métodos cuantitativos)
Preeclampsia con manifestaciones de severidad	
PA	· PA sistólica ≥ 140 mm Hg o PA diastólica ≥ 90 mm Hg en dos ocasiones, con al menos 4 h de intervalo, después de las 20 sem de gestación en mujeres con PA antes normal
	· PA sistólica ≥ 160 mm Hg o PA diastólica ≥ 110 mm Hg, confirmadas dentro de un intervalo breve (min) para facilitar el tratamiento antihipertensivo
y Proteinuria	· ≥ 300 mg/24 h o un cociente proteínas/creatinina ≥ 0.3 o una lectura en tira reactiva de + (usada solo si no se dispone de otros métodos cuantitativos)
O, en ausencia de proteinuria y presiones arteriales en grados altos, la hipertensión de nuevo inicio acompañada por cualquiera de los siguientes:	
Trombocitopenia	· Cifra < 100 000 plaquetas/μL^{-1}

(Continúa)

TABLA 8-5 Criterios para el diagnóstico de HG y preeclampsia (*continuación*)	
Hipertensión gestacional	
Insuficiencia renal	· Concentraciones de creatinina sérica > 1.1 mg/dL o una duplicación de la concentración basal de creatinina sérica, en ausencia de otra enfermedad renal
Alteración de la función hepática	· Elevación de la concentración sanguínea de transaminasas hepáticas al doble de lo normal
Edema pulmonar	
Síntomas cerebrales u oftalmológicos	
PA, presión arterial	

paciente muestra una mejora notoria. En el contexto de la PA elevada en forma crónica, los medicamentos antihipertensivos (sobre todo labetalol y nifedipina) deben iniciarse y, en algunos casos, tal vez se requiera que las pacientes continúen con ellos durante varias semanas después de su alta a casa.

Síndrome de HELLP

Como se señaló antes, el síndrome de HELLP corresponde a la presencia de hemólisis, elevación de enzimas hepáticas y plaquetopenia. Como sugiere el nombre, este trastorno se caracteriza por una función hepática en rápido deterioro, datos de hemólisis y trombocitopenia. Además, varias pacientes desarrollarán CID. En la tabla 8-6 se incluyen los criterios para el diagnóstico y las pruebas de laboratorio importantes. La distensión de la cápsula hepática produce dolor epigástrico, a menudo con náusea y vómito progresivos, y puede llevar a

la rotura hepática. Las pacientes con el síndrome de HELLP que se presentan con insuficiencia hepática franca deben someterse a detección de esteatosis hepática aguda del embarazo (HGAE). A aquellas con el síndrome de HELLP y diagnóstico después de las 34 0/7 sem debe practicárseles la interrupción del embarazo poco después de la estabilización materna. Las pacientes diagnosticadas antes de las 34 sem se les debe interrumpir el embarazo de 24 a 48 h después de la administración de betametasona para la maduración pulmonar fetal si las condiciones maternas y fetales se encuentran estables. Estas mujeres también deben recibir $MgSO_4$ para profilaxis de las convulsiones durante hasta 24 h posparto.

Esteatosis hepática aguda del embarazo

No sé sabe si la HGAE es en realidad parte del espectro de síndromes

◼ **TABLA 8-6** Diagnóstico del síndrome de HELLP
Anemia hemolítica
Presencia de esquistocitos en el frotis de sangre periférica
Elevación de la deshidrogenasa de lactato
Elevación de las bilirrubinas totales
Elevación de las enzimas hepáticas
Aumento de la aminotransferasa de aspartato
Aumento de la aminotransferasa de alanina
Plaquetopenia
Trombocitopenia
HELLP: **he**mólisis, **el**evación de **l**as enzimas hepáticas y **p**laquetopenia

de preeclampsia o una entidad clínica por completo separada, con signos y síntomas similares. Más de 50% de las pacientes con HGAE también presenta hipertensión y proteinuria. Ocurre en aproximadamente 1 de 10 000 embarazos y conlleva una elevada tasa de mortalidad. Es interesante que se haya observado que ciertas pacientes de HGAE tienen fetos con deficiencia de las deshidrogenasas de cadena intermedia y larga de la hidroxiacil-CoA. El HGAE puede ser difícil de distinguir del síndrome de HELLP, pero por lo general las mujeres afectadas por el primero muestran datos de insuficiencia hepática, incluida una cifra elevada de amoniaco, una glucemia < 50 mg/dL y una disminución notoria de las cifras de fibrinógeno y antitrombina III. El tratamiento de estas pacientes implica su estabilización y la extracción pronta del feto, independientemente de la edad de gestación. El HGAE se asocia con morbilidad significativa, incluida la necesidad de trasplante de hígado y elevadas tasas de mortalidad materna.

Seguimiento

Las mujeres que presentan preeclampsia durante el primer embarazo tienen una tasa de 25 a 33% de recurrencia en los subsiguientes. En aquellas con ambas, hipertensión crónica y preeclampsia, el riesgo de recurrencia es de 70%. Hoy se recomienda que las mujeres con antecedentes de preeclampsia, embarazo múltiple, hipertensión crónica, diabetes, nefropatía o enfermedad autoinmunitaria reciban ácido acetilsalicílico a dosis baja después de las 12 sem de gestación para ayudar a aminorar el riesgo de preeclampsia. Los complementos de calcio también se han vinculado con menores tasas de preeclampsia posterior, pero en un extenso estudio aleatorio controlado no se encontró diferencia entre calcio y placebo.

ECLAMPSIA

La eclampsia es la presentación de convulsiones generalizadas en la paciente con preeclampsia, no atribuibles a otras causas. Una convulsión en una embarazada debe considerarse eclampsia hasta que se compruebe lo contrario. Se presenta en 2 a 3% de las mujeres con preeclampsia con manifestaciones de severidad, pero también puede hacerlo en aquellas con preeclampsia sin dichas manifestaciones. La incidencia general de eclampsia es de 2 a 10 por 10000. Su causa es poco conocida, pero se cree resultado de la fragmentación del sistema autorregulatorio de la circulación cerebral por hiperperfusión, disfunción endotelial y edema cerebral. Las complicaciones de la eclampsia incluyen hemorragia cerebral, neumonía por aspiración, encefalopatía hipóxica y eventos tromboembólicos.

MANIFESTACIONES CLÍNICAS

Las convulsiones en la paciente eclámptica son de naturaleza tonicoclónica y pueden estar o no precedidas por un aura. Se pueden presentar antes del trabajo de parto (59%), durante el trabajo de parto (20%) o después del parto (21%). La mayoría de las convulsiones posparto se presenta en las primeras 48 h que siguen al nacimiento, pero en ocasiones tan tardíamente como varias semanas después del parto. La bradicardia fetal también puede ocurrir durante y después de una convulsión eclámptica. En general, los trazos de la frecuencia cardiaca fetal mejoran con los cuidados maternos de sostén, las medidas de reanimación fetal y la resolución de las convulsiones.

TRATAMIENTO

La eclampsia es de diagnóstico clínico y debe tratarse con rapidez en cuanto se detecta. Las estrategias terapéuticas para pacientes con eclampsia incluyen el tratamiento de las convulsiones, el control de la PA y la profilaxis contra convulsiones adicionales. El tratamiento anticonvulsivo siempre debe iniciarse con las ABC (vía aérea, respiración (*breathing*), circulación), aunque la mayoría de las convulsiones no es atestiguada por médicos y se resolverá en forma espontánea sin mayor morbilidad. El tratamiento de la hipertensión puede, por lo general, lograrse con la administración de hidralacina o labetalol, para disminuirla por debajo de 160/110 mm Hg. Para el control y profilaxis de las convulsiones las pacientes con eclampsia se tratan con $MgSO_4$ a fin de disminuir la hiperreflexia y evitar más convulsiones por la elevación de su umbral. En estudios aleatorios prospectivos se ha visto que el magnesio es tan bueno o mejor que la fenitoína, la carbamazepina y el fenobarbital para la prevención de las convulsiones recurrentes de las pacientes con eclampsia. En ellas se inicia el $MgSO_4$ en el momento del diagnóstico y se continúa durante 12 a 24 h después del parto. El propósito del tratamiento con $MgSO_4$ es alcanzar un nivel terapéutico, pero evitando la toxicidad mediante la vigilancia clínica estrecha (tabla 8-7). En caso de sobredosis se pueden administrar rápidamente 10 mL de solución de cloruro o gluconato de calcio a 10% por VI para la protección cardiaca.

Debe inducirse el parto solo después de estabilizar a la paciente con eclampsia y de controlar las convulsiones. Es frecuente que haya deceleraciones prolongadas de la frecuencia cardiaca fetal (FCF) en el contexto de una convulsión. La forma más apropiada de tratar al feto es estabilizar a la madre mediante el establecimiento de una oxigenación y

■ **TABLA 8-7** Respuesta clínica a las concentraciones séricas de MgSO₄	
Concentración sérica de MgSO₄ (mg/mL)	**Respuesta clínica**
4.8 a 8.4	Profilaxis de las convulsiones
8	Depresión del SNC
10	Pérdida de los reflejos tendinosos profundos
15	Depresión/parálisis respiratoria
17	Coma
20 a 25	Paro cardiaco
MgSO₄, sulfato de magnesio; SNC, sistema nervioso central.	

un gasto cardiaco adecuados. En ocasiones no se resolverán las anomalías de la FCF y se requerirá una cesárea urgente. De otra manera la cesárea debe reservarse para indicaciones obstétricas y a tales pacientes puede inducírseles el trabajo de parto después de que se estabilizan.

HIPERTENSIÓN CRÓNICA

PATOGENIA

La hipertensión crónica se define como aquella presente antes de la concepción, en fecha previa a las 20 sem de gestación, o que persiste durante más de 6 sem posparto. En las mujeres que acuden al médico sin atención prenatal antes de las 20 sem de gestación esto puede ser difícil de diferenciar de la HG. Aproximadamente 33% de las pacientes con hipertensión crónica durante el embarazo presentará preeclampsia agregada. Debido al mal desarrollo vascular, el feto puede sufrir RCIU y la madre tiene un riesgo más elevado de preeclampsia agregada, parto prematuro y desprendimiento prematuro de placenta normoinserta.

TRATAMIENTO

Es controvertida la terapéutica de la hipertensión crónica leve. Sin embargo, las pacientes con PA controlada tienden a presentar menos complicaciones durante el embarazo. Aquellas con hipertensión crónica cuya PA en etapas tempranas de la gestación es consistentemente ≤ 140/90 mm Hg, pueden tratarse de manera expectante. Se usan antihipertensivos en aquellas con PA persistentemente elevada o que ya recibieron medicamentos antes del embarazo. Los dos medicamentos de uso más frecuente son el labetalol (un bloqueador β con actividad de bloqueo α concomitante) y la nifedipina (un bloqueador periférico de los canales de calcio). En estudios retrospectivos, el uso de bloqueadores β se ha vinculado con un menor peso al nacer. No obstante, esos estudios posiblemente tuvieron sesgo por la gravedad de la enfermedad. Debido a que las pacientes están en riesgo de otras complicaciones de la hipertensión crónica, deben hacerse pruebas de laboratorio basales (recuento hematológico completo, análisis metabólico completo [AMC]) y la determinación de la depuración de creatinina y proteínas en una muestra de orina de 24 h, lo que también ayuda a diferenciar la preeclampsia agregada de la nefropatía crónica en etapas posteriores del embarazo. También es importante obtener un ECG basal en las pacientes con hipertensión crónica para asegurarse de que no haya compromiso cardiaco que requiera mayor valoración. Se puede iniciar el ácido acetilsalicílico a dosis baja después de las 12 sem para disminuir el riesgo de aparición de preeclampsia agregada.

HIPERTENSIÓN CRÓNICA CON PREECLAMPSIA AGREGADA

De las pacientes con hipertensión crónica, ≥ 33% desarrolla preeclampsia agregada. Debido a que la hipertensión es de larga duración, son más usuales las complicaciones, como el RCIU y el desprendimiento prematuro de placenta normoinserta. El diagnóstico a veces se dificulta porque muchas de estas pacientes presentan nefropatía concomitante en el momento basal. El diagnóstico de preeclampsia agregada puede hacerse en aquellas con PA creciente y proteinuria nueva o que empeora. Las pacientes cumplen los criterios de preeclampsia agregada con manifestaciones de severidad si presentan datos de daño de órgano terminal (tabla 8-5). Históricamente, un aumento en la presión arterial sistólica (PA sistólica) de 30 mm Hg o de la diastólica de 15 mm Hg sobre las cifras pregestacionales, también ha sido indicio de preeclampsia agregada, pero los expertos no concuerdan en qué forma utilizar estos cambios de PA para su diagnóstico. Si las proteínas en orina de 24 h se elevan más de 300 mg/24 h, el diagnóstico es sin discusión de preeclampsia agregada; de lo contrario se puede tratar la PA con dosis crecientes de medicamentos. En las pacientes con nefropatía basal a veces se utiliza también una elevación del ácido úrico por arriba de 6.0 a 6.5 para diferenciar la preeclampsia de una exacerbación de la hipertensión. Por supuesto, la presencia de cualquiera de los signos y síntomas señala el diagnóstico de preeclampsia severa agregada.

 PUNTOS CLAVE

- La preeclampsia sin manifestaciones de severidad corresponde a la presencia de hipertensión (≥ 140 /90 mm Hg) y proteinuria (cociente de proteínas:creatinina ≥ 0.3 o ≥ 300 mg/24 h).

- La preeclampsia tiene una incidencia de 5 a 6% de todos los partos con producto vivo y ocurre más a menudo en las nulíparas durante el tercer trimestre.

- La preeclampsia se caracteriza por la disfunción endotelial generalizada de órganos múltiples y el vasoespasmo, que pueden llevar a la aparición de convulsiones, accidente cerebrovascular, insuficiencia renal, daño hepático, CID o muerte fetal.

- Los factores de riesgo de preeclampsia incluyen nuliparidad, embarazo múltiple e hipertensión crónica.

- La preeclampsia se trata en última instancia con el nacimiento, pero las convulsiones se pueden prevenir con MgSO$_4$, en tanto que la PA se controla con antihipertensivos.

- La eclampsia es la aparición de convulsiones generalizadas en la paciente con preeclampsia, que no son atribuibles a otras causas.

- Las pacientes presentan convulsiones eclámpticas, que ocurren antes del trabajo de parto (59%), durante el trabajo de parto (20%) o después del nacimiento (21%).

- La eclampsia se trata con el control de las convulsiones y la profilaxis con MgSO$_4$, con administración de hidralacina para la hipertensión y la interrupción del embarazo solo después de que se estabiliza la paciente.

- La hipertensión crónica se define como aquella que ocurre antes de la concepción, antes de las 20 sem de la gestación, o que persiste durante más de 6 sem posparto.

- La hipertensión crónica lleva a la preeclampsia agregada en 33% de las pacientes.

- La hipertensión crónica se trata, en general, con antihipertensivos, usualmente nifedipina o labetalol.

- Deben obtenerse las cifras de laboratorio basales (RHC, AST, ALT y Cr), un ECG y la determinación de proteínas y creatinina en orina de 24 h en las pacientes con hipertensión crónica.

CASOS CLÍNICOS

CASO 1

Una mujer de 36 años de edad G2P1001 se presenta a su consulta prenatal sistemática en la clínica a las 12 sem de gestación y manifiesta que su náusea se resolvió, además de negar pérdida sanguínea vaginal. Su embarazo ha cursado sin complicaciones y en el anterior, hace 2 años, se le diagnosticó HG, que llevó a la inducción del trabajo de parto y una cesárea. No tiene otros antecedentes médicos importantes. A la exploración su PA es 138/84 mm Hg, con un índice de masa corporal (IMC) de 36 kg/m^2 y una prueba en tira reactiva que muestra trazas de proteínas en la orina.

1. Dado su antecedente de hipertensión gestacional (HG) y la PA de hoy, ¿qué diagnóstico es el más probable?
   a. Diabetes gestacional
   b. HG
   c. Preeclampsia
   d. Hipertensión crónica
   e. Síndrome de HELLP

2. ¿Cuál de las siguientes pruebas de laboratorio debe ordenarse hoy?
   a. Detección cuádruple
   b. Colección de orina de 24 h para la cuantificación de proteínas
   c. HgbA1c
   d. Lipoproteínas de baja densidad (LBD)
   e. Titulación de virus del herpes simple (VHS)

3. ¿Cuál de las siguientes complicaciones del embarazo no se vincula con la hipertensión crónica?
   a. Preeclampsia agregada

   b. Desprendimiento prematuro de placenta normoinserta
   c. Placenta previa
   d. Parto pretérmino
   e. Retraso del crecimiento intrauterino

4. La orina de 24 h presenta 100 mg de proteínas. Se asesora a la paciente respecto de las complicaciones gestacionales vinculadas con la hipertensión crónica y su tratamiento. ¿Cuál es el siguiente mejor paso terapéutico?
   a. Tratamiento expectante con observación estrecha de los signos tempranos de preeclampsia y retraso del crecimiento fetal
   b. Inicio del tratamiento antihipertensivo
   c. Hospitalización para pruebas maternas y fetales adicionales
   d. Reposo en cama
   e. Recomendar la interrupción del embarazo

CASO 2

Una mujer de 17 años de edad G1P0 acude a las 25 sem de gestación y se queja de cefalea en las últimas 36 h. Ha tenido consultas prenatales regulares a partir de la primera a las 8 sem. Una ultrasonografía a las 20 sem reajustó su fecha de embarazo por 2 sem porque era 15 días más temprana que su último periodo menstrual. Presenta una PA de 155/104 mm Hg.

1. ¿Cuál de las siguientes es la pregunta más importante respecto de los antecedentes?
   a. ¿Padece agruras?
   b. ¿Presenta dolor dorsal bajo?
   c. ¿Está estreñida?
   d. ¿Presenta dolor en el cuadrante superior derecho abdominal?
   e. ¿Orina con frecuencia?

2. ¿Cuál de los siguientes aspectos NO ayuda a determinar el diagnóstico?
   a. PA basal o pregestacional
   b. Cifras de bilirrubina
   c. Proteínas urinarias en tira reactiva
   d. Recuento hematológico completo (RHC)
   e. AST y ALT

3. Se revisa su expediente médico y se determina que presenta hipertensión crónica. La paciente niega dolor abdominal en el cuadrante superior derecho (CSA), pero debido a su elevada sospecha de preeclampsia con manifestaciones de severidad, se ordena un RHC, determinación de enzimas hepáticas, pruebas de función renal y el cálculo del cociente proteínas:creatinina (P/C) en orina. Sus resultados de laboratorio revelan cifras normales de plaquetas y enzimas hepáticas, pero ligera elevación del cociente P/C, de 0.5. Su cefalea se resolvió después de una dosis de paracetamol. ¿Cuál es el siguiente mejor paso en su tratamiento?
   a. Prescribir labetalol y programar su seguimiento en la clínica en 2 semanas
   b. La opción a más reposo en cama
   c. Hospitalización para valoración y tratamiento adicionales
   d. Parto inmediato
   e. Iniciar la inducción del trabajo de parto

4. Durante las últimas 12 h su presión arterial sistólica (PA sistólica) ha aumentado por arriba de 160 mm Hg en varias ocasiones, la más notoria de 174/102, 2 h después del ingreso, y de 168/96 pasadas otras 7 h. Su cefalea no ha vuelto y ella no presenta dolor del CSA o síntomas oftalmológicos. Un conjunto de pruebas de laboratorio repetidas no muestra cambios y por el aumento de su dosis de labetalol a 400 mg/8 h la PA disminuye de cifras por arriba de 140 a 150/70 a 90 mm Hg. También inicia sulfato de magnesio (MgSO$_4$). ¿Qué cambio se observa en la exploración física o

los estudios de laboratorio que indicaría el parto?

a. Otra PA de 174/102 mm Hg
b. Regreso de la cefalea
c. Visión doble
d. 108 000 plaquetas
e. AST de 265

5. Despues de 48 h concluyó el ciclo de betametasona, se interrumpe el $MgSO_4$ y sus resultados de pruebas de laboratorio se han mantenido estables, en tanto que ella no tuvo más cefalea. El siguiente plan de atención es:

a. Alta a casa para tratamiento expectante
b. Alta a casa con reposo en cama
c. Continuar el tratamiento expectante en el hospital con vigilancia estrecha
d. Mantenerla en el hospital durante 48 h más y después considerar su alta a casa con reposo en cama
e. Continuar el tratamiento expectante en el hospital durante 48 h más y después planear el parto.

CASO 3

Una mujer de 26 años de edad G1P0 se presenta a su consulta prenatal a las 34 sem de gestación. Se queja de náusea y vómito ligeros en los últimos 3 días. No manifiesta cefalea o cambios oftalmológicos. Su PA es de 142/83 mm Hg. A la exploración presenta edema con fóvea de extremidades inferiores de +1 y reflejos aumentados bilaterales +3 con cuatro series de clonos. Las proteínas en orina resultaron de +1 en tira reactiva.

1. ¿Cuál de las siguientes preguntas sería de utilidad?
   a. ¿Presenta visión borrosa?
   b. ¿Tiene usted un dolor que se irradia hacia las piernas?
   c. ¿Está estreñida?
   d. ¿Tiene dolor en el cuadrante superior derecho abdominal?
   e. ¿Presenta zumbido de oídos?

2. ¿Cuál de las siguientes pruebas de laboratorio NO sería de utilidad en este momento?
   a. Plaquetas
   b. Leucocitos

c. Pruebas de función hepática (PFH)
d. Deshidrogenasa de lactato (LDH)
e. Ultrasonografía obstétrica

3. Se obtienen los resultados de pruebas de laboratorio con elevación de PFH, plaquetas bajas y un hematocrito normal (Hct) y LDH alta. ¿Cuál es el diagnóstico?
   a. Preeclampsia
   b. Eclampsia
   c. Hipertensión crónica
   d. Síndrome de HELLP
   e. HG

4. El siguiente paso en el tratamiento es:
   a. Programar una consulta de seguimiento en 1 semana
   b. Iniciar nifedipina oral
   c. Hidralacina IV
   d. Inducción del trabajo de parto
   e. Cesárea inmediata

CASO 4

Una mujer de 17 años de edad G1P0 acude a la sala de trabajo de parto y parto con contracciones a las 38 sem de gestación. Su PA al iniciar el embarazo fue de 90/60 mm Hg, ha aumentado 21 kg (4.5 en las últimas 4 sem) y su PA al presentarse era de 145/80 mm Hg. Las proteínas en orina con tira reactiva resultan de +1. A la exploración el cérvix tiene 3 cm de dilatación y 90% de borramiento, la altura de la presentación es 1.

1. ¿Cuál es el siguiente paso en su tratamiento?
   a. $MgSO_4$
   b. Betametasona
   c. Pruebas de laboratorio
   d. Rotura artificial de las membranas
   e. Enviarla a casa hasta que se encuentre en trabajo de parto activo

2. Mientras usted hace una nota, la enfermera llama desde el cuarto porque la paciente presenta una convulsión. Al llegar con rapidez al cuarto se planea el siguiente paso, que es:
   a. $MgSO_4$ IV
   b. Midazolam IV
   c. Fenitoína IV
   d. Verificar la frecuencia cardiaca fetal (FCF)
   e. Valorar la vía aérea de la paciente

3. La convulsión de la paciente es autolimitada y se encuentra en estado posconvulsivo. Su PA es de 145/96 mm Hg con una saturación de oxígeno de 96%, la FCF está en el rango 160 a 170, con mínima variabilidad después de una deceleración prolongada de 4 min. Tiene una vena permeable y se inicia una carga de $MgSO_4$. Todas las salas de trabajo de parto están ocupadas, por lo que se mantiene en el área de selección. Treinta minutos después se valora el trazo de su frecuencia cardiaca. Hay contracciones cada minuto acompañadas por deceleraciones tardías en la mayoría. El trazo de la frecuencia cardiaca fetal muestra otra deceleración prolongada de 6 min hasta los 60 latidos/min; entonces:
   a. Se esperan de 4 a 5 min adicionales con medidas de reanimación fetal
   b. Se le envía de inmediato al quirófano
   c. Se realiza una cesárea de urgencia en el área de selección
   d. Se repite la carga de $MgSO_4$
   e. Se revisan los resultados de las pruebas de laboratorio.

RESPUESTAS

CASO 1

PREGUNTA 1

Respuesta correcta D:
La edad de esta paciente, su IMC, el antecedente de HG y la PA indican que con toda probabilidad presenta hipertensión crónica, que complica hasta 5% de los embarazos en Estados Unidos y cuya prevalencia varía de acuerdo con la edad, etnicidad e IMC de la paciente. Con la prevalencia creciente de la edad materna avanzada y la obesidad en Estados Unidos hay un aumento de la hipertensión crónica durante la gestación. En las embarazadas la hipertensión crónica se define como aquella presente antes del embarazo, sostenida antes de las 20 sem de gestación, o la que persiste durante más de 6 sem posparto. Como es el caso en esta paciente, el diagnóstico puede ser difícil en aquellas sin diagnóstico previo, y de hipertensión crónica por la disminución fisiológica de la PA que suele presentarse en la segunda mitad del primer trimestre. Este decremento puede causar una lectura normal de la PA (sistólica < 140 mm Hg y diastólica < 90 mm Hg), que en un momento dado aumentará en el tercer trimestre. Posteriormente estas mujeres tienen mayor probabilidad del diagnóstico erróneo de HG. La diabetes gestacional corresponde a una alteración del metabolismo de la glucosa, que aparece por primera vez durante la gestación. Aunque la paciente presenta obesidad, no muestra otros factores de riesgo o antecedentes que sugieran que tiene diabetes gestacional. Se define la HG por una PA elevada (≥ 140/90 mm Hg) después de las 20 sem de gestación. Aunque la HG se encuentra en el diagnóstico diferencial, la PA elevada de esta paciente en el primer trimestre hace más probable una hipertensión crónica. Aunque podría presentar preeclampsia agregada o el síndrome de HELLP o ambas, además de hipertensión crónica, de nuevo tales diagnósticos se hacen después de las 20 sem de gestación y se necesitan más pruebas de laboratorio para hacerlos.

PREGUNTA 2

Respuesta correcta B:
La valoración inicial de esta mujer con hipertensión crónica incluye la de la presencia de otras complicaciones médicas y daño de órgano terminal asociado. Debe hacerse una recolección de orina de 24 h basal para valorar las proteínas y la depuración de creatinina, que además de establecer una cifra basal ayudará a diferenciar entre la nefropatía crónica y la preeclampsia agregada más adelante en la gestación. Es importante un ECG basal para determinar el estado cardiaco inicial de la paciente. Una prueba cuádruple es una de detección en sangre materna que incluye las cifras de fetoproteína α, fracción β de gonadotropina coriónica humana, estradiol e inhibina A para ponderar la probabilidad de una

anomalía genética potencial. Las pruebas cuádruples suelen hacerse en el segundo trimestre, entre las 15 y 18 sem, asumiendo que la paciente desee pruebas genéticas. La hemoglobina A1c, la LDL y las titulaciones de VHS no se valoran, a menos que haya una indicación. A las mujeres con diabetes pregestacional se les puede ordenar la cuantificación de su cifra de HgbA1c para valorar el control de la glucosa. Las cifras de colesterol LDL no se estudian de manera sistemática, porque tienden aumentar en el embarazo y después regresan a lo normal en el puerperio. Las titulaciones de VHS podrían verificarse para diferenciar entre las infecciones primaria y secundaria si una mujer presenta un brote durante el embarazo. Con base en la información obtenida no hay indicaciones para estudiar su HgbA1c, colesterol de LDL o hacer la titulación de VHS.

PREGUNTA 3

Respuesta correcta C:
La embarazada con hipertensión crónica no tiene mayor riesgo de placenta previa. Sin embargo, se encuentra en uno más alto de preeclampsia agregada, desprendimiento prematuro de placenta normoinserta, parto pretérmino y recién nacido pequeño para su edad de gestación. Dependiendo de la gravedad de la enfermedad, ≥ 33% de las embarazadas con hipertensión crónica presentará preeclampsia agregada, cuyo diagnóstico se hace por empeoramiento de la PA y la aparición o el aumento de la proteinuria, o datos de daño de órgano terminal después de las 20 sem de gestación. Además de las complicaciones del embarazo, estas pacientes también tienen un mayor riesgo de edema pulmonar, hemorragia cerebral e insuficiencia renal aguda.

PREGUNTA 4

Respuesta correcta A:
Aunque el tratamiento de la hipertensión crónica leve es motivo de controversia, las mujeres en etapas tempranas del embarazo que la padecen, sin preeclampsia agregada, suelen tratarse de manera expectante. Aunque la mayoría no recibe antihipertensivos, debe haber vigilancia estrecha de los signos de preeclampsia agregada y retraso del crecimiento fetal, por ultrasonografía programada y pruebas de laboratorio regulares. Aquellas que presentan hipertensión grave (PA ≥ 160/110 mm Hg) se pueden hospitalizar para hacer pruebas maternas y fetales adicionales, y después iniciar medicamentos antihipertensivos, como el labetalol o la nifedipina. Las mujeres que desarrollan hipertensión persistente grave o preeclampsia agregada pueden hospitalizarse y tratarse de manera expectante con antihipertensivos hasta las 34 sem de gestación, cuando está indicado el parto. Si bien esta paciente tiene riesgo mayor de complicaciones del embarazo, no habría motivo para recomendar su interrupción.

CASO 2

PREGUNTA 1

Respuesta correcta D:
La PA y la cefalea de esta paciente son preocupantes por preeclampsia

con manifestaciones de severidad. Si bien su PA tal vez no cumpla los criterios de severidad (PA sistólica ≥ 160 mm Hg o diastólica ≥ 110 mm Hg), también se puede diagnosticar preeclampsia con datos de severidad en quienes desarrollan otros trastornos vinculados que incluyen trombocitopenia (< 100000 plaquetas/μL^{-1}), creatinina sérica ≥ 1.1 mg/dL o el doble de la cifra basal, transaminasas en cifra doble respecto de la normal, cefalea, trastornos oftalmológicos y edema pulmonar. Es importante valorar estas condiciones cuando se sospecha una preeclampsia con manifestaciones de severidad. Se cree que la fisiopatología de la preeclampsia implica disfunción endotelial, vasoespasmo, hemoconcentración y escape capilar, con el resultado de isquemia y hemorragia de órganos maternos, como un hematoma subcapsular hepático que lleva al dolor del CSA. La pirosis, el dolor dorsal bajo, el estreñimiento y la frecuencia urinaria son manifestaciones comunes asociadas con problemas gestacionales usuales. Aunque es importante abordar estos aspectos, la preocupación por la preeclampsia con datos de severidad es prioritaria, por el mayor riesgo de mortalidad materna y fetal.

PREGUNTA 2

Respuesta correcta B:
Las cifras de bilirrubina no son parte de los criterios de diagnóstico de la preeclampsia con manifestaciones de severidad. La PA pregestacional es importante para diferenciar la preeclampsia con manifestaciones de severidad de la agregada en una mujer con hipertensión crónica, debido a que las dos enfermedades se tratan de manera diferente y tienen pronósticos diversos. En la tabla 8-5 se describe el diagnóstico de la preeclampsia con manifestaciones de severidad.

PREGUNTA 3

Respuesta correcta C:
Aunque la paciente aún no cumple los criterios de la preeclampsia con manifestaciones de severidad en este punto, debido a que su PA no es grave y su cefalea se resolvió, el cuadro clínico a las 25 sem es muy preocupante respecto de una preeclampsia inminente con manifestaciones de severidad. Debido a que esta paciente tiene riesgo significativo de presentar preeclampsia con manifestaciones de severidad a esa edad de gestación temprana, debe hospitalizarse para observación estrecha y vigilancia. El tratamiento de la situación incluye antihipertensivos, según esté indicado para mantener la PA ≤ 160/110 mm Hg, con uso de los orales, como el labetalol o la nifedipina, ultrasonografía para valorar el crecimiento fetal, pruebas sin estrés y al menos pruebas de laboratorio de preeclampsia a diario (RHC, enzimas hepáticas, estudios metabólicos básicos, LDH y ácido úrico). Adicionalmente, debe administrarse betametasona para promover la maduración fetal, en particular del sistema pulmonar en aquellas antes de las 36 sem de gestación.

PREGUNTA 4

Respuesta correcta E:
A esta edad de gestación hay pocos escenarios clínicos que fuercen el parto a las 25 sem. El síndrome

de HELLP con rápido empeoramiento es una de tales situaciones. Una AST de 265 está notoriamente elevada, bastante por arriba del rango de referencia. La PA elevada es de esperar y se puede tratar llevando al máximo la cifra del primer agente antihipertensivo, y después, al agregar un segundo. Si la cefalea reaparece, puede deberse a la PA alta, por lo que muchas veces se resolverá con su mejor control. Además, su dosis previa de paracetamol se administró hace varias horas y puede recibir otra. La visión doble es frecuente con el uso de $MgSO_4$ y, aunque no es preocupante, si la paciente desarrolla escotomas en el contexto del síndrome de HELLP, sí lo es por el empeoramiento del daño de órgano terminal y vasoespasmo. La cifra de 108 000 plaquetas no es normal, pero aún se encuentra por arriba de las 100 000 y no es indicación de parto a las 25 semanas.

PREGUNTA 5

Respuesta correcta C:
Debido a su PA elevada, esta paciente tiene diagnóstico de preeclampsia con manifestaciones de severidad, que se trata en el hospital por la necesidad de vigilancia estrecha y tratamiento con antihipertensivos. Por ello, no debe darse de alta. Más bien debe tratarse de manera expectante con al menos pruebas fetales y de laboratorio a diario. Además, puesto que aún es una gestación muy temprana, debe tratarse de manera expectante hasta que alcance las 34 sem de gestación si el estado materno y fetal lo permite.

CASO 3
PREGUNTA 1

Respuesta correcta D:
Aunque se podría hacer cualquiera de las preguntas de revisión de sistemas, aquella acerca del dolor CSA es importante cuando se valora a una paciente cuyos signos/síntomas son preocupantes respecto de la preeclampsia. En una embarazada con náusea y vómito en el tercer trimestre es importante saber del dolor del CSA, porque puede relacionarse con una preeclampsia con manifestaciones de severidad o el síndrome de HELLP. Es digno de mención que otra causa de náusea, vómito y dolor del CSA frecuente durante el embarazo es la colelitiasis. Las embarazadas pueden en ocasiones presentar síntomas vesiculares, incluso sin cálculos, por la presencia de lodo biliar en el contexto de una comida grasa.

PREGUNTA 2

Respuesta correcta B:
Aunque con frecuencia se ordena valorar los GB (leucocitos) como parte del RHC, no tiene particular utilidad en el contexto de la preeclampsia. La determinación de plaquetas, PFH, LDH, Cr, Hto y ácido úrico son todos útiles para precisar si la paciente tiene preeclampsia. Una ultrasonografía obstétrica sería útil para valorar el crecimiento fetal, y si mostrase retraso del crecimiento fetal, entonces también estaría indicada una valoración Doppler de arteria umbilical.

PREGUNTA 3

Respuesta correcta D:
El síndrome de HELLP corresponde a hemólisis, elevación de las enzimas hepáticas y plaquetopenia, una forma severa de preeclampsia que, por lo general, no se trata de manera expectante. Antes de las 28 a 32 sem de gestación el tratamiento expectante del síndrome de HELLP se ha empleado para administrar un ciclo de betametasona con el fin de mejorar la madurez pulmonar fetal y, acto seguido, interrumpir el embarazo. Para tratar esta enfermedad de manera expectante es necesario que la paciente tenga información completa porque el manejo expectante es más peligroso para la madre que para el feto. Cuando se emplea el tratamiento expectante del síndrome de HELLP, si la paciente desarrolla síntomas graves, como el empeoramiento de los resultados de las pruebas de laboratorio o cuando concluye el ciclo de betametasona, deberá entonces interrumpirse el embarazo.

PREGUNTA 4

Respuesta correcta D:
El síndrome de HELLP es un subtipo de preeclampsia con manifestaciones de severidad. Las pacientes con este síndrome deben tener una interrupción rápida del embarazo. Conforme el estado materno y fetal lo permita, se puede diferir el nacimiento en las pacientes con síndrome de HELLP durante 24 a 48 h para administrar betametasona. En contraste, las pacientes con preeclampsia con manifestaciones de severidad pueden tratarse de manera expectante hasta las 34 sem. Si bien algunos médicos optan por el parto mediante cesárea en el contexto de la preeclampsia con manifestaciones de severidad o el síndrome de HELLP, hay pocos datos para sugerir que sea necesaria o mejor que intentar la inducción y una prueba de trabajo de parto, en tanto el estado fetal siga siendo alentador. La PA de la paciente no presenta elevación grave, por lo que no requiere hidralacina IV o nifedipina PO.

CASO 4

PREGUNTA 1

Respuesta correcta C:
La paciente no tiene diagnóstico de preeclampsia. Sin embargo, debido a su PA de 90/60 mm Hg al inicio de la gestación, esta nueva elevación aguda posiblemente sea signo de HG subyacente o preeclampsia y debe hacer que un médico perspicaz se preocupe. Para valorar adicionalmente a esta paciente, serían de utilidad las PA seriadas, en particular entre contracciones y cuando presenta menos dolor. Además, se debe ordenar un conjunto de pruebas de laboratorio de preeclampsia y un cociente P/C en orina.

PREGUNTA 2

Respuesta correcta E:
Ante las convulsiones, las ABC ocupan el primer sitio (vía aérea, respiración circulación). La vasta mayoría de las convulsiones por eclampsia es autolimitada y, por lo tanto, no habrá necesidad urgente de medicamentos anticonvulsivos.

Sin embargo, esto no siempre es válido, por lo que siempre es bueno contar con el conocimiento básico de un algoritmo anticonvulsivo. Ante la eclampsia, debe administrarse $MgSO_4$ IV o IM. En esta paciente que tiene muy poca probabilidad de contar con una vena permeable aún, la forma ideal para aplicar una carga de $MgSO_4$ es de 10 g IM (2 dosis de 5 g IM separadas) para prevenir convulsiones futuras. Sin embargo, su convulsión inicial no se detiene y a menudo la forma más rápida de cesarla es con una benzodiacepina IV, como el midazolam. Una vez estabilizada la paciente, es importante estudiar la FCF, que es común que presente deceleración durante la convulsión y regrese a la basal después de que concluya. Si no lo hace, puede estar indicada una cesárea urgente y, por lo tanto, se notificará al quirófano y a todos los demás integrantes del personal clave de una potencial cesárea urgente.

PREGUNTA 3

Respuesta correcta B:
En primer lugar, no es apropiado dejar en el área de selección a una paciente con sospecha de eclampsia. Debe ubicarse en una sala de trabajo de parto con una relación 1:1 respecto del personal de enfermería, de ser posible. Dada la frecuencia de las contracciones, es probable que presente un desprendimiento prematuro de placenta normoinserta y, por consiguiente, esta deceleración tardía puede corresponder a una bradi-

cardia prolongada, que demanda el nacimiento urgente. Mediante su traslado al quirófano se tiene una mejor preparación para hacer una cesárea de urgencia, de ser necesario. Es inapropiado en este contexto esperar 4 o 5 min para ver si se resuelve la bradicardia fetal. Es importante recordar que suelen requerirse al menos 5 min para trasladar una paciente al quirófano y arreglar todo lo necesario respecto del personal para iniciar una cesárea de urgencia. Se necesitará tiempo para obtener el consentimiento de la paciente en estado posconvulsivo para que el anestesiólogo la valore y con el fin de prepararla para la operación. Así, trasladarla al quirófano sería la principal prioridad en estas circunstancias. Otra opción habría sido hacer una exploración cervical. Si se encontrase una dilatación completa, podría realizarse una aplicación de fórceps urgente. También podría haber presentado un prolapso del cordón o una contracción uterina tetánica, ambos procesos que se pueden diagnosticar por exploración cervical, lo que debe ocurrir conforme se prepara el traslado de la paciente al quirófano. No presenta otra convulsión, no hay necesidad de una nueva carga de $MgSO_4$. Sus resultados de laboratorio son de interés y si el anestesiólogo planea intentar una anestesia regional, es importante que conozca su cifra de plaquetas. No obstante, todo esto es secundario al traslado urgente de la paciente al quirófano.

La diabetes durante el embarazo abarca un rango de enfermedades que incluye la diabetes gestacional y la diabetes mellitus manifiesta (tabla 9-1). Fuera del embarazo, las pacientes con diabetes se subdividen en dos tipos con base en la fisiopatología de su enfermedad, en tanto que durante el embarazo la diabetes suele caracterizarse como pregestacional o gestacional. Las pacientes con diabetes pregestacional son todas las diagnosticadas con los tipos 1 y 2 de diabetes mellitus antes de embarazarse. Aquellas con diabetes gestacional son diagnosticadas con intolerancia a los carbohidratos durante el embarazo. Debido a una falta de detección sistemática de la diabetes en muchas mujeres no embarazadas, este último grupo en ocasiones puede incluir a aquellas con diabetes mellitus pregestacional no diagnosticada.

DIABETES MELLITUS GESTACIONAL

La **diabetes mellitus gestacional** (DMG) real es una alteración del metabolismo de carbohidratos que se manifiesta por primera vez en el embarazo. Las pacientes pueden presentar una alteración limítrofe de dicho metabolismo en el momento basal o ser por completo normales fuera del embarazo. Sin embargo, durante la gestación la somatomamotropina coriónica humana (también conocida como lactógeno placentario humano) y otras hormonas producidas por la placenta actúan como factores contra la insulina que llevan a una mayor resistencia a la hormona e intolerancia generalizada a los carbohidratos. Esta mayor resistencia a la insulina se presenta en todas las embarazadas, pero aquellas en las que se pronostica el equilibrio entre la función y resistencia a la hormona fuera del metabolismo de carbohidratos usual tendrán una glucemia pospandrial elevada y, en ocasiones, también en ayuno. Debido a que este equilibrio entre la producción de insulina y la sensibilidad a la hormona parece importante, se emitió la hipótesis de que puede también participar la función de las células β del páncreas. En particular, en modelos animales parece que hay una hipertrofia de células β que se presenta en la primera mitad del embarazo y permite la suficiente producción de insulina para contrarrestar la mayor resistencia secundaria a las hormonas placentarias.

Debido a que las hormonas placentarias aumentan de volumen conforme lo hacen el tamaño y la función de la placenta, las anomalías del metabolismo de los carbohidratos suelen no manifestarse hasta ya avanzado el segundo trimestre o a inicios del tercero de la gestación. Así, las mujeres con DMG en general no tienen un riesgo aumentado de anomalías congénitas, como aquellas con diabetes pregestacional. Sin embargo, portan un mayor riesgo de macrosomía fetal y lesiones al nacimiento, así como hipoglucemia, hipocalcemia, hiperbilirrubinemia y policitemia neonatales, como aquellas con diabetes pregestacional. Además, estas mujeres presentan un riesgo de 4 a 10 veces mayor de sufrir diabetes mellitus tipo 2 (DM2) durante el resto de su vida.

EPIDEMIOLOGÍA

La incidencia de DMG va de 1 a 12% de las embarazadas, dependiendo de la población y de la prueba de detección o diagnóstico utilizada. En Estados Unidos a menudo se ha comunicado que varía entre 5 y 8%. Se observan tasas más elevadas de DMG en mujeres de ascendencia latina, asiática y de las Islas del Pacífico (IP), así como en nativos estadounidenses. También hay pruebas que sugieren que la etnicidad paterna en estos tres grupos se asocia con la DMG. Los estudios iniciales encontraron tasas más altas de DMG en mujeres afroamericanas. Sin embargo, en estudios subsiguientes con control del IMC materno se encontró poca diferencia en la incidencia entre las afroamericanas y las caucásicas. Otros factores de riesgo incluyen el aumento de la edad materna, la obesidad, el antecedente familiar de diabetes, un peso > 4 000 g en un neonato previo y el óbito fetal.

	TABLA 9-1 Clasificación de White de la diabetes durante el embarazo	
Clase	**Descripción**
A_1	Diabetes gestacional; controlada con dieta
A_2	Diabetes gestacional; controlada con insulina
B	De inicio a los 20 años o más
	Con duración < 10 años
C	De inicio a los 10 a 19 años
	Con duración de 10 a 19 años
D	De inicio antes de los 10 años
	Con duración > 20 años
F	Con nefropatía
R	Con retinopatía proliferativa
RF	Con retinopatía y nefropatía
H	Con cardiopatía isquémica
T	Con antecedente de trasplante renal

EVALUACIÓN DIAGNÓSTICA

El mejor momento para detectar la diabetes durante el embarazo es al final del segundo trimestre, entre las semanas 24 y 28 de gestación, en las mujeres con bajo riesgo de DMG. Sin embargo, para identificar aquellas con DM2 previa, debe hacerse la detección de DMG en las que presentan uno o más factores de riesgo en su primera consulta prenatal, como parte de las pruebas de laboratorio iniciales. Si tales pruebas resultan negativas, se hace detección de DMG a principios del tercer trimestre (de 24 a 28 sem de gestación).

Hay una diversidad de métodos propuestos para la detección de diabetes durante el embarazo (tabla 9-2). En Estados Unidos la prueba de detección por el laboratorio consta de la administración de una carga de 50 g de glucosa y la posterior cuantificación de la glucosa plasmática transcurrida 1 h. Si la concentración de glucosa en sangre a la hora es > 140 mg/dL, la prueba se considera positiva y está indicada una prueba de tolerancia de glucosa (PTG), que suele constar de una carga de glucosa de 100 g. Se han propuesto umbrales de detección de 130 o 135 mg/dL, lo que aumentaría la sensibilidad de la prueba, pero con el costo de un mayor porcentaje de mujeres con resultado positivo y que, por lo tanto, requerirían pruebas confirmatorias subsiguientes. Por consiguiente, aún está bajo intensa investigación y requiere mayor dilucidación el umbral de positividad óptimo de una detección que lleve al máximo la sensibilidad y disminuya los costos.

Las mujeres con una prueba de detección positiva son valoradas para diagnóstico con una PTG oral de 3 h con 100 g para valorar su metabolismo de carbohidratos (tabla 9-3). Para realizar la PTG, la paciente recibe una carga de 100 g de glucosa oral después de un ayuno nocturno de 8 h, precedido por una dieta especial de carbohidratos de 3 días de duración. Se determina la concentración de glucosa inmediatamente antes de su administración (en ayuno) y de nuevo transcurridas 1, 2 y 3 h. Si 2 o más de los 4 valores resultan elevados, se hace el diagnóstico de DMG. Las cifras que se muestran en la tabla 9-3 reflejan las recientemente disminuidas, que aumentarán el número de mujeres con diagnóstico de diabetes mellitus gestacional.

Hace poco, en la American Diabetes Association (ADA), la Organización Mundial de la Salud (OMS) y el International Association of Diabetes in Pregnancy Study Group se recomendó que se hiciera una detección a las mujeres durante el embarazo y se les diagnosticara con una

TABLA 9-2 Pruebas de detección de la diabetes durante el embarazo	
	Cifra normal de glucosa (mg/dL)
En ayuno	< 105
Una hora después de una carga de 50 g de glucosa	< 140

■ TABLA 9-3 PTG de 3 h: Criterios para la DMGª en sangre venosa y plasma

Momento de la determinación de glucosa	Glucosa sanguínea venosa normal (mg/dL)	Glucosa plasmática total normal (mg/dL)
En ayuno	90	105
1 h	165	190
2 h	145	165
3 h	125	145

ª Los resultados reflejan los límites superiores normales. El diagnóstico de diabetes gestacional se hace cuando se rebasa la cifra en ayuno o dos valores de las otras. PTG, prueba de tolerancia de glucosa; DMG, diabetes mellitus gestacional.

prueba única, similar a la de aquellas fuera del embarazo. La prueba sería una cuantificación de glucemia en ayuno seguida por una carga de 75 g de glucosa y la determinación de la glucemia 1 y 2 h después. El diagnóstico de DMG se haría ante la elevación de una de estas tres cifras. Estas recomendaciones se basan en parte en los hallazgos del estudio Hyperglycemia and Pregnancy Outcomes (HAPO), donde las mujeres con una cifra elevada de glucosa en sangre en ayuno, de 1 o 2 h posprandiales, tenían todas riesgos de una amplia variedad de complicaciones neonatales. Así, para aquellos grupos que recomendaron disminuir el umbral, la prueba única justifica el cambio debido a este trabajo previo. Cabe mencionar que no se ha demostrado un beneficio específico del tratamiento de estas pacientes. El lado negativo de este cambio en la atención sanitaria se estimaría en 17% de la población gestante con diagnóstico de DMG y cómo atenderla.

TRATAMIENTO

Una vez que se hace el diagnóstico de DMG, la paciente suele iniciar una dieta como la recomendada para aquellas con diabetes previa. Se recomienda el plan de dieta de la ADA de 2 200 cal diarias para todas las pacientes con diabetes durante el embarazo, aunque es más importante la ingestión total de carbohidratos. La ingestión recomendada es de alrededor de 200 a 220 g de carbohidratos diarios. Además, tanto el horario como el contenido de las comidas son importantes; por lo tanto, se sugiere un plan de alimentación basado en la ingestión de 30 a 35 kcal/kg de peso corporal ideal. Se instruye a las pacientes para contar los carbohidratos y se diseñan comidas que contengan entre 30 y 45 g en el desayuno, 45 a 60 g en el almuerzo y la cena, y 15 g en bocadillos. Aun con esta dieta, la paciente también debe vigilar sus cifras de glucemia cuatro veces al día, lo que incluye sus valores en ayuno y tres posprandiales. Además de la dieta se recomienda el ejercicio leve, por lo general caminatas posprandiales. La mejor forma de caminar para mejorar el control pospandrial de la glucemia es hacerlo durante 15 min, de 30 a 40 min después de ingerir alimentos.

Si la dieta recomendada más el ejercicio controlan las cifras de glucemia dentro del rango pretendido (cifras en ayuno < 90 mg/dL y posprandiales de 1 h < 140 mg/dL o 2 h < 120 mg/dL), entonces se continúa este esquema durante el resto del embarazo. Estas pacientes se clasifican de clase A_1 o con diabetes gestacional controlada con dieta en la **clasificación de White de la DMG**, que se usa como una herramienta de pronóstico para determinar la gravedad probable de la diabetes de una mujer y su interacción con el embarazo; fue originalmente diseñada para predecir la supervivencia perinatal. No obstante, si más de 25 a 30% de las cifras de glucosa de una paciente en sangre están elevadas, está indicado el tratamiento farmacológico, por lo general con insulina o un hipoglucemiante oral. Estas mujeres entonces se consideran de clase A_2 o con diabetes gestacional controlada con medicamentos.

En las pacientes con diabetes gestacional real, las cifras en ayuno suelen ser normales aunque las posprandiales están elevadas debido a que la fisiopatología se relaciona con el metabolismo de grandes cargas de carbohidratos, más que con una intolerancia a los carbohidratos basal. Estas pacientes pueden iniciar insulina de acción breve en combinación con una insulina de acción intermedia en la mañana (para cubrir desayuno y almuerzo) y una insulina de acción breve en la cena. Por lo general, la insulina de acción breve es lispro o aspartato, y la insulina de acción intermedia es la NPH. Durante mucho tiempo la insulina regular ha sido el principal recurso terapéutico para la diabetes; sin embargo, ha sido sustituida por la lispro debido a su inicio más rápido de acción y duración más breve. La actividad de la insulina lispro simula mejor la fisiología normal y lleva a un mejor control de la glucemia pospandrial con menos hipoglucemia.

Históricamente, los agentes hipoglucemiantes orales no se usaron durante el embarazo por preocupaciones en cuanto a una posible hipoglucemia fetal. Sin embargo, estudios recientes indican que en algunas pacientes se puede lograr el control adecuado de la glucemia sin daño particular para el feto. Dada su facilidad de administración por la paciente y un posible mejor cumplimiento, ahora algunos médicos usan fármacos orales, como gliburida o metformina. Respecto de la gliburida, ha habido solo tres estudios prospectivos aleatorios relativamente pequeños y sin la potencia suficiente para revisar todos los resultados neonatales importantes, y aún no se cuenta con resultados de largo plazo. En metaanálisis recientes de gliburida contra insulina se muestra que los resultados de corto plazo son peores en las embarazadas tratadas con la primera. Por lo tanto, la gliburida no debe constituir el tratamiento inicial de la DMG. En un estudio aleatorio comparativo reciente de metformina e insulina se demostró que no había diferencia en los resultados. Sin embargo, debido a que el fármaco oral atraviesa la placenta y no se han valorado adecuadamente sus resultados de largo plazo, la metformina debe usarse solo como recurso de segunda opción en aquellas mujeres que no utilizarán insulina. En el American College of Obstetricians and Gynecologists (ACOG) aún se considera experimental el uso de los fármacos hipoglucemiantes orales durante el embarazo, si bien se utilizan mucho en la práctica clínica.

VIGILANCIA FETAL

En las pacientes de clase A_2 de DMG que inician insulina o un agente hipoglucemiante oral suele principiar la vigilancia fetal mediante pruebas sin estrés (PSE) o perfil biofísico modificado (PBF) entre las 32 y 36 sem de gestación y se continúa hasta el parto con un esquema uni o bisemanal. Debido al mayor riesgo de macrosomía, a estas pacientes por lo general se les realiza una ultrasonografía obstétrica para el peso fetal calculado (PFC) entre las 34 y 37 sem. No es usual proveer vigilancia fetal a las pacientes de clase A_1 de DMG que están bien controladas solo con la dieta. La decisión de ofrecer a estas pacientes una ultrasonografía para PFC varía entre los médicos.

ATENCIÓN DEL PARTO

La atención intraparto de las pacientes con diabetes gestacional controlada con dieta no difiere de la de aquellas sin diabetes, considerando que la determinación aleatoria de glucosa al ingreso no revela hiperglucemia significativa que requiera corrección para evitar la hipoglucemia neonatal. No se sabe si las pacientes con diabetes gestacional bien controlada presentan en particular riesgo mayor alguno de complicaciones periparto, además del teórico de macrosomía. Una valoración más estrecha del peso fetal a término puede ser prudente en aquellas cuyo embarazo se prolonga más allá de la fecha calculada para el parto.

El parto programado (por lo general mediante inducción) a las 39 sem de gestación, es frecuente en las pacientes que reciben insulina o un agente hipoglucemiante (de clase A_2 de DMG). Una preocupación acerca de permitir que sus embarazos continúen es que tal vez haya mayor riesgo de hipoglucemia, porque la función placentaria disminuye hacia el término de la gestación. A estas pacientes suele inducírseles el trabajo de parto a las 39 sem, cuando se discontinúan sus hipoglucemiantes de acción prolongada y se vigila la glucemia cada hora. Se utilizan solución glucosada e insulina por vía endovenosa en goteo, si es necesario, para mantener la glucemia dentro de los límites de referencia (< 120 mg/dL). A las pacientes con mal control de la glucemia se les ofrece el nacimiento entre las semanas 37 y 39. Aquellas con un PFC por arriba de 4 000 g tienen mayor riesgo de distocia de hombros y sus curvas de evolución del trabajo de parto deben vigilarse estrechamente. Algunos clínicos ofrecen a estas pacientes una cesárea electiva, pero tal operación más a menudo corresponde a aquellas con un PFC > 4 500 gramos.

En el momento del parto, en general no se usan fórceps ni ventosa si se sospecha macrosomía por el mayor riesgo de distocia de hombros, excepto en el caso de un fórceps real en el plano de salida por resultados no alentadores de la vigilancia fetal. En preparación para una posible distocia de hombros debe contarse con al menos un obstetra experimentado en la sala de partos y varias enfermeras/asistentes adicionales, lo que permite que una haga presión suprapúbica y otras dos la maniobra de McRoberts, si bien puede disponerse de una más para programar los sucesos y actuar como auxiliar.

SEGUIMIENTO

Entre las pacientes con DMG, más de 50% la experimentará en embarazos posteriores y de 25 a 35% presentará diabetes manifiesta en 5 años. Las mujeres con DMG deben someterse a detección de DM2 en la consulta posparto y cada año posterior, más comúnmente mediante una glucemia sérica en ayuno o una PTG de 2 h con carga de 75 g de glucosa. Los hijos de pacientes con DMG tienen una mayor incidencia de obesidad en la niñez y DM2 durante la edad adulta temprana y en etapas posteriores de su vida. Por desgracia, solo una minoría de pacientes en realidad obtiene la prueba de seguimiento por PTG posparto. Sin embargo, en varios pequeños estudios de intervención se encontró que la programación de tales pruebas de seguimiento o el envío de recordatorios por una enfermera mejoran la tasa de su conclusión.

DIABETES PREGESTACIONAL

La diabetes durante el embarazo puede tener efectos devastadores sobre ambos, la madre (tabla 9-4) y el feto (tabla 9-5). Las mujeres con diabetes tienen cuatro veces más probabilidad de presentar preeclampsia o eclampsia que las no afectadas. También tienen una probabilidad doble de un aborto espontáneo. Además, los riesgos de infección, polihidramnios, hemorragia posparto y cesárea aumentan todos en ellas. De manera similar, la diabetes puede tener un efecto adverso en el feto, que incluye

la quintuplicación de las muertes perinatales y un aumento doble a triple en el riesgo de malformaciones congénitas, dependiendo del control de la glucemia.

El control de la cifra de glucosa en las embarazadas con diabetes manifiesta es un factor de particular importancia para determinar el resultado

▮ **TABLA** 9-4 Complicaciones maternas de la diabetes durante el embarazo
Complicaciones obstétricas
Polihidramnios
Preeclampsia
Pérdida gestacional
Infección
Hemorragia posparto
Aumento de las cesáreas
Urgencias en la diabetes
Hipoglucemia
Cetoacidosis
Coma diabético
Afección vascular y de órgano terminal
Cardiaca
Renal
Oftálmica
Vascular periférica
Neurológicas
Neuropatía periférica
Alteración gastrointestinal

■ **TABLA**
9-5 Complicaciones fetales de la diabetes mellitus
Macrosomía
Parto traumático
Distocia de hombros
Parálisis de Erb
Retraso de la maduración de órganos
Pulmonar
Hepática
Neurológica
Del eje hipófisis-tiroides
Malformaciones congénitas
Cardiovasculares
Del tubo neural
Síndrome de regresión caudal
Dextrocardia
Duplicación de uréteres renales
RCIU
Muerte intrauterina
RCIU, retraso del crecimiento intrauterino

fetal. En estudios previos con mínimo tratamiento de la glucemia de las embarazadas con diabetes, la tasa de mortalidad era tan alta como el 30%. Sin embargo, con un tratamiento cuidadoso por especialistas ese riesgo puede disminuir a menos de 1%. Los fetos de madre diabética tienen más probabilidad de desarrollar anomalías congénitas, incluidas tanto las cardiacas como los defectos del tubo neural

y, de manera más notoria, el síndrome de regresión caudal. El feto también tiene riesgo de anomalías del crecimiento y muerte súbita intrauterina.

EPIDEMIOLOGÍA

Menos de 1% de las embarazadas presenta diabetes pregestacional. Pero con un mejor tratamiento de la diabetes mellitus tipo 1 (DM1) y tasas más elevadas de DM2 en el contexto de la epidemia de obesidad, el número de mujeres con diabetes pregestacional que se embaraza está en aumento.

FACTORES DE RIESGO

El sistema de clasificación de White se diseñó originalmente para pronosticar la supervivencia perinatal; no obstante, con los cambios en el tratamiento de la diabetes como enfermedad crónica se ha hecho menos aplicable. La duración de la enfermedad usada para diferenciar las clases B, C y D tiene poco valor predictivo en este momento, porque tal vez sean pacientes de clase B con mal control y muchas pacientes de clase D con control excelente y, por lo tanto, con menor probabilidad de riesgo de complicaciones perinatales. Sin embargo, la gravedad de la enfermedad como se refleja en las clases R (retinopatía), F (nefropatía) y H (cardiopatía) es ciertamente signo de peores resultados perinatales en ellas. Junto con la clasificación de White, otros factores de pronóstico incluyen hipertensión, pielonefritis, cetoacidosis y mal control de la glucemia, que con frecuencia se determina por la cuantificación de HgbA$_1$c, la cual provee un cálculo del control promedio de la glucemia en los 8 a 12 meses previos. Las pacientes con una HgbA$_1$c < 6.5%, en general presentan buenos resultados, mientras que se calcula que aquellas con cifras ≥ 12% tienen una tasa de 25% de anomalías congénitas.

TRATAMIENTO

Las metas de la terapéutica de la paciente con diabetes comprenden una instrucción amplia, el control de la glucosa materna, así como pruebas y vigilancia maternas y fetales cuidadosas. Para lograr estos propósitos, deberá mantenerse un estrecho control de la glucemia antes de la concepción y durante el embarazo. Los estudios muestran ahora que un control más estricto de las cifras de glucosa sérica durante el embarazo puede disminuir la tasa de complicaciones maternas y neonatales. Para alcanzar la euglucemia, deben regularse todas: dieta, insulina y ejercicio.

Las pacientes con diabetes pueden adquirir cada vez más conciencia de las diferencias que puede implicar el control estrecho, así como de la importancia de su tratamiento durante el embarazo. Idealmente, debe atenderse a estas pacientes antes de la concepción para discutir los riesgos y beneficios del embarazo. En esas consultas se puede asesorar a una mujer con diabetes en cuanto a los riesgos para su salud, en particular en el contexto de la nefropatía crónica, que se ha demostrado empeora durante el embarazo. También se puede asesorar a la paciente respecto del riesgo de anomalías congénitas del feto con base en su $HgbA_1c$. Si ella no tiene un control óptimo, éste puede mejorarse en preparación para el embarazo. Debido a que estas pacientes tienen mayor riesgo de defectos del tubo neural, también reciben 4 mg de ácido fólico al día.

Ha sido estándar que las pacientes sigan el plan de dieta de ADA de 2 200 cal diarias. En fechas más recientes, no obstante, el propósito de la dieta en la diabetes se ha centrado en la ingestión total de carbohidratos, más que en la calórica. En general, las pacientes mantienen su ingestión de carbohidratos en 30 a 45 g para el desayuno y 45 a 60 g para el almuerzo y la cena, además de 15 g para los bocadillos, y pueden aumentar o disminuir las proteínas y grasas dependiendo de que necesiten más o menos calorías para aumentar o mantener el peso. Estas dietas centradas en los carbohidratos deben mantenerse durante el embarazo, aunque la ingestión calórica total suele ser casi 300 kcal mayor que para las mujeres no embarazadas.

DIABETES MELLITUS TIPO 1

Históricamente, las pacientes con DM1 han tenido resultados maternos y perinatales en extremo deficientes, muchos atribuibles a la larga duración de su enfermedad y a la dificultad para mantener la euglucemia. Hoy, muchas pacientes con DM1 vigilan su glucemia siete o más veces al día, hacen el recuento de carbohidratos y conservan su $HgbA_1c$ por debajo de 6 a 6.5%. Cuando pueden mantener un control estrecho antes y durante el embarazo, los riesgos de enfermedad microvascular, renal e hipertensión disminuyen de manera significativa. Estas tasas de enfermedad basal más bajas llevan a menos complicaciones durante el embarazo.

Debido a la correlación del resultado con la enfermedad pregestacional, las pacientes sometidas a una detección extensa en su primera consulta (cuando no en la etapa preconcepcional). Las pacientes deben realizarse sistemáticamente un

ECG, en particular aquellas con enfermedad prolongada, hipertensión, edad avanzada o enfermedad renal. Debe obtenerse una colección de orina de 24 h para determinación de la depuración de creatinina y la concentración de proteínas, con el fin de valorar la función renal basal. Ordenarse una HgbA$_1$c para valorar el tratamiento basal de la glucosa, así como pruebas de función tiroidea (hormona estimulante del tiroides y T4 libre), porque estas pacientes tienen riesgo de otras endocrinopatías autoinmunitarias. Además, debe remitirse al oftalmólogo para verificar la retinopatía basal.

Debido a que las pacientes con DM1 requieren insulina, suelen ser muy experimentadas en el tratamiento de su enfermedad. Sin embargo, esta experiencia tal vez no sea aplicable durante el embarazo, cuando el control de la glucemia puede ser notoriamente diferente. En la primera mitad de la gestación, el esquema de dosis previo de la paciente suele aumentarse ligeramente, pero puede hacerlo de manera sustancial en la última mitad del embarazo, conforme aumenta la resistencia a la insulina. Si se ha tratado a las pacientes con una bomba de insulina, debe continuarse su uso. De hecho, debido a que una bomba de insulina puede ayudar a mantener un control estrecho en las pacientes, suele iniciarse ya sea antes de la concepción en quienes la planean o después del primer trimestre en quienes han tenido dificultad creciente para el tratamiento con NPH e inyecciones de insulina lispro. Algunas pacientes tendrán un control pregestacional excelente con insulina glargina, de liberación prolongada, que aporta una concentración muy plana, constante, de insulina durante 24 h. Por desgracia, la experiencia durante el embarazo es mínima. Si bien en general no se recomienda en la actualidad durante la gestación, se usa cada vez más por los médicos que atienden a pacientes diabéticas preconcepcionales durante su embarazo.

En la tabla 9-6 se muestra la relación entre la hora de la dosis de insulina, la de la prueba de glucemia y la de las cifras de glucemia pretendidas. Cuando se ajusta un esquema de dosificación de la paciente, es importante

TABLA 9-6 Vigilancia de la glucosa y dosificación de insulina durante el embarazo

Tipo de insulina y horario de dosis	Impacto observado del horario	Glucemia pretendida (mg/dL)
NPH nocturna	Ayuno	70 a 90
Lispro matutina	Después del desayuno	100 a 139
NPH matutina	Después del almuerzo	100 a 139
Lispro nocturna	Después de la cena	100 a 139

considerar otros factores que podrían alterar los requerimientos de insulina, como dieta, ejercicio, estrés e infección. Cuando se requieren cambios de la insulina, hay unas cuantas reglas simples para ayudar en el proceso (tabla 9-7). Además de los esquemas incluidos en las tablas 9-6 y 9-7, las pacientes con bombas de insulina deben verificar las cifras de glucemia preprandial durante el día para tener una percepción de qué tan bien se están manejando sus cifras de glucemia basales.

Dado que el grado de actividad física modifica la cifra de glucosa plasmática, se sugiere que sea constante. Se debe tener en mente que una paciente hospitalizada que alcanza la euglucemia en el contexto de una actividad relativamente baja, puede presentar crisis de hipoglucemia cuando se le da de alta a casa con el mismo esquema de insulina, porque su nivel de actividad física aumenta, lo que disminuye la necesidad de insulina. Puede usarse también la actividad física para ayudar a tratar la glucemia. Si una paciente presenta consistentemente una glucosa sanguínea posprandial elevada, puede aumentarse la actividad de insulina preprandial o posprandial. También es importante considerar diferencias entre la actividad de los otros días y del fin de semana.

Algunas pacientes requerirán esquemas de insulina totalmente diferentes durante los fines de semana.

DIABETES MELLITUS TIPO 2

La fisiopatología de la DM2 difiere de la de DM1. Las pacientes con DM1 presentan una destrucción autoinmunitaria de las células de sus islotes pancreáticos, con el resultado

TABLA 9-7 Instrucciones para el ajuste de la dosis de insulina
1. Establecer una cifra de glucemia en ayuno entre 70 y 90 mg/dL
2. Ajustar solo un nivel de dosis a la vez
3. No cambiar ninguna dosis por más de 20% al día
4. Esperar 24 h entre los cambios de dosis para valorar la respuesta

de una disminución o ausencia de la producción de insulina, en tanto que aquellas con DM2 representan resistencia periférica a la insulina. Muchas de estas pacientes se tratan antes del embarazo con agentes hipoglucemiantes orales o solo dieta. Pero durante el embarazo la mayoría requiere insulina. En general, no se han usado los fármacos hipoglucemiantes orales durante el embarazo por preocupación acerca de la hipoglucemia fetal o una teratogenicidad potencial, pero estudios recientes no han mostrado ninguna asociación particular con anomalías congénitas y suele mantenerse a estas pacientes con tales medicamentos durante la gestación. No obstante, en un momento dado la mayoría de ellas tendrá hiperglucemia incluso con dosis máximas de los fármacos orales y necesitan cambiar a insulina.

Cuando los hipoglucemiantes orales no mantienen un control adecuado de la glucosa durante el embarazo, se puede cambiar la insulina o complementarse. En general, se inicia con insulina protamina neutra Hagedorn (NPH) al acostarse, para controlar la glucemia en ayuno y por la mañana para proveer un sustrato de acción más prolongada durante el día. Se utiliza una insulina de acción rápida, por lo general lispro, en las comidas, para controlar la ingestión inmediata de carbohidratos. Una vez que las pacientes inician la insulina, el tratamiento es muy similar al de las de DM1, aunque las dosis suelen ser mayores dependiendo de su grado de resistencia a la hormona. De nuevo, aunque se ha usado tradicionalmente la insulina regular, es un mal sustituto respecto de las nuevas insulinas de acción rápida para el control de la glucemia posprandial.

Pruebas fetales y parto

En la paciente con diabetes pregestacional suelen empezarse las pruebas prenatales para valorar el crecimiento y bienestar del feto a las 32 sem. Se recomienda hacerlo más tempranamente en el contexto de un mal control de la glucemia. Los esquemas de estudio varían, pero pueden simular los siguientes: valoración fetal prenatal, constituida por PSE semanales hasta las 36 sem, periodo durante el cual se implementan pruebas bisemanales, con una PSE por semana alternando con un PBF modificado, para valorar también el volumen de líquido amniótico. Además de las pruebas semanales, suele hacerse una ultrasonografía para valorar el crecimiento fetal entre las 32 y 36 semanas.

En general, se ofrece a las pacientes con diabetes insulinodependiente pregestacional sin complicaciones la inducción del trabajo de parto a las 39 sem de gestación, un cambio respecto de planes terapéuticos previos, de nacimiento en tales pacientes a las 37 o 38 sem, una vez que la amniocentesis aportaba datos alentadores de la madurez pulmonar fetal. Por lo tanto, es aceptable el tratamiento expectante después de las 37 sem, pero el médico debe mantener una vigilancia estrecha de la paciente después de dicho momento. Las indicaciones para un parto más temprano incluyen pruebas fetales no alentadoras, mal control de la glucemia, empeoramiento o mal control de la hipertensión, empeoramiento de la nefropatía o un deficiente crecimiento fetal.

Las cifras de glucemia pueden ser en extremo difíciles de tratar en la mujer con diabetes en trabajo de parto. El esfuerzo físico que implica el trabajo de parto y parto disminuye los requerimientos totales de insulina. Suele iniciarse en las pacientes solución glucosada e insulina intravenosas en goteo para mantener la glucemia entre 100 y 120 mg/dL; cuando aumenta por arriba de esta última cifra se puede aumentar la insulina. Por el contrario, si la cifra de glucemia desciende hasta entre 80 y 100 mg/dL, se puede iniciar o aumentar la solución glucosada intravenosa.

Después del parto los requerimientos de insulina maternos disminuyen significativamente por la eliminación de la placenta, que contiene muchos antagonistas de insulina. De hecho, los requerimientos de insulina pueden descender por debajo de los pregestacionales durante el puerperio, en particular en las mujeres que amamantan. Aquellas con diabetes tipo 2 tal vez no requieran insulina durante ese periodo. Sin embargo, las tipo 1 siempre deben mantenerse con al menos una pequeña cantidad de insulina, porque no producen alguna de manera endógena.

Seguimiento

En el periodo puerperal, las pacientes con diabetes pregestacional deben reiniciar sus esquemas previos al embarazo. Sin embargo, a aquellas que recibían hipoglucemiantes orales con frecuencia se les recomienda no reiniciar su uso si amamantan, por preocupaciones en cuanto a la hipoglucemia neonatal, complicación más bien teórica puesto que no se ha demostrado en ninguna serie de casos grande o estudios pareados. En pacientes con nefropatía previa se hace una colección de orina de 24 h para determinar la depuración de creatinina y la concentración de proteínas a las 6 sem posparto para valorar su empeoramiento. Además, suele programarse una consulta de oftalmología de 12 a 14 sem posparto. Pasadas 6 a 8 sem posparto, el proveedor de atención sanitaria primaria o endocrinólogo debe retomar el tratamiento de la diabetes.

PUNTOS CLAVE

- La DMG se presenta en 1 a 12% de las embarazadas.

- Los factores de riesgo de DMG incluyen ascendencia latina, asiática estadounidense y nativa estadounidense, obesidad, antecedente familiar de diabetes y un embarazo previo complicado por DMG, macrosomía, distocia de hombros o muerte fetal.

- Debe someterse a todas las embarazadas a la detección de diabetes entre las semanas 24 y 28. También se hará detección en las de alto riesgo en su primera consulta prenatal.

- Las complicaciones fetales de la DMG incluyen macrosomía, distocia de hombros e hipoglucemia neonatal.

- El tratamiento pregestacional debe incluir consultas frecuentes para atención sanitaria, instrucción exhaustiva de la paciente, plan de dieta de la ADA, vigilancia de la glucemia, vigilancia fetal e insulina o un agente hipoglucemiante oral según se indique.

- A las pacientes con buen control de la glucemia se les debe, en general, inducírseles el nacimiento entre las semanas 39 y 40 de gestación. Se usan insulina y solución glucosada intraparto para mantener un estrecho control de la glucemia durante el parto.

- Se ofrece una cesárea si el peso fetal se calcula > 4 500 g.

- Las complicaciones maternas de la diabetes durante el embarazo incluyen hiperglucemia, hipoglucemia, infección de vías urinarias, nefropatía que empeora, hipertensión y retinopatía.

- Las complicaciones fetales de la diabetes durante el embarazo comprenden aborto espontáneo, anomalías congénitas, macrosomía, retraso del crecimiento intrauterino, hipoglucemia neonatal, síndrome de insuficiencia respiratoria y muerte perinatal.

- El tratamiento del embarazo se optimiza si se lleva a cabo una consulta preconcepcional, una atención prenatal temprana, una instrucción exhaustiva de la paciente, una vigilancia estrecha de la glucemia y el tratamiento con insulina, vigilancia fetal y un plan concienzudo para el nacimiento.

- Las pacientes con diabetes tipo 1 motivadas pueden, por lo general, mantener un control más estrecho con una bomba de insulina. El tratamiento del trabajo de parto y parto suele requerir insulina en solución intravenosa; sin embargo, sus requerimientos disminuyen notoriamente en el puerperio.

CASOS CLÍNICOS

CASO 1

Una mujer de 32 años de edad G0 con diabetes mellitus tipo 1 (DM1) acude a su consulta preconcepcional. Se le diagnosticó DM1 a la edad de 4 años y, aparte de algunos retos con el control de la glucemia durante la adolescencia, en general logra un buen control, de acuerdo con su informe. Utiliza una bomba de insulina subcutánea y no tiene antecedentes de retinopatía, nefropatía, cardiopatía, proteinuria, neuropatía periférica u otro trastorno médico. A la exploración mide 1.60 y pesa 55.4 kg. Su presión arterial es de 128/76 mm Hg.

1. Durante el asesoramiento, ¿de cuál de los siguientes NO se menciona que ella o su feto presente un mayor riesgo durante el embarazo?
   a. Preeclampsia
   b. Anomalías congénitas
   c. Presentación pélvica
   d. Cesárea
   e. Macrosomía fetal

2. Se ordena una prueba de laboratorio y el resultado es de HgbA$_1$c de 11. ¿Qué se recomienda a continuación?
   a. Debería proceder en el intento de embarazarse
   b. Debería tratar intensivamente de disminuir la HgbA$_1$c hasta menos de 9 para disminuir el riesgo de parto pretérmino
   c. Debería disminuir intensivamente su HgbA$_1$c hasta menos de 5 para disminuir su riesgo de preeclampsia
   d. Debería disminuir intensivamente su HgbA$_1$c hasta menos de 7 para aminorar su riesgo de anomalías congénitas
   e. Debería intentar embarazarse, pero también disminuir lentamente su glucemia con el propósito de alcanzar una HgbA$_1$c < 9

3. Además de los anteriores, ¿qué otras pruebas/recomendaciones se hacen?
   a. Colección de orina de 24 h para determinación de proteínas y depuración de creatinina
   b. Obtención de un ECG basal
   c. Obtención de un estudio oftalmológico basal
   d. Una prueba tiroidea de la hormona estimulante del tiroides (TSH)
   e. Todas las anteriores

4. La paciente regresa 6 meses después con una prueba de embarazo positiva y un último periodo menstrual (UPM) hace 6 sem. Se verifica que su HgbA1c es ahora de 8.6. Dado el interrogatorio médico basal, ¿cuál es su clasificación de White?
   a. Clase A
   b. Clase B
   c. Clase C
   d. Clase D
   e. Clase F

5. Se revisa su cifra de glucemia en ayuno que varía de 102 a 188 mg/dL; la prepandial, de 102 a 168 mg/dL, y la posprandial, de 120 a 179 mg/dL. Por lo cual, y con una HgbA1c actual de 8.6, ¿qué tratamiento se le recomienda?
   a. Agregar gliburida al esquema terapéutico médico
   b. Agregar metformina al esquema terapéutico médico
   c. Aumentar su insulina basal durante el día y la noche
   d. Aumentar las cargas de insulina a la hora de las comidas
   e. Sin cambios en este momento para evitar la hipoglucemia

CASO 2

Una mujer de 29 años de edad G2P1 con obesidad, antecedente de diabetes mellitus gestacional (DMG) en el embarazo anterior, y un historial familiar sólido de diabetes mellitus tipo 2 (DM2) se presenta a las 7 sem de gestación por UPM. En su embarazo previo requirió insulina y tuvo un bebé de 39 sem con peso de 4 300 gramos.

1. Además de las pruebas de laboratorio prenatales sistemáticas, ¿qué otras deberían hacerse en este momento?
   a. Una prueba de carga de glucosa con glucemia en ayuno
   b. Una ultrasonografía para calcular el peso fetal
   c. Anticuerpos antiinsulina
   d. Ninguna prueba en este momento; se podría agregar una prueba de tolerancia de glucosa a las 24 sem de gestación
   e. No se requieren pruebas adicionales; se asume que presenta DMG

2. Los resultados de laboratorio señalan una glucemia en ayuno de 145 mg/dL, una ultrasonografía que indica 7 sem y 2 días de gestación, compatible con la UPM, y los anticuerpos antiinsulina son negativos. Su diagnóstico es:
   a. DMG A_1
   b. DMG A_2
   c. DM1
   d. DM2
   e. Sin diabetes durante el embarazo

3. Para disminuir su riesgo de anomalías congénitas se inicia:
   a. Gliburida
   b. Metformina
   c. Insulina lispro solo con las comidas
   d. Insulina NPH y lispro
   e. Solo insulina glargina

4. Su embarazo progresa sin complicaciones. A las 34 sem de gestación inicia pruebas sin estrés (PSE) prenatales y determinación del índice del líquido amniótico dos veces por semana, lo que se hace para:
   a. Prevenir el parto pretérmino
   b. Prevenir la preeclampsia
   c. Prevenir la macrosomía
   d. Prevenir la distocia de hombros
   e. Prevenir el óbito fetal

CASO 3

Una mujer latina de 36 años de edad G1P0 se presenta a consulta después de una prueba de tolerancia de glucosa con carga de 50 g y un resultado de 168 mg/dL; tiene diagnóstico de asma, pero su embarazo no se ha visto complicado de alguna otra forma con pruebas de laboratorio sistemáticas prenatales de primero y segundo trimestres. Mide 1.60 y pesa 68 kg. Su madre presenta DM2.

1. ¿Cuál es el siguiente paso en el tratamiento?
   a. Iniciar la dieta de DMG
   b. Iniciar tratamiento con insulina
   c. Pruebas de glucosa adicionales
   d. No se requiere tratamiento adicional, solo cuidados prenatales sistemáticos
   e. Iniciar el tratamiento con gliburida

2. ¿Qué aspecto en sus antecedentes no aumenta el riesgo de DMG?
   a. Peso materno
   b. Edad materna
   c. Etnicidad materna
   d. Antecedente familiar de diabetes
   e. Antecedente de asma

3. Una vez que se diagnostica DMG, el siguiente paso en el tratamiento es:
   a. Iniciar una dieta baja en grasas
   b. Ejercicio tres veces por semana
   c. Verificación de la glucemia con el glucómetro cada 6 h
   d. Inicio de insulina
   e. Inicio de gliburida

CASO 4

Una mujer de 28 años de edad G1P0 acude a la clínica de diabetes a las 28 sem con un diagnóstico reciente de DMG. En la prueba de 3 h presentó dos cifras elevadas. Su embarazo no ha mostrado complicaciones desde otros puntos de vista. Se envía a asesoramiento con un nutriólogo, quien recomienda la cuantificación de carbohidratos y la necesidad de bocadillos entre comidas. Ella también recibe un glucómetro para verificar algunas cifras de glucemia.

1. Como parte de su asesoramiento sistemático, se le menciona que tiene mayor riesgo de todos los siguientes, excepto:
   a. Preeclampsia
   b. Macrosomía fetal
   c. Ictericia neonatal
   d. Distocia de hombros
   e. Un defecto cardiaco fetal

2. Después de 1 sem regresa con cifras de glucemia en ayuno de 75 a 85 mg/dL (propósito umbral < 90 mg/dL), posteriores al desayuno de 120 a 142 mg/dL (cifra propósito umbral < 140 mg/dL), posteriores al almuerzo de 128 a 148 mg/dL (cifras umbrales propuestas < 140 mg/dL) y posteriores a la cena de 124 a 152 mg/dL (cifras umbrales propuestas

< 140 mg/dL). El siguiente paso en su tratamiento es:

a. Continuar con la verificación de las cifras de glucemia
b. Implementar un plan de ejercicios, incluyendo caminar después de cada comida
c. Iniciar insulina
d. Iniciar gliburida
e. Iniciar metformina

3. Para las 37 sem de gestación se inició tratamiento médico con insulina antes de cada comida, cuya dosis se aumentó hasta las 36 sem cuando el control de su glucemia era excelente, con todas las cifras por debajo del umbral. Se le programa para inducción del trabajo de parto a las:

a. 37 semanas
b. 38 semanas
c. 39 semanas
d. 40 semanas
e. 41 semanas

RESPUESTAS

CASO 1

PREGUNTA 1

Respuesta correcta C:
Las mujeres con diabetes mellitus previa tipos 1 y 2 tienen un mayor riesgo de varias complicaciones durante el embarazo. Primero, debido a su cifra de glucemia elevada en el primer trimestre tienen mayor riesgo de anomalías congénitas, que incluyen las cardiacas, y el hallazgo patognomónico de la secuencia de regresión caudal. Durante el resto del embarazo hay un mayor riesgo de parto pretérmino, preeclampsia, inducción del trabajo de parto, cesárea e hiperglucemia, que pueden llevar a la macrosomía fetal y predisponer a una distocia de hombros en el parto vaginal. Los neonatos de mujeres con diabetes pregestacional tienen mayor riesgo de hiperbilirrubinemia, el síndrome de insuficiencia respiratoria e hipoglucemia, pero ninguno particular de presentación anómala.

PREGUNTA 2

Respuesta correcta D:
Durante el embarazo la meta es obtener una $HgbA_1c$ tan baja como sea posible. Por lo general, se puede usar como propósito una < 7 o 6. Con una $HgbA_1c$ de 11, su riesgo de una anomalía congénita es de entre 20 y 30%, lo que podría disminuir a menos de 5% con una $HgbA_1c$ < 7. Por lo tanto, merece la pena retrasar el intento de embarazo durante unos meses para mejorar el control de la glucemia. Si bien llevar la cifra de $HgbA_1c$ todavía hasta menos de 6 podría mejorar los resultados, ser demasiado enérgico para obtener aquella < 5 puede llevar a numerosos eventos de hipoglucemia y no se recomienda. Además, no parece que disminuir las cifras de $HgbA_1c$ necesariamente aminore el riesgo de parto pretérmino o preeclampsia.

PREGUNTA 3

Respuesta correcta E:
Sí, todas son cosas que se presentarían en una paciente con diabetes preconcepcional. Algunos médicos obtendrían solo un ECG en las de 35 años o mayores, pero en esta que presenta diabetes durante más de 30 años parece una buena idea. La colección de orina de 24 h se hace para establecer la función renal basal, y la exploración oftalmológica basal sirve para indagar una retinopatía diabética. Debido a que las mujeres con DM1 tienen más probabilidad de una tiroidopatía autoinmunitaria, siempre es bueno hacer una prueba de detección de TSH. Se deben iniciar en esta paciente complementos de ácido fólico para aminorar el riesgo de defectos del tubo neural y hacer recomendaciones de control estricto de la glucemia.

PREGUNTA 4

Respuesta correcta D:
La clasificación de White de la diabetes durante el embarazo depende del número de años que una mujer ha presentado diabetes y el de complicaciones médicas

que presenta. La clase A es de diabetes gestacional (A$_1$, controlada con dieta; A$_2$, controlada con medicamentos). Las clases B, C y D se relacionan todas con el tiempo que la paciente ha presentado diabetes o su edad de inicio, lo que lleve a la mayor clase. Respecto de años de la enfermedad, menos de 10 corresponden a la clase B, de 10 a 20 a la clase C y de 20 años o más a la clase D. Por edad de inicio, la > 20 años corresponde a la clase B, la de 10 a 20 años a la clase C y la < 10 años a la clase D. Debido a que se le diagnosticó a los 4 años, esto la convierte en clase D, y puesto que ha presentado la enfermedad durante 28, también la hace de clase D. La clase F corresponde a aquellas con nefropatía y la clase R a la retinopatía, en tanto que la H es para las que presentan cardiopatía.

PREGUNTA 5

Respuesta correcta C:
Presenta cifras de glucemia basal y posprandial aumentadas. Por lo tanto, requiere cantidades más altas de insulina basal nocturna y durante el día. Aunque sus cifras de glucemia posprandial también están elevadas, el rango de referencia para la variación de la glucemia en el momento de la comida es de casi 20 a 40 mg/dL y parece razonable. Por consiguiente, si se disminuye su cifra de glucemia preprandial, la posprandial debería también mejorar. Las mujeres con DM1 real no toman gliburida o metformina. La primera estimula a las células β del páncreas para liberar más insulina, pero una paciente con DM1 y 28 años de enfermedad no tendría función alguna de células β. La

metformina disminuye la resistencia a la insulina, pero en la mayoría de las pacientes con DM1 será mínima porque no se expone a dietas hiperglucémicas crónicas como las pacientes de diabetes mellitus 2.

CASO 2
PREGUNTA 1

Respuesta correcta A:
Una paciente como ésta, con obesidad, antecedente de DMG y antecedente familiar de DM2 tiene un riesgo relativamente alto de sufrir DM2. Por lo tanto, se deben hacer las pruebas en su primera consulta prenatal y podrían simplemente corresponder a la de carga estándar de 75 g con ayuno y una glucemia a las 2 h, que se hace para el diagnóstico de DM2. Otros médicos prefieren la carga de 50 g durante el embarazo con verificación de la glucemia 1 h después; en tal caso, se recomienda obtener también una cifra de glucemia en ayuno. Se pueden observar anticuerpos antiinsulina en mujeres con DM1, que parecen menos probables en este contexto. A pesar de que se trata de una paciente de alto riesgo, la mayoría de los médicos procederá a las pruebas de DMG porque hasta 33% no la presentará en un embarazo posterior.

PREGUNTA 2

Respuesta correcta D:
Hasta hace poco las mujeres con cifras elevadas de glucemia en el embarazo no eran consideradas para diagnóstico formal de DM2. Tenían que esperar hasta 6 sem posparto

para una prueba de tolerancia de glucosa fuera del embarazo con la carga de 75 g para recibir el diagnóstico. En fechas recientes esto cambió, ya que se encontró que, en particular tempranamente, habría solo ligeras elevaciones en la cifra de glucosa, de manera que las mujeres que rebasan los estándares comúnmente usados > 125 mg/dL en una glucemia en ayuno o de 200 mg/dL 2 h después de una carga de glucosa de 75 g, deben valorarse para diagnóstico de DM2. Si esta mujer presentase DMG, no se sabría si es A_1 o A_2 hasta que se obtuvieran algunas cifras de glucosa de seguimiento.

PREGUNTA 3

Respuesta correcta D:
A esta paciente con DM2 algunos clínicos la tratarán con gliburida o metformina. Es probable que cualquiera de esos medicamentos no controle en forma adecuada a una paciente con DM2 durante el embarazo y, en un momento dado, requerirá insulina. Sin embargo, en estas circunstancias, en particular debido a la necesidad de control rápido de la glucemia para aminorar el riesgo de anomalías congénitas, está indicada una combinación de insulina de acción prolongada y corta. A menudo en este contexto, tal paciente se ingresaría al hospital para venoclisis con insulina durante 24 h y valorar la necesidad potencial total de la hormona. Sin embargo, con una paciente confiable es razonable dar una dosis de 0.7 unidades/kg dividida entre las formas de acción larga y corta y revisar con frecuencia las dosis con base

en las cifras obtenidas con el glucómetro. Se recomendaría hacerlo cada 1 a 2 días durante la primera semana para titular con rapidez la dosificación.

PREGUNTA 4

Respuesta correcta E:
Las mujeres con diabetes pregestacional tienen mayor riesgo de muerte intrauterina u óbito fetales. Esto se cree debido a las cifras elevadas de glucemia, los grandes cambios en su concentración o el efecto de la diabetes sobre la función placentaria. Se hacen pruebas prenatales que incluyen PSE y PBF para identificar cualquier complicación fetal antes de que ocurra, en particular para aminorar el riesgo de un óbito. No se utilizaría ninguna de las cuatro otras opciones. El tratamiento de la diabetes durante el embarazo con control de la glucemia parece aminorar el riesgo de complicaciones como parto pretérmino, preeclampsia, macrosomía y distocia de hombros..

CASO 3
PREGUNTA 1

Respuesta correcta C:
Esta paciente tiene una PCG elevada. Se han usado umbrales para la PCG que incluyen 140, 135 o 130 mg/dL y ella presenta un resultado positivo de detección por cualquier método. Sin embargo, la PCG es solo una prueba de detección y está indicada una prueba de diagnóstico de seguimiento.

Algunos clínicos no harían mayor prueba adicional ante cifras de PCG > 200 mg/dL, pero en su lugar considerarían tales cifras como de diagnóstico de DMG e iniciarían la vigilancia de la glucemia en ese momento. Esta paciente con una cifra de 168 mg/dL en la PCG debe ser objeto de la prueba de 3 h con carga de 100 g para confirmar el diagnóstico de DMG. Una vez que se haga, podría cambiarse a la opción de respuesta a o b.

PREGUNTA 2

Respuesta correcta E:
Hay varios factores de riesgo para presentar DMG, que incluyen los de riesgo materno como una elevación de IMC, aumento de la edad materna, antecedente familiar de DM2 o la etnicidad materna, incluidas la asiática/IP, latina o nativa estadounidense. También se ha visto en algunos estudios que la etnicidad afroestadounidense conlleva un factor de riesgo. El antecedente materno de un hijo con macrosomía o el de DMG también aumenta el riesgo de esta última. No se sabe que el asma sea un factor de riesgo de DMG. Sin embargo, en ocasiones se diagnosticará DMG en una paciente con asma bajo tratamiento con esteroides sistémicos en forma crónica y requerirá tratamiento.

PREGUNTA 3

Respuesta correcta C:
Una vez con el diagnóstico de DMG, el siguiente paso en la atención es verificar su cifra de glucemia cuatro veces al día. Al mismo tiempo, debería iniciar una dieta controlada de carbohidratos con 30 g en la mañana, 45 g en el almuerzo y la comida, y 15 g en bocadillos entre comidas. El ejercicio diario, en particular después de cada comida, puede ayudar a controlar las cifras de glucemia. Aunque el ejercicio tres veces por semana (o más) constituye buena parte del ejercicio saludable antes del embarazo, la actividad frecuente posprandial es la que hace una mayor diferencia sobre el control de la glucemia.

CASO 4
PREGUNTA 1

Respuesta correcta E:
Aunque todas estas complicaciones se observan en pacientes con diabetes pregestacional, las mujeres con DMG no tienen un riesgo notoriamente aumentado de anomalías congénitas.

PREGUNTA 2

Respuesta correcta B:
En esta paciente con solo elevaciones posprandiales ligeras de la glucemia, que camina después de cada comida, quizá disminuya su cifra de glucemia hasta el rango de referencia. Puesto que se ha intentado el tratamiento conservador solo durante 1 sem, es importante revisar el plan dietético y reforzar el ejercicio, en particular después de las comidas, con el seguimiento durante otra semana. No es momento aún para iniciar el tratamiento médico con agentes hipoglucemiantes.

PREGUNTA 3

Respuesta correcta C:

Las mujeres con diabetes pregestacional bien controlada y DMG A_2 suelen inducirse las 39 sem de gestación, lo que provee suficiente tiempo para que el feto alcance la madurez total y se disminuyan al mínimo las complicaciones metabólicas, previene el óbito fetal y el sobrecrecimiento que posiblemente ocurrirían en semanas posteriores. Las pacientes con DMG A_1 suelen tratarse de manera expectante hasta las 40/41 sem de gestación. Por último, a las pacientes con diabetes pregestacional o DMG A_2 con mal control de la glucemia por lo general se les interrumpe el embarazo antes, de las 36 a las 38 sem de gestación.

El sistema inmunitario se modifica durante el embarazo, de manera que desde el punto de vista inmunitario la madre no rechace al feto. En consecuencia, las infecciones conllevan retos importantes para las embarazadas y modifican los resultados maternos, fetales y gestacionales. En este capítulo se describirán las infecciones frecuentes o cuyas complicaciones se incrementan durante el embarazo, aquellas específicas de la gestación y las que pueden afectar al feto (tabla 10-1). Las complicaciones infecciosas que son comunes al puerperio (periodo posparto), como la endomiometritis y las infecciones de herida quirúrgica, se describen en el capítulo 12.

INFECCIONES DE VÍAS URINARIAS

La infección de vías urinarias (IVU) es una de las complicaciones médicas más frecuentes del embarazo y que afecta cualquier sitio en el aparato urinario, e incluye cistitis y pielonefritis. Las IVU se presentan en hasta 20% de los embarazos y contribuyen con aproximadamente 10% de las hospitalizaciones preparto. La incidencia de IVU aumenta durante el embarazo y, además, la colonización bacteriana asintomática de las vías urinarias es significativa. La detección de la bacteriuria asintomática (BAS) es parte de la atención siste-mática del embarazo y se asocia con un riesgo significativo.

La prevalencia de BAS (p. ej., > 100 000 colonias en un cultivo) en las embarazadas va de 2 a 11% y en la mayoría de los estudios se informa de 4 a 7%. Se ha vincu-lado con una mayor prevalencia de bacteriuria en las mujeres de un nivel socioeconómico bajo, de dis-minución de la disponibilidad de atención médica y aumento de la paridad. Si bien la prevalencia es similar a la de las mujeres fuera del embarazo, aquellas con BAS en etapas tempranas de la gestación tienen un riesgo de 20 a 30 veces mayor de desarrollar pielonefritis aguda durante el embarazo, en com-paración con las que no presentan bacteriuria. La BAS en el embara-zo se relaciona además con el parto pretérmino y los neonatos de bajo peso al nacer.

Las IVU y la BAS durante el em-barazo constituyen riesgos para la gestación y el feto. En un reciente metaanálisis se mostró un vínculo significativo entre la bacteriuria y el parto pretérmino, y en ocho es-tudios controlados y con placebo también se señaló una disminución estadísticamente significativa de la incidencia de lactantes de bajo peso al nacer en las pacientes tra-tadas. La BAS no tratada progre-sará hasta la cistitis o pielonefritis en 25 a 40% de las embarazadas.

■ **TABLA 10-1** Enfermedades infecciosas durante el embarazo
Infecciones cuyas complicaciones aumentan durante el embarazo
IVU
Vaginosis bacteriana
De herida quirúrgica
Por estreptococos del grupo B
Infecciones más usuales durante el embarazo y el puerperio
Pielonefritis
Endomiometritis
Mastitis
Síndrome de choque tóxico (SCT)
Infecciones específicas durante el embarazo
Corioamnionitis
Tromboflebitis pélvica infecciosa
Episiotomía o laceraciones perineales
Infecciones que afectan al feto
Septicemia neonatal (p. ej., por estreptococos del grupo B y *Escherichia coli*)
VHS
VVZ
Parvovirus B19
CMV
Rubeola
VIH
Hepatitis B y C
Gonorrea
Clamidiasis
Sífilis
Toxoplasmosis
Virus Zika
CMV, citomegalovirus; VHS, virus del herpes simple; IVU, infecciones de vías urinarias; VVZ, virus varicela zóster

Antes del advenimiento de la detección universal de la BAS en etapas tempranas del embarazo, la tasa comunicada de pielonefritis aguda era de 3 a 4%, y después, de 1 a 2%. De los casos de pielonefritis, hasta 15% puede complicarse por bacteriemia, septicemia o el síndrome de dificultad respiratoria aguda del adulto (SDRA). En embarazadas con drepanocitemia, la tasa de BAS aumenta a más del doble, hasta 10%, si bien se ha demostrado que no hay un mayor riesgo en las portadoras del rasgo de drepanocitemia.

PATOGENIA

Las mujeres tienen 14 veces más probabilidad de desarrollar IVU en comparación con los hombres, predominio que supuestamente es resultado de varios factores que incluyen: 1) una uretra más corta en ellas, 2) la exposición continua del tercio externo de la uretra a las bacterias patógenas de vagina y recto, 3) una mayor incidencia de vaciamiento incompleto durante la micción y 4) el traslado de bacterias al interior de la vejiga durante el coito.

Adicionalmente, las embarazadas presentan una mayor incidencia de IVU a causa de diversos motivos, que incluyen cambios hormonales, mecánicos e inmunitarios, los cuales predisponen a las infecciones. Durante el embarazo, los efectos de la progesterona de relajación del músculo liso disminuyen el tono vesical y causan dilatación de uréteres y pelvis renales, así como un menor peristaltismo de los uréteres, que dan lugar a la estasis en el aparato urinario, la cual se observa radiológicamente como hidronefrosis fisiológica del embarazo. Además, la compresión mecánica por el útero crecido puede causar obstrucción de los uréteres, lo que lleva a una estasis adicional. En el embarazo hay una mayor capacidad y un vaciamiento incompleto de la vejiga, que predisponen a las pacientes al reflujo vesicoureteral. La hipotonía de la musculatura vesical, el reflujo vesicoureteral y la dilatación de los uréteres y las pelvis renales dan lugar a columnas estáticas de orina en los uréteres, que facilitan la migración ascendente de bacterias hacia las vías urinarias altas después de que se establece una infección vesical. Además, se ha demostrado que la respuesta inmunitaria alterada durante el embarazo participa en una predisposición a las IVU. La respuesta de TRL4 está inhibida durante el embarazo y esto tiene una participación importante en la correspondiente a la *Escherichia coli* uropatógena. La combinación de influencias hormonales sobre el músculo liso, las presiones mecánicas y la predisposición al reflujo, con alteración de la respuesta inmunitaria, proveen un ambiente donde las bacterias patógenas pueden tornarse bastante virulentas.

DIAGNÓSTICO

Las IVU se diagnostican ante signos y síntomas clínicos de disuria, frecuencia y urgencia urinarias, en conjunción con un urocultivo positivo. El estándar ideal del diagnóstico de IVU es de al menos 100 000 UFC/mL en el cultivo cuantitativo. Debido a que los urocultivos pueden tardar de 3 a 4 días (d) para hacerse positivos, a menudo se usa un análisis de orina como aproximado durante la evaluación clínica, que puede ser positivo para la esterasa de leucocitos, nitratos y hematuria, y el sedimento de la orina presentara aumento de los GB y bacterias. Los nitratos son sensibles y específicos para las bacterias gramnegativas. Debido a que se ha mostrado que la BAS es más frecuente en el primer trimestre, por lo general se utiliza un urocultivo sistemático para la detección de BAS entre las 12 y 16 sem de gestación.

Las IVU se clasifican en cistitis o IVU bajas, y pielonefritis o IVU altas. La cistitis aguda es un síndrome distintivo caracterizado por urgencia y frecuencia urinarias, disuria y malestar suprapúbico (hipersensibilidad a la palpación), en ausencia de síntomas sistémicos, como fiebre alta e hipersensibilidad del ángulo costovertebral. Puede estar presente una hematuria macroscópica; el urocultivo invariablemente es positivo para la proliferación bacteriana. Se diagnóstica pielonefritis ante signos sistémicos y se describe más adelante.

TRATAMIENTO

La *E. coli* contribuye con más de 80% de todas las BAS e IVU, y el resto es causado por enterobacterias gramnegativas (p. ej., especies de *Klebsiella, Proteus*) y bacterias grampositivas, como los estafilococos coagulasa negativo, los estreptococos del grupo B (EGB) y los enterococos. Puesto que la causa de la mayoría de las IVU es por *E. coli*, el tratamiento inicial de la BAS suele ser con amoxicilina, nitrofurantoína, trimetoprim/sulfametoxazol o cefalexina. En el primer trimestre se considera el tratamiento con penicilina y cefalosporinas como la primera elección. Algunas autoridades en la materia recomiendan precaución con el uso de nitrofurantoína o trimetoprim/sulfametoxazol

en el tercer trimestre, porque pueden causar quernícterus en fetos/neonatos con deficiencia de G6PD. La duración del tratamiento con antibióticos de la BAS es de 3 a 7 d, si bien muchas autoridades prefieren el de 7 para las embarazadas y no se recomiendo el de dosis única. Se sugiere tratar la cistitis con un ciclo de 7 a 10 d de antibióticos idénticos, con su ajuste acorde a los resultados de la sensibilidad posterior al cultivo. Debido a que la BAS puede persistir, debe obtenerse un cultivo como prueba de curación 2 sem después de concluir el tratamiento. Si resulta positiva, debe iniciarse un esquema diferente y continuarse durante 14 d. Se recomienda la profilaxis nocturna continua con antibióticos en mujeres que tienen dos o más IVU durante el embarazo. Se pueden usar para profilaxis, nitrofurantoína o trimetoprim/sulfametoxazol. Además de tratar la infección en pacientes con disuria o dolor vesical, suele usarse como tratamiento sintomático la fenazopiridina, que se concentra en la orina y actúa como anestésico local para aminorar el dolor. Es preciso señalar que se asesorará a las pacientes en el sentido de que la fenazopiridina puede dar un color naranja brillante a la orina.

PIELONEFRITIS

La complicación más frecuente de una IVU baja es una infección ascendente de los riñones o **pielonefritis**, que se calcula complica hasta de 1 a 2.5% de los embarazos, a pesar de la detección universal de BAS. Las recurrencias durante el mismo embarazo son frecuentes y se presentan en 10 a 18% de los casos. Los principales factores de riesgo de la pielonefritis son su antecedente, el de reflujo vesicoureteral y BAS. En las embarazadas que no reciben profilaxis con antibióticos para prevenir la pielonefritis aguda durante el embarazo se ha observado recurrencia en hasta 60%; por el contrario, en aquellas con tratamiento supresor la recurrencia es menor de 10%. Aunque la BAS no es más usual en las embarazadas, la pielonefritis sí es una complicación más común. Los microorganismos que más suelen asociarse con la pielonefritis preparto aguda son similares a los de BAS y cistitis aguda: *E. coli* (70%), especies de *Klebsiella/Enterobacter* (3%), especies de *Proteus* (2%) y bacterias grampositivas, incluidos los EGB (10%).

DIAGNÓSTICO

La pielonefritis aguda se caracteriza por la presencia de fiebre, calosfríos, dolor de flanco, disuria, y urgencia y frecuencia urinarias. A veces se vincula con náusea y vómito. A la exploración física suele encontrarse hipersensibilidad del ángulo costovertebral y fiebre. La pielonefritis es un diagnóstico clínico que se confirma por pruebas de laboratorio, cuyas anomalías incluyen piuria, bacteriuria y elevación de la cifra de GB. Los cilindros leucocíticos tienen un fuerte vínculo con la pielonefritis. El inicio de los síntomas suele ser abrupto y hay presencia universal de fiebre.

La pielonefritis no es solo un factor de riesgo de trabajo de parto pretérmino, sino que conlleva complicaciones maternas particularmente graves que incluyen el choque séptico y el SDRA. Hasta 20% de las embarazadas con pielonefritis aguda desarrolla compromiso del sistema multiorgánico secundario a la endotoxemia, que da lugar a una septicemia. La liberación de endotoxinas produce una mayor permeabilidad capilar y disminución de la perfusión de órganos vitales. Puede ocurrir septicemia fulminante con rapidez y ser fatal. El SDRA, la complicación más grave de la septicemia grave, se presenta en 2 a 8% de las embarazadas con pielonefritis aguda. El SDRA debe sospecharse en las pacientes que acuden con hipoxemia, disnea, taquipnea y datos radiográficos de edema pulmonar.

TRATAMIENTO

Debido a los riesgos vinculados, la pielonefritis durante el embarazo suele tratarse de manera intensiva con ingreso al hospital, hidratación intravenosa (IV) y antibióticos IV, a menudo cefalosporinas con actividad de amplio espectro (cefazolina, cefotetan o ceftriaxona) o la combinación de ampicilina y gentamicina hasta que la paciente se encuentre afebril y sin síntomas durante 24 a 48 h. Es imperativa la hidratación IV intensiva, porque a menudo hay una disfunción renal transitoria en las pacientes con pielonefritis. Después se cambia a un esquema de antibióticos orales durante 10 a 14 d. Dada la elevada incidencia de resistencia de la *E. coli* a la ampicilina y las cefalosporinas de primera generación (cefalexina o cefazolina), ya no se recomienda su uso. A las mujeres con signos de SDRA debe proporcionárseles una interconsulta y la consideración de su traslado a la UCI, en tanto que aquellas en el tercer trimestre se deben vigilar en cuanto al parto pretérmino. Cabe destacar que en estudios pequeños se ha analizado la posibilidad de tratar a estas pacientes con una sola dosis IV o IM de antibióticos, como la ceftriaxona, seguida por un esquema de antibióticos orales como pacientes externas. Aunque estos tratamientos parecen eficaces en ciertos grupos, es imperativo considerar criterios apropiados de la paciente, que incluyen ausencia de signos de septicemia, cumplimiento, capacidad de tolerar medicamentos orales y la edad de gestación (EG). Si la paciente no mejora con antibióticos IV debe hacerse una ultrasonografía renal para valorar un absceso perinéfrico o renal. Las embarazadas con una crisis de pielonefritis o dos, o más BAS y cistitis, en general, se someten a profilaxis antimicrobiana por el resto de la gestación.

INFLUENZA

Es causada por los virus de la influenza A o B y la epidemia anual puede tener particular relevancia para las embarazadas. En la actualidad se recomienda que todas las mujeres gestantes reciban una vacuna inactivada contra la influenza. Ésta ha sido bien estudiada durante el embarazo y se cree segura y no relacionada con pérdidas gestacionales o anomalías congénitas. Debe informarse a toda embarazada de la importancia de esta vacuna y recomendarle recibirla durante los meses del otoño. La que se aplica es diferente cada año y se basa en las predicciones de las variaciones en las propiedades antigénicas del virus estacional. Los virus de la influenza (en particular el A) tienen notoria velocidad de mutación y capacidad de cambio de glucoproteínas antigénicas para evadir al sistema inmunitario. En consecuencia, es importante señalar que la vacuna puede o no ser eficaz contra la cepa epidémica, dependiendo del éxito de la predicción

de la variación antigénica y la preparación de la vacuna. En los estudios se ha visto que las mujeres que reciben la vacuna contra la influenza tienen menor riesgo de parto pretérmino y una probabilidad más baja de recién nacidos afectados.

La influenza durante el embarazo se vincula con mayor morbilidad y mortalidad, quizás en relación con la menor capacidad fisiológica del pulmón y los cambios en la inmunidad mediada por células. Los estudios han mostrado que el embarazo confiere un mayor riesgo de neumonía, septicemia, ingreso a la UCI y SDRA. En particular, esto se ha recalcado por la pandemia de influenza H1N1 de 2009, cuando la mortalidad alcanzó 5%. Durante la pandemia, de 20 a 40% de las embarazadas hospitalizadas por influenza requirió ingreso a la UCI con una tasa más elevada de mortalidad materna. Los efectos fetales de la influenza en el embarazo no están bien definidos, pero en algunos estudios se ha mostrado un riesgo de trabajo de parto y parto pretérmino. Las embarazadas con influenza deben contar con vigilancia estrecha y aquellas que presenten hipoxia, taquicardia y taquicardia fetal, deben valorarse y considerar seriamente su hospitalización.

Está justificado un elevado índice de sospecha para detectar la influenza durante el embarazo en mujeres con tos y fiebre, debido a que el tratamiento con inhibidores de la neuraminidasa puede disminuir la duración de los síntomas y la tasa de complicaciones, lo que no se ha estudiado bien, pero en las no gestantes mostró beneficio. El medicamento preferido durante el embarazo es el oseltamivir, idealmente indicado su uso en las pacientes durante las 24 h siguientes al inicio de los síntomas. Algunos autores recomendaron que se tratase a todas, al margen del momento del inicio, porque las complicaciones durante el embarazo pueden ser muy graves.

VAGINOSIS BACTERIANA DURANTE EL EMBARAZO

En varios grandes estudios se demostró que la **vaginosis bacteriana** (VB) aumenta el riesgo de rotura prematura de membranas pretérmino (RPDMP), parto pretérmino e infecciones puerperales, incluidas corioamnionitis y endometritis, y se propuso que las pacientes con VB se tratasen y vigilasen con una prueba de curación para disminuir su riesgo de parto pretérmino. En varios estudios se demostró también una disminución de los partos pretérmino cuando se trató a las embarazadas asintomáticas de alto riesgo (aquellas con antecedente de parto pretérmino o RPDMP) contra la VB con un fármaco oral. Sin embargo, el estudio más grande de tipo prospectivo de detección y tratamiento de mujeres asintomáticas no mostró beneficio. Por lo tanto, no se recomienda de manera sistemática la detección de VB en mujeres sin síntomas, pero sí en aquellas con sintomatología a quienes se diagnostica durante el embarazo.

DIAGNÓSTICO Y TRATAMIENTO

El diagnóstico de VB se hace con base en la combinación de síntomas y datos de laboratorio. Los síntomas frecuentes de VB incluyen secreción copiosa maloliente e irritación vaginal. El diagnóstico se puede hacer ante tres de los siguientes cuatro datos (criterios de Amsel): 1) presencia de una secreción poco espesa, blanca o gris, homogénea, que cubre las paredes vaginales; 2) un olor a aminas (o "pescado") con la adición de hidróxido de potasio (KOH) a 10% (prueba del "tufo"); 3) pH mayor de 4.5; 4) presencia de más de 20% de las células epiteliales como "células clave" (del epitelio escamoso, tan intensamente llenas de bacterias que se pierden sus bordes) al microscopio. En general, hay pocos leucocitos y menos lactobacilos que lo acostumbrado en el preparado en fresco. La tinción de Gram con examen de bacterias en la secreción vaginal se considera el estándar de oro del diagnóstico de la VB. Los microorganismos usuales en la VB incluyen *Gardnerella vaginalis*, *Mycoplasma hominis* y especies de *Bacteroides*. Se recomienda el tratamiento de la VB en el embarazo con metronidazol oral durante 1 semana.

También se puede usar la clindamicina (PO) durante 1 sem. Debido a que la mayoría de los estudios mostró sucesos adversos perinatales cuando se usaron formas farmacéuticas intravaginales de clindamicina para tratar la VB, se prefiere una oral para las embarazadas. Durante el embarazo, debido a las elevadas tasas de infección asintomática y puesto que el tratamiento de las pacientes de alto riesgo previene los resultados perinatales adversos, puede considerarse una prueba de curación 1 mes después de concluir el tratamiento.

ESTREPTOCOCOS DEL GRUPO B

Estreptococos del grupo B (EGB) se denomina a las bacterias grampositivas β hemolíticas, *Streptococcus agalactiae*, y constituyen una causa frecuente de IVU, corioamnionitis y endomiometritis durante el embarazo. También es un microorganismo patógeno importante en la septicemia neonatal, que tiene implicaciones de gravedad. Aunque la septicemia neonatal de inicio temprano se presenta en 2 a 3 de 1 000 nacidos vivos, la tasa de mortalidad de la septicemia por EGB va de 2 a 50%, según la edad de gestación en el momento del parto. En un estudio reciente se mostró una tasa de mortalidad total de 4%, 2% en los lactantes de término y de 16% en los pretérmino. El EGB es un microorganismo comensal que coloniza el aparato gastrointestinal (GI) y el aparato genitourinario (GU). En varios estudios se mostró una amplia variedad de colonización asintomática en las embarazadas, de 10 a 35%. Se han implementado programas de detección generalizados utilizando un cultivo rectovaginal para la colonización por EGB entre las 35 y 37 sem, con el fin de proteger a los lactantes de las infecciones por EGB. En estudios prospectivos grandes se mostró que estos programas de detección disminuyen la tasa de septicemia neonatal por EGB. Es conveniente indicar que hay preocupaciones de que el aumento en la administración de antibióticos profilácticos a estas pacientes incremente la resistencia generalizada a éstos. Otra preocupación es que por dirigir la atención clínica al EGB aumente la incidencia de septicemia por *E. coli*, que conlleva una tasa de mortalidad todavía más alta.

DIAGNÓSTICO Y TRATAMIENTO

Se hace detección de EGB por cultivo de una muestra tomada con un hisopo de la vagina y el recto entre las 35 y 37 sem de gestación. Las mujeres con resultados positivos de cultivos de EGB se tratan después con penicilina G IV en el momento del trabajo de parto o de la rotura de las membranas (RDM). También se tratan aquellas con un estado desconocido para la infección por EGB en trabajo de parto y que cumplen con ciertos criterios basados en el riesgo. Dichos criterios incluyen experimentar trabajo de parto antes de las 37 sem de gestación, RDM > 18 h y temperatura > 38 °C. Las mujeres con antecedente de IVU o de un lactante con enfermedad por EGB deben tratarse con independencia de la detección. Cabe mencionar que los resultados de EGB son buenos solo durante 5 sem, de manera que si se hace el estudio de detección a una mujer a las 35 sem de gestación con resultado negativo, debe repetirse a las 40. Para la cesárea antes de la RDM y el trabajo de parto no está indicada la profilaxis contra EGB. Debido a la dificultad de obtener la dosis correcta de penicilina G, suele usarse ampicilina en su lugar. Sin embargo, es un antibiótico de espectro más amplio que la penicilina y algunas autoridades en la materia consideran que su uso debe desalentarse, por el riesgo de desarrollo de resistencia a otras bacterias. Para las mujeres colonizadas por EGB alérgicas a la penicilina, pero con bajo riesgo de anafilaxia (p. ej., erupción alérgica), se usa cefazolina para la profilaxis durante el trabajo de parto. En aquellas con alergia significativa a la penicilina (p. ej., alto riesgo de anafilaxia), la clindamicina es el fármaco ideal, pero se puede usar solo si se conoce la susceptibilidad de los EGB. En pacientes con una alergia grave a la penicilina en quienes los EGB son resistentes a la clindamicina o de susceptibilidad desconocida, el fármaco ideal para la profilaxis es la vancomicina.

CORIOAMNIONITIS

La corioamnionitis es una infección de las membranas y el líquido amniótico que rodean al feto. Con frecuencia se asocia con trabajo de parto pretérmino y RDM prolongada, pero también puede presentarse sin RDM. La corioamnionitis clínica ocurre en 0.5 a 10% de los embarazos, en tanto que la histológica aparece en hasta en 20% de los partos de término y más de 50% de los pretérmino. En fechas recientes se revisó la corioamnionitis clínica y se sugirió cambiar su nombre por inflamación, infección o ambas (triple I), intrauterina, y constituye el precursor más común de la septicemia neonatal, con una elevada tasa de mortalidad neonatal. La triple I tiene un riesgo elevado de dificultad respiratoria neonatal, neumonía, meningitis, leucomalacia periventricular y parálisis cerebral. Adicionalmente, conlleva secuelas maternas de atonía uterina, hemorragia posparto, necesidad de cesárea, endomiometritis y, en algunos casos, choque séptico.

DIAGNÓSTICO

El diagnóstico de la triple I requiere un elevado índice de sospecha. Se hace por la combinación de fiebre ≥ 39 °C con base en la temperatura oral materna aunada a otro signo clínico, como la elevación de la cifra de GB (> 15 000 leucocitos/mL),

secreción purulenta del orificio cervical o taquicardia fetal (> 160 latidos/min), o datos compatibles con la invasión microbiana obtenidos por amniocentesis. Destaca que una temperatura ≥ 38 °C, pero < 39 °C en sí no constituye el diagnóstico de fiebre por triple I, de acuerdo con las guías actuales. En este caso, la toma de temperatura debe repetirse pasados 30 min, y si ambas son ≥ 38 °C y hay un factor clínico adicional, se hará el diagnóstico de triple I.

Puesto que la triple I es significativa y requiere la interrupción del embarazo, deben excluirse otros sucesos fisiológicos que podrían causar signos y síntomas similares. Otros sitios de infección materna pueden causar fiebre, elevación de la cifra de GB y taquicardia fetal. Se han observado elevaciones de la temperatura materna en pacientes sometidas a inducción del trabajo de parto con prostaglandinas, así como en aquellas con bloqueo epidural. La taquicardia fetal puede ser congénita. Por lo tanto, es de utilidad el antecedente de un registro basal de la frecuencia cardiaca fetal. La taquicardia fetal también puede ser producto de la administración de medicamentos a la madre, como los tocolíticos β agonistas y la prometazina. La cifra de GB materna está elevada en el embarazo, y todavía más con el inicio del trabajo de parto. Asimismo aumenta cuando se administran corticoesteroides.

En pacientes a término, cuando está presente el conjunto de signos antes mencionado, con o sin otra causa, debe suponerse el diagnóstico de triple I e iniciar el tratamiento. En los pacientes pretérmino cuyos fetos se beneficiarían de permanecer dentro del útero más tiempo, se puede contar con métodos más intensivos de alcanzar el diagnóstico si hay duda. El estándar ideal para el diagnóstico de corioamnionitis es un cultivo de líquido amniótico, que se puede hacer en una muestra tomada por amniocentesis. Al mismo tiempo, se puede enviar el líquido amniótico para las siguientes pruebas: determinación de glucosa, de la cifra de GB, proteínas y tinción de Gram. Desafortunadamente, estas pruebas tienen una sensibilidad que va de 40 a 70%. La carencia de una sola prueba sensible y específica ha llevado a proponer el diagnóstico clínico de la triple I, como se describió antes.

TRATAMIENTO

Cuando existe una fuerte sospecha de corioamnionitis aguda, la mayoría de los expertos concuerda en que se requiere el inicio rápido de antibióticos IV y la extracción del feto. Por lo general, la causa es polimicrobiana e incluye a los microorganismos que colonizan la vagina y el recto. Por lo tanto, debe usarse una cobertura de amplio espectro, muy a menudo una cefalosporina de segunda o tercera generaciones, o ampicilina y gentamicina. En múltiples estudios se mostró que hay menores tasas de septicemia neonatal y morbilidad materna si se inician antibióticos en el periodo intraparto, más que en el posparto inmediato. Además de los antibióticos, debe acelerarse el nacimiento por inducción o conducción del trabajo de parto, o en el caso de un trazo no alentador de la frecuencia cardiaca fetal, mediante cesárea. Cuando se hace una cesárea, se recomienda la cobertura de microorganismos anaerobios con el uso de estos fármacos específicos (metronidazol o clindamicina) o un antibiótico de amplio espectro con cobertura de anaerobios. Adicionalmente, suele recomendarse que se continúen los antibióticos después de la cesárea durante 12 a 24 horas.

INFECCIONES QUE AFECTAN AL FETO

VIRUS DEL HERPES SIMPLE

La frecuencia del herpes neonatal va de 8 a 60 por 100 000 nacidos vivos. La mayoría de estas infecciones ocurre por exposición a dicho virus (VHS) en el aparato genital materno durante el parto. El herpes neonatal es una infección grave con morbilidad y mortalidad significativas asociadas.

El herpes genital es causado por el **virus del herpes simple**, un virus ADN transmitido por contacto cutáneo. Hay dos tipos con base en sus glucoproteínas periféricas: VHS-1 y VHS-2. El VHS-2 clásicamente produce herpes genital, pero las tasas de infección por VHS-1 genitales han aumentado en mujeres jóvenes, y en fechas recientes se informó ocurre herpes genital tanto por VHS-1 como por VHS-2. La infección por VHS es crónica y se divide en primaria y latente. La infección primaria es asintomática en 50% de las pacientes y causa de alrededor de 90% de los herpes neonatales. El riesgo de transmisión al neonato con un brote primario es de 20 a 50%. En comparación, el riesgo de transmisión con herpes recurrente y lesiones activas es de alrededor de 1%. Ocurre la infección latente después de la primaria, en la que el virus reside en los ganglios de las raíces dorsales, y los nervios periféricos pueden descamar virus de manera sintomática o asintomática. Un brote sintomático después de un brote primario también se conoce como herpes recurrente.

No se recomienda la detección serológica sistemática de todas las embarazadas. Es importante preguntar si están en riesgo al indagar si la pareja presenta VHS genital o tiene el antecedente de lesiones genitales. Aproximadamente 10% de las mujeres seronegativas tiene parejas positivas y está en riesgo de infección. Algunos autores han sugerido que estas mujeres se abstengan del coito durante el tercer trimestre. Cualquier paciente con lesiones vesiculares debe someterse a pruebas de VHS, porque el diagnóstico clínico solo tiene sensibilidad de 40% y especificidad de 99%, con una tasa de falsos positivos de 20%. El diagnóstico de infección por VHS se basa en la presencia de ambas 1) pruebas virales y 2) pruebas serológicas. Ante una sospecha de infección sintomática, deben hacerse tanto una prueba viral como una serológica para ayudar a distinguir si el brote es primario o corresponde a una recurrencia. El método ideal de estudio del herpes genital es por raspado de las lesiones y envío del material para detección viral por la reacción en cadena de polimerasa (PCR). El cultivo viral es menos sensible que la PCR y los estudios adicionales son menos específicos. Puesto que la descamación viral es intermitente, un resultado negativo no descarta la presencia de infección. Las técnicas de detección de anticuerpos incluyen el uso de pruebas serológicas para detectar anticuerpos contra VHS-1 o VHS-2. Un resultado positivo de detección viral y una prueba serológica

negativa indican una infección primaria. Una prueba serológica positiva señala una infección latente o una recurrencia. No se cree que tenga utilidad la determinación de IgM en las pruebas serológicas del herpes. Destaca que, en mujeres sin antecedente de lesiones y que cursan asintomáticas, una prueba serológica positiva indicaría un herpes oral más que genital.

El VHS-2 se puede detectar a término en individuos asintomáticos por cultivo de secreciones genitales (alrededor de 2%) o PCR (alrededor de 8 a 15%), pero ocurre herpes neonatal en menos de 1% de las madres con descamación viral detectable, dado que la mayor parte de la transmisión es por infección primaria, sin síntomas. El riesgo de transmisión vertical al neonato cuando ocurre un brote primario en el momento del parto es de alrededor de 30 a 60% y ocurre con frecuencia máxima durante el parto y por descamación viral cervical, pero también puede hacerlo por vía transplacentaria. Se cree que varios factores contribuyen al mayor riesgo de transmisión. En primer lugar, con una infección primaria hay una disminución del paso transplacentario de anticuerpos protectores contra VHS. Como resultado, se han asociado con un menor riesgo de infección neonatal las titulaciones elevadas de anticuerpos neutralizantes en el neonato. En segundo lugar, la exposición neonatal a la cantidad de virus presente en el aparato genital puede estar aumentada. La descamación genital de virus en mujeres con infección primaria es de mayor concentración y más larga duración que la que ocurre en las crisis recurrentes. Se ha detectado descamación cervical por cultivo viral en 90% de las mujeres con infección primaria. En contraste con un brote primario, se cree que la presencia de anticuerpos de protección y la menor concentración de la descamación viral llevan a tasas significativamente disminuidas de transmisión en brotes recurrentes.

Las pacientes con antecedente de herpes deberán someterse a una exploración exhaustiva en busca de lesiones genitales cuando acuden en trabajo de parto, por el riesgo de transmisión vertical de VHS al feto durante el parto vaginal. Se debe hacer inspección de vulva, vagina y cérvix, y cualquier lesión sospechosa debe confirmarse con toma de muestra con hisopo y envío para pruebas virales. Si se observan lesiones, se recomienda la cesárea para prevenir la transmisión vertical. La disminución del riesgo de transmisión vertical con la cesárea no está bien definida, pero un estudio grande mostró disminución de la transmisión de 8 a 1%. Es preciso aclarar que la cesárea no previene por completo la transmisión vertical al neonato, porque se ha demostrado que también ocurre por vía transplacentaria.

Los medicamentos antivirales se usan para tratar los brotes primarios y recurrentes, así como para prevenir estos últimos, y son todos bien tolerados. Aciclovir, valaciclovir y famciclovir pertenecen a la categoría B durante el embarazo. Se recomienda tratar sobre todo los brotes primarios en cualquier momento del embarazo, tanto para disminuir la duración e intensidad de los síntomas como para hacer más breve la descamación viral. En pacientes con la forma grave de la enfermedad se puede extender el tratamiento oral durante más de

10 d si las lesiones cicatrizaron de manera incompleta para entonces. Se puede administrar aciclovir IV a embarazadas con infección grave por VHS genital o con infecciones herpéticas diseminadas. En informes de casos se ha vinculado una mejoría significativa esperada en la supervivencia con el tratamiento con aciclovir en casos de embazadas con VHS diseminado, neumonitis, hepatitis y encefalitis por herpes.

También se ofrece a las pacientes con un brote genital de VHS durante su embarazo la profilaxis con aciclovir desde la semana 36 hasta el parto, para prevenir lesiones recurrentes. Se demostró que el aciclovir disminuye tanto la descamación viral como las cesáreas a término. No se ha demostrado claramente que el tratamiento disminuya las infecciones neonatales. Los casos de mujeres con antecedente de infección genital por VHS, pero sin un brote durante el embarazo, son más controvertidos, aunque la mayoría de los clínicos recomienda la profilaxis con aciclovir después de las 36 sem de gestación. La descamación asintomática durante el periodo preparto no predice una descamación asintomática en el parto, y la descamación viral se asocia con un riesgo de transmisión neonatal 300 veces mayor.

Como se señaló antes, el VHS puede ser causa de infecciones graves en el neonato. El herpes neonatal suele adquirirse durante el periodo intraparto por exposición al virus en el aparato genital materno, aunque rara vez también pueden ocurrir infecciones intrauterinas y posnatales. La infección primaria adquirida cerca del momento del trabajo de parto se relaciona con el máximo riesgo de transmisión al neonato durante el nacimiento. La infección primaria en el primer trimestre se ha vinculado con la infección congénita por VHS, coriorretinitis, microcefalia e hidrocefalia asociadas. Más a menudo, la infección neonatal por exposición en el aparato genital se presenta después del nacimiento y se clasifica como enfermedad diseminada (25%); del SNC (30%), y limitada a la piel, los ojos o la boca (45%) (fig. 10-1). La infección en el neonato puede avanzar hasta septicemia viral, neumonía y encefalitis por herpes, que podrían causar una devastación neurológica y la muerte. Los lactantes infectados se tratan con aciclovir IV tan pronto como se sospeche la infección, pero incluso en el contexto de un tratamiento adecuado pueden persistir las dificultades cognitivas y el retraso del desarrollo. La mortalidad ha disminuido sustancialmente en las últimas 2 décadas, hasta 30% para la enfermedad diseminada y

4% para la del SNC. Aproximadamente 20% de los supervivientes del herpes neonatal presenta secuelas neurológicas en el largo plazo y pueden ocurrir recaídas de la infección del sistema nervioso central.

VIRUS VARICELA ZÓSTER

El **virus varicela zóster** (VVZ) es un virus ADN del herpes altamente contagioso que se transmite por gotitas respiratorias o contacto estrecho y causa la varicela. Puede después activarse para causar herpes zóster. La tasa de ataque en contactos susceptibles es de 60 a 90% después de la exposición. El virus entra a las membranas mucosas y establece una viremia que lleva a síntomas prodrómicos, los cuales incluyen cefalea, malestar general y fiebre. Los síntomas prodrómicos son seguidos por un exantema maculopapular difuso que se torna vesicular. El periodo de incubación después de la infección es

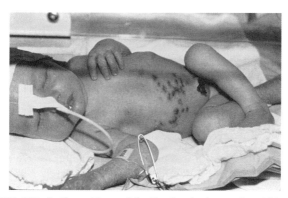

FIGURA 10-1. Recién nacido con infección diseminada por virus del herpes simple (VHS). Note las ulceraciones en proceso de cicatrización en el abdomen. (Tomada de Sweet R, Gibbs R. *Atlas of Infectious Diseases of the Female Genital Tract*, Philadelphia, PA: Lippincott Williams & Wilkins; 2005.)

de 10 a 20 d con una media de 14. El periodo de infectividad se inicia 48 h antes de que aparezca el exantema y dura hasta que las vesículas se cubren de costra. Después de la infección primaria, el VVZ se mantiene latente en ganglios sensoriales y se puede reactivar para causar un exantema cutáneo eritematoso vesicular conocido como herpes zóster. Los anticuerpos contra el VVZ se desarrollan en unos cuantos días después del inicio de la infección, y la infección previa confiere inmunidad de por vida. El VVZ también causa varios síndromes importantes durante el embarazo, que incluyen la neumonía materna por varicela, el síndrome de varicela congénita y la infección neonatal por varicela.

Debido a que se trata principalmente de una enfermedad infantil, más de 90% de los adultos son inmunes a la infección por VVZ en Estados Unidos. Las complicaciones graves, como encefalitis y neumonía, son más frecuentes en los adultos que en los niños. La neumonía por VVZ durante el embarazo es un factor de riesgo de mortalidad materna. De manera similar, el embarazo presenta riesgo adicional y la neumonía por varicela materna conlleva morbilidad y mortalidad materna significativas; hasta 40% requerirá ventilación mecánica y tiene una mortalidad de 3 a 14%. La incidencia de neumonía por varicela materna en la infección primaria se ha informado de 10 a 40% en series de casos, y estudios más recientes basados en la población mostraron una incidencia de 2 a 3%. La infección por varicela es rara durante el embarazo (se presenta en 0.4 a 3 por 1 000 pacientes) debido a la elevada prevalencia de la inmunidad natural; por lo tanto, los estudios se ven limitados por el pequeño número de casos.

El embarazo complicado por varicela materna se relaciona también con efectos fetales y neonatales. Ocurre transmisión vertical transplacentaria. En fechas más reciente, los estudios grandes no muestran un mayor riesgo de aborto espontáneo durante la infección materna por VVZ en el primer trimestre. Las investigaciones han mostrado que la frecuencia de anomalías fetales es menor de 1% cuando se presenta la infección materna en las semanas 1 a 12 del embarazo y 2% menos cuando ocurre en las semanas 13 a 20. No obstante, el VVZ se vincula con malformaciones congénitas, caracterizadas por el síndrome de varicela congénita (fig. 10-2) en alrededor de 0.5 a 2% de los casos, que ocurren predominantemente cuando las madres se infectan entre las 8 y 20 sem de gestación. El síndrome de varicela congénita se caracteriza por cicatrización cutánea, hipoplasia de extremidades, coriorretinitis y microcefalia. Tiene relación con una mortalidad de 30% en el primer mes de la vida. El mecanismo del síndrome de varicela congénita se cree de reactivación del VVZ dentro del útero (similar al herpes zóster). Con la infección materna en una etapa avanzada del tercer trimestre el virus puede atravesar la placenta y el feto tiene una insuficiente inmunidad mediada por células para prevenir su diseminación hematógena y la varicela neonatal. La infección neonatal por VVZ se asocia con una tasa elevada de muerte neonatal, en cuyo contexto la enfermedad materna se desarrolla desde 5 d antes del parto hasta 48 h posparto y, como resultado de la inmadurez relativa del sistema inmunitario neonatal y

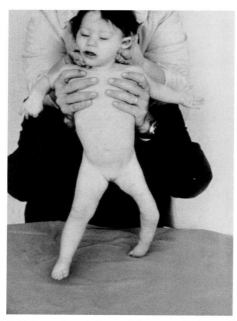

FIGURA 10-2. Síndrome de varicela congénita, caracterizado por defectos de huesos largos, coriorretinitis y atrofia de la corteza cerebral. (Tomada de Sweet R, Gibbs R. *Atlas of Infectious Diseases of the Female Genital Tract*, Philadelphia, PA: Lippincott Williams & Wilkins; 2005.)

la falta de anticuerpos maternos de protección, los lactantes presentan una infección diseminada. La varicela neonatal con infección posnatal puede variar de una evolución benigna (como la varicela) a una infección fulminante diseminada que causa la muerte. En ausencia de quimioterapia antiviral oportuna, hasta 30% de los lactantes infectados muere por complicaciones de la varicela neonatal. Otros tal vez no muestren signos de infección al nacer; sin embargo, presentarán herpes zóster (brotes recurrentes) en algún momento posterior de su infancia. Los hijos de madres que desarrollan varicela en los 5 días antes del parto o 2 días después, también deben recibir inmunoglobulina contra el virus varicela zóster (IGCVVZ) o tratamiento con agentes antivirales o ambos, como aciclovir o valaciclovir. Cabe subrayar que el herpes zóster materno, de brotes recurrentes, no se relaciona con anomalías congénitas o varicela neonatal.

Se pueden valorar las titulaciones de anticuerpos contra varicela durante el embarazo en aquellas pacientes inseguras en cuanto a los antecedentes de exposición. En las que se presentan en etapa preconcepcional puede realizarse una detección de titulaciones de VVZ y, si son negativas, inmunizarse antes de la concepción. La vacuna contra la varicela es de virus vivos, altamente inmunogénica y, por lo tanto, contraindicada durante el embarazo para evitar la transmisión al feto. En las guías de los Centers for Disease Control (CDC) se indica que se puede considerar la vacunación en las madres que amamantan, aunque hay poca información acerca de si el virus de la vacuna se excreta en la leche materna. Quienes reciben la vacuna tienen un riesgo mínimo de transmitir la infección a contactos susceptibles si no aparece exantema después de la vacuna. Si se presenta, hay un riesgo muy pequeño de transmisión a los contactos susceptibles.

Cuando una embarazada susceptible se expone a alguien con varicela, debe tratarse en las 72 a 96 h siguientes con uno de dos agentes para prevenir una infección activa. Se recomienda el preparado de inmunoglobulina contra varicela zóster para la profilaxis después de la exposición, y debe tratarse cualquiera que la presente sin antecedente de varicela o de vacunación. Esta recomendación se ha ampliado hasta por 10 d después de la exposición. La eficacia de este proceso en la prevención de complicaciones maternas y neonatales no está bien definida, pero los estudios preliminares han sugerido una disminución de las complicaciones maternas. Un método alternativo de profilaxis es el de administrar aciclovir (800 mg 5 veces al día durante 7 d) o valaciclovir (1 000 mg/8 h durante 7 d) PO. Las embarazadas que presentan varicela a pesar de la inmunoprofilaxis, deben tratarse con aciclovir o valaciclovir oral a la misma dosis que se señaló antes para la profilaxis. Las pacientes con datos de neumonía, encefalitis o infección diseminada y aquellas con inmunosupresión, deben hospitalizarse y tratarse con aciclovir IV. Es preciso señalar que las mujeres que reciben profilaxis posexposición deben vacunarse después del parto.

PARVOVIRUS

El **parvovirus B19** es un virus ADN que causa el eritema infeccioso (quinta enfermedad), una enfermedad infantil frecuente. El virus se transmite principalmente por gotitas respiratorias y productos sanguíneos infectados. Durante el embarazo ocurre por vía transplacentaria en casi 35% de las mujeres infectadas. La inmunidad a los parvovirus aumenta progresivamente durante la infancia y la edad adulta temprana. Alrededor de 50 a 60% de las mujeres en edad reproductiva presenta datos de infección previa y su inmunidad es duradera. El parvovirus B19 infecta células en división rápida y es citotóxico para las progenitoras de la serie eritroide. El eritema infeccioso suele manifestarse con fiebre ligera, malestar general, mialgias, artralgias y un exantema facial macular rojo de "mejillas abofeteadas". En ocasiones se extiende al torso y las extremidades superiores un exantema eritematoso, semejante a un encaje. En los niños, la infección por parvovirus puede también causar una crisis aplásica transitoria, mismo trastorno que se presenta en los adultos con una hemoglobinopatía subyacente.

El eritema infeccioso suele resolverse con intervención mínima.

Durante el embarazo, la transmisión vertical del virus se asocia con secuelas graves y la muerte fetal. Las infecciones en el primer trimestre se han relacionado con pérdidas gestacionales, en tanto que en el segundo y posteriores ocurre hidropesia fetal, cuyo riesgo tiene relación directa con la EG en el momento que ocurrió la infección materna. Si se desarrolla durante las primeras 12 sem de gestación, el riesgo de hidropesía fetal es de 5 a 10%. Cuando ocurre entre las semanas 13 a 20, dicho riesgo disminuye a 5% o menos. Si se presenta después de la semana 20, el riesgo es < 1%.

Ocurre transmisión vertical de 1 a 3 sem después de la infección materna, durante el máximo de la carga viral. Los virus pueden atravesar la placenta e infectar y lisar a células precursoras de RBC en la médula ósea fetal, lo que suprime la eritropoyesis y da como resultado una anemia grave e insuficiencia cardiaca congestiva de gasto alto. Este mismo antígeno también está presente en las células del miocardio del feto, y en algunos la infección viral causa una cardiomiopatía que contribuye adicionalmente a la insuficiencia cardiaca (p. ej., hidropesía), que se manifiesta como sobrecarga de líquidos e hidropesía fetal no inmunitaria; esta última puede causar la muerte fetal rápida o resolverse de manera espontánea. Las manifestaciones adicionales incluyen daño del sistema nervioso, trombocitopenia, intestino hiperecoico y muerte fetal no asociada con hidropesía.

Si se sospecha exposición de la madre a parvovirus, se puede diagnosticar la infección aguda por determinación de los niveles de concentración de IgM e IgG. Si la IgM es negativa y la IgG positiva, la paciente presenta inmunidad y está protegida contra una segunda infección. Si ambas, IgM e IgG, son negativas, la paciente no presenta infección aguda pero es susceptible a alguna en el futuro. En aquellas con antecedente sólido de exposición e IgG e IgM negativas, debe considerarse la PCR viral sérica, porque la respuesta de IgM requiere 10 d. Si los estudios indican una infección aguda por parvovirus (IgM positiva e IgG positiva o negativa) después de las 20 sem, al feto debe realizársele una ultrasonografía seriada durante 12 y hasta 20 sem después de que se sospecha la infección materna. Sin embargo, para el momento en que hay datos ultrasonográficos de hidropesía, el hematocrito fetal posiblemente sea < 20%. Por ello, una forma más precisa de detectar una anemia fetal en evolución es la velocimetría Doppler, para precisar la velocidad sistólica máxima en la arteria cerebral media (ACM). Su aumento se relaciona con la anemia fetal. Si la velocimetría indica anemia fetal, debe hacerse una cordocentesis para precisar el hematocrito del feto. Si se confirma la anemia, debe hacerse una transfusión sanguínea intrauterina. El tratamiento de la infección por parvovirus con transfusión sanguínea intrauterina puede corregir la anemia fetal y reducir de manera significativa la mortalidad por la infección. Si bien esta intervención no se ha estudiado en grandes grupos, varios estudios mostraron que la transfusión fetal intrauterina oportuna en casos de hidropesía grave en pacientes que se infectaron antes de las 20 sem de gestación aminora el riesgo de óbito fetal. Se han descrito unos cuantos casos de resolución espontánea de la hidropesía por la infección por parvovirus. La mayoría de los médicos decide proceder con la transfusión cuando la muestra de sangre fetal señala anemia, incluso si ya hay pruebas de recuperación de la eritropoyesis por una cifra elevada de reticulocitos. Debido a la rareza de la enfermedad y consideraciones éticas, es poco probable que se realice algún estudio aleatorio para encontrar la mejor política.

Durante los brotes, las trabajadoras de guarderías embarazadas y las escolares susceptibles a la infección pueden considerar abandonar el sitio laboral. Los estudios de vacunas se han visto limitados por los efectos secundarios y no se dispone de una.

CITOMEGALOVIRUS

El **citomegalovirus** (CMV) constituye la causa más frecuente de una infección viral congénita. El CMV es un virus ADN de la familia del herpes, no muy contagioso; se requiere contacto personal estrecho para que ocurra la infección. Ocurre la transmisión horizontal por sangre infectada, contacto sexual o contacto con saliva u orina contaminados. Puede ocurrir la transmisión vertical como resultado de la infección transplacentaria y la exposición a secreciones contaminadas del aparato genital durante el parto o la lactancia. El periodo de incubación de los CMV es de 28 a 60 d. Las infecciones por CMV de la madre suelen causar una enfermedad viral subclínica o leve. Rara vez ocurrirá hepatitis o un síndrome similar a la mononucleosis. Por lo tanto, en escasas ocasiones se diagnostican las infecciones maternas y después de la inicial el CMV se mantiene latente en las células huéspedes; puede ocurrir infección recurrente después de la reactivación de virus latente. En raros casos se presenta infección recurrente por CMV con una nueva cepa. Aproximadamente de 50 a 80% de las mujeres en Estados Unidos presenta pruebas serológicas de infección previa por CMV. Los anticuerpos maternos no previenen la reactivación de un virus latente o la reinfección con una nueva cepa, y no son perfectamente protectores contra la transmisión vertical de la madre al feto. Por lo tanto, las embarazadas con infección recurrente o primaria constituyen un riesgo para su feto.

El diagnóstico de infección por CMV en los adultos suele confirmarse por pruebas serológicas en muestras colectadas con 3 a 4 sem de intervalo, estudiadas en paralelo para la IgG contra CMV, esenciales para el diagnóstico de la infección primaria. La seroconversión de negativo a positivo o un aumento significativo en las titulaciones de IgG anti-CMV (mayor del cuádruplo, p. ej., de 1:4 a 1:16) constituye una evidencia de infección. Cuando hay duda de una infección aguda, se puede hacer la prueba de avidez por la IgG. Si se detecta elevada avidez al CMV se puede descartar una infección reciente. En contraste, la presencia de IgM específica de CMV es un indicio útil pero no del todo confiable de una infección primaria. Las titulaciones de IgM pueden no ser positivas durante una infección aguda, o persistir durante meses después de la infección primaria.

La CMV congénita puede sospecharse en etapa prenatal después de una infección primaria materna demostrada, o más comúnmente después de la detección de datos ultrasonográficos sugerentes de la infección. La prueba más sensible y específica para el diagnóstico de infección congénita por CMV es la identificación del virus en el líquido amniótico por cultivo o PCR, que no necesariamente indica la gravedad del daño fetal. Los principales datos ultrasonográficos sugerentes de lesión fetal grave son microcefalia, ventriculomegalia, calcificación intracerebral, hidropesía fetal, retraso del crecimiento y oligohidramnios. Son datos menos frecuentes un bloqueo cardiaco fetal, intestino ecógeno, peritonitis meconial, displasia renal, ascitis, y derrames pleurales. Los fetos que muestran anomalías, en particular si afectan al SNC, en general tienen un diagnóstico mucho peor.

La infección por CMV es la más común de las congénitas, se presenta en casi de 1 a 2% de los neonatos y causa primordial de la pérdida auditiva congénita. Puede ocurrir transmisión vertical en cualquier etapa del embarazo, con el máximo riesgo total de infección cuando ocurre en el tercer trimestre. Sin embargo, las secuelas fetales más graves se presentan después de la infección materna por CMV en el primer trimestre. Con la infección materna primaria por CMV, el riesgo de transmisión al feto es de 30 a 40%. Aproximadamente de 5 a 15% de los fetos que desarrollan infección congénita por CMV resultante de la infección materna primaria cursan con síntomas al nacer. La incidencia de infección fetal grave es mucho menor después de la infección materna recurrente que de la primaria. La transmisión vertical posterior de una infección recurrente es de 0.15 a 2%. Los fetos infectados luego de la reactivación materna de CMV, en general son asintomáticos al nacer. La pérdida auditiva congénita es la

secuela grave más frecuente de la infección secundaria y es poco probable que la infección congénita después de una infección recurrente materna produzca secuelas múltiples. La infección por CMV adquirida por exposición a secreciones cervicales infectadas o leche materna suele ser asintomática y no se asocia con secuelas neonatales graves. Los lactantes sintomáticos pueden desarrollar la enfermedad de inclusión citomegálica, manifiesta por una variedad de datos que incluyen hepatomegalia, esplenomegalia, trombocitopenia, ictericia, calcificaciones cerebrales, coriorretinitis y neumonitis intersticial (fig. 10-3).

Las manifestaciones clínicas más frecuentes de la infección neonatal grave son hepatoesplenomegalia, calcificaciones intracraneales, ictericia, retraso del crecimiento, microcefalia, coriorretinitis, pérdida auditiva, trombocitopenia, hiperbilirrubinemia y hepatitis. Aproximadamente 30% de los lactantes con infección grave muere y 80% de los que sobreviven presenta morbilidad neurológica grave, como retardo mental, pérdida auditiva sensorineural y trastornos neuromusculares. De 85 a 90% de los fetos con infección congénita por CMV asintomáticos al nacer, 10 a 15% presenta pérdida auditiva, coriorretinitis o defectos dentales en los primeros 2 años de la vida, en tanto que 85% no mostrará secuelas de la infección.

En la actualidad no hay tratamiento o profilaxis para la enfermedad. Se han publicado estudios que informan sobre el uso de la globulina hiperinmune IV y medicamentos antivirales, tratamientos que son respaldados por algunos médicos. En particular, el uso de IGIV mostró mejoría en los resultados,

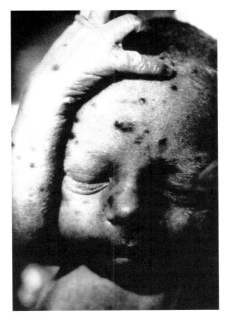

FIGURA 10-3. Lactante con citomegalovirosis congénita (CMV), con aspecto de "magdalena de moras azules", caracterizado por ictericia y púrpura trombocitopénica. (Tomada de Sweet R, Gibbs R. *Atlas of Infectious Diseases of the Female Genital Tract*, Philadelphia, PA: Lippincott Williams & Wilkins; 2005.)

pero aún se carece de estudios aleatorios grandes que demuestren una disminución de la infección fetal. También está en proceso de investigación una vacuna para la prevención de la enfermedad en la madre.

VIRUS DE LA RUBEOLA

La rubeola (también llamada "sarampión alemán") es causada por un virus ARN. Con la autorización de una vacuna eficaz en 1969, la frecuencia de la rubeola declinó notoriamente, de modo que ya no es endémica en Estados Unidos. Sin embargo, en otras regiones del mundo la vacunación no es óptima y la persistencia de la infección al parecer es causada por no vacunar a los individuos susceptibles, más que por una carencia de inmunogenicidad de la vacuna. La infección por rubeola en los adultos causa una enfermedad leve, con un exantema maculopapular eritematoso ampliamente diseminado, no pruriginoso; artralgias y linfadenopatía difusa, que dura de 3 a 5 d. También son comunes la adenopatía posauricular y la conjuntivitis leve. La infección se puede transmitir al feto y causar el **síndrome de rubeola congénita** (SRC). Los virus de la rubeola atraviesan la placenta por diseminación hematógena y la frecuencia de infección congénita depende de manera crítica del momento de la exposición al virus. No hay riesgo para el embrión o feto por la infección que ocurre antes del momento de la concepción. Sin embargo, casi de 50 a 80% de los embriones y fetos expuestos al virus en las 12 sem que siguen a la concepción manifestará signos de infección congénita. La tasa de infecciones congénitas declina en forma aguda conforme avanza la EG, de modo que muy pocos fetos resultan afectados cuando se presentan después de las 18 sem de gestación. La tasa de transmisión maternofetal es la más elevada durante el primer trimestre, al igual que la de anomalías congénitas. Sin embargo, puede presentarse en cualquier momento del embarazo.

Las cuatro anomalías más frecuentes relacionadas con el síndrome de rubeola congénita son: sordera (de 60 a 75% de los fetos); defectos oculares, como cataratas o retinopatía (de 10 a 30%); defectos del SNC (de 10 a 25%), y malformaciones cardiacas (de 10 a 20%). La anomalía cardiaca más usual es la permeabilidad del conducto arterioso, si bien la estenosis pulmonar supravalvular es tal vez la más patognomónica. Otras posibles anomalías incluyen microcefalia, retardo mental, neumonía, retraso del crecimiento, hepatoesplenomegalia, anemia hemolítica y trombocitopenia fetales. En particular, si la infección materna por rubeola ocurre durante el periodo de organogénesis, puede resultar afectado cualquier órgano, aparato o sistema fetal. Hay una variedad de secuelas latentes que incluyen

el inicio diferido de diabetes, tiroidopatía, sordera, enfermedad ocular y deficiencia de la hormona de crecimiento. El pronóstico para los lactantes con el SRC es reservado. Aproximadamente 50% de los individuos afectados necesita acudir a escuelas para discapacitados auditivos, 25% adicional requiere algún tipo de escuela especial por su alteración auditiva y solo 25% puede acudir a las escuelas comunes.

El diagnóstico de infección por rubeola materna se hace mediante estudios serológicos. Ocurren titulaciones de IgM por infección primaria y reinfección en la rubeola. Puesto que la IgM no atraviesa la placenta, su titulación en el lactante es indicio de infección. También las titulaciones de IgG elevadas con el transcurso del tiempo respaldan el diagnóstico de SRC en un lactante. La sangre fetal obtenida por cordocentesis es útil para determinar la concentración de IgM específica del virus. Sin embargo, la cordocentesis es técnicamente difícil antes de las 20 sem de gestación y las inmunoglobulinas fetales por lo general no pueden detectarse antes de las 22 a las 24 sem de gestación. El material de biopsia de vellosidades coriónicas, la sangre fetal y el líquido amniótico pueden estudiarse todos mediante PCR para el antígeno de la rubeola. Debido a su menor tasa de complicaciones, la amniocentesis es el procedimiento ideal. Si bien estas pruebas pueden demostrar la presencia del virus de rubeola en el compartimento del feto, no indican su grado de lesión. Es más, no se puede descartar la posibilidad de resultados falsos positivos. De acuerdo con ello, el mejor estudio para determinar si ocurrió una lesión fetal grave por la infección de rubeola materna es la ultrasonografía. Las posibles anomalías detectadas por ultrasonografía incluyen retraso del crecimiento, microcefalia, anomalías del SNC y malformaciones cardiacas.

En la actualidad no hay tratamiento para la rubeola. La incidencia de SRC en Estados Unidos ha declinado en forma notoria. Cada año ocurren menos de 10 casos de rubeola congénita. Sin embargo, alrededor de 10 a 20% de las estadounidenses persiste con susceptibilidad a la rubeola y sus fetos presentan riesgo de lesión grave si la infección ocurre durante el embarazo. De acuerdo con esto, las mujeres en edad reproductiva deben tener una consulta preconcepcional cuando planeen embarazarse, momento en que deben valorarse en cuanto a la inmunidad contra la rubeola. Si las pruebas serológicas muestran que son susceptibles, deben vacunarse contra la rubeola antes de la concepción. Si no es posible obtener un asesoramiento preconcepcional, debe hacerse a las pacientes una prueba de rubeola en su primera consulta prenatal. Se asesora a aquellas susceptibles a la enfermedad para evitar la exposición a otros individuos que podrían presentar exantemas virales. Si una mujer susceptible se expone después a la rubeola, deberán hacerse pruebas serológicas para determinar si ocurrió infección aguda por identificación de anticuerpos IgM, en cuyo caso se le asesorará respecto del riesgo de SRC. Se deben revisar las pruebas de diagnóstico para la detección de una infección congénita y ofrecer a la paciente la opción de interrumpir el embarazo, dependiendo del riesgo sopesado de lesión fetal grave. Durante el embarazo, se revisa la titulación de la rubeola en el primer trimestre.

Debido al riesgo teórico de transmisión de virus vivos en la vacuna, las pacientes no reciben la vacuna de sarampión, parotiditis infecciosa y rubeola hasta el puerperio, y se les recomienda evitar el embarazo durante 1 mes después.

VIRUS DE LA INMUNODEFICIENCIA HUMANA

La tasa acumulativa global de transmisión vertical del VIH (dentro del útero, intraparto y posparto) es de 35 a 40% sin intervención. La tasa de transmisión se correlaciona con la carga viral, si bien puede ocurrir incluso con una indetectable. Con la implementación de las recomendaciones actuales (abordadas más adelante), la tasa de transmisión perinatal de VIH ha disminuido a menos de 1%. En 2014 hubo 174 casos pediátricos de infección por VIH en Estados Unidos, 88% de adquisición perinatal. La tasa de transmisión se asocia con una disparidad étnica notoria. En la mayoría de los casos de transmisión perinatal hay limitaciones en la provisión y obtención de atención sanitaria. Es importante identificar y vigilar estas barreras para la atención con el fin de prevenir la transmisión perinatal. Por ese motivo, las mujeres que dan resultado positivo para el VIH deben contar con asesoramiento adicional para identificar barreras terapéuticas para el tratamiento antirretroviral combinado (TARc) (carencia de hogar, uso de drogas, violencia doméstica, etc.) e implementarse intervenciones dirigidas a reducir los obstáculos de acceso al tratamiento.

Las intervenciones que han sido eficaces y se recomiendan para disminuir la transmisión de VIH perinatal se pueden dividir en varias secciones: 1) detección de todos los pacientes, 2) inicio de tratamiento con TARc durante el periodo preparto, 3) intervenciones durante el periodo intraparto para disminuir al mínimo la exposición a líquidos corporales y 4) profilaxis posparto de los lactantes. En el enfoque adicional en parejas serodiscordantes se recomienda el tratamiento del compañero infectado, el uso de espermatozoides de donador y el de técnicas de preparación del semen para disminuir la exposición a los líquidos genitales para la concepción.

Se recomienda ofrecer detección de VIH a todas las embarazadas en su primera consulta prenatal o preconcepcional, con una base informada de "optar por no participar", y otra vez en el tercer trimestre si presentan factores de riesgo específicos de la infección por VIH (p. ej., otras infecciones de transmisión sexual diagnosticadas durante el embarazo, uso de drogas IV, parejas discordantes). Se hace la detección de VIH con el antígeno de VIH 1/2 o una prueba de anticuerpos por inmunoanálisis enzimático y, de resultar positiva, se confirma mediante el estudio de Western blot o anticuerpos inmunofluorescentes. Cabe mencionar que si en algún momento del embarazo la mujer se encuentra dentro del esquema de seroconversión y tiene sospecha de una infección aguda por VIH, debe también usarse la PCR de VIH plasmática y repetirse en 2 semanas.

También deben hacerse pruebas en los periodos intraparto y neonatal del estado serológico si no se ha determinado antes. A pesar del abordaje cada vez más simple y directo recomendado para las pruebas prenatales, debido a que alrededor de 15% de las mujeres infectadas por VIH recibe atención mínima o nula y 20% no la inicia hasta el tercer trimestre, un cierto número de ellas arribará a las salas de trabajo de parto y parto con desconocimiento de su estado serológico. Dado que la profilaxis intraparto y neonatal temprana, incluso en ausencia de tratamiento preparto, pueden disminuir el riesgo de transmisión de madre a hijo, deben hacerse esfuerzos durante el trabajo de parto para discernir con rapidez el estado serológico de aquellas mujeres cuyos resultados se desconocían antes. Se recomiendan pruebas séricas rápidas de VIH con una de antígeno/anticuerpo de cuarta generación, y si resultan positivas, debe iniciarse el tratamiento mientras se espera una prueba confirmatoria.

La atención preparto de una mujer infectada por VIH incluye TARc con el propósito de mantener una carga viral indetectable. Debe hablarse sobre la importancia de cumplir el tratamiento e identificar las barreras para observarlo como parte importante de la atención prenatal. Las cuantificaciones de linfocitos CD4, la carga viral, los recuentos hematológicos basales, las pruebas de función hepática y renal y la resistencia a fármacos deben ordenarse en la consulta inicial y se recomienda que se repitan cada 3 meses durante el embarazo. Las embarazadas VIH positivo deben recibir las vacunas indicadas si no las tuvieron antes, incluidas las de hepatitis A, hepatitis B y neumococos. El paso transplacentario de antirretrovirales se cree parte importante de la profilaxis preexposición y se recomienda un medicamento con elevado transporte placentario como parte del TARc. El uso de fármacos antivirales se asocia con un riesgo más alto de parto pretérmino, lactantes pequeños para su EG y trastornos hipertensivos, pero tales vínculos son controvertidos y no debe evitarse el TARc por tales circunstancias.

La atención intraparto de las mujeres infectadas por VIH se basa en la carga viral; en mujeres con TARc y una carga viral < 1 000 copias/mL cerca del parto, puede considerarse la vía vaginal. Durante el trabajo de parto se tendrá una elevada precaución para disminuir al mínimo el contacto de la piel del lactante con las membranas mucosas y la sangre materna contaminadas, así como con las secreciones del aparato genital. En particular, se deben evitar en todo lo posible la amniotomía, la vigilancia fetal por electrodo y la determinación de pH del cuero cabelludo, la episiotomía y el parto instrumentado. En mujeres con una carga viral > 1 000 copias/mL se recomienda administrar zidovudina intravenosa (ZDV) 3 h antes del parto, independientemente del uso de TARc, y la cesárea a las 38 sem, operación que ha mostrado disminuir las tasas de transmisión hasta 80% en comparación con el parto vaginal en las pacientes sin inicio del trabajo de parto o RDM, o en el contexto de una carga viral elevada.

Con independencia de la carga viral materna, todos los recién nacidos de mujeres infectadas por VIH deben bañarse de inmediato y recibir tratamiento con ZDV en las 12 h siguientes, que se continuará durante 4 a 6 sem. Es conveniente aclarar que se ha demostrado que el tratamiento combinado es superior a la monoterapia en hijos de madres infectadas por VIH sin

profilaxis preparto, y el esquema de dos fármacos (ZDV más nevirapina) o tres (ZDV más nelfinavir y lamivudina) reduce las tasas de transmisión de VIH.

Además, en naciones ricas, donde se dispone de alternativas seguras de alimentación con biberón, está contraindicada la lactancia en las mujeres infectadas por VIH porque el virus se encuentra en la leche y puede transmitirse al neonato. La transmisión posnatal de VIH en la leche materna a los 2 años puede ser tan alta como de 25%. Además, se carece de estudios acerca de la eficacia del tratamiento antirretroviral materno para la prevención de la transmisión de VIH en la leche y la toxicidad de la exposición a esos fármacos por esa vía. Por el contrario, estudios aleatorios controlados de comparación de la lactancia contra la alimentación con biberón en África mostraron que la ventaja de esta última para disminuir las muertes neonatales por SIDA se contrarresta por el aumento de las muertes neonatales por otras enfermedades, desnutrición y deshidratación.

Neisseria gonorrhoeae

Las infecciones **gonocócicas** se asocian con la enfermedad inflamatoria pélvica en etapas tempranas del embarazo, así como con el parto pretérmino, la RPDMP e infecciones puerperales. Los estudios han mostrado un vínculo entre la gonorrea endocervical materna no tratada y las complicaciones perinatales, que incluyen la rotura prematura de las membranas (RPDM), el parto pretérmino, la corioamnionitis, la septicemia neonatal y la septicemia posparto materna. El síndrome de infección amniótica es una manifestación adicional de aquella por gonococos durante el embarazo. Esta afección se caracteriza por la inflamación placentaria, de membranas fetales y del cordón umbilical, que ocurre después de la RPDM y se relaciona con aspirados orales y gástricos infectados, leucocitosis, infección neonatal y fiebre materna. El parto pretérmino es frecuente y la morbilidad perinatal quizá sea significativa. La prevalencia de la gonorrea durante el embarazo va de 0 a 10%, con variaciones notorias de acuerdo con el estado de riesgo y la localización geográfica. La infección se transmite durante el paso del neonato por el conducto del parto. La infección neonatal afecta sobre todo al ojo, en forma de oftalmia neonatal. La infección causa ulceración, cicatrización y alteración visual irreversible, que se manifiesta de 5 a 10 d después del nacimiento. Debido a la gravedad de la enfermedad se recomienda de manera universal la profilaxis neonatal con ungüento de eritromicina oftálmico. La *Neisseria gonorrhoeae* también puede infectar la bucofaringe, el oído externo y la mucosa anorrectal, variedades del proceso que además pueden diseminarse y causar artritis y meningitis.

La detección de la gonorrea debe hacerse en embarazadas con factores de riesgo en la primera consulta prenatal y de nuevo en el tercer trimestre. La detección de gonorrea durante el embarazo es claramente eficaz en cuanto a costo si la prevalencia rebasa 1%. Por lo tanto, en los CDC se recomienda que todas las embarazadas en riesgo de gonorrea, así como las que viven en una zona con elevada prevalencia de infección por *N. gonorrhoeae*, se estudien al respecto en su primera consulta prenatal. En los CDC y el American College of Obstetricians and Gynecologists (ACOG) se recomienda repetir la detección en las mujeres en riesgo de infección por *N. gonorrhoeae* durante el tercer trimestre. En un estudio reciente se demostró la utilidad de la detección repetida de *N. gonorrhoeae* durante el tercer trimestre en aquellas mujeres en riesgo con una detección negativa inicial en etapa temprana de la gestación. En ese estudio, casi 33% de las mujeres en riesgo resultó positiva para *N. gonorrhoeae* en la prueba realizada en el tercer trimestre. El diagnóstico se hace por pruebas de amplificación de ácidos nucleicos (PAAN) o cultivo. El tratamiento es con ceftriaxona IM y azitromicina oral en la forma observada directamente y se recomienda el combinado para superar las características de resistencia creciente de *N. gonorrhoeae*, con una prueba de curación 3 meses después del tratamiento.

Chlamydia trachomatis

La infección por especies de **Chlamydia** durante el embarazo se asocia con varios resultados maternos adversos, que incluyen parto pretérmino, rotura prematura de membranas, bajo peso al nacer y muerte neonatal. La infección no tratada por *Chlamydia trachomatis* también puede causar conjuntivitis, neumonía, o ambas, neonatales. La infección se transmite del aparato genital al feto durante el parto. Los recién nacidos de mujeres con infección del cérvix por especies de *Chlamydia* tienen un riesgo de 60 a 70% de adquirirla durante su paso por el conducto del parto. Casi de 25 a 50% de los lactantes expuestos adquiere conjuntivitis en las primeras 2 sem de vida y de 10 a 20% presenta neumonía en 3 o 4 meses.

La infección asintomática es frecuente. La prevalencia de infección por *C. trachomatis* en embarazadas es de casi 2 a 3%, pero puede ser mayor en ciertos grupos de alto riesgo. En la red de unidades de medicina maternofetal del estudio de predicción pretérmino del National Institute of Child Health and Human Development, (Preterm Prediction Study of the National Institute of Child Health and Human Development Maternal-Fetal Medicine Units Network) se encontró una prevalencia total de infección por *C. trachomatis* de 11% en embarazadas. Por lo tanto, muchas autoridades en la materia recomiendan que todas las embarazadas se sometan a detección en la primera consulta prenatal y, si se consideran de alto riesgo, otra vez en el tercer trimestre. El tratamiento ideal para la infección por especies de *Chlamydia* durante el embarazo es con azitromicina, amoxicilina o eritromicina. En 2006 se agregó azitromicina como dosis única de 1 g a la lista de esquemas recomendados para tratar la infección por especies de *Chlamydia* durante el embarazo. El tratamiento de una sola dosis con azitromicina mejora en definitiva el cumplimiento por la paciente. Se recomiendan a todas las embarazadas las pruebas que se repiten 3 sem después de concluir el tratamiento (de preferencia por PAAN) para asegurar la curación, dadas las secuelas que se pueden presentar en la madre y el neonato si persiste la infección. Se debe enviar a los compañeros sexuales para valoración, pruebas y tratamiento.

HEPATITIS B

La hepatitis causada por el virus ADN de **hepatitis B** se puede adquirir por contacto sexual, exposición a productos sanguíneos y por vía transplacentaria. Las manifestaciones clínicas de la enfermedad van de una disfunción hepática leve a la insuficiencia hepática fulminante y la muerte (< 1%). Se puede diagnosticar con uso de una variedad de marcadores antigénicos y de anticuerpos. Ocurre hepatitis B aguda en 1 a 2 de cada 1 000 embarazos en Estados Unidos. Es más frecuente el estado de portador crónico que se presenta en 6 a 10 de 1 000 embarazos (alrededor de 10% de las infectadas). En todo el mundo, más de 400 millones de individuos presenta infección crónica por virus de la hepatitis B y tan solo en Estados Unidos hay casi 1.25 millones de personas afectadas.

Durante el periodo prenatal se realiza detección del antígeno de superficie de la hepatitis B en todas las pacientes (HBsAg), y quienes resultan positivas posiblemente presenten la enfermedad y tengan riesgo de transmisión al feto. Para confirmar una infección activa de hepatitis B también deben estudiarse los anticuerpos centrales (core) de hepatitis B y anticuerpos superficiales IgM e IgG. Las pacientes con hepatitis B aguda son positivas para HBsAg y los anticuerpos IgM contra el antígeno central. Aquellas con hepatitis crónica B son positivas para el antígeno de superficie y el anticuerpo IgG contra el antígeno central. Las pacientes con infección aguda o crónica pueden o no resultar positivas para el antígeno e de la hepatitis B. Si este último está presente, es indicio de replicación viral aguda y nivel elevado de infectividad. Sin intervención, aproximadamente 20% de las madres seropositivas para el antígeno de superficie de la hepatitis B transmitirá la infección a su neonato. Casi 90% de las mujeres positivas para ambos antígenos, de superficie y e, transmite la infección. Por fortuna, ahora se dispone de una inmunoprofilaxis excelente para la prevención de la transmisión perinatal de la infección de hepatitis B. Los recién nacidos de madres seropositivas deben recibir inmunoglobulina de hepatitis B en las 12 h que siguen al nacimiento. Antes de su alta hospitalaria estos lactantes también deben empezar una serie de vacunas contra la hepatitis B. En los CDC se recomienda ahora la vacunación universal de todos los lactantes contra la hepatitis B. Además, debe ofrecerse la vacuna a todas las mujeres en edad reproductiva.

SÍFILIS

La **sífilis** es causada por la infección con la espiroqueta *Treponema pallidum* y se transmite por contacto sexual o por vía transplacentaria al feto. La sífilis primaria se caracteriza por un chancro indoloro. La sífilis secundaria se distingue por un exantema sistémico, úlceras de mucosas, fatiga y mialgias. La sífilis terciaria o latente se identifica por una fase prolongada oculta, seguida por la disfunción de órganos, aparatos y sistemas que incluye parálisis, ceguera y demencia. La transmisión vertical puede ocurrir en cualquier momento del embarazo, y puesto que *T. pallidum* puede atravesar la placenta e infectar al embrión tan tempranamente como a las 6 sem de gestación, las manifestaciones clínicas no son aparentes hasta después de la semana 16, cuando se desarrolla la inmunocompetencia del feto. La transmisión puede ocurrir también intraparto por contacto con las lesiones genitales activas de la madre. Las mujeres con sífilis primaria o secundaria tienen más probabilidad de transmitir la infección a su descendencia que aquellas en la fase latente. Las sífilis maternas primaria y secundaria se relacionan con 50% de probabilidad de sífilis congénita y una tasa de muerte perinatal de 50%; la sífilis latente temprana, con 40% de riesgo de sífilis congénita y 20% de mortalidad, y la sífilis latente tardía, con un riesgo de 10% de sífilis congénita. Más de 70% de los lactantes de madres con sífilis no tratadas se infecta (con una tasa de muerte perinatal de 40% y una de 40% de desarrollo con sífilis congénita) en comparación con la de 1 a 2% de los nacidos de mujeres que recibieron tratamiento adecuado durante el embarazo. A pesar de la detección prenatal y el tratamiento fácilmente disponibles, aún hay varios cientos de casos de sífilis congénita en Estados Unidos cada año y se ha visto aumentar en todo el país desde el año 2011.

La sífilis durante el embarazo que causa transmisión vertical puede llevar a un aborto tardío, muerte fetal intrauterina, hidropesía, parto pretérmino, muerte neonatal, sífilis congénita temprana y a los estigmas clásicos de la sífilis congénita tardía. Los resultados adversos gestacionales más graves ocurren en la sífilis primaria o secundaria. Las embarazadas suelen ser diagnosticadas durante la sífilis secundaria. En consecuencia, casi 66% de los neonatos con sífilis congénita temprana no presenta síntomas al nacer ni muestra pruebas de enfermedad activa durante 3 a 8 sem. No ocurren chancros a menos que la enfermedad se adquiera en el momento del paso por el canal del parto. Los neonatos con sífilis congénita temprana (de inicio antes de los 2 años) presentan una enfermedad sistémica acompañada por exantema maculopapular, resoplido (un síndrome similar al gripal asociado con secreción nasal), hepatomegalia, esplenomegalia, hemólisis, linfadenopatía, ictericia, seudoparálisis de Parrot causada por osteocondritis, coriorretinitis e iritis. El diagnóstico de sífilis congénita se puede hacer por identificación de anticuerpos IgM antitreponema, que no cruzan la placenta. Si no se trata la sífilis congénita temprana, aparecen las manifestaciones de la sífilis congénita tardía, que incluye tibias en sable, molares de mora (fig. 10-4), dientes de Hutchinson, nariz en silla de montar, y las neurológicas (sordera por afección del octavo par, retardo mental, hidrocefalia, atrofia del nervio óptico y articulaciones de Clutton).

Debe hacerse la detección en todas las embarazadas en la consulta prenatal, con pruebas de anticuerpos inespecíficos que incluyen la del Venereal Disease Research Laboratory (VDRL) o la de reagina plasmática rápida (PRRP). Si el resultado es positivo, se ordena una titulación. Se emplean pruebas específicas de treponema para confirmar el diagnóstico de sífilis en pacientes con resultados de VDRL o PRRP positivos, y todas deben confirmarse por la de absorción de anticuerpos treponémicos fluorescentes (FTA-ABS), debido a que hay falsos positivos con ambas. Hay varias condiciones que pueden causar PRRP falsos positivos, incluidos el lupus eritematoso sistémico y el síndrome de anticuerpos antifosfolípidos. Las pruebas de confirmación incluyen FTA-ABS y la de aglutinación de partículas de *T. pallidum*. Una vez con resultado positivo, las pruebas específicas del treponema suelen mantenerse así durante toda la vida. Durante el embarazo es mejor considerar a todas las mujeres seropositivas como infectadas, a menos que se documente un antecedente de tratamiento adecuado y declinación secuencial de las titulaciones

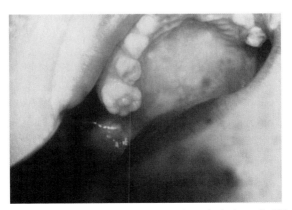

FIGURA 10-4. Sífilis congénita. Molar en mora. (Tomada de Sweet R, Gibbs R. *Atlas of Infectious Diseases of the Female Genital Tract*, Philadelphia, PA: Lippincott Williams & Wilkins; 2005.)

serológicas de anticuerpos. Las pacientes de alto riesgo deben confirmar detección a las 28 sem de gestación. En zonas con altas tasas de sífilis congénita también se recomienda repetir la detección al ingreso en trabajo de parto.

La penicilina sigue siendo el único tratamiento para la infección materna con suficientes evidencias que demuestran su eficacia para prevenir la transmisión al feto y para tratar la infección en éste. Por lo tanto, si se diagnostica sífilis a una embarazada alérgica a la penicilina, debe someterse a desensibilización y después tratarse con penicilina. Una titulación materna alta de la prueba de VDRL en el momento del diagnóstico, el desconocimiento de la duración de la infección, el tratamiento en las 4 sem previas al parto y los signos ultrasonográficos de sífilis fetal (p. ej., hepatomegalia, hidropesía, placentomegalia) se vinculan con el fracaso en la prevención de la sífilis congénita. Es importante distinguir si una paciente tiene sífilis primaria, secundaria, latente o terciaria para determinar la duración del tratamiento. Si presenta sífilis primaria, es suficiente una dosis de 2.4 millones de unidades de penicilina G benzatínica. Sin embargo, si la paciente tiene sífilis secundaria o latente, requerirá tratamientos semanales con 2.4 millones de unidades de penicilina G benzatínica durante 3 sem consecutivas. La sífilis puede afectar al SNC durante cualquier etapa de su evolución, por lo que a cualquier paciente con la enfermedad que muestre datos clínicos de afección neurológica debe realizársele una punción lumbar para el estudio de líquido cefalorraquídeo en cuanto a datos de neurosífilis. Las pacientes con neurosífilis deberían tratarse con dosis altas de penicilina G cristalina. Ante la sífilis primaria y secundaria, se reexplorará a las pacientes en forma clínica y serológica 6 y 12 meses después del tratamiento. Una declinación de dos diluciones (cuatro tantos) en la titulación no treponémica al año, después del tratamiento, se usa para definir la respuesta.

TOXOPLASMOSIS

El **Toxoplasma gondii** es un parásito protozoario frecuente que se puede encontrar en los seres humanos y los animales domésticos. *T. gondii* presenta tres formas de vida diferentes: trofozoíto, quiste y ovoquiste. El ciclo de vida de este microorganismo depende de gatos salvajes y domésticos, que son los únicos huéspedes conocidos del ovoquiste, formado en el intestino del animal y excretado después en las heces. Los mamíferos, como las vacas, ingieren el ovoquiste, que se rompe en su intestino y libera al trofozoíto invasor, el cual después se disemina a través del cuerpo para finalmente formar quistes en el cerebro y el músculo. La infección humana ocurre por ingestión de carne infectada o de ovoquistes por contaminación con heces de gato. Las tasas de infección son las más elevadas en zonas cuyas condiciones sanitarias son deficientes y de hacinamiento. Los gatos callejeros y domésticos que comen carne cruda son los que con más probabilidad portan el parásito, pero cualquier mamífero que ingiera el ovoquiste puede infectarse. El quiste se destruye completamente por calentamiento.

Aproximadamente la mitad de los adultos en Estados Unidos presenta anticuerpos contra este microorganismo e inmunidad de por vida. La excepción la constituye el caso de la inmunosupresión, donde puede presentarse una reinfección. La prevalencia de anticuerpos es la más elevada en las clases socioeconómicas más bajas. La frecuencia de seroconversión durante el embarazo es de alrededor de 5% y casi 3 de cada 1000 lactantes muestra datos de infección congénita. Ocurre la infección clínicamente significativa en solo 1 de 8000 embarazos. La inmunidad contra esta infección es mediada principalmente por los linfocitos T. Las infecciones en huéspedes inmunocompetentes por lo regular son subclínicas. Algunas ocasiones, un paciente desarrolla fiebre, malestar general, linfadenopatía y un exantema, como en la mayoría de las infecciones virales. Una embarazada infectada puede transmitir la enfermedad al feto por vía transplacentaria. Aproximadamente 40% de los neonatos de madres con toxoplasmosis aguda muestra datos de infección. La transmisión es más común cuando la enfermedad se adquiere en el tercer trimestre, aunque las manifestaciones neonatales suelen ser leves o subclínicas. Las infecciones adquiridas en el primer trimestre se transmiten con menor frecuencia; sin embargo, tienen consecuencias bastante más graves en el feto.

La infección congénita grave puede incluir fiebre, convulsiones, coriorretinitis, hidro o microcefalia, hepatoesplenomegalia e ictericia (fig. 10-5). Las manifestaciones clínicas usuales de la toxoplasmosis congénita comprenden un exantema purpúreo diseminado, hepatoesplenomegalia, ascitis, coriorretinitis, uveítis, calcificaciones

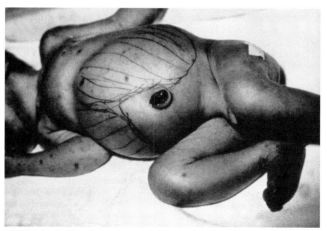

FIGURA 10-5. Toxoplasmosis congénita con hepatoesplenomegalia, ictericia y púrpura trombocitopénica. (Tomada de Sweet R, Gibbs R. *Atlas of Infectious Diseases of the Female Genital Tract*, Philadelphia, PA: Lippincott Williams & Wilkins; 2005.)

periventriculares, ventriculomegalia, convulsiones y retardo mental. Es poco probable que la infección crónica o latente de la madre se vincule con una lesión fetal grave. Así, el diagnóstico diferencial de esta infección incluye casi a todas las otras que suelen adquirirse en forma intrauterina.

Debido a que las mujeres con exposición previa a especies de *Toxoplasma* posiblemente estén protegidas de infecciones adicionales, las de alto riesgo deben practicarse detección con titulaciones de IgG para precisar si son o no proclives a la infección. Se recomienda a las embarazadas evitar el contacto con cajas de arena para gato y, en particular, realizar jardinería sin guantes ni mascarilla para protección durante la gestación, debido a que el microorganismo se encuentra en las heces de gato y el suelo puede estar contaminado. La toxoplasmosis durante el embarazo se puede diagnosticar con las titulaciones maternas de IgM e IgG. Puesto que la IgM puede persistir durante años, su presencia no puede confirmar una infección aguda. Dada la amplia variedad de análisis de IgM, el diagnóstico de una infección aguda debe confirmarse en un laboratorio de referencia. Si se hace el diagnóstico materno de la enfermedad o se sospecha en etapas tempranas del embarazo, se recomienda la valoración del líquido amniótico por PCR del ADN de *T. gondii* mediante amniocentesis al menos 4 sem después de la infección materna, para valorar la infección fetal. No se recomienda la valoración en sangre fetal por toma de muestra percutánea de sangre del cordón umbilical dada su baja sensibilidad, debido a que la ausencia de IgM fetal no descarta por completo una infección en el feto y, a su vez, conlleva el potencial de una infección transplacentaria.

Una vez que se confirma la infección por toxoplasma por amniocentesis, está indicada la ultrasonografía dirigida para buscar datos específicos sugerentes de lesiones fetales. El diagnóstico puede influir en la decisión de concluir el embarazo en los primeros dos trimestres. Cuando se presenta la toxoplasmosis aguda durante el embarazo está indicado el tratamiento porque disminuye el riesgo de infección congénita y de sus secuelas tardías. La enfermedad materna sin datos de afección fetal puede tratarse con espiramicina, el fármaco preferido porque no se conoce que tenga efectos teratógenos. Sin embargo, debido a que no cruza la placenta, no es eficaz para tratar la infección fetal. Por lo tanto, se recomienda el tratamiento con pirimetamina y sulfadiazina ante una infección fetal demostrada. No se recomienda la pirimetamina durante el primer trimestre por su posible teratogenicidad. Se administra concomitantemente con ácido fólico por la supresión de médula ósea como efecto de pirimetamina y sulfadiazina, dados sus efectos antagonistas de folato. El tratamiento intensivo temprano de lactantes con toxoplasmosis congénita está indicado y consta de la combinación de pirimetamina, sulfadiazina y leucovorina durante 1 año. El tratamiento temprano disminuye las secuelas tardías de la toxoplasmosis pero no las elimina, como la coriorretinitis. El tratamiento temprano del neonato parece ser comparable en eficacia con el intrauterino.

VIRUS DE ZIKA

El virus de Zika es un flavivirus de ADN similar al del dengue con tres subtipos, de los que el asiático se señaló en fechas recientes como la causa de una gran epidemia en la Polinesia francesa y Brasil. El virus se transmite por el mosquito *Aedes aegypti* y por vía sexual. El virus de Zika causa síntomas sistémicos como fiebre, artralgias, conjuntivitis y exantema maculopapular. La infección es asintomática en casi 40% de las mujeres. Este virus se ha vinculado con pérdida gestacional en el primero y segundo trimestres, y los estudios muestran que se encuentra en los tejidos de embarazadas y el líquido amniótico. Además, se ha demostrado que el virus de Zika tiene un neurotropismo distintivo. Se ha hallado en el cerebro y la médula espinal de lactantes a una concentración mucho más alta que en otros compartimentos corporales. En consecuencia, este virus se asocia con microcefalia, calcificaciones intracerebrales y daño ocular. La incidencia de microcefalia en las mujeres infectadas se calculó en 20% en un estudio retrospectivo de Brasil basado en la población. Se recomiendan las pruebas para el virus de Zika en cualquier mujer con viaje reciente a una localidad endémica. La prueba se hace por análisis de inmunoabsorbencia ligada a enzima (ELISA), que debe confirmarse por PCR, porque el enzimoinmunoanálisis (EIA) presenta también reacción cruzada con los virus del dengue y la fiebre amarilla, que tienen una distribución geográfica similar. Se recomienda a las pacientes un seguimiento por ultrasonografía seriada cada 3 a 4 sem. Cabe mencionar que éste es un tema en rápida expansión de la investigación y cambio en las guías terapéuticas.

PUNTOS CLAVE

- Cinco por ciento de las embarazadas presenta BAS y tiene un mayor riesgo de cistitis y pielonefritis.

- Las IVU bajas pueden tratarse con antibióticos orales, en tanto que la pielonefritis durante el embarazo suele tratarse inicialmente con antibióticos IV y cambio a un esquema oral una vez que la paciente permanece afebril durante 24 a 48 h.

- La pielonefritis puede complicarse por choque séptico y síndrome de dificultad respiratoria aguda.

- La VB sintomática se asocia con parto pretérmino.

- El tratamiento de VB durante el embarazo es con metronidazol oral durante 7 días.

- El EGB ha sido tradicionalmente la principal causa de septicemia neonatal.

- La detección de EGB y el uso de antibióticos profilácticos durante el trabajo de parto han mostrado disminuir la septicemia neonatal por estreptococos del grupo B.

- Se hace detección de EGB entre las 35 y 37 sem de gestación.

- Se diagnostica corioamnionitis/triple I ante la presencia de fiebre materna con hipersensibilidad uterina, elevación de la cifra de GB y taquicardia fetal.

- Aunque la infección suele ser polimicrobiana, la colonización por EGB tiene elevada correlación tanto con la corioamnionitis como con la septicemia neonatal.

- La corioamnionitis/triple I se trata con antibióticos IV y el parto.

- Es importante diferenciar entre las infecciones que se transmiten por vía transplacentaria y las que se adquieren por el paso a través del conducto del parto.

- Las infecciones durante el primer trimestre, de organogénesis, tienen más probabilidad de causar anomalías congénitas y abortos espontáneos.

- Las infecciones congénitas pueden causar infecciones graves en el periodo neonatal, a menudo con secuelas graves en el largo plazo que incluyen retardo mental, ceguera y sordera.

- El CMV causa la infección congénita más frecuente y sordera congénita.

- Todas las pacientes VIH positivo deben iniciar tratamiento antirretroviral combinado.

- Se hace detección de VIH, gonorrea y especies de *Chlamydia* durante el embarazo.

CASOS CLÍNICOS

CASO 1

Una mujer de 27 años de edad G1P0 acude a las 9 sem de edad de gestación (EG) al consultorio e inicia su atención prenatal. No presenta antecedentes médicos o quirúrgicos significativos. Refiere náusea leve durante el día, pero en la revisión de aparatos y sistemas no muestra otras manifestaciones. Se le explican y recomiendan pruebas de detección prenatal en la primera consulta.

1. ¿Cuál de las siguientes no se recomienda como parte de las pruebas de laboratorio prenatal sistemáticas?
   a. Urocultivo
   b. Detección de anticuerpos del herpes simple
   c. PCR para especies de *Chlamydia*
   d. Detección de anticuerpos contra VIH
   e. Estado respecto a la inmunidad contra la rubeola

2. El resultado del urocultivo de detección señala 100 000 colonias de unidades formadoras de *E. coli*. ¿Cuál de las siguientes no es una complicación de la bacteriuria asintomática (BAS) durante el embarazo?
   a. Pielonefritis
   b. Trabajo de parto pretérmino
   c. Lactantes de bajo peso al nacer
   d. Infección de vías urinarias (IVU)
   e. Oligohidramnios

3. Se prescribe un ciclo de 7 d de nitrofurantoína. Dos días después se tiene el resultado de sensibilidad y la *E. coli* es resistente a la nitrofurantoína y sensible a ciprofloxacina, amoxicilina y cefalexina. ¿Cuál de estos antibióticos deben evitarse en el primer trimestre?
   a. Ciprofloxacina
   b. Amoxicilina
   c. Cefalexina
   d. Ninguno

4. Se prescribe un ciclo de 7 d de amoxicilina para tratar la bacteriuria por *E. coli*. La paciente no surte la amoxicilina y continúa tomando la nitrofurantoína. Después de 1 sem se presenta al área de urgencias con fiebre, frecuencia urinaria y dolor del flanco derecho. Se encuentra con taquicardia leve y fiebre de 38.4 °C. Su exploración es significativa por hipersensibilidad del ángulo costovertebral derecho. En un análisis de orina se muestra una esterasa leucocítica moderada, nitritos aumentados y muchos GB. Además del ingreso hospitalario, ¿cuál es el mejor tratamiento inicial para esta paciente?
   a. Admisión directa a la UCI e hidratación intensiva intravenosa (IV) con soluciones
   b. Vancomicina IV
   c. Ceftriaxona IV

d. Amoxicilina PO
e. Cefalexina PO

5. ¿Cuál es la complicación más preocupante de la pielonefritis durante el embarazo?

a. Nefrolitiasis
b. Neumonía
c. Síndrome de dificultad respiratoria aguda (SDRA)
d. Corioamnionitis
e. Oligohidramnios

CASO 2

Una mujer de 28 años de edad G2P1001 se presenta a las 39 sem 4/7 de EG a la sala de trabajo de parto y parto. Sus contracciones se iniciaron hace 10 h y ahora aumentaron en frecuencia hasta cada 5 min. Manifiesta un chorro espontáneo de líquido que era transparente, apenas antes del inicio de las contracciones. Ha seguido escurriendo líquido claro y niega cualquier hemorragia vaginal. Sus signos vitales son significativos por una frecuencia cardiaca de 110 latidos/min. Se inicia su vigilancia y se observa una frecuencia cardiaca fetal en el rango de los 170 latidos/min y un trazo reactivo. Se hace una exploración con espejo vaginal estéril y se confirma la rotura de las membranas (RDM), con detección de líquido nebuloso y olor desagradable. La exploración abdominal confirma la presentación cefálica, pero es notoria una hipersensibilidad uterina leve.

1. ¿Qué información adicional le ayudaría a confirmar el diagnóstico?
   a. Fiebre materna mayor de 39 °C
   b. Disminución de GB maternos
   c. Disminución del líquido amniótico
   d. Hemocultivo
   e. Urocultivo

2. Se diagnostica corioamnionitis/triple I y se ingresa para tratamiento con antibióticos IV y conducción del trabajo de parto. ¿Cuál es (son) el (los) microorganismo(s) causal(es) más frecuente(s)?
   a. *Listeria monocytogenes*
   b. *Gardnerella vaginalis*
   c. Infección polimicrobiana con microorganismos rectovaginales

d. Estreptococos del grupo B (EGB)
e. Enterococos

3. ¿Cuál de los siguientes es uno de los esquemas antibióticos recomendados?
   a. Penicilina IV
   b. Vancomicina IV
   c. Ceftriaxona IV
   d. Ampicilina y gentamicina IV
   e. Clindamicina IV

4. ¿Cuál de las siguientes no es una complicación de la corioamnionitis/triple I?
   a. Endomiometritis
   b. Septicemia materna
   c. Hemorragia posparto
   d. Neumonía neonatal
   e. Pielonefritis

CASO 3

Una mujer de 28 años de edad G1P0 acude al consultorio a las 28 sem de EG para una consulta prenatal de rutina. Trabaja como maestra en un jardín de niños y hace poco se envió a casa a uno de sus alumnos con exantema y fiebre. Declara que el niño tenía exantema en ambas mejillas y el pediatra dijo que se trataba de una infección viral llamada quinta enfermedad. Refiere que su feto tiene buenos movimientos y niega cualquier hemorragia vaginal, secreción vaginal anormal o contracciones. Ella pregunta si requiere más pruebas para investigar si está afectada.

1. ¿Cuál es el microorganismo causal más probable de la infección del niño?
   a. Parvovirus
   b. Virus de varicela
   c. Citomegalovirus (CMV)
   d. *Toxoplasma gondii*
   e. *Listeria monocytogenes*

2. Se solicitan pruebas serológicas del agente mencionado antes y muestran que la IgM es positiva y la IgG negativa, compatibles con una infección aguda. ¿Cuál es la complicación fetal/neonatal más frecuente de esta infección durante el embarazo?
   a. Anemia fetal
   b. Trabajo de parto pretérmino
   c. RDM prematura pretérmino

   d. Anomalías fetales
   e. Oligohidramnios

3. Se hace una ultrasonografía para valorar la anemia e hidropesía fetales. Se muestra elevación de la velocidad sistólica máxima de la arteria cerebral media (ACM) por ultrasonografía, compatible con anemia fetal. No hay datos de hidropesía. ¿Cuál es el mecanismo por el que la infección por parvovirus produce anemia fetal?
   a. Hemólisis
   b. Supresión de la médula ósea
   c. Secuestro de eritrocitos en el bazo
   d. Hemorragia intracraneal del feto
   e. Hemorragia fetomaterna

CASO 4

Una mujer de 24 años de edad G2P0010 se presenta a las 8 sem de EG para su consulta prenatal inicial. Su embarazo es complicado por el antecedente de uso de drogas IV en la adolescencia y la infección por VIH. Nunca ha recibido medicamentos de TARc antes de este embarazo. Se ordena un recuento de la carga viral y resulta de 10 000. Su cifra de linfocitos CD4 es normal (> 500), se encuentra sana desde otros puntos de vista y no presenta antecedentes médicos significativos adicionales.

1. ¿Cuándo se recomendaría que iniciase el TARc?
   a. En esta consulta

   b. A las 37 sem, en preparación para el parto
   c. Al inicio del segundo trimestre

d. Inmediatamente después del parto

e. Solo si está indicado médicamente para la salud de la madre

2. Regresa a las 14 sem y se inicia un esquema de TARc de tres fármacos con ZDV, lamivudina y lopinavir/ritonavir, que tolera bien por el resto del embarazo. Su carga viral en el segundo trimestre baja a 5 000 y se consulta a un especialista en infectología para considerar el ajuste de los medicamentos. Una carga viral repetida a las 37 sem muestra que disminuyó hasta 1 250. A las 38 sem se le ingresa a la sala de trabajo de parto y parto en trabajo de parto activo. ¿Qué se le recomendaría para disminuir aún más la transmisión neonatal?

a. RDM temprana adicional para la conducción del trabajo de parto

b. Colocación de un electrodo en el cuero cabelludo del feto para vigilar signos de sufrimiento

c. Parto vaginal asistido por ventosa o fórceps

d. Detención de todo tratamiento antiviral para disminuir el riesgo de resistencia neonatal

e. Cesárea y zidovudina (ZDV) intravenosa

3. La paciente tiene un parto sin complicaciones con un neonato femenino vigoroso. La mujer y la bebé se transfieren a la sala posparto. ¿Cuál de las siguientes actividades aumentaría el riesgo de transmisión a su hija?

a. Lactancia

b. Tratamiento profiláctico de la recién nacida con ZDV

c. Tratamiento de la recién nacida con ZDV más nevirapina

d. Continuación de la TARc materna

e. Recomendar un buen lavado de manos y precauciones estándar en casa

RESPUESTAS

CASO 1

PREGUNTA 1

Respuesta correcta B:
No se recomienda la detección de anticuerpos del herpes simple de manera sistemática en la primera consulta prenatal. No se recomienda la detección de esta infección porque no ha mostrado beneficio para disminuir las tasas de transmisión vertical a los neonatos.

Se recomienda la detección de BAS con urocultivo en la primera consulta prenatal, dado el riesgo de progresión a IVU o pielonefritis. La BAS también se relaciona con parto pretérmino y lactantes de bajo peso al nacer. Se usa la detección para proveer el tratamiento temprano con el fin de disminuir tales riesgos.

La infección asintomática por especies de *Chlamydia* es frecuente y, por lo tanto, en los CDC se recomienda que se detecte en todas las embarazadas al inicio de la gestación.

Dado el beneficio comprobado del tratamiento antirretroviral para disminuir la transmisión vertical de VIH hasta de 1 a 2%, se recomienda la detección en todas las mujeres al inicio del embarazo, para ubicar a aquellas que se beneficiarán de esta intervención.

La infección por rubeola durante el embarazo puede llevar a malformaciones congénitas significativas. Se recomienda la detección al inicio del embarazo para asesorar a las mujeres en cuanto a evitar posibles exposiciones. Además, se recomienda que quienes no sean inmunes contra la rubeola reciban la vacunación en el puerperio.

PREGUNTA 2

Respuesta correcta E:
El oligohidramnios no tiene relación con las IVU maternas. Algunos factores que pueden llevar al oligohidramnios incluyen anomalías cromosómicas, insuficiencia uteroplacentaria, hipertensión, embarazo postérmino y el síndrome de transfusión intergemelar.

Hay un riesgo de casi 25 a 40% de progresión de la BAS a cistitis o pielonefritis. El tratamiento debe iniciarse poco después de confirmar el diagnóstico, y también hacer una prueba de curación para proveer tratamiento adecuado. La bacteriuria también se ha vinculado con parto pretérmino y lactantes de bajo peso al nacer.

PREGUNTA 3

Respuesta correcta A:
La ciprofloxacina se ha relacionado con anomalías renales del feto, en particular por la exposición en el primer trimestre. Debido a que algunas complicaciones fetales se han vinculado con la ciprofloxacina, incluso en una exposición posterior, este medicamento en general no se administra durante el embarazo. Amoxicilina y cefalexina se consideran seguras durante el embarazo, ambas de categoría B, lo que significa que no hay

resultados adversos en los estudios de reproducción de animales.

PREGUNTA 4

Respuesta correcta C:
Se calcula que la pielonefritis afecta hasta a 1 a 2% de los embarazos y presenta complicaciones asociadas de particular gravedad, incluidos el choque séptico y SDRA. Debido a ello, la pielonefritis durante el embarazo suele tratarse de manera intensiva, con ingreso hospitalario, hidratación y antibióticos IV, a menudo cefalosporinas (cefazolina, cefotetan o ceftriaxona), o ampicilina y gentamicina, hasta que la paciente permanezca afebril y asintomática durante 24 a 48 h. Después se pasa al esquema de antibiótico oral. En pequeños estudios se revisó la posibilidad de tratar a estas pacientes con una sola dosis IV o IM de antibióticos, como la ceftriaxona, seguida por un esquema de antibiótico oral como pacientes externas. Si bien estos tratamientos parecen eficaces en ciertos grupos, es imperativo considerar criterios apropiados de la paciente, incluyendo la ausencia de signos de septicemia, el cumplimiento y la capacidad de tolerar medicamentos orales, así como la EG. La duración del tratamiento para la pielonefritis comprende un total de 10 a 14 d de antibióticos IV combinados y orales.

PREGUNTA 5

Respuesta correcta C:
La pielonefritis conlleva una morbilidad significativa durante el embarazo y se relaciona con elevadas tasas de admisión en UCI y SDRA. Por ello, se recomienda que se ingrese a las embarazadas al hospital para su observación y tratamiento. Deben usarse soluciones IV de manera juiciosa, dado el riesgo de edema pulmonar y SDRA. Las embarazadas también tienen mayor riesgo de infección urinaria y choque séptico. La selección inicial de antibióticos suele ser de ceftriaxona. Las mujeres deben mejorar después de 24 a 48 h, y una vez afebriles por 48 h se pueden cambiar al tratamiento oral con base en la sensibilidad. Deben continuarse los antibióticos orales por un ciclo total de 10 a 14 d. Durante el resto del embarazo se recomienda que la paciente tome antibióticos profilácticos, por lo general 100 mg de nitrofurantoína diarios.

No se ha mostrado que la pielonefritis cause nefrolitiasis. Sin embargo, suelen vincularse las IVU y las infecciones por *Proteus mirabilis* y otras bacterias que degradan la urea con los cálculos renales de estruvita, que suelen encontrarse en pacientes con predisposición a las IVU, como aquellas con lesión de la médula espinal o el síndrome de vejiga neurogénica.

La neumonía no es una complicación frecuente de la pielonefritis. Sin embargo, puede causar edema pulmonar por secreción de una endotoxina que causa aumento de la permeabilidad vascular y capilar alveolar.

La pielonefritis puede causar infección urinaria, pero la placenta sirve como barrera y no hay mayor riesgo de infección intraamniótica. Además, la función placentaria no cambia y, como resultado, no hay mayor riesgo de oligohidramnios.

CASO 2

PREGUNTA 1

Respuesta correcta A:
El de corioamnionitis/triple I es un diagnóstico clínico que complica de 2 a 4% de los embarazos a término. Los criterios de diagnóstico incluyen fiebre materna > 39 °C y al menos uno de los siguientes signos: elevación de la cifra de GB materna, taquicardia materna, hipersensibilidad uterina, taquicardia fetal y fetidez del líquido amniótico. El estándar ideal del diagnóstico de corioamnionitis es un cultivo del líquido amniótico que se puede obtener por amniocentesis. Al mismo tiempo, se puede enviar el líquido amniótico para las siguientes pruebas: glucosa, cifra de GB, proteínas y tinción de Gram. La amniocentesis se usa más comúnmente en pacientes pretérmino, cuyos fetos se beneficiarían de permanecer dentro del útero durante más tiempo y donde se pueden tomar medidas más intensivas para llegar al diagnóstico si hay alguna duda.

PREGUNTA 2

Respuesta correcta C:
La causa principal de la corioamnionitis/triple I a término son infecciones polimicrobianas de vagina y recto. En algunos estudios, casi 60% de las pacientes presentaba más de un microorganismo en el cultivo de líquido amniótico. Los más frecuentes, independientemente de la EG, son especies genitales de *Mycoplasma* (*Ureaplasma* y *Mycoplasma)*. Otros microorganismos usuales incluyen los de *G. vaginalis*, *E. coli*, enterococos, especies de *Bacteroides* y estreptococos del grupo B.

PREGUNTA 3

Respuesta correcta D:
Cuando se sospecha corioamnionitis/triple I, debe ingresarse a la paciente al hospital e iniciar antibióticos IV. Debido a que la corioamnionitis es una infección polimicrobiana causada por microorganismos que colonizan la vagina y el recto, deben usarse antibióticos de amplio espectro. El tratamiento más común es con cefoxitina (u otra cefalosporina de segunda o tercera generaciones), o ampicilina y gentamicina. Además de administrar antibióticos, debe acelerarse el parto por inducción y conducción para el vaginal, o en el caso de un trazo no alentador de la frecuencia cardiaca fetal, por cesárea.

La exploración inicial del cérvix de la paciente fue de 7 cm de dilatación, 100% de borramiento y una altura de la presentación de 0. Después de iniciar soluciones IV, ampicilina y gentamicina, así como paracetamol, la fiebre materna se resuelve y la taquicardia fetal aminora. Se inicia oxitocina para conducción y el trazo de la frecuencia cardiaca fetal se mantiene alentador. La paciente llega a la dilatación completa y pare un bebé vigoroso. El equipo de reanimación neonatal se encuentra en activo y, debido al riesgo de septicemia neonatal, recomienda que se ingrese al recién nacido a la UCIN para hemocultivo y antibióticos intravenosos.

PREGUNTA 4

Respuesta correcta E:
El precursor más frecuente de la septicemia neonatal es la corioamnionitis/triple I, con una elevada tasa de mortalidad fetal. Otras complicaciones neonatales comprenden neumonía y meningitis. La morbilidad y mortalidad neonatales parecen aumentar en los lactantes con EG más tempranas. Las causas maternas más frecuentes de complicaciones abarcan trabajo de parto disfuncional y necesidad de cesárea, atonía uterina y hemorragia posparto. Otras complicaciones maternas incluyen endomiometritis, bacteriemia, SDRA del adulto y choque séptico. Con el inicio temprano de antibióticos IV son bastante raras las complicaciones más graves, de SDRA y septicemia.

CASO 3

PREGUNTA 1

Respuesta correcta A:
El parvovirus B19 causa el eritema infeccioso (quinta enfermedad). Esta infección leve se suele presentar con fiebre ligera y un exantema macular rojo que da el aspecto de "carrillos abofeteados" y suele resolverse con intervención mínima. Aproximadamente de 33 a 50% de las embarazadas presenta IgG contra el virus e inmunidad por una infección previa. Entre las embarazadas que no presentan inmunidad, la incidencia de infección aguda por parvovirus durante el embarazo es de alrededor de 3%. Si se sospecha en la madre exposición a parvovirus, se puede diagnosticar su infección aguda por valoración de las concentraciones de IgM e IgG contra parvovirus.

PREGUNTA 2

Respuesta correcta A:
Las infecciones agudas por parvovirus durante el embarazo pueden transmitirse al feto a través de la placenta. Las infecciones en el primer trimestre se han vinculado con pérdidas gestacionales, pero las del segundo y posteriores se relacionan con anemia e hidropesía fetales. Si los estudios indican una infección aguda por parvovirus (IgM positiva e IgG positiva o negativa) después de las 20 sem de gestación, el feto debe realizarse ultrasonografía seriada hasta por 8 a 10 sem después de la infección materna. En la actualidad se usa con frecuencia la ultrasonografía Doppler para revisar la velocidad sistólica máxima de ACM e identificar la anemia fetal. Estudios pequeños han mostrado un beneficio de la transfusión fetal por anemia que lleva a la hidropesía en el feto; sin embargo, en estos estudios también se informó de muertes fetales por complicaciones relacionadas con la transfusión, por lo que tal procedimiento posiblemente se reserve para los casos más graves.

PREGUNTA 3

Respuesta correcta B:
Los parvovirus B19 causan anemia fetal por supresión de la médula ósea. El virus es citotóxico para los precursores de RBC y

ocasiona una menor producción. La anemia grave puede llevar a una insuficiencia cardiaca de gasto alto, hidropesía y muerte fetal. Los parvovirus también pueden causar pancitopenia en el feto, que tiene implicaciones clínicas importantes porque la trombocitopenia puede aumentar el riesgo de exsanguinación y la muerte del feto durante los intentos de transfusión intrauterina. También es importante señalar que este mecanismo de la anemia fetal es diferente del de la aloinmunización Rh, que causa anemia fetal por hemólisis.

CASO 4

PREGUNTA 1

Respuesta correcta A:
Se recomienda el tratamiento antirretroviral a todas las embarazadas VIH positivo, independientemente de su carga viral o concentración de linfocitos CD4. En la actualidad, el tratamiento antirretroviral durante el embarazo incluye un esquema de tres fármacos que, por lo general, se inicia antes de la concepción o en el momento del diagnóstico. Con un mejor tratamiento antirretroviral durante el embarazo, las tasas de transmisión perinatal han disminuido de 1 650 en 1991 a menos de 200 por año en 2014 (CDC). La transmisión ocurre dentro del útero (33%), casi siempre en etapas avanzadas del embarazo o durante el trabajo de parto y parto (66%). En 1994 se mostró en el protocolo 076 del Pediatric AIDS Clinical Trials Group (PACTG) que un esquema tripartito de ZDV administrada durante

el embarazo y el trabajo de parto y al recién nacido podría aminorar el riesgo de transmisión perinatal en 66%. Además, con el uso de TARc para disminuir aún más la carga viral con esquemas potentes la tasa de transmisión se puede disminuir adicionalmente hasta menos de 1 a 2%, con una carga viral indetectable. Puede observarse una mayor transmisión con cargas virales más altas o enfermedad avanzada de la madre, rotura de membranas y procedimientos invasivos durante el trabajo de parto y parto, que aumentan la exposición neonatal a la sangre materna.

PREGUNTA 2

Respuesta correcta E:
Se ha demostrado que la cesárea disminuye las tasas de transmisión en casi 66%, en comparación con el parto vaginal, en las pacientes sin tratamiento y, particularmente, sin inicio del trabajo de parto o RDM, o en el contexto de una elevada carga viral. Sin embargo, en aquellas con cargas virales < 1 000 copias/mL no hay beneficio adicional de la cesárea respecto del parto vaginal, en cuanto a la transmisión perinatal de VIH. Por lo tanto, debe considerarse la cesárea en embarazadas con infección por VIH y cargas virales > 1 000 copias/mL sin inicio del trabajo de parto o RDM prolongada.

PREGUNTA 3

Respuesta correcta A:
En las naciones ricas, donde se dispone de alternativas de alimentación con biberón, está contraindicada la lactancia en las mujeres

infectadas por VIH, porque el virus se encuentra en la leche y se transmite al lactante. La transmisión posnatal de VIH en la leche materna a los 2 años puede ser tan alta como de 15%. Además, se carece de estudios acerca de la eficacia del tratamiento antirretroviral para la prevención de la transmisión de VIH en la leche materna y la toxicidad de la exposición a los antirretrovirales del lactante por esa vía. En naciones con recursos escasos se recomienda la lactancia, dado el mayor riesgo de mortalidad neonatal por enfermedades diarreicas, neumonía y otras enfermedades infecciosas. En las naciones ricas los lactantes reciben un ciclo de 6 sem de TARc para disminuir su riesgo de transmisión. Siempre deben promoverse las precauciones estándar y el buen lavado de manos, porque tal vez no aminoren el riesgo de transmisión, pero tampoco lo aumentan.

OTRAS COMPLICACIONES MÉDICAS DURANTE EL EMBARAZO

En los tres capítulos previos se describió la hipertensión, la diabetes y las enfermedades infecciosas en el contexto de la embarazada. En el presente se describe una variedad de otras complicaciones médicas frecuentes durante el embarazo. Este afecta a todo órgano, aparato y sistema fisiológico del cuerpo, así como a muchos estados de enfermedad. El tratamiento de las enfermedades o el uso de modalidades de obtención de imágenes durante el embarazo requiere la consideración de cualquier efecto fetal potencial.

HIPERÉMESIS GRAVÍDICA

Durante el embarazo, náusea y vómito son comunes. Ocurren en 88% de las embarazadas y suelen resolverse para la semana 16. Se han propuesto varias causas, que incluyen cifras elevadas de la gonadotropina coriónica humana (hCG), de hormonas tiroideas o de las intrínsecas intestinales. Además, la progesterona disminuye la movilidad gástrica y relaja el esfínter esofágico, lo que puede contribuir a la náusea y el vómito durante la gestación. A pesar de que están presentes en etapas tempranas del embarazo, las pacientes suelen ser capaces de mantener una nutrición adecuada, pero algunas se deshidratan de manera significativa y desarrollan potencialmente anomalías de electrolitos. Se hace el diagnóstico de **hiperémesis gravídica** cuando una embarazada presenta vómito persistente, disminución de peso > 5% del pregestacional y cetonuria. En particular, la hiperémesis es frecuente en el contexto de los embarazos molares (quizá porque las cifras de hCG pueden ser muy altas), y siempre debe demostrarse un embarazo intrauterino viable en las pacientes con hiperémesis.

TRATAMIENTO Y PRONÓSTICO

En las pacientes con hiperémesis gravídica los síntomas pueden persistir hasta el tercer trimestre y rara vez hasta el término. El propósito del tratamiento es mantener una nutrición adecuada y consta de antieméticos, suplementos alimenticios e hidratación. Náusea y vómito persistentes durante el embarazo se pueden tratar con vitamina B_6 y doxilamina. El jengibre y los complementos de vitamina B_{12} han mostrado eficacia y se pueden usar como adyuvantes de los antieméticos. El tratamiento antiemético ideal suele ser con prometazina, seguida por la adición de metoclopramida, proclorperazina y trimetobenzamida. Si no se obtienen buenos resultados, se pueden usar también droperidol y ondansetrón con seguridad durante el embarazo. Si los síntomas persisten hasta la deshidratación, las pacientes deben rehidratarse y corregirse las anomalías de electrolitos. Debido a que suele ocurrir una alcalosis hipoclorémica por vómito abundante, por lo general se usa solución mixta, salina con glucosado a 5%, para la hidratación IV. En el contexto agudo deben administrarse antieméticos por vía intravenosa, intramuscular o en supositorio, porque los medicamentos orales tal vez se expulsen antes de su absorción sistémica.

El tratamiento de largo plazo de la hiperémesis incluye mantener la hidratación, una nutrición adecuada y el alivio sintomático de náusea y vómito. Muchas pacientes responden a los antieméticos y la hidratación IV. Una vez que se rehidratan, pueden usar el antiemético para controlar la náusea, de manera que puedan mantener la ingestión oral. Además, debido a que la hipoglucemia tal vez contribuya a la náusea, ingerir alimentos en poca cantidad y con frecuencia puede ayudar a mantener una glucosa sanguínea más estable y disminuir la náusea.

Rara vez las pacientes no responderán a los antieméticos y la rehidratación recurrente, en cuyo caso se ha mostrado que el tratamiento con corticoesteroides disminuye los síntomas. Otros tratamientos alternativos que han mostrado disminuir la náusea comprenden acupuntura, acupresión, hipnoterapia y estimulación nerviosa. Un pequeño porcentaje de las pacientes en quienes fracasa el tratamiento requerirá alimentación por sonda o incluso nutrición parenteral durante el embarazo. Mientras la hidratación y la nutrición adecuada se mantengan, los resultados del embarazo suelen ser buenos.

TRASTORNOS CONVULSIVOS

Alrededor de 20000 mujeres con trastornos convulsivos paren cada año. Las convulsiones tienen implicaciones para la salud del feto y la madre, y durante el embarazo preocupa el riesgo de malformaciones fetales, pérdida gestacional, muerte perinatal y el aumento de la frecuencia de las convulsiones. La mortalidad materna en mujeres con epilepsia aumenta casi 10 veces. Se recomienda a aquellas con un trastorno convulsivo continuar sus fármacos antiepilépticos (FAE), con el propósito de optimizar los resultados maternos y fetales. No obstante, los FAE no carecen de riesgo. Las mujeres con epilepsia parecen tener un mayor riesgo basal de malformaciones fetales, que aumenta más con el uso de FAE. Cuando se trata a estas mujeres durante el embarazo, es necesario sopesar con cuidado los riesgos de aumento de las convulsiones contra el uso de fármacos antiepilépticos.

FRECUENCIA DE LAS CONVULSIONES

Durante el embarazo hay un aumento en las convulsiones que no se comprende por completo, pero posiblemente sea multifactorial. Las preocupaciones acerca de los efectos fetales llevan a un menor cumplimiento con los FAE. Además, los cambios fisiológicos normales del embarazo incluyen un mayor volumen de distribución (V_D), con aumento del metabolismo hepático de los FAE. Se cree que la combinación de estos factores contribuye a una mayor frecuencia de las convulsiones en 17 a 33% de los embarazos. Hay una variedad de posibles etiologías propuestas para el incremento en la frecuencia de las convulsiones que se observa en algunos embarazos. Las cifras aumentadas de estrógenos circulantes durante el embarazo, a su vez, elevan la función de las enzimas de los citocromos P_{450}, lo que lleva a un metabolismo hepático más rápido de los FAE. Además, la función renal aumenta durante el embarazo, con, con incremento de 50% en la depuración de creatinina, que afecta al metabolismo de carbamazepina, primidona y benzodiacepinas. El aumento en el volumen sanguíneo total y el concomitante en el V_D llevan a la disminución de las cifras de FAE circulantes. Los cambios hormonales, el estrés agregado y la disminución del sueño durante el embarazo, quizá disminuyan el umbral de las convulsiones y se ha mostrado que elevan su frecuencia en las pacientes no embarazadas. Por último, muchas mujeres pueden tener un menor cumplimiento con los FAE por su preocupación acerca de los efectos en el feto.

Las concentraciones aumentadas de estrógenos y progesterona pueden ambas tener efectos directos sobre la actividad convulsiva durante el embarazo. Se ha demostrado que los estrógenos son epileptogénicos, pues disminuyen el umbral de las convulsiones. Así, las cifras crecientes de estrógenos durante el embarazo, que alcanzan su máximo en el tercer trimestre, pueden tener algún impacto sobre el aumento observado de la frecuencia de las convulsiones. Por el contrario, la progesterona parece tener un efecto antiepiléptico. Se ha observado que las mujeres con trastornos convulsivos presentan menos crisis durante la fase lútea del ciclo menstrual. La privación del sueño y el estrés pueden también tener un papel en el aumento de las convulsiones durante el embarazo. El mejor factor de predicción de la frecuencia de las convulsiones durante el embarazo parece ser la cantidad que se presentó en el año previo. Idealmente, las concentraciones plasmáticas de FAE se individualizan con base en los antecedentes convulsivos y las concentraciones terapéuticas pregestacionales.

ANOMALÍAS CONGÉNITAS FETALES Y RESULTADOS ADVERSOS

Los informes más antiguos de malformaciones congénitas asociadas con FAE se presentaron en el decenio de 1960. Desde entonces, se han atribuido malformaciones y síndromes únicos a fenitoína, fenobarbital, primidona, valproato, carbamazepina y trimetadiona. Sin embargo, hay similitudes entre la mayoría de las anomalías congénitas causadas por FAE (tabla 11-1). Hay pruebas de que las mujeres con epilepsia tienen un mayor riesgo de malformaciones fetales, incluso sin usar FAE. Aunque algunos estudios sugieren que la monoterapia no aumenta el riesgo basal, hay otros que aportan pruebas de un aumento de las malformaciones fetales con el uso de FAE en politerapia. Idealmente, se inicia o cambia el tratamiento de una paciente con un solo medicamento y el más bajo riesgo de malformación (lamotrigina, levetiracetam y oxcarbamazepina) en la etapa preconcepcional.

Los aumentos específicos en las anomalías congénitas que se observan en lactantes de madres epilépticas incluyen una cuadruplicación de labio y paladar hendidos y de una triplicación a una cuadruplicación de las anomalías

TABLA 11-1 Anomalías fetales asociadas con FAE

Anomalía fetal	Fenitoína	Fenobarbital	Primidona	Valproato	Carbamazepina	Trimetadiona
DTN				X	X	
RCIU	X					X
Microcefalia					X	X
CI bajo			X			
Hipoplasia digital distal	X	X	X			
Implantación baja de los pabellones auriculares	X	X				X
Pliegue epicántico	X	X		X	X	X
Nariz pequeña	X	X		X	X	
Filtro largo			X		X	
Anomalías labiales	X	X	X	X		
Hipertelorismo	X	X				
Retraso del desarrollo		X			X	
Otras	Ptosis	Ptosis	Hirsutismo frontal		Hipoplasia ungular	Anomalías cardiacas

FAE, fármacos antiepilépticos; DTN, defectos del tubo neural; RCIU, retraso del crecimiento intrauterino.

cardiacas. Ocurre también un aumento en la tasa de defectos del tubo neural (DTN) que se observa en la descendencia de pacientes con epilepsia que usan carbamazepina o ácido valproico. Los estudios de largo plazo del neurodesarrollo muestran tasas más altas de datos anormales de electroencefalografía (EEG), tasas más altas de niños con retraso del desarrollo y menor CI. Los resultados específicos del neurodesarrollo se han atribuido a FAE particulares y hay informes de que el ácido valproico, topiramato y fenobarbital conllevan el máximo riesgo, de 6 a 9, 4 a 7 y 5.5%, respectivamente. La lamotrigina tiene el riesgo más bajo, de 0 a 2%, y el basal en las mujeres con epilepsia es de 1 a 3%.

MECANISMOS DE LA TERATOGENICIDAD

Los mecanismos de la teratogenicidad de los FAE no se han definido del todo. Fenobarbital, primidona y fenitoína actúan como antagonistas del ácido fólico. Ciertamente, parece que la deficiencia de ácido fólico puede llevar a un aumento de las malformaciones congénitas, en particular DTN, por lo que se ha recomendado su administración antes de la concepción para profilaxis. Debido a que todos los FAE tienen un mecanismo similar de control central de las convulsiones, puede haber una vía común que se altera durante la embriogénesis y lleva a similitudes en los síndromes descritos. Esto puede explicar por qué hay un efecto aditivo en la politerapia.

En estudios recientes de la teratogénesis, en particular el síndrome de hidantoína fetal, se señala una predilección genética para la generación de epóxidos. En particular, los niños cuya actividad enzimática de la hidrolasa de epóxidos es 33% menor de lo normal, tienen una tasa más alta del síndrome hidantoínico fetal. También se han observado anomalías en aquellos expuestos a la carbamazepina con actividad baja de la hidrolasa de epóxidos.

TRATAMIENTO CLÍNICO

Debido a que la exposición a FAE múltiples parece ser más teratógena que la monoterapia, se recomienda a las pacientes cambiar a un FAE aislado antes de la concepción y disminuir gradualmente su dosis hasta la más baja posible. Las pacientes que han permanecido sin convulsiones durante 2 a 5 años pueden desear intentar el retiro completo de los FAE antes de la concepción. Puesto que hay pruebas particulares de que las cifras máximas altas de ácido valproico pueden ser más teratógenas que las constantes, debe dosificarse 3 o 4 veces al día, más que el estándar de 2 al día. Sin embargo, se informará a las pacientes con epilepsia que aún tienen mayor riesgo (de 4 a 6% vs. de 2 a 3%) de anomalías congénitas que el resto de la población. Se ha mostrado que los complementos de ácido fólico disminuyen los DTN en las pacientes sin epilepsia. Por tanto, se les debe recomendar tomar complementos de ácido fólico antes de la concepción, en particular a las que utilizan ácido valproico o carbamazepina.

Dado el mayor riesgo de anomalías, debe hacerse una ultrasonografía dirigida a las 19 a 20 sem de gestación, con atención cuidadosa a la cara, el sistema nervioso central (SNC) y el corazón (tabla 11-2). Por el mayor riesgo de DTN, debe ofrecerse una prueba de detección materna de fetoproteína α sérica (AFPSM).

La decisión de realizar una amniocentesis de manera sistemática para la cuantificación de fetoproteína α y acetilcolinesterasa es motivo de controversia. Debido a que la sensibilidad de la amniocentesis es mayor que la de AFPSM o la ultrasonografía para las DTN, muchos médicos recomiendan la amniocentesis en el contexto de antecedentes familiares de DTN o ante el uso de ácido valproico o carbamazepina.

En estudios recientes de la frecuencia de las convulsiones se muestra un aumento menor que en los más antiguos, lo que sugiere que la práctica de vigilar estrechamente la dosis de FAE y su concentración puede tener algún efecto sobre el número de convulsiones durante el embarazo. En un estudio reciente se mostró que 38% de las embarazadas con epilepsia requiere cambios en sus dosis de FAE para alcanzar el control de las convulsiones. Si se asume que se logró la monoterapia con uno de los FAE en la etapa preconcepcional, deben cuantificarse las cifras séricas del FAE total y libre cada mes (*véase* tabla 11-2).

TRABAJO DE PARTO Y PARTO

El tratamiento de la paciente con epilepsia en el trabajo de parto y parto debe incluir la preparación y vigilancia estrechas. Debe informarse a todos los proveedores de atención sanitaria, obstetras, neurólogos, enfermeras, anestesiólogos y pediatras que una paciente con epilepsia está en trabajo de parto. Deben revisarse las concentraciones de FAE al ingreso. Si la cifra es baja, se puede dar a las pacientes una dosis adicional o cambiarse a benzodiacepinas IV o fenitoína, teniendo en mente que las primeras pueden causar depresión respiratoria en la madre y el neonato. Puesto que el traumatismo y la hipoxia por una convulsión pueden poner en riesgo a la madre y el feto, debe discutirse el tratamiento de las convulsiones con antelación con el grupo de médicos que atiende a la paciente. El tratamiento de las convulsiones durante el trabajo de parto y parto se explica en el capítulo 6. Una diferencia es que el fármaco ideal en las pacientes con un

■ **TABLA 11-2** Tratamiento de las mujeres con epilepsia durante el embarazo
Determinar la concentración de FAE total y libre cada mes
Considerar el asesoramiento genético temprano
Verificar la AFPSM
Ultrasonografía de nivel II para revisión fetal a las 19 a 20 sem de gestación
Considerar la amniocentesis para determinar fetoproteína α y acetilcolinesterasa
Complementos orales de vitamina K (20 mg diarios), con inicio a las 37 sem y hasta el parto (opcional)
FAE, fármacos antiepilépticos; AFPSM, fetoproteína α sérica materna.

trastorno convulsivo conocido suele ser la fenitoína, en comparación con el magnesio, que se usa en las pacientes con preeclampsia.

Ha habido informes de un mayor riesgo de hemorragia espontánea en recién nacidos por la inhibición de los factores de coagulación dependientes de la vitamina K (p. ej., II, VII, IX y X) secundaria al aumento del metabolismo de la vitamina K y la inhibición del transporte placentario por los FAE. Aunque el riesgo es pequeño, el tratamiento conservador pretende contrarrestar esta deficiencia teórica de vitamina K con complementos intensivos hacia el final del embarazo, sin mostrarse de manera concluyente que tenga beneficio. Durante el parto se pueden hacer estudios de coagulación en sangre del cordón y administrar vitamina K al lactante. Si la sangre del cordón muestra deficiencia de factores de la coagulación, se puede requerir plasma fresco congelado para proteger al recién nacido.

ENFERMEDAD CARDIACA MATERNA

Estudios recientes muestran que las cardiopatías llevan a un porcentaje creciente de mortalidad materna en Estados Unidos. El aparato cardiovascular presenta varios cambios drásticos durante el embarazo, con un aumento de 50% en el volumen sanguíneo, la disminución de la resistencia vascular sistémica, el aumento del volumen sistólico cardiaco y un remodelado real del miocardio para ajustarse a alguno de estos cambios. Cuando se atiende a pacientes con cardiopatía preconcepcional o durante el embarazo, estos cambios son de importancia capital al asesorarlas en cuanto a sus opciones y el

tratamiento de la enfermedad. Sobre todo las pacientes con hipertensión pulmonar primaria (HPP), fisiología de Eisenmenger, estenosis mitral o aórtica grave y el síndrome de Marfan tienen un alto riesgo de mortalidad materna durante el embarazo (según informes, de 15 a 70% en pequeñas series de casos). A las pacientes con cardiopatía y un mayor riesgo de mortalidad materna, siempre debe ofrecerse la opción de interrumpir el embarazo, y dialogar de manera extensa con ellas al respecto. Por desgracia, como tales mujeres a menudo no tienen la posibilidad de adoptar por su enfermedad, pueden creer que su propio embarazo es la única forma de tener hijos.

PRINCIPIOS DEL TRATAMIENTO

Las cardiopatías varían ampliamente, pero los principios terapéuticos son similares. Muchas de las enfermedades se mantienen estables antes del embarazo con el tratamiento médico, pero durante la gestación se pueden tornar bastante inestables en respuesta a los cambios fisiológicos. En adición, los medicamentos usados durante el embarazo pueden ser diferentes de los utilizados fuera de la gestación. En particular, muchos de los antihipertensivos y antiarrítmicos más nuevos se han estudiado poco en las embarazadas y, por lo tanto, suelen evitarse. De los fármacos más comunes, los inhibidores de la enzima de conversión de angiotensina, los diuréticos y la warfarina se han relacionado con anomalías congénitas y otros efectos fetales, por lo que suelen discontinuarse durante la gestación. En las guías de 2007 de la American Heart Association se señala que el parto vaginal sistemático o la cesárea no son indicaciones para la profilaxis de la endocarditis bacteriana subaguda (EBA). No obstante, puede considerarse dicha profilaxis en las mujeres con lesiones de alto riesgo (válvulas mecánicas o protésicas, lesiones cianóticas no reparadas, etc.) y una infección que podría causar bacteriemia (corioamnionitis o pielonefritis).

Las pacientes que se beneficiarían de la reparación quirúrgica de una lesión de estenosis mitral o aórtica deben someterse a ella 1 año o más antes del embarazo. Debido al elevado riesgo materno, debe ofrecerse a quienes se embarazan antes de la reparación quirúrgica la terminación del embarazo como tratamiento ideal. Es importante que las pacientes y sus familias estén al tanto de los riesgos de morbilidad incapacitante y mortalidad cuando deciden continuar el embarazo. El tratamiento y la intervención temprana durante el trabajo de parto y parto pueden ayudar a disminuir el riesgo de las pacientes cardiópatas. La analgesia epidural temprana para controlar el dolor puede disminuir al mínimo el estrés cardiaco del trabajo de parto y parto. De manera similar, un parto vaginal asistido (con uso de fórceps o ventosa) puede reducir el efecto cardiaco lesivo potencial de la maniobra de Valsalva. Además, debe realizarse una vigilancia cuidadosa de los líquidos, posiblemente con un monitor de vigilancia de la presión venosa central y un catéter arterial. Después del parto, los cambios masivos de líquidos hacen al periodo posparto inmediato de transición particularmente peligroso para una mujer con cardiopatía. Tales cambios de líquidos tienen dos fuentes. Primero, las mujeres puérperas tienen aumento del retorno venoso porque ya no hay un útero crecido que comprima la vena cava. En segundo lugar, el útero se contrae después de la expulsión de la placenta y demanda menos circulación, lo que lleva a una autotransfusión eficaz de su aporte sanguíneo (de alrededor de 500 mL).

ENFERMEDAD CARDIOVASCULAR

La edad materna promedio cada vez mayor durante el embarazo significa que habrá un número creciente de aquellas con antecedente de infarto del miocardio que se embaraza. Una serie de casos pequeña muestra que, si se tratan de manera óptima, estas pacientes evolucionan relativamente bien durante el embarazo. Debe hacerse un ECG basal y el ajuste de los medicamentos, de ser necesario, en la consulta inicial. Durante el embarazo y el trabajo de parto y parto, es importante disminuir al mínimo las demandas importantes para el corazón.

SÍNDROME DE EISENMENGER E HIPERTENSIÓN PULMONAR

Las pacientes con derivaciones de derecha a izquierda y HPP están entre las embarazadas más enfermas, con tasas de mortalidad calculadas ≥ 50%. Las derivaciones más frecuentes de derecha a izquierda ocurren por persistencia del conducto arterioso y comunicaciones interventriculares, que se revierten como resultado del síndrome de Eisenmenger, donde una derivación inicial de izquierda a derecha sobrecarga a las cavidades cardiacas derechas, lo que a su vez implica un mayor flujo por la vasculatura pulmonar, daño de los capilares y la formación de tejido cicatricial. Como resultado, las pacientes desarrollan hipertrofia ventricular derecha y HPP, y en un momento dado, una derivación de derecha a izquierda.

Estas pacientes suelen presentar hipoxia crónica secundaria a la mezcla de sangre desoxigenada y se les recomienda concluir sus gestaciones. Las pacientes que deciden continuar el embarazo son vigiladas por ecocardiogramas seriados para medir las presiones pulmonares y la función cardiaca. Algunas se han tratado con óxido nítrico inhalado, pero esto no ha mostrado mejorar de manera significativa los índices clínicos de enfermedad o los resultados. Estas mujeres a menudo se descompensan en el tercer trimestre del embarazo. Son preferibles el trabajo de parto y el parto vaginal asistido o la cesárea. Tal vez el máximo riesgo concentrado de morbilidad y mortalidad ocurre en el puerperio, durante aproximadamente de 2 a 4 sem. Se ha emitido la hipótesis de que este riesgo es secundario a los cambios hormonales súbitos. Por desgracia, los intentos por contrarrestar estos cambios con suplementos de progesterona y estrógenos han tenido poco éxito.

ENFERMEDAD VALVULAR

Si bien las manifestaciones de las diferentes enfermedades valvulares varían, son similares por el hecho de que se prefiere su tratamiento o reparación quirúrgica antes del embarazo ante los procesos moderados o graves que conllevan un mayor riesgo de mortalidad materna. Las pacientes con estenosis o insuficiencia aórtica requieren mantener el gasto cardiaco y, por lo tanto, al principio pueden presentar disminución de los síntomas en respuesta a la menor resistencia vascular

sistémica que se observa en el embarazo. Las pacientes con estenosis mitral pueden ser incapaces de cubrir las mayores demandas del embarazo y experimentar un retroceso hacia el sistema pulmonar que lleva a la insuficiencia cardiaca congestiva. Las pacientes con estenosis pulmonar que deciden continuar su embarazo pueden, de hecho, someterse a una valvuloplastia durante la gestación si su afección es grave.

SÍNDROME DE MARFAN

Las pacientes con el síndrome de Marfan tienen una deficiencia en su elastina que las puede llevar a varias complicaciones cardiacas valvulares, así como a la dilatación de la raíz aórtica. Durante el embarazo, el estado hiperdinámico puede aumentar el riesgo de disección o rotura aórtica, en particular en aquellas pacientes con un diámetro > 4 cm de la raíz aórtica. Para disminuir un poco la presión sobre la aorta, se recomienda a las mujeres llevar un estilo de vida sedentario y a menudo se les administran bloqueadores β para disminuir el gasto cardiaco.

CARDIOMIOPATÍA PERIPARTO

Un pequeño porcentaje de pacientes cursa con insuficiencia cardiaca secundaria a cardiomiopatía dilatada inmediatamente antes, durante o después del parto. Algunas de ellas posiblemente presenten una cardiomiopatía basal leve, mientras que otras quizá tengan una cardiomiopatía dilatada posinfecciosa. Sin embargo, la epidemiología respalda la idea de que, al menos en algunos casos, la causa específica de la **cardiomiopatía periparto** (CMPP) es el embarazo. Las pacientes acuden con signos y síntomas clásicos de insuficiencia cardiaca y en la ecocardiografía presentan un corazón dilatado con una fracción sistólica bastante por debajo de lo normal, en el rango de 20 a 40%.

Las pacientes con CMPP deben tratarse de acuerdo con la edad de gestación (EG) del feto. Después de las 34 sem, los riesgos para la madre de continuar con el embarazo suelen ser mayores que los de parto prematuro para el feto. A edades de gestación más tempranas, no obstante, debe administrarse betametasona para promover la madurez pulmonar fetal y atender el nacimiento en consecuencia. La insuficiencia cardiaca de la paciente se trata en forma similar a otras, con el uso de diuréticos, digoxina y vasodilatadores. Bastante más de la mitad de las pacientes con CMPP tiene un retorno excelente de su actividad cardiaca a la basal varios meses después del parto.

NEFROPATÍA MATERNA

El embarazo puede afectar la función renal en las pacientes con nefropatía crónica al causar su declinación permanente, cuyo riesgo se basa en la gravedad de la nefropatía subyacente. La enfermedad renal crónica se puede dividir en leve (Cr < 1.5), moderada (Cr de 1.5 a 2.8) y grave (Cr > 2.8), si bien se han usado otros umbrales. El flujo sanguíneo renal y la depuración de creatinina aumentan durante el embarazo en las pacientes sin enfermedad renal y esto también es válido en principio en aquellas con nefropatía. De hecho, las que presentan enfermedad renal leve por lo general experimentarán mejoría en su función renal durante gran parte del embarazo. Solo 10% de las pacientes con enfermedad leve presentará cambios permanentes en la tasa de filtración glomerular. Las pacientes con afección moderada y grave pueden experimentar decremento de la función renal en la segunda mitad del embarazo, que quizá persista después del parto en hasta la mitad de ellas. Por lo anterior es importante asesorar a estas pacientes en la etapa preconcepcional respecto de los riesgos que corren por el embarazo, en particular el de requerir diálisis y sus morbilidades concomitantes.

Las pacientes con nefropatía crónica presentan un mayor riesgo de preeclampsia, trabajo de parto pretérmino, diabetes gestacional y retraso del crecimiento intrauterino (RCIU), además de empeoramiento de la nefropatía. Por consiguiente, deben valorarse al menos una vez por trimestre mediante la prueba de depuración de creatinina y proteínas en orina de 24 h. Las pacientes que acuden en etapas tempranas deben ser informadas de estos riesgos y se les ofrecerá la interrupción del embarazo, en particular en beneficio de la salud materna. Debido al riesgo para el feto, suelen iniciarse pruebas fetales prenatales a las 32 a 34 sem de gestación. En pacientes con proteinuria e hipertensión basales puede ser difícil hacer el diagnóstico de preeclampsia. En ellas se determina una cifra basal de ácido úrico y, cuando es normal, se puede utilizar en el contexto del empeoramiento de la presión arterial (PA) para determinar el diagnóstico de preeclampsia. Adicionalmente, la cuantificación de plaquetas y las pruebas de función hepática son útiles para delinear la preeclampsia respecto del empeoramiento de la nefropatía. Puede también emplearse un aumento de la PA de 30/15 mm Hg respecto de las cifras pregestacionales, aunque los expertos en la materia discrepan acerca de su utilidad.

Otro subgrupo importante de mujeres es el de aquellas en estado posterior a un trasplante renal que parece tendrán resultados parecidos a los de quienes presentan una depuración de creatinina similar. Necesitan vigilancia estrecha de resultados maternos adversos, porque la declinación de la función renal en una paciente con trasplante tiene graves consecuencias. En consecuencia, las tasas de embarazo exitoso disminuyen en la paciente con trasplante y la EG promedio del parto es de 30 sem. Además de vigilar con sumo cuidado la función renal, también es importante la valoración del trasplante. Por lo general, estas mujeres estarán recibiendo inmunosupresores, como ciclosporina, tacrolimus, prednisona y azatioprina. Debido al metabolismo y V_D mayores, las dosis de estos medicamentos quizá tengan que ajustarse durante el embarazo; de lo contrario, el riesgo de rechazo agudo aumenta debido al tratamiento insuficiente. De manera similar, puesto que las mujeres estarán preocupadas en cuanto a los efectos de esos medicamentos sobre el feto en desarrollo, pueden dejar de tomarlos e incurrir en mayor riesgo de rechazo. Por lo general se vigilan las concentraciones de medicamentos, la depuración de creatinina y su cifra sérica cada mes.

TRASTORNOS DE LA COAGULACIÓN

El embarazo se suele considerar un estado de "hipercoagulabilidad", cuya patogenia no se ha dilucidado, pero se proponen varios mecanismos, que incluyen aumento de los factores de coagulación, daño endotelial y estasis venosa (la tríada de Virchow). El riesgo de trombosis venosa superficial (TVS), trombosis venosa profunda (TVP) y embolia pulmonar (EP) aumenta más después del parto, y la última aún es una de las principales causas de mortalidad materna. Además, las mujeres con antecedente de trombofilia pueden embarazarse y tienen un alto riesgo particular de presentar TVP o embolia pulmonar.

PATOGENIA

No se ha encontrado una causa aislada de la hipercoagulabilidad durante el embarazo, pero hay hipótesis de varios posibles mecanismos. El primero es que hay un aumento intrínseco en la coagulabilidad del mismo suero. Durante el embarazo aumenta la producción de todos los factores de coagulación, excepto II, V y IX. El tiempo de recambio del fibrinógeno también disminuye durante el embarazo y hay cifras aumentadas del fibrinopéptido A, que se escinde del fibrinógeno para formar fibrina. Además, hay cifras aumentadas de complejos del monómero de fibrina circulantes, que ascienden más en el momento del parto y en el posparto inmediato. Por último, se emitió la hipótesis de que la placenta sintetiza un factor que disminuye la fibrinólisis, pero hay escasas pruebas al respecto.

Otra fuente propuesta de hipercoagulabilidad es la mayor exposición a la colágena subendotelial como resultado del mayor daño del endotelio durante el embarazo, si bien no se ha propuesto mecanismo alguno. También se emitió la hipótesis de que el daño endotelial en el sistema venoso durante el parto incrementa el grado de trombogénesis posparto, lo que parece factible, en particular respecto de la etiología de la trombosis venosa pélvica, pero no toma en cuenta la hipercoagulabilidad durante el embarazo.

La estasis venosa puede contribuir también en algo al aumento de la trombosis venosa durante y después del embarazo. Hay dos causas principales de estasis venosa en el embarazo. La primera es una disminución del tono venoso durante la gestación, que puede relacionarse con las propiedades relajantes del músculo liso de este estado con progesterona elevada. En segundo lugar, conforme el útero crece, comprime a la vena cava inferior, las venas iliacas y pélvicas, compresión que en particular tal vez contribuya al aumento de las trombosis venosas pélvicas.

Finalmente, el aumento de estrógenos durante el embarazo y el estado posparto inicial quizá contribuyan también a la hipercoagulabilidad. Los estrógenos y los progestágenos se han vinculado con la TVP y el accidente cerebrovascular fuera del embarazo, y aun no se elucida la fisiopatología exacta. No obstante, estos factores hormonales posiblemente contribuyan al estado trombótico del embarazo y el puerperio temprano.

TROMBOSIS VENOSA SUPERFICIAL

Aunque la **trombosis venosa superficial** (TVS) es una complicación dolorosa de la hipercoagulabilidad, se cree que es poco probable que produzca émbolos. El diagnóstico suele ser obvio, con un cordón venoso palpable y, por lo común, visible, muy hipersensible, con eritema y edema locales. Dado el bajo riesgo de embolia por TVS, no se tratan de manera sistemática más que sus síntomas, con compresas tibias y analgésicos. Sin embargo, debe informarse a la paciente de los signos y síntomas de TVP y EP, porque podría tener mayor riesgo de presentarlos.

TROMBOSIS VENOSA PROFUNDA

El diagnóstico de **trombosis venosa profunda** (TVP) a menudo se hace clínicamente con confirmación por estudios Doppler o de venografía. La paciente usual presenta dolor y edema unilaterales de extremidad inferior. Es importante señalar que la mayoría de las pacientes (más de 90%) con una TVP durante el embarazo, la presentará en la extremidad inferior izquierda. A la exploración, las pacientes a menudo presentan edema, eritema local, hipersensibilidad, distensión venosa y un cordón palpable subyacente a la región donde se presentan el dolor y la hipersensibilidad. Cuando la sospecha clínica es elevada, la paciente suele enviarse a estudios no invasivos de la extremidad inferior por ultrasonografía Doppler para confirmar una obstrucción venosa. Rara vez se utiliza la venografía, que constituye el estándar ideal para el diagnóstico.

El tratamiento de la TVP durante el embarazo implica el uso de heparina de bajo peso molecular a dosis ajustada (enoxaparina 1 mg/kg cada 12 h [BID]) o una heparina no fraccionada (con un tiempo parcial de tromboplastina activada pretendido [TPTa] de 1.5 a 2.5 veces el normal). La heparina de bajo peso molecular se ha convertido en la opción preferida porque no es necesario determinar sus cifras y también se considera más segura por un menor riesgo de trombocitopenia inducida por la heparina. Cuando se use heparina no fraccionada, el tratamiento inicial es intravenoso, que posteriormente se cambia a subcutáneo por el resto del embarazo y el puerperio. El tratamiento con warfarina está contraindicado en el embarazo, puesto que es teratógena. Cuando se administra en el primer trimestre produce embriopatía por warfarina, una combinación de hipoplasia nasal y anomalías esqueléticas. Además, la warfarina parece causar anomalías difusas del SNC, que incluyen la atrofia óptica si se usa durante el embarazo.

EMBOLIA PULMONAR

La **embolia pulmonar** (EP) ocurre cuando se transportan émbolos de la TVP hacia las cavidades cardiacas derechas, que después se alojan en el sistema arterial pulmonar y causan **hipertensión pulmonar**, **hipoxia** y, según el grado de embolia, **insuficiencia cardiaca derecha** y **muerte**. La sospecha clínica de EP aumenta siempre que la paciente presenta un inicio agudo de disnea y aparición simultánea de dolor torácico pleurítico, hemoptisis o taquicardia y datos concomitantes de trombosis venosa profunda.

El diagnóstico de la EP suele depender del cuadro clínico, correlacionado con una diversidad de pruebas de diagnóstico. Una radiografía de tórax puede ser por completo normal. No obstante, si resulta anormal, dos signos comunes son la terminación abrupta de un vaso cuando se traza distalmente, y una zona de radiolucidez en la región del pulmón más allá de la EP. Un ECG puede ser también por completo normal o solo mostrar taquicardia sinusal. En ocasiones, no obstante, incluirá

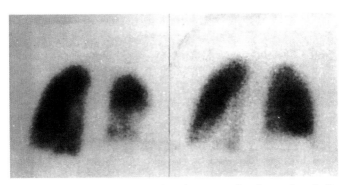

FIGURA 11-1. En estas vistas posteriores, la gammagrafía pulmonar de perfusión (izquierda) revela defectos segmentarios que no son comparables con el barrido de ventilación normal (derecha), lo que es compatible con una elevada probabilidad de embolia pulmonar. (Reproducida con autorización de Clark SL, Cotton DB, Hankins GDV, Engel EL. *Critical Care Obstetrics*, 2nd ed. Cambridge: Blackwell Science; 1991:162.)

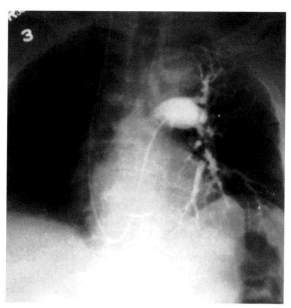

FIGURA 11-2. Arteriografía pulmonar izquierda que muestra defectos de llenado y un segmento subperfundido del pulmón por la ausencia de medio de contraste. (Reproducida con autorización de Clark SL, Cotton DB, Hankins GDV, Engel EL. *Critical Care Obstetrics*, 2nd ed. Cambridge: Blackwell Science; 1991:162.)

signos de distensión cardiaca derecha con desviación del eje a la derecha, cambios inespecíficos del segmento ST y ondas T puntiagudas. La gammagrafía por TC espiral es el recurso de diagnóstico más frecuente para la EP en pacientes con y sin embarazo. El riesgo de exposición a la radiación debe sopesarse con el de la sospecha de EP y el peligro que ésta constituye para la salud de la embarazada. Como con otros trastornos médicos que ponen en riesgo la vida, la primera consideración será la salud de la mujer y debe recibir el mismo estándar de atención que las no embarazadas. Anteriormente más común, la gammagrafía de ventilación/perfusión (V/Q) se usa hoy menos. Se trata de una gammagrafía con radionúclidos que primero permite la visualización de la perfusión pulmonar por detección de un radioisótopo en la circulación (fig. 11-1). Un barrido de la perfusión por completo normal descarta la EP. Sin embargo, si hay un defecto en la perfusión, se puede hacer un barrido de la ventilación. Los defectos dispares en los estudios de la ventilación y perfusión son sugerentes de EP. La angiografía pulmonar es el estándar ideal del diagnóstico de EP. Se coloca un catéter en la arteria pulmonar y se inyecta un colorante radiopaco. El diagnóstico se hace por la presencia de defectos de llenado intraluminales o si se observan pérdidas agudas de continuidad del vaso (fig. 11-2).

El tratamiento de la EP leve es similar al de la TVP, con heparina de bajo peso molecular (enoxaparina), que se prefiere en las pacientes hemodinámicamente estables. Se recomienda la heparina IV como opción en la paciente hipotensa o inestable. La EP masiva que da lugar a una paciente inestable con hipoxia, suele tratarse con estreptocinasa para la trombólisis, además de medidas de sostén. La enoxaparina tiene una semivida prolongada y, por lo tanto, a veces se cambia a la heparina no fraccionada a las 36 sem de gestación. Esto da a las mujeres la opción de la anestesia regional (p. ej., bloqueo epidural) sin mayor riesgo de hematoma epidural.

En el periodo posparto se puede usar también warfarina, aunque algunas mujeres deciden continuar con enoxaparina por la necesidad de obtención de muestras sanguíneas en serie para verificar el tiempo de protrombina (TP)/TPT y el índice normalizado internacional (INR) con la primera. Las pacientes suelen tratarse durante un mínimo de 6 meses.

Cabe mencionar que los anticoagulantes orales directos más recientes (antitrombina y factor inhibidor de Xa) no están bien estudiados durante el embarazo y, en general, no se usan.

TIROIDOPATÍA MATERNA DURANTE EL EMBARAZO

El tratamiento de las tiroidopatías cambia durante el embarazo por el aumento de V_D, el de la globulina fijadora de hormonas tiroideas circulante y el de la globulina fijadora de hormonas sexuales (SHBG), que también se une a las hormonas tiroideas. Cada una de ellas lleva a una menor disponibilidad de hormonas tiroideas. Además, debido a que las demandas metabólicas aumentan durante el embarazo, por lo general se hace seguimiento de la concentración de hormona estimulante del tiroides (TSH) y FT4 cada 6 a 8 semanas.

HIPERTIROIDISMO

La causa más frecuente de hipertiroidismo es la **enfermedad de Graves**. Las pacientes tratadas médicamente por esta enfermedad pueden continuar con **propiltiouracilo** (PTU) o metimazol, que disminuyen la producción de la molécula de T4, y en el caso del PTU, bloquea su conversión periférica a T3. Debido a que la enfermedad de Graves es resultado de la concentración de inmunoglobulinas estimulantes del tiroides (IET), se cuantifica en la consulta inicial. Si se encuentra elevada, el feto tiene riesgo de presentar bocio y debe revisarse a las 18 a 20 sem, así como ultrasonografía en el tercer trimestre en su búsqueda. También se recomiendan las pruebas sin estrés seriadas prenatales, dado el riesgo de hipertiroidismo fetal, que puede diagnosticarse ante una taquicardia. Por último, PTU y metimazol pueden cruzar la placenta y también llevar al bocio fetal. Por lo tanto, durante el embarazo es mejor usar la dosis mínima posible. En ocasiones, las pacientes con enfermedad de Graves disminuyen de manera gradual los medicamentos que toman.

Por lo anterior, es importante el seguimiento estrecho de los síntomas de hipertiroidismo y los resultados de pruebas de laboratorio de la función tiroidea. Aunque en la población general la TSH debe mantenerse entre 0.5 y 2.5, durante el embarazo esto debe hacerse más cerca de 0.5 que de 2.5, de ser posible.

HIPOTIROIDISMO

La causa más frecuente de hipotiroidismo es la tiroiditis de **Hashimoto**, y la segunda es la destrucción o exéresis de la glándula después de la enfermedad de Graves o el cáncer. Varios cambios fisiológicos durante el embarazo aumentan la demanda de hormonas tiroideas, incluido el aumento de V_D, el de la globulina fijadora (en particular SHBG), su mayor depuración y el aumento de la tasa metabólica basal. Estos cambios ocurren durante el embarazo y, como resultado, a todas las mujeres bajo tratamiento con complementos de levotiroxina debe aumentarse su dosis de 25 a 30%, con verificación de la concentración de TSH cada trimestre. Se deben mantener las cifras de TSH bajas normales, mediante el aumento de los complementos de levotiroxina durante el embarazo y el seguimiento de la concentración de TSH. En las mujeres con antecedente de cáncer tiroideo deben mantenerse las cifras de TSH por debajo del rango de referencia, para prevenir la recurrencia de la enfermedad.

LUPUS ERITEMATOSO SISTÉMICO

El **lupus eritematoso sistémico** (LES) y otras enfermedades vasculares de la colágena relacionadas, como el síndrome de Sjögren, la esclerodermia y el síndrome de anticuerpos antifosfólipidos, conllevan un mayor riesgo de complicaciones graves durante el embarazo. El lupus se relaciona con un aumento de 20 veces en el riesgo de mortalidad materna y un mayor riesgo de trombosis, infección, transfusiones, cesárea, trabajo de parto pretérmino y preeclampsia. Hay particular preocupación en las pacientes con hipertensión o nefropatía concomitantes, porque presentan un riesgo todavía mayor de preeclampsia, RCIU y parto pretérmino que aquellas con LES sin tales manifestaciones. La historia natural del LES durante el embarazo sigue la regla de los tercios: 33% mejora, 33% empeora y 33% se mantiene sin cambios. En general, también parece que las pacientes sin crisis inmediatamente antes del embarazo tienen una mejor evolución. Los medicamentos como el ácido acetilsalicílico y los corticoesteroides se continúan durante el embarazo, pero no la ciclofosfamida y el metotrexato.

COMPLICACIONES TEMPRANAS DEL EMBARAZO

Las pacientes con LES y, en particular, con el síndrome de anticuerpos antifosfólipidos presentan alto riesgo de pérdida gestacional temprana en el primero y el segundo trimestres. La fisiopatología de tales pérdidas es de trombosis placentaria. La elevada tasa de pérdidas en el segundo trimestre es un signo distintivo de estas enfermedades y, a menudo, habrá RCIU simétrico hacia las 18 a 20 cm de la gestación. Se ha intentado el tratamiento y la profilaxis con ácido acetilsalicílico a dosis baja, heparina y corticoesteroides, con alguna mejora en el pronóstico.

COMPLICACIONES POSTERIORES DEL EMBARAZO

Igual que en las pérdidas gestacionales tempranas, la placenta puede presentar trombosis en el tercer trimestre, lo que lleva al RCIU y la muerte fetal intrauterina (MFIU). Por ello, se hacen pruebas prenatales frecuentes, que se inician por lo general en la semana 32. También se ha usado heparina subcutánea (SC) o profilaxis con enoxaparina y ácido acetilsalicílico a dosis baja, cada uno con alguna mejora en el pronóstico. Sin embargo, incluso con esos agentes, los riesgos son aún mayores que los de la población general. Las pacientes también presentan mayor riesgo de preeclampsia.

CRISIS DE LUPUS FRENTE A PREECLAMPSIA

Uno de los diagnósticos diferenciales más difíciles es el de una crisis de lupus frente a preeclampsia en la embarazada con lupus eritematoso. Ambas enfermedades quizá sean mediadas por complejos antígeno-anticuerpo circulantes o anticuerpos específicos de tejidos que causan vasculitis. La similitud entre las dos enfermedades es notable (tabla 11-3). Un método para diferenciarlas es la cuantificación de las cifras de complemento. Las pacientes con una crisis de lupus presentarán disminución de C3 y C4, mientras que las de preeclampsia tendrán cifras normales. Además, las crisis de lupus a menudo se acompañan de un sedimento urinario activo, no así la preeclampsia. La diferenciación entre los dos trastornos es importante, porque el tratamiento es diferente. Una crisis de lupus se trata con corticoesteroides

TABLA 11-3 Crisis de lupus *vs.* preeclampsia severa		
Órgano, aparato o sistema	**Complicaciones del lupus**	**Preeclampsia severa**
Neurológico	Cerebritis lúpica, convulsiones	Convulsiones, cambios visuales
Cardiovascular (CV)	Hipertensión	Hipertensión
Pulmonar	Edema pulmonar	Edema pulmonar
Renal	Empeoramiento de la nefropatía	Proteinuria significativa, oliguria, insuficiencia renal
Gastrointestinal (GI)	Hepatitis	Disfunción hepática, ↑ de transaminasas, edema hepático
Hematológico	Trombocitopenia	Trombocitopenia, anemia hemolítica
	Anemia hemolítica	CID
CID, coagulación intravascular diseminada.		

a dosis alta, y si no hay respuesta, ciclofosfamida. La preeclampsia que empeora, por el contrario, se trata mediante el nacimiento.

LUPUS NEONATAL

Como otras enfermedades maternas, el lupus puede afectar al feto y al neonato. Además de mayores tasas de RCIU, óbito fetal y parto pretérmino, hay dos complicaciones específicas de interés. La primera es un síndrome de lupus relacionado con los complejos antígeno-anticuerpo maternos que atraviesan la placenta y causan lupus en el neonato. Estas crisis pueden ser muy graves y causar lesiones cutáneas, hepatoesplenomegalia y cifras sanguíneas bajas. La otra complicación que se observa es el bloqueo congénito cardiaco irreversible. Las pacientes con lupus (y más a menudo las del síndrome de Sjögren) pueden producir anticuerpos anti-Ro (SSA) y anti-La (SSB), que son específicos de tejido para el sistema de conducción cardiaco fetal. Debido a que estos anticuerpos dañan al nodo AV en particular, se observa bloqueo cardiaco congénito en 5% de las pacientes. De esos anticuerpos, el anti-Ro tiene más probabilidad que el anti-La de causar bloqueo cardiaco. Se hace detección de estos anticuerpos en la primera consulta prenatal de las pacientes y los tratamientos incluyen corticoesteroides, plasmaféresis e inmunoglobulina intravenosa (IGIV). No se ha definido si alguna de estas intervenciones mejora el resultado y, puesto que los tratamientos tienen complicaciones y son muy caros, muchos clínicos utilizan la detección seriada de fetos en riesgo de bloqueo cardiaco, que incluye vigilancia fetal y ecocardiograma seriados para identificar los casos de potencial bloqueo cardiaco tempranamente en el proceso.

ABUSO DE SUSTANCIAS DURANTE EL EMBARAZO

El abuso de sustancias durante el embarazo contribuye a la morbilidad y mortalidad maternas y fetales en ambos periodos, preparto y posparto. Las sustancias de uso más habitual son alcohol y cigarrillos, y ambos contribuyen a malos resultados del embarazo. Los fármacos ilícitos de consumo más común durante el embarazo son el tetrahidrocanabinol (THC), los opiáceos, las metanfetaminas y la cocaína, cada uno con problemas vinculados para el feto. Por último, incluso cuando los fetos nazcan con mínimos efectos de la agresión intraparto, el abuso de sustancias es un indicio de otros problemas sociales que pueden contribuir a un mal ambiente para la crianza del niño.

ALCOHOL

Multitud de anomalías se presentan en los fetos de madres que abusan del alcohol durante el embarazo en el diagnóstico del **síndrome alcohólico fetal** (SAF), que tiene un espectro de gravedad creciente en los descendientes de mujeres que ingieren alcohol de manera más cuantiosa (de 2 a 5 tragos diarios) durante el embarazo. Sin embargo, no hay cantidad segura de alcohol en el embarazo que carezca de riesgo. El SAF que incluye retraso del crecimiento, efectos en el SNC y anomalías faciales, se calcula que ocurre en casi 1 de 2 000 nacidos vivos. Muchos casos más leves pueden pasar inadvertidos. El diagnóstico se hace por el antecedente de abuso de alcohol de la madre combinado con la variedad de anormalidades del lactante. Otros efectos teratógenos del alcohol incluyen a casi todo órgano, aparato y sistema. Los defectos cardiacos tienen un vínculo particular con el abuso de alcohol.

Tratamiento

Varios estudios muestran que los programas de asesoramiento intensivo para las madres gestantes han llevado a una disminución significativa de la ingestión de alcohol en más de 50% de las participantes. Para las pacientes con riesgo del síndrome de abstinencia del alcohol suelen usarse barbitúricos, debido al potencial de teratogenicidad de las benzodiacepinas. Dado que las embarazadas alcohólicas tienen un riesgo mayor de deficiencias nutricionales, debe tenerse especial cuidado para asegurar una nutrición adecuada durante la gestación.

CAFEÍNA

Se encuentra en el café (de 30 a 170 mg/taza), el té (de 10 a 100 mg/taza) y los refrescos cafeinados (de 30 a 60 mg/360 mL). Es la droga que se usa con más frecuencia durante el embarazo, con casi 80% de las pacientes expuestas en el primer trimestre. Los estudios en ratas muestran teratogenicidad ante cifras altas de exposición a la cafeína. No obstante, los estudios en los seres humanos no son concluyentes.

CIGARRILLOS

Fumar cigarrillos durante el embarazo se ha correlacionado con un mayor riesgo de abortos espontáneos, partos pretérmino, desprendimiento prematuro de placenta normoinserta y menor peso al nacer. Además, los fetos expuestos dentro del útero al tabaquismo de cigarrillos tienen mayor riesgo del síndrome de muerte súbita infantil y la enfermedad respiratoria de la infancia. Se ha observado un efecto de la dosis-respuesta para muchos de estos resultados. En el Ontario Perinatal Mortality Study, las fumadoras se dividieron en las que consumían menos de una cajetilla diaria (CD) y aquellas con más de una. Se encontró 20% de aumento del riesgo de muerte fetal en embarazos en los que las pacientes fumaban menos de una CD, en cambio hubo un aumento de 35% en las que fumaban más.

Tratamiento

No hay una cantidad segura demostrada de fumar cigarrillos, pero debido al efecto demostrado de dosis-respuesta del tabaquismo, debe asesorarse a las pacientes en cuanto al riesgo aumentado para el feto y recomendarles por lo menos disminuir el hábito. Varios estudios muestran que los programas para dejar de fumar dirigidos a embarazadas son más eficaces que los de aquellas que no están gestando. Además, los proveedores de atención primaria y de mujeres en edad de reproducción deben empezar este asesoramiento antes del embarazo.

MARIHUANA

La marihuana es la sustancia ilícita más frecuentemente usada durante el embarazo. Debido a su legalidad creciente, está en aumento su uso recreativo durante el embarazo. Los estudios mostraron que de 40 a 60% de las mujeres que consumen marihuana antes del embarazo continúan haciéndolo en la gestación y que muchas creen que es relativamente segura. En estudios de farmacocinética se mostró que los productos químicos de la marihuana pueden transferirse a través de la placenta y a la leche materna, y algunos en animales muestran que se puede concentrar el THC, sobre todo después de la exposición repetida. Los estudios del uso de la marihuana durante el embarazo son limitados debido a múltiples factores de confusión y posiblemente a la falta de informes de las pacientes, pero han mostrado una asociación con el bajo peso al nacer, el parto pretérmino y el óbito fetal. El humo de la marihuana contiene muchos de los carcinógenos y las toxinas que se encuentran en el humo del tabaco y se cree que los canabinoides afectan el neurodesarrollo.

Tratamiento

Las mujeres que fuman o usan marihuana deben identificarse, idealmente, antes de la concepción, y en las guías actuales se recomienda el cese del hábito. En particular, a las que utilizan marihuana deben recomendarse para la náusea y el vómito durante el embarazo medicamentos más seguros y mejor estudiados.

COCAÍNA Y METANFETAMINAS

El uso de cocaína durante el embarazo se relaciona con el desprendimiento prematuro de placenta normoinserta, RCIU y un mayor riesgo de trabajo de parto y parto pretérmino. Los eventos adversos relacionados con el uso de cocaína durante el embarazo son compatibles con sus efectos fisiológicos, que incluyen vasoconstricción e hipertensión. La cocaína atraviesa la placenta y la barrera hematoencefálica. Pruebas crecientes muestran que los niños que se expusieron a la cocaína dentro del útero también tienen mayor riesgo de complicaciones del SNC, que incluyen el retraso del desarrollo. La toxicidad por la cocaína puede simular

preeclampsia y causar hipertensión y daño hipóxico de órganos.

El uso de metanfetaminas durante el embarazo también se relaciona con resultados gestacionales adversos. El uso geográfico de las metanfetaminas se relaciona con la costa occidental de Estados Unidos, pero se ha diseminado en todo el país. Su uso durante el embarazo está menos estudiado que el de opiáceos o cocaína, pero se vincula con lactantes de bajo peso al nacer, MFIU, preeclampsia y secuelas del neurodesarrollo. Además, las metanfetaminas pueden inducir hipertensión, cardiomiopatía y arritmias cardiacas. Las usuarias de largo plazo pueden mostrar paranoia y psicosis.

Tratamiento

Debe informarse a las pacientes que admiten el uso de cocaína y metanfetaminas de los riesgos para la madre y el feto. Deben involucrarse los servicios sociales en la atención prenatal y se recomendará a las pacientes que continúan abusando del fármaco ingresar a un centro de desintoxicación. La toxicidad por cocaína se trata con hidralazina y está contraindicado el bloqueo β.

OPIÁCEOS

Los narcóticos de uso más común durante el embarazo son oxicodona, heroína y metadona. El uso de opiáceos en Estados Unidos y durante el embarazo ha captado la atención nacional durante la epidemia actual. No hay efectos teratógenos conocidos de los narcóticos. De hecho, hay algunas pruebas de que la abstinencia de opioides puede conllevar mayor riesgo para el feto que el uso crónico de narcóticos. Los riesgos del síndrome de abstinencia de opioides incluyen pérdida gestacional, parto pretérmino y muerte fetal. Por consiguiente, las pacientes que usan narcóticos durante el embarazo deben inscribirse en programas de mantenimiento, más que recomendárseles interrumpir el hábito. Debe recomendarse a las mujeres que presentan el síndrome de abstinencia de opiáceos presentarse a un sitio de internamiento para iniciar y titular un programa de mantenimiento de opiáceos. Un nuevo medicamento para el mantenimiento de opiáceos, la buprenorfina es de uso cada vez más frecuente para tratar la abstinencia de opiáceos durante el embarazo. También se puede usar metadona. Una vez que nacen los fetos, tienen riesgo del síndrome de abstinencia neonatal (SAN). Los neonatos con SAN requieren vigilancia cuidadosa y privación lenta de su adicción a los narcóticos con el uso de opiáceos.

PUNTOS CLAVE

- La náusea y el vómito durante el embarazo son frecuentes; de manera que, las pacientes con hiperémesis gravídica no podrán mantener una hidratación y nutrición adecuadas.

- El tratamiento agudo de la hiperémesis gravídica implica hidratación IV, restitución de electrolitos y antieméticos; el tratamiento crónico incluye antieméticos y, en ocasiones, alimentación por sonda o nutrición parenteral.

- El aumento en la frecuencia de las convulsiones puede relacionarse con un mayor metabolismo de los FAE, disminución del cumplimiento de la paciente, menor umbral de las convulsiones o cambios hormonales gestacionales; la paciente deberá someterse a vigilancia continua durante el embarazo mediante determinaciones mensuales de la concentración de FAE.

- Aunque las pacientes con trastornos convulsivos presentan un riesgo basal mayor de anomalías congénitas, éste posiblemente aumente con el uso de FAE, en particular en casos de politerapia. Debido al riesgo de anomalías congénitas, todas las pacientes deben realizarse una ultrasonografía dirigida de revisión anatómica del feto.

- Los cambios en la fisiología cardiaca durante el embarazo pueden tener un impacto enorme en las cardiopatías. Los aspectos comunes del tratamiento incluyen ofrecer la interrupción del embarazo, estabilización médica, reparación quirúrgica o por valvuloplastia, si se requiere, y la consideración de los cambios gestacionales.

- Durante el trabajo de parto y parto las pacientes cardiópatas por lo general son sometidas a un bloqueo epidural temprano, la vigilancia cuidadosa de los líquidos y un parto vaginal asistido, para disminuir al mínimo el estrés y la tensión maternos. El periodo de mayor riesgo para las pacientes con cardiopatía es durante el trabajo de parto, el parto y el puerperio.

- Las pacientes con enfermedad renal leve sufren efectos mínimos, pero pueden conllevar un mayor riesgo de preeclampsia y RCIU, que se relaciona con el diagnóstico subyacente.

- Las pacientes con enfermedad renal moderada o grave tienen riesgo de preeclampsia y RCIU, así como de empeoramiento de la nefropatía durante y después del embarazo. La vigilancia cuidadosa de la función renal de la paciente y del estado fetal son elementos distintivos del tratamiento de estas pacientes durante el embarazo.

- El embarazo es un estado de hipercoagulabilidad, con aumento de los factores de coagulación, daño endotelial y estasis venosa.

- La EP es la principal causa de muerte materna. La TVP y la EP pueden tratarse con enoxaparina o heparina no fraccionada. La trombólisis quizá sea necesaria en la paciente inestable.

- Durante el embarazo hay cambios particulares del sistema tiroideo, que incluyen aumento de V_D y del metabolismo.

- En el hipertiroidismo deben estudiarse las IET, y si están elevadas, iniciar la vigilancia fetal para detectar bocio y RCIU.

- En el hipotiroidismo es frecuente el aumento del requerimiento de levotiroxina.

- Las pacientes con LES tienen riesgo de desarrollar complicaciones durante el embarazo. Se ha intentado la profilaxis contra la pérdida del embarazo, preeclampsia y RCIU con ácido acetilsalicílico a dosis baja, heparina y corticoesteroides, todos con algún posible beneficio.

- Las crisis de lupus y la preeclampsia pueden diferenciarse con base en las cifras de complemento.

- Las madres con anticuerpos anti-RO y anti-La tienen riesgo de un feto con bloqueo cardiaco congénito.

- El abuso de alcohol durante el embarazo tiene relación con el SAF, que comprende retraso del crecimiento, efectos en el SNC y facies anormal. También se ha correlacionado el alcohol con otros efectos teratógenos, en particular de defectos cardiacos.

- El uso de más de 150 mg de cafeína diarios se ha correlacionado con un mayor riesgo de aborto espontáneo.

- El uso de cigarrillos durante el embarazo tiene relación con el retraso del crecimiento intrauterino, el desprendimiento prematuro de placenta normoinserta, el parto pretérmino y la muerte fetal. Deberá insistirse a las pacientes que eviten su uso durante el embarazo.

- El uso de cocaína se ha correlacionado con el desprendimiento prematuro de placenta normoinserta y efectos en el SNC del feto. Debe recomendarse a las pacientes abandonar el hábito por completo.

- Quienes abusan de narcóticos deben inscribirse en programas con metadona o buprenorfina, porque los efectos de la abstinencia aguda de narcóticos son más peligrosos para el feto que su uso crónico.

CASOS CLÍNICOS

CASO 1

Una mujer de 28 años de edad G2P1001 que cursa 18 sem de gestación, acude al área de urgencias con edema creciente, eritema y dolor de la extremidad inferior izquierda. Notó estas manifestaciones por primera vez 2 d antes y ha recurrido a la elevación de la extremidad y el uso de compresas calientes sin éxito. No tiene antecedente personal o familiar de coágulos sanguíneos. Desde otros puntos de vista se encuentra sana y su único medicamento es un complemento vitamínico prenatal. En el área de urgencias sus signos vitales son normales. La exploración física es significativa por edema de la porción inferior de su extremidad inferior izquierda, hipersensibilidad y eritema de la pantorrilla. Se sospecha que presenta TVP de la extremidad inferior y se planea iniciar la anticoagulación.

1. ¿Cuál de las siguientes es la prueba más importante para confirmar el diagnóstico?
   a. Venografía
   b. Dímero D
   c. Ultrasonografía Doppler venosa de la extremidad inferior izquierda
   d. IRM de la extremidad inferior izquierda
   e. No está indicada prueba alguna adicional

2. Los estudios de Doppler de la extremidad muestran un defecto de llenado en la vena poplítea izquierda. ¿Cuál es el mejor tratamiento inicial de esta paciente?
   a. Warfarina
   b. Heparina IV
   c. Heparina de bajo peso molecular SC
   d. Colocación de un filtro en la vena cava inferior
   e. Tratamiento trombolítico

3. Se inicia 1 mg/kg de enoxaparina cada 12 h y se le da de alta con una cita en 1 sem para vigilar el seguimiento. Regresa al área de urgencias más tarde en ese mismo día con disnea creciente, dolor torácico y una pequeña cantidad de sangre en la expectoración. Su exploración es significativa por taquicardia sinusal, edema y eritema de la extremidad inferior izquierda. Preocupa que haya presentado EP. ¿Cuál de las siguientes pruebas confirmaría con toda probabilidad el diagnóstico?
   a. Radiografía de tórax
   b. Oximetría de pulso
   c. Ecocardiograma
   d. Estudio de ventilación/perfusión (V/Q)
   e. TC espiral del tórax

4. La TC espiral muestra datos de un gran defecto de llenado en la arteria pulmonar izquierda. Se le interna para observación y tratamiento continuos. Al ingreso en la guardia su frecuencia cardiaca es de 105, la PA de 80/54 mm Hg, con SaO₂ de 89% y disnea cada vez mayor. Se

decide transferirla a la UCI. ¿Cuál es el mejor tratamiento de la EP en este momento?
a. Continuar con enoxaparina 1 mg/kg cada 12 h SC
b. Iniciar heparina IV
c. Iniciar warfarina
d. Iniciar heparina no fraccionada SC
e. Embolectomía

5. La paciente mejoró en la UCI con heparina IV y se transfiere nuevamente a medicina general en su segundo día de hospitalización. Se le cambia otra vez a enoxaparina SC y se le da de alta en el quinto día de hospitalización.

Se atiende a la paciente unos cuantos días después como seguimiento; ella pregunta por qué tuvo una TVP. ¿Cuál de los siguientes no es un factor de riesgo de tromboembolia venosa durante el embarazo?
a. Aumento de los factores de coagulación séricos
b. Disminución de la concentración de fibrina circulante
c. Compresión uterina de la VCI
d. Disminución del tono venoso inducido por progesterona
e. Ninguno de los anteriores

CASO 2

Una mujer de 27 años de edad G2P0010 acude a la clínica a las 8 sem de edad de gestación (EG) para su consulta prenatal inicial. Un interrogatorio médico revela el diagnóstico de lupus hace 2 años. Al inicio estuvo bien controlada con ácido acetilsalicílico y ciclofosfamida. Cuando comenzó los intentos por concebir, discontinuó la ciclofosfamida y ha continuado con ácido acetilsalicílico a diario. No ha presentado crisis de lupus durante más de 1 año. El resto de sus antecedentes médicos es normal. A la exploración física se encuentra normal. Su PA hoy en la clínica es de 110/60 mm Hg y presenta trazas de proteinuria. Se le indican pruebas de laboratorio prenatales básicas y se hace un frotis de Papanicolaou, así como una prueba de GC/CT. También se ordenan pruebas metabólicas completas, basales de preeclampsia, cifras de complemento y anticuerpos contra ADN de doble cadena por el laboratorio.

1. ¿Qué prueba adicional debería ordenarse para determinar el tratamiento apropiado durante el embarazo?
a. Anticuerpos anti-Ro (SSA) y anti-La (SSB)
b. Radiografía de tórax
c. PTG de 1 hora
d. Pruebas de trombofilia (factor V de Leiden, protrombina, etc.)
e. Pruebas de coagulación

2. Se recomienda continuar el ácido acetilsalicílico a diario y las vitaminas prenatales. Se le asesora en cuanto a una dieta y ejercicio saludables durante el embarazo, un aumento normal de peso y cuándo llamar a la clínica. También se le instruye acerca del mayor riesgo de complicaciones durante el embarazo por el lupus eritematoso. ¿Cuál de las siguientes no es

una complicación materna del proceso durante el embarazo?

a. Pérdida gestacional recurrente
b. RCIU
c. Preeclampsia
d. Óbito fetal
e. Desprendimiento prematuro de placenta normoinserta

3. Los resultados de sus pruebas de laboratorio son notorios por una creatinina inicial de 1.0, proteínas totales de 190 mg en orina de 24 h, anticuerpos anti-Ro positivos (SSA) y anti-La (SSB) negativos. Las cifras de complemento resultaron normales. Evoluciona bien durante el primero y segundo trimestres. Presentó una ultrasonografía y una ecocardiografía fetales normales. A las 32 sem se iniciaron pruebas sin estrés (PSE) semanales que han resultado reactivas. A las 36 sem se le atiende en el consultorio y presenta proteinuria de 2+ y PA de 165/88 mm Hg. Se le ingresa a la sala de trabajo de parto y parto para una valoración más puntual. ¿Qué dato puede ayudarle a diagnosticar preeclampsia y no una crisis de lupus?

a. Elevación del ácido úrico
b. PA > 140/90 mm Hg
c. Trombocitopenia
d. Aumento de las proteínas en orina
e. Cifras normales de C3 y C4

4. Se le diagnostica preeclampsia severa con base en la PA persistentemente elevada, en rangos de severidad, y cifras normales de complemento. Se inicia magnesio IV para profilaxis de convulsiones y misoprostol para la maduración cervical. Su trabajo de parto no tiene complicaciones y presenta un parto vaginal espontáneo (PVE) exitoso de un hijo vigoroso. Madre y bebé evolucionan bien y se transfieren a la sala posparto. ¿Cuál es la complicación neonatal más significativa del lupus materno?

a. Anomalías congénitas
b. Bloqueo cardiaco neonatal
c. Trombosis neonatal
d. Síndrome de dificultad respiratoria aguda
e. Dificultades de alimentación

CASO 3

Una mujer de 26 años de edad G3P2002 acude a la clínica a las 9 sem de EG para su consulta prenatal inicial. Tiene antecedente de cáncer tiroideo y se le practicó una tiroidectomía total hace 5 años. No presenta datos de enfermedad recurrente. Se ha mantenido con 50 µg de levotiroxina en los últimos 3 años y no presenta síntomas de hipotiroidismo. Sus otros embarazos fueron previos al diagnóstico de cáncer tiroideo, por lo que está preocupada respecto de cómo podría tratarse en forma diferente este embarazo.

1. ¿Cómo se trataría su dosis de levotiroxina en esta consulta inicial?
   a. Aumento de la dosis en 25%
   b. Triplicación de la dosis
   c. Disminución de la dosis a 25 μg
   d. Interrupción de T4
   e. Sin cambios

2. Se aumenta su dosis de T4 a 62.5 μg diarios. ¿Cuál es la concentración pretendida de hormona estimulante del tiroides (TSH)?
   a. TSH < 0.5
   b. TSH 1.0
   c. TSH 3.0
   d. TSH 5.0
   e. TSH > 5.0

3. Se atiende en el consultorio a otra paciente con tiroidectomía por enfermedad de Graves. Ahora cursa con hipotiroidismo y restitución con levotiroxina. Se vigila su TSH y se mantiene entre 0.5 y 2.5. Se aumenta la dosis de levotiroxina cada trimestre y la TSH se mantiene alrededor de 2.0 durante todo el embarazo. Además de vigilar la TSH, ¿qué otras pruebas adicionales deben hacerse durante el embarazo?
   a. Amniocentesis para determinar si el feto está afectado por la enfermedad de Graves
   b. Una ultrasonografía fetal detallada a las 18 a 20 sem, y de nuevo en el tercer trimestre, dado el mayor riesgo de bocio fetal
   c. Ecocardiografía fetal para valorar anomalías cardiacas
   d. Estudios Doppler umbilicales para identificar disfunción placentaria
   e. Estudios Doppler de la ACM para identificar la anemia fetal

CASO 4

Se atiende a una paciente para asesoramiento preconcepcional. Tiene 24 años de edad, es G3P0020 y sus antecedentes médicos son significativos por glomerulonefritis IgA y una creatinina reciente de 2.0. Desde otros puntos de vista se encuentra sana.

1. ¿Qué podría informarse acerca de lo que se espera de la función renal si se embaraza?
   a. Mejorará
   b. Se mantendrá igual
   c. Empeorará
   d. Es poco probable que requiera diálisis al final del embarazo
   e. Necesitará trasplante renal para un embarazo exitoso

2. Regresa 6 meses después y cursa con 8 sem de embarazo. Su creatinina entonces es de 1.8 y las proteínas basales en orina de 24 h de 1 200 mg, con una depuración de creatinina

ligeramente alterada. De nuevo se le recuerda que se trata de un embarazo de alto riesgo y necesitará vigilancia estrecha. ¿De cuál de los siguientes no tiene riesgo durante este embarazo?

a. Preeclampsia
b. Parto pretérmino
c. RCIU
d. Malformaciones cardiacas fetales
e. Empeoramiento de la enfermedad renal

3. Decide continuar el embarazo y tiene una evolución sin complicaciones durante el primero y segundo trimestres. Presenta proteinuria basal y mediciones en tira reactiva de 3 a 4+ en casi todas las consultas clínicas. En el tercer trimestre su función renal empeora y su creatinina aumenta a 2.8. Una detección de proteínas en orina de 24 h a las 32 sem resulta significativa por una cifra aumentada de 5 000 mg. No requiere diálisis. Se atiende en la clínica a las 35 sem y ahora tiene un aumento de nuevo inicio en la PA. Ha estado ligeramente hipertensa durante la mayor parte del embarazo, con cifras que van de 130/90 a 140/90 mm Hg. Hoy su PA es de 170/110 mm Hg y se envía a la paciente a la sala de trabajo de parto y parto para valoración adicional. ¿Cuál de estos datos clínicos es el que ayudará más probablemente a hacer el diagnóstico de preeclampsia?

a. Proteinuria de 5 000 mg a las 32 semanas
b. Un aumento de PA de 30/15 mm Hg por arriba de las cifras pregestacionales
c. Elevación del ácido úrico
d. Aumento de la creatinina a 3.0
e. Proteinuria de 7 000 mg a las 35 semanas

RESPUESTAS

CASO 1

PREGUNTA 1

Respuesta correcta C:
El diagnóstico de TVP suele hacerse por clínica y la confirmación por estudios Doppler de compresión de la extremidad de que se sospecha. El diagnóstico se hace con los siguientes datos de ultrasonografía: compresibilidad anormal de la vena, flujo sanguíneo Doppler de color anormal, la presencia de una banda ecogénica y un cambio anormal en el diámetro del vaso. La venografía, estándar ideal del diagnóstico, rara vez se usa por la naturaleza invasiva de la prueba y la cuestionable mejor sensibilidad. Las cifras de dímero D están elevadas durante el embarazo, por lo que no son útiles para el diagnóstico de TVP en este grupo. La IRM de la extremidad inferior izquierda se cree tan precisa como la venografía para el diagnóstico de TVP; sin embargo, debido al elevado costo de la IRM es poco probable que en este momento sustituya a la ultrasonografía Doppler.

PREGUNTA 2

Respuesta correcta C:
El tratamiento de la TVP durante el embarazo implica el uso de una dosis ajustada de heparina de bajo peso molecular (enoxaparina 1 mg/kg cada 12 h) o heparina no fraccionada (con una meta de TPTa de 1.5 a 2.5 veces el normal). La heparina de bajo peso molecular se ha convertido en la opción preferida, porque no requiere verificar concentraciones, y también se considera más segura por un menor riesgo de trombocitopenia inducida por heparina. La heparina IV es difícil de administrar y requiere hospitalización con frecuentes tomas de muestras de sangre para confirmar concentraciones terapéuticas adecuadas. También se vincula con un mayor riesgo de complicaciones hemorrágicas y no constituye el tratamiento ideal en este escenario. La warfarina está contraindicada durante el embarazo por evidencias de anomalías fetales. Cuando se administra en el primer trimestre produce la embriopatía por warfarina, con hipoplasia nasal y anomalías esqueléticas. Además, la warfarina parece causar anomalías difusas del sistema nervioso central, que incluyen atrofia óptica cuando se administra durante el embarazo. La colocación de un filtro en la vena cava inferior es un procedimiento invasivo que, en general, se usa en situaciones en que la paciente tiene contraindicación de la anticoagulación. El uso del tratamiento trombolítico para la TVP es controvertido y no se recomienda como ideal en este momento.

PREGUNTA 3

Respuesta correcta E:
El diagnóstico de EP suele involucrar el cuadro clínico relacionado con una variedad de pruebas de

diagnóstico. La TC espiral se ha convertido en la herramienta de diagnóstico ideal para la EP tanto en embarazadas como en las que no lo están. Debe sopesarse el riesgo de la exposición a la radiación con el riesgo sospechado de EP y los peligros que conlleva para la salud de una embarazada. Como en otras circunstancias médicas que ponen en riesgo la vida, la salud de la mujer debe considerarse en primer término y se valorará y tratará a cualquiera sin embarazo con una alteración similar. Una radiografía de tórax puede ser por completo normal y no hay probabilidad de que confirme el diagnóstico. Cuando es anormal, dos signos comunes son la terminación abrupta de un vaso cuando se le sigue en dirección distal y una zona de radiolucidez en la región del pulmón más allá de la EP. La hipoxemia en la oximetría de pulso puede hacer surgir la sospecha de EP, pero no es diagnóstica. Un ECG puede ser también por completo normal o simplemente mostrar taquicardia sinusal. Se recomiendan los estudios de V/Q como prueba de diagnóstico ideal solo en instituciones con experiencia limitada en la TC espiral.

PREGUNTA 4

4. Respuesta correcta B:
En la paciente hipotensa o inestable, la heparina IV es la opción recomendada. También lo es si hay preocupación en cuanto a la absorción subcutánea o la consideración de los trombolíticos.

La heparina de bajo peso molecular (enoxaparina) es la opción preferida en las pacientes hemodinámicamente estables. La heparina no fraccionada SC también es una opción, pero se relaciona con un mayor riesgo de trombocitopenia inducida por heparina y complicaciones hemorrágicas. La warfarina está contraindicada en el embarazo (*véase* pregunta previa). Se reserva la embolectomía solo para casos graves, donde están indicados los trombolíticos, pero no son eficaces o están contraindicados.

PREGUNTA 5

Respuesta correcta B:
En realidad, las cifras de complejos del monómero de fibrina circulantes aumentan en el embarazo y se cree son un factor que contribuye a la hipercoagulabilidad. Estas cifras aumentan más en el momento del parto y en el puerperio inmediato.

La etiología de la hipercoagulabilidad durante el embarazo se considera multifactorial. En el embarazo, la producción de todos los factores de coagulación está aumentada, excepto II, V y IX. También se observa durante el embarazo que el tiempo de recambio del fibrinógeno disminuye y que hay cifras aumentadas del fibrinopéptido A que se escinde del fibrinógeno para formar fibrina. También se tiene la hipótesis de que la placenta sintetiza un factor que disminuye la fibrinólisis, pero con evidencias mínimas. Otra fuente propuesta de la hipercoagulabilidad es la mayor exposición a la colágena subendotelial, secundaria al mayor daño endotelial durante el embarazo, si bien no se ha propuesto mecanismo alguno. La estasis venosa quizá también pueda explicar parte del aumento de las trombosis venosas durante y después del embarazo. Hay dos causas principales de estasis venosa en la gestación. La primera es una disminución del tono venoso, que puede relacionarse con las propiedades relajantes del músculo liso de este estado de progesterona alta. En segundo lugar, debido a que el útero crece, comprime la vena cava inferior, las venas ilíacas y las pélvicas, lo que en particular posiblemente contribuya al aumento de las trombosis venosas pélvicas.

CASO 2

PREGUNTA 1

Respuesta correcta A:
Las pacientes con lupus eritematoso sistémico (LES) (y con mayor frecuencia las del síndrome de Sjögren) pueden producir anticuerpos llamados anti-Ro (SSA) y anti La (SSB), que son tejidos específicos del sistema de conducción cardiaco fetal. Debido a que estos anticuerpos dañan el nodo AV, en particular, se observa bloqueo cardiaco congénito en 5% de los pacientes. De ellos, el anti-Ro tiene más probabilidad que el anti-La de causar bloqueo cardiaco. Se hace detección de estos anticuerpos en las pacientes en la primera consulta prenatal, y el tratamiento incluye corticoesteroides, plasmaféresis e IGIV. No se sabe si alguna de estas intervenciones mejora los resultados, y puesto que tal tratamiento tiene complicaciones y es costoso, muchos médicos utilizan la detección seriada de los fetos en riesgo de bloqueo cardiaco. Tal

detección incluye vigilancia fetal y ecocardiografía seriadas para identificar casos de bloqueo cardiaco potencial en etapas tempranas del proceso.

La radiografía de tórax, las pruebas precoces de detección de diabetes, la trombofilia y las pruebas de coagulación no son de uso sistemático para el lupus eritematoso.

PREGUNTA 2

Respuesta correcta E:
No se ha visto que el desprendimiento prematuro de placenta normoinserta tenga relación con el lupus eritematoso. Las pacientes con LES y, sobre todo, el síndrome de anticuerpos antifosfolípidos, presentan un amplio riesgo de pérdida gestacional temprana en el primero y segundo trimestres. La fisiopatología de estas pérdidas es la trombosis placentaria. La elevada tasa de pérdidas gestacionales en el segundo trimestre es un signo distintivo de estas enfermedades, y a menudo mostrarán RCIU simétrico a las 18 a 20 sem de gestación.

Al igual que en las pérdidas gestacionales tempranas, la placenta puede presentar también trombosis en el tercer trimestre, lo que lleva al RCIU y la muerte fetal intrauterina (óbito). Debido a este riesgo, se hacen pruebas prenatales frecuentes, por lo general con inicio en la semana 32. Asimismo se han usado heparina SC, profilaxis con enoxaparina o ácido acetilsalicílico a dosis baja, cada uno con alguna mejoría en el pronóstico. Sin embargo, incluso con tales fármacos, los riesgos sobrepasan en mucho a los de la población general. Las pacientes pueden tener también mayor riesgo de presentar preeclampsia.

PREGUNTA 3

Respuesta correcta E:
Uno de los diagnósticos diferenciales más difíciles de alcanzar es el de crisis de lupus *vs.* preeclampsia en la paciente con lupus eritematoso. Ambas enfermedades son mediadas de manera similar por complejos antígeno-anticuerpo circulantes o anticuerpos de tejidos específicos, que causan vasculitis. Un método de diferenciación entre los dos es la determinación de las cifras de complemento. Aquellas pacientes con una crisis de lupus presentarán disminución de C3 y C4, en tanto que las de preeclampsia tendrán cifras normales. La diferenciación entre los dos padecimientos es importante, porque el tratamiento es distinto. Una crisis de lupus se trata con corticoesteroides a dosis alta, y si no hay respuesta, con ciclofosfamida. La preeclampsia que empeora, por otro lado, se trata con el nacimiento.

El ácido úrico elevado, la hipertensión, la trombocitopenia y las cifras crecientes de proteínas en orina pueden presentarse en ambas, preeclampsia y crisis de lupus.

PREGUNTA 4

Respuesta correcta B:
Una de las complicaciones neonatales más significativas es la del bloqueo cardiaco congénito irreversible. Las pacientes con LES (y más usualmente aquellas con enfermedad de Sjögren) pueden producir anticuerpos llamados anti-Ro (SSA) y anti-La (SSB) de tejidos específicos para el sistema de conducción cardiaco fetal, y que pueden causar bloqueo cardiaco fetal/neonatal. Estos neonatos quizá requieran la colocación de un marcapasos que, por lo general, utilizarán toda su vida.

El lupus materno puede causar también el síndrome de lupus neonatal, relacionado con complejos antígeno-anticuerpo maternos que atravesaron la placenta y causan lupus en el neonato. Estas crisis pueden ser bastante graves. El lupus materno no se ha vinculado con anomalías congénitas, trombosis neonatal, SDRA o dificultades de alimentación.

CASO 3

PREGUNTA 1

Respuesta correcta A:
Debido a que las demandas de hormonas tiroideas se incrementan durante el embarazo por un mayor V_D, el aumento de la globulina fijadora (en particular la SHBG), el de la depuración y una mayor tasa metabólica basal, a todas las mujeres con complementos de levotiroxina debe aumentárseles su dosis de 25 a 30% al inicio del embarazo.

Es más probable que la triplicación de la dosis cause efectos secundarios de hipertiroidismo, como agitación, ansiedad y palpitaciones. La disminución o interrupción de la dosis de levotiroxina puede llevar al hipotiroidismo subagudo, que se relaciona con un desarrollo neuropsicológico anormal. El hipotiroidismo subagudo puede también originarse por no hacer cambios de la dosificación en la consulta inicial.

PREGUNTA 2

Respuesta correcta B:
Las cifras de TSH se deben mantener bajas normales (de 0.5 a 2.5) por el aumento de los complementos de levotiroxina durante el embarazo y el seguimiento de la concentración de TSH cada trimestre. Para las mujeres con antecedente de cáncer tiroideo como esta paciente, las cifras de TSH se deben mantener por debajo del rango de referencia (cercano a 1.0) para prevenir la recurrencia de la enfermedad.

PREGUNTA 3

Respuesta correcta B:
El bocio fetal es una complicación del hipertiroidismo materno por enfermedad de Graves y de la transferencia placentaria de la inmunoglobulina estimulante del tiroides (IET) hacia la circulación fetal, no del hipotiroidismo materno. El bocio fetal es una complicación grave que puede llevar a la compresión de la tráquea y dificultad respiratoria del feto al nacer. Cuando está presente, se justifica la interconsulta con un otorrinolaringólogo pediatra antes del parto, para determinar si se requiere intubación o un procedimiento EXIT (del inglés, *Ex Utero Intrapartum Treatment*, procedimiento que consiste en asegurar la vía aérea neonatal) en el momento del nacimiento. Además de la ultrasonografía, deben hacerse PSE semanales más tarde en el embarazo, para vigilar la taquicardia del feto, que podría ser dato de la transferencia placentaria de IET a su circulación.

La enfermedad de Graves materna no se relaciona con anomalías congénitas fetales, disfunción placentaria o anemia fetal. La amniocentesis no está indicada porque no hay prueba relacionada que pueda determinar que el feto está afectado por la enfermedad de Graves.

CASO 4
PREGUNTA 1

Respuesta correcta C:
La enfermedad renal crónica se puede dividir en leve (Cr < 1.5), moderada (Cr de 1.5 a 2.8) y grave (Cr > 2.8), si bien se han usado otros umbrales. El flujo sanguíneo renal y la depuración de creatinina aumentan durante el embarazo en las pacientes sin nefropatía y esto también es válido inicialmente en aquellas con nefropatía. Las pacientes con enfermedad renal leve suelen experimentar mejora de su función renal durante gran parte del embarazo. Sin embargo, aquellas con afección moderada y grave pueden tener una función renal menor en la segunda mitad del embarazo, que quizá persista en el puerperio como en hasta la mitad

de los embarazos. No es raro que las pacientes con disfunción renal moderada a grave requieran diálisis en algún momento del embarazo o el puerperio.

PREGUNTA 2

Respuesta correcta D:
Las pacientes con enfermedad renal crónica tienen mayor riesgo de preeclampsia, parto pretérmino y RCIU, además del empeoramiento de la enfermedad renal. No hay datos que sugieran un mayor riesgo de malformaciones fetales, incluidas las cardiacas. Dados los riesgos antes mencionados, tales pacientes deben valorarse para detección al menos una vez por trimestre, con una prueba de depuración de creatinina y la cuantificación de proteínas en orina de 24 h. Debe asesorarse a las pacientes que acuden en etapas tempranas del embarazo en cuanto a estos riesgos, con ofrecimiento de la interrupción del embarazo, en particular en pro de la salud materna. Debido al riesgo para el feto, las primeras pruebas prenatales suelen iniciarse a las 32 a 34 sem de gestación.

PREGUNTA 3

Respuesta correcta B:
Puede ser difícil hacer el diagnóstico en pacientes con proteinuria e hipertensión basales de preeclampsia. Se puede usar un aumento de la PA de 30/15 mm Hg por arriba de las cifras pregestacionales, aunque algunos expertos en la materia pueden discordar respecto de su utilidad. En esta situación la paciente tiene un aumento significativo de la PA respecto de la basal que con toda probabilidad se debe a la preeclampsia.

Es de esperar un aumento de la proteinuria, y una cifra de 5 000 mg a las 32 sem con otras pruebas de preeclampsia no constituye un diagnóstico. Además, una cifra de 7 000 mg a las 35 sem incrementaría la sospecha de preeclampsia, pero tampoco es diagnóstica. Un aumento del ácido úrico no es específico de la preeclampsia y puede presentarse ante un empeoramiento de la función renal. Además, se espera que la función renal empeore y una creatinina de 3.0 no es inesperada. En forma aislada, cada una de las otras respuestas no corresponde al diagnóstico de preeclampsia.

CUIDADOS Y COMPLICACIONES POSPARTO

CUIDADOS POSPARTO SISTEMÁTICOS

El puerperio o periodo posparto se define como el comprendido en las primeras 6 sem que siguen al nacimiento. Aunque todavía en el hospital la paciente a menudo necesita instrucción en cuanto a los cuidados del recién nacido, la lactancia y sus limitaciones en las semanas siguientes, requiere respaldo emocional durante el periodo de ajuste al nuevo miembro de la familia y a sus propios cambios fisiológicos. Dado que el riesgo de complicaciones posparto se puede extender más allá de la estancia hospitalaria promedio de la paciente, debe incluirse a su pareja y familiares en cualquier asesoramiento respecto de los cuidados disponibles, maternos o del neonato.

PARTO VAGINAL

Los aspectos usuales después de un parto vaginal incluyen el control del dolor y los cuidados perineales. Por lo general, el primero puede aliviarse con fármacos inflamatorios no esteroides (AINE) o paracetamol. En ocasiones se requieren opioides a dosis baja para el bienestar adecuado de la paciente, en particular a la hora de dormir. Para aquellas con partos vaginales que incluyeron episiotomías o laceraciones es muy importante la atención perineal. Las compresas de hielo durante las primeras 24 h pueden ser de beneficio, tanto para tratar el dolor como para el edema en el periné y los labios. Cuando se hace inspección del periné de una paciente posparto es importante asegurarse de que la reparación quirúrgica se encuentre intacta y que no hayan aparecido hematomas. Estas pacientes también deben seguir un esquema de evacuaciones intestinales mientras cicatriza su laceración o herida quirúrgica; es primordial evitar el estreñimiento y las heces voluminosas, como factor de prevención de la dehiscencia de la herida, así como verificar si la paciente tiene hemorroides que son frecuentes en el embarazo y el puerperio, sobre todo después de un prolongado segundo periodo del trabajo de parto. Deben resolverse con el tiempo, pero se aliviarán los síntomas con medicamentos de venta libre para hemorroides, reblandecedores de heces y compresas de hielo.

CESÁREA

Puesto que más de 30% de los nacimientos ocurre hoy por cesárea, el cuidado de la herida y el tratamiento del dolor en las madres son componentes habituales de la atención posparto. Los cuidados locales de la herida y la observación en busca de signos de infección o dehiscencia son parte de la atención sistemática. Las infecciones de la herida incluyen celulitis o un absceso. Las dehiscencias pueden ocurrir a nivel de la piel o el tejido subcutáneo, o más profundamente al nivel de la fascia del rectos lo que también se conoce como *dehiscencia de herida quirúrgica*. El dolor posoperatorio suele tratarse con opioides, pero esto quizá contribuya al íleo o el estreñimiento posoperatorio. A las pacientes que reciben opioides se les debería, por lo tanto, prescribir reblandecedores de heces y, en ocasiones, laxantes. Se deben usar AINE en forma concomitante para el dolor cólico causado por la involución uterina. Las pacientes por lo general recibieron una cefalosporina de primera o segunda generaciones durante la cesárea como profilaxis contra las infecciones. Si bien esto es sistemático en muchas instituciones, nunca se ha demostrado que administrar dosis adicionales disminuya aún más el riesgo de infección.

LACTANCIA Y CUIDADOS MAMARIOS

Aunque hay raras contraindicaciones, como infecciones, que pueden llevar a un aumento en la transmisión vertical al lactante, o en el caso de las madres que reciben medicamentos o usan drogas recreativas que podrían ser lesivas para un recién nacido, debe recomendarse amamantar a la vasta mayoría de las madres recientes. Hay varias creencias y diferencias culturales y étnicas acerca de la práctica de la lactancia; no obstante, cada vez se identifican más sus beneficios para la salud de los lactantes y sus madres. La secreción de oxitocina de la glándula hipófisis con la lactancia estimula las contracciones posparto del útero; así, aumenta su tono y disminuye el riesgo de hemorragia. En numerosos estudios se mostró un decremento de las enfermedades infecciosas en los neonatos, y los hijos de las madres que amamantan reciben inmunidad pasiva a través de las inmunoglobulinas presentes en la leche. Las mujeres que lactan tienen más probabilidad de disminuir el peso que aumentaron durante el embarazo. Además, aquellas que lo hacen parecen tener un riesgo menor en el largo plazo de cáncer mamario u ovárico, osteoporosis, enfermedad cardiovascular y diabetes tipo 2.

A pesar de todos estos beneficios, la lactancia constituye un reto, en particular para la primípara. Históricamente, las mujeres quizá aprendieron respecto de la lactancia de parientes y familiares femeninos, pero en la sociedad actual de Estados Unidos muchas no han tenido tal experiencia. Así, aunque tal vez estén interesadas en ésta, muchas no saben de las dificultades y malestares inherentes. Se pueden introducir varias barreras para la lactancia tanto yatrógenas como naturales en el proceso del nacimiento y el periodo posparto inicial. En una variedad de partos complicados, como el pretérmino, el de urgencia, o simplemente una cesárea, se interrumpe el contacto inicial piel con piel, que se ha demostrado inicia la lactancia del neonato. Además, aunque la lactancia es natural, a menudo no es instintiva o automática para muchas mujeres. Debido a que pueden presentar expectativas de que la lactancia debe ser más fácil, cualquier retraso o desventaja se puede interpretar como fracaso. Esta discrepancia entre expectativas y realidad, sumada a la preocupación en cuanto a la provisión de la nutrición adecuada al neonato, lleva a muchas mujeres a evitar la lactancia mediante el uso del biberón a solo unos cuantos días del parto. La información de que la lactancia puede ser un reto y malestar (incluso con dolor), pero que debe facilitarse y ser menos molesto, puede ayudar a las mujeres a superar las semanas iniciales.

Todas las pacientes necesitan atención mamaria durante el posparto, con independencia de que estén amamantando o no. Suelen experimentar al inicio de la lactancia ingurgitación o "bajada de la leche", alrededor de 24 a 72 h posparto. Cuando esto ocurre, las mamas se tornan uniformemente más calientes, firmes e hipersensibles. Las pacientes a menudo se quejan de dolor o aumento de temperatura en las mamas y quizás experimenten fiebre. Para aquellas que no lactan, son de utilidad las compresas de hielo, un sostén ajustado, los analgésicos y los medicamentos antiinflamatorios. Las pacientes que lo hacen obtienen alivio de la lactancia misma, aunque esto puede llevar a sus propias dificultades, como la hipersensibilidad y las excoriaciones alrededor del pezón. Si bien las cremas y barreras protectoras pueden ayudar sintomáticamente ante los pezones doloridos de las mamas, los proveedores de atención sanitaria también deben valorar las posiciones para la lactancia y el apego del lactante a la mama. Si no tienen tal experiencia, se recomienda enviarlas a una consulta respecto de la lactancia.

MEDICAMENTOS PREVENTIVOS POSPARTO

Anteriormente se pensaba que quienes se exponían a la tos ferina o se vacunaban cuando niñas tenían inmunidad de por vida. Sin embargo, datos recientes sugieren que la inmunidad puede durar hasta 20 años. En consecuencia, muchas mujeres en edad de procrear tienen riesgo de contraer tos ferina en el periodo posparto y transmitirla a sus hijos antes de sus inmunizaciones programadas a los 2 meses. Con el aumento general de la incidencia de tos ferina, es indispensable la inmunización sistemática posparto de las mujeres con la vacuna Tdap si no la han recibido en los 10 años previos al embarazo.

Cuidadores y pareja que entrarán en contacto estrecho con el lactante deberían también vacunarse para crear un nicho inmunitario. Las madres en quienes se encuentran titulaciones bajas de anticuerpos contra la rubeola en sus estudios de laboratorio prenatales deberían recibir también una vacuna de sarampión, paperas y rubeola posparto. La vacuna es una mezcla de tres virus vivos atenuados que no se puede administrar durante el embarazo.

Si se encuentra que una mujer es Rh negativo en el momento de sus pruebas prenatales de laboratorio o de tipificación y pruebas cruzadas, es necesario que reciba una inyección intramuscular de inmunoglobulina anti-D (Rhogam) en las 72 h que siguen al parto. Se trata de anticuerpos contra el factor Rh-D, de modo que cualquier célula fetal positiva para Rh que se mezcle con la sangre materna durante el parto se retire de la circulación antes de sensibilizar el sistema inmunitario propio de la madre. La sensibilización materna puede llevar a la creación de anticuerpos, que en un embarazo subsiguiente con un feto Rh positivo pasan a la circulación fetal y dan como resultado la enfermedad hemolítica del recién nacido. Los neonatos son sistemáticamente objeto de tipificación y detección al nacer; solo si se encuentra que uno es Rh negativo, la madre + no necesitará la inmunoglobulina anti-D (Rhogam).

ANTICONCEPCIÓN POSPARTO

Se recomienda a la mayoría de las pacientes el reposo pélvico hasta la consulta de seguimiento de la semana 6. Sin embargo, muchas reinician la actividad sexual antes. Por ello, es importante la anticoncepción durante el periodo prenatal y su continuación, mientras las pacientes aún se encuentren en el hospital después del parto. Debido a que en la mayoría de los estados de la Unión Americana se requiere que las mujeres consientan la ligadura tubaria posparto (LTPP) al menos 30 d antes de su fecha probable de parto (FPP), debe procurarse tempranamente en el tercer trimestre. Para aquellas que desean la esterilización permanente, la LTPP es en extremo eficaz. Las malas candidatas quirúrgicas que desean esterilización tal vez consideren la del compañero masculino mediante vasectomía, con resultados equivalentemente eficaces.

Para aquellas que no se han realizado LTPP o no la desean, es importante asesorarlas en cuanto a otras opciones. La anticoncepción ideal es la de larga duración y reversible

(ARAP), por lo general con un dispositivo intrauterino (DIU) o un implante con progestágeno. El uso del DIU con liberación de progesterona ha aumentado en forma constante en la década reciente. Las preocupaciones previas en cuanto a infecciones por DIU en la década de 1970 o el mayor volumen y duración de la menstruación por el DIU de cobre, se alivian con el uso del dispositivo de liberación de progesterona. Debido a la liberación baja de progesterona local, el uso de este dispositivo puede en realidad llevar a menstruaciones más breves y escasas, e incluso a la amenorrea en 15 a 20% de las usuarias. Sin embargo, conlleva una mayor tasa de expulsión en el periodo posparto inmediato por la dilatación del cérvix. Por lo tanto, en la mayoría de las mujeres suele hacerse su inserción en la consulta de 6 sem posparto. En mujeres con menos probabilidad de acudir a consultas de seguimiento o para quienes es de importancia capital la anticoncepción, es cada vez más usual la inserción del DIU posparto con varias citas de seguimiento para verificar que se encuentre aún en su sitio. El progestágeno de uso más frecuente para el control natal en el periodo posparto es el del implante, del tamaño del vástago de un cerillo, que se inserta superficialmente en el surco bicipital del brazo no dominante. Su eficacia es de 3 años y, como el DIU con elución de progesterona, no solo es eficaz y seguro para el control natal sino que aminora la hemorragia menstrual total en 33% de las usuarias. Debido a su facilidad de inserción en el periodo posparto, es una opción excelente para pacientes con dificultad en el seguimiento o que tienen alto riesgo de un embarazo no pretendido en un intervalo corto.

Las mujeres que declinan ARAP, interesadas en formas hormonales de anticoncepción y que están lactando, las opciones recomendadas usuales son la minipíldora de progesterona sola o el preparado de esta hormona de depósito. Las píldoras anticonceptivas orales combinadas de estrógenos y progesterona (ACO) han mostrado en algunos estudios disminuir la producción de leche, por lo que suelen recomendarse solo a quienes no están interesadas en la lactancia o con una producción excelente de leche (lo que no se suele saber durante la primera semana posparto). Aunque hay una preocupación teórica de que la anticoncepción con base en progestágenos puede aminorar la provisión de leche, en varios estudios se demostró que la administración temprana de anticonceptivos de progesterona sola no altera la lactancia y puede, de hecho, aumentar su calidad y duración. Son por lo tanto preferibles a los ACO combinados en pacientes que amamantan y están interesadas en formas hormonales de control de la natalidad.

Las mujeres que se inclinan por el uso de ACO combinados deben esperar al menos 4 sem después del parto para establecer un aporte adecuado de leche dado el potencial de los efectos de los ACO combinados sobre su producción. Si la producción de leche es adecuada después de su inicio, se puede continuar esta forma de anticoncepción. Las mujeres también deben esperar 3 sem para iniciar anticonceptivos hormonales combinados en el periodo posparto, dado el alto riesgo de tromboembolia venosa (TEV). En aquellas sin otros factores de riesgo

de TEV se pueden iniciar los ACO combinados pasadas 3 sem del parto. Sin embargo, en aquellas con factores de riesgo de TEV, como edad ≥ 35 años, antecedente de TEV, trombofilia, inmovilidad, transfusión en el parto, IMC ≥ 30, hemorragia posparto (HPP), cesárea, preeclampsia o tabaquismo activo, el inicio de los ACO combinados debe esperar hasta después de las 6 sem posparto.

Para las pacientes que prefieren métodos no hormonales, los condones son en particular buenos, por la prevención de infecciones de transmisión sexual. Los otros métodos de barrera, diafragma y capuchón cervical deben evitarse hasta las 6 sem posparto, cuando el cérvix ya recuperó su forma y tamaño normales.

INSTRUCCIONES DE ALTA

Las estancias hospitalarias posparto son breves y aunque las compañías de seguros habían ordenado cubrir hasta 2 d después del parto vaginal y 4 después de una cesárea, en muchos hospitales aún se da de alta a las pacientes después de 1 y 3 d, respectivamente. Posterior a un parto vaginal, se tratan con la paciente los aspectos antes mencionados de cuidados perineales, anticoncepción y cuidados mamarios. Además, es de capital importancia una plática acerca de qué tan frecuente son la "tristeza" y la depresión posparto. Puede ser de utilidad dar a conocer a las pacientes que hay profesionales disponibles para hablar con ellas acerca de cualquier problema en su transición al hogar. Aquellas a quienes se hizo cesárea deben asesorarse en cuanto al cuidado de la herida y la actividad, además de la ya mencionada. Con las incisiones de Pfannenstiel en las que se usaron grapas para el cierre, se pueden retirar antes del alta. Con frecuencia se recomienda a las pacientes evitar levantar objetos pesados ("nada más pesado que su bebé") y las actividades vigorosas, incluida la conducción vehicular durante 4 a 6 sem después de la intervención quirúrgica. Se les recomienda que antes de que reinicien la conducción de vehículos traten de aplicar súbitamente los frenos, como experimento para asegurarse de que se encontrarán cómodas haciéndolo.

COMPLICACIONES POSPARTO

Las principales complicaciones que surgen después del parto incluyen HPP, endometritis, infecciones y dehiscencias de herida quirúrgica, mastitis y depresión posparto (tabla 12-1). La HPP suele presentarse durante las primeras 24 h, con la paciente aún en el hospital. Sin embargo, también puede ocurrir en aquellas con retención de productos de la concepción (PDC) hasta varias semanas posparto. La endometritis y las complicaciones de la herida quirúrgica, por lo general se presentan de la primera semana a 10 d posparto, en tanto que la mastitis suele ocurrir de 1 a 2 sem después del parto, pero puede presentarse en cualquier momento de la lactancia. La depresión posparto ocurre en cualquier momento durante el puerperio y después, por lo que probablemente se realice un subdiagnóstico importante.

HEMORRAGIA POSPARTO

Ocurre HPP en casi 1 a 5% de los nacimientos y se define como una pérdida sanguínea que rebasa los 500 mL en el parto vaginal y los 1 000 mL en una cesárea. Si se presenta en las primeras 24 h se denomina HPP temprana; después, recibe el nombre de HPP tardía o diferida. Son causas frecuentes de hemorragia posparto, la atonía uterina, la retención de PDC, la placenta acreta, las laceraciones cervicales y vaginales (tablas 12-2 y 12-3). Al mismo tiempo que se indagan las causas de la hemorragia, se inicia la reanimación de la paciente con soluciones y se hacen los preparativos para una transfusión sanguínea. Con una pérdida sanguínea mayor de 2 a 3 L, las pacientes pueden presentar coagulopatía por consumo y requieren factores de coagulación y plaquetas. En casos raros, si las pacientes presentan hipovolemia e hipotensión, puede ocurrir el síndrome de Sheehan o infarto hipofisario. El síndrome de Sheehan puede manifestarse con ausencia de lactancia secundaria a la carencia de prolactina o el no reinicio de la menstruación por ausencia de gonadotropinas. Cada una de las causas de HPP se describe en forma secuencial; el obstetra a menudo tiene que considerar e intentar tratar varias causas de manera simultánea.

Laceraciones y hematomas vaginales

Debe pensarse en laceraciones vaginales y hemorragia no controlada ante una HPP. Inicialmente, después de un parto se exploran el periné, los labios, la zona periuretral y las porciones más profundas de la vagina en busca de laceraciones, que

■ **TABLA 12-1** Complicaciones del parto vaginal y la cesárea		
	Parto vaginal	*Cesárea*
Complicaciones frecuentes	Hemorragia posparto	Hemorragia posoperatoria
	Hematoma vaginal	Pérdida sanguínea quirúrgica
	Laceración cervical	Infección de herida quirúrgica
	Retención de PDC	Endometritis
	Mastitis	Mastitis
	Depresión posparto	Depresión posparto
Complicaciones raras	Endometritis	Dehiscencia parcial de la herida quirúrgica
	Infecciones de episiotomía	Dehiscencia completa de la herida quirúrgica
	Dehiscencias de episiotomía	
PDC, productos de la concepción.		

deben repararse en ese momento. Sin embargo, los desgarros profundos (fondos de saco) o las laceraciones vaginales detrás del cérvix pueden ser bastante difíciles de visualizar sin una separación cuidadosa. En ocasiones estas laceraciones incluyen arterias y arteriolas y causan una HPP significativa. Se necesitan anestesia apropiada, un obstetra experimentado y ayuda con la separación para hacer una exploración adecuada y la reparación.

En ocasiones el traumatismo del parto lesiona los vasos sanguíneos sin alterar el epitelio que los cubre, lo que lleva al desarrollo de un hematoma. Si una paciente presenta un descenso mayor del esperado en el hematocrito, debe realizarse una exploración para descartar un hematoma de la pared vaginal, que se puede tratar de manera expectante, a menos que se encuentre tenso o en expansión, en cuyo caso debe abrirse, con ligadura del vaso sangrante y cierre de la pared vaginal.

Rara vez una paciente desarrollará un hematoma retroperitoneal, que puede llevar a una gran pérdida sanguínea intraabdominal. Las pacientes suelen quejarse de dolor dorsal bajo o rectal, y habrá un gran descenso del hematocrito. El diagnóstico se hace por ultrasonografía o TC. Si la paciente está estable sin un hematocrito decreciente, puede darse un tratamiento expectante. Sin embargo, si muestra hemorragia continua con datos de expansión

▨ **TABLA 12-2** Factores de riesgo de hemorragia posparto
Antecedente de hemorragia posparto

Placentación anormal
        Placenta previa
        Placenta acreta
        Mola hidatiforme

Traumatismos durante el trabajo de parto y parto
 	
        Episiotomía
        Parto vaginal complicado
        Parto con fórceps bajo o medio
        Laceración de las paredes laterales o los fondos de saco vaginales
        Rotura uterina
        Cesárea o histerectomía
        Laceración cervical

Atonía uterina
        Inversión uterina
        Sobredistensión uterina
            Feto macrosómico
            Embarazo múltiple
            Polihidramnios
        Agotamiento del miometrio
            Trabajo de parto rápido
            Trabajo de parto prolongado
            Conducción con oxitocina o prostaglandinas
            Corioamnionitis

Defectos de coagulación (intensifican otras causas)
        Desprendimiento prematuro de placenta normoinserta
        Retención prolongada de un óbito fetal
        Embolia de líquido amniótico
        Hemólisis intravascular grave
        Preeclampsia con datos de severidad y eclampsia
        Coagulopatías congénitas
        Tratamiento con anticoagulantes

del hematoma o un descenso adicional en el hematocrito, un radiólogo intervencionista puede utilizar técnicas de embolización para su tratamiento. Debido a que estos médicos no están presentes en todas las instituciones de manera permanente, se requiere la notificación temprana del potencial de tal intervención. Si la paciente se torna inestable, puede requerirse su exploración quirúrgica y la ligadura de los vasos rotos.

TABLA 12-3 Etiología de la hemorragia posparto vaginal y poscesárea	
Parto vaginal	*Cesárea*
Laceraciones vaginales	Atonía uterina
Laceraciones cervicales	Pérdida sanguínea quirúrgica
Atonía uterina	Placenta acreta
Placenta acreta	Rotura uterina
Hematoma vaginal	
Retención de PDC	
Inversión uterina	
Rotura uterina	
PDC, productos de la concepción.	

Laceraciones cervicales

Las laceraciones cervicales pueden causar una HPP súbita. Por lo general, resultan de una dilatación rápida del cérvix durante la etapa 1 del trabajo de parto, o de los esfuerzos maternos de expulsión antes de la dilatación completa. Si una paciente sangra al nivel del cérvix o más alto, debe hacerse su exploración cuidadosa. Se proveerá anestesia adecuada mediante un bloqueo epidural, raquídeo o pudendo. Se retraen las paredes de la vagina, de modo que se pueda visualizar el cérvix. Cuando se observa el labio anterior, se sujeta con una pinza de anillos y después se puede usar otra para colocar a un lado de la primera; así se debe "recorrer" todo el cérvix, de manera que no se pasen por alto laceraciones, en particular del labio posterior. Si se observa laceración alguna, suele repararse con puntos separados o en surjete continuo con material absorbible.

Atonía uterina

Es la principal causa de HPP y las pacientes tienen mayor riesgo cuando presentan corioamnionitis, exposición a sulfato de magnesio, embarazo múltiple, macrosomía fetal, polihidramnios, trabajo de parto prolongado, antecedente de atonía uterina en otro embarazo, o si son multíparas, en particular las grandes multíparas (con más de cinco partos). Las anomalías uterinas o fibromas pueden también interferir con las contracciones del útero y llevar a una hemorragia creciente. Se hace diagnóstico de atonía por palpación del útero, que se percibe blando, aumentado de volumen y de consistencia pastosa. En ocasiones el fondo uterino está bien contraído, pero su segmento inferior, que contiene menos tejido contráctil, lo está con menor intensidad.

La atonía suele tratarse inicialmente con oxitocina IV que tiene un uso profiláctico después del nacimiento. Aunque se esté administrando oxitocina, debe hacerse un masaje uterino intenso para ayudar a la contracción. Si continúa la atonía uterina, el siguiente paso es administrar metilergonovina, que está contraindicada en las pacientes hipertensas. Si el útero persiste atónico, el siguiente paso es usar prostaglandina F2α, también conocida como carboprost o PGE-F2α [PGF2]), la cual está contraindicada en pacientes con asma. Se cree que la prostaglandina es más eficaz si se inyecta directamente en la musculatura uterina, ya sea por vía transabdominal o transcervical, aunque no se ha demostrado en los estudios. Puede también usarse fuera de contexto por sus propiedades uterotónicas el misoprostol, análogo de la prostaglandina E1 (PGE1), que suele utilizarse para tratar úlceras gástricas. Administrado por vía sublingual o rectal, el misoprostol constituye un método eficaz para disminuir la pérdida sanguínea asociada con la atonía uterina cuando las pacientes no tienen un acceso IV. Su estabilidad de almacenamiento lo hace adecuado en el contexto de ausencia de electricidad, porque la oxitocina, la prostaglandina F2α y la metilergonovina requieren refrigeración.

Si la atonía continúa a pesar del tratamiento médico máximo, se lleva a la paciente al quirófano (OR) para **dilatación y legrado** (D y L) con el fin de descartar la posible retención de PDC. Las pacientes con atonía uterina que no responden a estas medidas conservadoras pero sangran a una velocidad que pueda tolerar una espera bajo observación estrecha, se pueden beneficiar del empaquetamiento uterino con un adminículo inflable (globo de Bakri) o la oclusión de los vasos pélvicos (embolización de la arteria uterina) por un radiólogo intervencionista, para evitar una histerectomía. Si esto no tiene éxito, se requiere laparotomía con ligadura de los vasos pélvicos y una posible histerectomía.

Retención de productos de la concepción

Siempre debe hacerse la inspección cuidadosa de la placenta. Sin embargo, en un parto vaginal puede ser difícil determinar si se ha quedado un pequeño fragmento de placenta dentro del útero. Por lo general, las membranas fetales o el tejido placentario retenidos se expulsan en los loquios. Sin embargo, en ocasiones causan endometritis y HPP. Si hay elevada sospecha de retención de PDC, debe explorarse el útero en forma manual si el cérvix no se ha contraído totalmente o por ultrasonografía. Cuando hay datos de una banda endometrial intrauterina normal, la probabilidad de productos retenidos es mucho menor. Sin embargo, si la sospecha clínica es alta, el siguiente paso sería D y L para fines diagnósticos y terapéuticos. Si la hemorragia continúa incluso después de precisar que no hay PDC retenidos por exploración, debe sospecharse una placenta acreta.

Placenta acreta

En el capítulo 5 se encuentra una descripción breve de las placentas acreta, increta y percreta, con hemorragia preparto. Estas condiciones son resultado de una inserción anormal del tejido placentario en el útero que puede invadir el interior o rebasar el miometrio, lo que lleva a una separación incompleta de la placenta después del parto y la HPP. Los factores de riesgo para presentar placenta acreta incluyen una placenta previa y el antecedente de intervención quirúrgica uterina, como la cesárea y la miomectomía. A menudo, el tercer periodo del trabajo de parto habrá sido más prolongado de lo usual y tal vez se extrajo la placenta en fragmentos. La placenta acreta conlleva una hemorragia que no responde al masaje uterino ni a los agentes contráctiles, como oxitocina, ergonovina y prostaglandinas. Las pacientes con placenta acreta se llevan a OR para su tratamiento quirúrgico por laparotomía exploratoria.

Rotura uterina

Se calcula que ocurre en 0.5 a 1.0% de las pacientes con cicatrices uterinas previas, y en aproximadamente 1 de 5 700 a 20 000 mujeres que no las presentan. Es una complicación intraparto, pero puede llevar a la hemorragia posparto. Es raro que ocurra una rotura en una paciente nulípara. Los factores de riesgo incluyen intervención quirúrgica previa, extracción del producto en presentación pélvica, obstrucción del trabajo de parto y paridad elevada. Los síntomas suelen incluir dolor abdominal y una sensación de chasquido intraabdominal. El tratamiento implica laparotomía y reparación del útero roto. Si no se puede controlar la hemorragia, puede estar indicada la histerectomía.

Inversión uterina

Ocurre la inversión del útero cuando el fondo del órgano se revierte de manera parcial o completa al exterior. Si bien es rara, ésta es una urgencia obstétrica que pone en riesgo la vida y se calcula que ocurre en 1 de cada 2 500 partos. Los factores de riesgo incluyen la implantación fúndica de la placenta, atonía uterina, placenta acreta y tracción excesiva sobre el cordón umbilical durante el tercer periodo del trabajo de parto. El diagnóstico se hace al atestiguar que el fondo del útero se encuentra adherido a la placenta cuando se extrae; suele observarse como una masa redonda que protruye del cérvix o la vagina, acompañada de hemorragia vaginal significativa. Adicionalmente, las pacientes a menudo experimentan una respuesta vasovagal intensa por la inversión, y pueden requerir estabilización con la ayuda de un anestesiólogo antes de poder intentar la restitución manual del útero, que debe ser el primer paso del tratamiento (fig. 12-1). Pueden administrarse relajantes uterinos, como nitroglicerina o anestesia general con agentes halogenados, para ayudar a la relajación del órgano y su restitución anatómica. Si esto no tiene éxito, se requiere laparotomía para la restitución quirúrgica del útero. Después de lograr la restitución del fondo uterino, los médicos deben prepararse para tratar la HPP que a menudo ocurre después, debido al uso de relajantes uterinos.

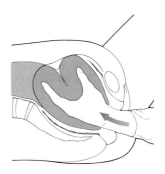

FIGURA 12-1. Restitución manual del útero invertido. Para tratar una inversión uterina, el médico impulsa con su puño el fondo para regresarlo a su posición normal con una fuerza ascendente constante y firme.

Tratamiento quirúrgico de la hemorragia posparto

En el caso del parto vaginal, el tratamiento de la HPP es el antes descrito. Se llega a un diagnóstico diferencial y se hace una exploración física rápida para establecer la posible causa. Si se han descartado laceraciones vaginales y cervicales, y la paciente no responde a los agentes uterotónicos y el masaje, deberá llevarse al OR y realizarse D y L. Si esto fracasa en la detención de la hemorragia, la colocación de un globo inflable en la cavidad uterina puede limitarla; cuando estas medidas fallan, se hace una laparotomía.

Al ingresar al abdomen, el cirujano debe indagar si hay sangre en la cavidad, lo que indicaría una rotura uterina. A menos que la paciente esté inestable y con coagulopatía debido a la pérdida sanguínea excesiva, el primer procedimiento quirúrgico suele ser el de colocar la sutura de O'Leary bilateral para ligar las arterias uterinas. El segundo es la ligadura de las arterias hipogástricas o ilíacas internas, que requiere destreza y experiencia considerables. Si la atonía uterina es la causa de la hemorragia, se pueden colocar suturas de B-Lynch en un intento por comprimir el útero y lograr la hemostasia. Se usa una aguja de Mayo grande con material de sutura crómico para ingresar y salir de la cavidad uterina a los lados, a nivel del segmento uterino inferior, con la que después se rodea al órgano y se reingresa a la cavidad uterina lateralmente en la pared posterior. De nuevo se rodea el útero por delante y se traccionan los extremos libres como suspensión, porque el órgano se enrolla sobre sí mismo con la compresión resultante. Si estas medidas no logran la hemostasia, la paciente a menudo requiere una histerectomía puerperal (conocida como cesárea histerectomía si la vía del nacimiento fue la quirúrgica).

Si la paciente tuvo una cesárea y no hay datos de placenta acreta, el primer paso es cerrar la histerotomía, porque esto suele mejorar la atonía. En caso de no tener éxito, se pueden colocar suturas de O'Leary a continuación para ligar las arterias uterinas, lo que disminuye el flujo sanguíneo. También se pueden aplicar suturas compresivas, como la de B-Lynch antes descrita. Si fracasa, es posible considerar la ligadura de las arterias hipogástricas; sin embargo, es un procedimiento que se realiza rara vez y debe contarse con un médico experimentado, con conocimientos y experiencia quirúrgica en el espacio retroperitoneal. En el caso de que todas estas medidas fracasen, el procedimiento definitivito es una histerectomía.

Si a la paciente se le practicó una cesárea y hay datos de acretismo, es apropiado proceder a la cesárea histerectomía porque el tratamiento conservador de la placenta acreta rara vez es eficaz y los riesgos vinculados con el retraso de la histerectomía, que incluyen hemorragia, coagulopatía y daño de órganos, aparatos y sistemas, pueden ser catastróficos.

Cuando el sangrado de una paciente no es demasiado intenso con un parto vaginal o una cesárea, es posible el empaquetamiento del útero y la interconsulta a un radiólogo intervencionista para la embolización de las arterias uterinas, que se reserva para aquellas pacientes que presentan una estabilidad real y desean fertilidad futura.

ENDOMETRITIS

Es una infección polimicrobiana del revestimiento uterino que a menudo invade la pared muscular subyacente. Su frecuencia máxima ocurre después de una cesárea, pero puede presentarse también luego de partos vaginales, en particular en casos de extracción manual de la placenta. Los factores de riesgo incluyen la presencia de meconio, corioamnionitis y una rotura prolongada de las membranas.

El diagnóstico es clínico y se hace en el contexto de la presencia de fiebre, el aumento de la cifra de leucocitos y la hipersensibilidad uterina, con elevada sospecha después de una cesárea. La endometritis suele presentarse de 5 a 10 d después del parto, pero podría sospecharse cuando se han descartado otras fuentes de infección varias semanas después del nacimiento. Debido a que la retención de PDC puede ser la causa de la infección, a menudo se hace ultrasonografía para revisar el contenido de la cavidad del útero.

La endometritis suele tratarse con antibióticos de amplio espectro IV con un esquema triple, si bien en algunas instituciones se usa una cefalosporina de segunda generación. Si se identifican PDC retenidos por ultrasonografía, se hace un legrado. Debido a que el útero posparto tiene riesgo de perforación, deberá tenerse gran cuidado durante la dilatación, con uso de legras romas más que cortantes y guía ultrasonográfica para limitar las complicaciones. Se continúan los antibióticos hasta que la paciente esté afebril durante 48 h, sin dolor ni hipersensibilidad uterina, y la cifra de leucocitos se normalice.

COMPLICACIONES DE LA HERIDA QUIRÚRGICA

Infecciones

Las infecciones de la herida quirúrgica incluyen celulitis y abscesos. Si bien se observan estas infecciones en la incisión cutánea de la cesárea en 1 a 5% de los casos, también pueden aparecer ante una laceración perineal o episiotomía. Se sospecha celulitis cuando hay eritema alrededor de la herida quirúrgica, y si es hipersensible y presenta en particular aumento de la temperatura local, el grado de sospecha suele ser suficientemente alta para hacer el diagnóstico de celulitis. Cuando están ausentes estos dos síntomas, a menudo se traza una línea alrededor del eritema, y si se expande más en 12 a 24 h, también corresponde al diagnóstico de celulitis. Esta última se puede tratar con antibióticos de amplio espectro con cobertura de la flora cutánea. En el caso de una celulitis que no responde a los antibióticos y fiebre creciente, con presencia de pus en la herida o una colección palpable dentro de la incisión, debe sospecharse un absceso. Los abscesos de herida quirúrgica requieren tratamiento quirúrgico por incisión y drenaje (I&D), limpieza y empaquetamiento de la herida. A menudo se continúan los antibióticos hasta pasadas 48 h sin fiebre. En cualquier momento que se sospeche el absceso de una herida quirúrgica, debe descartarse con un estudio de imagen o definitivamente por su abertura. El retraso en el tratamiento de un absceso de herida quirúrgica puede causar fascitis necrosante, de la que un punto distintivo es la pérdida del dolor inicial de la celulitis, causada por lesión nerviosa, sin cambio del aspecto visual. La fascitis necrosante requiere resección quirúrgica del tejido necrótico y, a menudo, la reparación de la aponeurosis con injerto.

La celulitis o el absceso perineales se tratan de manera similar a las infecciones de herida quirúrgica abdominal. Sin embargo, el diagnóstico suele ser más complicado porque la zona presenta dificultad para la inspección y las mujeres pueden confundirla con el dolor perineal posparto normal. Se da tratamiento similar, con antibióticos de amplio espectro para la celulitis y abertura de la herida en el contexto de un absceso. Si se presenta tal absceso en el ámbito de una laceración perineal de tercero o cuarto grados, suele tratarse la infección y diferirse el cierre, bajo tratamiento por un especialista, por ejemplo un uroginecólogo o un cirujano proctólogo. Es preciso destacar que las infecciones perineales, en el contexto de las laceraciones de tercero y cuarto grados, pueden disminuir con el uso de antibióticos profilácticos.

Dehiscencias de la herida quirúrgica

Incluso en ausencia de infección, las heridas tal vez no cicatricen por intento primario después de su cierre. Las colecciones de líquidos, trátese de suero (seroma) o sangre (hematoma), aumentan las posibilidades de dehiscencia de la herida quirúrgica al impedir la aposición de los tejidos. Por lo tanto, el escurrimiento continuo de líquido o sangre de una herida puede ser indicio de un seroma o hematoma. Por lo general, la piel de una incisión transversa ya ha cicatrizado en forma adecuada para el retiro de las grapas en el tercer día posoperatorio, y la de una incisión vertical, en el día 6 o 7. Si al retirar las grapas la piel se separa, esto se considera una dehiscencia superficial de la herida quirúrgica, por lo que es importante asegurarse de que solo se trate de un proceso superficial, y se hará sondeo de la herida para verificar que la aponeurosis esté intacta. Si también hay dehiscencia de la aponeurosis, se trata de una *dehiscencia completa de la herida quirúrgica*.

Ante una dehiscencia superficial de la herida quirúrgica hay dos opciones. La primera es simplemente dejar que cicatrice por un intento secundario. Se puede empaquetar con gasa humedecida y cambiarla de una a tres veces al día. En fechas más recientes las heridas se han tratado con vacío. Mediante la aplicación de presión negativa en la herida, se retira el líquido seroso, se mejora el flujo sanguíneo local y se reaproximan los bordes mecánicamente, por lo que así se disminuye el tiempo de cicatrización de ésta. Otra alternativa es que, si la herida no está infectada, se puede cerrar simplemente por intento primario.

Debido a que muchas heridas quirúrgicas poscesárea se complican por seroma debido al edema del tejido circundante, estos reintentos de cierre primario a menudo no tienen éxito. Para una dehiscencia completa de la herida quirúrgica, la paciente requiere regresar al quirófano, donde se cierra la aponeurosis y se trata la incisión cutánea en cualquiera de las formas antes detalladas.

MASTITIS

La **mastitis** es una infección regional de la mama causada, en la mayoría de los casos, por su flora cutánea o la oral del hijo que amamanta. Los microorganismos ingresan por una excoriación o grieta del pezón y proliferan, lo que causa la infección. Las mujeres lactantes a menudo presentan ambas mamas calientes, hipersensibles en forma difusa y firmes, en particular en el momento de la ingurgitación o descenso de la leche. Esto debe diferenciarse de la hipersensibilidad local, con eritema y diferencia de temperatura de una región de la mama a otra, que son todos signos clásicos de mastitis. El diagnóstico se puede hacer por exploración física ante la presencia de fiebre y con una cifra elevada de leucocitos. La mastitis se puede complicar con la formación de un absceso, que requiere tratamiento por I&D.

La mastitis se puede tratar con antibióticos orales; el de elección es la dicloxacilina. Además, debe alentarse a las pacientes a continuar la lactancia, lo que impide la acumulación intraductal de materia infectada. Debe recomendarse a aquellas que no amamantan, utilizar una bomba para extraer la leche en la fase aguda de la infección. Las mujeres que no responden a los antibióticos orales se ingresan al hospital para su administración IV hasta que permanezcan afebriles durante 48 h. Si no hay respuesta a los antibióticos IV, debe sospecharse un absceso mamario y ordenarse un estudio de imagen.

DEPRESIÓN POSPARTO

Más de la mitad de las mujeres experimentará cambios de humor después del parto. Muchas presentan tristeza, que a menudo se describen como cambios rápidos de ánimo, de euforia a pena, y del apetito, la concentración y el sueño, que suelen ocurrir de 2 a 3 d después del nacimiento, con un máximo en el quinto, y su resolución a las 2 sem. Los síntomas de tristeza y desinterés persistentes pueden se-

ñalar el diagnóstico de una depresión posparto real, que complica a más de 5% de los embarazos y cuya fisiopatología no se conoce del todo, pero puede deberse a los cambios rápidos de estrógenos, progesterona y prolactina en el puerperio. También puede relacionarse con la carencia de sueño en el periodo posparto, así como el estrés psicosocial de la atención de un recién nacido. Si bien todas las mujeres presentan fluctuaciones hormonales después del parto, algunas serán más sensibles a tales cambios y, por lo tanto, con predisposición a la depresión posparto, e incluyen a aquellas con antecedente personal o familiar de depresión u otra enfermedad mental, síntomas de depresión durante el embarazo, cambios de humor con el uso de anticonceptivos hormonales, así como las que cuentan con redes de respaldo social deficientes.

Diagnóstico

La mayoría de las pacientes presenta cambios normales del apetito, del grado de energía y de los patrones del sueño en el periodo posparto inicial, que no necesariamente indican una depresión franca. Sin embargo, aquellas que experimentan un bajo nivel de energía, anhedonia, anorexia, apatía, trastornos del sueño, tristeza extrema y otros síntomas de depresión durante más de unas cuantas semanas, pueden sufrir depresión posparto. Estas pacientes a menudo se sienten incapaces de atender a sus recién nacidos. En ocasiones presentan ideas suicidas y homicidas, que son un indicio mucho más claro de depresión y ameritan observación estrecha. Aquellas con antecedente de trastorno bipolar deben observarse específicamente en cuanto a la aparición de psicosis posparto.

Tratamiento y pronóstico

En pacientes con tristeza posparto, los síntomas suelen ser autolimitados con respaldo y apoyo. Sin embargo, tales síntomas en ocasiones progresan hasta una depresión posparto más grave o incluso psicosis. En tales situaciones, el proveedor de atención sanitaria necesita determinar si la paciente presenta ideas suicidas u homicidas. Deben intervenir una trabajadora social y un asesor profesional, al igual que la familia inmediata y cualquier otro individuo íntimo para la paciente que pueda proveerle respaldo. Si bien una crisis de tristeza posparto puede resolverse con bastante facilidad, la depresión y la psicosis se tratan con medicamentos. Se han usado inhibidores selectivos de la recaptación de serotonina (ISRS) para la depresión posparto con eficacia satisfactoria y compatibilidad con la lactancia. La mayoría de las pacientes sin antecedente de depresión u otra enfermedad mental mejora, por lo general, hasta el nivel de su etapa pregestacional.

PUNTOS CLAVE

- Dos aspectos medulares en el periodo posparto inmediato, con independencia de la vía del nacimiento, son el tratamiento del dolor y el cuidado de las heridas.

- Cualquier persona en el puerperio puede usar condones.

- Los diafragmas y los capuchones cervicales requieren reajuste a las 6 sem. También es mejor insertar los DIU a las 6 semanas.

- La medroxiprogesterona de depósito, el implante con progesterona y el DIU de liberación de progesterona, así como la píldora de progesterona sola, son los anticonceptivos hormonales ideales en el puerperio, porque tienen menos probabilidad de disminuir la producción de leche en las pacientes que amamantan y modifican el riesgo de tromboembolia venosa.

- Las instrucciones de alta deben incluir la descripción de aspectos médicos tales como la anticoncepción y los cuidados de la herida quirúrgica. Asimismo se requieren instrucciones para la paciente y su pareja sobre aspectos sociales como la transición a casa con el recién nacido, cómo tratar algunos de los cambios relacionados con el parto y los cuidados del recién nacido.

- Las causas de HPP incluyen atonía uterina, rotura uterina, inversión uterina, retención de PDC, placenta acreta y laceraciones cervicales o vaginales.

- El tratamiento de la HPP puede requerir el uso de productos sanguíneos, que incluyen plasma fresco congelado, crioprecipitados y plaquetas en las pacientes que desarrollan coagulopatía por consumo.

- El tratamiento quirúrgico de la HPP va de un legrado a la laparotomía exploratoria, la ligadura de las arterias uterinas o hipogástricas, y si fracasan, la histerectomía.

- En pacientes con HPP hemodinámicamente estables, una alternativa de la laparotomía exploratoria es la embolización de las arterias uterinas por radiología intervencionista.

- La endometritis es más frecuente en pacientes con cesárea que después de un parto vaginal, si bien aquellas con extracción manual de placenta también tienen mayor riesgo.

- El diagnóstico de endometritis es clínico, basado en la fiebre, la elevación de la cifra de leucocitos y la hipersensibilidad uterina; el tratamiento es con antibióticos de amplio espectro y legrado uterino en caso de retención de PDC.

- Las incisiones de cesárea pueden complicarse por celulitis, abscesos y dehiscencia parcial de la herida quirúrgica, o una dehiscencia franca. La cicatrización de la herida mejora mediante el control de la glucemia y el cese del tabaquismo.

- La mastitis se diferencia de la ingurgitación por la presencia de hipersensibilidad focal, eritema y edema, y el tratamiento suele ser con antibióticos orales. La lactancia y la extracción láctea con bomba son compatibles y se recomiendan a las pacientes con mastitis.

- Los cambios en el apetito, los patrones de sueño y el nivel de energía son frecuentes en las primeras semanas posparto.

- La depresión posparto es frecuente y probablemente subdiagnosticada. En la mayoría de las pacientes los síntomas de depresión se resuelven por sí mismos, pero en ocasiones se requieren antidepresivos.

CASOS CLÍNICOS

CASO 1

Se atiende a una mujer soltera de 20 años de edad G1P1 en su segundo día posparto vaginal espontáneo normal de una recién nacida saludable. Su embarazo y parto no tuvieron complicaciones. Se le nota llorosa y ansiosa cuando se le empiezan a dar las instrucciones de alta. Refiere que no ha podido dormir por el llanto de la bebé, la lactancia cada 3 h y sus preocupaciones constantes acerca de si podrá atenderla en casa por sí misma. Se encuentra particularmente molesta por pensamientos constantes de que su hija podría rodar sobre su estómago y ser incapaz de respirar, o atragantarse mientras la amamanta sin que ella se dé cuenta, debido a su inexperiencia y a su privación de sueño. Está preocupada por la responsabilidad avasalladora de criar sola a la bebé y porque tal vez nunca pueda regresar a la escuela; expresa: "esto pudo haber sido una mala idea". Niega antecedentes de depresión.

1. ¿Cuál de los siguientes pasos es el más importante para valorar a la paciente?
   a. Expresarle que quizás experimente un trastorno frecuente llamado "la tristeza del parto"
   b. Entrar en contacto con el padre del bebé para asegurarse de que la paciente tendrá una fuente alternativa de cuidados para su bebé cuando ella requiera atenderse a sí misma
   c. Ofrecer la prescripción de un auxiliar para el sueño a fin de ayudarla a descansar toda la noche
   d. Prescribirle un ISRS ante el diagnóstico nuevo de depresión posparto
   e. Expresarle que posiblemente presente depresión posparto y debería ser atendida por un terapeuta mientras permanece en el hospital

2. La paciente acude a consulta 6 sem después a su cita posparto y aún manifiesta dificultad para enfrentar la responsabilidad de su nueva bebé. Todavía presenta dificultad para dormir, pero ahora no puede mantener el sueño incluso cuando la bebé está profundamente dormida. Ha estado evitando las llamadas telefónicas de sus amigos porque no quiere que la vean en este estado. Tiene un apetito limitado, interés disminuido por las fuentes de entretenimiento normales y manifiesta, en general, sentirse triste desde que nació su hija. Aunque ha llevado a su bebé al pediatra como se requiere y nota aumento de peso en el intervalo, declara haber ignorado su llanto en más de una ocasión en las semanas recientes. ¿Cuál de los siguientes es el paso más importante a seguir para la valoración de la paciente?

a. Expresarle que posiblemente tenga depresión posparto y debería ser atendida por un terapeuta tan pronto como pueda

b. Prescribirle un ISRS para el diagnóstico nuevo de depresión posparto

c. Proporcionarle un aliento cuidadoso y agendar una cita de seguimiento en 2 sem para valorar la resolución de los síntomas

d. Entrar en contacto con el Departamento de Protección a la Niñez en cuanto a su preocupación por el abandono de la bebé

e. Valoración de la paciente respecto de cualquier pensamiento actual o anterior de dañarse a sí misma o a su bebé

3. Después de un asesoramiento amplio, la paciente acepta el tratamiento farmacológico de su depresión posparto. ¿En cuál de los siguientes casos no se le recomendaría un ISRS?

a. La paciente actualmente está amamantando

b. Manifiesta el antecedente familiar de enfermedad bipolar

c. Posiblemente no cumpla con el medicamento a diario

d. Desea embarazarse de nuevo en el futuro cercano

e. Informa tomar un vaso de vino cada tercer día

CASO 2

Una mujer de 36 años de edad G7P50015 apenas parió a una bebé de 4 500 g a las 39 sem de gestación. Se sometió a inducción del trabajo de parto con oxitocina por preeclampsia con datos de severidad, que se diagnosticó con una PA sistólica de 160 mm Hg. Su embarazo se complicó por una diabetes gestacional no controlada y polihidramnios resultante. Recibió magnesio durante su inducción para profilaxis de las convulsiones. Se le proveyó anestesia mediante un bloqueo epidural durante el primer periodo del trabajo de parto y mantuvo una curva de evolución normal. Su segundo periodo de trabajo de parto duró 3½ h; sin embargo, pudo tener un parto vaginal con las maniobras de McRoberts y la tracción preventiva constante. El tercer periodo del trabajo de parto duró 10 min y la placenta se extrajo íntegra. Inmediatamente después, su hemorragia fue significativa con expulsión de coágulos sanguíneos y un fondo notoriamente pastoso.

1. ¿Cuál de los siguientes no es factor de riesgo de hemorragia posparto (HPP)?

a. Edad materna avanzada

b. Gran multiparidad

c. Uso prolongado de oxitocina durante el trabajo de parto

d. Polihidramnios

e. Exposición prolongada al magnesio durante el trabajo de parto

2. ¿Cuál de los siguientes medicamentos estaría contraindicado en el tratamiento de la atonía uterina de esta paciente?
   a. Metilergonovina
   b. Carboprost (PGF$_2$-α)
   c. Oxitocina intramuscular
   d. Misoprostol (PGE1)
   e. Gluconato de calcio

3. El uso rápido de una inyección IM de 250 µg de PGF$_2$-α aumentó el tono del útero y detuvo la hemorragia; sin embargo, continúa observándose un chorro constante de sangre que desciende de la vagina. ¿Cuál es el siguiente paso más apropiado en la valoración de la hemorragia de esta paciente?
   a. Realizar un ultrasonido al lado de la cama en busca de productos de la concepción (PDC) retenidos
   b. Hacer una ultrasonografía al lado de la cama en busca de sangre en la cavidad abdominal, indicio de rotura uterina
   c. Realizar una exploración manual del fondo del útero en cuanto a la retención de coágulos o productos de la concepción
   d. Revisar el periné y los fondos de saco vaginales para detectar desgarros sufridos durante el parto
   e. Consultar a un radiólogo intervencionista para una embolización de las arterias uterinas

4. Se observó que la paciente tenía un desgarro perineal de tercer grado (que afectaba al esfínter anal externo) y se reparó en la forma estándar normal. ¿Cuál de las siguientes consideraciones de tratamiento y asesoramiento de esta paciente es falsa?
   a. Debería hacerse un tacto rectal para asegurarse que la mucosa esté íntegra
   b. Debería recibir reblandecedores de heces en forma regular durante el periodo posparto
   c. Debería recibir medicamentos narcóticos para el control del dolor, con un esquema PRN
   d. Debería asesorarse sobre su riesgo de un defecto e incontinencia del esfínter anal
   e. Debería practicársele una endosonografía o manometría anal en 1 año para valorar defectos del esfínter

5. Se revisa el hematocrito posparto y se observa un descenso respecto de su cifra preparto, de 33 a 24%. Su pérdida sanguínea calculada en el parto vaginal y por el desgarro perineal fue de 400 mL. La enfermera informa que la paciente ha tenido mínima pérdida sanguínea vaginal por la noche. ¿Cuál es el siguiente mejor paso en su valoración/tratamiento?
   a. Respaldo emocional y ofrecimiento de complementos de hierro en el posparto
   b. Ofrecimiento de una transfusión sanguínea para la paliación de los síntomas de anemia
   c. Solicitud de una sala para D y L
   d. Solicitud de ultrasonografía abdominal para buscar sangre en el útero o en la cavidad abdominal
   e. Revisar el sitio de reparación de la laceración en busca de hematomas

CASO 3

Una mujer de 22 años de edad G3P1021 parió en fechas recientes y ahora intenta amamantar. Su embarazo y parto transcurrieron sin complicaciones. Niega cualquier antecedente medicamentoso o social significativo respecto del uso de drogas. Está frustrada por su carencia de volumen lácteo, preocupada porque su hijo no aumente de peso, y ahora solicita un biberón y un preparado lácteo.

1. ¿Cuál de los siguientes enunciados acerca de los beneficios de la lactancia es falso?
   a. Los niños amamantados son más resistentes a las enfermedades e infecciones en etapas tempranas de la vida que los que se alimentan con fórmula
   b. Las mujeres que lactan tienen un menor riesgo de cáncer mamario, uterino y de ovario, si lo hicieron durante al menos 2 años en forma acumulativa
   c. Los niños amamantados tienen significativamente menos probabilidad de obesidad en etapas posteriores de la infancia
   d. La oxitocina liberada durante la lactancia causa que el útero regrese a su tamaño normal con mayor rapidez
   e. Ninguno. Todos los anteriores son enunciados falsos

2. Su paciente está convencida de los beneficios de la lactancia y continúa intentándolo, con éxito hacia el final del primer día posparto. A la siguiente mañana, sin embargo, presenta una fiebre leve de 38.0 ºC, de la que informa la enfermera. Se queja de dolor relacionado con la ingurgitación mamaria bilateral y dolores pélvicos muy agudos recurrentes. Sus signos vitales son normales desde otros puntos de vista. ¿Cuál es la más probable explicación de estos hallazgos?
   a. Fiebre por la lactancia
   b. Mastitis
   c. Absceso mamario
   d. Endometritis
   e. Corioamnionitis

3. ¿Cuál de las siguientes sería una forma apropiada de anticoncepción para esta paciente en lactancia?
   a. Dispositivo intrauterino (DIU) con liberación de progesterona
   b. Píldoras anticonceptivas orales combinadas
   c. Anillo vaginal anticonceptivo
   d. Parche anticonceptivo
   e. Ninguno de los anteriores

4. Se ingresa a la paciente al hospital 2 sem después con rigidez y escalofríos, y se queja de una mama derecha hinchada y enrojecida. Ha estado lactando en las últimas 2 sem. Sus signos vitales son significativos por fiebre de hasta 38.4 ºC y taquicardia con pulso de 112; todos los otros signos vitales son normales. Su exploración física es significativa por grietas del pezón e ingurgitación mamaria bilateral; su mama derecha está particularmente tensa, con eritema notorio y aumento de la temperatura, en comparación con la izquierda

que no presenta masas. ¿Cuál es el tratamiento apropiado de la alteración mencionada?

a. Dicloxacilina durante 10 a 14 d
b. Dicloxacilina hasta permanecer afebril por 48 h
c. Consuelo, hielo, sostén de las mamas y uso de la bomba para extracción láctea
d. Escudos de protección del pezón y ungüentos calmantes
e. Localización del absceso y su aspiración bajo guía ultrasonográfica

CASO 4

Una mujer de 28 años de edad G1P1 se da de alta del hospital en el día 4 posoperatorio de una primera cesárea transversa baja por presentación pélvica con una pérdida sanguínea calculada de 700 mL. Su embarazo no tuvo complicaciones desde otros puntos de vista, como tampoco la evolución hospitalaria.

1. ¿Cuál de las siguientes consideraciones es adecuada en el momento del alta?
   a. Deberían retirársele las grapas como externa a los 7 a 10 d después del parto
   b. Debería evitar el coito vaginal y el baño en tina durante 1 a 2 semanas
   c. No debería levantar peso alguno > 4.5 kg, o que el de su recién nacido, hasta la cita posparto
   d. Ella debe estar en reposo absoluto en cama durante la primera semana después de la cesárea

2. Una semana después del alta hospitalaria la paciente acude al área de urgencias quejándose de dolor abdominal intenso. Sus signos vitales son significativos por fiebre de 39 °C y taquicardia. La exploración física revela hipersensibilidad aguda del fondo uterino detrás de una incisión transversa baja que está bien cicatrizada, limpia, seca e íntegra. Recibió antibióticos en el preoperatorio y se le retiraron las grapas antes del alta. Refiere hemorragia vaginal residual con un ligero olor, que se confirma a la exploración por espejo. ¿Cuál es el siguiente paso más apropiado en el tratamiento de esta paciente?
   a. Exploración de la herida
   b. Ultrasonografía abdominal y pélvica
   c. D y L
   d. Antibióticos como externa
   e. Antibióticos intrahospitalarios

3. Después de 2 sem de la cesárea, la paciente acude con la principal manifestación de secreción serosa en una zona de 1 cm de abertura superficial de la herida. Los bordes de la piel están ligeramente dolorosos pero no eritematosos. ¿Cuál de los siguientes sería el mejor abordaje de la alteración mencionada?
   a. La dehiscencia cutánea de la paciente es resultado de una infección y requiere la administración inmediata de antibióticos

b. Está en riesgo de fascitis necrosante. Debería ingresarse
al hospital y someterse a
desbridación de la herida y su
nuevo cierre
c. La separación de la piel en la
incisión con drenaje seroso
es normal y solo requiere
tratamiento mediante la
aplicación de un vendaje
d. La separación de la piel
debería valorarse adicionalmente con una sonda para
examinar si la capa aponeurótica subyacente está intacta
e. La separación de la piel debería cerrarse estrechamente

con sutura para prevenir su
recurrencia

4. La paciente acude para atención
a las 6 sem y agradece la atención
cuidadosa de su salud; sin embargo, ahora piensa en el futuro
y se preocupa por su riesgo de
rotura uterina en un embarazo
subsiguiente. ¿Cuál es el riesgo
de que esta paciente presente
rotura uterina en una prueba de
trabajo de parto posterior
a. 1%
b. 5%
c. 10%
d. 20%
e. 50%

RESPUESTAS

CASO 1

PREGUNTA 1

Respuesta correcta A:
Más de 75% de las nuevas madres experimenta algún grado de trastorno emocional después del parto. Sus sentimientos no siempre cumplen con las expectativas de cómo deberían sentirse durante el embarazo y muchas están tristes, cansadas, frágiles, ansiosas, aisladas o incluso arrepentimiento. Estos sentimientos a veces se manifiestan también como agitación e ira contra su bebé o sus cuidadores; no obstante, son normales y se denominan tristeza posparto, un periodo de labilidad emocional y hormonal después del nacimiento. Se inicia aproximadamente de 2 a 3 d después del nacimiento y se resuelve en 2 sem sin tratamiento. La tristeza posparto se puede aliviar por un abordaje de equipo, donde la familia y los amigos continúan respaldando y alentando a la paciente una vez fuera del hospital; sin embargo, entrar en contacto con el padre del bebé tal vez no sea el abordaje correcto sin información adicional acerca de su relación o el antecedente de violencia doméstica o abuso sexual. Aunque puede parecer que la mayoría de las preocupaciones de la paciente surjan de su cansancio, un auxiliar farmacológico para el sueño no aliviará su ansiedad en cuanto a la maternidad.

PREGUNTA 2

Respuesta correcta E:
La paciente presentó depresión posparto con síntomas persistentes y empeoramiento durante más de 2 sem después del parto. Aunque no tiene antecedente de depresión, la depresión posparto puede y debería tratarse como un episodio de depresión mayor, con una combinación de psicoterapia y medicamentos antidepresivos. No hay pruebas consistentes de que alguna clase de antidepresivos sea mejor. Las pacientes con antecedente y tratamiento de la depresión deberían volver a recibir aquel al que respondieron antes. Antes del tratamiento, sin embargo, es más importante valorar la gravedad de su estado actual; cualquier mención de suicidio o infanticidio debe tomarse en serio, con asesoramiento apropiado y la programación de un seguimiento estrecho. Aunque preocupa que la paciente haya ignorado a su bebé, puede alentar el hecho de que la ha estado llevando al pediatra y tiene un buen aumento de peso en el intervalo, lo que indica que dicho abandono podría no ser generalizado y persistente.

PREGUNTA 3

Respuesta correcta B:
Varios estudios han mostrado beneficio del uso de ISRS para tratar la depresión posparto, incluidas sertralina, paroxetina, venlafaxina y fluvoxamina. Los ISRS por lo general son bien tolerados y

tienen pocos efectos secundarios en comparación con los otros antidepresivos disponibles. La sertralina es el que se recomienda con más frecuencia para las madres que amamantan. Aunque los medicamentos psicotrópicos pasan a la leche materna, los estudios han mostrado que no se detectan después en concentración apreciable en el suero del lactante. La paroxetina no debe prescribirse a una mujer que planea embarazarse de nuevo, porque se ha vinculado con defectos cardiacos congénitos e hipertensión pulmonar persistente. Otros ISRS, sin embargo, se consideran seguros durante el embarazo y se pueden prescribir, según sea necesario. Los inhibidores de monoamino oxidasa (IMAO) no deberían tomarse cuando se consume alcohol, por el riesgo del síndrome de serotonina; sin embargo, esto no se aplica a los ISRS. Un antecedente familiar es de los factores de predicción más sólidos de trastorno bipolar; es posible que el uso de un antidepresivo desencadenase la manía ante un trastorno bipolar subyacente no diagnosticado aún. En estos casos el mejor tratamiento sería con un estabilizador del ánimo.

CASO 2

PREGUNTA 1

Respuesta correcta A:
La HPP en el contexto del parto vaginal se define como una pérdida calculada > 500 mL de sangre. La mayoría de todas las HPP es resultado de la atonía uterina, el fracaso de la contracción uterina normal después del segundo y tercer periodos. Sin contracción muscular, los vasos sanguíneos rotos del lecho placentario continúan sangrando. Cualquier factor causante de agotamiento muscular o distensión y distorsión uterinas puede causar atonía. Estos factores permiten la predicción de HPP y la preparación de medicamentos uterotónicos antes del parto. La edad materna avanzada no se relaciona con la HPP, aunque sí podría hacerlo con la multiparidad y la aparición de preeclampsia, que requiere el uso de magnesio.

PREGUNTA 2

Respuesta correcta A:
No debería usarse metilergonovina para tratar la atonía porque actúa por vasoconstricción sistémica, que aumentaría la PA todavía más, y podría ya estar elevada por la preeclampsia. Serían opciones adecuadas la prostaglandina F2α, la oxitocina y el misoprostol. Está contraindicada la prostaglandina F2α en pacientes con asma porque produce broncoconstricción. El gluconato de calcio puede revertir los efectos del magnesio, lo que permite contraerse mejor al útero; sin embargo, está indicado solo en casos de hipermagnesemia que ponga en riesgo la vida, y en el contexto de la preeclampsia dejaría a la paciente sin profilaxis contra las convulsiones.

PREGUNTA 3

Respuesta correcta D:
La segunda causa más frecuente de HPP es la laceración o el traumatismo del aparato genital. Las laceraciones de cérvix o vagina

son comunes en los partos precipitados y en aquellos asistidos por ventosa o fórceps. La distocia de hombros puede causar también laceraciones. En este caso debe hacerse una exploración exhaustiva de la vagina; si no se encuentra origen de la hemorragia, lo correcto sería una exploración subsiguiente del cérvix para valorar la fuente. Los PDC o coágulos retenidos evitarían la contracción completa del útero y se manifiestan por atonía. La rotura uterina es rara, en especial en mujeres sin antecedente de cesárea. Rara vez se utiliza la embolización de las arterias uterinas y se reserva como último recurso después de intentar detener la hemorragia por procedimientos convencionales, como el legrado y el taponamiento con globo intrauterino.

PREGUNTA 4

Respuesta correcta E:
Aunque la incontinencia anal es una de las consecuencias comunicadas de los partos vaginales con laceraciones de tercero o cuarto grados y su reparación, se presenta también en mujeres que señalan nunca haber tenido una laceración. La posibilidad de estos trastornos puede depender de la capacidad del proveedor de atención de reforzar la reparación y la capacidad de la paciente de prevenir una mayor alteración de la reparación con buenos hábitos intestinales, y se les administran reblandecedores de heces con horario durante 2 a 3 sem para prevenir el estreñimiento. El control del dolor posparto es importante y los fármacos antiinflamatorios no esteroides (AINE) son la opción terapéutica ideal,

con uso de opioides con esquema PRN para prevenir también al estreñimiento. La endosonografía y manometría anales sistemáticas no constituyen en la actualidad el estándar de atención de las mujeres afectadas por laceraciones profundas.

PREGUNTA 5

Respuesta correcta E:
Debería hacerse una exploración para descartar un hematoma del sitio de la herida o uno oculto por cualquier vaso sanguíneo lesionado bajo la mucosa vaginal durante el parto. Los hematomas a menudo pueden tratarse de manera expectante, pero debería vigilarse su crecimiento o cualquier aumento de presión en su pared. En tales casos tendría que abrirse, con ligadura del vaso sangrante y cierre de la pared vaginal. Debe repetirse el recuento hematológico para valorar un descenso adicional en el hematocrito. Los productos retenidos con frecuencia se manifiestan con hemorragia vaginal continua. Si bien una transfusión sanguínea podría ser parte del tratamiento final de la paciente, no estaría indicada hasta que se haya identificado la fuente de la hemorragia. Tampoco debe estarse tranquilo hasta que se haya identificado la fuente de la hemorragia.

CASO 3
PREGUNTA 1

Respuesta correcta E:
Todas las respuestas anteriores son motivos para respaldar la lactancia. La leche materna, en especial

durante su producción inicial (calostro), tiene alto contenido en inmunoglobulinas que ayudan a proteger al recién nacido de enfermedades como gastroenteritis, otitis media e infecciones de vías respiratorias bajas. Los niños amamantados tienen una menor probabilidad de obesidad e incluso de diabetes tipo 1. En casos de lactancia exclusiva, las mujeres pueden suprimir la ovulación, lo que se considera que disminuye su riesgo de cáncer ovárico. La reducción de la exposición a estrógenos endógenos y los ciclos menstruales también contribuye a un menor riesgo de cáncer tanto mamario como endometrial.

PREGUNTA 2

Respuesta correcta A:
En las primeras 24 h que siguen al inicio de la lactancia no es raro que las mamas se tornen firmes, distendidas y se vinculen con un aumento de la temperatura. La fiebre puede ser tan alta como de 39 °C, pero rara vez dura más de 24 h. A menudo se resuelve de manera espontánea con la lactancia y el uso de la bomba de extracción láctea, y se puede tratar con un sostén ajustado, la aplicación de hielo y medicamentos antiinflamatorios. La mastitis y los abscesos tienden a presentarse en un solo lado. El dolor pélvico que presenta la paciente tiene relación con la secreción de oxitocina durante la lactancia, que causa la contracción del útero. Esto es normal; sin embargo, siempre debe descartarse una infección antes de hacer el diagnóstico de fiebre por lactancia.

PREGUNTA 3

Respuesta correcta A:
Cualquier forma de anticoncepción que contenga estrógenos está contraindicada en las mujeres que pretenden establecer la lactancia. Se ha demostrado que los estrógenos disminuyen la cantidad y calidad de la leche materna. Los métodos anticonceptivos que contienen estrógenos pueden también aumentar el riesgo de tromboembolia venosa durante las primeras 6 sem posparto. Los métodos de liberación de progesterona, como el DIU, el implante, la forma prolongada de administración IM y las píldoras anticonceptivas que la contienen como fármaco único, serían mejores opciones. Aunque a menudo no se recomienda insertar el DIU hasta después de que el útero involuciona a las 6 sem posparto, se puede utilizar en pacientes que necesitan anticoncepción cuyo seguimiento no está garantizado.

PREGUNTA 4

Respuesta correcta A:
La paciente tiene diagnóstico de mastitis, causada por infección, con frecuencia máxima por *Staphylococcus aureus*, que ingresa a través de la piel excoriada en ocasiones a causa de la succión del recién nacido. No debería sospecharse un absceso, a menos que se perciba una masa aislada en la mama afectada y no se resuelva por el uso de la bomba de extracción, en casos en que la fiebre es refractaria durante al menos de 48 a 72 h de uso de antibióticos. El tratamiento es con dicloxacilina

hasta concluir un ciclo completo de 10 a 14 d, aunque los síntomas se resuelvan en forma drástica en 48 h. Debería alentarse a las pacientes para amamantar durante la infección, con asesoramiento respecto de cómo mejorar el prendimiento de su bebé y evitar mayor traumatismo al pezón.

CASO 4

PREGUNTA 1

Respuesta correcta C:
A las mujeres que se les practica una cesárea tendrán retiro de sus grapas en el hospital antes del alta en los días 3 a 4 posoperatorios, siempre y cuando se trate de una incisión transversa baja. Las mujeres con una incisión vertical a menudo tendrán que esperar para el retiro de las grapas en los días 7 a 10 del posoperatorio. La incisión se considera hermética a las 48 h, cuando la paciente puede bañarse en regadera. La inmersión total en una tina de baño debería esperar, sin embargo, hasta las 4 a 6 sem. También se retrasará la actividad sexual durante 6 sem para prevenir la introducción de la infección a través de un cérvix abierto y la hemorragia uterina continua. Se recomienda a estas pacientes caminar tan pronto como sea posible para disminuir su riesgo de trombosis venosa profunda.

PREGUNTA 2

Respuesta correcta B:
El cuadro clínico de la paciente es, con toda probabilidad, significativo para la endometritis. Su herida está bien cicatrizada y no eritematosa,

lo que hace poco probable una celulitis. Si los síntomas de la paciente se hubiesen observado en el hospital durante el periodo posoperatorio inmediato, podría sospecharse una endometritis simple y tratarse con antibióticos, con la esperanza de que la involución del útero fuese suficiente para expulsar cualquier contenido residual intrauterino. No obstante, en este caso la paciente continúa con una secreción maloliente que puede ser significativa respecto de productos retenidos y debería valorarse por ultrasonografía. No realizar una ultrasonografía y un legrado sin una comprensión de los hallazgos esperados puede llevar a un legrado más vigoroso que dé cómo resultado una perforación uterina, en especial en el contexto de que esté frágil e infectada. Las pacientes recibirán antibióticos después de la evacuación del contenido uterino, lo que continuará durante 48 h después de la última fiebre.

PREGUNTA 3

Respuesta correcta D:
Cualquier separación cutánea de los bordes de una herida quirúrgica puede parecer inocua superficialmente, pero debería valorarse por un médico para asegurar que la capa aponeurótica subyacente esté intacta. Cualquier dehiscencia de la aponeurosis podría hacer susceptible a la paciente a la aparición posterior de una hernia. La separación de la piel quizás ocurre por la presión de la acumulación del líquido seroso en el tejido subcutáneo, que finalmente evita la cicatrización. Aunque la inclinación podría ser resuturar

la piel estrechamente, hacerlo impediría la salida de una colección de líquido seroso de la herida, lo que así ofrece un foco para infecciones. Dado que la paciente no muestra signo alguno de eritema cutáneo, es poco probable que presente celulitis. No se administran antibióticos profilácticos para casos de dehiscencia cutánea superficial.

PREGUNTA 4

Respuesta correcta A:
Se calcula que ocurre rotura uterina en 0.5 a 1.0% de las pacientes con cicatriz uterina previa y en alrededor de 1 en 5 700 a 20 000 mujeres con un útero sin cicatrices. El riesgo varía con base en una diversidad de factores. Por ejemplo, parece ser ≤ 0.5% en mujeres con trabajo de parto espontáneo, pero de 1 a 2% en aquellas con inducción. Las mujeres con más de una cesárea previa presentan un mayor riesgo de rotura uterina en comparación con las que tienen solo una. Las mujeres con un parto vaginal previo tienen un riesgo menor de rotura uterina en comparación con aquellas sin partos vaginales anteriores. Adicionalmente, parece que el cierre del útero en dos planos conlleva un menor riesgo de rotura del órgano en comparación con el de uno solo.

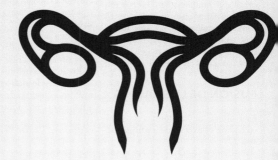

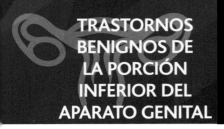
LESIONES BENIGNAS DE VULVA, VAGINA Y CÉRVIX

En este capítulo se hace un repaso de muchas anomalías congénitas, alteraciones epiteliales y quistes, y tumores benignos de vulva, vagina y cérvix. Las infecciones de estas estructuras anatómicas se tratan en el capítulo 16, y las lesiones premalignas y malignas en el capítulo 27 (vulva y vagina) y el 28 (cérvix).

ANOMALÍAS CONGÉNITAS DE LA VULVA Y LA VAGINA

Ocurre una variedad de defectos congénitos de los genitales externos, la vagina y el cérvix que incluyen, pero sin limitarse a, la fusión de los labios, el himen imperforado, los tabiques vaginales transverso y longitudinal, la atresia y la agenesia vaginales. Las anomalías congénitas del aparato genital femenino se relacionan con otras concomitantes en la porción superior del aparato reproductor, así como **anomalías de las vías urinarias**, como agenesia renal unilateral, riñones en herradura o pélvicos, o irregularidades en el sistema colector.

FUSIÓN DE LOS LABIOS

Esta alteración anatómica se relaciona con el **exceso de andrógenos**.

Con suma frecuencia, la causa es resultado de la exposición a andrógenos exógenos, pero podría deberse también a un error enzimático que aumente su producción. La deficiencia enzimática más frecuente es de la **21 hidroxilasa** (capítulo 23), que causa la **hiperplasia suprarrenal congénita** y puede mostrarse fenotípicamente en el neonato con genitales ambiguos, hiperandrogenismo y pérdida de sales, hipotensión, hiperpotasemia e hipoglucemia. Los recién nacidos suelen ser llevados al médico por una crisis suprarrenal con consumo de sales, que se observa en alrededor de 75% de las ocasiones, un rasgo autosómico recesivo que se presenta en 1 de 40 000 a 50 000 embarazos. El diagnóstico se hace por el aumento de **17 α hidroxiprogesterona** o los 17 cetoesteroides urinarios, con disminución del cortisol sérico. Puesto que no se está sintetizando cortisol en la corteza suprarrenal, el tratamiento de este trastorno es con **cortisol exógeno**, que ejerce una retroalimentación negativa en la hipófisis para disminuir la secreción de hormona adrenocorticotrópica, que así inhibe la estimulación de la glándula suprarrenal que está desviando todos los precursores de esteroides a la síntesis de andrógenos. Si se demuestra consumo de sal, también se administra un mineralocorticoide (por lo general, acetato de fludrocortisona). La fusión de los labios y otras formas de genitales ambiguos a menudo requieren operaciones de **cirugía reconstructiva**.

HIMEN IMPERFORADO

El himen se encuentra en la unión del seno urogenital y los bulbos senovaginales (fig. 13-1). Antes del nacimiento, las células epiteliales de la porción central de la membrana himeneal degeneran y dejan un borde delgado de membrana mucosa en el introito vaginal, conocido como **anillo himeneal**. Cuando no ocurre esta degeneración, el himen se mantiene íntegro, lo que se conoce como **himen imperforado**, que se presenta en 1 de 1 000 recién nacidas. En la figura 13-2 se muestran otras anomalías congénitas del himen y pueden ser resultado de una degeneración incompleta de la porción central.

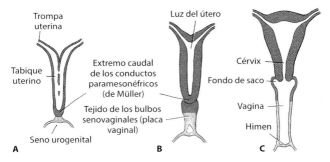

FIGURA 13-1. Formación embrionaria del útero y la vagina. **(A)** A las 9 sem. Note la desaparición del tabique uterino. **(B)** Al final del tercer mes. Véase el tejido de los bulbos senovaginales. **(C)** Recién nacida. Se forman los fondos de saco y la porción superior de la vagina por la vacuolización del tejido paramesonéfrico y se constituye la porción inferior de la vagina por la vacuolización de los bulbos senovaginales. (Tomada de Sadler T. Langman's *Medical Embryology*, 9th ed. Baltimore, MD: Lippincott Williams & Wilkins; 2003.)

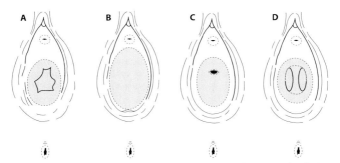

FIGURA 13-2. Anomalías congénitas del himen. **(A)** Normal. **(B)** Imperforado. **(C)** Microperforado. **(D)** Tabicado.

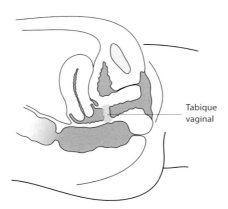

FIGURA 13-3. Tabique vaginal transverso.

Un himen imperforado produce obstrucción de flujo de salida del aparato reproductor, que puede causar la acumulación de secreciones en la vagina detrás del himen (hidrocolpos o mucocolpos), a semejanza de la que se observa con el tabique vaginal transverso (fig. 13-3). Si no se identifica al nacimiento, un himen imperforado a menudo se diagnostica en la pubertad, pues las adolescentes acuden al médico con **amenorrea primaria** y **dolor cíclico pélvico**, producto de la acumulación del flujo menstrual por arriba del himen, dentro de la vagina (hematocolpos) y el útero (hematómetra). En esas pacientes la exploración física puede evidenciar la ausencia de una luz vaginal identificable, un himen protruyente tenso y posiblemente un aumento de la circunferencia abdominal inferior. El tratamiento del himen imperforado y otras anomalías de esta membrana es la **intervención quirúrgica para retirar el tejido excedente**, evacuar cualquier material retenido y crear una abertura vaginal de tamaño normal (fig. 13-4).

TABIQUE VAGINAL TRANSVERSO

La **porción superior de la vagina** se forma cuando los conductos paramesonéfricos (de Müller) se elongan y unen en la línea media. La porción interna de cada conducto se canaliza y el tabique restante entre ellos se disuelve (fig. 13-1A). La porción caudal de los conductos de Müller forma el útero y la porción superior de la vagina (fig. 13-1B y C). La **porción inferior de la vagina** se forma cuando el seno urogenital se evagina para formar los bulbos senovaginales (fig. 13-1B), que después proliferan para formar la placa vaginal. La luz de la parte inferior de la vagina se forma entonces, conforme la porción central de la placa vaginal sólida degenera (fig. 13-1C), proceso conocido como canalización o vacuolización.

La vagina se forma cuando la parte superior del sistema de los conductos de Müller se une al sistema derivado del bulbo senovaginal desde abajo, lo que ocurre en el tubérculo de Müller (fig. 13-1B), que debe

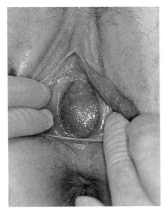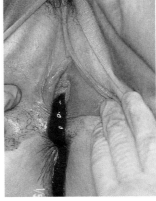

FIGURA 13-4. Himen imperforado. Vea el himen protruyente **(A)** y el drenaje posterior del material de la obstrucción una vez que se extirpa el tejido himeneal **(B)**. (Tomada de Rock J, Johns H. *TeLinde's Operative Gynecology*, 9th ed. Philadelphia, PA: Lippincott Williams & Wilkins; 2003.)

canalizarse para que se forme una vagina normal. De lo contrario, el tejido puede permanecer como **tabique vaginal transverso**, que a menudo yace cerca de la unión entre los dos tercios inferiores y el superior de la vagina (fig. 13-3), pero puede encontrarse también a diversos niveles del órgano, lo que ocurre en casi 1 de 30 000 a 80 000 mujeres. A semejanza del himen imperforado, el diagnóstico suele hacerse en la pubertad, cuando las adolescentes presentan **amenorrea primaria** y **dolor pélvico cíclico** acompañado de síntomas menstruales. A la exploración física las pacientes suelen presentar un aspecto femenino externo normal y una vagina corta que parece terminar en un saco ciego. El tabique vaginal transverso suele ser de un grosor < 1 cm y contar con una perforación central. Se pueden usar **ultrasonografía e IRM** para caracterizar el grosor y la localización del

tabique y confirmar la presencia de otras partes del aparato reproductor. La única forma de tratamiento es la **corrección quirúrgica**.

ATRESIA VAGINAL

La atresia vaginal (también conocida como agenesia de la porción inferior de la vagina) suele confundirse con el himen imperforado o el tabique vaginal transverso. Se produce cuando la **porción inferior de la vagina** no se desarrolla y es sustituida por tejido fibroso. Los ovarios, el útero, el cérvix y la porción superior de la vagina son todos normales. Desde el punto de vista del desarrollo, ocurre atresia de la vagina cuando el seno urogenital no contribuye con su porción inferior (fig. 13-1). Se presenta durante la adolescencia con **amenorrea primaria** y **dolor pélvico cíclico**. La exploración física revela la ausencia de introito y la presencia de una **fóvea vaginal**. Los estudios de imagen de la pelvis, como ultrasonografía e IRM, pueden mostrar un gran **hematocolpos** y confirmar la presencia de una anomalía de la porción superior del aparato reproductor. Se puede hacer la **corrección quirúrgica** por incisión del tejido fibroso y disección hasta identificar la porción superior normal de la vagina. Cualquier sangre o material acumulado se evacua; después, se lleva la mucosa vaginal superior normal hasta el introito y se sutura al anillo himeneal, lo que se conoce como operación de tracción vaginal anterior.

AGENESIA VAGINAL

También conocida como **síndrome de Mayer-Rokitansky-Küster-Hauser**, se presenta en 1 a 2.5 por 10 000 recién nacidas y se caracteriza por la **ausencia congénita de vagina** (fig. 13-5)

y la **agenesia o hipoplasia de todo o parte del cérvix, el útero y las trompas de Falopio**.

Estas pacientes por lo general presentan genitales externos y características sexuales secundarias (desarrollo mamario, vello axilar y púbico), así como función ovárica, normales. Las pacientes con el síndrome de MRKH son fenotípica y genotípicamente mujeres con **cariotipos 46 XX** normales, y suelen acudir al médico en la adolescencia por amenorrea primaria. Se pueden usar estudios de imagen pélvicos de **ultrasonografía e IRM** para valorar la vagina, el útero, los ovarios y los riñones, porque las pacientes con el síndrome de MRKH a menudo presentan **anomalías urológicas y esqueléticas vinculadas**.

El tratamiento de las pacientes con agenesia vaginal implica una combinación individualizada de respaldo psicosocial, asesoramiento, corrección no quirúrgica y quirúrgica. En

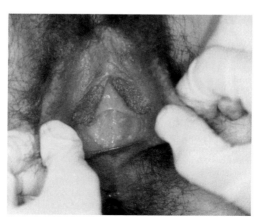

FIGURA 13-5. La agenesia vaginal, también conocida como síndrome de Mayer-Rokitansky-Küster-Hauser, es notoria por la ausencia congénita de vagina, con desarrollo uterino variable. (Tomada de Emans J, Laufer M, Goldstein DP. *Pediatric & Adolescent Gynecology*, 5th ed. Philadelphia, PA: Lippincott Williams & Wilkins; 2005.)

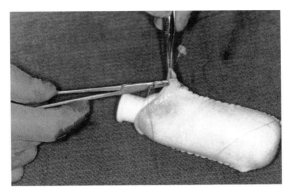

FIGURA 13-6. Operación de McIndoe para formar una neovagina. Se sutura un injerto de piel alrededor de un molde. (Imagen tomada de Emans J, Laufer M, Goldstein DP. *Pediatric & Adolescent Gynecology*, 5th ed. Philadelphia, PA: Lippincott Williams & Wilkins; 2004.)

las pacientes motivadas se puede crear una vagina utilizando **dilatadores vaginales seriados** con los que se hace presión al interior del cuerpo perineal (procedimientos de Frank e Ingram), lo que puede requerir de 4 meses a varios años, dependiendo de la paciente. Si este abordaje no quirúrgico fracasa, se dispone de una variedad de operaciones vaginales, laparoscópicas y abdominales para crear una neovagina. El procedimiento más usual es la **operación de McIndoe**, donde se toma un injerto de piel de grosor completo de las nalgas y se coloca sobre un molde de silicona para crear un tubo con un extremo cerrado (fig. 13-6). Después se hace una incisión transversa en la fóvea vaginal y el tejido fibroso ubicado en la localización de la vagina normal, que entonces se diseca hasta el nivel del peritoneo. Se insertan el molde y el injerto en la neovagina y una vez que se retira el primero deben usarse dilatadores durante varios meses para mantener la

permeabilidad de la vagina. Aunque es posible el coito normal después de estas operaciones, quirúrgicas y no, la paciente no podrá lograr un embarazo. Lo que sí es posible, sin embargo, es recuperar sus óvulos para usarse con una madre gestacional o subrogada.

DERMATOSIS VULVARES Y VAGINALES

Las alteraciones epiteliales no neoplásicas de la vulva, incluidos los líquenes escleroso (LE), plano (LP) y simple crónico (LSC; eccema y dermatitis ectópica), y la psoriasis vulvar, anteriormente se conocieron como distrofias vulvares, denominación que ya no es aceptable; en el año 2006, en la International Society for the Study of Vulvovaginal Disease (ISSVD) se constituyó un nuevo sistema de nomenclatura y clasificación de las dermatosis vulvares con base en los patrones histopatológicos observados más frecuentes, que permite a ginecólogos, dermatólogos y patólogos usar una terminología compartida para tales alteraciones, que a menudo requieren **estudio histopatológico** (tabla 13-1) para identificar y tratar la alteración y diferenciar la lesión de las neoplasias intraepiteliales y los cánceres vulvar y vaginal (capítulo 27).

El liquen escleroso (LE) es una dermatosis inflamatoria que se puede encontrar en la vulva de una mujer de cualquier grupo etario, pero es muy importante en las que se encuentran en la **posmenopausia**, en quienes se vincula con un riesgo de 3 a 5% de cáncer de células escamosas vulvar. Se desconoce la causa, pero puede ser autoinmunitaria, relacionada con influencias genéticas y hormonales secundarias. Los cambios clásicos implican placas hipopigmentadas blancas en la vulva,

el periné y la región perianal. La vagina no resulta afectada por el LE y la atrofia resultante puede causar pérdida de la arquitectura vulvar, que incluye la resorción de los labios menores, la fusión de los labios, la oclusión del clítoris y la estenosis del introito vaginal (fig. 13-7). La LE es una enfermedad crónica con una evolución de remisiones y exacerbaciones.

El liquen plano es una afección inflamatoria rara que puede afectar las uñas, el cuero cabelludo, la piel y las mucosas. El LP vulvovaginal es una enfermedad erosiva caracterizada por **pápulas pruriginosas rojo brillante, sin forma definida, erosivas** de la vulva, la vagina y la boca. A menudo se presentan estrías o epitelio blancos, igual a lo que ocurre en el LE. Las pacientes pueden también quejarse de prurito, ardor, irritación y

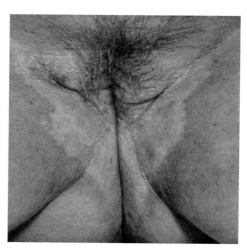

FIGURA 13-7. Un caso de liquen escleroso. Observe el epitelio blanco, delgado, atrófico y la fusión de los labios. (Tomada de Rubin E, Farber JL. *Pathology*, 3rd ed. Philadelphia, PA: Lippincott Williams & Wilkins; 1999.)

dispareunia. Se cree que la LP es una **enfermedad autoinmunitaria mediada por células** de mujeres en edad avanzada. Esta dermatosis inflamatoria produce la erupción crónica de pápulas púrpura brillante con estrías blancas en la vulva. A menudo se encuentran lesiones similares en las superficies flexoras y la membrana mucosa de la cavidad oral. El LP se puede relacionar con adherencias vaginales y vaginitis erosiva. En general, se presenta en las mujeres en su sexta o séptima décadas de la vida y se relaciona con un riesgo de 3 a 5% de cáncer de la piel vulvar.

La psoriasis vulvar puede ser una característica de la psoriasis, una forma muy frecuente de exantema que afecta hasta a 2% de la población. Hay de varios tipos, pero la usual parece ser de parches de escamas rojo plateado sobre los codos y las rodillas. Otras zonas de la piel que pueden resultar afectadas incluyen el cuero cabelludo y las uñas. Se puede presentar psoriasis

■ **TABLA 13-1** Dermatosis vulvares y vaginales			
	Datos de exploración	*Síntomas*	*Opciones terapéuticas*
Liquen escleroso (LE)	Piel delgada y blanca en los labios, el periné y la región perianal; resorción de los labios menores al interior de los mayores, fimosis del clítoris, estenosis del introito. No se afecta la vagina. Puede causar cicatrización patológica	A menudo asintomático; muchas pacientes manifiestan prurito, dolor, disuria, dispareunia; evolución crónica con remisiones y exacerbaciones	Ungüento de esteroides tópicos de alta potencia (clobetasol o halobetasol a 0.05%) 1 a 2 veces por día durante 6 a 12 sem, y después, dosificación de mantenimiento contra el tratamiento de exacerbaciones episódicas con esteroides tópicos. Triamcinolona SC si la lesión es refractaria. Fisioterapia (TF) del piso pélvico para el uso de dilatadores vaginales

(Continúa)

■ **TABLA 13-1** Dermatosis vulvares y vaginales (*Continuación*)			
	Datos de exploración	**Síntomas**	**Opciones terapéuticas**
Liquen plano (LP)	Erosiones rojo-brillantes con bordes blancos (estrías de Wickham) en la cara interna de los labios menores y el vestíbulo. Puede haber un introito estrecho con inflamación de la vagina por las erosiones; quizá se presenten adherencias u oclusión vaginales. Se puede encontrar LP en la vulva, la vagina y las membranas mucosas de la boca. Tal vez se presente cicatrización patológica	Desde prurito con inflamación leve hasta erosiones graves. Puede conllevar prurito, ardor, irritación, dispareunia	Esteroides tópicos de alta potencia (clobetasol o halobetasol a 0.05%) 1 a 2 veces por día durante 6 a 12 sem, y después, dosis de mantenimiento. Si hay erosiones notorias, un ciclo breve de prednisona de 40 a 60 mg PO. Supositorios de clobetasol para las lesiones vaginales. Fisioterapia del piso pélvico para el uso de dilatadores vaginales
LSC (eccema)	Su aspecto depende de que la paciente se frote o rasque y, por lo general, se presenta un engrosamiento localizado o erosiones de la piel vulvar. Suele ser unilateral y no afecta a la vagina. Tampoco causa cicatrización patológica	Prurito crónico	Esteroides tópicos de potencia mediana a alta 2 a 3 veces al día durante 6 o más semanas

(Continúa)

TABLA 13-1 Dermatosis vulvares y vaginales (*Continuación*)			
	Datos de exploración	**Síntomas**	**Opciones terapéuticas**
Psoriasis vulvar	Lesiones húmedas y rojas; a menudo inespecíficas con bordes mal definidos y descamación ligera. Puede encontrarse una psoriasis más clásica con cicatrización notoria bien delimitada en los codos, las rodillas o el cuero cabelludo	Asintomática o, a veces, con prurito	Esteroides tópicos de potencia intermedia, de manera semejante al LSC, luz UV. Puede requerir tratamiento de mantenimiento constante
LSC, liquen simple crónico			

vulvar como parte de una enfermedad general, pero en algunas personas afecta solo a la vulva. Tal vez se presente con **eritema mal delimitado** inespecífico y descamación fina. Se puede vincular con una **infección secundaria por levaduras** y se desconoce su causa.

El liquen simple crónico se caracteriza por engrosamiento de la piel con acentuación de sus bordes y **excoriaciones por el prurito y rascado crónicos**. Esta enfermedad puede empezar con algo que simplemente frota, irrita o rasca la piel, como la ropa, o presentarse prurito intenso secundario a dermatitis atópica, psoriasis, dolor neuropático o trastornos psicológicos, lo que puede llevar a la persona a frotarse o rascarse en la región afectada. El prurito produce mayor rascado y puede desencadenar el ciclo de rascado-prurito. El rascado constante causa una **reacción inflamatoria**, con **engrosamiento cutáneo ulterior**. Su aspecto depende de que la paciente se frote la zona (liquenificación) o la rasque (excoriaciones).

MANIFESTACIONES CLÍNICAS

Antecedentes

Las pacientes con dermatosis vulvares y vaginales acuden con una diversidad de manifestaciones que comprenden prurito vulvar, irritación y ardor. También pueden referir disuria, dispareunia y dolor vulvar, y sentir que la piel de la vulva está hipersensible, irregular, irritada o engrosada.

Exploración física

Estas alteraciones patológicas varían en apariencia desde placas eritematosas hasta placas blancas hiperqueratósicas, erosiones y úlceras (tabla 13-1). En ocasiones se encuentran petequias y equimosis, resultantes del traumatismo o rascado.

EVALUACIÓN DIAGNÓSTICA

El diagnóstico de estas afecciones se puede hacer clínicamente. Suele requerirse la confirmación histopatológica por **biopsia vulvar** (fig. 13-8) para fines de identificación y descartar una enfermedad premaligna o maligna. Las indicaciones de una biopsia definitiva incluyen ulceración, lesiones unifocales, sospecha incierta de LE, lesiones no identificables y lesiones o síntomas que recurren o persisten después del tratamiento convencional. También se pueden usar colposcopia y biopsia dirigida para valorar e identificar lesiones vulvares y vaginales.

DIAGNÓSTICO DIFERENCIAL

El diagnóstico diferencial de las dermatosis vulvares y vaginales depende de los datos de la exploración física. Las **afecciones erosivas** pueden incluir LP, pénfigo vulvar y eritema multiforme ampolloso. Las **ulceraciones** pueden corresponder a **aftas**, síndrome de Behçet, enfermedad de Crohn, eritema multiforme, penfigoide bulloso y vulvitis de células plasmáticas. Se presentan irritación y **prurito** vulvovaginales en las candidosis, foliculitis, tricomoniasis, dermatitis por contacto y reacciones farmacológicas. El diagnóstico diferencial también incluye

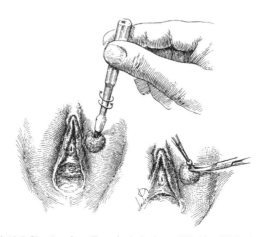

FIGURA 13-8. Biopsia vulvar. (Tomada de Beckman CRB, Ling FW, Laube DW, et al. *Obstetrics and Gynecology*, 4th ed. Baltimore, MD: Lippincott Williams & Wilkins; 2002.)

enfermedades **premalignas** y **malignas**, como las neoplasias intraepiteliales vulvar y vaginal, el carcinoma de células escamosas y la enfermedad de Paget de la vulva. Por lo tanto, deben hacerse biopsias siempre que haya alguna incertidumbre.

TRATAMIENTO

Para todas estas lesiones se recomiendan **prácticas de higiene vulvar y vaginal** saludables. Las pacientes deben evitar ropas muy ajustadas, pantimedias, pantiprotectores diarios, jabones y detergentes perfumados, baños de burbujas, toallitas húmedas y atomizador, duchas y talcos femeninos. Deben usar ropa interior de algodón suelta y no apretada, utilizar detergentes ligeros sin perfume y jabones para piel sensible, así como tomar baños de tina matutinos y nocturnos sin añadidos.

    Los esteroides tópicos de alta potencia, como el clobetasol, se pueden usar para tratar el LE o el LP y el LSC grave, y deben utilizarse esteroides de potencia baja a media para casos leves de dermatosis (tabla 13-1). La frecuencia de uso va de 1 vez por sem a 1 o 2 veces al día. El tratamiento del LSC y la dermatitis atópica suele ser limitado. Sin embargo, el LE y el LP son condiciones crónicas y requieren tratamiento de **mantenimiento de largo plazo** con aplicación tópica de esteroides de una a tres veces por semana.

    En general, los estrógenos o la testosterona tópicos no desempeñan papel alguno en el tratamiento de estas enfermedades; sin embargo, los estrógenos vaginales a dosis baja suelen constituir un tratamiento eficaz del **síndrome urinario genital de la menopausia** concomitante. De manera similar, no suele estar indicado el tratamiento quirúrgico de estos procesos patológicos, con excepción de casos de LP donde las secuelas posinflamatorias incluyen adherencias vaginales y estenosis del introito. De manera similar, pueden requerirse procedimientos quirúrgicos para ampliar el introito y lisar adherencias en el LE si los intentos de coito no han tenido éxito después de medidas conservadoras.

QUISTES Y TUMORES BENIGNOS DE LA VULVA Y LA VAGINA

Puede surgir una variedad de quistes y tumores en la vulva y la vagina. Los quistes se forman por oclusión de los conductos pilosebáceos y sebáceos, y las glándulas sudoríparas apocrinas. Se requiere el tratamiento de un quiste o un tumor benigno sólido solo si se tornan sintomáticos o se infectan.

QUISTES DE INCLUSIÓN EPIDÉRMICA

Los quistes de inclusión epidérmica son los tumores **más frecuentes** en la vulva y, por lo general, resultado de la oclusión de un conducto pilosebáceo o un folículo piloso obstruido. Están revestidos por epitelio escamoso y contienen tejido que normalmente se exfoliaría. Estas lesiones solitarias normalmente son pequeñas y asintomáticas; sin embargo, cuando se infectan y originan abscesos, su tratamiento es por incisión y drenaje (I&D) o exéresis completa.

QUISTES SEBÁCEOS

Cuando se bloquea el conducto de una glándula sebácea se forma un quiste sebáceo, donde el sebo normalmente secretado se acumula en su interior. Los quistes a menudo son múltiples y asintomáticos. Como con cualquier quiste, se pueden infectar por flora local y requieren tratamiento por incisión y drenaje.

QUISTES DE GLÁNDULAS SUDORÍPARAS APOCRINAS

Las glándulas sudoríparas se encuentran en el monte de Venus y los labios mayores y pueden ocluirse y formar quistes. La **enfermedad de Fox-Fordyce** es una erupción papular pruriginosa crónica de aparición infrecuente que se localiza en zonas donde se encuentran glándulas apocrinas. Actualmente se desconoce la etiología de la enfermedad de Fox-Fordyce. La **hidradenitis supurativa** es una enfermedad cutánea que afecta en particular zonas que tienen glándulas sudoríparas apocrinas o glándulas sebáceas, como las axilas, las mamas, las caras internas de los muslos, la ingle y las nalgas. El tratamiento inicial de la hidradenitis incluye lavados de la piel con antimicrobianos y ungüentos antibióticos. Como en la región axilar, si estos quistes se infectan y forman múltiples abscesos, el tratamiento ideal es de **exéresis o incisión y drenaje**. Si se presenta una celulitis avasalladora, a menudo se usan también antibióticos.

QUISTES DE LOS CONDUCTOS DE LAS GLÁNDULAS DE SKENE

Las glándulas de Skene o parauretrales se localizan a ambos lados del meato uretral (fig. 13-9). La inflamación crónica de las glándulas

puede causar obstrucción de sus conductos y dar origen a su dilatación quística. Cuando las medidas conservadoras fracasan, los quistes parauretrales persistentes o recurrentes se pueden tratar mediante marsupialización simple o exéresis quirúrgica.

QUISTE Y ABSCESO DEL CONDUCTO DE LA GLÁNDULA DE BARTHOLIN

Las glándulas de Bartholin se localizan a ambos lados en las **posiciones 4 y 8 del cuadrante** de la cara posterolateral del orificio vaginal (fig. 13-9); son secretoras de moco con conductos que se abren apenas por fuera del anillo himeneal y cuya obstrucción lleva a su dilatación quística, en tanto que la glándula misma no cambia (fig. 13-10). Si el quiste se mantiene pequeño (de 1 a 2 cm) y asintomático, se puede dejar sin tratamiento y a menudo se resolverá por sí solo o mediante baños de asiento. Cuando se presenta por primera vez un quiste del conducto de la glándula de Bartholin en mujeres mayores de 40 años, debe hacerse una biopsia para descartar la rara posibilidad de un carcinoma.

Aunque muchos quistes de la glándula de Bartholin se resuelven con tratamiento mínimo, otros pueden crecer mucho y causar síntomas de compresión, como dolor local, dispareunia y dificultad para caminar. Si estos quistes no se resuelven, pueden infectarse y causar un **absceso de la glándula de Bartholin**, que son resultado de infecciones polimicrobianas, pero también en ocasiones se relacionan con infecciones de transmisión sexual. Estos abscesos pueden tornarse bastante grandes, causar

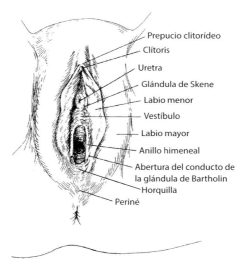

FIGURA 13-9. Anatomía vulvar y perineal. (Tomada de Beckman CRB, Ling FW, Laube DW, et al. *Obstetrics and Gynecology*, 4th ed. Baltimore, MD: Lippincott Williams & Wilkins; 2002.)

dolor e hipersensibilidad extremos y vincularse con celulitis. Los quistes sintomáticos y los abscesos de la glándula de Bartholin deben tratarse como cualquier otro absceso, por I&D. Sin embargo, la incisión y el drenaje simples a menudo causan recurrencias y, por lo tanto, se puede usar uno de dos métodos.

Por lo general se hace la inserción de una **sonda de Word** en el contexto de la sala de urgencias o el consultorio. Consiste en una pequeña incisión (5 mm) para drenar e irrigar el quiste o absceso; después se coloca la sonda de Word con punta de globo dentro del quiste restante y se infla para llenar el espacio (fig. 13-11). El globo se deja ahí de 4 a 6 sem con disminución seriada de tamaño, mientras ocurre la epitelización del quiste y su vía de salida.

Suele hacerse **marsupialización** ante quistes o abscesos recurrentes del conducto de la glándula de Bartholin. Se incide todo el absceso o quiste y su pared se sutura a la mucosa vaginal para prevenir su reconstitución (fig. 13-12).

Con cualquiera de estos tratamientos se recomiendan baños de asiento tibios varias veces al día para alivio del dolor y disminución del tiempo de cicatrización. Solo se recomienda tratamiento antibiótico adyuvante cuando el drenaje resulta positivo para *Neisseria gonorrhoeae*, lo que ocurre en aproximadamente 10% de las ocasiones. La celulitis concomitante o un absceso que parece refractario al tratamiento quirúrgico simple debe tratarse también con antibióticos que cubran la flora cutánea, principalmente *Staphylococcus aureus*.

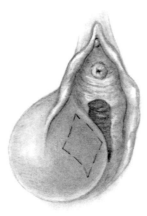

FIGURA 13-10. Aspecto macroscópico de un quiste del conducto de la glándula de Bartholin en la vulva. (Tomada de LifeART image copyright © 2006 Lippincott Williams & Wilkins. Derechos reservados.)

QUISTES DEL CONDUCTO DE GARTNER

Son vestigios de los conductos mesonéfricos de Wolff y su localización más común es en las **caras anterolaterales de la porción superior de la vagina**. La mayoría no produce síntomas. Sin embargo, las pacientes pueden acudir en la adolescencia con dispareunia o dificultad para insertar un tampón. Estos quistes se suelen **tratar por exéresis**.

Cuando se requiere su exéresis, debe hacerse una pielografía intravenosa y una cistoscopia en el preoperatorio para ubicar la posición de la vejiga y los uréteres en relación con el quiste. Deben descartarse divertículos uretrales, uréteres ectópicos y cánceres vaginal y cervical. Debido al potencial de hemorragia significativa durante la exéresis, se puede usar vasopresina para mantener la hemostasia durante la operación.

TUMORES SÓLIDOS BENIGNOS DE LA VULVA Y LA VAGINA

Hay muchos tumores sólidos benignos de la vulva y la vagina. Algunos de los más comunes incluyen lipomas, hemangiomas y carúnculas uretrales. Los lipomas son tumores pedunculados blandos o sésiles, de células grasas maduras y bandas fibrosas. Estos tumores no requieren exéresis, a menos que crezcan y se tornen sintomáticos. Los hemangiomas en cereza son pápulas rojas elevadas, también conocidas como manchas de Campbell De Morgan o angiomas seniles, que contienen una proliferación anormal de vasos sanguíneos.

Las **carúnculas uretrales** y el prolapso de la uretra se presentan como

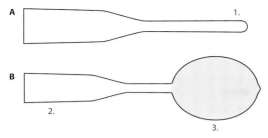

FIGURA 13-11. Sonda de Word (**A**) antes de inflar y (**B**) después de inflar. 1. El extremo en punta del globo se coloca dentro del sitio de la incisión en el quiste del conducto de la glándula de Bartholin. 2. Se inserta una aguja de pequeño calibre en el extremo opuesto, a través de la cual se inyectan de 2 a 4 mL de agua. 3. El globo inflado se mantiene dentro del quiste durante 4 a 6 sem, hasta que se forme un trayecto epitelizado para prevenir la recurrencia del bloqueo del conducto.

tumores rojos, carnosos, pequeños, en la porción distal del meato uretral. Ocurren casi solo en mujeres en la posmenopausia como resultado del **síndrome urinario genital** correspondiente, que da lugar a la formación de un ectropión en la pared uretral posterior de la uretra. Las lesiones suelen ser asintomáticas y no requieren tratamiento. Cuando ocurre goteo sanguíneo, es apropiado administrar un ciclo breve de **estrógenos tópicos**. Rara vez puede requerirse exéresis quirúrgica.

LESIONES CERVICALES BENIGNAS

ANOMALÍAS CONGÉNITAS

Son raras las anomalías congénitas aisladas del cérvix. En caso de útero didelfo con doble vagina, se puede encontrar un **doble cérvix** (bicollis), pero esto no ocurre en forma aislada.

Sin embargo, 25% de las mujeres expuestas **dentro del útero al dietilestilbestrol (DES)** presentan una anomalía asociada del cérvix que incluye hipoplasia, collares (fig. 13-13), ganchos o cérvix en cresta de gallo y seudopólipos (fig. 13-13) benignos; también presentan un mayor riesgo de insuficiencia cervical durante el embarazo. Aquellas que han sido expuestas al DES dentro del útero también tienen mayor riesgo de un **adenocarcinoma de células claras** de cérvix y vagina, muy raro. Este cáncer se observa en mujeres jóvenes menores de 20 años, pero solo se presenta en 0.1% de las expuestas a DES.

QUISTES CERVICALES

La mayoría de los quistes cervicales son de retención y están llenos de moco, los llamados **quistes de Naboth** (fig. 13-14), causados por el bloqueo intermitente de las glándulas endocervicales y que suelen expandirse hasta no más de 1 cm de diámetro. Los quistes de Naboth se encuentran más a menudo en

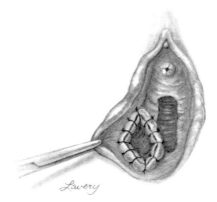

FIGURA 13-12. Incisión, drenaje y marsupialización de un absceso del conducto de la glándula de Bartholin. (Tomada de LifeART image copyright © 2006 Lippincott Williams & Wilkins. Derechos reservados.)

mujeres menstruantes y suelen cursar asintomáticas. Suelen descubrirse en una exploración ginecológica sistemática y no requieren tratamiento. Los quistes cervicales pueden también corresponder a quistes mesonéfricos, vestigios de los conductos homónimos (de Wolff), que pueden tornarse quísticos y difieren de los de Naboth porque tienden a yacer en una ubicación más profunda dentro del estroma cervical y sobre la cara externa del cérvix.

Por último, en raros casos la **endometriosis** se puede implantar en o cerca del cérvix, con quistes que tienden a ser de color rojo o púrpura y síntomas asociados de endometriosis, como dolor pélvico cíclico y dispareunia en la paciente.

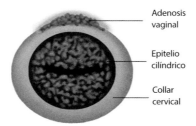

Adenosis vaginal

Epitelio cilíndrico

Collar cervical

FIGURA 13-13. Anomalías cervicales congénitas por exposición intrauterina al dietilestilbestrol (DES). Otras anomalías cervicales asociadas al DES características incluyen ectropión, puentes e hipoplasia. (Tomada de Bickley LS, Szilagyi P. *Bates' Guide to Physical Examination and History Taking*, 8th ed. Philadelphia, PA: Lippincott Williams & Wilkins; 2003.)

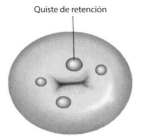

FIGURA 13-14. Quistes de Naboth en el cérvix. (Tomada de Bickley LS, Szilagyi P. *Bates' Guide to Physical Examination and History Taking*, 8th ed. Philadelphia, PA: Lippincott Williams & Wilkins; 2003.)

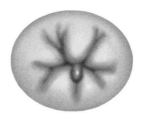

FIGURA 13-15. Pólipo cervical. (Tomada de Bickley LS, Szilagyi P. *Bates' Guide to Physical Examination and History Taking*, 8th ed. Philadelphia, PA: Lippincott Williams & Wilkins; 2003.)

PÓLIPOS CERVICALES

Los pólipos cervicales verdaderos son proliferaciones benignas que pueden ser pedunculadas (fig. 13-15) o sésiles (de base ancha), surgir en cualquier sitio del cérvix y cursar a menudo sin síntomas. Cuando los causan, los pólipos cervicales suelen acompañarse de **goteo sanguíneo intermenstrual o poscoito**, más que de dolor. Si bien los pólipos cervicales en general no se consideran un trastorno premaligno, es habitual extirparlos para disminuir la posibilidad de enmascaramiento de una hemorragia irregular originada en otra fuente, como un cáncer cervical, fibromas, adenomiosis, pólipos endometriales, neoplasia intraepitelial endometrial y cáncer endometrial. La exéresis de pólipos cervicales pedunculados es, por lo común, rápida y fácil en el consultorio. Sin embargo, los pólipos sésiles (de base ancha) o los más grandes pueden requerir exéresis por electrocauterio en el consultorio o el quirófano. La histeroscopia también puede ser útil para distinguir entre pólipos cervicales y endometriales.

FIBROMAS CERVICALES

Los leiomiomas (miomas o fibromas) son tumores benignos frecuentes del cuerpo uterino, pero también pueden aparecer en el cérvix o **prolapsarse hacia el conducto cervical o vaginal** desde la cavidad endometrial. Los leiomiomas cervicales pueden causar síntomas de hemorragia intermenstrual similares a los de fibromas del cuerpo uterino y pólipos cervicales. De acuerdo con su localización y tamaño pueden causar asimismo dispareunia y compresión vesical o rectal. Los fibromas del cérvix pueden ocasionar problemas durante el embarazo y llevar a hemorragia, dilatación insuficiente del cérvix, presentación anómala u obstrucción del conducto del parto. Cuando se valora un fibroma cervical asintomático, debe descartarse la posibilidad de cáncer cervical y entonces dar seguimiento al fibroma mediante cuidados ginecológicos sistemáticos. Los fibromas sintomáticos se pueden extraer quirúrgicamente, pero según su localización y tamaño, tal vez se requiera una histerectomía más que una miomectomía.

ESTENOSIS CERVICAL

La estenosis cervical puede deberse a una anomalía congénita, infección, atrofia o cicatrización patológica (por manipulación quirúrgica o radioterapia cervical). En menos casos la estenosis cervical puede ser resultado de obstrucción por una neoplasia, un pólipo o un fibroma. La estenosis cervical por lo general es **asintomática** y no afecta la menstruación o la fertilidad. En estos contextos no está indicado tratamiento alguno. Sin embargo, cuando la salida del útero es bloqueada por completo o en parte, pueden ocurrir oligomenorrea, amenorrea, dismenorrea o aumento del volumen del órgano.

La estenosis cervical puede impedir también el acceso a los conductos endocervicales y endometriales para procedimientos de diagnóstico y terapéuticos. Además, puede dar como resultado una distocia cervical durante el trabajo de parto. Cuando se presentan síntomas o se requiere acceso al conducto endocervical o el endometrio, la estenosis cervical se puede tratar por **dilatación suave** del cérvix o por una incisión cruzada sobre el orificio externo. Puede mejorarse la permeabilidad en forma prolongada al dejar una sonda en el conducto cervical durante algunos días después de aliviar la estenosis. Cualquier lesión obstructiva debe extirparse.

 PUNTOS CLAVE

- La fusión de los labios puede ser resultado de un exceso de exposición a andrógenos o de una deficiencia enzimática, sobre todo la de la 21 hidroxilasa, que lleva a la hiperplasia suprarrenal congénita y la ambigüedad de los genitales externos.

- Es usual que las pacientes con himen imperforado y tabique vaginal transverso acudan con amenorrea primaria y dolor abdominal cíclico en la pubertad. Ambas alteraciones se pueden reparar quirúrgicamente.

- Se observa agenesia vaginal en pacientes con el síndrome de MRKH, las cuales presentan ausencia parcial de vagina, útero y trompas de Falopio. Las pacientes son genéticamente femeninas con función ovárica y características sexuales secundarias normales.

- Pueden ser secundarias a una diversidad de cambios atópicos y atróficos de la piel, irritantes y alérgenos. Las lesiones pueden tornarse hipertróficas en forma secundaria a la irritación crónica y el prurito.

- El diagnóstico de las lesiones vulvares se hace por palpación, visualización, vulvoscopia con aumento y biopsia. Siempre debe descartarse el cáncer por biopsia.

- El tratamiento implica prácticas de higiene, evitación de irritantes y el uso de esteroides tópicos de potencia media a alta. Los estrógenos vaginales y la intervención quirúrgica tienen un papel limitado en el tratamiento de estas alteraciones.

- Pueden surgir diversos quistes en la vulva y la vagina por oclusión de conductos pilosebáceos, conductos sebáceos y glándulas sudoríparas apocrinas.

- Se requiere tratamiento de los tumores benignos quísticos y sólidos de la piel solo si las lesiones se tornan sintomáticas o se infectan, lo que se puede lograr, en general, por I&D o exéresis.

- Los quistes y abscesos del conducto de la glándula de Bartholin se localizan a las 4 y 8 del cuadrante en los labios mayores. Los quistes suelen ser asintomáticos y se resuelven solos.

- Cuando aparece por primera vez un quiste del conducto de la glándula de Bartholin en una mujer mayor de 40 años, debe realizarse una biopsia para descartar la rara posibilidad de un carcinoma de la glándula.

- Los quistes grandes, sintomáticos, y los abscesos del conducto de la glándula de Bartholin deben drenarse en forma apropiada mediante la inserción de una sonda de Word o marsupialización. En general, los antibióticos no están indicados.

- Las anomalías congénitas del cérvix son raras y se pueden vincular con alteraciones de la porción superior del aparato genital y exposición intrauterina al DES.

- Los pólipos y fibromas cervicales suelen ser benignos y se pueden extirpar si producen síntomas.

- La estenosis cervical puede ser congénita o idiopática, y tal vez resultado de cicatrización patológica por infección o manipulación quirúrgica. Cuando es sintomática, se puede tratar con dilatación suave del conducto cervical.

CASOS CLÍNICOS

CASO 1

Una paciente de 26 años de edad G0 acude a consulta por el problema de una masa indolora intermitente en la vulva, cerca del introito. Parece agravarse por el coito, pero suele desaparecer sola. Ha tenido dos compañeros sexuales en su vida y ha permanecido 5 años con el último. Siempre ha presentado periodos menstruales y frotis de Papanicolaou normales y nunca ha padecido una ITS. Se realiza una exploración y se encuentra una masa de 3 cm no hipersensible en la zona descrita.

1. ¿Qué tipo de anomalía es la más probable en este caso?
   a. Quiste del conducto de la glándula de Skene
   b. Quiste del conducto de Gartner
   c. Quiste del conducto de la glándula de Bartholin
   d. Cistocele
   e. Quiste de inclusión epidérmica

2. ¿Qué tratamiento se recomendaría?
   a. Expectante
   b. Sonda de Word
   c. Incisión y drenaje (I&D)
   d. Marsupialización
   e. Exéresis

3. Después de 2 años acude con un quiste recurrente, en esta ocasión hipersensible, rojo y cre- ciente. Presenta dificultad para sentarse en el trabajo y no ha podido hacer ejercicio durante 3 d por el dolor. Niega fiebre o escalofríos. ¿Qué tratamiento se recomienda?
   a. Expectante
   b. Con sonda de Word
   c. I&D
   d. Marsupialización
   e. Exéresis

4. Si esta paciente hubiese tenido 46 años de edad en la primera consulta, ¿qué se habría requerido?
   a. Biopsia de la pared del quiste
   b. Sonda de Word
   c. I&D
   d. Marsupialización
   e. Exéresis del quiste

CASO 2

Su siguiente paciente es G2P2 de 65 años de edad, referida por primera vez por su médico de atención primaria por vaginitis recurrente por levaduras. La revisión de los expedientes médicos externos revela 5 crisis de prurito vulvar que se trataron con medicamentos antimicóticos orales y vaginales. La paciente expresa que apenas le ayudaron, pero que su prurito intenso ha persistido durante más de 1 año. Estuvo casada 35 años, pero ahora es viuda y no ha tenido actividad sexual en los últimos 3 años. Se explora y se encuentra un epitelio atrófico blanco delgado y contracción de un introito pequeño. Hay pérdida de la estructura normal de los labios menores y un área de hipopigmentación rodea a los labios y el ano, con un patrón en figura de ocho. El frotis en fresco muestra un pH de 5.5, escasas seudohifas, ningún lactobacilo, GB o RBC, y escasas células clave.

1. ¿Qué se haría a continuación?
   a. Tomar muestra para cultivo de hongos
   b. Detección de gonorrea y clamidiasis
   c. Prescribir un ciclo más prolongado de fluconazol oral
   d. Verificación de la glucemia en ayuno
   e. Una biopsia vulvar

2. El diagnóstico más probable es:
   a. Un cambio atrófico
   b. Liquen simple
   c. Liquen escleroso
   d. Liquen plano (LP)
   e. Psoriasis vulvar

3. ¿Qué se informaría a esta paciente acerca de sus opciones terapéuticas?
   a. Tratamiento expectante
   b. Estrógenos tópicos
   c. Esteroides tópicos de gran potencia
   d. Esteroides orales
   e. Exéresis quirúrgica

CASO 3

Por una llamada, el médico acude al área de urgencias para consulta de una adolescente de 16 años de edad G0 con dolor pélvico cíclico. Nunca ha presentado un ciclo menstrual y niega antecedentes de coito. Se encuentra afebril y sus signos vitales son estables. La prueba de embarazo resulta negativa. A la exploración física presenta desarrollo apropiado de mamas y vello púbico para su edad, y genitales externos normales. Sin embargo, cuando se intenta la exploración ginecológica no se puede localizar el introito vaginal. Se hace una ultrasonografía transabdominal que revela hematocolpos y hematómetra.

1. ¿Cuál es el diagnóstico más probable?
   a. Tabique vaginal transverso
   b. Tabique vaginal vertical
   c. Himen imperforado
   d. Agenesia vaginal (síndrome de Mayer-Rokitansky-Küster-Hauser [MRKH])
   e. Útero bicorne

2. Se explica a la paciente y su madre que se requiere valoración adicional. En ella se incluiría con toda probabilidad lo siguiente, ¿excepto?

   a. Pielografía intravenosa (PIV)
   b. Ultrasonografía
   c. IRM
   d. Exéresis de ovarios en estría
   e. Cariotipificación

3. ¿Cuáles son las opciones terapéuticas para este trastorno?
   a. Instrucción de la paciente
   b. Uso de dilatadores vaginales
   c. Creación de una neovagina
   d. Respaldo psicológico
   e. Todos los anteriores

CASO 4

La siguiente paciente es una adolescente de 13 años de edad que acude con dolor pélvico cíclico. Nunca presentó un ciclo menstrual y niega antecedente alguno de coito. Se encuentra afebril y sus signos vitales son estables. A la exploración física presenta desarrollo de mamas y vello púbico apropiados para su edad y genitales externos normales. Sin embargo, no se puede localizar el introito vaginal. Donde se esperaría encontrarlo, se halla una masa protruyente tensa. Se obtiene una ultrasonografía transabdominal que revela hamatocolpos y hematómetra.

1. ¿Cuál es el diagnóstico más probable?
   a. Tabique vaginal transverso
   b. Tabique vaginal longitudinal
   c. Himen imperforado
   d. Atresia vaginal (MRKH)
   e. Útero bicorne

2. Los síntomas que respaldan lo anterior son:
   a. Ausencia de luz vaginal
   b. Himen tenso que protruye
   c. Dolor pélvico cíclico
   d. Circunferencia abdominal creciente

   e. Todas las anteriores

3. La opción terapéutica apropiada es:
   a. I&D
   b. Aplicación de esteroides a dosis alta
   c. Aplicación de estrógenos tópicos
   d. Exéresis del tejido sobrante y evacuación del material acumulado
   e. Creación de una neovagina cuando sea oportuno para el coito

RESPUESTAS

CASO 1

PREGUNTA 1

Respuesta correcta C:
Se describe la localización clásica de las glándulas de Bartholin a las 4 y 8 del cuadrante cerca del introito, que proveen lubricación a la vagina. Los conductos de las glándulas de Bartholin pueden bloquearse con el resultado de la formación de un quiste. Se identifican los conductos de las glándulas de Skene como pequeñas aberturas a cada lado y apenas por debajo del meato uretral. Los quistes del conducto de Gartner son vestigios del sistema de conductos de Wolff, que se encuentran en el tercio superior de la vagina en la pared vaginal anterior. Un cistocele es un prolapso de la vejiga hacia la vagina. Por lo general, aparece como protrusión de la pared vaginal anterior en la línea media al interior de la vagina y, cuando es grave, a través del introito. Los cistoceles y otros prolapsos de órganos pélvicos se presentan más a menudo en mujeres de edad avanzada y aquellas con antecedente de partos vaginales múltiples. Esta paciente no presenta ninguna de esas características. La masa podría suponer un quiste de inclusión epidérmico. Sin embargo, constituyen la causa más común de quistes cutáneos y por lo general son pequeños y solitarios. Pueden ser asintomáticos o tornarse de mayor volumen e inflamarse.

PREGUNTA 2

Respuesta correcta A:
En este caso en que el quiste es principalmente asintomático y no hay signos de absceso o superinfección, es apropiado el tratamiento expectante.

PREGUNTA 3

Respuesta correcta B:
El tratamiento expectante es el indicado para el quiste del conducto de la glándula de Bartholin asintomático. Sin embargo, para uno grande y doloroso se coloca una sonda de Word para aliviar la obstrucción. Dejar colocada la sonda de Word durante varias semanas da al nuevo trayecto tiempo para reepitelizarse, con la esperanza de que resulte un medio de drenaje en el largo plazo. La I&D es insuficiente para el tratamiento de un quiste del conducto de la glándula de Bartholin sintomático o de un absceso. La marsupialización suele reservarse para pacientes en quienes fracasó el uso de la sonda de Word. Rara vez está indicada la exéresis de toda la glándula.

PREGUNTA 4

Respuesta correcta A:
Cuando una paciente mayor de 40 años presenta un quiste del conducto de Bartholin de inicio reciente, se requiere una biopsia de la pared de éste para descartar la rara posibilidad de un carcinoma. Si el resultado es benigno, el

tratamiento dependerá del estado del quiste. Como se señaló antes, lo más frecuente es el uso de una sonda de Word. Para los quistes sintomáticos recurrentes tal vez sea necesaria la marsupialización. Rara vez está indicada la exéresis de la glándula de Bartholin y a menudo se complica por hemorragia de los muchos complejos venosos en el tejido vulvar.

CASO 2

PREGUNTA 1

Respuesta correcta E:
Si bien las infecciones por levaduras son una causa habitual de vaginitis en las mujeres, esta paciente ha sido tratada adecuadamente, pero aún persisten los síntomas. Su frotis en fresco no respalda el diagnóstico de infección por levaduras, porque se encuentran mínimas seudohifas. Por lo tanto, no sería razonable verificar una infección micótica, prescribir un ciclo prolongado de antifúngicos o verificar una glucemia en ayuno para indagar si presenta diabetes como causa de infecciones recurrentes por levaduras. En su lugar, esta paciente necesita una biopsia vulvar para determinar el origen de su prurito; sería la mejor forma de buscar una fuente del síntoma y también descartar una neoplasia intraepitelial y cáncer vulvares. No ha tenido actividad sexual en 3 años y su manifestación principal es de prurito vulvar, por lo que es poco probable que presente infección por especies de clamidia o gonorrea.

PREGUNTA 2

Respuesta correcta C:
Aunque a esta paciente se le diagnosticó infección recurrente por levaduras es probable que se tratase de un diagnóstico erróneo. Los datos señalados son compatibles con el liquen escleroso, una condición crónica benigna y progresiva caracterizada por inflamación vulvar y adelgazamiento epitelial. Los síntomas incluyen prurito intenso, dolor e hipopigmentación anogenital (blanqueo, a menudo en forma de "ojo de cerradura" alrededor del periné y la región anal). Sin tratamiento puede causar distorsión de la arquitectura vulvar (pérdida de los labios menores, constricción del introito, fisuras, fusión de labios y cicatrización patológica). A pesar de su naturaleza benigna, se requiere biopsia vulvar para descartar una atipia o cáncer subyacentes.

PREGUNTA 3

Respuesta correcta C:
El tratamiento del liquen escleroso incluye instrucción de la paciente, higiene vulvar, cese del rascado y un corticoesteroide tópico de alta potencia (p. ej., clobetasol). El propósito del tratamiento es disminuir los síntomas (prurito, ardor e irritación) y evitar el progreso de la enfermedad, que podría dar como resultado la pérdida de la arquitectura vulvar, constricción del introito, fusión de labios y cicatrización patológica. Cabe destacar el clásico blanqueo o hipopigmentación cutánea, la atrofia y la cicatrización patológica, que a menudo

son permanentes y no deben usarse como parámetros del éxito del tratamiento. No es apropiada una vigilancia expectante porque se requiere tratamiento para evitar el progreso de la enfermedad incluso en pacientes sin síntomas. Rara vez está indicada la resección quirúrgica del liquen escleroso. Los estrógenos vaginales se usan para tratar la vaginitis atrófica.

CASO 3

PREGUNTA 1

Respuesta correcta D:
La agenesia vaginal, también conocida como síndrome de MRKH, corresponde a la ausencia congénita de vagina, con algún desarrollo uterino variable. El tabique vaginal transverso también es obstructivo, pero suele identificarse un introito normal. El himen imperforado suele presentarse con una protrusión vaginal tensa al nacer o durante la menarquía. Un útero bicorne no causa obstrucción y puede diagnosticarse solo durante el embarazo o en estudios de imagen incidentales.

PREGUNTA 2

Respuesta correcta D:
Además de la ausencia de vagina, las pacientes con el síndrome de MRKH pueden presentar también agenesia de cérvix, y casi todas (95%) muestran un útero rudimentario, no funcional. La mayoría (75%) tendrá ovarios, cariotipo femenino y función ovárica normales. Las pacientes, comúnmente, tienen características sexuales secundarias normales. Muchas (de

25 a 50%) presentarán anomalías genitourinarias relacionadas, como riñón en herradura, riñón pélvico, duplicación del sistema colector y extrofia vesical. La evaluación suele incluir una exploración física completa, ultrasonografía pélvica/abdominal e IRM para una mejor delineación de la anatomía. El aparato genitourinario se puede valorar por RUV, ultrasonografía, IRM y PIV, si se necesita. Los ovarios en estría, en general, se encuentran en casos de disgenesia gonadal (en particular el síndrome de Turner) y a veces en los de genitales ambiguos o insuficiencia ovárica prematura. No suelen observarse en pacientes con el síndrome de MRKH.

PREGUNTA 3

Respuesta correcta E:
El tratamiento del síndrome de MRKH suele ser multifacético e implica intervenciones quirúrgicas ginecológicas, urológicas, plásticas, así como consultas psiquiátricas. Cuando se desea la corrección, se puede crear una neovagina con medios no quirúrgicos (dilatadores vaginales) o, más raro, técnicas quirúrgicas (vaginoplastia). El respaldo psicológico y la instrucción son componentes críticos de los planes terapéuticos ante cualquier malformación congénita.

CASO 4

PREGUNTA 1

Respuesta correcta C:
En esta joven con periné tenso, hematocolpos y hematómetra, el diagnóstico más probable es de

himen imperforado. El síndrome de MRKH se puede presentar de manera similar, pero esas pacientes tienen ausencia congénita de vagina (atresia vaginal), por lo que su cuadro clínico de presentación no incluye hematocolpos o periné protruyente. Es usual que un tabique vaginal transverso y un útero bicorne sean malformaciones no obstructivas. La sangre puede escapar, de manera que no se observan hematocolpos o hematómetra. Esto también explica por qué estos diagnósticos se hacen por comparación más tarde, sobre todo al inicio de las exploraciones ginecológicas (tabique vaginal) o cuando se desea un embarazo (útero bicorne).

PREGUNTA 2

Respuesta correcta E:
Se puede diagnosticar un himen imperforado en el periodo neonatal si se observa protrusión del introito, que puede ocurrir si los estrógenos maternos estimulan la producción de secreciones vaginales, con mucocolpos resultante del feto femenino. Si no se diagnostica el himen imperforado durante la infancia, el moco se reabsorbe y la paciente cursa asintomática hasta la menarquía, momento en que, si la imperforación es completa, no puede escapar sangre de la porción superior del aparato reproductor. Esto quizá dé como resultado todos los signos y síntomas mencionados en la pregunta. Otros pueden incluir dolor pélvico crónico y amenorrea primaria.

PREGUNTA 3

Respuesta correcta D:
El tratamiento del himen imperforado es de reparación quirúrgica bajo anestesia, que implica la exéresis de la membrana, la evacuación de los materiales retenidos y la sutura de la mucosa vaginal al anillo himeneal, lo que se puede hacer a cualquier edad, pero la reparación mejora si se realiza cuando el tejido ya tiene efecto estrogénico, en los periodos neonatal, pospuberal y premenárquico. El de I&D no es un tratamiento apropiado de un himen imperforado. Se usarán estrógenos vaginales para tratar el síndrome urinario genital de la menopausia. A menudo se hacen intentos de uso de esteroides de alta potencia ante trastornos epiteliales benignos, como el liquen escleroso o el LP. La creación de una neovagina se reserva para casos de agenesia vaginal completa (síndrome de MRKH) o de su porción inferior.

TRASTORNOS BENIGNOS DE LA PORCIÓN SUPERIOR DEL APARATO GENITAL

CAPÍTULO

14

ANOMALÍAS CONGÉNITAS DE LOS CONDUCTOS DE MÜLLER

PATOGENIA

Todas las estructuras de la reproducción se derivan del **sistema de conductos de Müller**, excepto los ovarios (que se desarrollan a partir de la cresta genital) y el tercio inferior de la vagina (que proviene del diafragma urogenital). En particular, la parte superior de la vagina, el cérvix, el cuerpo del útero y las trompas de Falopio se forman por la fusión de los conductos paramesonéfricos (de Müller) (*véase* fig. 13-1). Las anomalías uterinas se producen durante el desarrollo embrionario, en general como resultado de una fusión incompleta de los conductos, del desarrollo incompleto de uno o ambos, o de su degeneración (agenesia). Estas anomalías (tabla 14-1) pueden variar en extensión y gravedad desde la presencia de tabiques simples hasta el útero bicorne y la duplicación completa de todo el aparato reproductor femenino (fig. 14-1). De los trastornos no relacionados con fármacos, el más usual es el útero tabicado por la fusión defectuosa de los conductos paramesonéfricos. Muchas anomalías anatómicas uterinas pueden también relacionarse con hernias inguinales y alteraciones del aparato urinario (agenesia

renal unilateral, riñones pélvicos o en herradura, o irregularidades del sistema colector) (fig. 14-2).

EPIDEMIOLOGÍA

Las anomalías anatómicas del útero son en extremo raras. Hace varios años se calculaba una incidencia de 0.5% (1 en 201) en la población femenina. Hay una incidencia creciente de anomalías de los conductos de Müller en mujeres con exposición intrauterina al **dietilestilbestrol (DES)** de 1940 a 1971 (fig. 14-3). El DES fue un estrógeno sintético no esteroide indicado para las vaginitis gonorreica y atrófica, los síntomas de la menopausia, la lactancia posparto, la prevención del aborto y los cánceres prostático y mamario avanzados.

MANIFESTACIONES CLÍNICAS

Antecedentes

La mayor parte de las anomalías congénitas se descubre de manera incidental durante la atención clínica de afecciones obstétricas y ginecológicas comunes al inicio de la menarquia o del coito, o los intentos de procreación. Algunas anomalías uterinas son asintomáticas y tal vez nunca se descubran. Las manifestaciones vinculadas con las anomalías uterinas incluyen anormalidades menstruales, dismenorrea, dispareunia, dolor

■ **TABLA 14-1** Clasificación de las anomalías de los conductos de Müller

Clase I. Agenesia o hipoplasia segmentaria de los conductos de Müller

A. Vaginal
B. Cervical
C. Fúndica
D. Tubaria
E. Combinada

Clase II. Útero unicorne

A. Con un cuerno rudimentario
   1. Con una cavidad endometrial que se comunica
   2. Con una cavidad no comunicante
   3. Sin cavidad
B. Sin cuerno rudimentario alguno

Clase III. Útero didelfo

Clase IV. Útero bicorne

A. Completo hasta el orificio interno
B. Parcial
C. Arqueado

Clase V. Útero tabicado

A. Con un tabique completo
B. Con un tabique incompleto

Clase VI. Útero con cambios internos de su luz

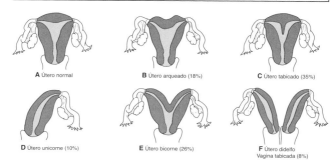

FIGURA 14-1. Ejemplos de las anomalías anatómicas del útero. (**A**) Útero normal. Las anomalías uterinas más frecuentes incluyen: (**B**) útero arqueado, (**C**) útero tabicado (por falla de la disolución del tabique), (**D**) útero unicorne (falla de la formación de un conducto de Müller), (**E**) útero bicorne (falla de la fusión media de los conductos de Müller) y (**F**) útero didelfo (falla completa de la fusión).

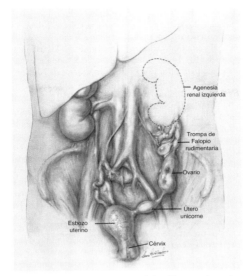

FIGURA 14-2. Una anomalía uterina congénita (útero unicorne) y una renal vinculada (agenesia del riñón izquierdo) (Tomada de Rock J, Jones H. *TeLinde's Operative Gynecology,* 10th ed. Philadelphia, PA: Lippincott Williams & Wilkins; 2008.)

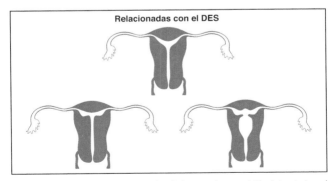

FIGURA 14-3. Anomalías uterinas vinculadas con la exposición intrauterina al dietilestilbestrol (DES). Otras incluyen, cavidad uterina hipoplásica, segmento uterino superior acortado y tabiques transversos. La anomalía clásica es un útero en forma de T. (Tomada de Speroff L, Fritz M. *Clinical Gynecologic Endocrinology and Infertility,* 7th ed. Philadelphia, PA: Lippincott Williams & Wilkins; 2005.)

pélvico cíclico y acíclico, infertilidad y pérdida gestacional recurrente.

Los **tabiques uterinos** tienen una posición vertical y pueden variar en longitud y grosor (fig. 14-1). Están constituidos principalmente por fibras de colágena y con frecuencia carecen de un flujo sanguíneo adecuado para facilitar la placentación y mantener el desarrollo gestacional. Por lo tanto, 25% de las mujeres con tabiques uterinos puede sufrir de **pérdida gestacional** recurrente en el primer trimestre. No obstante, un útero bicorne (fig. 14-1) se complica más a menudo por el tamaño limitado del cuerno uterino (a semejanza del útero unicorne), más que por el flujo sanguíneo. En consecuencia, los úteros unicorne y bicorne se relacionan con pérdidas gestacionales en el segundo trimestre, presentación anómala, restricción del crecimiento intrauterino y **trabajo de parto y parto pretérmino**. La agenesia o hipoplasia de los conductos de Müller (síndrome de Mayer-Rokitansky-Küster-Hauser) da como resultado la ausencia de vagina con desarrollo uterino variable y se manifiesta con amenorrea primaria (capítulo 13).

Valoración diagnóstica

Los principales recursos de investigación de anomalías uterinas son ultrasonografía ginecológica, tomografía computarizada (TC), IRM, sonohisterografía, histerosalpingografía (HSG), histeroscopia y laparoscopia. Téngase en mente que los tabiques uterinos y el útero bicorne pueden tener aspecto idéntico por histeroscopia (fig. 14-4), pero se distingue mejor entre ellos con el uso de **IRM o laparoscopia** para valorar el fondo uterino. Puesto que hay una mayor incidencia de **anomalías renales** (agenesia renal unilateral, riñones pélvicos o en herradura, o irregularidades en el sistema colector) deberá hacerse una valoración radiológica adicional de la anatomía de los riñones cuando se encuentran anomalías congénitas de los conductos de Müller.

Tratamiento

Muchas anomalías uterinas no requieren tratamiento alguno. Sin embargo, cuando el defecto causa manifestaciones significativas, como dolor, irregularidades menstruales o infertilidad, deben utilizarse las opciones terapéuticas. Los tabiques uterinos se pueden incidir por **histeroscopia quirúrgica** una vez que se ha descartado un útero bicorne. Muchas mujeres con útero bicorne pueden lograr un embarazo a término, aunque tienen un riesgo significativo de trabajo de parto y parto pretérmino. Cuando una paciente con útero bicorne no puede alcanzar un embarazo viable, las operaciones de unificación quirúrgica han tenido éxito, pero se requerirá posteriormente una cesárea para disminuir el riesgo de rotura uterina.

LEIOMIOMAS UTERINOS

Los leiomiomas uterinos, también llamados *fibromas* o *miomas*, son proliferaciones benignas de las células del músculo liso del miometrio. Los fibromas por lo general se presentan en las mujeres en edad de procrear e involucionan durante la menopausia. Estos tumores benignos constituyen la indicación más común de intervención quirúrgica de las mujeres en Estados Unidos. Alrededor de 33% de las histerectomías se efectúan por fibromas uterinos. Sin embargo, la gran mayoría no causa síntomas importantes y no requiere tratamiento. En general, los fibromas se vuelven problemáticos solo cuando su localización origina

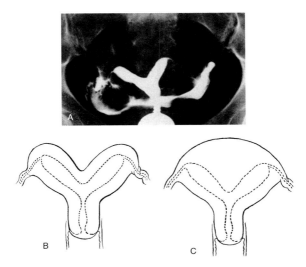

FIGURA 14-4. (A) Histerosalpingografía de un útero doble, **(B)** útero bicorne y **(C)** útero tabicado, todos tipos de útero doble. Se requiere la visualización del fondo para determinar el tipo de anomalía uterina. (Tomada de Rock J, Jones H. *TeLinde's Operative Gynecology*, 10th ed. Philadelphia, PA: Lippincott Williams & Wilkins; 2008.)

menstruaciones abundantes o irregulares, o dificultades para la reproducción. También se pueden identificar los fibromas cuando se vuelven lo suficientemente grandes para ocasionar un efecto de masa sobre otras estructuras pélvicas que produce dolor y compresión pélvicas, frecuencia urinaria o estreñimiento.

PATOGENIA

Se desconoce la causa de los leiomiomas uterinos o fibromas, que **son tumores monoclonales benignos**, cada uno resultante de la propagación de una sola célula muscular. Los miocitos normales se tornan anormales cuando son estimulados para crecer y formar tumores. La predisposición genética, las hormonas esteroides, los factores de crecimiento y la angiogénesis pueden participar en la formación y el crecimiento de los fibromas uterinos.

Los fibromas pueden variar en tamaño desde microscópicos hasta el de un embarazo a término. Los fibromas también son hormonalmente sensibles a los estrógenos y la progesterona, pero su interrelación es compleja. En las mujeres en edad reproductiva los fibromas individuales pueden aumentar y disminuir de volumen a velocidades diferentes. Durante la menopausia, estos tumores suelen dejar de crecer y pueden atrofiarse en respuesta a las cifras de estrógenos endógenos naturalmente más bajas.

Los fibromas uterinos se clasifican por su localización (fig. 14-5), que incluye a los **submucosos** (debajo del endometrio), **intramurales** (dentro de la pared muscular) y **subserosos** (debajo de la serosa uterina). Los leiomiomas intramurales son el tipo más habitual y los submucosos por lo general se relacionan con **hemorragias abundantes o prolongadas**. Ambos, los fibromas submucosos y subserosos, pueden volverse pedunculados. Un leiomioma parásito es aquel pedunculado que se adhiere a las vísceras pélvicas o el epiplón y desarrolla su propio flujo sanguíneo.

Los fibromas contienen una gran cantidad de matriz extracelular (fibronectina, colágena y proteoglucanos) y están rodeados por una **seudocápsula** de tejido areolar comprimido y células del músculo liso, que contiene muy pocos vasos sanguíneos y linfáticos. Ésta distingue a los fibromas de la adenomiosis, que tiende a ser de organización más difusa dentro del miometrio (*véase* capítulo 15). Conforme crecen los leiomiomas, durante su desarrollo pueden rebasar su suministro sanguíneo, infartarse y degenerar, causando dolor.

No se ha definido si los fibromas tienen algún potencial maligno. A partir de las pruebas disponibles se cree que pueden coexistir leiomiomas benignos y leiomiosarcomas en el mismo útero, pero salvo raras excepciones son entidades independientes. Se cree que los leiomiosarcomas constituyen neoplasias nuevas separadas, más que transformaciones malignas de un fibroma benigno previo.

EPIDEMIOLOGÍA

El riesgo de presentar fibromas en la vida es de 70% en las mujeres caucásicas. Más de 80% de las afroamericanas desarrollará leiomiomas a los 50 años de edad. También es más frecuente que sean de menor edad en el momento del diagnóstico, que presenten fibromas más grandes y en mayor número, hemorragia más abundante y anemia más intensa.

FACTORES DE RIESGO

Los fibromas uterinos son más usuales en mujeres **afroamericanas**, mujeres que no fuman cigarrillos, menarquía temprana, nuliparidad, perimenopausia y el consumo creciente de alcohol, así como con hipertensión. En general, las píldoras anticonceptivas orales de dosis baja (ACO) protegen contra el desarrollo de nuevos fibromas, pero pueden estimular a los ya presentes, con excepción probable de las mujeres que inician los ACO entre los 13 y 16 años. El uso de restitución hormonal en mujeres en la posmenopausia con fibromas se relaciona con su crecimiento, pero por lo general no causa síntomas clínicos. El riesgo de fibromas disminuye conforme aumenta la paridad, con el uso de anticonceptivos orales y con el de acetato de medroxiprogesterona de depósito inyectable.

MANIFESTACIONES CLÍNICAS

Antecedentes

La mayoría de las mujeres con fibromas (de 50 a 65%) no presenta síntomas clínicos. Entre quienes sí (tabla 14-2), la **hemorragia uterina anormal** es por mucho la más usual, debido en particular a fibromas submucosos que protruyen hacia la cavidad uterina (fig. 14-5).

■ **TABLA 14-2** Síntomas clínicos de leiomiomas uterinos (siglas mnemotécnicas: FIBROIDS)
F: Frecuencia y retención urinarias, hidronefrosis
I: Anemia por deficiencia de hierro (del inglés, *Iron*)
B: Anomalías hemorrágicas (del inglés, *Bledding*) (menorragia, metrorragia, menometrorragia, goteo sanguíneo poscoito, distensión abdominal)
R: Reproducción difícil (trabajo de parto disfuncional, trabajo de parto/parto, presentaciones anómalas fetales, aumento de la necesidad de cesárea)
O: Estreñimiento (del inglés, *Obstipation*) y compresión rectal
I: Infertilidad (fracaso de la implantación, aborto espontáneo)
D: Dismenorrea, dispareunia
S: Sin síntomas (lo más frecuente)

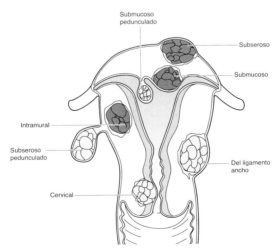

FIGURA 14-5. Localizaciones comunes de los fibromas uterinos

Por lo general, la hemorragia anormal se presenta en forma de periodos menstruales cada vez más abundantes y prolongados (antes menorragia). Los fibromas pueden también causar la aparición de manchas de sangre después del coito (goteo poscoito), hemorragia entre periodos (antes metrorragia) o hemorragia irregular abundante (antes menometrorragia). La pérdida sanguínea debida a fibromas puede ocasionar una **anemia crónica por deficiencia de hierro**, mareo, debilidad y fatiga.

En general, el **dolor pélvico** no es parte usual del complejo sintomático, a menos que haya afección vascular, que es muy común en los fibromas pedunculados subserosos. De todos modos las pacientes pueden experimentar **dismenorrea** secundaria, en particular cuando ocurre una hemorragia abundante y prolongada. Las manifestaciones relacionadas con la compresión (sensación de opresión pélvica, estreñimiento, hidronefrosis y estasis venosa) varían según el número, tamaño y localización de los leiomiomas. Si un fibroma presiona las estructuras cercanas, las pacientes pueden quejarse de estreñimiento, frecuencia o incluso retención urinaria, porque el espacio dentro de la pelvis se reduce.

Los fibromas submucosos pueden afectar a la implantación, la placentación y un embarazo en proceso. La resección de fibromas submucosos en pacientes con diagnóstico de infertilidad lleva a tasas de concepción más elevadas. Los fibromas intramurales y subserosos tienen poca probabilidad de repercutir en la concepción o modificar las pérdidas gestacionales, excepto cuando son múltiples. Sin embargo, la vasta mayoría de mujeres con fibromas puede **concebir sin dificultad alguna**. Cuando los fibromas son múltiples, grandes (de 5 a 10 cm) o localizados en el sitio de implantación de la placenta, pueden contribuir a tasas de trabajo de parto y parto pretérmino más altas, presentaciones anómalas fetales, trabajo de parto disfuncional y cesárea. La tasa de complicaciones preparto e intraparto es de 10 a 40%.

Exploración física

De acuerdo con su localización y tamaño, los leiomiomas uterinos a veces se pueden **palpar en la exploración ginecológica bimanual o abdominal**. La exploración bimanual a menudo revela un útero con crecimiento irregular y protrusiones a manera de empedrado que se perciben firmes o sólidas al tacto.

VALORACIÓN DIAGNÓSTICA

El diagnóstico diferencial de los leiomiomas uterinos depende de los síntomas de la paciente (tabla 14-3). Puesto que la mayoría de aquellas con leiomiomas cursa asintomática, el diagnóstico a veces se hace solo por hallazgo incidental.

La **ultrasonografía pélvica** es el medio más frecuente de diagnóstico. Los fibromas pueden observarse como zonas de hipoecogenicidad entre un material miometrial normal. La HSG, la ultrasonografía con inyección de solución salina (sonohisterografía) y la histeroscopia son recursos adicionales para precisar la localización y el tamaño de los fibromas uterinos, que pueden ser valiosos para identificar fibromas submucosos y diferenciar entre fibromas y pólipos dentro de la cavidad uterina. La IRM tiene especial utilidad para distinguir los fibromas de la adenomiosis (capítulo 15), así como para planear la intervención quirúrgica.

TABLA 14-3 Diagnóstico diferencial de los fibromas uterinos

Hemorragia uterina anormal

Estructural	Adenomiosis, pólipos endometriales, neoplasia intraepitelial endometrial Cáncer: endometrial, cervical, vaginal
Por endocrinopatías	Tiroidopatías, hiperprolactinemia, síndrome de ovarios poliquísticos, enfermedad de Cushing
Por anovulación u oligoovulación	Idiopática, por esfuerzo, ejercicio, obesidad, cambios rápidos de peso, síndrome de ovarios poliquísticos o endocrinopatía
Por infecciones	Endometritis, cervicitis, vaginitis
Por fármacos	Anticonceptivos hormonales, progestágenos, anticoagulantes, corticoesteroides, psicofármacos, anticonvulsivos digitálicos, quimioterapia
Por coagulopatías	Trombocitopenia (por púrpura trombocitopénica idiopática, hiperesplenismo, insuficiencia renal crónica), enfermedad de von Willebrand, leucemia aguda, hepatopatía avanzada
Por traumatismos	Coito, abuso sexual, cuerpos extraños, traumatismo pélvico

Con masa pélvica o crecimiento uterino

Ginecológicas	Embarazo, adenomiosis, quiste ovárico, neoplasia ovárica, absceso tuboovárico, leiomiosarcoma, cáncer uterino, embarazo ectópico, hidrosálpinge
Abdominales	Quiste peritoneal, embarazo ectópico (abdominal), aneurisma aórtico
Gastrointestinales	Flemón por rotura del apéndice, divertículo roto, cáncer intestinal, flemón pancreático
Genitourinarias	Urinoma, tumor renal (incluido el riñón pélvico)

Cualquiera de estas condiciones puede coexistir con los fibromas.

TRATAMIENTO

La mayoría de los casos de fibromas uterinos no requiere tratamiento y es **apropiada una conducta expectante**. Pero el diagnóstico de leiomiomas debe ser inequívoco. Deben descartarse otras tumoraciones pélvicas y vigilarse a la paciente con fibromas en crecimiento activo por seguimiento cada 6 meses para determinar su crecimiento y tamaño.

Cuando los leiomiomas causan dolor intenso, hemorragia abundante o irregular, infertilidad o síntomas de compresión, debe considerarse su tratamiento. Cuando los fibromas muestran crecimiento en la posmenopausia o en extremo rápido, debe iniciarse su estudio y considerarse el tratamiento. La opción terapéutica depende de la edad de la paciente, el estado respecto del embarazo, el deseo de procreación futura y el tamaño y localización de los fibromas.

Hay numerosos tratamientos médicos para los síntomas de los leiomiomas (tabla 14-4). Las **opciones no hormonales**, que incluyen fármacos antiinflamatorios no esteroides y antifibrinolíticos (ácido tranexámico), se limitan a aliviar las manifestaciones de dismenorrea, hemorragia abundante y prolongada, y anemia.

Las **opciones hormonales** incluyen ACO combinados, progestágenos (acetato de medroxiprogesterona, dispositivo intrauterino [DIU] liberador de levonorgestrel y acetato de noretindrona), mifepristona, andrógenos (danazol y gestrinona) y agonistas de la hormona liberadora de gonadotropinas (GnRH) (acetatos de nafarelina, de leuprolida de depósito y de goserelina). Igual que con las opciones terapéuticas no hormonales, las hormonales se limitan al tratamiento de la dismenorrea y la hemorragia anormal, con excepción de los agonistas de GnRH, que se ha visto encogen los fibromas y disminuyen la hemorragia por decremento de la concentración de estrógenos circulantes. Por desgracia, los tumores suelen reiniciar su crecimiento después de discontinuar el

---

■ **TABLA 14-4** Tratamientos médicos de los leiomiomas uterinos (siglas mnemotécnicas: GO PAN AM)
G: Agonistas de **GnRH** (acetatos de nafarelina, de leuprolida de depósito y de goserelina)
O: Píldoras anticonceptivas **O**rales
P: Progestágenos (acetato de medroxiprogesterona, DIU liberador de levonorgestrel, acetato de noretindrona)
A: Antifibrinolíticos (ácido tranexámico)
N: Fármacos antiinflamatorios **N**o esteroideos
A: Androgénicos (danazol y gestrinona)
M: Mifepristona
GnRH, hormona liberadora de gonadotropinas; DIU, dispositivo intrauterino

medicamento. Para las mujeres cerca de la menopausia, estos tratamientos se pueden usar como una **medida contemporizadora** hasta que sus propios estrógenos endógenos disminuyan en forma natural. De manera similar, se pueden usar agonistas de GnRH para reducir el tamaño de los fibromas, detener la hemorragia y aumentar el hematocrito antes del tratamiento quirúrgico.

Se usa cada vez más **la embolización de las arterias uterinas (EAU)** como un abordaje quirúrgico menos invasivo para tratar los fibromas sintomáticos. El procedimiento suele realizarlo un radiólogo intervencionista, que introduce un catéter en la arteria femoral con anestesia local para inyectar un agente embolizante

en cada arteria uterina (fig. 14-6). El propósito es disminuir el flujo sanguíneo del fibroma y así causar su necrosis isquémica, degeneración y reducción. Puesto que el tratamiento no es específico de un fibroma determinado, se puede afectar el flujo sanguíneo del útero y los ovarios. No debe usarse EAU en mujeres que planean embarazarse después de la intervención y tampoco se recomienda para los fibromas grandes y pedunculados.

Una de las opciones más recientes para tratar los fibromas uterinos es la **intervención quirúrgica ultrasonográfica dirigida bajo guía por resonancia magnética (MRgFUS)**, donde se usa IRM para localizar los fibromas individuales, que después

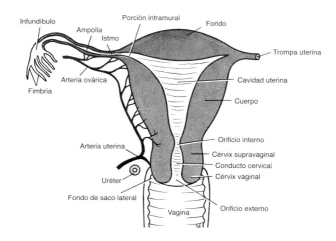

FIGURA 14-6. Embolización de las arterias uterinas (EAU) para el tratamiento de los fibromas. La arteria uterina que aquí se muestra se puede cateterizar a través de un abordaje femoral bajo fluoroscopia. El catéter se guía hasta la arteria uterina, donde se inyectan microesferas de alcohol polivinílico (APV). Como resultado, hay una disminución del flujo sanguíneo de los fibromas que causa su necrosis y desvascularización.

se someten a lisis térmica con ondas ultrasónicas de elevada intensidad. La técnica se reserva comúnmente para mujeres en la premenopausia que ya no desean procreación y sí conservar el útero. El procedimiento se puede hacer en un contexto externo, pero es costoso y sus disponibilidad no está muy extendida en la actualidad.

En la tabla 14-5 se enlistan las indicaciones de intervención quirúrgica por fibromas. Una **miomectomía** es la resección quirúrgica de uno o más fibromas de la pared uterina y suele reservarse para pacientes con fibromas sintomáticos que desean conservar la fertilidad o que deciden no someterse a una histerectomía. Las miomectomías se pueden hacer por histeroscopia, laparoscopia con y sin asistencia robótica o por vía abdominal. La principal desventaja de la miomectomía es que los fibromas recurren en más de 60% de las pacientes en 5 años y con frecuencia se forman adherencias, que podrían complicar todavía más el dolor y la infertilidad.

La **histerectomía** constituye el tratamiento definitivo de los leio-

miomas. Se puede practicar por las vías vaginal y laparoscópica ante miomas pequeños; ante miomas grandes o múltiples suele requerirse la abdominal. Si los ovarios presentan alteración patológica o se dañó el flujo sanguíneo, debe hacerse también ooforectomía. De otra manera, se conservarán los ovarios con aspecto normal en las mujeres menores de 65 años. Debido al potencial de hemorragia (por el mayor flujo sanguíneo) se evitará la intervención quirúrgica durante el embarazo, si bien en algún momento después del parto se pueden requerir miomectomía o histerectomía.

Mujeres que se someten a miomectomías e histerectomías con invasión mínima donde se utiliza la **fragmentación eléctrica** para retirar el espécimen, tienen un riesgo pequeño de diseminar un **sarcoma uterino no diagnosticado**, incluidos los leiomiosarcomas. Por ese motivo, en el American College of Obstetricians and Gynecologists (ACOG) se emitió un informe especial donde se recalca la importancia del asesoramiento de la paciente, el consentimiento informado y la valoración

▦ **TABLA 14-5** Indicaciones de intervención quirúrgica por leiomiomas uterinos
Hemorragia uterina anormal que causa anemia
Dolor pélvico intenso o amenorrea secundaria
Incertidumbre de si se trata de un fibroma u otro tipo de tumor
Frecuencia o retención urinarias, o hidronefrosis
Crecimiento después de la menopausia
Pérdida gestacional recurrente o infertilidad
Aumento rápido de sus dimensiones

preoperatoria cuando se planea utilizar la fragmentación intraperitoneal eléctrica.

SEGUIMIENTO

Cuando no está indicada la histerectomía en una paciente con fibromas, deberá hacerse un seguimiento cuidadoso del tamaño y la localización de los tumores. El rápido crecimiento de uno en mujeres en la posmenopausia puede ser signo de un leiomiosarcoma (en extremo raro) u otra neoplasia pélvica, y debe investigarse de inmediato. Los anticonceptivos orales de dosis baja y el tratamiento de restitución hormonal no parecen conllevar un riesgo para la paciente de recurrencia de fibromas.

PÓLIPOS ENDOMETRIALES

PATOGENIA

Los pólipos endometriales son proliferaciones benignas localizadas de **glándulas y estroma endometriales** sobre un núcleo vascular, que varían en tamaño de milímetros a varios centímetros y pueden ser pedunculados o sésiles, únicos o múltiples. En general, se encuentran dentro de la cavidad uterina, pero también pueden presentar prolapso a través del conducto endocervical hacia la vagina.

EPIDEMIOLOGÍA

Su incidencia aumenta con la edad y se encuentran sobre todo en mujeres de 40 a 50 años. Aquellas que toman **tamoxifeno** para prevención del cáncer mamario tienen riesgo de desarrollar pólipos, quistes y cáncer endometriales.

MANIFESTACIONES CLÍNICAS

Antecedentes

Las mujeres con pólipos endometriales acuden al médico máxime por hemorragia vaginal anormal. Aquellas en la premenopausia pueden presentarse con hemorragia entre periodos menstruales (metrorragia), pero también con una más abundante (menorragia), una irregular abundante (menometrorragia) o una hemorragia poscoito. Cualquier hemorragia en una mujer en la posmenopausia requiere investigación. Los pólipos endometriales contribuyen con 25% de las causas de **hemorragia en la posmenopausia**.

Valoración diagnóstica

Ultrasonografía pélvica, sonohisterografía e histeroscopia son los principales métodos de valoración de la presencia, el tamaño y número de los pólipos, respectivamente. El beneficio añadido de la histeroscopia es posiblemente el del tratamiento inmediato. Como con otras causas de hemorragia anormal, a las mujeres de 45 años y mayores que la presentan por pólipos endometriales debe practicárseles una **biopsia endometrial** antes de su exéresis.

TRATAMIENTO

Aunque casi todos los pólipos son benignos, pueden ser malignos o premalignos en casi 5% de las mujeres en la posmenopausia y de 1 a 2% en aquellas en la premenopausia. Además, los pólipos endometriales pueden enmascarar la hemorragia de otras fuentes, como la **neoplasia intraepitelial endometrial** (NIE) (25%) o el cáncer endometrial (< 1%). Por ese motivo, en general se recomienda que se extirpen los pólipos en las pacientes en la posmenopausia. Las pacientes en la premenopausia requieren la exéresis de los pólipos sintomáticos y cualquiera asintomático en aquellas con riesgo de infertilidad, NIE y cáncer endometrial.

ENFERMEDAD PREMALIGNA DEL ENDOMETRIO (NEOPLASIA INTRAEPITELIAL ENDOMETRIAL)

PATOGENIA

Es importante en la clínica la enfermedad premaligna del endometrio, por su papel en la hemorragia uterina anormal y el riesgo de avance hasta el adenocarcinoma endometrioide.

En la actualidad hay dos sistemas de clasificación de las lesiones premalignas del endometrio: el esquema de la Organización Mundial de la Salud de 1994 (OMS 94) y el más reciente y preferible del International Endometrial Collaboration Group.

En el esquema histopatológico de la OMS 94 se clasifica a la hiperplasia endometrial con base en la **complejidad de las glándulas** y la presencia o ausencia de **atipias celulares**. Agrupa a la hiperplasia endometrial en cuatro tipos: hiperplasia simple, hiperplasia compleja, hiperplasia atípica simple e hiperplasia atípica compleja (tabla 14-6), que tienen una probabilidad de 1, 3, 8 y 29%, respectivamente, de progresar a cáncer endometrial o incluir uno concomitante. Por desgracia, este sistema de clasificación tiene mala reproducibilidad y no toma en cuenta la diferencia en el riesgo de cáncer por el tratamiento clínico entre los grupos.

En el esquema del NIE se clasifican de manera más confiable los cambios patológicos en clínicamente significativos y de pronóstico. En ese sistema se usan tres categorías para la enfermedad endometrial: **benigna** (hiperplasia endometrial benigna), **premaligna** (NIE) y **maligna** (adenocarcinoma endometrial).

La proliferación endometrial es parte normal del ciclo menstrual, que ocurre durante la fase folicular

---

■ TABLA 14-6 Clasificación de la neoplasia intraepitelial endometrial y su progresión a cáncer endometrial

Tipo de arquitectura	Atipias citológicas	Progresión a cáncer endometrial (%)
Hiperplasia simple	Ausentes	1
Hiperplasia compleja	Ausentes	3
Hiperplasia atípica simple	Presentes	8
Hiperplasia atípica compleja	Presentes	29

(proliferativa) con el predominio de los estrógenos en el ciclo. La proliferación simple es una sobreabundancia del endometrio histológicamente normal. Cuando el endometrio se expone a la estimulación por **estrógenos endógenos o exógenos en forma continua**, en ausencia de progesterona, la proliferación endometrial simple puede avanzar a la hiperplasia y NIE. Esta estimulación estrogénica sin oposición puede ser de fuente exógena o endógena. La fuente exógena más frecuente es el **tratamiento de restitución de estrógenos sin progesterona** en mujeres con útero. En aquellas con obesidad, el exceso de tejido adiposo produce una mayor **conversión periférica** de andrógenos (androstendiona y testosterona) a estrógenos (estrona y estradiol), por la acción de una aromatasa en los adipocitos.

Este exceso de estimulación estrogénica puede entonces promover el sobrecrecimiento del endometrio, con hiperplasia benigna, NIE o cáncer resultante. Los cambios no necesariamente afectan a todo el endometrio, sino que pueden corresponder a **parches focales** dentro del normal o a un **carcinoma endometrial concomitante**. La NIE conlleva un mayor riesgo de progresión a cáncer endometrial y puede coexistir con éste hasta en 27 a 52% de las ocasiones.

EPIDEMIOLOGÍA

La NIE suele presentarse en mujeres en la menopausia o perimenopausia, pero también puede en aquellas en la premenopausia con anovulación crónica u obesidad, como las que padecen el síndrome de ovarios poliquísticos (SOP). La mayoría de las mujeres con hiperplasia atípica compleja o neoplasia intraepitelial endometrial (NIE) se encuentra en la perimenopausia o posmenopausia.

FACTORES DE RIESGO

Las pacientes en riesgo de NIE, como aquellas con el correspondiente de carcinoma endometrial, por lo común presentan alguna forma de exposición a **estrógenos sin oposición** (tabla 14-7), que incluye a aquellas con obesidad, nuliparidad, en la menopausia tardía y con uso de estrógenos exógenos sin progesterona. La anovulación crónica, el SOP y los tumores productores de estrógenos, como los de células de la granulosa-teca, también ponen a las mujeres en un mayor riesgo de NIE. Puesto que tiene una débil actividad agonista estrogénica, el **tamoxifeno** aumenta el riesgo de NIE por estimulación del revestimiento endometrial de quienes lo toman. Ambas, hipertensión y diabetes mellitus, son factores de riesgo independientes de NIE. Las mujeres con el síndrome de Lynch II (cáncer colorrectal hereditario no asociado con poliposis [HNPCC]) presentan un aumento de más de 10 veces en el riesgo de por vida de NIE y cáncer endometrial.

MANIFESTACIONES CLÍNICAS

Antecedentes

Las pacientes con NIE por lo general acuden al médico debido a periodos prolongados de **anovulación crónica o amenorrea**, seguidos por **hemorragia uterina irregular o excesiva**. La hemorragia uterina en una mujer en la posmenopausia debe llevar a la sospecha de NIE o carcinoma endometrial (capítulo 29), hasta que se demuestre lo contrario.

▨ **TABLA 14-7** Factores de riesgo de neoplasia intraepitelial endometrial (siglas mnemotécnicas: ENDOMETRIUM)
E: Excesivo uso de estrógenos exógenos sin progesterona
N: Nuliparidad
D: Diabetes mellitus
O: Obesidad
M: Menstruación irregular
E: Elevación de la presión arterial
T: Tamoxifeno
R: Cáncer **R**ectal (antecedente personal de cáncer colorrectal hereditario no asociado con poliposis)
I: Infertilidad como antecedente
U: Estrógenos sin oposición (del inglés *Unopposed*)
M: Menopausia tardía (> 55 años)

Exploración física

En ocasiones el útero estará crecido por NIE, lo que se atribuye tanto al aumento de la masa del endometrio como a la proliferación del miometrio en respuesta a la estimulación estrogénica continua. Es usual que la **exploración ginecológica** no aporte datos anormales. Las pacientes pueden también presentar síntomas relacionados con la anovulación crónica, como obesidad abdominal, acantosis pigmentaria, acné e hirsutismo.

Valoración diagnóstica

La NIE se diagnostica en especial como parte de la evaluación de una hemorragia uterina anormal. Después del interrogatorio y la exploración física, suele hacerse una **ultrasonografía pélvica**, que puede revelar una banda endometrial con engrosamiento difuso o una lesión focal. Sin embargo, **se requiere el diagnóstico histopatológico** de NIE, que debe hacerse en cualquier mujer > 45 años con hemorragia uterina anormal (HUA) y aquellas en la posmenopausia con una banda endometrial ≥ 4 mm o hemorragia recurrente. Una mujer con HUA en alto riesgo de cáncer endometrial debe realizársele biopsia, **independientemente de la edad**. Una biopsia endometrial es la primera modalidad de estudio. Sin embargo, si el espécimen es inadecuado o no puede obtenerse por malestar de la paciente o estenosis cervical, ante el diagnóstico presuncional de NIE debe hacerse **histeroscopia con dilatación y legrado**, dado el riesgo de cáncer concomitante.

TRATAMIENTO

La terapéutica de la enfermedad endometrial premaligna depende de su clase histopatológica; el propósito es controlar la hemorragia anormal y prevenir la progresión de la enfermedad. La hiperplasia endometrial benigna (simple y compleja sin atipias) se puede tratar médicamente con **progestágenos**, que revierten la hiperplasia endometrial benigna al contrarrestar los efectos mitogénicos de los estrógenos y activar los receptores de progesterona para estimular la decidualización del estroma y el adelgazamiento del endometrio. No se han establecido esquemas y dosis estandarizados para el tratamiento con progestágenos.

Por lo general, se administran **acetato de medroxiprogesterona** o **acetato de megestrol** a dosis que inhiban y, en un momento dado, reviertan la hiperplasia endometrial benigna. Los efectos secundarios de los progestágenos pueden incluir hemorragia irregular, distensión abdominal, cefalea, irritabilidad y depresión. La progesterona vaginal micronizada, el DIU de libración de levonorgestrel (Mirena®), la noretindrona y la forma inyectable de medroxiprogesterona son modalidades terapéuticas alternativas. El progestágeno suele administrarse en forma cíclica o continua durante 3 a 6 meses y después se repite la biopsia endometrial para valorar la remisión de la enfermedad. Se puede repetir el tratamiento con el progestágeno a dosis mayor o en conjunción con un DIU que libera levonorgestrel si se encuentra enfermedad residual en la biopsia repetida. Una vez tratada la hiperplasia endometrial benigna, debe iniciarse el tratamiento preventivo con progestágenos en forma cíclica o continua regular para prevenir las recurrencias.

La **histerectomía** es el tratamiento ideal para las mujeres con NIE (hiperplasia endometrial atípica), que son malas candidatas quirúrgicas o que desean fertilidad en el futuro. Aunque sin comprobarse,

se han utilizado con éxito los **progestágenos orales e intrauterinos** en este grupo de pacientes, además de la biopsia endometrial seriada. No deben usarse la lisis endometrial, la fragmentación eléctrica y la histerectomía supracervical en las pacientes con NIE.

QUISTES OVÁRICOS Y TUMORES ANEXIALES

REPASO

Los tumores anexiales quísticos de los ovarios, las trompas de Falopio y las estructuras hísticas circundantes pueden ser de origen ginecológico o no y de naturaleza benigna o maligna. Los factores, como la localización de la tumoración, la edad y el estado de reproducción de la paciente, así como los antecedentes familiares, ayudan a determinar la naturaleza de este frecuente caso ginecoobstétrico. Si bien la mayoría de los tumores anexiales son benignos, una meta importante es descartar el cáncer. Las **mujeres en la posmenopausia**, aquellas con **antecedente familiar sólido** de cáncer mamario y ovárico, y quienes tienen **un síndrome de cáncer ovárico hereditario**, presentan el máximo riesgo de cáncer ovárico.

PATOGENIA

En general, los tumores anexiales quísticos se pueden dividir en quistes funcionales y neoplásicos. Los tumores benignos y malignos del ovario se abordan con detalle en el capítulo 30. Los **quistes funcionales** ováricos son resultado del funcionamiento fisiológico normal de éstos (capítulo 20) y se dividen en **foliculares** y de **cuerpo amarillo**.

Los quistes foliculares son los más comunes de tipo funcional y se originan de la falla de la rotura de un folículo durante la fase de su maduración en el ciclo menstrual. Los quistes funcionales pueden variar en tamaño de **3 a 8 cm** y **normalmente son asintomáticos** y unilaterales (fig. 14-7). Los quistes foliculares grandes que causan una masa ovárica palpable hipersensible pueden llevar a la **torsión ovárica** cuando son > 4 cm y < 8 cm de diámetro. La mayoría de los quistes foliculares se **resuelve en forma espontánea** en 60 a 90 días. Los quistes simples < 2.5 cm de diámetro por lo general son fisiológicos.

Los **quistes del cuerpo amarillo** son quistes funcionales comunes que se presentan durante la fase lútea del ciclo menstrual. La mayoría se forma cuando el cuerpo amarillo no involuciona después de 14 d y crece (> 3 cm) o se vuelve hemorrágico (cuerpo hemorrágico). Estos quistes pueden causar un **retraso de la menstruación** y un dolor sordo en **cuadrantes inferiores abdominales**. Las pacientes con un quiste de cuerpo amarillo roto pueden acudir con dolor agudo y manifestaciones de hemoperitoneo en una etapa avanzada de la fase lútea.

Los **quistes tecaluteínicos** son bilaterales, grandes, llenos de un líquido transparente de color ámbar. Estos quistes ováricos son resultado de la estimulación por cifras anormalmente altas de la fracción β de gonadotropina coriónica humana (p. ej., debido a un embarazo molar, un coriocarcinoma o el tratamiento de inducción de la ovulación).

Los **endometriomas** se producen a partir de la proliferación del tejido endometrial ectópico dentro del ovario y también se denominan "**quistes de chocolate**", nombre derivado del material pardo espeso de sangre antigua que contienen. Las pacientes pueden acudir con manifestaciones de endometriosis, como dolor pélvico, dismenorrea, dispareunia e infertilidad.

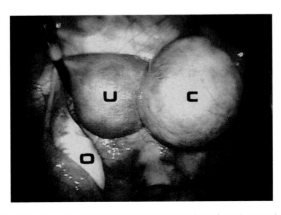

FIGURA 14-7. Vista laparoscópica de un gran quiste ovárico. *C*, ovario con quiste; *U*, útero; *O*, ovario normal. (Tomada de Emans J, Laufer M, Goldstein DP. *Pediatric and Adolescent Gynecology*, 5th ed. Philadelphia, PA: Lippincott Williams & Wilkins; 2005.)

EPIDEMIOLOGÍA

De los tumores ováricos de las mujeres en edad reproductiva, > 75% corresponde a **quistes funcionales** y < 25%, a **neoplasias no funcionales**.

FACTORES DE RIESGO

Aunque se pueden encontrar quistes funcionales ováricos en mujeres de cualquier edad, se presentan sobre todo entre la pubertad y la menopausia. Las **mujeres que fuman** tienen el doble de quistes funcionales.

El riesgo de cáncer ovárico en la **población general es de 1.6%** o de 1 en 70, más alto en las nulíparas, quienes presentan infertilidad primaria o endometriosis y aquellas con menarquia temprana y menopausia tardía. El riesgo de cáncer ovárico aumenta a 5% en mujeres con **antecedente familiar de cáncer ovárico** en un pariente de primer grado (madre, hija o hermana). Las mujeres que portan la **mutación** de *BRCA1* tienen una probabilidad de 41 a 46% de sufrir cáncer ovárico, de trompa de Falopio o peritoneal primario a los 70 años. El riesgo es de 10 a 27% en las mujeres que se sabe presentan la **mutación del gen** *BRCA2*. Las mujeres con el **síndrome de Lynch** (antes CCH-NAP) tienen un riesgo de cáncer ovárico de toda la vida de 5 a 10%.

MANIFESTACIONES CLÍNICAS

Antecedentes

Las pacientes con quistes funcionales presentan una diversidad de síntomas, dependiendo del tipo. Los quistes foliculares tienden a ser **asintomáticos** y solo en ocasiones producen alteraciones menstruales, como intervalos intermenstruales prolongados o ciclo cortos. Los quistes foliculares más grandes ocasionan **dolor pélvico leve, dispareunia y torsión ovárica**. Los quistes de cuerpo amarillo pueden causar dolor pélvico local y **amenorrea o retraso menstrual**. El dolor abdominal agudo tal vez sea resultado de un quiste de cuerpo amarillo hemorrágico, la torsión ovárica o la rotura de un quiste folicular. Las pacientes con una causa infecciosa pueden presentar fiebre o calosfríos.

En las pacientes con tumores anexiales deben indagarse los antecedentes menstruales y sexuales, así como los familiares y personales de cáncer mamario u ovárico y los síndromes familiares de cáncer.

Exploración física

La exploración física inicial de una paciente con un quiste anexial o dolor debe incluir la valoración de signos vitales, el aspecto general, así como el examen de los **ganglios linfáticos abdominales e inguinales**. Los datos de la exploración **ginecológica bimanual** varían según el tipo de quiste, pero deben incluir la revisión de vulva, vagina, cérvix, útero y anexos. Los quistes foliculares tienden a ser < 8 cm y de estructura simple o unilocular. Los quistes luteínicos en general son mayores y a menudo se sienten más firmes y sólidos a la palpación. Un quiste roto puede causar dolor a la palpación abdominal, con hipersensibilidad de rebote. Cuando un quiste ovárico produce torsión anexial, la paciente tal vez presente un abdomen agudo, náusea y vómito.

Valoración diagnóstica

Los estudios de laboratorio a ordenar dependen de los datos del interrogatorio y la exploración física. Una **prueba de embarazo** en orina o suero puede descartar un embarazo normal o anormal, en tanto que un **hemograma completo** provee datos de un proceso infeccioso o hemorrágico. Debe hacerse la detección de **gonorrea y clamidiasis, así como de infección de vías urinarias,** según esté indicado.

El principal recurso de imagen para el estudio de masas anexiales quísticas es la **ultrasonografía pélvica transvaginal,** que permite una mejor caracterización del quiste y puede guiar hacia el paso diagnóstico siguiente y el tratamiento. En la tabla 14-8 y el capítulo 30 se revisan los datos ultrasonográficos vinculados con las tumoraciones anexiales quísticas, benignas o malignas. Las masas quísticas benignas tienden a ser unilaterales, < 10 cm y simple en apariencia con **paredes delgadas y lisas.** Algunas masas complejas benignas, como los endometriomas y los quistes dermoides, pueden presentar aspectos ultrasonográficos clásicos. Se sugiere un cáncer ante una masa compleja > 10 cm con irregularidades de su pared, tabicaciones, componentes papilares o sólidos, flujo sanguíneo interno y ascitis vinculada.

Puesto que la mayoría de los quistes funcionales se resuelve de manera espontánea en 60 a 90 d, pueden usarse ultrasonografías seriadas en ese intervalo para verificar su resolución. Suelen reservarse la **tomografía computarizada (TC) y la IRM** para la valoración secundaria de procesos abdominales preocupantes, masas complejas y la sospecha de cáncer. Pueden proveer la valoración de estructuras cercanas e indagar datos de ascitis, crecimiento de ganglios linfáticos y afección metastásica.

A menudo se hace una determinación de la **concentración de CA-125** en las pacientes con alto riesgo de cáncer ovárico. Sin embargo, en aquellas en la premenopausia, la cifra de CA-125 puede elevarse por multitud de motivos benignos (endometriosis, infección, inflamación crónica, etc.). Por ese motivo, este marcador tumoral sérico debe usarse solo como medio de evaluación de la respuesta al tratamiento por quimioterapia y no como prueba de detección o para el diagnóstico, de acuerdo con las guías del American College of Obstetricians and Gynecologists (ACOG) (*véase* capítulo 30).

En este capítulo también se incluye el uso de otros **marcadores tumorales séricos** en el contexto de las masas anexiales.

DIAGNÓSTICO DIFERENCIAL

El diagnóstico diferencial de las masas anexiales quísticas incluye embarazo ectópico, hidrosalpinge, enfermedad inflamatoria pélvica, torsión anexial, absceso tuboovárico, endometriomas, quistes dermoides, cistadenomas, fibromas pedunculados y anomalías de los conductos de Müller. Las fuentes urológicas y gastrointestinales, como los divertículos ureterales o vesicales, el riñón pélvico y los abscesos diverticulares, son menos frecuentes. La enfermedad metastásica mamaria y del aparato digestivo puede también manifestarse como tumor anexial.

Tratamiento

La terapéutica de los tumores quísticos anexiales depende de la edad de la paciente y las características del quiste. La mayoría de los **quistes foliculares** debe resolverse espontáneamente en 60 a 90 d, periodo durante el cual a menudo se inician anticonceptivos orales que no se administran

TABLA 14-8 Tratamiento de una masa anexial quística

Edad	Tipo	Tamaño del quiste (cm)	Tratamiento
Premenárquica	Cualquiera	> 2 cm	Valoración quirúrgica
Reproductiva	Simple	≤ 5	No requiere seguimiento
		> 5 y ≤ 7	Repetir la ultrasonografía en 1 año
		> 7	Estudios de imagen adicionales o valoración quirúrgica si hay cambios
	Hemorrágico	≤ 5	No se requiere seguimiento
		> 5	Repetir la ultrasonografía en 6 a 12 semanas
	Endometrioma	Cualquiera	Repetir la ultrasonografía en 6 a 12 semanas. Después, si no se extirpa quirúrgicamente, revisión anual
	Nódulo sin flujo o múltiples tabicaciones delgadas	Cualquiera	IRM y evaluación quirúrgica

(Continúa)

■ **TABLA 14-8** Tratamiento de una masa anexial quística (*Continuación*)

Edad	Tipo	Tamaño del quiste (cm)	Tratamiento
Posmenopáusica	Simple	< 1	No requiere seguimiento
		> 1 y ≤ 7	Repetir la ultrasonografía en 1 año
		> 7	Estudios de imagen adicionales o valoración quirúrgica
	Hemorrágico		En la menopausia temprana, repetir la ultrasonografía en 6 a 12 semanas
			En la menopausia tardía: evaluación quirúrgica
	Nódulo sin flujo o múltiples tabicaciones delgadas	Cualquiera	Evaluación quirúrgica o IRM

Cualquier masa quística que contenga tabicaciones gruesas, componentes nodulares/sólidos, con flujo sanguíneo Doppler anormal y engrosamiento de la pared del quiste, o se acompañe de ascitis y otras masas epiploicas/peritoneales, amerita la valoración quirúrgica por la mayor sospecha de cáncer. Es apropiada la remisión a un oncólogo ginecológico.

para los quistes presentes sino para suprimir la ovulación y prevenir la formación de quistes en el futuro.

Aunque no hay un límite absoluto para la observación con base en el tamaño del ovario, casi todos los quistes ováricos simples son benignos y se resolverán en forma espontánea, incluso los > 10 cm o en mujeres en la posmenopausia. Dado que < 1% de los quistes simples es maligno, un abordaje razonable es el de solo observación por **ultrasonografía periódica** en ausencia de síntomas o factores de riesgo mayores. No se ha determinado el intervalo y la duración óptimos de la vigilancia.

También está indicada la observación de **masas complejas** asintomáticas y que se suponen benignas, como quistes dermoides, endometriomas e hidrosalpinges. Lo mismo es válido para mujeres **malas candidatas quirúrgicas**. La obtención periódica de estudios de imagen por ultrasonografía o IRM puede ser más apropiada para estas pacientes con riesgo quirúrgico alto y preocupación leve de cáncer.

La **intervención quirúrgica** está indicada en pacientes con síntomas agudos de dolor, infección, hemorragia o torsión. Debe hacerse la extirpación quirúrgica si una masa en observación se torna sintomática o muestra proliferación. De ser posible, deben usarse **procedimientos mínimamente invasivos** para disminuir el tiempo quirúrgico, la duración de la estancia hospitalaria, la morbilidad perioperatoria y el tiempo de recuperación. De manera similar, cuando sea posible, deben agotarse todos los recursos para la **conservación de la función ovárica**.

Si se sospecha cáncer en una paciente con una tumoración anexial quística, es apropiado remitirla a un oncólogo ginecológico.

PUNTOS CLAVE

- Las anomalías anatómicas del útero son en extremo raras y resultado de problemas de la fusión de los conductos paramesonéfricos (de Müller). Por lo tanto, a menudo se vinculan con anomalías de vías urinarias y renales.

- De estar presentes, los síntomas de las anomalías uterinas incluyen amenorrea, dismenorrea, dolor pélvico cíclico, infertilidad, pérdida gestacional recurrente y trabajo de parto prematuro.

- Las anomalías se diagnostican por exploración física, ultrasonografía pélvica, TC, IRM, HSG, histeroscopia y laparoscopia.

- Los tabiques uterinos se pueden tratar por exéresis quirúrgica cuando causan síntomas.

- Los fibromas son tumores benignos de músculo liso sensibles a estrógenos, de causa desconocida y que se encuentran en > 70% de las mujeres en edad reproductiva.

- La incidencia de fibromas es de 3 a 9 veces mayor en las mujeres afroestadounidenses que en las caucásicas, asiáticas y latinas. El riesgo también aumenta en las mujeres con obesidad que no fuman y en la perimenopausia.

- Los fibromas pueden ser submucosos, intramurales o subserosos, y crecer hasta alcanzar un gran tamaño, en especial durante el embarazo. Son asintomáticos en 50 a 65% de las pacientes; cuando producen síntomas quizá causen hemorragia abundante o prolongada (lo más usual), compresión, dolor e infertilidad (rara).

- Los fibromas suelen diagnosticarse por ultrasonografía pélvica. En la mayor parte de los casos no se requiere tratamiento. Sin embargo, se puede ser cauto ante una hemorragia anormal y contemporizar con el uso de anticonceptivos hormonales, progestágenos, ácido tranexámico o análogos de GnRH. Se puede realizar una miomectomía cuando se desea fertilidad futura. Se pueden usar la lisis endometrial, la EAU y la MRgFUS cuando ya no se desea fertilidad.

- Los fibromas se tratan de manera definitiva por histerectomía en caso de dolor intenso, cuando son grandes o múltiples, si producen síntomas de compresión, o cuando hay datos de un crecimiento rápido en la posmenopausia.

- Los cambios patológicos del endometrio se caracterizan mejor como hiperplasia endometrial benigna, neoplasia intraepitelial endometrial premaligna (NIE) o adenocarcinoma endometrial.

- La NIE es causada por exposición prolongada a estrógenos exógenos o endógenos en ausencia de progesterona. Los factores de riesgo comprenden anovulación crónica, obesidad, nuliparidad, menopausia tardía y uso de estrógenos sin oposición.

- El riesgo de cáncer concomitante o la progresión a cáncer en el contexto de la NIE es de 27 a 52%.

- Si se diagnostica NIE por biopsia endometrial, debe hacerse una histeroscopia con biopsia endometrial.

- La hiperplasia endometrial benigna suele tratarse médicamente con progestágenos orales intrauterinos durante 3 a 6 meses, seguidos por una nueva biopsia de endometrio.

- El tratamiento recomendado para la neoplasia intraepitelial atípica compleja es la histerectomía total. No deben utilizarse la histerectomía supracervical, la lisis y la fragmentación eléctrica endometriales en el contexto de la NIE o el cáncer endometrial.

- Los quistes foliculares son resultado de folículos no rotos y suelen cursar sin síntomas, a menos que haya torsión. El tratamiento incluye la observación, con o sin anticonceptivos orales, para suprimir la formación futura de quistes, seguida por ultrasonografía pélvica repetida.

- Los quistes de cuerpo amarillo son producto de un crecimiento del cuerpo lúteo o su cambio hemorrágico. Pueden causar la ausencia de un periodo menstrual o dolor abdominal inferior sordo. Cuando se rompen, pueden causar dolor abdominal agudo y hemorragia intraabdominal. Estos quistes deben resolverse espontáneamente o suprimirse con anticonceptivos orales cuando son recurrentes.

- El diagnóstico diferencial de tumores anexiales quísticos incluye embarazo ectópico, enfermedad inflamatoria pélvica, torsión anexial, absceso tuboovárico, endometriosis, fibromas y neoplasias ováricas.

- Los quistes ováricos funcionales y los quistes que se presume complejos benignos se resolverán por lo general en 60 a 90 d.

- Los quistes ováricos simples se pueden mantener en observación tanto tiempo como la paciente presente bajo riesgo y permanezca asintomática. Lo mismo es válido para los quistes complejos asintomáticos que se presumen benignos, como endometriomas, dermoides e hidrosalpinges.

- Debe usarse la intervención quirúrgica por procedimientos mínimamente invasivos y una conservación óptima de la fertilidad ante tumores anexiales quísticos sintomáticos y aquellos que muestran crecimiento activo o sugieren cáncer.

- Si se sospecha cáncer ovárico, debe remitirse a las pacientes a un ginecólogo oncólogo.

CASOS CLÍNICOS

CASO 1

Una madre lleva a su hija de 13 años de edad al consultorio del ginecólogo porque experimenta dolor del abdomen inferior cíclico cada mes, con duración de aproximadamente 4 d. También le preocupa que no haya iniciado sus menstruaciones, como la mayoría de sus compañeras de clase, y desea saber si se considera normal. La exploración física revela mamas y desarrollo de vello púbico en etapa 4 de Tanner. La exploración vaginal muestra un himen fenestrado y un cérvix pequeño, de nulípara, sin lesiones.

1. Todas las siguientes estructuras se forman a partir de los conductos paramesonéfricos, *excepto*:
   a. Porción superior de la vagina
   b. Cérvix
   c. Ovarios
   d. Útero
   e. Trompas de Falopio

2. Además de una valoración detallada de su útero, se hace un estudio adicional con el conocimiento de que todos los procesos patológicos siguientes tienen relación frecuente con las anomalías uterinas, *excepto*:
   a. Agenesia renal unilateral
   b. Riñón pélvico o en herradura
   c. Hernia inguinal
   d. Ano imperforado
   e. Duplicación ureteral

3. ¿Cuál de las siguientes es la anomalía más común de los conductos de Müller?
   a. Útero bicorne
   b. Útero tabicado
   c. Útero didelfo
   d. Útero unicorne
   e. Útero arqueado

4. Se atiende a otra paciente después de la descrita. Se trata de una paciente de 22 años de edad con diagnóstico de útero tabicado. Se le informa que tiene un elevado riesgo de ¿cuál de las siguientes complicaciones del embarazo?
   a. Pérdida gestacional recurrente del primer trimestre
   b. Desprendimiento prematuro de placenta normoinserta
   c. Anomalías genitourinarias fetales
   d. Pérdida gestacional en el segundo trimestre
   e. Rotura prematura de membranas

CASO 2

Una mujer afroamericana de 30 años de edad G0 acude al consultorio para su examen anual. Durante el interrogatorio manifiesta aumento de la presión pélvica, estreñimiento y menstruaciones cada vez más abundantes y prolongadas. Durante sus ciclos menstruales utiliza unas 10 toallas sanitarias grandes al día cuando su fluido es más abundante y expulsa coágulos sanguíneos "del tamaño de una moneda de un cuarto de dólar".

A la exploración física se palpa un útero no hipersensible con crecimiento irregular y contorno como empedrado firme, su cérvix parece normal y no muestra datos de ascitis u otra anomalía a la exploración. Se sospecha que presenta fibromas uterinos.

1. ¿Cuál de las siguientes pruebas se usa más para el diagnóstico de los fibromas uterinos?
   a. Tomografía computarizada (TC)
   b. Radiografía pélvica
   c. Ultrasonografía pélvica
   d. IRM
   e. Histerosalpingografía (HSG)

2. Todos los tratamientos médicos siguientes se pueden usar para la menstruación abundante y prolongada en las mujeres con fibromas uterinos, *excepto*:
   a. Píldoras anticonceptivas orales combinadas (ACO)
   b. Un fármaco antifibrinolítico (ácido tranexámico)
   c. Fármacos antiinflamatorios no esteroides
   d. Píldoras anticonceptivas de progestágeno solo
   e. Agonistas opioides

3. ¿Cuál de las siguientes localizaciones de los fibromas se vincula más a menudo con una hemorragia uterina anormal?
   a. Submucosa
   b. Intramural
   c. Subserosa
   d. Pedunculada
   e. Parasitaria

4. Todos los siguientes son factores de riesgo de fibromas uterinos, *excepto*:
   a. Ascendencia afroestadounidense
   b. Multiparidad
   c. Menarquia temprana
   d. Perimenopausia
   e. Hipertensión

CASO 3

Una mujer de 53 años de edad G0 acude al consultorio y manifiesta que volvieron sus menstruaciones. Presentó la menopausia hace 4 años y no había experimentado ninguna pérdida sanguínea hasta los últimos 3 meses. Manifiesta varios episodios de hemorragia. Tiene el antecedente de frotis de Papanicolaou normales, con uno incluso de detección negativo para virus del papiloma de alto riesgo hace 2 años. Ha estado tomando medicamentos de venta libre y complementos para los sofocos, pero no recuerda sus nombres. Tiene una relación monógama con su marido de 20 años. El interrogatorio adicional revela que presenta diabetes tipo 2 y un antecedente de oligomenorrea de toda la vida, con menstruaciones abundantes o prolongadas en los momentos en que presenta un periodo. Fue sometida a una colecistectomía por laparoscopia hace 8 años, como su único antecedente quirúrgico. La exploración física revela lo siguiente PA: 150/85 mm Hg; IMC: 48; mujeres con características generales de obesidad, con acantosis moderada en la cara posterior del cuello, las regiones inguinales y las caras internas de los muslos, hirsutismo moderado en la región del mentón/cuello; abdomen con cicatrices de laparoscopia en buenas condiciones; GU: útero móvil, de tamaño similar al de 9 sem de embarazo (ligeramente crecido), palpación limitada de los anexos por su hábito corporal, sin hipersensibilidad o tumores bien definidos.

1. Además de una exploración física exhaustiva, ¿cuál de los siguientes es el mejor paso a continuación para su evaluación?
   a. Ultrasonografía transvaginal
   b. TC de pelvis
   c. HSG
   d. IRM pélvica
   e. Cultivo bacteriano de cérvix

2. Además de una exploración completa y estudios adicionales, como se mencionó antes, ¿cuál de los siguientes es el mejor paso a continuación en la evaluación?
   a. Cistouretroscopia
   b. Biopsia endometrial (BEM)
   c. Colonoscopia
   d. Laparoscopia diagnóstica
   e. Cuantificación de la hormona foliculoestimulante sérica (FSH)

3. Preocupa que tenga riesgo de carcinoma o neoplasia intraepitelial endometrial (NIE). Se le explican sus factores de riesgo de NIE, que incluyen los siguientes, *excepto*:
   a. Anovulación crónica
   b. Obesidad
   c. Multiparidad
   d. Menopausia tardía
   e. Exposición a estrógenos sin oposición

4. Su estudio histopatológico muestra datos de NIE. Cuando se le asesora en cuanto a los tipos diferentes de NIE, ¿cuál se le menciona que conlleva el máximo riesgo de progresión a cáncer endometrial y la más alta tasa de cáncer coexistente?
   a. Hiperplasia endometrial simple sin atipias

b. Hiperplasia endometrial simple con atipias

c. Hiperplasia endometrial compleja sin atipias

d. Hiperplasia endometrial compleja con atipias

e. NIE mixta

CASO 4

Una joven de 18 años de edad G0 acude al consultorio para su exploración ginecológica de rutina. Informa que su último periodo menstrual empezó hace casi 23 d, con flujo leve, y que duró 4 d. Presenta dismenorrea mínima. Niega antecedente alguno de infecciones de transmisión sexual y ha tenido actividad sexual con dos compañeros en las últimas 2 sem. Se le dio una prescripción de anticonceptivos orales hace 3 meses; sin embargo, no los empezó. No presenta otras manifestaciones o antecedentes médicos/quirúrgicos.

Durante su exploración ginecológica se obtiene una muestra para frotis en fresco donde se visualizan células escamosas normales, GB escasos y ninguna levadura. A la exploración bimanual se palpa una tumoración anexial izquierda, no hipersensible, móvil. No presenta hipersensibilidad de rebote o defensa.

1. Se sospecha un quiste ovárico. ¿Cuál de los siguientes es el diagnóstico más frecuente en una paciente con este cuadro clínico?
   a. Quiste tecaluteínico
   b. Quiste funcional ovárico
   c. Embarazo ectópico
   d. Absceso tuboovárico
   e. Endometrioma

2. Se determina por ultrasonografía que presenta un quiste ovárico. La paciente se comunica al consultorio 3 d después para informar de un inicio agudo de dolor abdominal izquierdo intenso, que aparece y desaparece, náusea y vómito. ¿De qué dimensiones es preocupante un quiste ovárico en cuanto a la torsión?
   a. 2.5 cm
   b. > 1 cm
   c. < 4 cm
   d. > 4 cm
   e. 3 cm

3. La ultrasonografía repetida revela que hay un flujo sanguíneo excelente hacia y desde el ovario. Sin embargo, ahora se visualiza una pequeña cantidad de líquido que rodea al ovario. Su dolor cede y su hematocrito se encuentra estable. Se diagnostica un quiste hemorrágico roto. Ella y su madre preguntan en cuanto a las opciones de prevención de quistes adicionales. Se recomienda:
   a. Tratamiento expectante
   b. Exéresis del quiste
   c. Exéresis del ovario
   d. Dispositivo intrauterino (DIU) que libera levonorgestrel (Mirena®)
   e. Anticonceptivo combinado de estrógenos y progesterona

RESPUESTAS

CASO 1

PREGUNTA 1

Respuesta correcta C:
Todas las estructuras del aparato reproductor se originan del sistema de conductos de Müller, excepto los ovarios (que provienen de la cresta genital) y el tercio inferior de la vagina (que proviene del diafragma urogenital). En particular, la porción superior de la vagina, el cérvix, el útero y las trompas de Falopio se forman por la fusión de los conductos paramesonéfricos (de Müller) (*véase* fig. 13-1). Las anomalías uterinas son, en general, resultado de la fusión incompleta de los conductos durante el desarrollo embriológico, el desarrollo incompleto de uno o ambos o su degeneración (agenesia de los conductos de Müller).

PREGUNTA 2

Respuesta correcta D:
El ano imperforado suele vincularse con otros defectos al nacimiento, como fístulas vertebrales, cardiovasculares y traqueoesofágicas, atresia esofágica y defectos renales o de extremidades (VACTERL). Las anomalías de los conductos de Müller suelen vincularse con hernias inguinales o anomalías del aparato urinario (agenesia renal unilateral, riñón pélvico o en herradura, e irregularidades del sistema colector).

PREGUNTA 3

Respuesta correcta B:
El útero tabicado es la anomalía más frecuente por fusión defectuosa de los conductos paramesonéfricos (de Müller) y suele detectarse en mujeres que acuden durante la valoración sistemática por motivos obstétricos o ginecológicos. Las otras causas enlistadas son más raras que el útero tabicado. Muchas anomalías uterinas no requieren tratamiento, a menos que haya preocupación por una complicación significativa de un embarazo futuro o si la paciente cursa sintomática, por ejemplo, por hemorragia hacia un cuerno uterino no comunicante o un tabique vaginal no permeable.

PREGUNTA 4

Respuesta correcta A:
Los tabiques uterinos pueden variar en grosor, están constituidos por fibras de colágena y a menudo carecen de un flujo sanguíneo adecuado para facilitar y sustentar el crecimiento placentario. Por ese motivo, la pérdida gestacional recurrente es la complicación más frecuente en estas pacientes. Una vez que el embarazo avanza más allá del primer trimestre en estas mujeres, por lo general no presentan mayores complicaciones. El desprendimiento prematuro de placenta normoinserta, la pérdida gestacional en el segundo trimestre

y la rotura prematura de membranas ocurren más a menudo en pacientes con un útero bicorne o unicorne. Las anomalías genitourinarias fetales no tienen relación con alteraciones aisladas de los conductos de Müller maternos.

CASO 2

PREGUNTA 1

Respuesta correcta C:
La ultrasonografía pélvica es relativamente barata y permite delinear la anatomía pélvica femenina tan bien como una IRM. Se trata del estudio de imagen ideal para la valoración de afecciones ginecológicas y no requiere el uso de medio de contraste para reforzar las imágenes, como la TC. La radiografía pélvica se usa mejor para diferenciar componentes calcificados y niveles hidroaéreos, pero no delinea la anatomía pélvica. La HSG es similar a una radiografía simple con auxilio del medio de contraste intrauterino y la fluoroscopia para mostrar la forma de la cavidad uterina y verificar la permeabilidad tubaria (con derrame hacia el peritoneo); ésta suele reservarse solo para el estudio de la infertilidad o para confirmar una oclusión tubaria después de un procedimiento quirúrgico de esterilización permanente.

PREGUNTA 2

Respuesta correcta E:
Los agonistas opioides son medicamentos narcóticos que se usan para tratar el dolor, no tienen utilidad en el tratamiento de la hemorragia abundante en mujeres con fibromas uterinos. Los ACO combinados, los antifibrinolíticos y los progestágenos (orales, inyectables o en DIU) ayudan a disminuir la cantidad de la hemorragia menstrual, lo que también puede auxiliar en la reducción del dolor durante la menstruación. Los fármacos antiinflamatorios no esteroides aminoran las cifras de prostaglandinas que se producen en el útero durante la menstruación y causan su contracción, lo que aumenta el dolor por los fibromas. Suelen usarse para tratar la dismenorrea vinculada con la menstruación en mujeres con y sin fibromas uterinos.

PREGUNTA 3

Respuesta correcta A:
Se han descrito varios mecanismos de la hemorragia inducida por fibromas. Se sabe bien que los fibromas submucosos pueden distorsionar mecánicamente el revestimiento endometrial, lo que impide la estructuración de una capa endometrial organizada. Otros efectos podrían relacionarse con la alteración del crecimiento vascular debido a la expresión de factores de crecimiento angiogénicos por los fibromas mismos. Los fibromas intramurales afectan a la capa miometrial del útero y su síntoma más común es la dismenorrea. Los fibromas subserosos se localizan sobre la superficie del útero y por lo general no causan síntomas. Los fibromas parásitos son pedunculados, fuera de la serosa uterina y crecen dentro de la cavidad peritoneal. Incorporan

un flujo sanguíneo adicional de los órganos circundantes, pero no afectan en forma directa el flujo sanguíneo endometrial. Todos los diferentes tipos de fibromas pueden causar síntomas de compresión y dolor si sus dimensiones son significativamente grandes y tienen un efecto de masa ocupativa en la pelvis.

PREGUNTA 4

Respuesta correcta B:
Los fibromas uterinos tienen un vínculo más frecuente con la nuliparidad. Otros factores de riesgo conocidos incluyen etnicidad afroamericana, ausencia de tabaquismo, menarquia temprana, aumento en el consumo de alcohol e hipertensión. En general, los ACO de dosis baja no causan proliferación de los fibromas, y el acetato de medroxiprogesterona de depósito protege contra su formación. El uso de restitución hormonal en la posmenopausia en pacientes con fibromas puede relacionarse con su crecimiento, pero la mayoría de las veces no produce síntomas clínicos.

CASO 3

PREGUNTA 1

Respuesta correcta A:
Una ultrasonografía transvaginal es la mejor prueba de imagen inicial ante una hemorragia en la posmenopausia, pues permitirá discernir si hay algún leiomioma uterino, masas o pólipos potenciales, y valorar el grosor del endometrio; tiene menor especificidad respecto del diagnóstico de pólipos cuando se compara con la histeroscopia (visualización directa de la cavidad endometrial), pero ésta es más invasiva y puede requerir su ejecución en el quirófano. La TC y la IRM de la pelvis son costosas y no se usan en el estudio inicial de una mujer con hemorragia vaginal en la posmenopausia. La HSG se utiliza para valorar la forma y el contorno de la cavidad uterina. Se inyecta medio de contraste radiopaco a través del conducto cervical y se usa fluoroscopia para obtener imágenes de la cavidad uterina y las trompas de Falopio. La permeabilidad tubaria se determina por el derrame a la cavidad peritoneal. Este estudio no valorará al miometrio o el grosor endometrial y no se usa para la hemorragia vaginal en la posmenopausia. El cultivo de secreción del cérvix (p. ej., en busca de gonorrea o clamidiasis) está in-dicado en poblaciones de alto riesgo; sin embargo, esta paciente no participa en conducta sexual de alto riesgo alguna (como se hace evidente por sus antecedentes), por lo que no está indicado.

PREGUNTA 2

Respuesta correcta B:
Es prudente considerar los pólipos endometriales, la neoplasia intraepitelial y el carcinoma endometrial en el diagnóstico diferencial de las pacientes que acuden con hemorragia menstrual anormal, incluidas las > 45 años, pero en especial en aquellas en la posmenopausia. La BEM es la prueba ideal para valorar las alteraciones patológicas endometriales, con hasta 95% de precisión, y debe hacerse a todas las mujeres en la posmenopausia

con engrosamiento de la banda endometrial (> 4 mm) o hemorragia vaginal persistente. Se realiza en el consultorio sin anestesia. Una cistouretroscopia no ayudará a la determinación de la causa de la hemorragia vaginal en este momento, porque valora la vejiga y la uretra. Dada la edad de la paciente > 50 años, requiere una colonoscopia para detección sistemática del cáncer colorrectal; sin embargo, esto no se usa en el estudio ginecológico inicial de una hemorragia en la posmenopausia. La laparoscopia diagnóstica es una prueba invasiva y no ayudará a determinar la naturaleza patológica de su cavidad uterina que causa la hemorragia abundante. La FSH sérica confirmaría que esta paciente se encuentra en la posmenopausia, pero no aportará información acerca del revestimiento endometrial.

PREGUNTA 3

Respuesta correcta C:
La nuliparidad (en lugar de multiparidad) es un factor de riesgo conocido de NIE. La anovulación crónica, que puede ser ocasionada por el síndrome de ovarios poliquísticos (SOP) y la obesidad, y los estrógenos sin oposición, provocan estimulación excesiva del revestimiento endometrial sin su descamación en una forma sistemática, lo que puede llevar a un crecimiento endometrial desordenado y posteriormente a la NIE o el carcinoma endometrial. La menopausia tardía tiene el mismo efecto que la exposición continua a los estrógenos del revestimiento endometrial. La exposición a estrógenos sin oposición es la causa

subyacente en la mayoría de los casos de neoplasia intraepitelial e incluso de los carcinomas endometriales. Esto se observa en diversas situaciones clínicas que comprenden la conversión periférica de andrógenos a estrógenos por los adipocitos en las mujeres con obesidad o en aquellas que toman estrógenos exógenos sin progesterona, que ayudan a estabilizar el endometrio y prevenir su sobrecrecimiento. Esta paciente tiene múltiples factores de riesgo en sus antecedentes, que incluyen anovulación crónica, obesidad e hirsutismo, probablemente SOP, y toma un complemento de restitución hormonal de venta libre desconocido, que podría simular a los estrógenos sin oposición en algunas circunstancias.

PREGUNTA 4

Respuesta correcta D:
La neoplasia intraepitelial compleja atípica es la forma más grave de NIE, que progresa al carcinoma en casi 30% de los casos sin tratamiento. Las variantes histopatológicas de la NIE y sus frecuencias de progresión a cáncer se incluyen en la tabla 14-6.

Por simple y compleja se hace referencia a la acumulación glandular de células citológicamente normales, y la atipia describe a aquellas citológicamente anormales en la NIE más grave. Estos cambios citológicos abarcan núcleos grandes con pérdida de la polaridad, aumento del cociente núcleo-citoplasma, núcleos prominentes y cromatina irregular agrupada. La neoplasia intraepitelial simple sin atipias es su forma más sencilla, de la que menos de 1% progresa al carcinoma. La neoplasia intraepitelial compleja sin atipias consta de una proliferación anormal de elementos endometriales glandulares sin proliferación de los correspondientes del estroma. Las glándulas se agrupan una junto a la otra y son de formas y tamaños diversos. Aproximadamente 3% de estas lesiones sin tratamiento progresa al carcinoma. La neoplasia intraepitelial simple con atipias implica atipias celulares y mitosis, además de acumulación y complejidad glandulares, y sin tratamiento evoluciona al carcinoma en casi 10% de los casos. Hasta de 17 a 52% de las pacientes con neoplasia intraepitelial compleja con atipias presenta cáncer concomitante en el momento del diagnóstico. La NIE mixta no es un diagnóstico histopatológico.

CASO 4

PREGUNTA 1

Respuesta correcta B:
Esta paciente cursa asintomática. Los quistes funcionales ováricos por lo general son asintomáticos, unilaterales y se producen después de la falla de la rotura de un folículo durante la fase de maduración folicular del ciclo menstrual. Los quistes tecaluteínicos son bilaterales grandes con líquido transparente, resultado de la estimulación por la fracción β de gonadotropina coriónica humana anormalmente alta. Los embarazos ectópicos a menudo son hipersensibles a la palpación y sus antecedentes menstruales sugieren que no es probable

un embarazo por su ciclo menstrual reciente; sin embargo, aún está indicada una prueba de embarazo para esta paciente con actividad sexual que no usa anticoncepción alguna. La implantación o hemorragia del primer trimestre del embarazo puede a veces confundirse con un ciclo menstrual "escaso". Se presentan endometriomas en las pacientes con endometriosis. Sus antecedentes menstruales asintomáticos no sugieren endometriosis porque ella no informa dismenorrea. Una ultrasonografía ayudará al diagnóstico del aspecto del quiste y sus componentes internos. Ocurre absceso tuboovárico en las pacientes con enfermedad inflamatoria pélvica, que se sospecharía en alguien con GB abundantes en el frotis en fresco, hipersensibilidad a la exploración u otros signos sistémicos, como dolor abdominal o fiebre.

PREGUNTA 2

Respuesta correcta D:
Cuando los quistes alcanzan un tamaño > 4 cm están en riesgo de torsión. Esto se halla determinado por el contenido del quiste, donde los teratomas maduros tienen un riesgo ligeramente mayor si presentan componentes internos sólidos que actúan como punto de pivote del fulcro para la torsión. El dolor agudo en una situación ginecológica podría también ser producto de un quiste de cuerpo amarillo hemorrágico roto, una torsión ovárica o un quiste folicular roto. Se recomienda la valoración urgente de esta paciente porque corre riesgo de necrosis ovárica si presenta torsión. También es importante informar a las pacientes con un quiste ovárico grande de

su riesgo e insistir en la valoración temprana si ocurre dolor.

PREGUNTA 3

Respuesta correcta E:
Los anticonceptivos combinados de estrógenos y progesterona, como los ACO, el anillo vaginal con liberación hormonal (Nuvaring®) y el parche anticonceptivo (Ortho Evra®) actúan impidiendo la formación de quistes futuros al suprimir la ovulación. Estos medicamentos proveen concentraciones constantes de estrógenos (en contraposición a las fluctuantes en una paciente que no los recibe). Por lo tanto, los folículos inmaduros nunca se desarrollan, no hay ovulación y disminuye la probabilidad de un quiste funcional. Las mujeres con quistes ováricos recurrentes a menudo reciben una combinación anticonceptiva de estrógenos y progesterona para prevenir la formación de nuevos quistes. Cabe mencionar que estos medicamentos no *tratan* los quistes actuales sino que *previenen* los futuros al suprimir la ovulación en esta circunstancia clínica; el tratamiento expectante es razonable pero no ayudará a prevenir la formación de quistes. La exéresis quirúrgica del quiste y el ovario es demasiado invasiva y no está indicada para un quiste funcional benigno que no se ha torcido ni está sangrando. El DIU que libera levonorgestrel (Mirena®) tiene solo resultados de inhibición parcial de la formación de quistes foliculares y la ovulación. Por lo tanto, la mayoría de las mujeres (75%) que usa este método anticonceptivo puede aún presentar quistes funcionales.

ENDOMETRIOSIS

PATOGENIA

La endometriosis es una enfermedad crónica caracterizada por la presencia de tejido endometrial (**glándulas y estroma**) fuera de la cavidad uterina, sobre todo en la pelvis (cara posterior del útero, ovarios, ligamento ancho, ligamentos uterosacros y trompas de Falopio) (fig. 15-1), pero se puede encontrar también en el intestino, la vejiga y el diafragma.

La endometriosis ovárica suele presentarse como una colección quística conocida como **endometrioma**. Rara vez la endometriosis se ha identificado en sitios tan lejanos como la mama, el pulmón y el cerebro.

Hay varias teorías acerca de la patogenia de la endometriosis, que se conjuntan en dos principales: los **implantes** que surgen del endometrio ectópico y aquellos que nacen de tejidos diferentes. En la teoría de Halban se propone que el tejido endometrial se transporta

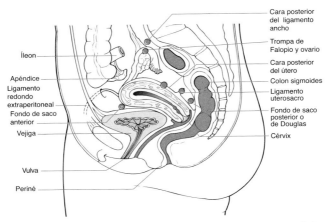

FIGURA 15-1. Sitios potenciales de la endometriosis. Los más comunes (señalados con puntos de color) incluyen a los ovarios, los fondos de saco anterior y posterior, los ligamentos uterosacros, la cara posterior del útero y la cara posterior de los ligamentos anchos.

por el **sistema linfático** a diversos sitios en la pelvis, donde prolifera de manera ectópica. Meyer propone que las células multipotenciales en el tejido peritoneal presentan **transformación metaplásica** a tejido endometrial funcional. Por último, Sampson sugiere que el tejido endometrial se transporta a través de las trompas de Falopio durante la **menstruación retrógrada**, con el resultado de implantes pélvicos intraabdominales.

Hay pruebas crecientes de que las mujeres que sufren endometriosis pueden presentar factores genéticos y epigenéticos que dan como resultado una **alteración del sistema inmunitario**, que tiene menos capacidad de reconocer y atacar a los implantes endometriales ectópicos. Estas mujeres a menudo presentan una mayor concentración de células inflamatorias en el peritoneo que contribuyen a la proliferación y estimulación de los implantes endometriales (fig. 15-2),

causan síntomas por alteración del tejido normal y forman adherencias y fibrosis, además de inflamación intensa. Es interesante que la **intensidad de los síntomas no necesariamente se correlacione con la extensión de la endometriosis**. Las mujeres con endometriosis ampliamente diseminada o un gran endometrioma pueden presentar poco dolor, en tanto que aquellas con enfermedad mínima en el fondo de saco quizá sufran un dolor crónico intenso.

EPIDEMIOLOGÍA

La prevalencia calculada de endometriosis en las mujeres en edad reproductiva es de alrededor de 5 a 15%. Puesto que se requiere la **confirmación quirúrgica** para el diagnóstico de la endometriosis, se desconoce la prevalencia real de la enfermedad. Se encuentra casi exclusivamente en las mujeres en edad de reproducción y

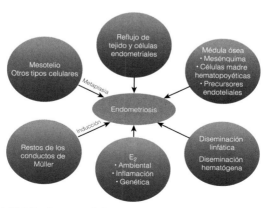

FIGURA 15-2. Teorías acerca de la patogenia de la endometriosis. (Adaptada de Burney RO, Giudice LC. Pathogenesis and pathophysiology of endometriosis. *Fertil Steril* 98[3]:511-519, 2012.)

es uno de los motivos más frecuentes de hospitalización en las de este grupo etario. Casi 20% de las que presentan **dolor pélvico crónico** y de 30 a 40% de aquellas con **infertilidad** sufren endometriosis.

FACTORES DE RIESGO

La nuliparidad, la menarquia temprana, la menstruación prolongada y las anomalías de los conductos de Müller se relacionan con un mayor riesgo del diagnóstico de endometriosis. Las mujeres con **parientes en primer grado** (madre o hermanas) afectadas por la endometriosis tienen 7% de probabilidad de presentar la enfermedad, en comparación con 1% en aquellas que no tienen tal antecedente. También se ha observado una relación entre la endometriosis y las tasas más elevadas de algunas **enfermedades inflamatorias autoinmunitarias** (incluidos lupus eritematoso sistémico y tiroiditis) y ciertos tipos de **cánceres ováricos epiteliales** (de células claras, endometrioide y seroso de bajo grado). Por motivos no definidos, la endometriosis se identifica menos a menudo en las mujeres negras y latinas.

MANIFESTACIONES CLÍNICAS

Antecedentes

La manifestación distintiva de la endometriosis es el **dolor pélvico cíclico**, que comienza antes de la menstruación, **alcanza el clímax de 1 a 2 días antes del inicio de la menstruación** y cede por el resto de la menstruación o poco después. Las mujeres con endometriosis crónica y adolescentes con endometriosis tal vez no muestren este patrón clásico de dolor. Otros síntomas vinculados con la endometriosis son **dismenorrea, dispareunia, hemorragia uterina anormal, síntomas intestinales y vesicales, y subfertilidad**. La endometriosis es uno de los diagnósticos más frecuentes en el estudio de las parejas infértiles.

Los síntomas de la endometriosis varían de acuerdo con las estructuras anatómicas afectadas. Más de 75% de las mujeres con endometriosis sintomática presentará dolor pélvico o dismenorrea o ambos. La **dismenorrea** suele iniciarse en el segundo decenio de la vida, empeora con la edad y puede progresar hasta el dolor pélvico crónico. La **dispareunia** se relaciona con la penetración profunda en el coito, que puede agravar las lesiones endometriales en el fondo de saco posterior o los ligamentos uterosacros.

La endometriosis también es causa de **infertilidad**. Si bien se desconoce el mecanismo exacto, la endometriosis moderada a grave puede causar adherencias densas que distorsionan la arquitectura pélvica, interfieren con la movilidad tubaria, alteran la liberación de los oocitos y causan obstrucción de las trompas.

Exploración física

Los datos de exploración física relacionados con la endometriosis temprana pueden ser **sutiles o nulos**. Para llevar al máximo la detección de datos físicos, la exploración física debe hacerse durante el inicio de la menstruación, momento en que posiblemente los implantes son más grandes e hipersensibles. Cuando hay una enfermedad más diseminada, el médico puede encontrar **nodularidad de los ligamentos uterosacros** e hipersensibilidad a la exploración rectovaginal o un útero en retroversión fija. A menudo se presenta dolor con los movimientos del útero. Cuando el ovario está afectado, es posible palpar una **masa anexial fija** hipersensible por exploración bimanual u observarse por ultrasonografía pélvica (fig. 15-3).

Valoración diagnóstica

Cuando la impresión clínica y la evaluación inicial son compatibles con la endometriosis, a menudo se prefiere el **tratamiento médico empírico** respecto de la intervención quirúrgica como abordaje terapéutico seguro. Sin embargo, la única forma de diagnosticar en definitiva la endometriosis es la **visualización directa** por laparoscopia o laparotomía. Cuando se recurre a la intervención quirúrgica, los implantes endometriales presentan una amplia variación en términos de tamaño, textura y aspecto. Pueden visualizarse como lesiones vesiculares rojas, de color café oscuro a negro, como quemaduras por pólvora, placas fibrosas blancas o defectos peritoneales conocidos como ventanas de Allen Masters. Las zonas afectadas pueden estar rodeadas de fibrosis reactiva, que da origen a adherencias densas en la **endometriosis infiltrante profunda** (EIP). El ovario mismo puede desarrollar grandes colecciones quísticas de endometriosis llenas de sangre antigua espesa y oscura y remanentes, que se conocen como **endometriomas o quistes de chocolate** (fig. 15-4). Se recomienda **la biopsia peritoneal** para la confirmación histopatológica del diagnóstico de endometriosis.

Una vez que se confirma el diagnóstico de endometriosis, se puede usar la localización anatómica y la extensión del proceso patológico para clasificar los hallazgos quirúrgicos. En general, la endometriosis se clasifica de acuerdo con cómo se difunde y si es superficial o profunda.

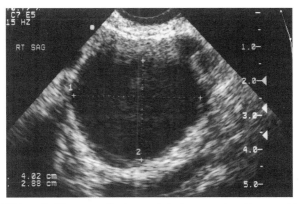

FIGURA 15-3. Ultrasonografía transvaginal de un endometrioma ovárico. Note el aspecto característico "de vidrio esmerilado" del endometrioma por ultrasonografía. (Tomada de Berek JS. *Berek & Novak's Gynecology*, 14th ed. Philadelphia, PA: Lippincott Williams & Wilkins; 2006.)

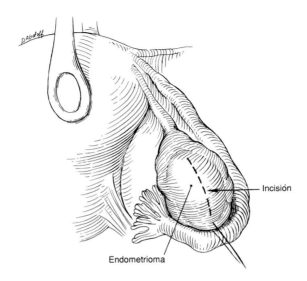

FIGURA 15-4. Endometrioma. (Tomada de LifeART image copyright © 2006 Lippincott Williams & Wilkins. Derechos reservados.)

En la tabla 15-1 se incluye el esquema de clasificación actualizado de la American Fertility Society. Aunque no de uso frecuente, este método de clasificación se basa en un sistema de puntos para separar la endometriosis por etapas a partir de su localización, profundidad, diámetro de las lesiones y densidad de las adherencias.

DIAGNÓSTICO DIFERENCIAL

El diagnóstico diferencial de la endometriosis incluye otros procesos patológicos crónicos que causan dolor pélvico recurrente o un tumor ovárico, como la enfermedad inflamatoria pélvica, la adenomiosis, el síndrome de intestino irritable, la disfunción del piso pélvico, la cistitis intersticial, las adherencias pélvicas, los quistes ováricos funcionales, el embarazo ectópico y las neoplasias ováricas.

TRATAMIENTO

La terapéutica ideal para las pacientes con endometriosis depende del grado y la localización de la enfermedad, la gravedad de los síntomas y el deseo de fertilidad futura. Siempre debe iniciarse el tratamiento teniendo en mente que la endometriosis es una enfermedad crónica, que puede requerirlo en el largo plazo y con múltiples intervenciones. Puede recurrirse al

TABLA 15-1 Clasificación de la endometriosis				
Trompa de Falopio	**Clasificación actualizada de la endometriosis de la American Society for Reproductive Medicine** Nombre de la paciente _____ Fecha _____ Etapa I (mínima) 1 a 5 Etapa II (leve) 6 a 15 Laparoscopia _____ Laparotomía _____ Fotografía _____ Etapa II (moderada) 16 a 40 Tratamiento recomendado _____ Etapa IV (grave) > 40 _____ Total_____ Pronóstico _____			
Ovario	**Endometriosis**	**< 1 cm**	**1 a 3 cm**	**< 3 cm**
	Superficial	1	2	4
	Profunda	2	4	6
D	Superficial	1	2	4
	Profunda	4	16	20
I	Superficial	1	2	4
	Profunda	4	16	20
	Obliteración del fondo de saco posterior	**Parcial** 4		**Completa** 40
Ovario	**Adherencias**	**Abarcan < 33%**	**Abarcan de 33 a 66%**	**Abarcan > 66%**
D	Delgadas	1	2	4
	Densas	4	8	16
I	Delgadas	1	2	4
	Densas	4	8	16
D	Delgadas	1	2	4
	Densas	4[a]	8[a]	16
I	Delgadas	1	2	4
Peritoneo	Densas	4[a]	8[a]	16

Señale el aspecto de los implantes superficiales como rojo ([R], rojo, rojo-rosado, rojo-flama, ampollas vesiculares, vesículas transparentes), blanco ([W] del inglés, *White*; opacidades, defectos peritoneales, ocres) o negro ([B] del inglés *Black*; depósitos negros de hemosiderina, azules). Señale el porcentaje del total descrito como R__%, W__% y B __%. El total debe equivaler a 100%.
[a] Si el extremo fimbriado de la trompa de Falopio se encuentra por completo afectado, cambie la cifra de asignación a 16.

tratamiento expectante en aquellas pacientes con síntomas mínimos o nulos, y en otras se dispone de opciones médicas y quirúrgicas. En caso de endometriosis grave o crónica, un abordaje multidisciplinario que incorpore tratamiento médico y quirúrgico, así como la participación de un centro dedicado al dolor y el respaldo psiquiátrico, pueden proveer una atención más amplia.

El tratamiento médico de la endometriosis pretende la **supresión y atrofia del tejido endometrial**. Si bien los tratamientos médicos pueden ser bastante eficaces, son medidas retardadoras, más que tratamientos definitivos. Los implantes endometriales y sus síntomas suelen recurrir después que cesa el tratamiento. **El tratamiento médico tiene una utilidad mínima en las pacientes que intentan concebir** porque no mejora las tasas de concepción y sí las retrasa. Se ha visto que el tratamiento quirúrgico sí las mejora.

Los esquemas médicos actuales para el tratamiento de la endometriosis incluyen **fármacos antiinflamatorios no esteroides (AINE)**, **anticonceptivos de estrógenos y progestágenos** cíclicos o continuos (píldoras, parches, anillos) y la **supresión menstrual con progestágenos** (orales, inyectables o intrauterinos), métodos que inducen un estado de **seudoembarazo** por supresión tanto de la ovulación como de la menstruación, y por decidualización de los implantes endometriales, que así alivian el dolor pélvico cíclico y la dismenorrea, opciones que son las mejores para las pacientes que no pretenden en ese momento concebir.

Las pacientes que no toleran los tratamientos antes mencionados o en quienes fracasaron, pueden también usar danazol, un derivado androgénico, o agonistas de la hormona liberadora de gonadotropinas (GnRH), como el acetato de leuprolida y la nafarelina para producir un estado reversible de **seudomenopausia**. Ambas clases de fármacos suprimen las hormonas folículoestimulante y luteinizante y, como resultado, los ovarios no producen estrógenos y hay una menor estimulación de los implantes endometriales. Posteriormente, los implantes endometriales presentes se atrofian y se impide la formación de nuevos. En fecha más reciente se han usado *fuera de contexto* los **inhibidores de aromatasa**, como el anastrozol y el letrozol para tratar la endometriosis grave; estos medicamentos disminuyen las cifras de estrógenos circulantes por bloqueo de la conversión de andrógenos a estrógenos en el ovario, el cerebro y la periferia, y no se han aprobado para usarse en la endometriosis; pueden causar pérdida ósea, sofocos, náusea y vómito, y se deben administrar junto con anticonceptivos orales combinados (ACO) o agonistas de GnRH para prevenir el desarrollo de quistes foliculares.

Los efectos secundarios vinculados con los ACO y los progestágenos abarcan irritabilidad, depresión, hemorragia intermenstrual y distensión abdominal. La desventaja del danazol es que las pacientes pueden experimentar algunos efectos secundarios anabólicos **relacionados con los andrógenos**, que incluyen acné, piel grasosa, aumento de peso, edema, hirsutismo y voz grave. Los agonistas de GnRH, como la leuprolida, causan **deficiencia de estrógenos**, con efectos secundarios similares a los que se observan en la menopausia y comprenden sofocos, disminución de la densidad ósea, cefalea, atrofia y sequedad vaginales.

Además, estos tratamientos pueden ser costosos y a menudo tienen una cobertura limitada por los seguros. Por tanto, su uso se restringe, por lo general, a 6 meses.

Por fortuna, se han diseñado esquemas terapéuticos más recientes, conocidos como de **tratamiento adyuvante**, para utilizarse en conjunto con los agonistas de GnRH, que agregan una pequeña cantidad de progestágeno, con o sin estrógeno, para disminuir al mínimo los síntomas causados por la deficiencia de estrógenos, como sofocos y pérdida de la densidad ósea. Con el tratamiento adyuvante, la paciente recibe los beneficios del agonista del GnRH (supresión de la endometriosis y alivio del dolor pélvico y la dismenorrea), en tanto que las dosis pequeñas de progestágeno, con o sin estrógeno, disminuyen al mínimo los efectos adversos del hipoestrogenismo, lo

que permite continuar el tratamiento hasta 1 año.

Las mujeres con EIP, endometriomas e infertilidad pueden tener mejores resultados con el tratamiento quirúrgico, que se clasifica como conservador o definitivo. El **tratamiento quirúrgico conservador** suele incluir laparoscopia y fulguración o exéresis de cualquier implante endometrial visible. Los endometriomas se tratan mejor con la cistectomía laparoscópica, con el retiro de tanto como sea posible de la pared del quiste (fig. 15-5). Con el tratamiento conservador, el útero y los ovarios se dejan en su sitio. Para estas mujeres, la tasa de embarazos después del tratamiento quirúrgico conservador depende de la extensión de la afección en el momento de la intervención (tabla 15-2). Para las pacientes con dolor que no desean un embarazo inmediato, se

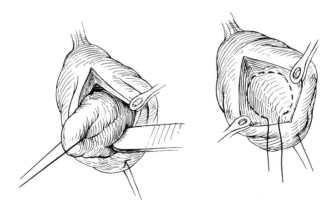

FIGURA 15-5. Resección de un endometrioma. Se extirpa la pared del quiste y se cierra el defecto ovárico, o se deja que cicatrice en forma espontánea. (Tomada de LifeART image copyright © 2006 Lippincott Williams & Wilkins. Derechos reservados.)

puede mejorar el control del dolor y retardar las recurrencias con el inicio o **reinicio del tratamiento médico** inmediatamente después del tratamiento quirúrgico.

El **tratamiento quirúrgico definitivo** incluye histerectomía total y salpingooforectomía bilateral (la mayoría de las veces por la vía abdominal o la laparoscópica), lisis de adherencias y exéresis de cualquier lesión de endometriosis observable. Este tratamiento se reserva para casos en los que ha concluido la procreación y pacientes con enfermedad grave o síntomas que son refractarios al tratamiento médico o quirúrgico conservador.

Algunos expertos han recomendado conservar los ovarios en el momento de la histerectomía si no están afectados por la endometriosis y eliminar todo otro foco de endometriosis visible. Si se inicia el **tratamiento de restitución hormonal (TRH)** posquirúrgico después de la histerectomía y ooforectomía, algunos proveedores de atención ginecológica aún emplean TRH de estrógenos-progestágenos combinados, por la posibilidad teórica de estimular la transformación de implantes residuales hacia un cáncer endometrial con el uso de estrógenos solos.

ADENOMIOSIS

PATOGENIA

La adenomiosis corresponde a la **presencia de tejido endometrial (glándulas y estroma) dentro del miometrio** (fig. 15-6), de patogenia incierta pero estrechamente vinculada con la endometriosis y los leiomiomas (tabla 15-3).

Se desconoce la causa de la adenomiosis. En una teoría se propone que el **endometrio invade en forma directa el miometrio**. El mecanismo es incierto, pero puede relacionarse con debilidad en el miometrio y exceso de estrógenos. El miometrio puede debilitarse por la invasión placentaria durante el embarazo o después de una intervención quirúrgica uterina. Ocurre hiperplasia reactiva de la capa basal y penetra hacia el miometrio, mecanismo que se postuló porque la adenomiosis es más usual en mujeres que han parido y en aquellas a quienes se les practicó una intervención quirúrgica uterina antes. Se demostró la mayor expresión de receptores de estradiol en la adenomiosis, lo que puede aumentar su penetración y proliferación al interior del miometrio. Otra teoría es que la adenomiosis se desarrolla *de novo* por **transformación metaplásica** de las células de restos de los conductos de Müller dentro del miometrio.

■ **TABLA 15-2** Tasas de concepción después de la lisis de los implantes endometriales		
Extensión de la enfermedad	*Etapa de la enfermedad*	*Tasas de concepción (%)*
Leve	1 y 2	75
Moderada	3	50 a 60
Grave	4	30 a 40

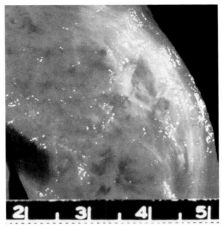

FIGURA 15-6. Adenomiosis. (Tomada de Rubin E, Farber JL. *Pathology*, 3rd ed. Philadelphia, PA: Lippincott Williams & Wilkins; 1999.)

▨ **TABLA 15-3** Terminología para los tejidos endometriales y miometriales anormales	
Adenomiosis	La presencia de tejido endometrial dentro del miometrio uterino, que causa hemorragia anormal y dolor. El útero se torna blando y globular. El DIU que libera levonorgestrel o la histerectomía, constituyen los tratamientos más eficaces.
Adenomioma	Una colección bien circunscrita de tejido endometrial dentro de la pared uterina. Puede también contener células de músculo liso y no posee cápsula. Los adenomiomas pueden también prolapsarse hacia la cavidad uterina, a semejanza de un pólipo endometrial clásico.
Endometriosis	La presencia de células endometriales fuera de la cavidad uterina. El punto distintivo de esta enfermedad crónica es el dolor pélvico cíclico. Las lesiones son sensibles a los estrógenos y se pueden tratar con AINE, ACO, progestágenos, agonistas de GnRH o intervención quirúrgica.

(Continúa)

■ **TABLA 15-3** Terminología para los tejidos endometriales y miometriales anormales (*Continuación*)	
Endometrioma	Una colección quística de células endometriales, sangre antigua y remanentes menstruales en el ovario; también conocida como "quiste de chocolate"
Leiomioma	Proliferación local de células de músculo liso dentro del miometrio, con frecuencia rodeada de una seudocápsula. También se conocen como fibromas, proliferaciones benignas que se pueden localizar en las porciones intramural, subserosa o submucosa del útero.

AINE, fármacos antiinflamatorios no esteroides.

La adenomiosis produce crecimiento difuso y globular del útero **por hipertrofia e hiperplasia** del miometrio *adyacente* al tejido endometrial ectópico. Los cambios de la adenomiosis suelen ser más extensos en el **fondo y la pared posterior del útero**. También se puede presentar la adenomiosis como una lesión aislada bien circunscrita, conocida como **adenomioma**, que contiene células de músculo liso, además de glándulas y estroma endometriales. Estas proliferaciones nodulares se pueden localizar en el miometrio o extenderse hacia la cavidad uterina. A diferencia de los fibromas uterinos, que tienen una seudocápsula característica, las lesiones individuales de adenomiosis **no poseen cápsula**. En su lugar, la adenomiosis puede infiltrarse en todo el miometrio y darle al útero una consistencia pastosa característica a la palpación.

EPIDEMIOLOGÍA

En general, la incidencia de la adenomiosis se estima en alrededor de 20%. Sin embargo, hasta 65% de los especímenes de histerectomía contienen alguna lesión de adenomiosis, que suele presentarse en las mujeres que han parido a finales del cuarto decenio o a principios del quinto de su vida. Rara vez se presenta en las nulíparas. Sin embargo, debido a que el diagnóstico se hace usualmente por histerectomía, hay un potencial de sesgo en el señalamiento de la relación entre paridad y adenomiosis. Los informes más recientes con uso de IRM han sugerido que la adenomiosis puede estar presente también en mujeres más jóvenes, que experimentan dolor pélvico y dismenorrea.

FACTORES DE RIESGO

Es habitual que coexistan adenomiosis, **endometriosis** y **fibromas uterinos**. Casi de 15 a 20% de las pacientes con adenomiosis también presenta endometriosis, y de 50 a 60% de aquellas con adenomiosis porta fibromas uterinos. Las mujeres con dispareunia, disquesia y menorragia o menometrorragia tienen una mayor probabilidad de padecer adenomiosis.

MANIFESTACIONES CLÍNICAS

Antecedentes

Treinta por ciento de las pacientes con adenomiosis cursa **asintomática** o presenta síntomas tan leves que no buscan atención médica. Ocurre adenomiosis sintomática más a menudo en las mujeres que han parido entre los 35 y 50 años. Cuando se presentan síntomas, suelen ser de **dismenorrea secundaria** (30%), **sangrado menstrual abundante o prolongado** (50%), o ambas cosas (20%). Las pacientes por lo general acuden al médico debido a sangrado menstrual cada vez más abundante o prolongado (menorragia). También pueden quejarse de dismenorrea cada vez más intensa, que se inicia hasta 1 sem antes de la menstruación y dura hasta el cese del flujo menstrual. Otras pueden experimentar solo una sensación de opresión de la vejiga o el recto por un útero crecido.

Exploración física

En una paciente con adenomiosis, la exploración pélvica puede revelar un útero globular con crecimiento difuso, por lo general de menos de 14 cm de longitud. La consistencia del órgano suele ser más blanda y esponjosa que la del útero más firme, de consistencia ahulada, que contiene fibromas. El útero con adenomiosis puede ser un poco sensible apenas antes o durante la menstruación, pero debe presentar movilidad normal sin alteración patológica anexial relacionada.

VALORACIÓN DIAGNÓSTICA

Antes de tratar la adenomiosis, a cualquier paciente ≥ 45 años con cambios en la cantidad o el patrón de la menstruación, debe ordenársele un estudio de hormona estimulante del tiroides (TSH), ultrasonografía pélvica y biopsia endometrial para descartar otras causas de hemorragia uterina anormal. La **IRM es el recurso de imagen más preciso** para identificar la adenomiosis. No obstante, debido a su costo, que puede ser prohibitivo, la modalidad de imagen de uso más frecuente es la **ultrasonografía pélvica**. Por consiguiente, se usa la IRM cuando se sugiere adenomiosis por ultrasonografía pélvica, al visualizar una unión de endometrio y miometrio indistinguible o la presencia de tejido glandular en este último. El uso de IRM suele reservarse para circunstancias en las que se planea una miomectomía y es importante distinguir la adenomiosis, que no es resecable, de los fibromas uterinos que, por lo general, se pueden extirpar quirúrgicamente. Por último, la histerectomía es el único tratamiento definitivo ante el diagnóstico de adenomiosis.

DIAGNÓSTICO DIFERENCIAL

El diagnóstico diferencial de la adenomiosis incluye procesos patológicos que causan crecimiento uterino, menorragia y dismenorrea, e incluyen fibromas uterinos, pólipos endometriales, trastornos menstruales, neoplasia intraepitelial (NIE) y cáncer endometriales, así como embarazo.

TRATAMIENTO

El tratamiento de la adenomiosis depende de la gravedad de la dismenorrea y la abundancia y prolongación del sangrado menstrual. Las mujeres con síntomas mínimos o aquellas cerca de la menopausia, se pueden tratar de manera expectante o solo con analgésicos. Los **AINE, los anticonceptivos de estrógenos y progestágenos continuos** o cíclicos (píldoras, parches, anillos) y la supresión menstrual con **progestágenos** (orales, inyectables o intrauterinos) han mostrado asimismo utilidad temporal. Se ha logrado también el alivio en el corto plazo por lisis endometrial; sin embargo, el dolor y la hemorragia pueden recurrir más frecuentemente en presencia de adenomiosis. El **dispositivo intrauterino con levonorgestrel (DIU)** ha mostrado ser el medio temporal más eficaz para tratar los síntomas de la adenomiosis; mejora la dismenorrea, el sangrado menstrual abundante y la calidad de vida. Sin embargo, hay datos limitados de largo plazo que sugieren empeoramiento de los síntomas después del primer año de uso.

La **histerectomía es el único tratamiento definitivo de la adenomiosis**. Debe hacerse una biopsia de endometrio para descartar una NIE y un cáncer endometrial concomitantes en mujeres > 45 años antes de hacer una histerectomía por adenomiosis. Previo a la operación quirúrgica también es de particular importancia distinguir la adenomiosis de los fibromas uterinos. Si se confunde la adenomiosis con los fibromas uterinos, el cirujano que intenta una miomectomía encontrará solo adenomiosis difusa y se verá forzado a hacer una histerectomía en su lugar.

PUNTOS CLAVE

- La endometriosis es la presencia de tejido endometrial fuera de la cavidad uterina, sobre todo en el peritoneo pélvico. Se presenta en 10 a 15% de las mujeres en edad reproductiva.

- La manifestación distintiva de la endometriosis es dolor pélvico cíclico, que alcanza el clímax de 1 a 2 días antes de la menstruación y cede al inicio del flujo menstrual o poco después.

- La gravedad de los síntomas (dismenorrea, dispareunia, hemorragia anormal e infertilidad) tal vez no se relacione con la extensión de la enfermedad.

- Las complicaciones de la endometriosis incluyen inflamación intraabdominal y hemorragia, que pueden causar cicatrización patológica, dolor y formación de adherencias, que llevan a la infertilidad y el dolor pélvico crónico.

- La visualización directa por laparoscopia o laparotomía (preferentemente con confirmación histopatológica mediante biopsia) es la única forma de diagnóstico definitivo de la endometriosis.

- La endometriosis se puede tratar médicamente (AINE, ACO, progestágenos, danazol, agonistas de GnRH) para disminuir el dolor, pero estos métodos se usan principalmente como medidas retardadoras.

- El tratamiento médico no mejora las tasas de concepción y puede retrasar los intentos de procrear.

- La endometriosis se puede tratar quirúrgicamente en forma conservadora por lisis o exéresis de los implantes, y lisis de adherencias, con conservación del útero y los ovarios. La intervención quirúrgica debe ser seguida de inmediato por el tratamiento médico para retrasar la recurrencia de los implantes endometriales y el dolor.

- La endometriosis se puede tratar definitivamente por intervención quirúrgica, incluida la histerectomía total (a menudo con salpingooforectomía bilateral), lisis de adherencias y exéresis de las lesiones de la endometriosis.

- La adenomiosis corresponde a la presencia de tejido endometrial dentro del miometrio, que causa crecimiento difuso del útero, con consistencia esponjosa y forma globular. Se presenta en 20% de las mujeres, la mayoría de ellas con partos previos y a finales de su cuatro decenio o inicios del quinto de la vida.

- Las pacientes por lo general acuden al médico debido a dismenorrea secundaria creciente y sangrado menstrual abundante o prolongado; 30% cursa asintomática.

- La adenomiosis puede sospecharse por ultrasonografía pélvica. La IRM distingue mejor entre adenomiosis y fibromas.

- A las pacientes ≥ 45 años con hemorragia uterina anormal deben practicárseles también una biopsia endometrial para descartar NIE y cáncer endometrial antes de iniciar el tratamiento.

- Los síntomas mínimos se pueden tratar con analgésicos, AINE, ACO o progestágenos, si bien la adenomiosis responde menos al tratamiento hormonal que la endometriosis.

- El DIU que libera levonorgestrel es el método temporal más eficaz para tratar los síntomas de la adenomiosis.

- La histerectomía es el único medio definitivo de diagnóstico y tratamiento de la adenomiosis.

CASOS CLÍNICOS

CASO 1

Una mujer de 25 años de edad G0 se queja de dolor pélvico creciente con la menstruación en el último año, desde que interrumpió sus ACO. Ha notado más dolor en el lado izquierdo en los 2 meses recientes y empezó a presentarlo con la penetración profunda durante el coito. Inició ACO cuando era adolescente debido a ciclos dolorosos irregulares, pero los interrumpió hace un año cuando cambió su seguro médico. Ha tenido solo un compañero sexual en toda la vida y no refiere antecedentes de infecciones de transmisión sexual. Desearía conservar la fertilidad. La exploración no muestra secreción anormal, pero su útero esta hipersensible, así como el anexo izquierdo. Se percibe plenitud, que se sospecha corresponde a una masa. En la ultrasonografía pélvica se visualiza una masa ovárica quística de 5 cm, que se cree es un endometrioma. Persiste en la ultrasonografía repetida 8 sem después y la paciente aún presenta síntomas.

1. ¿Cuál sería el siguiente paso más apropiado en su atención?
   a. Referirla a un ginecólogo oncólogo
   b. Prescribir un agonista de GnRH (p. ej., leuprolida de depósito)
   c. Prescribir un AINE para su dolor y repetir la ultrasonografía en 6 a 8 semanas
   d. Programar una laparoscopia diagnóstica con cistectomía ovárica izquierda
   e. Reiniciar el anticonceptivo oral

2. Se hace una cistectomía del ovario izquierdo por laparoscopia y se corrobora un "quiste de chocolate". También presenta otros implantes superficiales de endometriosis en los ligamentos uterosacros. El informe final de histopatología es compatible con un endometrioma. En la consulta posoperatoria 2 sem después, la paciente expresa que el dolor se resolvió y se siente bien. ¿Qué se recomienda para el tratamiento posoperatorio continuo de su endometriosis?
   a. Puesto que la endometriosis no se puede curar médicamente, debería practicársele una histerectomía total con salpingooforectomía bilateral
   b. Dado que se pudo retirar completamente el quiste, no necesita tratamiento adicional en este momento
   c. Iniciar un anticonceptivo oral combinado o un progestágeno para retrasar el regreso de los síntomas
   d. Esperar 9 meses, y después, repetir la laparoscopia para asegurarse de que ya no hay endometriosis adicional qué tratar
   e. Lisis endometrial, porque destruirá su endometrio y disminuye el riesgo de nuevos implantes por menstruación retrógrada

3. La paciente desearía saber más acerca del agonista de GnRH, leuprolida de depósito. Se le explica cómo funciona y que los efectos secundarios incluyen los siguientes, *excepto*:

   a. Voz grave
   b. Cefalea
   c. Disminución de la densidad ósea
   d. Aumento de peso
   e. Sofocos

CASO 2

Una pareja acude al consultorio porque han estado intentando concebir durante 2 años sin éxito. En la entrevista, el hombre refiere que es padre de un hijo en una relación previa y se encuentra en buena salud. La mujer tiene 28 años e informa que presentó menstruaciones dolorosas en los 4 a 5 años recientes.

1. Se empieza a sospechar que podría presentar endometriosis. Toda la información siguiente apoyaría tal sospecha, *excepto*:

   a. Ha experimentado dispareunia con la penetración profunda durante varios años
   b. Informa de una prima materna con el antecedente de endometriosis
   c. Su etnicidad es caucásica
   d. Informa de la presencia de una hemorragia anormal en el último año
   e. Su menarca empezó a los 9 años

2. Se le explica que se necesita hacer una exploración antes de hacerle cualquier recomendación. Se le menciona que hay ciertos datos que se vinculan con la endometriosis. Durante la exploración, ¿cuál de los siguientes datos enlistados NO aumentaría la sospecha de endometriosis?

   a. Un útero fijo y desviado
   b. Nodularidad uterosacra a la exploración rectovaginal
   c. Anexo hipersensible
   d. Una masa anexial fija
   e. Un útero irregular crecido

3. A la exploración se encuentra nodularidad uterosacra y se comunica a la paciente la posibilidad de que presente endometriosis. Se recomienda como parte de su valoración y tratamiento en proceso someterse a una laparoscopia diagnóstica, con lisis o exéresis de la endometriosis, si se encuentra. La paciente está muy preocupada acerca del diagnóstico y pregunta qué porcentaje de las mujeres con infertilidad presenta endometriosis. Se le informa que:

   a. 70%
   b. 30%
   c. 90%
   d. 10%
   e. 50%

CASO 3

Una mujer de 46 años de edad G2P2 con obesidad es remitida por su médico de atención primaria al especialista debido a menstruaciones cada vez más abundantes y dolorosas en los últimos 18 meses. Al usar un anticonceptivo oral, hubo algo de mejoría de la hemorragia, pero no del dolor. Nunca ha tenido un frotis de Papanicolaou anormal y declara que no ha presentado infección "genital" alguna. Sus únicos problemas médicos son la obesidad y la hipertensión. A la exploración se observan genitales externos, vagina y cérvix normales. Sin embargo, el útero está ligeramente crecido, algo hipersensible y más blando de lo que era de esperar. No presenta masas o hipersensibilidad anexiales.

1. ¿Cuál de estos diagnósticos es el menos probable en el diferencial?
   a. Síndrome del intestino irritable
   b. Adenomiosis
   c. Leiomiomas
   d. Neoplasia intraepitelial endometrial (NIE)
   e. Endometriosis

2. Se explica a la paciente que es muy probable una adenomiosis como causa de los síntomas. Sin embargo, se desearía verificar si también hay fibromas o no. ¿Cuál de los estudios de imagen enlistados a continuación sería el mejor para diferenciar entre adenomiosis y fibromas uterinos?
   a. Ultrasonografía pélvica
   b. TC pélvica
   c. Sonohisterografía
   d. IRM pélvica
   e. Histerosalpingografía

3. Después de una valoración adicional que sugiere adenomiosis, la paciente desea proceder con la histerectomía porque está cansada de sufrir hemorragias y dolor. Se le explica que necesita someterse a una prueba antes de programar su intervención quirúrgica. ¿Qué prueba necesita que se realice la paciente?
   a. Frotis en fresco de la secreción vaginal
   b. Mamografía
   c. Biopsia endometrial
   d. Colonoscopia
   e. Radiografía de tórax

CASO 4

Una mujer de 39 años de edad G2P2 con 12 meses de menstruación abundante y dismenorrea cada vez peor, acude para obtener una segunda opinión. Se le hizo una ultrasonografía pélvica que sugirió adenomiosis y su ginecólogo le recomendó la histerectomía. Declara que no confía en los resultados de la ultrasonografía y desea saber si hay algo más que se pueda hacer para confirmar el diagnóstico.

1. ¿Cuál sería el siguiente paso más apropiado?
   a. Revisar los resultados de la ultrasonografía y mencionarle que su ginecólogo está en lo correcto
   b. Repetir la ultrasonografía pélvica
   c. Explicarle que la histerectomía es lo único que puede ayudar a aclarar el diagnóstico
   d. Explorarla y recomendar una IRM pélvica
   e. Sugerir probar el uso de anticonceptivos orales durante 3 meses

2. Al término de la valoración se concluye que posiblemente presente adenomiosis. Ella desea evitar la intervención quirúrgica varios meses. Se le recomienda una de las opciones combinadas enlistadas, *excepto*:
   a. DIU que libera levonorgestrel
   b. AINE
   c. Píldoras anticonceptivas orales
   d. Tratamiento con progestágenos
   e. Doxiciclina durante 14 días

3. Cuando se dialoga con ella respecto de la histerectomía y de su programación, expresa que tiene una hermana más joven de 29 años de edad G0. Desearía saber si es posible que su hermana menor desarrolle adenomiosis y menorragia o dismenorrea. Se le explica que todo lo siguiente puede aumentar el riesgo de presentar adenomiosis, *excepto*:
   a. Paridad
   b. Fibromas
   c. Endometriosis
   d. Menopausia
   e. Edad de 30 a 50 años

RESPUESTAS

CASO 1

PREGUNTA 1

Respuesta correcta D:
Los antecedentes de esta paciente, su exploración y los datos de ultrasonografía son compatibles con endometriosis. Debido a sus síntomas significativos y los datos de un endometrioma persistente, la mejor opción es la laparoscopia con cistectomía planeada. Los endometriomas grandes no tienen probabilidad de resolverse por sí solos con el tiempo, en contraste con los quistes ováricos funcionales. También es poco probable que respondan al tratamiento médico con anticonceptivos orales o un agonista de GnRH. En esta mujer joven con datos compatibles con un endometrioma no sería necesario el envío a un oncólogo, debido al bajo riesgo de cáncer y la elevada sensibilidad de la ultrasonografía para diagnosticar correctamente un endometrioma.

PREGUNTA 2

Respuesta correcta C:
Para las pacientes con dolor que no desean embarazarse, se puede optimizar el control del dolor y el retraso de su recurrencia mediante el inicio del tratamiento médico de inmediato después del quirúrgico. Para aquellas que desean fertilidad futura, la histerectomía no es una opción apropiada. Aunque la exéresis del quiste disminuye significativamente el riesgo de recurrencia de los endometriomas, la paciente tiene mayor riesgo de presentar el retorno de sus síntomas y nuevos implantes con el tratamiento expectante, en comparación con el tratamiento médico para suprimir la endometriosis recurrente y los síntomas. Debido a los riesgos de la intervención quirúrgica y el poco probable retorno de los síntomas en 9 meses, el tratamiento médico sería el más apropiado como paso inicial. No se recomienda la lisis endometrial para quienes desean un embarazo en el futuro y no se ha mostrado que disminuya el riesgo de síntomas recurrentes por endometriosis.

PREGUNTA 3

Respuesta correcta A:
La voz se vuelve más grave con el uso de un derivado de andrógeno, el danazol, que inicia un estado de seudomenopausia. Sin embargo, este síntoma no se relaciona con los agonistas de GnRH. Los sofocos, las cefaleas, la disminución de la densidad ósea y el aumento de peso pueden todos ocurrir en forma secundaria al uso de agonistas de GnRH, como el acetato de leuprolida, que da principio a una seudomenopausia médica, crea un estado relativamente deficitario de estrógenos y ayuda a prevenir el desarrollo de nuevos focos de endometriosis.

CASO 2

PREGUNTA 1

Respuesta correcta B:
Probablemente hay factores genéticos vinculados con el riesgo de sufrir endometriosis y se ha observado uno mayor de desarrollar

la enfermedad en las parientes de primer grado. Sin embargo, tal relación no se ha visto en parientes de tercer grado. Otros factores de riesgo incluyen la etnicidad caucásica, en comparación con la negra o la latina, y la menarquia temprana. Los informes de disparenuia profunda, dismenorrea y sangrado menstrual anormal son todos indicios de su relación con la endometriosis.

PREGUNTA 2

Respuesta correcta E:
Un útero irregular crecido suele vincularse con leiomiomas y no necesariamente con endometriosis, si bien se pueden encontrar ambos de manera concomitante. Los datos físicos de una endometriosis en etapa temprana pueden ser sutiles o nulos. Sin embargo, con una enfermedad más diseminada, un médico puede encontrar nodularidad uterosacra en la exploración rectovaginal, un útero fijo, a menudo en retroversión, anexos hipersensibles o una masa anexial fija en presencia de un endometrioma grande.

PREGUNTA 3

Respuesta correcta B:
Aproximadamente de 30 a 40% de las mujeres con infertilidad también padece endometriosis. La incidencia global de endometriosis en la población estadounidense se considera que va de 5 a 15%, aproximadamente.

CASO 3
PREGUNTA 1

Respuesta correcta A:
Aunque el síndrome de intestino irritable se relaciona con dolor pélvico y es posible que esté infradiagnosticado, no se relaciona con un sangrado menstrual abundante y prolongado o con la dismenorrea en particular. Los leiomiomas por lo general se vinculan con un sangrado menstrual abundante o prolongado y, a veces, con dismenorrea. Dos de las manifestaciones distintivas de la adenomiosis son el sangrado menstrual abundante o prolongado y la dismenorrea, en especial cuando se presentan en mujeres de 30 a 50 años de edad. Debe considerarse la NIE en una paciente con obesidad, hipertensión y hemorragia anormal, especialmente si es mayor de 45 años. La endometriosis sería menos probable por la edad a la que se inician los síntomas de hemorragia anormal y dismenorrea, que en la mayor parte de los casos se presentan en los decenios segundo y tercero de la vida. Sin embargo, a menudo coexisten adenomiosis, endometriosis y leiomiomas.

PREGUNTA 2

Respuesta correcta D:
La IRM pélvica es el recurso de imagen más preciso para identificar la adenomiosis, pero, debido a que su costo puede ser prohibitivo, la ultrasonografía es el medio de diagnóstico que se usa con más frecuencia. Si hay dificultad para diferenciar entre fibromas y adenomiosis uterinos, entonces se utiliza IRM. La TC no es útil para valorar la adenomiosis. La sonohisterografía se usa por lo general para detectar lesiones intracavitarias, como pólipos endometriales o fibromas submucosos. La histerosalpingografía, en cambio, es útil sobre todo para valorar la cavidad uterina y la permeabilidad de las trompas de Falopio.

PREGUNTA 3

Respuesta correcta C:
Debido a su hemorragia normal y edad mayor de 45 años con obesidad, debería hacerse biopsia endometrial antes de programar la histerectomía para descartar un NIE o carcinoma endometrial concomitante. No se requiere un frotis en fresco de secreción vaginal antes de la histerectomía y solo se hará en pacientes que se quejen de síntomas relacionados con los de vaginosis bacteriana. Se sugiere una mamografía cada 1 a 2 años en mujeres en el quinto decenio de la vida, pero no antes de programar una histerectomía. La detección del cáncer colorrectal sistemática por colonoscopia se inicia a los 50 años en personas con riesgo promedio y a los 45 en las de etnicidad afroestadounidense. La paciente no presenta otros síntomas que requieran colonoscopia. No se necesitan radiografías de tórax de manera sistemática antes de una operación ginecológica mayor y deberían reservarse para aquellas pacientes con sospecha de enfermedad cardiopulmonar.

CASO 4

PREGUNTA 1

Respuesta correcta D:
Ambas, la exploración e IRM pélvicas, pueden aumentar o disminuir la posibilidad de adenomiosis y constituirían el siguiente paso más apropiado. La ultrasonografía repetida tiene poca probabilidad de agregar información nueva al estudio inicial. Si bien puede en un momento dado requerirse la histerectomía y al final provee tejidos para hacer el diagnóstico definitivo, la IRM es un método no invasivo, bastante sensible en esta paciente que busca una segunda opinión. Se utiliza un anticonceptivo oral para diversas condiciones, incluida la adenomiosis. Una respuesta, o su ausencia ante este recurso, no necesariamente ayudaría a aclarar el diagnóstico de adenomiosis.

PREGUNTA 2

Respuesta correcta E:
Si se sospecha una endometritis crónica subyacente o si se encontró por biopsia endometrial, entonces sería apropiada la doxiciclina. Por lo general, no sería eficaz para tratar el sangrado menstrual abundante y prolongado o la dismenorrea. Se pueden usar AINE solos ante síntomas leves o en combinación con un anticonceptivo oral o un progestágeno. Además de la histerectomía, el DIU que libera levonorgestrel constituye el tratamiento más eficaz para los síntomas de adenomiosis.

PREGUNTA 3

Respuesta correcta D:
La menopausia no se vincula con la aparición de adenomiosis y, a menudo, los síntomas relacionados se resolverán en la menopausia. Las mujeres que han tenido partos presentan en sus últimos años reproductivos un riesgo mayor de desarrollar adenomiosis, en comparación con las nulíparas más jóvenes. La endometriosis y los fibromas también se han vinculado con adenomiosis.

CAPÍTULO 16

INFECCIONES DE LA PORCIÓN INFERIOR DEL APARATO REPRODUCTOR FEMENINO

INFECCIONES DE LAS VÍAS URINARIAS

Las **infecciones de las vías urinarias** (IVU) están entre las más frecuentes de la porción inferior del aparato genitourinario que tratan los médicos. Alrededor de 50% de las mujeres tendrá un diagnóstico de IVU en su vida. Hay una incidencia de aproximadamente 1% por año en las adultas y 5% presenta crisis recurrentes. Las mujeres suelen acudir al médico con síntomas de uretritis (malestar o dolor en el meato uretral o una sensación de ardor con la micción a través de la uretra) o cistitis (dolor en la región suprapúbica media y micción frecuente). Las IVU son muy usuales en las mujeres con actividad sexual y aumentan en aquellas con obesidad, avance de la edad, anomalías anatómicas o neurológicas, diabetes mellitus o drepanocitemia. Las tasas son más elevadas en mujeres que en hombres debido a la longitud más corta de la uretra y su proximidad con la vagina y el recto.

DIAGNÓSTICO

Cuando una mujer acude al médico con disuria, urgencia y frecuencia urinarias, el diagnóstico de IVU debe llevar al diferencial. De hecho, los síntomas en forma aislada tienen una sensibilidad de 90% para IVU y en algunas pautas se recomienda el tratamiento con base solo en ellos.

Para una confirmación adicional se puede enviar una muestra de orina de chorro medio, previa limpieza, para análisis de orina y estudio al microscopio. La presencia de hematuria, leucocitos, esterasa de leucocitos o nitratos, sin infección vaginal, es indicio de una IVU. En particular, los nitratos son específicos y sensibles respecto de los microorganismos gramnegativos. Para distinguir entre contaminación e infección, se puede repetir el análisis y el estudio al microscopio de la orina colectada por sondeo. Es común que las pacientes tengan un diagnóstico y tratamiento de IVU en el contexto de un resultado positivo del análisis de orina, con síntomas concomitantes de disuria y frecuencia urinaria. El diagnóstico de una IVU se puede confirmar mediante urocultivo, pero no se requiere en casos no complicados. Cada paciente que acude con síntomas debe también someterse a una exploración física para descartar **pielonefritis** y valorar la presencia de fiebre e hipersensibilidad en el ángulo costovertebral.

La utilidad del urocultivo para el diagnóstico y tratamiento de las IVU es controvertida. Algunos autores recomiendan ordenarlos solo ante IVU complicadas o pielonefritis, en tanto que otros insisten en hacerlo a todas las pacientes. Alrededor de 80 a 85% de las IVU se debe a *Escherichia coli* y otros microorganismos que colonizan el

469

tracto gastrointestinal (GI). Otros microorganismos frecuentes que causan IVU son *Staphylococcus saprophyticus*, *Proteus mirabilis*, *Klebsiella pneumoniae* y enterococos. Si el urocultivo resulta negativo, debe reconsiderarse el diagnóstico en las pacientes con síntomas compatibles con microorganismos que causan uretritis, como *Chlamydia trachomatis* y *Neisseria gonorrhoeae*, en quienes hará la detección mediante la colección de una muestra de chorro medio. Otra causa de uretritis es la infección por virus del herpes simple (VHS). En las pacientes con síntomas recurrentes de cistitis, pero urocultivo negativo, debe reflexionarse respecto del diagnóstico de vejiga hiperactiva o el síndrome de vejiga dolorosa (cistitis intersticial).

TRATAMIENTO

La mayoría de las IVU no complicadas se puede tratar con antibióticos orales. Es importante para ambos comenzar el tratamiento en el momento del diagnóstico inicial y el seguimiento de la sensibilidad en los cultivos con el propósito de asegurarse de la adecuada eliminación de los microorganismos. El tratamiento inicial suele ser con trimetoprim-sulfametoxazol, nitrofurantoína o una fluoroquinolona durante 3 a 7 d. También se ha empleado ampicilina o cefalexina; sin embargo, en fechas recientes los lactámicos β se han vuelto menos eficaces para el tratamiento de las IVU no complicadas. Deben indagarse las sensibilidades de los microorganismos comunes locales. Por ejemplo, las tasas de *E. coli* resistentes a la ampicilina pueden variar de 5 a 35% en diferentes hospitales. Las pacientes con síntomas compatibles con pielonefritis suelen tratarse de forma intrahospitalaria con antibióticos IV. Se ha estudiado el tratamiento ambulatorio y se utiliza cada vez más en aquellas pacientes confiables sin otras afecciones médicas. Se debe concluir un esquema antimicrobiano de 14 días.

LA REGIÓN ANOGENITAL EXTERNA

Varias enfermedades infecciosas afectan a los genitales externos. En la mujer debe considerarse toda la región perianal y el monte de Venus, además de la vulva. La piel que cubre estas zonas está sujeta a las mismas infecciones que pueden presentarse en cualquier otro sitio de la epidermis, pero la exposición y el ambiente son diferentes y deben tenerse en cuenta cuando se tratan. También hay una variedad de procesos focales y sistémicos que pueden causar lesiones o síntomas en esta región. Las lesiones anogenitales suelen clasificarse como ulcerativas o no, y los síntomas comunes incluyen dolor y prurito.

VULVITIS

La causa más frecuente de vulvitis y, usualmente, de prurito vulvar, es la **candidosis**, que también lo es de vaginitis, la cual se describe con detalle más adelante en este capítulo. Una vulvitis por especies de *Candida* suele presentarse con eritema vulvar, prurito y pequeñas lesiones satélite, y si no responde al tratamiento usual con antimicóticos tópicos o sistémicos, puede deberse a otras causas, como una reacción alérgica, irritantes químicos o textiles y distrofias vulvares. Siempre debe descartarse el cáncer en el contexto de una irritación vulvar crónica.

LESIONES ULCERADAS

Muchas úlceras vulvares primarias son producto de infecciones de transmisión sexual (ITS) (tabla 16-1), como las debidas a **herpes, sífilis, chancroide** y **linfogranuloma venéreo (LGV)**. No obstante, incluso con el diagnóstico de un proceso infeccioso, estas lesiones también pueden relacionarse con procesos malignos. Hasta 25% de las pacientes con úlceras genitales no obtendrá confirmación del diagnóstico por el laboratorio. El tratamiento debe basarse en los antecedentes y los datos clínicos.

Cabe mencionar que hay afecciones diferentes a las infecciones que pueden causar ulceración vulvar. La enfermedad de Crohn quizás ocasione úlceras lineales "como cortes de cuchillo" como su primera manifestación, precedente a las GI u otras sistémicas durante meses a años. La enfermedad de Behçet causa lesiones vulvares hipersensibles y muy destructivas, que a menudo producen fenestraciones en los labios mayores y cicatrización patológica extensa.

SÍFILIS

La sífilis es una infección sistémica crónica causada por la espiroqueta *Treponema pallidum* y se transmite principalmente por contacto sexual directo; sin embargo, también ocurren infecciones transplacentarias durante el embarazo. La incidencia de sífilis primaria y secundaria en Estados Unidos aumentó desde la década de 1980 hasta el de 1990, cuando en los Centers for Diseases Control and Prevention (CDC) se notó un pico de 50 223 casos, a razón de 20 por cada 100 000 personas en 1990. Dicha cifra máxima fue seguida por una disminución de casi 90% entre 1990 y 2000, cuando se informó hasta de 5979 casos. Por desgracia, entre 2001 y 2015 hubo un incremento constante en los casos comunicados de sífilis primaria y secundaria, con el informe de 74 702 casos en 2015, principalmente impulsado por el aumento de las infecciones en hombres. No obstante, entre 2013 y 2015 se informó del primer incremento de casos en mujeres, de 27% de 2014 a 2015. A la par de lo anterior, ha habido un aumento de la sífilis congénita, con 487 casos en 2015 (en comparación con 128 casos de transmisión vertical de VIH).

La sífilis se divide en varias etapas para ayudar a guiar el tratamiento y seguimiento. Con mucha probabilidad el *T. pallidum* ingresa al cuerpo a través de abrasiones diminutas en la piel o las superficies mucosas y se replica en forma local. Las lesiones iniciales, por lo tanto, suelen ocurrir en la vulva, la vagina, el cérvix, el ano, los pezones o los labios. La lesión inicial que caracteriza la sífilis primaria es una úlcera indolora redonda roja de aproximadamente 1 cm de diámetro con bordes elevados que se conoce como **chancro** (fig. 16-1), se presenta casi 3 sem después de la inoculación y suele vincularse con adenopatía regional concomitante. Puesto que es indolora, en cerca de 20% de los casos pasa inadvertida. Las lesiones se presentan principalmente por la respuesta del sistema inmunitario del paciente y cicatrizan sin tratamiento. El material obtenido del chancro por compresión suele revelar espiroquetas móviles en la microscopia de campo oscuro.

La sífilis secundaria es una enfermedad sistémica que se presenta cuando se disemina *T. pallidum*,

TABLA 16-1 Causas infecciosas de las lesiones ulceradas

	Sífilis	Herpes	Chancroide	LGV
Periodo de incubación (días)	7 a 14	2 a 10	4 a 7	3 a 12
Lesión primaria	Pápula	Vesícula	Pápula/pústula	Pápula/vesícula
Número de lesiones	Única	Múltiples	1 a 3, en ocasiones más	Única
Tamaño (mm)	5 a 15	1 a 3	2 a 20	2 a 10
Dolor	No	Sí	Sí	No
Prueba de diagnóstico	Microscopia de campo oscuro análisis PRRP/microhemaglutinación para *Treponema pallidum* (AMH-TP)/FTA-ABS	Cultivo vírico	Tinción de Gram con aspecto de "banco de peces"	Fijación del complemento
Tratamiento	Penicilina	Aciclovir	Ceftriaxona o azitromicina	Doxiciclina

PRRP, prueba rápida de reagina plasmática; FTA-ABS, absorción de anticuerpos treponémicos fluorescentes.

y empieza de 1 a 3 meses después de que se resuelve la etapa primaria. Los pacientes, por lo general, presentan síntomas similares a los gripales, de fiebre y mialgias. Suele aparecer un exantema maculopapular en las palmas de las manos o plantas de los pies. También se pueden presentar pápulas húmedas y parches mucosos. Las manifestaciones dermatológicas de la sífilis secundaria son el motivo por el que se conoce a la enfermedad como "la gran imitadora". Puede haber afección de otros órganos, aparatos y sistemas con meningitis, osteítis, nefritis o hepatitis. Todas las lesiones se resuelven espontáneamente y esta etapa puede ser por completo asintomática. Después de su resolución, la infección entra en una fase latente que puede durar años. La sífilis latente se subdivide en temprana (adquirida hace < 1 año) o tardía (> 1 año) con base en el momento de los síntomas iniciales.

La sífilis terciaria es bastante rara hoy, pero se caracteriza por la aparición de granulomas (gomas) en la piel y los huesos; sífilis cardiovascular con aortitis, y neurosífilis, con afección meningovascular, paresia y tabes dorsal.

Diagnóstico

Se puede hacer detección de *T. pallidum* con anticuerpos anticardiolipina no treponémicos. Hay dos tipos de pruebas serológicas no treponémicas de sífilis disponibles: la del Venereal Disease Research Laboratory (VDRL) y la rápida de reagina plasmática (PRRP), que se mantienen positivas de 6 a 12 meses después del tratamiento de la sífilis primaria, por lo general con decremento progresivo de los títulos de anticuerpos. En la sífilis primaria, los análisis serológicos

pueden resultar negativos durante la infección temprana, lo que da como resultado una menor sensibilidad de las pruebas, que se tornarán positivas varias semanas después de la consulta inicial; por esa razón, deben repetirse a 1 y 3 meses de la aparición de la úlcera en la paciente cumplida, cuando el diagnóstico no se puede hacer en la primera consulta con el médico. Las pruebas no treponémicas falsas positivas pueden presentarse con diversas afecciones autoinmunitarias, otras infecciones, cáncer, embarazo y el uso de drogas IV. Por lo tanto, un resultado positivo debe confirmarse con estudios de anticuerpos treponémicos específicos, como el de absorción de anticuerpos treponémicos fluorescentes (FTA-ABS), el análisis de aglutinación de partículas de *T. pallidum* (AAPTP) o una prueba treponémica rápida, o inmunoanálisis enzimático. Ocurren resultados falsos positivos en las pruebas confirmatorias en menos de 1% de las ocasiones, motivo por el cual algunos proveedores de atención sanitaria están realizando un algoritmo "secuencial inverso" y hacen en primer lugar la detección con pruebas treponémicas, cuya utilidad es tema de investigación activa. Se puede diagnosticar sífilis primaria, secundaria, terciaria y neurológica con base en los signos y síntomas de presentación antes descritos. Sin embargo, los pacientes asintomáticos con un título positivo se consideran con sífilis en la fase latente temprana (adquirida hace < 1 año) o latente tardía (adquirida > 1 año).

Tratamiento

La penicilina sigue siendo el fármaco ideal para tratar la sífilis. Sus variantes primaria, secundaria y latente temprana se pueden tratar con penicilina G benzatínica en una sola dosis

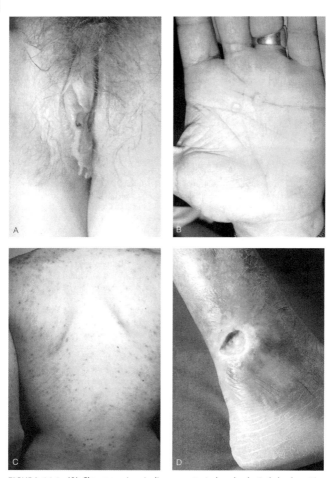

FIGURA 16-1. (**A**) Chancro primario ligeramente indurado de 2 d de duración, indoloro y no hipersensible, que recalca la necesidad de un índice de sospecha alto ante las lesiones genitales. La microscopia de campo oscuro impide errores de diagnóstico y molestias. (**B**) Sífilis secundaria papuloescamosa que afecta la palma de la mano. (**C**) Pápulas típicas de color rojo cobre en la sífilis secundaria. (**D**) Goma en cicatrización. Se sugiere un retraso en el diagnóstico por la presencia de pigmentación y cicatrización patológica amplias. La respuesta al tratamiento fue lenta y la cicatrización final causó edema permanente del pie, lo que a veces se denomina una curación paradójica. (Reproducida con autorización de Champion RH. *Textbook of Dermatology,* 5th ed. Oxford: Blackwell Science; 1992:2852.)

de 2.4 millones de unidades IM. Para las fases latente tardía o de duración desconocida, el tratamiento consta de penicilina G, 2.4 millones de unidades IM por semana durante 3 sem. Para pacientes con sífilis primaria o secundaria alérgicas a la penicilina, sin embarazo, son de utilidad varios esquemas alternativos, que incluyen 100 mg de doxiciclina PO 2 veces al día durante 14 d, 500 mg de tetraciclina PO cada 6 h durante 14 d, ceftriaxona 1 g IM o IV a diario durante 10 a 14 d, o azitromicina en dosis única oral de 2 g. Sin embargo, los datos para respaldar el uso de esquemas alternativos aún son limitados y es indispensable el seguimiento estrecho. Si preocupa el cumplimiento de la paciente alérgica a la penicilina, se recomienda su desensibilización y tratamiento con este antibiótico. La penicilina sigue siendo el único tratamiento recomendado durante el embarazo, con pruebas suficientes que demuestran su eficacia para prevenir la transmisión al feto por la madre y para tratar la infección fetal.

La neurosífilis es una infección más grave y requiere administrar de 3 a 4 millones de unidades de penicilina G cristalina IV cada 4 h durante 10 a 14 d. En individuos de quienes se puede asegurar su cumplimiento, se recomienda la penicilina procaínica, 2.4 millones de unidades una vez al día, más 500 mg de probenecid PO cada 6 h durante 10 a 14 días, como tratamiento alternativo de la neurosífilis. Algunas autoridades en la materia recomiendan tratar la neurosífilis con un ciclo adicional de penicilina benzatínica de 2.4 millones de unidades IM semanales durante 3 sem después de concluir cualquier esquema. Las pacientes alérgicas a la penicilina en quienes preocupa su cumplimiento, por lo tanto, requerirán desensibilización. El éxito del tratamiento se puede verificar por seguimiento de los títulos de PRRP o VDRL a los 6, 12 y 24 meses, que deben disminuir 4 veces para los 6 meses y tornarse no reactivos de 12 a 24 meses después de concluir el tratamiento.

La reacción de Jarisch-Herxheimer es una de tipo febril aguda, a menudo acompañada de escalofríos, cefalea, mialgias, malestar general, faringitis, exantema y otros síntomas, que suelen presentarse en las primeras 24 h (casi siempre, en las primeras 8) después de cualquier tratamiento de la sífilis. En un principio, esta reacción se reconoció en el tratamiento de la neurosífilis, pero puede atestiguarse con cualquier tratamiento de la enfermedad, más a menudo en su fase temprana. Se pueden usar antipiréticos, pero no se ha demostrado que prevengan esta reacción. La reacción de Jarisch-Herxheimer podría inducir contracciones pretérmino o causar cambios en la frecuencia cardiaca fetal de las embarazadas, pero esto no debe impedir o retrasar el tratamiento. Esta reacción inflamatoria transitoria no se considera de tipo farmacológico, sino que se relaciona con el tratamiento de la sífilis y puede visualizarse con el de otras espiroquetosis, como la enfermedad de Lyme, cuando los microorganismos lesionados o muertos liberan endotoxinas a la circulación, lo que se hace notorio por la secreción sistémica de citocinas.

HERPES GENITAL

Las infecciones por VHS son bastante frecuentes en las regiones perioral y genital. Si bien solo alrededor de 5% de las mujeres informa de un antecedente de infección por herpes genital, hasta 25 a 30% presenta anticuerpos en las pruebas serológicas. Si bien algunas presentan el cuadro clínico clásico grave de herpes genital con úlceras genitales dolorosas, muchas presentan uno inicial leve y por completo asintomático. Debido a la naturaleza asintomática de muchos cuadros clínicos iniciales es difícil hacer un cálculo de la incidencia real de la enfermedad; sin embargo, se ha registrado un incremento constante de consultas clínicas de pacientes por herpes en las 2 décadas recientes, con aproximadamente 300000 en el año 2014. Aunque la mayoría de las lesiones por herpes genital son producto de VHS-2, hasta 80% de los nuevos casos de VHS genital son atribuibles a VHS-1, en particular en adolescentes y adultos jóvenes; el VHS se transmite por contacto directo con el virus con un periodo de incubación de 2 a 10 d después de la exposición. Las infecciones primarias suelen iniciarse con síntomas similares a los gripales, incluidos malestar general, mialgias, náusea, diarrea y fiebre. El ardor y prurito vulvares preceden a la aparición de múltiples vesículas que suelen mantenerse íntegras durante 24 a 36 h antes de evolucionar a úlceras genitales dolorosas (fig. 16-2) y pueden requerir un promedio de 10 a 22 d para cicatrizar. Después del brote primario, los virus del herpes viajan hacia los ganglios de la raíz dorsal de los nervios y pueden reactivarse para causar recurrencias, que se presentan con tanta asiduidad como de una a seis veces por año. Las recurrencias son más frecuentes en las infecciones por VHS-2. Los síntomas tienden a ser menos graves que en el brote inicial. Es importante señalar que puede ocurrir descamación subclínica o asintomática y es más usual durante los primeros 6 meses después del inoculo e inmediatamente antes o después de crisis recurrentes. Debido a la posibilidad de recurrencias frecuentes y las consecuencias devastadoras del herpes neonatal, a las embarazadas debe realizárseles

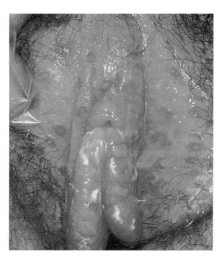

FIGURA 16-2. Herpes genital.

una exploración vaginal cerca del momento del parto. Aquellas con lesiones activas deben someterse a cesárea.

Diagnóstico

El diagnóstico clínico se hace a menudo mediante una exploración de las vesículas y úlceras, en conjunción con los antecedentes sexuales. Sin embargo, esta modalidad tiene sensibilidad y especificidad subóptimas. Por lo tanto, debe confirmarse el diagnóstico clínico con pruebas de laboratorio. Se utilizan cultivos víricos como el estándar ideal del diagnóstico; sin embargo, su sensibilidad es baja, en especial ante lesiones recurrentes o en proceso de cicatrización. Las pruebas de amplificación de ácidos nucleicos (PAAN), que incluyen la reacción en cadena de polimerasa (PCR), constituyen los principales métodos de diagnóstico de la infección por VHS genital. La descamación viral puede ser intermitente y un resultado negativo no siempre indica la ausencia del virus del herpes. Los resultados negativos con un elevado índice de sospecha clínica deben confirmarse por pruebas serológicas. La prueba de PCR no permite detectar el serotipo de VHS, pero con las pruebas serológicas se puede subtipificar. Es posible recurrir a los títulos de anticuerpos IgG específicos de VHS-1 y VHS-2 para determinar si la paciente tiene una infección primaria, así como el serotipo del microorganismo causal. Debe tenerse precaución en pacientes con serología vírica positiva sin antecedentes de úlceras genitales, porque esto también puede indicar una colonización orofaríngea. Históricamente, un **frotis de Tzanck** preparado a partir de las lesiones y revisado en busca de células gigantes multinucleadas con un aspecto característico, puede revelar los cambios citológicos típicos, pero este estudio tampoco es sensible ni específico, y rara vez se hace.

Tratamiento

Si bien con el transcurso de los años se han perfeccionado muchos tratamientos paliativos, como los baños de asiento para alivio y los analgésicos para disminuir el dolor, no hay cura para el herpes. Para tratar una **infección primaria** se recomiendan 200 mg de aciclovir cinco veces al día, 400 mg de aciclovir cada 8 h, 250 mg de famciclovir cada 8 h o 1 g de valaciclovir cada 12 h durante 7 a 10 d para el primer brote clínico, con disminución del tiempo de la infección y del que el paciente presenta descamación vírica resultantes. Ante infecciones graves por VHS, como las que ocurren en pacientes con inmunosupresión, debe usarse aciclovir IV a dosis de 5 a 10 mg/kg cada 8 h. Se puede usar aciclovir PO a razón de 400 mg cada 8 h u 800 mg cada 12 h durante 5 d para tratar lesiones recurrentes. Para individuos con recurrencias frecuentes se recomienda el tratamiento profiláctico o de supresión con 400 mg PO cada 12 h; puede aminorar las recurrencias en 80%. Alternativamente, también se pueden usar medicamentos antivíricos más costosos, como el valaciclovir, en particular para un esquema de dosis más fácil. Además, se ha mostrado que el tratamiento con 500 mg de valaciclovir del compañero infectado disminuye la tasa de trasmisión de VHS-2 en parejas heterosexuales discordantes, donde el compañero de origen tiene antecedentes de infección por VHS-2.

CHANCROIDE

El chancroide es causado por **Haemophilus ducreyi** y en todo el mundo es una ITS común, si bien su incidencia en Estados Unidos experimentó una declinación constante desde 1987, con solo 11 casos informados en el año 2015 y los comunicados posiblemente constituyan un subestimado extremo de la incidencia real, porque *H. ducreyi* es difícil de cultivar. Los hombres son más afectados que las mujeres, con un cociente de 3:1 a 25:1. El chancroide es un cofactor para la transmisión de VIH, pues se presentan tasas elevadas de infección por VIH en los pacientes con chancroide en Estados Unidos y otros países. Asimismo, casi 10% de las personas con chancroide adquirido en Estados Unidos presentan coinfección por *T. pallidum* o VHS.

El chancroide aparece como una úlcera dolorosa bien delimitada, no indurada, localizada en cualquier zona de la región anogenital. A menudo hay linfadenopatía inguinal supurativa dolorosa concomitante. Es común encontrar una sola úlcera, pero se han visto múltiples y, en ocasiones, infecciones extragenitales.

Diagnóstico

Constituye un reto porque *H. ducreyi* es difícil de cultivar. El diagnóstico definitivo de chancroide requiere la identificación de *H. ducreyi* en un medio de cultivo especial de reducida disponibilidad comercial; incluso cuando se usan estos métodos la sensibilidad es menor de 80%. Con frecuencia, el transporte del hisopo con espécimen para cultivo en medio Amies o Stuart o chocolate agar puede ayudar al cultivo. Las tinciones directas de Gram no han constituido un método de diagnóstico sólido y la prueba de PCR aprobada por la FDA para *H. ducreyi* tampoco está disponible en Estados Unidos. El diagnóstico, por consiguiente, suele hacerse por clínica al descartar otras fuentes de infección, como VHS y sífilis.

Tratamiento

Los esquemas terapéuticos incluyen 250 mg IM de ceftriaxona en dosis única, 1 g de azitromicina PO en dosis única, 500 mg de ciprofloxacina PO cada 12 h durante 3 d o eritromicina 500 mg cada 6 h durante 7 d. Como con la mayoría de otras ITS, deben tratarse también las parejas sexuales.

LINFOGRANULOMA VENÉREO

La *C. trachomatis* de serotipos L (L1, L2 o L3) causa la enfermedad sistémica **linfogranuloma venéreo** (LGV). La etapa primaria de esta enfermedad muchas veces es señalada por una lesión local, que puede corresponder a una pápula o úlcera poco profunda y a menudo indolora, transitoria y que puede pasar inadvertida. La etapa secundaria (síndrome inguinal) se presenta de 2 a 6 sem después de la lesión primaria y se caracteriza por inflamación dolorosa y crecimiento de los ganglios inguinales (por lo general, unilateral). Las manifestaciones sistémicas incluyen fiebre, cefalea, malestar general y anorexia. La exposición rectal puede llevar a la etapa terciaria (síndrome anogenital), que se caracteriza por proctocolitis, estenosis rectal, fístula rectovaginal y elefantiasis (filariasis linfática). Inicialmente aparecerá prurito anal con secreción rectal mucosa concomitante. Si bien el diagnóstico en general se hace por sospecha clínica, se pueden estudiar especímenes genitales y de ganglios linfáticos en busca de *C. trachomatis* por cultivo, inmunofluorescencia directa o detección de ácidos nucleicos.

Tratamiento

El tratamiento del LGV incluye 100 mg de doxiciclina PO cada 12 h o 500 mg de eritromicina PO cada 6 h durante 21 d. Ante la persistencia de la enfermedad se puede repetir el esquema antibiótico. Si los genitales externos y el recto se desfiguran y presentan cicatrización patológica, pueden requerirse tratamientos quirúrgicos.

LESIONES NO ULCERATIVAS

Una de las lesiones no ulcerativas más usuales es el **condiloma acuminado** (fig. 16-3), que consiste en lesiones verrugosas que se presentan en cualquier sitio de la región anogenital y se consideran una ITS. Otras lesiones no ulcerativas comprenden al **molusco** **contagioso**, producido por un poxvirus, y las causadas por *Phthirus pubis*, el piojo del pubis o ladilla, y *Sarcoptes scabiei*, el ácaro de la sarna.

Por último, cuando se consideran las lesiones no ulcerativas, deben siempre incluirse las foliculitis en el diagnostico diferencial, debido a que la piel de la región púbica presenta folículos pilosos. En raros casos, la foliculitis puede llevar a lesiones más grandes, como forúnculos, ántrax y abscesos. La fuente usual de estas infecciones es la flora cutánea, principalmente *Staphylococcus aureus*. Los factores que contribuyen a estas lesiones en la región anogenital abarcan el rasurado, la ropa interior muy ajustada, las toallas sanitarias, una mala higiene, la diabetes y la inmunosupresión.

VIRUS DEL PAPILOMA HUMANO

En la clínica, los resultados más notorios de la infección por virus del

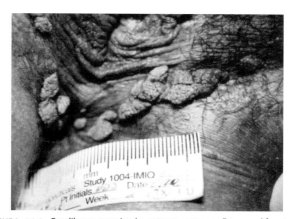

FIGURA 16-3. Condiloma acuminado externo extenso. Estas proliferaciones carnosas exofíticas están cubiertas por pequeñas proyecciones papilares en la superficie. Algunas lesiones son pedunculadas y otras sésiles (Reproducida con autorización de Blackwell RE. *Women's Medicine*. Cambridge, MA: Blackwell Science; 1996:317.)

papiloma humano (VPH) son **el condiloma acuminado o las verrugas genitales.** Casi 5.6% de los adultos en edades de 18 a 59 años con actividad sexual comunica el antecedente de verrugas genitales, y en el año 2014 unas 450 000 consultas a un médico en Estados Unidos correspondieron al diagnóstico primario de verrugas genitales. No obstante, en términos de morbilidad y mortalidad lo más importante es que el VHP se relaciona con el cáncer de cérvix y otros de células escamosas del aparato reproductor de la mujer y el hombre. Se calcula que la incidencia de infección por VPH ha estado en aumento en Estados Unidos, con una prevalencia de entre 20 y 45%. Se trata claramente de una ITS en que resultan afectados de 60 a 80% de las parejas.

Aunque las verrugas genitales a menudo se presentan en la porción inferior del aparato reproductor, las pacientes suelen acudir con lesiones anogenitales que identificaron, o que produjeron prurito o hemorragia. Se estima que 90% de las verrugas genitales es producto de los serotipos 6 y 11 del virus, en tanto que el cáncer cervical se relaciona más a menudo con los serotipos 16, 18 y 31. No están indicadas las pruebas de VPH para las pacientes con verrugas genitales.

Diagnóstico

Las verrugas genitales por lo general son asintomáticas, pero podrían acompañarse de dolor o prurito. El diagnóstico suele hacerse por exploración física. La verruga tiene una superficie elevada, papilomatosa o con espigas. Al inicio las lesiones son pequeñas, de 1 a 5 mm de diámetro, pero pueden evolucionar hacia otras pedunculadas más grandes e incluso hasta proliferaciones similares a una coliflor, sobre todo en los pacientes con inmunosupresión. Además de la vulva, el cuerpo perineal y la región anogenital, estas lesiones también pueden surgir en el conducto anal, las paredes de la vagina o el cérvix. Cuando hay incertidumbre del diagnóstico o ante lesiones que no responden al tratamiento, se puede hacer una biopsia para el diagnóstico definitivo.

Tratamiento

Incluye la exéresis local de las lesiones, crioterapia, ácido tricloracético, podofilina a 25% tópica y crema de 5-fluorouracilo (al 5%) tópicos. Los tratamientos médicos suelen repetirse semanalmente por el clínico hasta que las lesiones desaparezcan. Para pacientes motivadas con un condiloma no complicado que se puede alcanzar, se usan tanto el imiquimod como el podofilox. El imiquimod se aplica tres veces por semana y requiere su eliminación por lavado después de 6 a 10 h, en tanto que el podofilox se aplica 2 veces al día durante 3 d y se deja en su sitio, sin tratamiento adicional durante 4 d; este último esquema terapéutico se puede repetir hasta por 4 ciclos. Las pacientes se pueden tratar por sí mismas con seguimiento por sus médicos cada 3 a 4 sem hasta que se resuelvan las lesiones. Para condilomas más grandes o aquellos que no respondan al tratamiento médico, se puede usar láser de CO_2 para destruir la lesión o quizá se requiera su exéresis quirúrgica. Independientemente de la modalidad terapéutica, hay una tasa de recurrencia de alrededor de 20% en todas los pacientes.

Para la prevención de VPH, una vacuna nonavalente protege contra los serotipos 6, 11, 16, 18, 31, 33, 45, 52 y 58, y tiene aprobación de la FDA tanto para niñas y mujeres como para niños y hombres entre los 9 y 26 años de edad. Se recomienda como parte de las vacunaciones sistemáticas de niños de 11 a 12 años de edad.

MOLUSCO CONTAGIOSO

El **molusco contagioso** es causado por un poxvirus que se disemina por el contacto estrecho con una persona infectada o por autoinoculación. La lesión es una pápula cupulizada, pequeña, de 1 a 5 mm de diámetro, con centro umbilicado (fig. 16-4). También conocidas como *verrugas acuosas*, estas lesiones contienen un material ceroso que muestra cuerpos intracitoplásmicos de molusco al microscopio cuando se tiñe con el colorante de Wright o Giemsa. Las lesiones del molusco pueden ocurrir en cualquier sitio de la piel, excepto en las palmas de las manos y las plantas de los pies, a menudo asintomáticas y que suelen resolverse solas. El diagnóstico común es por clínica; sin embargo, se puede confirmar por biopsia de la lesión con estudio histopatológico o por microscopia electrónica. Se pueden extirpar de manera local y tratar la base del nódulo con ácido tricloroacético o crioterapia.

PIOJOS DEL PUBIS Y ARADORES DE LA SARNA

Las lesiones no ulcerativas causadas por *Phthirus pubis* y *Sarcoptes scabiei* son similares. Los signos y síntomas de estas dos infecciones incluyen prurito, irritación cutánea, vesículas y túneles. La diferencia principal es que

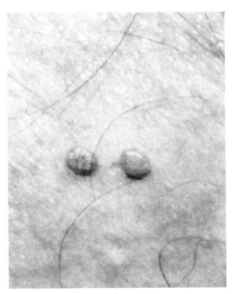

FIGURA 16-4. Dos lesiones típicas del molusco contagioso, una de ellas con aspecto de mosaico.

las lesiones por *P. pubis*, o **pediculosis**, suelen confinarse al vello pubiano, en tanto que la **sarna** se puede diseminar por todo el cuerpo. Por ello, el tratamiento es específico del sitio: la pediculosis se puede curar con la aplicación del producto terapéutico en zonas específicas, mientras que es más eficaz tratar la sarna con su aplicación en todo el cuerpo. La pediculosis, en general, es de transmisión sexual y su tratamiento comprende permetrina en crema a 1% aplicada en las zonas afectadas y retirada por lavado pasados 10 min, o piretrinas con butóxido de piperonilo, que se aplican en la zona afectada y se lavan pasados 10 min. La sarna es de transmisión sexual comúnmente en los adultos, y se transmite por contacto directo en los niños. El tratamiento de la sarna incluye crema de permetrina (a 5%) que se aplica a todas las zonas del cuerpo desde el cuello hacia abajo y se lava después de 8 a 14 h, o 200 µg/kg de ivermectina PO, que se repite en 2 semanas.

INFECCIONES VAGINALES

Los síntomas relacionados con las infecciones vaginales son el principal motivo de consulta a un ginecólogo. La vagina provee un ambiente húmedo y tibio que puede ser colonizado por diversos microorganismos. El desequilibrio de la flora microbiana de la vagina causada por antibióticos, alimentos, enfermedad sistémica; la introducción de un microorganismo patógeno o la proliferación excesiva de una variedad de microorganismos pueden causar síntomas como picazón, dolor, secreción, ardor y mal olor. Los microorganismos frecuentes que causan síntomas por su proliferación desmesurada son especies de *cándida* (fig. 16-5) y *Trichomonas vaginalis*, el protozoario patógeno más común. Pueden diagnosticarse con facilidad y tratarse de manera muy eficaz con antimicrobianos. Sin embargo, cualquier vaginitis crónica con manifestaciones de prurito, hemorragia, dolor

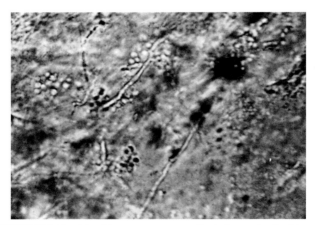

FIGURA 16-5. ***Candida albicans*** en una preparación de fragmentos de piel con KOH (Reproducida con autorización de Crissey JT. *Manual of Medical Mycology*. Boston, MA: Blackwell Science; 1995:90.)

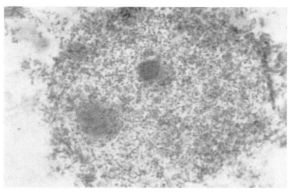

FIGURA 16-6. Vaginosis bacteriana.

y lesiones ulceradas que no responde al tratamiento farmacológico, debe investigarse para descartar un cáncer.

VAGINOSIS BACTERIANA

La vagina suele colonizarse por múltiples bacterias, en particular especies de *Lactobacillus* que, en general, mantienen un pH vaginal por debajo de 4. La **vaginosis bacteriana** (VB) puede aparecer cuando hay un cambio de las especies bacterianas predominantes en la vagina (fig. 16-6). Aunque la VB posiblemente sea polimicrobiana, uno de los microorganismos que más están presentes en el cultivo es la *Gardnerella vaginalis*. La VB es bastante frecuente, con tasas de prevalencia de 5% en poblaciones universitarias y hasta de 60% en clínicas de atención de ITS. Los factores de riesgo incluyen parejas sexuales nuevas o múltiples, las duchas vaginales, la ausencia de lactobacilos vaginales después del uso de antibióticos, parejas sexuales femeninas y tabaquismo. La VB se vincula con la adquisición de otras ITS, complicaciones después de intervenciones quirúrgicas ginecológicas o del embarazo (parto pretérmino) y recurrencias.

Diagnóstico

Para el diagnóstico se requiere que haya síntomas de VB y las pacientes se quejan de una secreción profusa no irritante, a menudo con mal olor, a aminas o pescado. El diagnóstico se puede hacer con base en los criterios de Amsel, que incluyen tres de cuatro de los siguientes: presencia de una secreción poco consistente, blanca, homogénea, que cubre las paredes vaginales; un olor a aminas con la adición de KOH al 10% (prueba del "tufo"); pH > 4.5; la presencia de > 20% de células clave (del epitelio vaginal difusamente cubiertas por bacterias) en el estudio al microscopio. La tinción de Gram con examen de las bacterias en la secreción vaginal se considera la prueba ideal de diagnóstico estándar de la VB.

En general, no se recomienda el cultivo vaginal o la prueba rápida para *G. vaginalis*, especies de *Bacteroides* y otros microorganismos anaerobios, debido a que no se trata de un método de diagnóstico específico. Por lo tanto, el diagnóstico clínico suele hacerse a partir de preparaciones de la secreción vaginal.

Tratamiento

Incluye 500 mg de metronidazol PO 2 veces al día, o 300 mg de clindamicina PO 2 veces al día ambos durante 7 d. Ambos antibióticos también están disponibles en forma de gel o crema y se pueden aplicar de manera tópica (gel de metronidazol a 0.75%, un aplicador intravaginal diario durante 5 d, o crema de clindamicina a 2%, un aplicador intravaginal diario durante 7 d). Se ha estudiado el tratamiento con una sola dosis de 2 g de metronidazol, la cual, sin embargo, tiene menos de 75% de eficacia en la VB en comparación con tasas de curación de 85 a 90% del esquema de 1 sem. Debe informarse a las pacientes que eviten el consumo de alcohol durante el tratamiento con metronidazol por su efecto de tipo disulfiram. Hasta 30% de las mujeres presentará recurrencia de la VB en 3 meses.

INFECCIONES POR LEVADURAS

La **candidosis** es la causa probable de 30% de las vaginitis que llevan a las mujeres a consultar al ginecólogo. Casi 75% informará haber presentado una infección vulvovaginal por especies de cándida o "infección por levaduras" en su vida. Muchas de estas infecciones se tratan por las mismas pacientes con uso de preparados de venta libre (OTC). La candidosis es causada por *Candida albicans* en 80 a 90% de los casos, con los casos restantes ocasionados por otras especies de cándida. Son factores predisponentes para la sobreproliferación de especies de cándida el uso de antibióticos de amplio espectro, la diabetes mellitus y la disminución de la inmunidad

celular, como ocurre en las pacientes con sida o aquellas bajo tratamiento inmunosupresor. Las infecciones por levaduras se relacionan con el coito y pueden aumentar durante la fase lútea del ciclo menstrual.

Diagnóstico

Son síntomas típicos de la candidosis genital, el prurito vulvar y vaginal, el ardor, la disuria, la dispareunia y la secreción vaginal. A la exploración física hay edema y eritema vulvares, con escasa secreción vaginal. Solo en alrededor de 20% de las pacientes se visualizan las características placas blancas adherentes en la mucosa vaginal o una secreción espesa de tipo requesón. El diagnóstico suele hacerse por estudio al microscopio de un preparado de la secreción vaginal con KOH a 10%, que mejora la visualización característica de las hifas ramificadas y esporas, en comparación con solo la preparación con solución salina. Sin embargo, se calcula que el preparado con KOH tiene una sensibilidad de 25 a 80%. Otras opciones de diagnóstico incluyen la tinción de Gram y el cultivo. En la clínica suele instituirse el tratamiento con base en los signos y síntomas clínicos. En las infecciones vaginales recurrentes por levaduras (más de 4 crisis sintomáticas en 1 año) debe obtenerse un cultivo de la secreción vaginal para identificar especies diferentes a la *albicans*, como *Candida glabrata*, que pueden tener una menor respuesta al tratamiento con derivados azólicos.

Tratamiento

Incluye un ciclo breve (de 1 a 3 d) de cualquiera de los agentes azólicos por aplicaciones tópicas u óvulos vaginales, incluidos el miconazol como preparado de venta libre o el terconazol, por prescripción. Los óvulos de nistatina son menos eficaces. El tratamiento oral incluye fluconazol 150 mg en dosis única, que ha mostrado ser tan eficaz como cualquiera de los tratamientos locales. Se recomienda la duración más prolongada del tratamiento, como de 7 a 14 d del esquema tópico o de 2 a 3 dosis de tratamiento oral con fluconazol cada 72 h, para los casos recurrentes o las infecciones complicadas (mujeres con inmunosupresión, diabetes, embarazadas o con síntomas graves). El tratamiento de mantenimiento ideal para los casos recurrentes consta de fluconazol oral cada semana durante 6 meses. En la candidosis por especies diferentes a la *albicans* tiene 70% de eficacia el tratamiento con cápsulas vaginales de 600 mg de ácido bórico durante 14 días.

TRICOMONAS VAGINALES

La *Trichomonas vaginalis* es un protozoario unicelular, anaerobio, flagelado, que puede causar vaginitis. Se aloja en la porción inferior del aparato genitourinario de las mujeres y los hombres. Se considera la causa más común de ITS, con 3.7 infecciones calculadas al año en Estados Unidos. Produce una enfermedad de transmisión sexual, con 75% de las parejas que presentan cultivos positivos. A menudo se retransmite en aproximadamente 20% de las pacientes, que presenta un nuevo diagnóstico 3 meses después de concluir el tratamiento.

Diagnóstico

Los signos y síntomas de la infección por *T. vaginalis* incluyen una secreción profusa con olor desagradable, que puede ser amarilla, gris o verde, y tal vez espumosa. El pH vaginal es del rango de 6 a 7. También se pueden presentar eritema, edema y prurito vulvares. Las papilas epiteliales puntiformes eritematosas características o con aspecto de "fresa" del cérvix, se encuentran en solo 10% de los casos. Los síntomas suelen empeorar inmediatamente después de la menstruación, por el aumento transitorio del pH vaginal en ese lapso. Hasta en 70% de los casos cursa asintomática.

El diagnóstico de tricomoniasis se hace por el preparado en fresco de muestras de secreción vaginal observadas al microscopio. El protozoario es ligeramente mayor que un leucocito y presenta de 3 a 5 flagelos. Es común observar el movimiento activo de los flagelos y la propulsión del microorganismo (fig. 16-7). Sin embargo, la microscopia tiene solo de 60 a 70% de sensibilidad. Se dispone de otras pruebas más sensibles, que incluyen el estudio por sondas de ácidos nucleicos y la tecnología de flujo capilar en hisopo por inmunocromatografía en tira reactiva. El diagnóstico se puede confirmar por cultivo cuando sea necesario, que es el método más sensible y específico.

Tratamiento

El recurso terapéutico principal para las infecciones por *T. vaginalis* es el metronidazol, 2 g PO, o el tinidazol a razón de 2 g PO en una sola dosis. En contraposición con el tratamiento de la VB, este esquema ha resultado tan eficaz como el más tradicional de 500 mg PO 2 veces al día durante 7 d. Sin embargo, puede ocurrir resistencia al metronidazol en 2 a 5% de los casos de tricomoniasis vaginal. En casos de fracaso del tratamiento de una sola dosis con metronidazol, se prescribe este a razón de 500 mg PO cada 12 h por 7 d. Si este tratamiento no tiene éxito, se puede usar tinidazol o metronidazol PO a dosis de 2 g diarios durante 5 d, se debe considerar

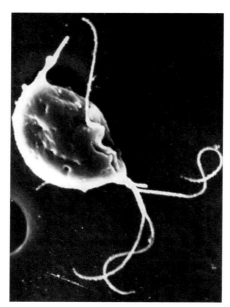

FIGURA 16-7. Micrografía electrónica de barrido de ***Trichomonas vaginalis***. La membrana ondulante y los flagelos son sus características distintivas. (Reproducida con autorización de Cox FEG, ed. *Modern Parasitology: A Textbook of Parasitology*, 2nd ed. Oxford: Blackwell Science; 1993:9.)

también la interconsulta con un especialista y pruebas de susceptibilidad de la *T. vaginalis* a través de los CDC. Debido a la elevada tasa de infecciones concomitantes en las parejas sexuales, ambos integrantes de cada pareja deben tratarse para prevenir las reinfecciones. También se informará a los pacientes que se abstengan de la actividad sexual durante 7 d después de la resolución de los síntomas o la conclusión del tratamiento.

INFECCIONES DEL CÉRVIX

Los microorganismos que más a menudo causan cervicitis e infecciones de la porción superior del aparato reproductor difieren de los que suelen afectar a la porción inferior del aparato reproductor. *N. gonorrhoeae* y *C. trachomatis* son los dos microorganismos más frecuentes que causan cervicitis y los únicos que producen su variedad mucopurulenta. La cervicitis se diagnostica clínicamente por la hipersensibilidad ante la movilización del cérvix en ausencia de otros signos de enfermedad inflamatoria pélvica (EIP).

Otros microorganismos pueden también causar infecciones del cérvix e incluyen VHS, VPH y *Mycoplasma genitalium*, así como los que producen la VB. El VHS causa lesiones herpéticas o placas blancas que simulan un cáncer cervical. La infección por VPH lleva a la aparición de condilomas y, dependiendo de su subtipo, también contribuye al cáncer cervical. Adicionalmente, las duchas vaginales frecuentes pueden también producir cervicitis.

GONORREA

Las infecciones **gonocócicas** persisten como la segunda causa más frecuente de ITS de que se informa en Estados Unidos. En el año 2009 se comunicó una cifra baja histórica de 98 por 100 000 personas, pero desde entonces aumentó a 124 casos por 100 000 personas informadas en 2015, para un total de 395 116. La incidencia creciente de las infecciones gonocócicas está influenciada por la región, con 92% de aumento en el oeste y 9% en el sur de Estados Unidos entre 2011 y 2015. La mayoría de los casos se presenta en el grupo de 15 a 24 años de edad, con las tasas más elevadas entre los 20 y 24 años de edad.

Se han vinculado factores de riesgo múltiples con las infecciones gonocócicas, que incluyen estado socioeconómico bajo, residencia urbana, etnicidad ni caucásica ni asiática, edad temprana de inicio de la actividad sexual, uso de drogas, soltería y antecedente de ITS. Los condones, diafragmas y espermaticidas disminuyen el riesgo de transmisión. También hay variaciones estacionales en la incidencia de gonorrea en Estados Unidos, con un máximo que se presenta a finales del verano.

La transmisión es desigual entre los sexos, con un cálculo de hombre a mujer de 80 a 90%, en comparación con uno de 20 a 25% de mujer a hombre, después de un solo encuentro sexual. Esta diferencia en la transmisión con toda probabilidad tiene relación con el tipo de epitelio expuesto en los diferentes sexos. En los hombres, la superficie externa del pene corresponde principalmente a un epitelio queratinizado, en tanto que las mujeres tienen contacto primario con la mucosa de la vagina y el epitelio no queratinizado del cérvix. Además, la eyaculación masculina aumenta el tiempo de exposición en las mujeres, que respalda el uso de condones como medida profiláctica excepcional contra la transmisión del gonococo.

El gonococo puede infectar el conducto anal, la uretra y la orofaringe, así como las glándulas de Bartholin, además de causar la cervicitis más comúnmente informada, EIP y absceso tuboovárico (ATO). Hasta 50% de las mujeres con gonorrea cursa asintomática y se recomienda la detección a todas aquellas menores de 25 años de edad y las mayores con factores de riesgo adicionales. La exposición al gonococo en los neonatos puede causar conjuntivitis. Hasta 1% de las infecciones reconocidas por gonococos puede provenir de una infección diseminada, que se inicia con fiebre y lesiones cutáneas maculares eritematosas, y avanza a la tenosinovitis y la artritis infecciosa.

Diagnóstico

Se requiere la identificación del microorganismo causal, *N. gonorrhoeae*, un diplococo gramnegativo que semeja pares de riñones, para el diagnóstico definitivo. El uso aislado del medio modificado de Thayer-Martin chocolate agar tiene una sensibilidad de 96% en los cultivos endocervicales y provee la opción de precisar la susceptibilidad a los antimicrobianos. Sin embargo, las PAAN específicas para gonorrea y clamidiasis han sustituido en gran parte el uso del cultivo y tienen elevada sensibilidad y especificidad, además de proveer más opciones de estudio en especímenes femeninos, incluidos los de orina, secreciones endocervicales y vaginales obtenidas con hisopo.

Tratamiento

En 1986 se estableció el *Gonococcal Isolate Surveillance Project* en Estados Unidos, con la finalidad de investigar las tendencias en la resistencia a los antimicrobianos de *N. gonorrhoeae*, que continúa en aumento en ese país y dicta cambios en las guías para el tratamiento. En el año 2015, en los CDC se recomendó que el tratamiento de la infección gonocócica no complicada fuese con ceftriaxona 250 mg IM una sola dosis, o 400 mg de cefixima PO una sola dosis, acompañadas de 1 g de azitromicina. La adición de azitromicina a ambas potencia el efecto de la cefalosporina, además de tratar cualquier coinfección por *C. trachomatis*. Se recomienda un esquema terapéutico doble en todo momento, incluso si la paciente tiene un resultado negativo de las pruebas para especies de *Chlamydia*.

CLAMIDIASIS

La **C. trachomatis** es un microorganismo patógeno que causa infecciones respiratorias, oculares y del aparato reproductor. En Estados Unidos su transmisión es principalmente por contacto sexual, si bien también ocurre en forma vertical, de madre a recién nacido. La clamidiasis es la ITS bacteriana más usual, con 1 526 658 casos informados en el año 2015, para una tasa de 480 por 100 000 personas. Ha habido un incremento constante en las infecciones por especies de *Chlamydia*, que suelen ser secundarias al advenimiento de las PAAN para la *C. trachomatis* (tradicionalmente difícil de diagnosticar porque se trata

de un microorganismo intracelular obligado, difícil de cultivar), y los programas intensivos de detección en mujeres con actividad sexual. La prevalencia se calcula de 3 a 5% en las que cursan asintomáticas y de 5 a 7% en las embarazadas con resultados positivos de las pruebas para *Chlamydia*. Epidemiológicamente, las infecciones por *C. trachomatis* cursan paralelas a las de *N. gonorrhoeae*, con las tasas más elevadas en mujeres de 15 a 24 años, aquellas con edad más temprana en el momento del primer coito y con un mayor número de parejas sexuales.

Otro motivo para la mayor prevalencia de infecciones por especies de *Chlamydia* es que los portadores de ambos sexos a menudo no presentan síntomas. Hasta 70% de las mujeres es asintomática. Sin tratamiento, casi de 10 a 15% desarrollará una EIP, que puede culminar en infertilidad o un mayor riesgo de embarazos ectópicos. Debido a estos efectos devastadores, en los CDC se recomienda la detección anual de especies de *Chlamydia* en mujeres sexualmente activas de 25 años de edad o menores, mujeres de mayor edad con factores de riesgo de clamidiasis (aquellas con nuevas o múltiples parejas sexuales) y todas las embarazadas. Los sitios frecuentes de infección incluyen endocérvix, uretra y recto. Las manifestaciones clínicas de la clamidiasis sintomática suelen ser bastante similares a las de *N. gonorrhoeae* e incluyen cervicitis, uretritis y EIP. Como se mencionó antes, los serotipos L de *C. trachomatis* pueden causar la enfermedad sistémica, LGV.

Tratamiento

El tratamiento ideal de las infecciones clamidiásicas es con azitromicina 1 g PO en dosis única o 100 mg de doxiciclina PO cada 12 h durante 7 d. Los esquemas alternativos incluyen 500 mg de eritromicina cada 6 h durante 7 d. Para el LGV, el esquema terapéutico consta de 100 mg de doxiciclina PO cada 12 h por 3 semanas.

PUNTOS CLAVE

- Se hace la detección de sífilis mediante pruebas treponémicas y no treponémicas.

- La penicilina benzatínica es el fármaco ideal para tratar la sífilis. La neurosífilis requiere penicilina IV.

- Las pacientes tratadas por sífilis pueden experimentar la reacción de Jarisch-Herxheimer, que se presenta sobre todo en el tratamiento de la sífilis secundaria.

- Hasta 80% de las infecciones nuevas de herpes genital son causadas por VHS-1.

- La infección primaria herpética por lo general aparece con múltiples vesículas que se convierten en úlceras dolorosas.

- El tratamiento del herpes genital suele ser paliativo, aunque el aciclovir disminuye la duración de la infección primaria y el tratamiento supresor puede aminorar el número de recurrencias.

- El chancroide se manifiesta como úlcera genital dolorosa y, en forma usual, una linfadenopatía concomitante, pero puede ser difícil de diagnosticar; los cultivos y la tinción de Gram no han sido particularmente consistentes.

- El tratamiento del chancroide puede incluir una variedad de antibióticos; los más simples son azitromicina PO o ceftriaxona IM en dosis únicas.

- El VPH causa condilomas y displasia cervical. La VB es un desequilibrio bacteriano y se diagnostica con base en los criterios de Amsel.

- El tratamiento ideal de la VB es con metronidazol, con un esquema de 7 días.

- Setenta y cinco por ciento de las parejas sexuales de las pacientes afectadas por tricomonas también estarán colonizadas y deben tratarse con el fármaco de elección, metronidazol, en una sola dosis de 2 g por vía oral.

- La *N. gonorrhoeae* causa la segunda ETS comunicada más frecuente y sus secuelas incluyen cervicitis, EIP y ATO. El tratamiento de las infecciones no complicadas por *N. gonorrea* es con ceftriaxona 250 mg IM o cefixima 400 mg PO en dosis única, con 1 g de azitromicina PO en una sola ocasión.

- Hasta 70% de las infecciones por especies de *Chlamydia* cursan del todo asintomáticas.

- El tratamiento de las clamidiasis es con una sola dosis de 1 g PO de azitromicina.

CASOS CLÍNICOS

CASO 1

Una mujer nuligrávida de 18 años de edad acude a una clínica de atención sanitaria de estudiantes con antecedente de 4 sem de secreción vaginal amarilla. También refiere prurito e irritación vulvares. Tiene actividad sexual monógama con su novio y usan condones de manera inconstante. A la exploración física se le encuentra sin datos de toxicidad y afebril. A la exploración genitourinaria se observa eritema vulvar y vaginal, junto con una secreción amarilla, espumosa, de mal olor y pH de 6.5. El cérvix presenta pequeños puntos eritematosos. No hay hipersensibilidad cervical, uterina o anexial. La adición de KOH a 10% a la secreción vaginal no produce el olor a aminas. Se hace el estudio al microscopio de una preparación en fresco de la secreción vaginal obtenida con hisopo.

1. ¿Qué se esperaría encontrar al microscopio?
   a. Hifas con ramificaciones
   b. Células gigantes multinucleadas
   c. Escasos leucocitos
   d. Microorganismos móviles flagelados
   e. Células epiteliales cubiertas de bacterias

2. ¿Cuál de los siguientes es el microorganismo causal más probable?
   a. *Treponema pallidum*
   b. *Neisseria gonorrhoeae*
   c. *Trichomonas vaginalis*
   d. *Gardnerella vaginalis*
   e. *Haemophilus ducreyi*

3. ¿Cuál es el mejor tratamiento inicial para esta paciente?
   a. Dosis única de 2 g de metronidazol PO
   b. 100 mg de doxiciclina PO cada 12 h durante 7 días
   c. 1 g de azitromicina PO como dosis única
   d. 300 mg de clindamicina PO cada 12 h durante 7 días
   e. Gel de metronidazol a 0.75%, un aplicador intravaginal diario, por 5 días

4. ¿Cuál es otro componente importante del plan de tratamiento?
   a. Hacer una prueba de curación en 3 meses
   b. Pruebas de susceptibilidad de la *T. vaginalis*
   c. Tratamiento de (el) (las) pareja(s) sexual(es)
   d. Tratamiento empírico de la clamidiasis
   e. No se requiere acción adicional

5. La paciente regresa 3 sem después con continuación de los síntomas. Señala haber cumplido su tratamiento inicial. Se confirma la recurrencia de la infección por microscopia. ¿Cuál de las siguientes es la opción terapéutica más apropiada?

a. 2 g de tinidazol PO al día durante 5 días

b. 500 mg de metronidazol PO cada 12 h durante 7 días

c. Consulta con un especialista en infectología

d. Pruebas de susceptibilidad de *T. vaginalis*

e. 300 mg de clindamicina PO cada 12 h durante 7 días

CASO 2

Una joven de 16 años de edad acude al médico para su examen anual. Niega síntomas o inquietudes actuales. Ha tenido actividad sexual durante un año y utiliza medroxiprogesterona de depósito para anticoncepción. No usa condones. A la exploración urogenital presenta una cantidad moderada de secreción mucopurulenta amarilla del endocérvix. No hay hipersensibilidad con el movimiento de cérvix, anexos o útero. La microscopia de la secreción vaginal resultó normal, excepto por la presencia de más de 10 leucocitos por campo de alto poder. El pH vaginal es normal.

1. ¿Cuál es el siguiente paso más apropiado en el tratamiento?
   a. Hacer un frotis de Papanicolaou con pruebas para VPH
   b. Ordenar una ultrasonografía pélvica
   c. Tratar la clamidiasis y la gonorrea que se sospechan
   d. Enviar la secreción vaginal para cultivo y tinción de Gram
   e. Hacer una prueba de amplificación de ácidos nucleicos (PAAN) para clamidiasis y gonorrea

2. Los resultados de la prueba confirman el diagnóstico de gonorrea. ¿Cuál es el mejor tratamiento inicial de esta paciente?

   a. Dosis única de 125 mg de ceftriaxona IM
   b. Dosis única de 125 mg de ceftriaxona más 1 g de azitromicina PO, también en dosis única
   c. 100 mg de doxiciclina PO cada 12 h durante 7 días
   d. 500 mg de ciprofloxacina PO en dosis única
   e. Clindamicina, 300 mg PO cada 12 h por 7 días

3. Sin tratamiento, esta paciente estaría en riesgo de presentar:
   a. Cervicitis
   b. Enfermedad inflamatoria pélvica (EIP)
   c. Absceso tuboovárico (ATO)
   d. Gonorrea diseminada
   e. Todos los anteriores

CASO 3

Una mujer nuligrávida de 21 años de edad acude a su ginecólogo con un cuadro de 3 d de evolución con una úlcera genital dolorosa. La semana pasada presentó fiebre leve y malestar general, que posteriormente se resolvieron. Niega cualquier antecedente de úlceras genitales. Ha tenido 4 nuevas parejas sexuales en el último año y utiliza anticonceptivos orales. Manifiesta usar condones de manera inconstante. A la exploración genitourinaria se notan varias vesículas dolorosas de 1 a 2 mm de diámetro en el labio menor izquierdo. No hay linfadenopatía inguinal.

1. ¿Cuál de los siguientes es el microorganismo causal más probable?
   a. *Treponema pallidum*
   b. Virus del herpes simple (VHS)
   c. *Trichomonas vaginalis*
   d. *Chlamydia trachomatis* L1, L2 o L3
   e. *H. ducreyi*

   b. Imiquimod aplicado en la zona afectada 3 veces por semana
   c. 200 mg de aciclovir PO 5 veces al día durante 7 días
   d. Penicilina G benzatínica, 2.4 millones de unidades IM en dosis única
   e. 100 mg de doxiciclina PO cada 12 h durante 21 días

2. ¿Cuál de las siguientes pruebas debe realizarse para llegar al diagnóstico?
   a. Análisis de aglutinación de partículas de *Treponema pallidum* (AAPTP)
   b. Cultivo de *H. ducreyi*
   c. IgG contra VHS-1
   d. PCR de VHS-1 y VHS-2
   e. Prueba en fresco en busca de *Trichomonas vaginalis*

3. ¿Cuál es el mejor tratamiento inicial para esta paciente?
   a. 250 mg IM de ceftriaxona en dosis única

4. La paciente regresa a la clínica 3 meses después para su revisión anual. Se pregunta cómo podría repercutir el diagnóstico en su salud futura. Se le informa que:
   a. El uso del condón prevendrá la transmisión sexual
   b. No hay forma de disminuir las crisis recurrentes
   c. Las recurrencias son más frecuentes con VHS-1
   d. La descamación viral asintomática es una forma importante de transmisión
   e. Necesitará una cesárea para embarazos futuros

CASO 4

Una mujer de 36 años de edad G2P2 se presenta al ginecólogo con antecedente de 3 sem de irritación vaginal y secreción maloliente, a pescado. Recientemente usó un tratamiento antimicótico de venta libre, sin mejoría de los síntomas. Tiene actividad sexual en una relación monógama con un compañero masculino desde hace 5 años, y utiliza el anillo anticonceptivo (NuvaRing®). La exploración genitourinaria muestra una secreción blanca poco consistente. El resto de la exploración es normal. El estudio al microscopio de una "preparación en fresco" con solución salina de la secreción vaginal revela disminución de los lactobacilos, unos cuantos leucocitos y 40% de las células epiteliales vaginales con aspecto de punteado.

1. ¿Cuál de las siguientes pruebas adicionales respaldaría el diagnóstico?
   a. Estudio al microscopio de una preparación en fresco con KOH a 10% que muestre hifas en ramificación
   b. Una PAAN positiva para especies de *Chlamydia*
   c. pH vaginal < 4.5
   d. Percepción de olor a aminas con la adición de KOH a 10%
   e. Ninguna de las anteriores

2. ¿Cuál es el mejor tratamiento inicial de esta paciente?
   a. 2 g de metronidazol PO en dosis única
   b. 100 mg de doxiciclina PO cada 12 h durante 7 días
   c. 1 g de azitromicina PO en dosis única
   d. 500 mg de metronidazol PO cada 12 h durante 7 días
   e. 150 mg de fluconazol PO en dosis única

3. Las mujeres con este diagnóstico deben asesorarse en cuanto a ¿cuál de los siguientes puntos?
   a. Hay 30% de riesgo de recurrencias
   b. Se trata de una infección de transmisión sexual (ITS)
   c. Debe tratarse al (las) pareja(s) sexual(es)
   d. El tratamiento debe incluir el empírico de la infección por especies de *Chlamydia*
   e. El tratamiento debe iniciarse en mujeres sintomáticas y asintomáticas

4. Los factores de riesgo para presentar esta afección incluyen todos los siguientes, *excepto:*
   a. Múltiples parejas sexuales
   b. Tabaquismo
   c. Duchas vaginales
   d. Anillo anticonceptivo (NuvaRing®)
   e. Ausencia de lactobacilos vaginales

RESPUESTAS

CASO 1

PREGUNTA 1

Respuesta correcta D:
Los síntomas y datos de exploración más consistentes con una tricomoniasis. Las pacientes sintomáticas refieren una secreción vaginal espumosa, que puede ser amarilla, gris o verde. El pH vaginal por lo general es de 6 a 7 y la mucosa vulvar vaginal se encuentra eritematosa. Los datos cervicales clásicos incluyen papilas eritematosas epiteliales puntiformes o con aspecto "de fresa". Se observan protozoarios flagelados al microscopio en la preparación en fresco.

Se observan hifas en ramificación en las infecciones por levaduras. Los síntomas incluyen ardor, prurito y aumento de la secreción vaginal, que es blanca, espesa, como requesón. Se pueden visualizar células gigantes multinucleadas en un frotis de las lesiones herpéticas con la preparación de Tzanck. La mayoría de las veces el herpes genital se detecta por la presencia de múltiples vesículas dolorosas de 1 a 3 mm de diámetro. Se esperaría ver aumento de leucocitos en presencia de *Trichomonas*. Las células epiteliales cubiertas por bacterias también se conocen como células clave y se visualizan en la vaginosis bacteriana (VB). Los datos típicos de VB incluyen un pH > 4.5, así como secreción aumentada, poco consistente, blanca, maloliente a pescado, que cubre las paredes vaginales. La adición de KOH a 10% a la secreción vaginal por lo general produce un olor a aminas o pescado. La VB no suele causar inflamación vaginal.

PREGUNTA 2

Respuesta correcta C:
La tricomoniasis se debe a *T. vaginalis*. La sífilis es causada por *Treponema pallidum* y se divide en tres etapas diferentes: primaria, caracterizada por una úlcera no hipersensible, roja, redonda, firme, de 1 cm de diámetro con bordes elevados, conocida como chancro. Esta paciente no presentaba hallazgo alguno de éstos. La *N. gonorrhoeae* causa gonorrea. Aproximadamente 50% de las mujeres con gonorrea cursa asintomática. La *N. gonorrhoeae* es causa frecuente de cervicitis mucopurulenta y EIP. Esta paciente no presenta los datos clínicos de alguna de estas dos afecciones. La VB suele ser producto de la infección por *G. vaginalis*. El *H. ducreyi* causa el chancroide, una lesión genital ulcerada que esta paciente no presentaba.

PREGUNTA 3

Respuesta correcta A:
Un esquema de dosis única con metronidazol o tinidazol constituye el principal tratamiento de la tricomoniasis. Un esquema de dosis múltiple alternativo es el de

metronidazol 500 mg PO cada 12 h durante 7 d. El cumplimiento puede mejorar con el tratamiento de una sola dosis. Se puede usar doxiciclina para tratar la clamidiasis y azitromicina para clamidiasis y chancroide.

La clindamicina se puede usar como esquema alternativo de tratamiento de la VB. El gel de metronidazol es mucho menos eficaz para el tratamiento de la tricomoniasis. Los preparados antimicrobianos tópicos tienen poca probabilidad de alcanzar concentraciones terapéuticas en las glándulas perivaginales y no se recomiendan.

PREGUNTA 4

Respuesta correcta C:
Debido a la elevada tasa de infecciones concomitantes de tricomoniasis en las parejas sexuales, todos deben tratarse para prevenir la reinfestación. Ningún dato respalda la repetición de la detección de *T. vaginalis* a los 3 meses después de la infección inicial. Esto quizá por la elevada eficacia de los fármacos nitroimidazólicos, con una tasa de curación de 90 a 95%. Se dispone de pruebas de susceptibilidad de *T. vaginalis* a través de los CDC, pero se recomiendan solo para casos refractarios después de múltiples fracasos del tratamiento. Deben descartarse reinfecciones e incumplimiento con la terapéutica. No se recomienda el tratamiento empírico de la clamidiasis ante el diagnóstico de tricomoniasis. Por otro lado, el tratamiento empírico de la clamidiasis se recomienda en los pacientes infectados por *N. gonorrhoeae* debido al alto índice de

coinfección (a menos que se haya descartado la clamidiasis concomitante por una PAAN). Las parejas sexuales deben recibir tratamiento.

PREGUNTA 5

Respuesta correcta B:
Se recomienda el metronidazol a dosis de 500 mg PO cada 12 h durante 7 d cuando falla el tratamiento con una sola dosis del mismo fármaco. Se aconseja el tratamiento con 2 g de tinidazol PO al día por 5 d después del fracaso del tratamiento con ambos esquemas de metronidazol, de una sola dosis y de dosis múltiples. Se recomienda la interconsulta con un especialista en infectología solo para casos refractarios después de múltiples fracasos del tratamiento. Deben descartarse la reinfección, la abstinencia del coito y el incumplimiento con el esquema terapéutico. Hay pruebas de susceptibilidad de *T. vaginalis* disponibles a través de los CDC y se recomiendan solo para casos refractarios después de múltiples fracasos del tratamiento. Se puede usar clindamicina como esquema alternativo para el tratamiento de la VB. Los nitroimidazoles constituyen la única clase de fármacos útiles para tratar la tricomoniasis.

CASO 2
PREGUNTA 1

Respuesta correcta E:
En pacientes con secreción mucopurulenta deben hacerse PAAN para clamidiasis y gonorrea. Además,

en los CDC se recomienda la detección anual en todas las mujeres sexualmente activas de 25 años de edad y menores. No está indicada la detección del cáncer cervical en esta paciente. Los frotis de Papanicolaou deberían empezar a los 21 años de edad, con independencia de la edad del primer coito. No está indicada una ultrasonografía pélvica con base en la ausencia actual de síntomas y los datos de la exploración física. Debería hacerse el diagnóstico de clamidiasis o gonorrea antes del tratamiento. Los cultivos de secreción vaginal no suelen constituir un recurso de diagnóstico útil, porque son inespecíficos. Pueden ser útiles cuando se sospecha tricomoniasis o infección por levaduras, con una microscopia normal. La tinción de Gram tiene utilidad para el diagnóstico de la VB. La tinción de Gram para el diagnóstico de la clamidiasis y la gonorrea tiene una sensibilidad baja. Además, la paciente no presenta datos compatibles con VB, infección por levaduras o tricomoniasis. El siguiente paso más apropiado es una PAAN para clamidiasis y gonorrea.

PREGUNTA 2

Respuesta correcta B:
En pacientes con un diagnóstico confirmado de gonorrea, sin coinfección por especies de *Chlamydia*, el tratamiento correcto es con ceftriaxona 125 mg IM en dosis única más 1 g de azitromicina PO. El tratamiento correcto de la clamidiasis es con doxiciclina 100 mg PO cada 12 h durante 7 d. Debido a su resistencia creciente, ya no se recomiendan las fluoroquinolonas

en Estados Unidos para tratar la gonorrea. Se puede usar clindamicina como esquema alternativo para tratar la vaginosis bacteriana.

PREGUNTA 3

Respuesta correcta E:
Sin tratamiento, esta paciente estaría en riesgo de cervicitis, EIP, ATO o gonorrea diseminada. La causa más común de cervicitis es gonorrea y clamidiasis. Ocurre EIP en alrededor de 10 a 40% de las mujeres con gonorrea cervical. Se calcula la progresión a ATO en casi 3 a 16% de aquellas con EIP. La gonorrea diseminada se presenta en 0.5 a 3% de las infecciones por *N. gonorrhoeae*.

CASO 3

PREGUNTA 1

Respuesta correcta B:
La forma clásica de presentación del herpes genital es con cúmulos de pequeñas vesículas y úlceras dolorosas. Además, las infecciones primarias suelen iniciarse con síntomas similares a los gripales, que incluyen malestar general, mialgias, náusea, diarrea y fiebre. El *Treponema pallidum* causa la sífilis, que se manifiesta en etapas diferentes. La sífilis primaria se caracteriza por una úlcera firme, redonda, roja, no sensible, de aproximadamente 1 cm de diámetro, con bordes elevados, conocida como chancro. Las vesículas descritas en este caso son diferentes de las que suelen observarse en la sífilis primaria. La *Trichomonas vaginalis* por lo general causa vaginitis, no úlceras genitales. Las pacientes sintomáticas comunican una secreción vaginal espumosa, que puede

ser amarilla, gris o verde. Es usual que el pH vaginal esté elevado y la mucosa vulvar o vaginal presente eritema. Los datos cervicales clásicos incluyen papilas epiteliales puntiforme eritematosas o con aspecto de "fresa". Se visualizan protozoarios flagelados al microscopio en la preparación en fresco. La *C. trachomatis* de serotipos L (L1, L2 o L3) causa el linfogranuloma venéreo (LGV). La etapa primaria del LGV se caracteriza por la presencia de pápulas no sensibles o úlceras poco profundas que sanan con rapidez y a menudo no se advierten. Por lo general, ocurre linfadenopatía inguinal dolorosa de 2 a 6 sem después de la lesión primaria. Las vesículas descritas en este caso son diferentes de las que suelen observarse en el LGV primario. El *H. ducreyi* causa el chancroide, lesión que se presenta inicialmente como pápula eritematosa y evoluciona a pústula y úlcera. La úlcera es dolorosa con una base eritematosa y bordes bien delimitados e irregulares.

PREGUNTA 2

Respuesta correcta D:
Debe hacerse el diagnóstico definitivo de herpes genital por cultivo vírico o pruebas de PCR. Esto es más confiable en el momento del brote primario, con nuevas lesiones que no tienen costra. Se usa un cultivo vírico de VHS para diagnosticar herpes genital en este caso, pero no se puede hacer lo mismo para diagnosticar un herpes latente. Una prueba positiva de aglutinación de partículas de *Treponema pallidum* (AAPTP) sería diagnóstica de sífilis, y un cultivo

positivo para *H. ducreyi*, de chancroide. Esta paciente presenta una infección primaria genital por herpes, la mayoría de estas infecciones se atribuye a HVS-1, no a HVS-2. La serología de VHS-1 también presenta riesgo de resultados falsos positivos para el herpes oral. La paciente no presenta los signos característicos de la tricomoniasis vaginal y no está indicada una prueba en fresco.

PREGUNTA 3

Respuesta correcta C:
Para las infecciones genitales primarias por herpes se recomiendan 200 mg de aciclovir PO 5 veces al día durante 7 a 10 d, con el propósito de disminuir la duración de la infección y el tiempo en que la paciente presenta descamación vírica. Otras opciones incluyen un tratamiento PO con 400 mg de aciclovir cada 8 h de 7 a 10 d, 250 mg de famciclovir cada 8 h o 1 g de valaciclovir cada 12 h. Se usa ceftriaxona para tratar el chancroide y la gonorrea. Se usa imiquimod para tratar las verrugas genitales. Se utiliza penicilina G benzatínica para tratar la sífilis primaria, secundaria o latente temprana. Se pueden usar esquemas prolongados de doxiciclina para tratar el LGV causado por *C. trachomatis* de serotipos L (L1, L2 o L3).

PREGUNTA 4

Respuesta correcta D:
Puede ocurrir descamación vírica, con o sin síntomas de herpes genital. Es importante informar a las pacientes que pueden transmitir el virus incluso si cursan

asintomáticas. La descamación vírica subclínica parece alcanzar su máximo en los primeros 6 meses que siguen a la infección, y es más frecuente inmediatamente antes y después de un brote clínico. El uso de condón puede aminorar el riesgo de transmisión de herpes genital, pero no la prevendrá. La descamación viral, sintomática y no, puede ocurrir en regiones genitales no cubiertas o protegidas por un condón. Las crisis recurrentes pueden disminuirse con el uso diario de fármacos antivirales supresores, tratamiento que impide aproximadamente 80% de las recurrencias, que son más comunes en presencia de VHS-2. Se recomienda la cesárea solo a aquellas embarazadas con lesiones genitales activas o síntomas prodrómicos.

CASO 4

PREGUNTA 1

Respuesta correcta D:
Esta paciente con toda probabilidad presenta VB causada por proliferación excesiva de las bacterias anaerobias *Prevotella sp*, *Mobiluncus sp*, *G. vaginalis*, especies de *Ureaplasma*, *Mycoplasma* y numerosos anaerobios de baja replicación o incultivables. A este cambio en la flora vaginal lo acompaña un decremento de los lactobacilos. Las pacientes suelen quejarse de una mayor secreción vaginal, que a menudo tiene mal olor, a aminas o pescado. El diagnóstico de VB se puede hacer con tres de los siguientes datos: presencia de una secreción poco consistente, blanca, homogénea, que cubre las paredes vaginales; percepción de olor a aminas con

la adición de KOH a 10% (prueba del "tufo"); pH > 4.5 o la presencia de células clave (células epiteliales vaginales cubiertas de manera difusa por bacterias) en el examen al microscopio.

Las hifas con ramificación en un examen al microscopio de la preparación en fresco con KOH a 10% respaldarían el diagnóstico de candidosis. Esta paciente no presenta factor de riesgo importante alguno de clamidiasis. Sus datos a la exploración no revelan secreción mucopurulenta o signo alguno de cervicitis o EIP. Un pH vaginal > 4.5 respaldaría el diagnóstico de vaginosis bacteriana.

PREGUNTA 2

Respuesta correcta D:
El tratamiento correcto de la VB es con 500 mg de metronidazol PO cada 12 h durante 7 d. Los alternativos incluyen 300 mg de clindamicina cada 12 h durante 7 d o fórmulas tópicas de estos antibióticos. La dosis única de 2 g de metronidazol tiene solo 75% de eficacia para tratar la VB; sin embargo, constituye el tratamiento correcto de la tricomoniasis vaginal. La doxiciclina a dosis de 100 mg PO cada 12 h durante 7 d constituye el tratamiento correcto de la clamidiasis. La azitromicina a razón de 1 g PO en dosis única también es una opción terapéutica correcta para la clamidiasis. El fluconazol a dosis de 150 mg PO en dosis única es el tratamiento para la candidosis.

PREGUNTA 3

Respuesta correcta A:
Hay un alto riesgo de recurrencia de VB después del tratamiento,

según informes, de hasta 30%. Debe recomendarse a las mujeres regresar para valoración en caso de recurrencia de los síntomas. La VB no es una ITS. Se vincula con la adquisición de otras ITS, así como con múltiples parejas sexuales. Sin embargo, las mujeres que nunca han tenido actividad sexual también son susceptibles de contraerla. En presencia de VB, no se recomienda el tratamiento de las parejas sexuales. Los estudios clínicos indican que esto no ha mostrado beneficio para prevenir las recurrencias de VB. Si bien la VB se asocia con la adquisición de una ITS, no se recomienda el tratamiento empírico de la clamidiasis. Por otro lado, esto último se recomienda en las pacientes infectadas por *N. gonorrhoeae* debido a la elevada frecuencia de coinfección (a menos que se haya descartado la coinfección por especies de *Chlamydia* por PAAN). Se recomienda el tratamiento de la VB solo para las mujeres con síntomas.

PREGUNTA 4

Respuesta correcta D:
Los factores de riesgo de VB incluyen nuevas o múltiples parejas sexuales, duchas vaginales, ausencia de lactobacilos vaginales, parejas sexuales de sexo femenino y tabaquismo. El uso del anillo anticonceptivo (NuvaRing®) no se ha vinculado con un mayor riesgo de vaginosis bacteriana.

INFECCIONES DE LA PORCIÓN SUPERIOR DEL APARATO REPRODUCTOR Y SISTÉMICAS

PORCIÓN SUPERIOR DEL APARATO REPRODUCTOR FEMENINO

Las mujeres experimentan más infecciones pélvicas abdominales y de la porción superior del aparato reproductor que los hombres debido a la ausencia de revestimiento mucoso o epitelio entre sus estructuras y el exterior. Aunque existen defensas, como el movimiento de los cilios que crean un flujo y moco cervical, hay básicamente una vía abierta entre la vagina, la pelvis y el abdomen que puede llevar a infecciones ascendentes del útero, las trompas de Falopio, los anexos, la pelvis y el abdomen. Esta vía ascendente abierta puede también conducir al síndrome de choque tóxico (SCT). Además, debido a que el epitelio vaginal presenta fácilmente abrasión durante el coito, es más usual la transmisión de infecciones sistémicas como la causada por el VIH y las hepatitis B y C de hombres a mujeres que lo opuesto.

ENDOMETRITIS

Patogenia

La **endometritis** es una infección del revestimiento uterino; cuando invade al miometrio se conoce como **endomiometritis**. Ambas se incluyen en el conjunto de trastornos inflamatorios de la porción superior del aparato genital, que constituye la enfermedad pélvica inflamatoria (EPI). Los factores de riesgo incluyen retención de los productos de la concepción, infecciones de transmisión sexual (ITS), cuerpos extraños o proliferaciones intrauterinas y la instrumentación de la cavidad del útero. Se presenta con mayor frecuencia después de una cesárea, pero también posterior a partos vaginales e interrupciones quirúrgicas del embarazo. La endometritis es una complicación poco común de procedimientos ginecológicos transcervicales mínimamente invasivos, como la histeroscopia, la lisis endometrial, la biopsia endometrial y la inserción de un dispositivo intrauterino (DIU). En esos casos no se recomienda el uso profiláctico de antibióticos. Sin embargo, sí se hace tal recomendación para las cesáreas, interrupciones quirúrgicas del embarazo, histerosalpingografías y sonohisterografías en mujeres con antecedente de infección pélvica, o si se visualiza dilatación de las trompas de Falopio. La endometritis no puerperal por lo general no se detecta, pero es probable que coexista con 70 a 80% de las EPI. Su etiología tiene relación con el ascenso de una infección desde el cérvix, que entonces avanza hacia las trompas de Falopio, causa salpingitis aguda y, en un momento dado, una EPI diseminada. El diagnóstico de endomiometritis se hace en el contexto clínico antes descrito mediante una exploración bimanual que revela hipersensibilidad del útero, así como fiebre y leucocitosis.

La endometritis crónica a menudo es asintomática pero clínicamente significativa porque lleva a otras infecciones pélvicas y, rara vez, a la endomiometritis. Con frecuencia se trata de una infección polimicrobiana con una variedad de microorganismos patógenos que incluyen flora de la piel y gastrointestinal, además de la usual que coloniza la porción inferior del aparato reproductor. Es una causa rara de endometritis crónica la bacteria *Mycobacterium tuberculosis* en países desarrollados, pero una importante de infertilidad en naciones donde la tuberculosis es endémica. La endometritis crónica puede sospecharse en pacientes con hemorragia uterina irregular crónica, secreción vaginal y dolor pélvico. El diagnóstico se puede hacer en una paciente fuera del puerperio por una biopsia endometrial que muestra células plasmáticas.

Tratamiento

El tratamiento de la endomiometritis grave no relacionada con el embarazo es igual que el de la EPI. Para la endomiometritis posparto el tratamiento consta de 900 mg de clindamicina IV cada 8 h y gentamicina, con una carga de 2 mg/kg IV, y después una dosis de mantenimiento de 1.5 mg/kg IV cada 8 h. La dosis única IV de gentamicina (5 mg/kg cada 24 h) puede cambiarse por la de cada 8 h. Asimismo puede considerarse el tratamiento de la endometritis con un solo antibiótico, con cefalosporinas, 2 g IV de cefoxitina cada 6 h. El ciclo de tratamiento continúa hasta que haya mejoría clínica y ausencia de fiebre durante 24 a 48 h. No se requiere antibioticoterapia oral después de un tratamiento parenteral exitoso. En infecciones no puerperales donde aquella por especies de *Chlamydia* puede ser la causa de que se sospecha, debe agregarse doxiciclina al esquema por un total de 14 d. La endometritis crónica, por otro lado, debe tratarse con 100 mg de doxiciclina cada 12 h PO durante 10 a 14 días.

ENFERMEDAD PÉLVICA INFLAMATORIA

La **enfermedad pélvica inflamatoria** (EPI) es una infección de la porción superior del aparato genital femenino que incluye cualquier combinación de endometritis, salpingitis, absceso tuboovárico (ATO) y peritonitis pélvica, y constituye la complicación más común y grave de las ITS. Se calcula que ocurren de 750 000 a 1 millón de casos por año en Estados Unidos. El gasto anual del tratamiento inicial se calcula que va de 3 500 a 5 000 millones de dólares estadounidenses, que no toma en cuenta el posible tratamiento futuro de las principales secuelas que incluyen infertilidad y aumento de los embarazos ectópicos. La EPI tiene un fuerte vínculo con la infertilidad, cuyo riesgo aumenta sobre todo con el número de crisis de EPI: 12% con una, alrededor de 20% con dos y 40% con tres o más. Adicionalmente, el riesgo de embarazo ectópico se incrementa tanto como de 7 a 10 veces y cerca de 20% de las mujeres presenta dolor pélvico crónico durante toda su vida. Las secuelas, que comprenden dolor pélvico crónico, dispareunia y adherencias pélvicas, también pueden requerir tratamiento quirúrgico, lo que contribuye a los costes económicos y la morbilidad por la enfermedad.

En las mujeres con actividad sexual la incidencia de esta enfermedad alcanza su punto más alto en el grupo de 15 a 25 años (al menos 3 veces mayor que en el de 25 a 29), lo que puede atribuirse a la mayor conducta de riesgo de este grupo de edad. Puede también relacionarse con la menor inmunidad ante microorganismos causales de ITS en las mujeres más jóvenes, si bien no se ha definido la fisiopatología. Por último, el grupo de edad más joven tiene menos probabilidad de contar con atención ginecológica regular o buscar atención médica hasta que la vaginosis bacteriana o la cervicitis progresa a una EPI más sintomática (fig. 17-1).

Otros factores de riesgo de EPI incluyen etnicidad no caucásica ni asiática, múltiples compañeros sexuales, antecedente reciente de duchas vaginales, antecedente de EPI y tabaquismo. Los DIU se consideran un factor de riesgo de EPI cuando su inserción se hace en el contexto de una clamidiasis o gonorrea, cuando la prevalencia de ITS es alta y cuando las condiciones asépticas no se garantizan. En contraste, se ha demostrado que los anticonceptivos de barrera disminuyen la incidencia de la EPI, y el uso de anticonceptivos orales parece aminorar su gravedad.

Manifestaciones clínicas

El principal síntoma de la salpingitis aguda es el dolor pélvico/anexial o abdominal. Las características del dolor pueden variar (ardor, cólico o punzada), y ser uni o bilateral. También puede estar ausente el dolor en lo que se ha denominado una EPI "silente". Otros síntomas vinculados son aumento de la secreción vaginal, olor

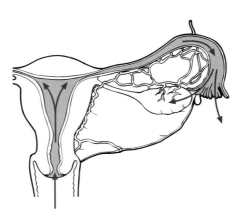

FIGURA 17-1. Vía de diseminación intraabdominal de la gonorrea y otras infecciones por bacterias.

anormal, hemorragia anormal, trastornos gastrointestinales y síntomas de vías urinarias. La fiebre es un síntoma menos habitual, que aparece en solo 20% de las mujeres con enfermedad pélvica inflamatoria.

Diagnóstico

Puesto que la EPI sin tratamiento puede causar secuelas graves (p. ej., infertilidad), debe mantenerse un umbral bajo para el diagnóstico y tratamiento. Los criterios mínimos a cumplir para el tratamiento empírico incluyen dolor pélvico o abdominal bajo en mujeres con actividad sexual o en riesgo de ITS, y uno o más de los siguientes: hipersensibilidad con el movimiento cervical, uterino o de anexos. Los criterios adicionales de diagnóstico que pueden respaldar el EPI incluyen fiebre (> 38.3 °C), secreción cervical anormal o mucopurulenta vaginal, abundancia de leucocitos en la preparación en fresco con solución salina de la secreción vaginal, aumento de la velocidad de eritrosedimentación (VES), aumento de la proteína C reactiva y la presencia cervical de *Neisseria gonorrhoeae* o *Chlamydia trachomatis*. Se hacen cultivos cervicales para identificar el microorganismo causal, pero debido a la naturaleza polimicrobiana de la enfermedad no debe dictar el esquema terapéutico. El diagnóstico definitivo se hace por laparoscopia, biopsia endometrial o estudios de imagen pélvicos con datos de EPI. En la práctica suele hacerse un procedimiento diagnóstico por laparoscopia más invasivo solo cuando no puede descartarse una apendicitis por exploración clínica o hay una mala respuesta al tratamiento antibiótico. En ocasiones la EPI se complica por el **síndrome de Fitzhugh-Curtis** (fig. 17-2), una perihepatitis por la infección ascendente que causa dolor e hipersensibilidad del cuadrante superior

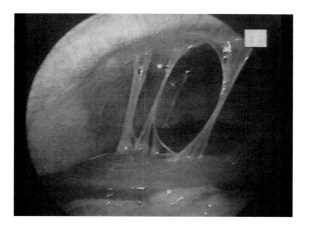

FIGURA 17-2. Síndrome de Fitzhugh-Curtis. (Tomada de Sweet R, Gibbs R. *Atlas of Infectious Diseases of the Female Genital Tract,* Philadelphia, PA: Lippincott Williams & Wilkins; 2005).

derecho abdominal con elevación de las pruebas de función hepática.

La EPI tradicionalmente se ha vinculado con infecciones por *N. gonorrhoeae* y *C. trachomatis* y se cree que éstas causan inflamación local y permiten el paso de numerosos microorganismos a la porción superior del aparato genital. Sin embargo, posiblemente por la detección temprana estos dos microorganismos se asocian con EPI en < 50% de los casos. Los cultivos de mujeres con EPI posiblemente resulten polimicrobianos, con inclusión de microorganismos anaerobios, como especies de *Bacteroides* y bacterias facultativas, como especies de *Gardnerella*, *Escherichia coli*, *Haemophilus influenza* y estreptococos.

Tratamiento

Debido a la elevada tasa de fracasos del tratamiento ambulatorio y la gravedad de las secuelas, las pacientes a menudo se hospitalizan para el tratamiento de la EPI. En particular se recomienda la hospitalización de las adolescentes, aquellas con náusea y vómito, embarazadas, en quienes haya preocupación por el seguimiento o la capacidad de tomar medicamentos en forma ambulatoria, las que sufren fiebre alta o presentan refractariedad al tratamiento externo. A causa de su naturaleza polimicrobiana, la EPI suele tratarse con una cefalosporina de amplio espectro, como la cefoxitina, a razón de 2 g IV cada 6 h o cefotetan 2 g IV cada 12 h, más doxiciclina 100 mg IV o PO cada 12 h. El esquema de antibióticos IV se continúa hasta que la paciente muestra mejoría clínica durante 24 h y se continúa la doxiciclina a dosis de 100 mg orales cada 12 h durante 14 d. En las pacientes alérgicas a las cefalosporinas se pueden usar clindamicina y gentamicina IV. En forma externa, se utiliza una sola dosis de ceftriaxona de 250 mg IM o cefoxitina 2 g IM, más 1 g de probenecida PO, junto con doxiciclina oral de 100 mg cada 12 h durante 14 d, con vigilancia estrecha hasta la resolución de los síntomas. Si las pacientes presentan vaginosis bacteriana (VB) o tricomoniasis, deben agregarse 500 mg de metronidazol oral cada 12 h durante 14 d. La EPI es rara en las embarazadas y debido a que las tetraciclinas y fluoroquinolonas se evitan durante la gestación, el tratamiento ideal es con clindamicina y gentamicina. Adicionalmente, debido a la aparición de *N. gonorrhoeae* resistente a fluoroquinolonas en Estados Unidos, en los Centers for Disease Control and Prevention (CDC) ya no las recomiendan para el tratamiento de la gonorrea o de la EPI en los casos en que el agente causal puede ser este microorganismo.

ABSCESO TUBOOVÁRICO

La EPI persistente puede llevar al desarrollo de un ATO (fig. 17-3). La mayoría de los llamados ATO corresponde en realidad a complejos tuboováricos (CTO), con la diferencia de que los complejos no se aíslan mediante una pared como el absceso real y, por lo tanto, tienen una mejor respuesta al tratamiento antimicrobiano. Los cálculos de la progresión de EPI a ATO van de 3 a 16%, por lo que debe investigarse adicionalmente cualquier enfermedad pélvica inflamatoria sin respuesta al tratamiento para descartar un ATO. Además, las mujeres con infección por el VIH con EPI tienen un riesgo más elevado de padecer un absceso tuboovárico.

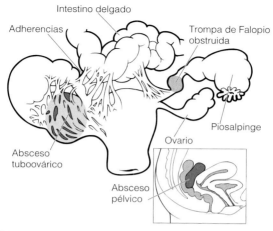

FIGURA 17-3. Cambios relacionados con la enfermedad inflamatoria pélvica crónica, como absceso tuboovárico, adherencias, piosalpinge y un absceso en el fondo de saco posterior de la vagina.

Diagnóstico

El diagnóstico de ATO se puede hacer clínicamente en el contexto de la EPI y con la apreciación de una masa anexial o plenitud en el fondo de saco posterior. La mayoría de las pacientes referirá dolor abdominal o pélvico o ambos (90%), y mostrará fiebre y leucocitosis (de 60 a 80%). La cifra de leucocitos suele elevarse con desviación a la izquierda y la VES suele también aumentar. Los cultivos deben incluir muestras tomadas del endocérvix con hisopo y hemocultivos, para descartar septicemia. La culdocentesis que revela la presencia de pus macroscópica indica el diagnóstico, pero se ha usado menos por los avances que han tenido los estudios de imagen. Aunque la mayor parte de los ATO se detectan por exploración clínica, un resultado negativo de ésta no lo descarta. La ultrasonografía es el estudio de imagen ideal para el diagnóstico de ATO y puede distinguir entre ésta y el CTO. Sin embargo, tal vez se requiera la TC pélvica, en particular en pacientes con obesidad, en quienes el uso de ultrasonografía es limitado. Por último, la laparoscopia puede llevar al diagnóstico definitivo, pero suele usarse solo cuando el cuadro clínico no es claro.

Tratamiento

Aunque el tratamiento del ATO puede ser médico o quirúrgico, con frecuencia el primer paso es un intento terapéutico médico con antibióticos de amplio espectro en un contexto intrahospitalario. A menos que el absceso se rompa y cause signos peritoneales o sea impenetrable por los antibióticos, a menudo se puede evitar el tratamiento quirúrgico. Se usa un esquema igual al terapéutico parenteral de la EPI que incluye una cefalosporina de amplio espectro (2 g IV de cefotetan cada 12 h o 2 g IV de cefoxitina cada 6 h), más doxiciclina (100 mg PO o IV cada 12 h). Un esquema alternativo es con clindamicina (900 mg cada 8 h) más gentamicina (dosis de carga de 2 mg/kg seguida por 1.5 mg/kg IV cada 8 h o 5 mg/kg IV cada 24 h), con o sin ampicilina (3 g IV cada 6 h). Se puede vigilar la evolución de la enfermedad de acuerdo con los síntomas, la exploración clínica, la temperatura, la cifra de GB, y si éstos son indefinidos, estudios de imagen. Por lo general se hace una nueva exploración pélvica después de que la paciente ha estado afebril durante 24 a 48 h para precisar su mejoría y eventual resolución de la hipersensibilidad. Si hay respuesta al tratamiento médico, se puede cambiar a la paciente a antibióticos orales para concluir un ciclo de 10 a 14 d con doxiciclina más clindamicina o metronidazol.

Para los ATO más graves, ya sea sin respuesta al tratamiento antibiótico o con una rotura macroscópica, se requiere intervención quirúrgica. Puede considerarse el drenaje del ATO bajo guía ultrasonográfica o laparoscopia en las pacientes que no responden al tratamiento médico durante 48 h. La salpingooforectomía unilateral se considera un tratamiento curativo para el ATO unilateral por algunas autoridades en la materia. Para el ATO bilateral, puede requerirse con frecuencia una histerectomía total abdominal con salpingooforectomía bilateral.

SÍNDROME DE CHOQUE TÓXICO (SCT)

El SCT alcanzó su máximo nivel en EUA en 1980, cuando la tasa fue de 6 a 12:100 000 mujeres menstruantes. Desde 1984 la incidencia disminuyó de manera notable, con solo 59 informes de casos en 2014. En un principio se relacionó el SCT con los tampones de máxima absorbencia y la menstruación en casi 50 a 70% de los casos en las dos décadas recientes. Cabe mencionar que el porcentaje de SCT relacionados con la menstruación ha disminuido con el tiempo. El SCT no relacionado con la menstruación se ha vinculado con infecciones vaginales, parto vaginal, cesárea, endometritis posparto, abortos y el tratamiento de los condilomas con láser.

Diagnóstico

El SCT es causado por colonización o infección por cepas específicas de *Staphylococcus aureus* que producen una toxina epidérmica, la toxina 1 del síndrome de choque tóxico (TSCT-1), que junto con otras de este microorganismo posiblemente causen la mayoría de los síntomas del SCT, que incluyen fiebre alta (> 38.9 °C), hipotensión, exantema macular eritematoso difuso, descamación de palmas de manos y plantas de pies, de 1 a 2 sem después de la crisis aguda, y la afección multisistémica de 3 o más órganos, aparatos o sistemas. También se pueden presentar alteraciones gastrointestinales (dolor abdominal, vómito y diarrea), mialgias, hiperemia de membranas mucosas, aumento del nitrógeno de urea sanguíneo y la creatinina, una cifra menor de 100 000 plaquetas y alteración de la conciencia. Los hemocultivos a menudo son negativos, tal vez porque la exotoxina se absorbe a través de la mucosa vaginal.

Tratamiento

Debido a la gravedad de la enfermedad (tasa de mortalidad de 2 a 8%), siempre está indicada la hospitalización. Para los casos más graves en que los pacientes presentan inestabilidad hemodinámica, puede ser necesario el ingreso a una unidad de cuidados intensivos.

De máxima prioridad es el tratamiento de soporte de la hipotensión con soluciones IV y sustancias presoras, si es necesario. Debido a que esta enfermedad es causada por una exotoxina, el tratamiento con antibióticos IV no abrevia la duración de su fase aguda. La antibioticoterapia consta de clindamicina más vancomicina en forma empírica, cuando no se conoce la cepa específica de *S. aureus* aislada; clindamicina más vancomicina o linezolida en casos de SARM SCT, y clindamicina más nafcilina u oxacilina en casos de SASM SCT. La duración del tratamiento es por lo general de 10 a 14 d. En la actualidad no hay estudios controlados que respalden el uso de inmunoglobulina IV o corticoesteroides.

VIRUS DE LA INMUNODEFICIENCIA HUMANA

El VIH es un agente causal del sida y se transmite por contacto sexual, inoculación parenteral y de manera vertical de madres a hijos por vía transplacentaria, durante el parto por exposición directa y a través de la leche. Se calcula que hubo 8 300 mujeres con diagnóstico nuevo de infección por el VIH en el año 2014. Las mujeres constituyen 19% de los nuevos casos y 85% de éstos se cree por transmisión heterosexual. Las mujeres de etnicidad negra se afectan de manera desproporcionada en todas las etapas de la infección por el VIH. En el año 2014 se diagnosticó infección por el VIH en mujeres afroestadounidenses, con una tasa 17 veces mayor que la de aquellas de etnicidad caucásica o asiática. De manera similar, las mujeres latinas tuvieron una tasa 3.5 veces mayor que la de aquellas de etnicidad caucásica o asiática. De 2010 a 2014 el porcentaje de infecciones definidas como sida continuó en decremento. Las mujeres conforman aproximadamente 25% de todos los diagnósticos de sida en Estados Unidos. Sin embargo, en el resto del mundo las mujeres representan un porcentaje bastante más sustancial de las personas afectadas por el VIH. De acuerdo con el Programa de las Naciones Unidas nombrado UN AIDS, las mujeres contribuyen con 47% de los nuevos diagnósticos y 50% de las infecciones por el VIH en el mundo. A nivel mundial existe decremento del número de nuevas infecciones por el VIH, de la transmisión del VIH de madre a hijo y de las muertes relacionadas con el sida. Los efectos de los antirretrovíricos son especialmente evidentes en el África subsahariana desde 2004, con la expansión del tratamiento antirretrovírico (TAR).

La infección por el VIH, un retrovirus, ocasiona una disminución de la inmunidad celular porque diversas células que portan el antígeno CD4 se infectan, incluidos los linfocitos T auxiliares, linfocitos B, monocitos y macrófagos. Al inicio la infección es por completo asintomática, si bien el individuo es portador de la enfermedad en esta etapa, que puede durar de 5 a 7 años. La enfermedad quizás aparezca al principio con el complejo relacionado con el sida, que incluye linfadenopatía, sudores nocturnos, malestar general, diarrea, pérdida de peso e infecciones desusadas recurrentes, como candidosis oral, herpes simple o varicela zóster. Debido a que la infección reduce más la inmunidad celular, se desarrolla un sida en estado avanzado cuando se identifican aquellas oportunistas como la neumonía por *Pneumocystis carinii*, toxoplasmosis, *Mycobacterium avium-intracellulare*, citomegalovirosis y varios cánceres, como el sarcoma de Kaposi y el linfoma no Hodgkin.

Diagnóstico

El diagnóstico de infección por el VIH se hace inicialmente por una prueba de detección. Por lo general, la prueba es un análisis de inmunoabsorción ligada a enzima (ELISA), con uso de antígenos del VIH a los que se añade el suero del paciente. Ocurre un resultado positivo de la prueba cuando se forman complejos antígeno-anticuerpo. Esta prueba presenta resultados falsos positivos, que en las poblaciones de bajo riesgo pueden ocurrir más a menudo que los resultados positivos reales. Estos últimos, por lo tanto, se confirman con una prueba de Western blot. Se puede obtener otro grado de confirmación si se ordena la cuantificación de la carga viral y resulta positiva. Las cargas virales y las cifras de linfocitos CD4 se usan para seguir el progreso de la enfermedad. En los CDC actualmente se recomienda la detección sistemática del VIH como parte normal de la práctica médica en pacientes no embarazadas y de la detección prenatal en las mujeres gestantes. Cabe destacar que, como la infección por el VIH coexiste frecuentemente con otras ITS, se recomienda la detección anual de sífilis, gonorrea, clamidiasis y tricomoniasis en las pacientes positivas para el VIH. También se recomiendan hoy las pruebas iniciales de la hepatitis C.

Tratamiento

No hay cura conocida para la infección por el VIH o el sida. La estrategia para esta enfermedad es de prevención de la transmisión, profilaxis de infecciones oportunistas y prolongación de la vida de las pacientes infectadas ralentizando la progresión de la enfermedad con agentes antirretrovíricos. Se recomienda a todas las pacientes con diagnóstico de infección por el VIH iniciar el tratamiento antirretrovírico combinado (TARc). Grandes esfuerzos se dirigen a la prevención de la transmisión del VIH mediante el fomento de la modificación de las conductas de riesgo y con la profilaxis previa a la exposición. En el año 2012 la FDA aprobó la combinación de medicamentos disoproxil fumarato de tenofovir más emtricitabina para usarse como "profilaxis preexposición" en los adultos con riesgo de transmisión del VIH (pareja infectada por el VIH, usuarios de drogas IV, etc.) a fin de disminuir su riesgo de infectarse. Se recomienda usar condones a las pacientes con actividad sexual. Los usuarios de drogas IV deben evitar compartir agujas y, en su lugar, utilizar agujas estériles. Con mejores métodos de detección, hoy se calcula el riesgo de infección por el VIH < 1:1 000 000 por transfusión sanguínea.

En esta obra se describen la profilaxis y el tratamiento de las infecciones oportunistas en pacientes VIH positivos. El retraso de la progresión de la enfermedad se logra principalmente con análogos de nucleósidos e inhibidores de proteasa. Los análogos de nucleósidos, zidovudina (AZT), lamivudina (3TC), abacavir, didanosina y estavudina actúan para inhibir a la transcriptasa inversa e interferir con la replicación viral. Los inhibidores de proteasa (lopinavir, atazanavir, indinavir, saquinavir, ritonavir) interfieren con la síntesis de partículas virales y han sido eficaces para aumentar las cifras de linfocitos CD4 y disminuir la carga de virus. Debido a que los mecanismos de acción de estos dos grupos difieren, se observa un efecto sinérgico con el tratamiento antirretrovírico combinado, lo que se conoce como tratamiento antirretrovírico altamente activo (TAVAA). El esquema múltiple también disminuye la resistencia a los fármacos. Otras clases de fármacos antirretrovíricos incluyen a los inhibidores de la transcriptasa inversa no nucleósidos y nuevas clases de medicamentos, que comprenden inhibidores del ingreso, antagonistas del receptor del CCR5 e inhibidores de la integrasa.

Más allá de esta simple revisión del tratamiento de la infección por el VIH, algunos temas acerca de esta infección en las mujeres merecen particular énfasis. En primer lugar, la atención obstétrica de la paciente con infección por el VIH demanda atención a sus cuidados constantes y la prevención de la transmisión vertical al feto. En segundo lugar, la elevada incidencia de cáncer cervical invasivo en este grupo requiere una detección más intensiva que en la población general. En tercer lugar, hay consideraciones específicas del TARc en las mujeres que demandan atención en esa población.

En Estados Unidos nacen cada año aproximadamente de 7 000 bebés de madres con infección por el VIH. Sin tratamiento, casi 25% de los nacidos de madres infectadas también se infectará. Se observa una mayor transmisión con las cifras más altas de carga viral o la afección más avanzada en la madre, rotura de membranas y procedimientos invasivos durante el trabajo de parto y parto, ya que aumentan la exposición neonatal a la sangre materna. La transmisión vertical se puede presentar dentro del útero (de 20 a 50%), intraparto (de 50 a 80%) o posparto (15%). En el protocolo 076 del *Pediatric AIDS Clinical Trials Group* (PACTG) de 1994 se mostró que un esquema tripartito de **zidovudina** (ZDV), administrado durante el embarazo y el trabajo de parto, así como al recién nacido, podría disminuir el riesgo de transmisión perinatal en 66%. Asimismo, con el uso de TARc para disminuir aún más la carga viral con esquemas potentes, la tasa de transmisión se puede reducirse todavía más, hasta menos de 1 a 2% con una carga viral indetectable. En la actualidad, el TARc durante el embarazo corresponde a cualquier esquema que disminuya eficazmente la carga viral; se recomienda el de zidovudina/lamivudina/ritonavir/lopinavir. Un esquema de TARc se continúa durante todo el embarazo y la evolución intraparto. Se ha demostrado que la cesárea reduce las tasas de transmisión en casi 66%, en comparación con el parto vaginal en mujeres sin tratamiento, y en particular en aquellas sin inicio del trabajo de parto o rotura de membranas, o en el contexto de una elevada carga viral. Sin embargo, en mujeres con cargas virales < 1 000 copias/mL no hay beneficio adicional de la cesárea, en comparación con el parto vaginal, para la transmisión perinatal del VIH. Por lo tanto, debe considerarse la cesárea en embarazadas infectadas por el VIH con cargas virales > 1 000 copias /mL y sin inicio del trabajo de parto o rotura de membranas durante mucho tiempo. Debido a las intervenciones eficaces en las mujeres VIH positivas para disminuir la transmisión vertical, se recomienda ofrecer la detección del VIH a todas las embarazadas en su primera consulta prenatal y de nuevo en el tercer trimestre. Además, en las naciones ricas en recursos donde se dispone de alternativas seguras con el uso de biberón, está contraindicada la lactancia en las mujeres infectadas por el VIH, ya que se encuentran virus en la leche materna y son causa de su transmisión al neonato. La transmisión posnatal del VIH en la leche materna puede ser tan alta como de 15% a los 2 años. Además, no hay estudios acerca de la eficacia de la TAR materna para la prevención de la transmisión del VIH durante la lactancia y la toxicidad de la exposición del lactante a los antirretrovíricos a través de la leche materna.

Es preciso señalar que hay varias consideraciones sobre los esquemas de TARc específicos para las mujeres. En especial, el efavirenz (categoría D) se ha vinculado con un aumento de los defectos del tubo neural, y las mujeres interesadas en embarazarse deben contar con un esquema alternativo. Es más, en aquellas que usan anticonceptivos orales el metabolismo puede estar aumentado por varios inhibidores de la proteasa e inhibidores no nucleósidos de la transcriptasa reversa (INNTR), que hacen menos eficaces a los anticonceptivos orales (ACO). Todos los métodos anticonceptivos reversibles de acción prolongada (ARAP) son seguros y recomendados para las pacientes con infección por el VIH. En aquellas que desean utilizar ACO, deben revisarse las interacciones y las vías metabólicas del fármaco específico.

La elevada incidencia de cáncer cervical invasor en mujeres infectadas por el VIH es un tema importante en el tratamiento ginecológico ambulatorio. Los estudios confirman la asociación sinérgica del VIH y el virus del papiloma humano (VPH), el agente causal del carcinoma de células escamosas del cérvix. Hay tanto una mayor frecuencia de frotis de Papanicolaou anormales como un mayor progreso al carcinoma en las mujeres VIH positivo. En el American College of Obstetricians and Gynecologists actualmente se recomienda el frotis de Papanicolaou sistemático en el año que sigue al diagnóstico o con el primer encuentro sexual. Por lo tanto, se recomiendan frotis de Papanicolaou anuales sin pruebas del VPH para las mujeres menores de 30 años con resultados negativos previos. A aquellas mayores de 30 años con compañeros VIH positivo debe ordenárseles un frotis de Papanicolaou y pruebas de VPH concomitantes. En cualquier paciente con frotis de Papanicolaou anormal (incluido CEA-SI) se recomienda la colposcopia y biopsia.

PUNTOS CLAVE

- Ocurre endomiometritis más comúnmente después de un parto o de la instrumentación de la cavidad uterina.

- El diagnóstico de endomiometritis se hace por clínica ante el hallazgo de hipersensibilidad uterina, fiebre y leucocitosis.

- La endomiometritis no relacionada con el embarazo se trata igual que la EPI. La relacionada con el embarazo se trata con antibióticos de amplio espectro, como clindamicina y gentamicina o cefalosporinas IV.

- Pueden informarse hasta 1 millón de casos de EPI por año.

- Doce por ciento de las pacientes con una crisis de EPI presentará infertilidad.

- Los criterios básicos del diagnóstico de EPI consisten en dolor abdominal bajo o pélvico, hipersensibilidad uterina, anexial o con la movilización cervical.

- Debido a la gravedad de esta enfermedad y sus secuelas, las pacientes a menudo se hospitalizan y tratan con antibióticos IV.

- La EPI crónica o aguda puede causar ATO.

- El diagnóstico de ATO es más probable cuando hay una masa anexial en el contexto de síntomas de EPI. Suele lograrse la confirmación con un estudio de imagen, como la ultrasonografía o TC pélvica.

- El tratamiento del ATO incluye hospitalización y antibióticos IV de amplio espectro. Para el ATO que no responde a los antibióticos se recomienda el drenaje quirúrgico.

- El SCT alcanzó su punto máximo en 1984 y desde entonces su incidencia disminuyó de manera notable.

- Los síntomas de SCT, que incluyen fiebre, exantema y descamación de las palmas de las manos y plantas de los pies, con toda probabilidad son causados por la TSCT-1 de *S. aureus*.

- Debido a la gravedad del SCT, las pacientes se hospitalizan y tratan con antibióticos IV y, si es necesario, respaldo hemodinámico.

- El VIH se transmite por contacto sexual, por compartir agujas IV y a través de cualquier actividad en la que se introduce sangre infectada a un huésped sano.

- La infección por el VIH se detecta con la prueba de ELISA y se confirma con una prueba de Western blot.

- En la actualidad no hay curación para la infección por el VIH, por lo que el tratamiento se centra en agentes antirretrovíricos, como los análogos de nucleósidos y los inhibidores de la proteasa, así como la terapéutica de múltiples infecciones oportunistas.

- Se ha mostrado que las tasas de transmisión vertical durante el embarazo disminuyen con el tratamiento antirretrovírico y tienen un vínculo positivo con la carga viral.

- VPH y VIH son sinergistas como causas de displasia cervical y a las pacientes VIH positivo se les realiza frotis de Papanicolaou con diferente frecuencia e intervalo.

CASOS CLÍNICOS

CASO 1

Una mujer de 28 años de edad G1P1 acude al área de urgencias 4 d después de una primera cesárea con manifestaciones de fiebre, malestar general y aumento de dolor abdominal bajo en las últimas 6 h. La evolución de su trabajo de parto se vio complicada por rotura prematura de membranas y detención en la etapa 2 por desproporción cefalopélvica, con cesárea resultante. Su evolución posoperatoria no tuvo complicaciones y se dio de alta a casa en el día previo al inicio del cuadro clínico. Su temperatura es de 38.1 °C, su frecuencia del pulso de 102/min, respiraciones de 20/min y PA de 110/70 mm Hg. La exploración abdominal muestra hipersensibilidad del fondo uterino. La incisión está intacta, sin eritema, aumento de calor local o secreción. A la exploración ginecológica hay loquios fétidos. Su cifra de GB está elevada y hay una cantidad moderada de sangre en el análisis de orina.

1. ¿Cuál de los siguientes es el diagnóstico diferencial principal?
   a. Pielonefritis
   b. Endomiometritis
   c. Corioamnionitis
   d. Tromboflebitis pélvica infecciosa
   e. Celulitis

2. ¿Cuál de los siguientes es el paso terapéutico más apropiado a continuación?
   a. Dilatación y legrado
   b. Alta a casa con doxiciclina oral
   c. Laparotomía exploradora
   d. TC de abdomen y pelvis
   e. Administración de clindamicina y gentamicina IV

3. ¿Cuál es el factor de riesgo más importante de aparición de endomiometritis posparto?
   a. La vía del nacimiento
   b. Múltiples exploraciones vaginales
   c. Rotura de membranas prolongada
   d. Vigilancia fetal interna
   e. Estado socioeconómico bajo

CASO 2

Una joven de 20 años de edad G0 acude al área de urgencias 4 h después del inicio de náusea, vómito y dolor abdominal bajo moderado. Su último periodo menstrual fue hace 2 sem. Manifiesta haber tenido 3 nuevos compañeros sexuales en los últimos 6 meses y utiliza condones de manera intermitente. Niega cualquier antecedente de infecciones de transmisión sexual (ITS). Su temperatura es de 38.0 °C, la frecuencia del pulso de 96/min, respiraciones de 20/min y PA de 110/60 mm Hg. La exploración muestra un abdomen blando e hipersensibilidad de cuadrantes inferiores, sin defensa o rebote. A la exploración ginecológica hay secreción cervical mucopurulenta, hipersensibilidad uterina moderada y al movilizar el cérvix. Los anexos no son hipersensibles a ambos lados y tampoco presentan aumento de volumen.

1. ¿Cuál es el diagnóstico más probable?
   a. Embarazo ectópico
   b. Enfermedad pélvica inflamatoria (EPI)
   c. Torsión ovárica
   d. Pielonefritis
   e. Cervicitis

2. Todos los siguientes aspectos respaldan el diagnóstico de la paciente, *excepto*:
   a. Hipersensibilidad con la movilidad uterina y del cérvix
   b. Secreción cervical mucopurulenta
   c. Abundancia de lactobacilos en la preparación en fresco con solución salina al microscopio
   d. Aumento de la proteína C reactiva
   e. Aumento de la velocidad de eritrosedimentación (VES)

3. ¿Cuál es el mejor tratamiento inicial para esta paciente?
   a. 250 mg de ceftriaxona IM una vez, más 100 mg de doxiciclina PO cada 12 h por 14 días
   b. 250 mg de ceftriaxona IM una vez, más doxiciclina 100 mg PO cada 12 h por 14 d, más metronidazol 500 mg PO cada 12 h por 14 días
   c. Doxiciclina, 100 mg PO cada 12 h por 14 días
   d. Cefoxitina, 2 g IV cada 6 h, más doxiciclina 100 mg IV cada 12 horas
   e. Clindamicina, 900 mg IV cada 8 horas

4. ¿Cuál es el riesgo futuro de infertilidad de esta paciente?
   a. 1%
   b. 12%
   c. 20%
   d. 40%
   e. 60%

5. ¿Cuál de los siguientes aspectos se ha visto que protege contra la EPI?
   a. Condones
   b. Diafragma y espermaticida
   c. Píldora anticonceptiva oral
   d. Todos los anteriores
   e. Ninguno de los anteriores

CASO 3

Una primigesta de 32 años de edad se presenta para la atención prenatal establecida a las 8 sem de gestación. Se le diagnosticó infección por el VIH hace 6 años y en la actualidad recibe tratamiento antirretrovírico combinado (TARc). Hace 4 meses su carga era de 7 000 copias del VIH/mL y su cifra de 850 linfocitos CD4/mm^3. Éste es un embarazo planeado y deseado.

1. ¿Cuál es el mejor tratamiento inicial para esta paciente?
   a. Continuar TARc y repetir la determinación de la carga viral y de la cifra de linfocitos CD4
   b. Agregar efavirenz al esquema terapéutico actual
   c. Suspender el TARc y vigilar la cifra de linfocitos CD4 e iniciar TARc solo si la carga viral es < 500 células/mm^3
   d. Iniciar AZT a las 36 sem, independientemente de la carga viral y el esquema medicamentoso
   e. Ninguno de los anteriores

2. ¿Durante qué periodo es más probable que ocurra la transmisión vertical del VIH?
   a. Preparto temprano
   b. Preparto tardío
   c. Intraparto/trabajo de parto y parto
   d. Posparto
   e. Todos los anteriores confieren un riesgo equivalente de transmisión vertical

3. La paciente acude a valoración por contracciones dolorosas. Al tacto vaginal su cérvix presenta 6 cm de dilatación con una bolsa amniótica que protruye. Se le ingresa a la sala de trabajo de parto y parto. En la última semana su carga viral resultó de 450 copias/mL. ¿Cuál de los siguientes es el paso más apropiado a seguir?
   a. Iniciar zidovudina IV y tratamiento expectante del trabajo de parto

   b. Realizar una cesárea urgente
   c. Continuar su tratamiento antirretrovírico prenatal y atender de manera expectante el trabajo de parto
   d. Verificar la cifra de linfocitos CD4
   e. Iniciar zidovudina IV y, después, rotura artificial de las membranas para acelerar el trabajo de parto

4. La paciente pregunta si es seguro amamantar. ¿Cuál de las siguientes es la recomendación más apropiada?
   a. Amamantar y agregar biberón
   b. Amamantar mientras se mantenga con TARc
   c. Alimentar solo con biberón
   d. Amamantar en tanto la carga viral sea baja
   e. Ninguna de las anteriores

CASO 4

Una mujer de 34 años G2P2 acude al área de urgencias con 8 h de dolor creciente en el cuadrante inferior derecho abdominal, incapacidad de tolerar alimentos PO y náusea. Es sexualmente activa y utiliza medroxiprogesterona de depósito para anticoncepción. Se le trató por gonorrea e informa haber cumplido con el esquema terapéutico. Su temperatura es de 38.5 °C, con una frecuencia cardiaca de 114/min, respiraciones de 22/min y PA de 110/70 mm Hg. A la exploración su abdomen es blando con hipersensibilidad en el cuadrante inferior derecho. Se presenta defensa voluntaria sin rebote. La exploración pélvica no muestra hipersensibilidad con el movimiento del útero o cérvix. El anexo derecho está en extremo hipersensible y se aprecia plenitud. Su cifra de leucocitos es de 17 000/μL con 15% de bandas. La gonadotropina coriónica humana (hCG) en orina es negativa.

1. ¿Cuál es el diagnóstico más probable?
   a. Torsión ovárica
   b. Apendicitis

   c. Absceso tuboovárico (ATO)
   d. Cervicitis
   e. Embarazo ectópico

2. ¿Cuál de los siguientes es el paso más apropiado a seguir?
   a. Ultrasonografía pélvica
   b. Radiografía abdominal
   c. Cuantificación de la concentración de β hCG sérica
   d. Dilatación y legrado
   e. Alta a domicilio con antibióticos orales

3. ¿Cuál es el mejor tratamiento inicial para esta paciente?
   a. Ceftriaxona, 250 mg IM una vez, más doxiciclina, 100 mg PO cada 12 h durante 14 d
   b. Gentamicina, 5 mg/kg IV cada 24 h
   c. Doxiciclina, 100 mg PO cada 12 h durante 14 d
   d. Cefoxitina, 2 g IV cada 6 h, más doxiciclina, 100 mg IV cada 12 h
   e. Clindamicina, 900 mg IV cada 8 h

4. Pasadas 48 h se encuentra que la paciente se encuentra con dificultad moderada. Su temperatura es de 39.1 °C, la frecuencia del pulso de 130/min, respiraciones de 26/min y PA de 105/55 mm Hg. A la exploración, el abdomen presenta hipersensibilidad difusa con defensa y rebote. ¿Cuál de los siguientes es el paso más apropiado a seguir?
   a. Laparotomía exploradora
   b. Repetición de la ultrasonografía pélvica
   c. Agregar 500 mg IV de metronidazol cada 12 horas
   d. Consultar a un infectólogo
   e. Realizar TC de abdomen y pelvis

RESPUESTAS

CASO 1

PREGUNTA 1

Respuesta correcta B:
Una de las causas más frecuentes de fiebre posparto es la endomiometritis, cuyo diagnóstico en gran parte se hace por clínica, al encontrarse fiebre e hipersensibilidad uterina en una mujer en el puerperio. Otros datos que respaldan el diagnóstico son loquios fétidos, dolor abdominal bajo y aumento de la cifra de leucocitos.

Debe sospecharse pielonefritis en una paciente con fiebre, dolor de flanco e hipersensibilidad del ángulo costovertebral. El análisis de orina debe revelar piuria y bacteriuria. La hematuria en esta paciente posiblemente se debe a contaminación por loquios posparto. La corioamnionitis o infección intraamniótica es un proceso mórbido febril materno exclusivo del periodo intraparto. La tromboflebitis pélvica infecciosa suele ser un diagnóstico de exclusión y debe considerarse en el contexto de una fiebre persistente no explicada en el periodo posparto. Esta paciente tiene una incisión de aspecto normal, lo que hace poco probable una celulitis de la herida quirúrgica.

PREGUNTA 2

Respuesta correcta E:
La endomiometritis posparto por lo general es una infección polimicrobiana en la que participan tanto microorganismos aerobios como anaerobios del aparato genital. Después de diagnosticar una endomiometritis debe iniciarse el tratamiento con antibióticos parenterales de amplio espectro, como clindamicina más gentamicina o cefalosporinas IV. El ciclo de tratamiento continúa hasta que haya mejoría clínica y un estado afebril durante 24 a 48 h. No se requieren antibióticos orales después de un tratamiento parenteral exitoso.

Aunque la retención de productos de la concepción puede causar endomiometritis, realizar dilatación y legrado no es el siguiente paso más apropiado. En las pacientes con cuadros clínicos refractarios a los antibióticos parenterales de amplio espectro deben obtenerse estudios de imagen adicionales para buscar otras causas de fiebre. Si se encuentran tejidos retenidos, puede requerirse dilatación y legrado para retirar el material necrótico. Las pacientes con endomiometritis posparto deben tratarse con antibióticos parenterales de amplio espectro. Por lo general, se administra doxiciclina oral para tratar la endometritis crónica y las infecciones por especies de *Chlamydia*. No está indicada la laparotomía exploradora en una paciente con endomiometritis posparto, diagnóstico que se hace en gran parte con base en datos clínicos. Los estudios de imagen pueden ser útiles en una paciente con afección refractaria a los antibióticos de amplio espectro parenterales, en busca de abscesos, productos retenidos o tromboflebitis pélvica infecciosa.

PREGUNTA 3

Respuesta correcta A:
La cesárea es el factor de riesgo más importante para desarrollar endomiometritis posparto. En ausencia de antibióticos profilácticos, hay una tasa de 30% de desarrollo de endomiometritis posparto después de una cesárea no electiva, en comparación de 3% con un parto vaginal. Los factores de riesgo adicionales pueden incluir múltiples tactos vaginales, rotura de membranas prolongada, vigilancia fetal por medios internos, estado socioeconómico bajo, extracción manual de la placenta y trabajo de parto prolongado.

CASO 2

PREGUNTA 1

Respuesta correcta B:
Debe sospecharse EPI en jóvenes con actividad sexual o en aquellas mujeres en riesgo de ITS que presentan dolor pélvico o abdominal bajo y uno o más de los siguientes síntomas: hipersensibilidad con el movimiento del cérvix, así como uterina o anexial. Mediante el uso de condones en forma intermitente, esta paciente se encuentra en riesgo de un embarazo. Sin embargo, las manifestaciones clínicas de los embarazos ectópicos suelen aparecer de 6 a 7 sem después del último periodo menstrual. La mayoría de las mujeres también presentan hemorragia vaginal, dolor y síntomas de embarazo temprano. Aquellas con torsión ovárica suelen quejarse de un inicio súbito de dolor abdominal agudo bajo, y a menudo cursan con náusea y vómito intermitentes. La fiebre y la secreción mucopurulenta son datos poco probables. La pielonefritis debe sospecharse en una paciente con fiebre, dolor de flanco e hipersensibilidad costovertebral. Debe sospecharse cervicitis en mujeres con secreción mucopurulenta e hipersensibilidad al movimiento cervical, en ausencia de otros signos de EPI. En este caso la paciente se encuentra febril y con hipersensibilidad uterina concomitante.

PREGUNTA 2

Respuesta correcta C:
Los lactobacilos son parte de la flora normal del aparato genital femenino y no índice de infección. Se usan criterios básicos para el diagnóstico de EPI. En los CDC se recomienda iniciar el tratamiento empírico de la EPI en mujeres con actividad sexual o aquellas con riesgo de ITS que presentan dolor abdominal pélvico o bajo, y uno o más de las siguientes manifestaciones: hipersensibilidad uterina, anexial o con el movimiento del cérvix. Los criterios adicionales de diagnóstico que respaldan el de EPI incluyen fiebre (> 38.3 °C), secreción cervical o vaginal mucopurulenta anormal, leucocitos abundantes en el preparado en fresco con solución salina de la secreción vaginal, VES aumentada, aumento de la proteína C reactiva e infección cervical por *Neisseria gonorrhoeae* o *Chlamydia trachomatis*.

PREGUNTA 3

Respuesta correcta D:
Debe ingresarse a la paciente para tratamiento de la EPI con antibióticos parenterales dada su incapacidad de tolerar la vía oral. La EPI suele tratarse con una cefalosporina de amplio espectro, como la cefoxitina a razón de 2 g IV cada 6 h, o cefotetan, 2g IV cada 12 h, más doxiciclina, 100 mg IV o PO cada 12 h, debido a su naturaleza polimicrobiana. Para las pacientes candidatas de tratamiento ambulatorio de la EPI, el esquema terapéutico recomendado es con 250 mg IM de ceftriaxona una vez, más 100 mg de doxiciclina PO cada 12 h por 14 d. En aquellas pacientes candidatas de tratamiento externo de la EPI a las que se les ha diagnosticado VB o tricomoniasis, el tratamiento recomendado es con ceftriaxona, 250 mg IM una vez, más doxiciclina, 100 mg PO cada 12 h por 14 d, más metronidazol, 500 mg PO cada 12 h durante 14 d. El tratamiento para la endometritis crónica es de 100 mg de doxiciclina PO cada 12 h durante 14 d. Para aquellas pacientes con alergia a las cefalosporinas, se puede usar clindamicina con gentamicina. No se recomienda el uso de clindamicina como agente único para tratar la EPI.

PREGUNTA 4

Respuesta correcta B:
La EPI tiene un estrecho vínculo con la infertilidad. El riesgo aumenta específicamente con el número de crisis de EPI: 12% con una, aproximadamente 20% con dos y 40% con tres o más.

PREGUNTA 5

Respuesta correcta D:
Los anticonceptivos de barrera, como el condón o el diafragma, han mostrado disminuir el riesgo de ITS y EPI. El uso de anticonceptivos orales parece disminuir la gravedad de la enfermedad pélvica inflamatoria.

CASO 3
PREGUNTA 1

Respuesta correcta A:
La TARc durante el embarazo, en general se continúa mientras dure. En Estados Unidos se recomienda a todas las pacientes recibir TARc independientemente de la carga viral. No hay diferencia para las embarazadas. El efavirenz es de categoría D y debe evitarse. La AZT debe administrarse intraparto, no a las 36 semanas.

PREGUNTA 2

Respuesta correcta C:
Aproximadamente de 50 a 80% de las transmisiones verticales del VIH ocurren intraparto; de 20 a 50% se presentan durante el periodo preparto, tan tempranamente como a las 8 a 15 sem de gestación, y 15% ocurre desde el periodo posparto hasta la lactancia.

PREGUNTA 3

Respuesta correcta A:
En mujeres con cargas virales < 1 000 copias/mL no hay beneficio adicional de la cesárea respecto al parto vaginal para la transmisión perinatal del VIH. Esta paciente

es candidata para una prueba de trabajo de parto. El uso de zidovudina IV durante el trabajo de parto y parto ha mostrado reducir el riesgo de transmisión perinatal. Deben evitarse los procedimientos invasivos, que incluyen la rotura artificial de las membranas y el uso de electrodos de cuero cabelludo fetal.

A las mujeres con cargas virales > 1 000 copias/mL se ofrecerá y recomendará una cesárea. Tienen mayor riesgo de transmisión vertical del VIH. Deberían continuar su TARc preparto durante el trabajo de parto. Sin embargo, también debe añadirse zidovudina IV intraparto, porque se ha demostrado que disminuye el riesgo de transmisión perinatal. La cifra de linfocitos CD4 se verificó recientemente y no se requiere repetirla para el tratamiento de esta paciente.

PREGUNTA 4

Respuesta correcta C:
En las naciones ricas en recursos la lactancia está contraindicada en las mujeres infectadas por el VIH, al margen de la carga viral o el uso de TARc. La transmisión posnatal del VIH en la leche materna a los 2 años puede ser tan alta como 15%. No se recomienda el uso concomitante de lactancia materna y biberón, porque se ha demostrado que conlleva mayores tasas de transmisión posnatal del VIH en la leche materna.

CASO 4

PREGUNTA 1

Respuesta correcta C:
Esta paciente con toda probabilidad presenta un ATO, cuyo diagnóstico se hace en clínica en el contexto de la EPI y la detección de una masa anexial o del fondo de saco posterior o su plenitud. El diagnóstico se respalda adicionalmente con la presencia de fiebre, leucocitosis y bandemia.

Las mujeres con torsión ovárica, por lo general se quejan del inicio súbito de un dolor abdominal bajo agudo. Suele haber náusea y vómito intermitentes. La fiebre, la hipersensibilidad y la plenitud anexial son datos poco probables. Debe sospecharse apendicitis en cualquier paciente con dolor en el cuadrante inferior derecho abdominal. Sin embargo, ella presentó gonorrea en fechas recientes y muestra hipersensibilidad y plenitud anexial a la exploración, que respaldan el diagnóstico de ATO. Debe sospecharse cervicitis en una mujer con secreción mucopurulenta e hipersensibilidad al mover el cérvix, en ausencia de otros signos de EPI. En este caso, la paciente cursa con fiebre e hipersensibilidad y plenitud anexiales. Un embarazo ectópico se descarta básicamente con un resultado negativo de hCG en orina.

PREGUNTA 2

Respuesta correcta A:
La ultrasonografía pélvica es el estudio de imagen ideal para el diagnóstico del ATO. Además, permite distinguir entre ATO y complejos tuboováricos (CTO). Los CTO no presentan pared, como un absceso real y, por lo tanto, responden más al tratamiento antimicrobiano. Una radiografía abdominal es una técnica deficiente de imagen para visualizar los órganos de la reproducción femeninos. Una hCG urinaria

negativa es muy precisa y suficiente para descartar un embarazo. La realización de dilatación y legrado no proveerá utilidad terapéutica o diagnóstica para el ATO. Esta paciente necesita tratamiento con antibióticos de amplio espectro parenterales, dada su incapacidad de tolerar la vía oral.

PREGUNTA 3

Respuesta correcta D:
Una prueba de tratamiento médico con antibióticos de amplio espectro en un contexto intrahospitalario es con frecuencia el primer paso terapéutico para el ATO. Las opciones de tratamiento incluyen una cefalosporina de amplio espectro, por ejemplo, la cefoxitina, 2 g IV cada 6 h, más doxiciclina, 100 mg IV cada 12 h. Otras opciones incluyen clindamicina más gentamicina, con o sin ampicilina. Debe vigilarse a la paciente con exploración ginecológica repetida después de permanecer afebril durante 24 a 48 h. Si responde al tratamiento médico, se le puede cambiar a antibióticos orales, con doxiciclina más clindamicina o metronidazol, durante 10 a 14 días.

El tratamiento externo de la EPI es con ceftriaxona, 250 mg IM una vez, más doxiciclina, 100 mg cada 12 h por 14 d. Se puede usar gentamicina para el tratamiento del ATO, pero solo en combinación con clindamicina, para proveer cobertura contra bacterias anaerobias. También se puede agregar ampicilina a este esquema para aumentar la cobertura de bacterias grampositivas. El esquema terapéutico para la endometritis crónica es con doxiciclina, 100 mg oral cada 12 h por 14 d. Se puede usar clindamicina para tratar el ATO, pero solo en conjunción con gentamicina para proveer cobertura contra bacterias gramnegativas. Puede además agregarse ampicilina a este esquema para mejorar la cobertura de bacterias grampositivas.

PREGUNTA 4

Respuesta correcta A:
Esta paciente presenta un cuadro clínico preocupante por la posible rotura del ATO. Se requiere tratamiento quirúrgico en este momento. Retrasar la intervención quirúrgica llevará a un deterioro adicional y a choque séptico. Repetir las imágenes retardaría el tratamiento quirúrgico. No está indicado cambiar el esquema de antibióticos. No es apropiada la consulta a un infectólogo en una paciente potencialmente inestable. La repetición de las pruebas de imagen demoraría el tratamiento quirúrgico.

PROLAPSO DE LOS ÓRGANOS PÉLVICOS

PATOGENIA

Como se muestra en la figura 18-1, el sostén estructural normal de los órganos pélvicos es provisto por una interacción compleja entre los músculos del piso pélvico y las inserciones del tejido conectivo a la pelvis ósea. Esta red de **músculos** (p. ej., elevadores del ano), **aponeurosis** (p. ej., diafragma urogenital, fascia endopélvica, incluidas la pubocervical y la rectovaginal), **nervios** y **ligamentos** (p. ej., uterosacros y cardinales) proveen sostén a los órganos pélvicos. Casi siempre se describen utilizando los niveles de sostén vaginal

de DeLancey (tabla 18-1). El daño a cualquiera de estas estructuras puede resultar potencialmente en un debilitamiento o pérdida del sostén de los órganos pélvicos (fig. 18-2). Ayuda pensar en el prolapso de los órganos pélvicos en la misma forma que se hace respecto de las hernias abdominales; una rotura en la fascia estructural lleva a la protrusión de los órganos que normalmente sostiene. Estos defectos vaginales se nombran de acuerdo con las estructuras que se presume yacen debajo. El daño de la fascia pubocervical de la pared vaginal anterior puede causar herniación de la vejiga (**cistocele**) y de la uretra

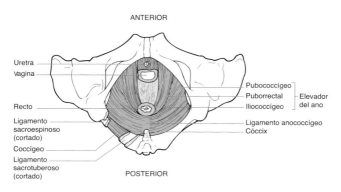

FIGURA 18-1. Sostén estructural normal del piso de la pelvis como se visualiza desde arriba.

▣ **TABLA 18-1** Niveles de sostén vaginal de DeLancey			
	Componentes	**Función**	**Resultados, si ocurre daño**
Nivel I	Ligamentos cardinales y uterosacros	Sostienen el ápice vaginal	Prolapso de la cúpula vaginal
Nivel II	Fascia endopélvica, arco tendinoso de la fascia pélvica, fascia del músculo elevador del ano	Inserciones laterales de la porción media de la vagina	Cistocele, rectocele
Nivel III	Cuerpo perineal (conexión entre los músculos bulboesponjoso, transverso del periné y esfínter anal externo	Sostén distal	Perineocele, uretrocele

(**uretrocele**) hacia la luz de la vagina. Las lesiones de la fascia endopélvica del tabique rectovaginal en la pared vaginal posterior pueden dar como resultado la herniación del recto (**rectocele**) hacia la luz de la vagina. Las lesiones o la distensión de los ligamentos uterosacros y cardinales pueden causar descenso o prolapso del útero (**prolapso uterino**). Después de la histerectomía, algunas mujeres experimentan un prolapso del intestino delgado (**enterocele**) o del ápice vaginal (**prolapso de la cúpula vaginal**) por pérdida de las estructuras de sostén después de la exéresis del útero, incluido el cérvix.

El prolapso de los órganos pélvicos se presenta con una variedad de síntomas que incluyen **presión**

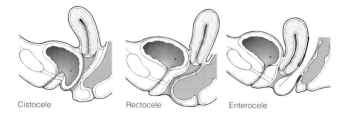

Cistocele   Rectocele   Enterocele

FIGURA 18-2. Defectos anatómicos en la relajación pélvica.

y malestar **pélvicos**, **dispareunia**, dificultad para evacuar el intestino y la vejiga y malestar dorsal bajo. Estos síntomas clínicos a menudo se vinculan con una **protrusión palpable** o visible **en la vagina**. No es usual que las pacientes refieran dolor. El piso pélvico se afecta sobre todo por el embarazo y el parto posterior (en especial el quirúrgico), aumentos crónicos de la presión intraabdominal por obesidad, tos crónica (EPOC y enfisema) o levantamiento constante de cosas pesadas, trastornos del tejido conectivo y cambios atróficos por envejecimiento o deficiencia de estrógenos.

EPIDEMIOLOGÍA

La relajación pélvica es patente en especial en la población **posmenopáusica**, lo que se atribuye a la **menor concentración de estrógenos endógenos**, los efectos de la gravedad con el transcurso del tiempo y el envejecimiento normal en el contexto de embarazos y partos vaginales previos. La **atrofia** se relaciona con deterioro de la elasticidad, disminución del aporte vascular y laxitud de las estructuras anatómicas. Los tejidos se vuelven menos elásticos ante la fuerza de gravedad y el aumento de la presión intraabdominal, y se produce un estrés acumulativo sobre el sistema de piso pélvico. En la Women's Health Initiative se mostró que casi 40% de las mujeres presentará algún grado de prolapso de órganos pélvicos durante su vida.

Estudios sobre la intervención quirúrgica basados en la población señalan de 11 a 19% el riesgo vital de prolapso sintomático de los órganos pélvicos. En estudios previos se precisó que se observan menores tasas de prolapso en las mujeres afroamericanas, en comparación con las caucásicas, pero esto no se ha demostrado de manera consistente en la literatura. Si bien el prolapso de los órganos pélvicos es, para la mayor parte, un tema de calidad de vida de las pacientes, es probable que su prevalencia se comunique menos y, por lo tanto, se trate menos.

FACTORES DE RIESGO

Los factores de riesgo del prolapso de órganos pélvicos incluyen **edad avanzada**, **menopausia** y **paridad**. La incidencia de la relajación pélvica aumenta de cuatro a ocho veces con los primeros dos **partos vaginales**, respectivamente. El trabajo de parto obstruido y el **parto traumático** son también factores de riesgo del prolapso de órganos pélvicos y circunstancias que dan como resultado una **elevación crónica de la presión intraabdominal**. Esta presión diferencial se puede observar en el contexto de la obesidad, la tos crónica, la enfermedad pulmonar obstructiva crónica (EPOC), el estreñimiento crónico, el levantamiento repetido de cosas pesadas y los grandes tumores pélvicos. Además, un antecedente quirúrgico de **histerectomía** se relaciona con un aumento en los prolapsos de la cúpula vaginal, debido a que se elimina parte de la estructura anatómica normal.

MANIFESTACIONES CLÍNICAS

Antecedentes

Los síntomas informados de la relajación pélvica varían de acuerdo con las estructuras comprometidas y su grado de prolapso (tabla 18-2). Ante grados leves de relajación pélvica, las pacientes suelen cursar asintomáticas; sin embargo, la gravedad del prolapso y los síntomas no siempre están bien correlacionados. Las pacientes con síntomas se quejan de **compresión pélvica**, pesantez en la porción baja del abdomen y **protrusión vaginal**, que pueden empeorar por la noche o agravarse por la bipedestación prolongada, la actividad vigorosa o el levantamiento de objetos pesados.

Las mujeres con prolapso a menudo experimentan **disfunción urinaria** concomitante, con manifestaciones que van de un vaciamiento incompleto de la vejiga y obstrucción de la micción hasta una vejiga hiperactiva. Paradójicamente, la incontinencia urinaria de esfuerzo puede parecer que "mejora" en la medida en que empeora el prolapso. Mientras se debilita el sostén de la pared vaginal anterior y desciende la vejiga, se produce un doblez al interior de la uretra. Se trata de una obstrucción mecánica que enmascara el proceso como "mejoría". En estas mujeres es importante que se diagnostique cualquier incontinencia urinaria de esfuerzo oculta antes de la intervención quirúrgica, de manera que un problema (prolapso) no sea

■ **TABLA 18-2** Síntomas que pueden manifestarse con el prolapso de los órganos pélvicos
Vaginales/sexuales
Compresión pélvica, pesantez y malestar
Protrusión vaginal palpable o visible
Dolor dorsal
Síntomas urinarios
Frecuencia
Urgencia
Micción incompleta, interrumpida o doble
Dificultad para iniciar el chorro urinario
Incontinencia urinaria
Síntomas intestinales
Obstrucción de la defecación
Estreñimiento
Defecación dolorosa
Defecación incompleta
Compresión digital[a]

[a] Colocación de los dedos dentro o alrededor de la vagina/periné para ayudar a la defecación

sustituido por otro (incontinencia urinaria).

Puede haber **problemas defecatorios** relacionados con el prolapso de la cúpula y la pared posterior vaginales e incluyen el vaciamiento incompleto, la urgencia fecal o el estreñimiento. Algunas pacientes realizan una maniobra que se conoce como "**compresión digital**" para ayudar a la evacuación de las heces y se refiere a la aplicación de una presión manual (por lo general con el dedo) en el periné o la pared vaginal posterior.

Aunque la dispareunia y el dolor pélvico no suelen atribuirse al prolapso en sí, puede ocurrir **disfunción sexual** como consecuencia de la vergüenza o el temor de presentar molestias. Estas manifestaciones pueden repercutir en las actividades diarias y tener un efecto lesivo sobre la imagen corporal, la sexualidad y las relaciones íntimas.

Exploración física

La relajación pélvica se observa mejor al separar los labios para visualizar la vagina mientras la paciente tose o puja, realizando la maniobra de Valsalva. Debe hacerse una **exploración con un espéculo ginecológico**, utilizando uno de Sims o la mitad inferior de uno de Graves para obtener una mejor visualización de la pared vaginal anterior, la pared vaginal posterior y la cúpula vaginal, en forma individual. Con este método se retrae la pared vaginal posterior y cuando la paciente puja, un **cistocele** causa un movimiento descendente de la pared vaginal anterior (fig. 18-3). De manera similar, los **rectoceles** y **enteroceles** causan protrusión ascendente de la pared vaginal posterior cuando la paciente puja con la valva del espéculo vaginal colocada boca arriba para la retracción de la pared vaginal anterior (fig. 18-4). Esta laxitud en

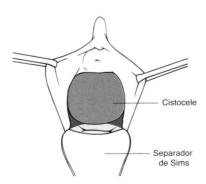

Cistocele

Separador de Sims

FIGURA 18-3. Un cistocele (*visto aquí a través de la exploración con un espéculo vaginal*) corresponde a la protrusión de la vejiga hacia la pared vaginal anterior. Suele ser causado por un defecto adquirido en la anatomía de la fascia endopélvica anterior y se puede reparar por colporrafia anterior.

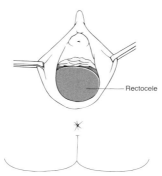

FIGURA 18-4. Un rectocele es la protrusión del recto hacia la pared vaginal posterior. Suele ser causado por un defecto adquirido en la anatomía de la fascia endopélvica posterior y se puede reparar con una colporrafia posterior.

la pared rectovaginal puede también demostrarse por **tacto rectal**.

Puede observarse también un **útero prolapsado** con la exploración mediante un espéculo vaginal o con la bimanual ginecológica. Se habla de **procidencia** cuando hay eversión completa de la vagina y todo el útero se encuentra fuera (fig. 18-5). En ausencia de útero, el proceso se conoce como prolapso completo de la cúpula vaginal.

Muchos médicos anteriormente utilizaban el **sistema de calificación de la mitad del trayecto de Baden-Walker** para cuantificar el

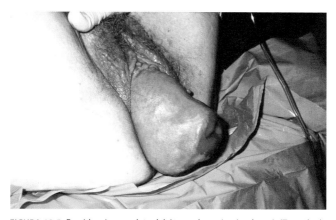

FIGURA 18-5. Procidencia completa del útero y la vagina (prolapso). (Tomada de Sweet R, Gibbs R. *Atlas of Infectious Diseases of the Female Genital Tract,* Philadelphia, PA: Lippincott Williams & Wilkins; 2005.)

prolapso de los órganos pélvicos, donde se registra el grado de descenso de la estructura (vejiga, recto, etc.) con base en un sistema de 4 puntos en que el himen es un punto de referencia fijo (fig. 18-6).

Lo más usual, no obstante, es la **escala cuantitativa del prolapso de órganos p**élvicos (POP-Q) como sistema objetivo específico de sitio para describir, cuantificar y clasificar por etapas el piso pélvico en las mujeres (fig. 18-7). Se trata de seis puntos medidos en centímetros a lo largo de la vagina respecto a un punto fijo, el himen. Aquellos puntos por arriba del himen tienen asignación de números negativos, y los inferiores, de números positivos (tabla 18-3). El sistema POP-Q tiene particular utilidad en los contextos clínico y de investigación para comparar las exploraciones de las pacientes en relación con el tiempo y entre diferentes médicos.

VALORACIÓN DIAGNÓSTICA

El diagnóstico del prolapso de los órganos pélvicos depende principalmente de un interrogatorio preciso y una exploración física exhaustiva. Otros recursos que pueden servir para el diagnóstico y la valoración preoperatoria de cistoceles y uretroceles incluyen urocultivos, cistoscopia, uretroscopia y estudios hemodinámicos, cuando sean indicados. Cuando se sospecha un rectocele por los antecedentes de estreñimiento crónico y dificultad para expulsar las heces, deben descartarse lesiones obstructivas utilizando anoscopia o sigmoidoscopia. Una defecografía (similar a un enema baritado) puede también ser de utilidad para mostrar un rectocele o

enterocele, pero no es indispensable para el diagnóstico.

DIAGNÓSTICO DIFERENCIAL

Aunque es raro en comparación, el diagnóstico diferencial de cistocele y uretrocele comprende divertículos uretrales, quistes de Gartner, quistes del conducto de Skene y tumores de la uretra y la vejiga. Cuando se sospecha un rectocele, deben indagarse lesiones obstructivas de colon y recto (lipomas, fibromas, sarcomas y adenocarcinomas). El alargamiento del cérvix, un pólipo cervical, un fibroma uterino con prolapso y el prolapso de tumores cervicales y endometriales pueden confundirse con un prolapso uterino, al igual que los fibromas del segmento uterino inferior.

TRATAMIENTO

El prolapso suele ser un trastorno benigno. Por consiguiente, la valoración y el tratamiento se guían por los propósitos de la paciente en cuanto a la mejora de su calidad de vida. Así, el prolapso asintomático (por lo general de etapas I o II de POP-Q) se puede vigilar, pero no requiere tratamiento adicional y es aceptable una conducta **expectante**. Para aquellas pacientes con molestias significativas por sus manifestaciones de prolapso, es apropiada una intervención. Independientemente de la causa, el prolapso sintomático de órganos pélvicos es en esencia un **problema estructural** y, por lo tanto, requiere tratamientos que refuercen el piso pélvico perdido.

Las modalidades conservadoras se inician con ejercicios que refuerzan la musculatura del piso pélvico (de **Kegel**). Se pueden usar

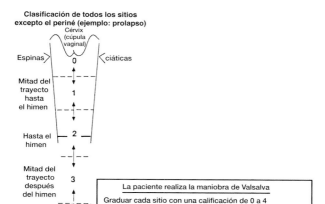

Clasificación de todos los sitios excepto el periné (ejemplo: prolapso)

Cérvix (cúpula vaginal)

Espinas — 0 — ciáticas

Mitad del trayecto hasta el himen — 1

Hasta el himen — 2

Mitad del trayecto después del himen — 3

Descenso máximo — 4

La paciente realiza la maniobra de Valsalva

Graduar cada sitio con una calificación de 0 a 4
Graduar el peor sitio, segmento, toda la vagina
¿Graduación en duda? Utilizar la cifra "máxima"
¿Todavía en duda el grado? Explorar con la paciente de pie

FIGURA 18-6. Sistema de la mitad del trayecto de Baden-Walker para clasificar el prolapso de los órganos pélvicos. En general, se asigna el grado 1 a un defecto que desciende al menos a la mitad en dirección del anillo himeneal, el grado 2 a un defecto que se extiende hasta el anillo himeneal y el 3 a un defecto que se extiende a la mitad del trayecto después del anillo himeneal. El grado 4 se asigna cuando el útero está por completo fuera de la vagina. (Tomada de Rock J, Jones H. *TeLinde's Operative Gynecology,* 10th ed. Philadelphia, PA: Lippincott Williams & Wilkins; 2008.)

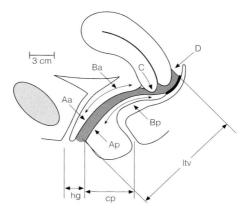

FIGURA 18-7. Esquema del sistema de calificación del prolapso de órganos pélvicos (POP-Q). Se usan seis sitios (puntos *Aa, Ba, C, D, Bp* y *Ap*), el hiato genital (*hg*), el cuerpo perineal (*cp*) y la longitud total de la vagina (*ltv*) para cuantificar el grado del prolapso de órganos pélvicos. La vagina y el anillo himeneal se muestran en *color*.

■ **TABLA 18-3** Sistema de clasificación por etapas POP-Q	
Etapa 0	Sin prolapso
Etapa I	La porción más distal se encuentra > 1 cm por arriba del nivel del himen
Etapa II	La porción más distal se encuentra < 1 cm por arriba o por debajo del nivel del himen
Etapa III	La porción más distal se encuentra > 1 cm por debajo del nivel del himen
Etapa IV	Eversión completa

dispositivos de sostén mecánico (**pesarios**) para tratar el prolapso y los síntomas relacionados, o podría **repararse quirúrgicamente** el defecto. En las mujeres en la posmenopausia, la **crema de estrógenos vaginales** a dosis baja puede constituir un tratamiento complementario importante que mejora el tono de los tejidos y facilita la reversión de los cambios atróficos de la mucosa vaginal.

En pacientes motivadas con síntomas leves, un tratamiento ideal comprende la realización de los ejercicios de Kegel para reforzar la musculatura pélvica, que implican la contracción y relajación repetidas de los músculos elevadores del ano para fortalecerlos y mejorar el piso pélvico. A menudo se usa junto con la **fisioterapia del piso pélvico con biorretroalimentación** para asegurar que la paciente haga los ejercicios en forma apropiada. Si bien pueden desempeñar un papel en la prevención del prolapso, la literatura disponible no respalda la noción de que estas medidas reviertan o traten un prolapso sintomático previo.

El principal recurso del tratamiento conservador es el uso de **pesarios vaginales**, los cuales actúan como dispositivos de soporte mecánico para restituir la integridad estructural perdida de la pelvis y distribuir las fuerzas de descenso sobre una zona más amplia. Los pesarios están indicados para cualquier paciente que desee un tratamiento no quirúrgico y en las que esté contraindicada una operación quirúrgica. Los pesarios a menudo se usan en las embarazadas y puérperas también. Estos dispositivos se ajustan al interior de la vagina, se colocan como un diafragma y sirven para mantener los órganos pélvicos en su posición normal (fig. 18-8). Los pesarios se fabrican en una variedad de formas y tamaños, dependiendo de la anatomía de la paciente en particular, por lo que no es raro que las mujeres hagan intentos con varios pesarios antes de encontrar uno que corrija su problema y sea cómodo. Los estudios sugieren que ciertas características físicas, como una vagina más larga, un introito más pequeño y un menor peso corporal, se vinculan con la colocación más exitosa de un pesario. El uso de pesarios vaginales requiere de una paciente muy motivada que desee aceptar un dispositivo intravaginal y los pequeños riesgos de dolor, ulceración, hemorragia, leucorrea e infección. Los pesarios se pueden usar de manera intermitente (retiro y autocolocación a intervalos) o permanecer dentro de la vagina hasta

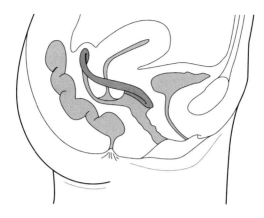

FIGURA 18-8. Colocación de un pesario vaginal para tratar el prolapso de los órganos pélvicos.

de 3 a 6 meses cada vez. La vigilancia estrecha, con retiro, exploración vaginal, limpieza y recolocación, asegura su ubicación e higiene apropiadas y disminuye los pequeños riesgos relacionados.

Las pacientes sintomáticas a las que no les agraden los métodos no quirúrgicos pueden requerir una **corrección quirúrgica**. En general, la reparación quirúrgica de la relajación pélvica provee buenos resultados, si bien la tasa de recurrencia con el transcurso del tiempo puede ser tan alta como de 30%. Como se señala en la tabla 18-4, se puede hacer la corrección de cistoceles y rectoceles por **colporrafias anterior** y **posterior**, respectivamente, en las que se repara el **defecto fascial** a través del cual ocurrió la herniación (*véanse* las figs. 18-9 a 18-11). Los **enteroceles**, que constituyen la hernia del intestino delgado hacia el conducto vaginal, se pueden

reparar junto con el reforzamiento de la fascia rectovaginal y la pared vaginal posterior. La clave para la reparación de todos y cada uno de los compartimentos es el restablecimiento de la conexión normal de las capas de fascia entre sí y con los ligamentos de sostén. Ante un prolapso uterino significativo puede estar indicada la **histerectomía**, si bien la exéresis del útero, por sí misma, no es curativa del descenso. Además de la histerectomía, suele practicarse un **procedimiento de suspensión apical** para prevenir el prolapso posterior de la cúpula vaginal.

En mujeres que padecen un **prolapso de la cúpula vaginal** después de una histerectomía, éste se corrige por su suspensión en puntos fijos dentro de la pelvis, como el sacro (colpopexia sacra abdominal), los ligamentos uterosacros (suspensión alta en los ligamentos

TABLA 18-4 Tratamiento quirúrgico del prolapso de los órganos pélvicos

Defecto anatómico	Procedimiento de reparación	Detalles de la reparación
Cistocele	Colporrafia anterior	Plegamiento (refuerzo) de la fascia endopélvica y reinserción de la cúpula vaginal o el cérvix uterino (si está presente) para resuspender la pared vaginal anterior y la vejiga
Rectocele	Colporrafia posterior	Semejante a la colporrafia anterior, excepto que la fascia endopélvica posterior se identifica y reinserta al soporte apical o el cérvix uterino (si está presente) y distalmente al cuerpo perineal
Enterocele	Reparación vaginal del enterocele	El enterocele se repara junto con la reinserción de la fascia rectovaginal a la cúpula vaginal o el cérvix uterino (si está presente)
Prolapso uterino	Histerectomía (abdominal o vaginal) y culdoplastia de McCall	La histerectomía seguida por la inserción de la cúpula vaginal resultante a los ligamentos uterosacros, para disminuir el riesgo de un futuro prolapso de la cúpula vaginal
Prolapso de la cúpula vaginal (posthisterectomía)	Fijación de ligamentos sacroespinoso/uterosacro o Colpopexia sacra abdominal	La cúpula vaginal se suspende en los ligamentos mencionados por vía vaginal Se usa una malla para insertar la cúpula vaginal al sacro por vía abdominal, laparoscópica o robótica

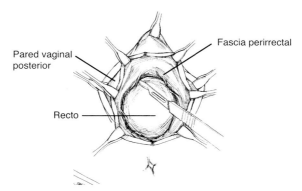

FIGURA 18-9. Se inciden y reflejan la pared vaginal posterior y la fascia rectovaginal. (Tomada de Bourgeois FJ. *Obstetrics & Gynecology Recall,* 3rd ed. Philadelphia, PA: Lippincott Williams & Wilkins; 2008.)

uterosacros) o los ligamentos sacroespinosos (fijación al ligamento sacroespinoso). El grado de éxito de la operación depende de la destreza del cirujano, el grado de relajación pélvica y la edad, el peso y el estilo de vida de la paciente.

A semejanza de los cirujanos generales que reparan hernias abdominales con una malla, empezó a

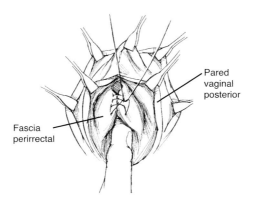

FIGURA 18-10. El rectocele se reduce por plegamiento (refuerzo) de la fascia perirrectal en la línea media. (Tomada de Bourgeois FJ. *Obstetrics & Gynecology Recall,* 3rd ed. Philadelphia, PA: Lippincott Williams & Wilkins; 2008.)

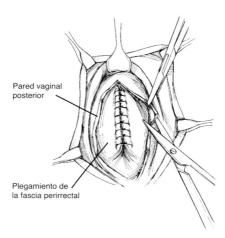

Pared vaginal
posterior

Plegamiento de
la fascia perirrectal

FIGURA 18-11. Se recorta el exceso de mucosa vaginal de la pared posterior y se cierra la incisión en la línea media. (Tomada de Bourgeois FJ. *Obstetrics & Gynecology Recall,* 3rd ed. Philadelphia, PA: Lippincott Williams & Wilkins; 2008.)

ser de uso frecuente la malla transvaginal para reparar defectos de la fascia vaginal en las décadas de 1990 y principios del 2000. Este material sintético no absorbible tenía sentido como reemplazo de la integridad perdida y la fuerza de los tejidos vaginales naturales. Los informes iniciales de revisión de la eficacia de la malla transvaginal fueron promisorios y se utilizó ampliamente con este propósito, pero no siempre por cirujanos ginecológicos con entrenamiento de subespecialidad. Aunque la recurrencia del prolapso vaginal era baja en las pacientes tratadas con malla, otras complicaciones, incluidos dolor, exposición de la malla, secreción y hemorragia vaginales, dispareunia y la necesidad de reintervención quirúrgica, fueron más comunes. En la Food and Drug Administration (FDA) se emitió una **Nota de Salud Pública** acerca del uso de la malla

transvaginal en el año 2008. Después de investigaciones adicionales, en la FDA se confirmó su recomendación de que la malla transvaginal solo fuera utilizada por médicos con entrenamiento especializado y en pacientes específicas que se consideraran candidatas apropiadas en el año 2012. Sin embargo, la protesta legal acerca de estas complicaciones creó un estigma para la malla y su uso ha perdido el apoyo de muchos. Cabe mencionar que, aunque en un principio conjuntados con la malla transvaginal usada para el **prolapso de órganos pélvicos**, los cabestrillos mediouretrales para tratar la **incontinencia urinaria de esfuerzo** están exentos de la mencionada recomendación emitida por la FDA.

A las mujeres malas candidatas quirúrgicas y quienes ya no planean el coito vaginal se les puede ofrecer una colpocleisis, operación obliterante de la vagina, en la que se cierra la cavidad vaginal como medio de tratamiento del prolapso sintomático de los órganos pélvicos. Esta operación es menos invasiva y con un tiempo quirúrgico más breve, menos complicaciones y recurrencias, y una elevada tasa de satisfacción de la paciente.

PUNTOS CLAVE

- El prolapso de órganos pélvicos es una denominación general que sirve para referirse a la herniación de las paredes anterior o posterior de la vagina o su cúpula, al interior de la luz vaginal.

- Tradicionalmente, se denominaron de acuerdo con el órgano que supuestamente causa el prolapso, incluidas la vejiga (cistocele), uretra (uretrocele), el recto (rectocele), el intestino delgado (enterocele) y el útero (prolapso uterino).

- Ocurre prolapso de la cúpula vaginal más comúnmente en las pacientes a quienes se les practicó una histerectomía. La vagina puede entonces revertirse hacia el conducto vaginal y quizá prolapsarse fuera del cuerpo de la paciente en su forma más grave.

- Hay controversia en cuanto a la contribución exacta de los factores de riesgo individuales para el prolapso, pero incluyen traumatismo obstétrico, elevaciones crónicas de la presión intraabdominal, estado hipoestrogénico y mala calidad tisular inherente, como la relacionada con los síndromes musculoesqueléticos.

- El prolapso de órganos pélvicos se manifiesta principalmente con compresión pélvica y protrusión vaginal, si bien puede haber también disfunción urinaria, defecatoria y sexual.

- El prolapso de órganos pélvicos se diagnostica sobre todo por interrogatorio y exploración física, pero puede también requerir urocultivo, cistoscopia, uretroscopia, estudios de urodinamia, anoscopia, sigmoidoscopia y defecografía, según estén indicadas.

- Se usan ambos sistemas, el de POP-Q y el de Baden-Walker, para la cuantificación del prolapso de los órganos pélvicos. El primero se utiliza hoy más a menudo, en especial en ámbitos de investigación.

- El tratamiento no quirúrgico del prolapso de los órganos pélvicos, con ejercicios de Kegel, fisioterapia del piso pélvico y biorretroalimentación, se guía por la gravedad de los síntomas. El uso del pesario vaginal es el recurso principal del tratamiento no quirúrgico del prolapso de los órganos pélvicos.

- Las opciones de tratamiento quirúrgico del prolapso de los órganos pélvicos incluyen las colporrafias anterior y posterior para cistoceles y rectoceles, respectivamente. Tales operaciones reparan el defecto fascial y refuerzan el sostén presente de la pared vaginal.

- El prolapso uterino se trata con mayor frecuencia por histerectomía abdominal o vaginal, con suspensión de la cúpula vaginal. El prolapso de la cúpula vaginal se repara por su resuspensión en una estructura fija dentro de la pelvis.

CASOS CLÍNICOS

CASO 1

Acude para valoración una mujer de 69 años de edad con manifestaciones de compresión pélvica y una protrusión palpable. Recuerda que su médico de atención primaria le hizo el diagnóstico de cistocele. Hoy solicita valoración formal por un ginecólogo.

1. Cuando se realiza la exploración física, ¿cuál es un tipo de sistema de clasificación para describir el prolapso?
   a. La escala de cuantificación del prolapso de órganos pélvicos (POP-Q)
   b. La escala de Gray
   c. La escala análoga visual
   d. La escala de Breslow
   e. La escala de Clark

2. Al referir sus síntomas, la paciente señala que su función miccional ha cambiado porque el prolapso empeoró. Inicialmente presentaba incontinencia urinaria de esfuerzo, pero conforme empeoró el prolapso aquélla mejoró. Aunque está contenta con la resolución de la incontinencia, en la actualidad ella experimenta vaciamiento incompleto de la vejiga, que mejora con la reducción manual del prolapso. ¿Cómo se le asesora acerca del riesgo de incontinencia después de la reparación aislada de la pared anterior (sin ninguna otra operación concomitante)?

   a. Alta probabilidad de urgencia nueva e incontinencia urinaria de esfuerzo
   b. Alta probabilidad de frecuencia urinaria
   c. Elevada probabilidad de que la incontinencia de esfuerzo se cure con la reparación anterior
   d. Alta probabilidad de que la reparación anterior desenmascare y potencialmente "empeore" sus síntomas de incontinencia urinaria de esfuerzo
   e. Elevada probabilidad de incontinencia fecal nueva

3. En la valoración de la paciente también se encuentra un defecto de la pared vaginal posterior. ¿Cuál es un síntoma frecuente relacionado con los rectoceles?
   a. Urgencia urinaria
   b. Hematuria
   c. Evacuación incompleta de heces que puede requerir presión digital
   d. Hemorragia vaginal
   e. Erosión de la pared vaginal

CASO 2

Una mujer de 53 años de edad acude para asesoramiento y tratamiento de su prolapso de la pared vaginal anterior de etapa II. Presenta síntomas solo en algunos días, cuando levanta cosas pesadas o realiza una actividad en particular extenuante. Presenta obesidad mórbida y desearía iniciar un programa formal de disminución de peso. Tiene curiosidad en cuanto a sus opciones de tratamiento.

1. Se recomienda ¿cuál de los siguientes pasos?
   a. Tratamiento conservador (puede incluir ejercicios del piso pélvico, disminución de peso o uso de pesario)
   b. Operación obliterativa de colpocleisis
   c. Pesario Gellhorn de ocupación de espacio
   d. Suspensión del ligamento redondo
   e. Histerectomía

2. Acepta intentar el uso de un pesario. Se elige uno de sostén y se le asesora acerca de su inserción, retiro, limpieza, etc. ¿Cuál de los siguientes factores se relaciona con un ajuste exitoso del pesario?
   a. Introito amplio
   b. Vagina larga
   c. Obesidad
   d. Antecedente de partos vaginales traumáticos
   e. Posmenopausia

CASO 3

Una paciente de 89 años de edad con múltiples trastornos comórbidos médicos graves acude para hablar sobre las opciones de tratamiento de su prolapso de etapa III, que se encuentra al exterior y con ulceración por fricción con la ropa interior. La paciente no puede tolerar un pesario. Su principal propósito es "reparar o eliminar el problema", pero su médico de atención primaria la aconsejó en contra de una operación abdominal prolongada o abierta. No está interesada en el coito a futuro.

1. ¿Qué puede usted ofrecer a esta paciente?
   a. Nada se puede hacer
   b. Colpopexia sacra abdominal abierta
   c. Colpopexia sacra laparoscópica asistida por robótica
   d. Histerectomía con colporrafia anterior y posterior, suspensión de la cúpula
   e. Colpocleisis

2. Después de asesorar a la paciente en cuanto a sus opciones, expresa preocupación respecto a perder su posibilidad de coito en el futuro. No está lista para proceder a reparación quirúrgica alguna. Pregunta acerca del uso de la crema tópica de estrógenos. ¿Cuál de las siguientes NO es contraindicación para la administración de estrógenos?
   a. Cáncer endometrial
   b. Accidente cerebrovascular
   c. Enfermedad tromboembólica arterial activa (p. ej., infarto de miocardio)
   d. Uso concomitante de progestágenos
   e. Cáncer mamario positivo para receptores hormonales

CASO 4

Una mujer de 29 años de edad G2P1 cursa 22 sem de gestación y manifiesta protrusión pélvica y una opresión molesta. La exploración física revela prolapso cervical, que alcanza la abertura del introito vaginal. Ella está preocupada de que el prolapso empeore conforme avanza el embarazo.

1. ¿Qué se puede ofrecer a esta paciente para su prolapso sintomático?
   a. El uso de un pesario
   b. La revaloración después del parto, pero ningún tratamiento durante el embarazo
   c. Cerclaje cervical
   d. Histeropexia (resuspensión del útero prolapsado)
   e. Fijación a los ligamentos uterosacros

2. La paciente también se queja de incontinencia urinaria de esfuerzo de poco volumen al toser o estornudar, solo durante el embarazo. ¿Cómo se asesoraría a esta paciente acerca del tratamiento de la incontinencia durante la gestación?
   a. Ofrecer un intento de medicación anticolinérgica
   b. Ofrecer una operación de cabestrillo uretral
   c. Ofrecer inyecciones de aumento del volumen periuretral
   d. Ofrecer apoyo emocional, favorecer el tratamiento expectante
   e. Ofrecer la operación de Burch (suspensión retropúbica de la vejiga)

RESPUESTAS

CASO 1

PREGUNTA 1

Respuesta correcta A:
Ambos, el sistema de Baden-Walker y el de POP-Q se usan para describir el prolapso y cuantificar el grado de descenso. Anteriormente los ginecólogos empleaban más el sistema de calificación de la mitad del trayecto de Baden-Walker. Por el contrario, inicialmente se consideraba al sistema de POP-Q útil para propósitos de investigación, pero con la documentación de nueve puntos separados se ha convertido en uno de los más utilizados en la clínica para la graduación del POP. El esquema de escala de grises se refiere a imágenes ultrasonográficas que no son de Doppler en color. Las escalas de clasificación de Breslow y Clark se usan para el melanoma.

PREGUNTA 2

Respuesta correcta D:
Por lo general, los síntomas de urgencia y frecuencia se vinculan con la incontinencia urinaria de esfuerzo, no con el prolapso de órganos pélvicos. Sin embargo, en el espectro de relajación del piso pélvico y sus procesos patológicos asociados no es raro diagnosticar pacientes con ambos, prolapso e incontinencia urinaria de esfuerzo. Con un prolapso avanzado de la pared anterior, la uretra puede plegarse sobre sí misma y así introducir una barrera dinámica al escape franco de orina, lo que a veces se conoce como incontinencia urinaria de esfuerzo "oculta". Las pacientes afectadas pueden referir el antecedente de incontinencia de esfuerzo que mejoró conforme empeoró el prolapso. Con la reconstrucción de la pared vaginal anterior y el restablecimiento de la anatomía normal, se elimina esta obstrucción mecánica y se restablece la vía de salida. En otras palabras, una vez que se elimina el plegamiento se facilita que la orina escape con libertad, lo que exacerba los síntomas de incontinencia urinaria de esfuerzo.

PREGUNTA 3

Respuesta correcta C:
El prolapso puede ser una entidad dinámica, con síntomas que aparecen y desaparecen de acuerdo con el grado de actividad, la hora del día, etc. Además, la gravedad de los síntomas no necesariamente se correlaciona con el grado del prolapso. Asimismo, para complicar el tema de obtener un interrogatorio preciso de la paciente, se encuentra la naturaleza sensible de la anatomía involucrada; por lo tanto, tal vez no siempre esté lista para ofrecer una descripción completa de los síntomas. En consideración de lo anterior, el médico debe hacer preguntas específicas acerca de la función miccional, defecatoria y sexual. Ante un defecto de la pared vaginal posterior, un hallazgo común es la dificultad o lo incompleto de la evacuación del intestino, y algunas pacientes aplican presión digital (p. ej., "aplastamiento") para

ayudar a la defecación. Los rectoceles no suelen vincularse con cualquier otra opción de respuesta.

CASO 2
PREGUNTA 1

Respuesta correcta A:
El tratamiento del prolapso de órganos pélvicos se guía por la solicitud de la paciente y su deseo de controlar los síntomas. Como en muchos otros aspectos de la medicina, se recomienda la modalidad menos invasiva, con avance gradual hacia métodos más invasivos si no se logra mejoría. Aunque no hay datos sólidos que respalden el papel que desempeñan los ejercicios de músculos del piso pélvico en la prevención del progreso del prolapso, hay pruebas de que podrían mejorar aspectos concomitantes, como la incontinencia urinaria de esfuerzo. Además, se ha demostrado que la disminución de peso mejora las alteraciones patológicas del piso pélvico. En general, no se considera una opción ideal a la colpocleisis, porque es un procedimiento obliterante que cierra el introito vaginal y elimina de manera permanente la posibilidad de coito vaginal. La suspensión en el ligamento redondo no es eficaz. Un pesario de Gellhorn es un dispositivo que ocupa espacio y suele utilizarse para el prolapso de alto grado. Ante el prolapso de bajo grado una mejor opción podría ser un pesario de sostén más pequeño. Una histerectomía, en y por sí misma, sin un procedimiento de suspensión apical, no corregirá el prolapso.

PREGUNTA 2

Respuesta correcta B:
Algunos datos sugieren que una longitud vaginal mayor (> 7 cm) y un introito más estrecho (< 4 anchos de dedo) pueden influir en el éxito del ajuste de un pesario. Ninguna de las otras opciones de respuesta beneficia de manera sistemática el ajuste del pesario o tiene impacto positivo sobre las tasas de continuación de su uso en el corto plazo. Se ofrecen los pesarios como tratamiento ideal de todos los tipos de prolapso y se pueden ajustar, independientemente de la etapa o manifestación predominante (cistocele *vs.* rectocele). Los pesarios se encuentran disponibles en múltiples formas y tamaños, y muchas pacientes mantendrán su uso después de un ajuste exitoso (de 41 a 67%).

CASO 3
PREGUNTA 1

Respuesta correcta E:
Puesto que las operaciones quirúrgicas reconstructivas para el prolapso de órganos pélvicos se consideran procedimientos electivos (en contraposición con aquellas que son vitales para la supervivencia), la gravedad de los trastornos médicos concomitantes de la paciente puede impedir un abordaje quirúrgico, en especial aquel que requiere de una incisión abdominal abierta, la insuflación del abdomen o una posición inclinada de Trendelenburg. En pacientes que son malas candidatas quirúrgicas, el tratamiento ideal incluirá modalidades no invasivas, como los pesarios o el expectante. Sin embargo,

cuando se ha agotado el tratamiento conservador y la paciente desea la intervención quirúrgica, un procedimiento que se puede ofrecer es la colpocleisis. Son candidatas apropiadas aquellas mujeres que ya no desean la posibilidad de coito vaginal y comprenden las consecuencias anatómicas de una operación obliterante. Esta operación, en esencia, cierra la abertura vaginal por unión de las paredes anterior y posterior, lo que así reduce el prolapso. Nunca se ingresa a la cavidad peritoneal, el tiempo quirúrgico es breve y la recuperación es rápida. En general, las tasas de satisfacción son muy altas y las de recurrencia, en extremo bajas.

PREGUNTA 2

Respuesta correcta D:
Se ha emitido una contraindicación estricta o una "nota precautoria" contra todas las demás opciones de respuesta previa, excepto la **d** (p. ej., uso de progestágenos). De hecho, los estrógenos sin oposición pueden ser peligrosos en las mujeres a quienes no se les ha practicado una histerectomía; se recomienda la progesterona para contrarrestar los efectos potenciales de hiperplasia endometrial de los estrógenos sistémicos sin oposición. Sin embargo, se pueden detectar cifras sistémicas muy bajas de estrógenos en las mujeres que utilizan cremas vaginales de dosis baja para el tratamiento de la atrofia, por lo que su uso no requiere uno concomitante de un progestágeno.

CASO 4
PREGUNTA 1

Respuesta correcta A:
Si la paciente esta asintomática, se pueden diferir la evaluación y el tratamiento hasta después del parto, pero ésta manifiesta malestar. Se puede usar un pesario durante el embarazo para el prolapso sintomático. A semejanza de las pacientes no grávidas, debe asesorarse a todas en cuanto al retiro, la limpieza y el mantenimiento del dispositivo. Debería vigilarse a esta paciente en cuanto a erosiones, lesiones y ulceraciones vaginales. Está indicado un cerclaje para la insuficiencia del cérvix y no para la relajación del piso o el descenso de los órganos pélvicos. Una histeropexia no es un procedimiento eficaz para el prolapso; es más, no se recomienda la manipulación quirúrgica del útero durante el embarazo, en especial en forma electiva. No se aconseja la fijación en los ligamentos uterosacros durante el embarazo por varios motivos, incluida la laxitud de dichos ligamentos durante la gestación y porque el útero no crecido interferirá con el acceso a dichas estructuras. Por último, deben diferirse los procedimientos quirúrgicos hasta concluir el embarazo y la recuperación posparto, para fines de seguridad materna y fetal.

PREGUNTA 2

Respuesta correcta D:
En forma secundaria a los cambios anatómicos de un útero creciente durante el embarazo, la incidencia de incontinencia de esfuerzo

puede ser muy alta. En muchos casos se resuelve después de la recuperación del periodo periparto. Si la paciente presenta incontinencia persistente y molesta posterior al nacimiento, se puede hacer la valoración formal después de concluir el puerperio. No se recomiendan procedimientos invasivos electivos durante el embarazo, en particular por el riesgo de pérdida sanguínea relacionada con la vasculatura pélvica ingurgitada. Están indicados los medicamentos anticolinérgicos para la incontinencia de urgencia.

REPASO DE LA INCONTINENCIA URINARIA

EPIDEMIOLOGÍA

Es frecuente la pérdida involuntaria de orina y se calcula que afectó a 18.3 millones de mujeres estadounidenses en 2010, con un aumento esperado de 55% hasta alcanzar 28.4 millones en 2050. Casi 50% de las mujeres experimenta incontinencia urinaria ocasional y 44% de las mayores de 65 años de edad la padece a diario. La incontinencia urinaria es a menudo un motivo importante para ubicar a los individuos en residencias de adultos mayores, donde alrededor de 70% sufre el proceso patológico. En una gran encuesta de mujeres estadounidenses no recluidas, 49.6% informó de síntomas de incontinencia; de éstas 49.8% señaló incontinencia de esfuerzo, 34.3% incontinencia mixta y 15.9% incontinencia de urgencia pura. Se calcula que se gastan más de 17 000 millones de dólares estadounidenses en el tratamiento de la incontinencia de esfuerzo y 76 000 millones en el de la incontinencia de urgencia y la vejiga hiperactiva cada año.

La incontinencia urinaria es la incapacidad de la vejiga de almacenar y evacuar en forma apropiada la orina (tabla 19-1). Hay tres tipos principales de incontinencia urinaria: de esfuerzo, de urgencia y mixta. El tipo más común es la **incontinencia de esfuerzo (urinaria)**, que se caracteriza por la pérdida involuntaria de orina con los esfuerzos o el ejercicio físico (p. ej., actividades deportivas), por estornudos o tos. La incidencia anual de incontinencia de esfuerzo se calcula que alcanza aproximadamente 10%; sin embargo, los estudios muestran que esta cifra asciende hasta 20% en las pacientes en la posmenopausia La **incontinencia de urgencia (urinaria)** una pérdida involuntaria de orina relacionada con una urgencia impredecible o sensación de "urgencia", se puede relacionar con la hiperactividad del detrusor y se presenta en 5 a 10% de las mujeres al menos una vez al mes. Muchas sufrirán de una combinación de incontinencia de urgencia y de esfuerzo, a la que se llama **incontinencia (urinaria) mixta.**

Hay varias otras circunstancias patológicas menos frecuentes que llevan a la pérdida involuntaria de orina (tabla 19-1). La **retención urinaria secundaria** a subactividad del músculo detrusor, un detrusor acontráctil o la obstrucción de la salida vesical pueden causar incontinencia urinaria; ésta es la que se conoce como **incontinencia (urinaria) por rebosamiento** y es mucho más usual en los hombres. Las circunstancias que se pueden vincular con este tipo de incontinencia in-

■ **TABLA 19-1** Tipos de incontinencia urinaria
Incontinencia (urinaria) de esfuerzo
Pérdida involuntaria de orina por un esfuerzo o ejercicio físico, con el estornudo o la tos
Incontinencia de urgencia (urinaria)
Pérdida involuntaria de orina relacionada con la urgencia
Incontinencia mixta (urinaria)
Pérdida involuntaria de orina relacionada con la urgencia y también con esfuerzos o ejercicio físico, el estornudo o la tos
Incontinencia por rebosamiento (urinaria)
La pérdida de orina por contracciones deficientes o ausentes de la vejiga o la obstrucción de su salida, que lleva a la retención urinaria con sobredistensión e incontinencia por rebosamiento
Incontinencia continua (urinaria)
La pérdida de orina en todo momento, tal vez debida a una fístula urinaria secundaria a intervención quirúrgica, radiación o un trabajo de parto obstruido
Incontinencia funcional (urinaria)
La pérdida de orina por incapacidad física o psicológica (p. ej., demencia) para responder a las señales miccionales. A menudo se observa en pacientes de residencias de adultos mayores

cluyen diabetes, enfermedades neurológicas, prolapso genital grave y obstrucción posoperatoria en intervenciones para la continencia urinaria. La incontinencia (urinaria) de derivación o **incontinencia (urinaria) continua**, suele ser secundario a una **fístula urinaria** que se forma entre el aparato urinario y la vagina, pero también puede ser producto de un divertículo uretral o un uréter ectópico. En Estados Unidos casi todos los casos de fístula urinaria son resultado de intervenciones quirúrgicas o radiación de la pelvis, en tanto que en los países en desarrollo la etiología suele ser por traumatismo obstétrico y trabajo de parto obstruido. La **incontinencia (urinaria) funcional** puede ocurrir cuando una mujer tiene alguna alteración que interfiere en su capacidad de llegar al baño en el momento oportuno o atender sus necesidades fisiológicas de micción; esto incluye alteraciones cognitivas, psicológicas o físicas. Este es un tipo de incontinencia que a menudo se ve en los adultos mayores con movilidad limitada y aquellos con demencia.

FACTORES DE RIESGO

La **edad** es un factor de riesgo importante para todos los tipos de incontinencia urinaria, cuya prevalencia aumenta conforme la mujer envejece. La incontinencia de esfuerzo predomina más en las mujeres jóvenes y de edad madura, mientras que la de urgencia y la mixta predominan en las de edad avanzada. El efecto de la **menopausia y el estado hormonal** sobre la incontinencia urinaria han sido motivo de investigación en varios estudios con resultados controvertidos. En las mujeres en la posmenopausia, las cifras bajas de estrógenos pueden contribuir a la incontinencia urinaria. El tratamiento con estrógenos locales (vaginal) ha mostrado mejorar los síntomas, en tanto que el de restitución hormonal oral los empeora. En numerosos estudios a gran escala se ha visto que la **obesidad** es un factor de riesgo significativo de incontinencia urinaria, con un mayor impacto en la incontinencia de esfuerzo en comparación con las de urgencia y mixta. La **diabetes mellitus tipo 2** es un factor de riesgo independiente sólido de incontinencia urinaria, en particular la de urgencia. El embarazo, el parto vaginal, las operaciones quirúrgicas pélvicas, los medicamentos (p. ej., bloqueadores α), el tabaquismo y los aspectos genéticos también se han señalado como factores de riesgo de incontinencia urinaria. En la tabla 19-2 se delinean los factores de riesgo específicos para la incontinencia urinaria de esfuerzo.

FISIOPALOGÍA

Es decisiva la comprensión de la anatomía y fisiología de la porción inferior del aparato urinario y el piso pélvico para visualizar el mecanismo de cada tipo de incontinencia urinaria. La vejiga, o **músculo detrusor**, está constituida por una malla de capas de fibras de músculo liso que terminan en la región del trígono en su base (fig. 19-1). El **esfínter interno** se encuentra en la unión de la vejiga y la uretra, que también se conoce como **unión uretrovesical**. La uretra también está constituida por músculo liso, suspendida por los ligamentos pubouretrales, que se originan en la parte inferior del pubis y se extienden hacia el tercio medio de la uretra para formar el **esfínter externo**.

Es posible la continencia urinaria en reposo porque la **presión intrauretral** supera a la **presión intravesical**. La contracción continua del esfínter interno es uno de los mecanismos principales para mantener la continencia en reposo. El esfínter externo provee casi 50% de la resistencia uretral y es la segunda línea de defensa contra la incontinencia. Cuando la unión uretrovesical está en una posición

■ **TABLA 19-2** Factores de riesgo de la incontinencia urinaria de esfuerzo
Edad
Obesidad
Diabetes mellitus
Embarazo y parto vaginal
Genética
Estado hormonal
Intervenciones quirúrgicas pélvicas
Tabaquismo
Tos crónica
Medicamentos

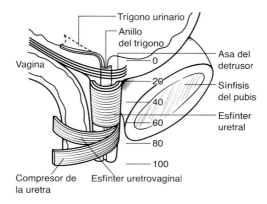

Trígono urinario
Anillo del trígono
Vagina
0
Asa del detrusor
20
Sínfisis del pubis
40
60
Esfínter uretral
80
100
Compresor de la uretra
Esfínter uretrovaginal

FIGURA 19-1. Localización de diversas estructuras a lo largo de la uretra. (Tomada de Kursh ED, McGuire EJ. *Female Urology*, Philadelphia, PA: J. B. Lippincott Company; 1994.)

apropiada, cualquier aumento súbito en la presión intraabdominal se transmite en forma equivalente a la vejiga y el tercio proximal de la uretra. Por lo tanto, mientras la presión intrauretral rebase a la intravesical, se mantiene la continencia.

Además de los esfínteres interno y externo, la continencia también se mantiene por la acción de los músculos del piso pélvico y la **vasculatura submucosa** de la uretra, un complejo de vasos que cuando se llena de sangre aumenta la presión intrauretral e impide la pérdida involuntaria de orina.

El control neurológico de la vejiga y la uretra involucra a ambos, el **sistema nervioso autónomo** (simpático y parasimpático) y el **sistema nervioso somático** (fig. 19-2). El sistema nervioso simpático provee la continencia e impide la micción por contracción del cuello vesical y el esfínter interno a través de

suprarrenorreceptores α-1. El control simpático de la vejiga se logra a través del **nervio hipogástrico**, originado de los segmentos T10 a L2 de la médula espinal. El sistema nervioso parasimpático permite que ocurra la micción por contracción del músculo detrusor a través de suprarrenorreceptores β-2 y receptores muscarínicos de acetilcolina tipo M_3. La regulación parasimpática de la vejiga es provista por el **nervio pélvico**, el cual se deriva de las raíces S2, S3 y S4 de la médula espinal. Por último, el sistema nervioso somático ayuda a la prevención voluntaria de la micción por inervación del músculo estriado del esfínter externo y el piso pélvico a través del **nervio pudendo**.

Durante la micción, la vejiga expulsa su contenido bajo control voluntario por una serie de actividades coordinadas que dan como resultado la relajación de la uretra y la contracción vesical. Receptores

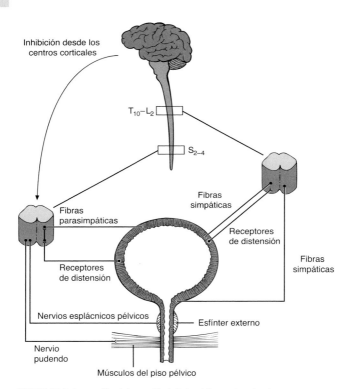

FIGURA 19-2. Inervación de la porción inferior del aparato urinario.

de distensión en la pared de la vejiga envían una señal al sistema nervioso central para iniciar la micción voluntaria, lo que desencadena la inhibición de los nervios simpáticos sacros y el pudendo, causando así la relajación de la uretra, el esfínter externo y los músculos elevadores del ano. Esto es seguido de cerca por la activación del nervio pélvico parasimpático, con el resultado de la contracción del músculo detrusor y el inicio de la micción.

ANTECEDENTES

La atención de toda paciente con incontinencia urinaria debe iniciarse con un interrogatorio médico y quirúrgico exhaustivo. La terminología desarrollada por la International Continence Society (ICS) y la International Urogynecological Association (IUGA) puede ser útil para obtener y documentar las manifestaciones de las pacientes, que incluyen síntomas clasificados de manera discreta en un

■ TABLA 19-3 Terminología de IUGA/ICS para las manifestaciones de disfunción del piso pélvico

Síntomas de incontinencia urinaria

Incontinencia	Posicional	Insensible (no perceptible)
Incontinencia de esfuerzo	Nocturna	Incontinencia coital
Incontinencia de urgencia	Continua	Sintomatología mixta

Síntomas de almacenamiento vesical

Frecuencia diurna	Urgencia	Nocturia

Síntomas sensoriales

Mayor sensibilidad de la vejiga	Disminución de la sensibilidad vesical	Ausencia de percepción vesical

Síntomas miccionales

Disuria inicial	Pujo	Nueva micción de inmediato
Chorro lento	Rociado	Escurrimiento posmiccional
Intermitencia	Vaciamiento incompleto	Micción dependiente de la posición
Disuria	Retención	

Síntomas de prolapso

Protrusión vaginal	Pérdida sanguínea, secreción, infección	Dolor dorsal bajo
Compresión pélvica	Compresión digital	

Disfunción sexual

Dispareunia	Dispareunia profunda	Laxitud vaginal
Dispareunia del introito	Obstrucción del coito	Otros síntomas

Disfunción anorrectal

Incontinencia anal	Pujo	Prolapso rectal

(Continúa)

TABLA 19-3. Terminología de IUGA/ICS para las manifestaciones de disfunción del piso pélvico *(Continuación)*		
Incontinencia fecal	Evacuación incompleta	Hemorragia rectal/moco
Urgencia fecal	Disminución de la sensibilidad rectal	Incontinencia fecal coital
Urgencia fecal	Estreñimiento	Incontinencia fecal pasiva
Dolor de la porción inferior del aparato urinario/ pélvico		
Dolor vesical	Dolor vulvar	Dolor perineal
Dolor uretral	Dolor vaginal	Dolor pélvico
IVU bajas		
IVU	IVU recurrentes	Hematuria

IVU, infección de vías urinarias.
Tomada de Haylen BT, de Ridder D, Freeman RM, *et al*. An International Urogynecological Association (IUGA)/International Continence Society (ICS) joint report on the terminology for female pelvic floor dysfunction. *Int Urogynecol J.* 21:5-26, 2010.

sistema de base clínica amplio, fácil de usar y específico para la mujer (tabla 19-3).

EXPLORACIÓN FÍSICA

La exploración física debe incluir la pélvica interna y externa. A menudo se encuentra prolapso de órganos pélvicos en pacientes con incontinencia urinaria y debe valorarse y documentarse. Puesto que la inervación de la porción inferior del aparato urinario tiene relación estrecha con el de las extremidades inferiores y el recto, a las pacientes debe practicárseles una **exploración neurológica** exhaustiva. En particular se indagarán los reflejos tendinosos profundos, el anal, el bulbocavernoso y las contracciones del piso pélvico.

VALORACIÓN DIAGNÓSTICA

Por fortuna, se dispone de una variedad de pruebas de diagnóstico para la valoración de la incontinencia urinaria. Los alcances de este libro de texto impiden una compilación exhaustiva de cada modalidad de diagnóstico. En general, el propósito de las pruebas de diagnóstico es distinguir entre las incontinencias de esfuerzo y urgencia, porque los tratamientos son muy diferentes. Las pruebas iniciales suelen incluir la de esfuerzo, la de hisopo, la cistometrografía y la uroflujometría. Se pueden hacer estudios más complejos de urodinámica cuando estén indicados (si se considera la intervención quirúrgica, en una paciente de 65 años de edad o mayor, con antecedentes de complicaciones, operaciones previas de uroginecología, enfermedad neurológica subyacente, etc.).

Se puede usar un diario miccional o registro vesical (fig. 19-3) para documentar las circunstancias específicas de los hábitos miccionales de la paciente (p. ej., ingestión, cantidad de la micción, volumen de la pérdida, actividad asociada y presencia de urgencia). Deben ordenarse un **análisis de orina** con microscopia y un **urocultivo** para descartar una infección como causa de la incontinencia.

Se hace una **prueba de esfuerzo** mediante el llenado de la vejiga con hasta 300 mL de solución salina normal o agua estéril a través de una sonda. Se pide a la paciente que tosa y el médico observa para verificar el escape de orina, lo que se puede hacer de pie o en posición de litotomía. Si éste atestigua escape de orina, se dice entonces que la paciente presenta **incontinencia de esfuerzo genuina**. Se calcula el volumen de **orina residual posmiccional** (ORPM) por sondeo vesical después de la micción. Esta muestra puede entonces usarse para descartar retención urinaria e infección. Una alternativa es medir el ORPM por ultrasonografía vesical. Se han comunicado de 50 a 100 mL los límites normales superiores de un ORPM normal.

El propósito de la **prueba con hisopo** es diagnosticar una uretra hipermóvil en relación con la incontinencia de esfuerzo. El médico inserta un hisopo de algodón lubricado en la uretra hasta el ángulo de

Número de toallas sanitarias que se cambió hoy ___1___
Tipo de toalla usado _Máxima absorción_

	Micción en el baño (hora y cantidad)		Accidente (hora)	Actividad durante el accidente	Ingestión de líquidos (hora, tipo, cantidad)
Al irse a la cama →	22:00	240 mL			1 vaso de agua
	03:00	660 mL	03:00	Escurrimiento en el camino al baño	
Al levantarse en el día →	05:00	540 mL	05:00	En preparación para la micción	
	07:00	150 mL			480 mL de café 1 vaso de agua
	08:45	35 mL			
	11:45	160 mL			
	12:00				480 mL de limonada
	15:40	60 mL			
	18:00	100 mL			2 vasos de vino 2 copas de agua
	19:40	60 mL			480 mL de refresco de cola dietético, 1 vaso de agua

FIGURA 19-3. Diario miccional (también llamado registro vesical). El diario de esta paciente muestra frecuencia urinaria, nocturia e incontinencia de urgencia, y un mayor consumo de líquidos, cafeína y alcohol por la noche. (Tomada de Berek JS. *Berek & Novak's Gynecology*, 14th ed. Philadelphia, PA: Lippincott Williams & Wilkins; 2006.)

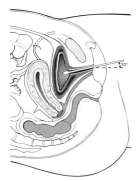
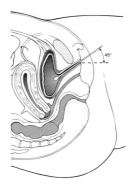

A: Durante la prueba del hisopo se introduce éste en la uretra hasta el cuello vesical. El movimiento normal de la UUV con la maniobra de Valsalva (pujo) debe ser < 30°.

B: Cuando la relajación pélvica causa hipermovilidad del cuello vesical, hay un gran cambio de la UUV con la maniobra de Valsalva (pujo) (de 30 a 60°).

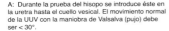

FIGURA 19-4. (A, B) Prueba del hisopo. UUV, unión uretrovesical.

la unión uretrovesical (fig. 19-4). Cuando la paciente puja, como si estuviera orinando, la unión uretrovesical desciende y el hisopo se desplaza hacia arriba. Normalmente se visualiza un cambio < 30° del ángulo del hisopo (fig. 19-4A), y cuando es mayor, es compatible con una uretra hipermóvil (fig. 19-4B), factor que adquiere importancia al considerar las diferentes modalidades terapéuticas más adelante.

La **urodinámica**, estudio funcional de la porción inferior del aparato urinario, suele reservarse para pacientes en quienes se planea una intervención quirúrgica y para quienes no se puede hacer un diagnóstico claro con las pruebas preliminares. Esta prueba se hace en la clínica mientras la paciente se coloca en una silla especial de flujo urinario o "parto", y transcurre alrededor de 1 h hasta su conclusión. Se colocan sondas de presión pequeñas dentro de la vejiga, la uretra y el recto o la vagina (fig. 19-5). La sonda de presión rectal o vaginal actúa como un

aproximado de la presión intraabdominal. Se calcula la presión del detrusor restando la presión abdominal de la intravesical. Los tres principales componentes de los estudios de urodinámica incluyen la evaluación de la **función uretral** (uretrocistometría y curva de presión uretral), **llenado vesical** (cistometría) y **vaciamiento vesical** (uroflujometría y cistometría miccional o estudios de la presión del flujo).

Como parte del estudio de urodinámica, en la **cistometría** se mide la relación entre presión y volumen de la vejiga durante el llenado y el estudio de la presión del flujo durante la micción. También se valora la sensibilidad vesical, la capacidad vesical, la actividad del detrusor y la distensibilidad de la vejiga. La sensación miccional por lo general se presenta después de que se inyectan a la vejiga 150 mL de solución. La capacidad vesical normal es de 400 a 600 mL.

Las mediciones de urodinámica pueden también incluir la uroflu-

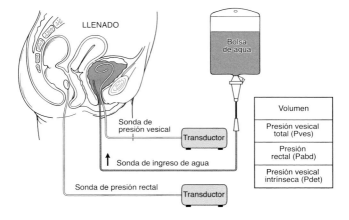

FIGURA 19-5. Cistometría compleja. (Tomada de Wall LL, Norton PA, DeLancy JOL. *Practical Urogynecology,* Baltimore, MD: Williams & Wilkins; 2003.)

jometría, que determina la velocidad del flujo urinario y el tiempo de flujo a través de la uretra, cuando se pide a una paciente que orine de manera espontánea sentada en una silla de flujo urinario. La uroflujometría es útil para el diagnóstico de la obstrucción de la salida y los reflejos vesicales anormales, sobre todo en pacientes que se quejan de disuria inicial, vaciamiento vesical incompleto, chorro débil y retención urinaria.

INCONTINENCIA DE ESFUERZO

PATOGENIA

La incontinencia de esfuerzo es la pérdida involuntaria de orina a través de la uretra intacta en respuesta a un aumento de la **presión intraabdominal**, debida a tos, estornudo o ejercicio. En muchos casos, las pacientes con incontinencia de esfuerzo presentarán una **uretra hipermóvil**; como resultado, el aumento de la presión abdominal ya no se transmite en forma equivalente a la vejiga y la uretra, sino que dicho aumento se transmite principalmente a la vejiga. En ese caso, puesto que la presión intravesical rebasa a la intrauretral, ocurre incontinencia de esfuerzo (fig. 19-6). En 1990 Petros y Umsten presentaron la **teoría integral**, hito que propone que la regulación del cierre de la uretra se debe en particular a la interacción de los ligamentos pubouretrales, la hamaca vaginal suburetral y los músculos pubococcígeos. Esta teoría llevó al desarrollo de los cabestrillos mediouretrales. DeLancey presentó la teoría de la hamaca en 1994, la cual afirma que la uretra yace sobre una capa de sostén de fascia endopélvica y la pared vaginal anterior, que aumenta su respaldo estructural por sus inserciones laterales al arco tendinoso de la fascia y los músculos elevadores

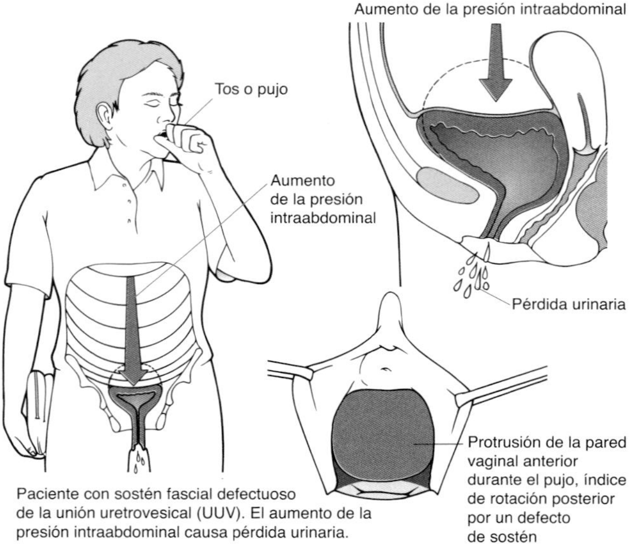

Aumento de la presión intraabdominal

Tos o pujo

Aumento de la presión intraabdominal

Pérdida urinaria

Paciente con sostén fascial defectuoso de la unión uretrovesical (UUV). El aumento de la presión intraabdominal causa pérdida urinaria.

Protrusión de la pared vaginal anterior durante el pujo, índice de rotación posterior por un defecto de sostén

FIGURA 19-6. Paciente con incontinencia urinaria de esfuerzo.

del ano. Durante la tos, la uretra se comprime contra esta capa de sostén similar a una hamaca, con un aumento resultante en la presión del cierre uretral. Por lo tanto, las mujeres en quienes esta estructura se ha visto afectada manifestarán síntomas de incontinencia urinaria de esfuerzo. En un porcentaje menor de mujeres la incontinencia urinaria de esfuerzo se puede deber a debilidad del esfínter uretral interno, lo que se conoce como **deficiencia del esfínter intrínseco** (DEI).

ANTECEDENTES

Las pacientes con incontinencia de esfuerzo pueden presentar la manifestación de pérdida involuntaria de orina al toser, reírse, estornudar, hacer ejercicio o pujar. Con una incontinencia de esfuerzo más intensa se puede presentar un escape de orina con actividades que causen incluso pequeños aumentos de la presión intraabdominal, como caminar, permanecer de pie o cambiar de posición.

VALORACIÓN DIAGNÓSTICA

El escape de orina con un aumento de la presión intraabdominal (toser, saltar y la maniobra de Valsalva) durante una prueba de estrés simple o una más compleja de urodinámica, es útil para hacer el diagnóstico de incontinencia de esfuerzo. Los estudios de urodinámica no siempre están indicados cuando se demuestra una incontinencia urinaria de esfuerzo genuina a la exploración, y deben reservarse para dilucidar cuadros clínicos más complejos de incontinencia.

TRATAMIENTO

El tratamiento de la incontinencia de esfuerzo incluye un abordaje multifacético que abarca modificaciones del estilo de vida y conductuales, así como tratamientos médicos y quirúrgicos.

Las **modificaciones del estilo de vida y conductuales** comprenden disminución de peso, restricción de cafeína, mantenimiento del equilibrio de líquidos, entrenamiento vesical, ejercicios de músculos del piso pélvico (de **Kegel**) y fisioterapia (biorretroalimentación, magnetoterapia y estimulación eléctrica). Los ejercicios musculares del piso pélvico producen un aumento del tono muscular en reposo y actividad y, por consiguiente, incrementan la presión del cierre uretral.

El **tratamiento médico** de la incontinencia de esfuerzo es limitado y la FDA no ha aprobado medicamento alguno para este propósito. El uso de **estrógenos sistémicos** para tratar la incontinencia de esfuerzo ha sido motivo de estudio, pero sin demostrar mejoría de los síntomas, y puede empeorar o dar lugar a la aparición de una incontinencia de esfuerzo en algunas mujeres. El uso de **estrógenos vaginales** en dosis baja parece ser útil para tratar la incontinencia urinaria de esfuerzo en mujeres en la peri y posmenopausia.

Se usan **pesarios para la incontinencia** y otros dispositivos intravaginales para elevar físicamente y sostener la uretra, lo que restablece las relaciones anatómicas normales.

Como resultado, los aumentos de la presión intraabdominal se transmiten en forma equivalente a la vejiga y la uretra y se conserva la continencia. Los pesarios para incontinencia difieren de aquellos para el prolapso de órganos pélvicos, porque los primeros tienen características adicionales para específicamente sostener la uretra (fig. 19-7). Debido a que los pesarios no son invasivos, tienen utilidad en pacientes con contraindicación de la intervención quirúrgica (adultos mayores, enfermas o embarazadas). Estos dispositivos requieren supervisión médica estrecha para evitar infecciones del epitelio y daño de otros tejidos vaginales. Las pacientes a menudo reciben crema de estrógenos vaginal para disminuir el riesgo de traumatismo y ulceración de la vagina.

La **intervención quirúrgica** es con frecuencia el tratamiento ideal de la incontinencia de esfuerzo. Se han empleado varias técnicas con tasas de éxito casi equivalentes e incluyen las **uretropexias retropúbicas abdominales** (operaciones de Burch), los cabestrillos del cuello vesical y los **cabestrillos mediouretrales sin tensión** (cinta vaginal y transobturatriz sin tensión). La mayoría de las operaciones abdominales y los cabestrillos del cuello vesical pretenden resuspender la uretra hipermóvil y llevarla a su posición anatómica normal (fig. 19-8), mientras que el propósito del **cabestrillo mediouretral sin tensión** es proveer reforzamiento a la porción media de la uretra respecto del pubis, la hamaca vaginal suburetral y los músculos pubococcígeos. Las desventajas de la intervención quirúrgica incluyen los riesgos de un procedimiento invasivo y el de fracaso, al reiniciarse los síntomas con el transcurso del tiempo.

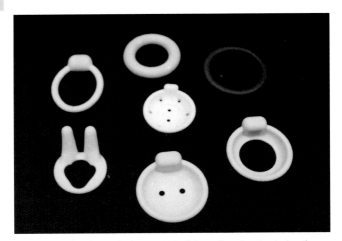

FIGURA 19-7. Pesarios vaginales para tratar la incontinencia urinaria de esfuerzo. Los pesarios para la incontinencia difieren de los más comunes, para el prolapso, porque la mayoría cuenta con una porción específicamente diseñada para sostener el cuello vesical. (Tomada de Berek JS. *Berek & Novak's Gynecology*, 14th ed. Philadelphia, PA: Lippincott Williams & Wilkins; 2006.)

La operación que más se efectúa para la incontinencia urinaria de esfuerzo es la de cabestrillo mediouretral sin tensión, por su facilidad de ejecución, tiempo quirúrgico breve, incisiones pequeñas y tiempo de recuperación corto de la paciente. Es importante señalar que, si bien esta operación comprende el implante de una malla permanente en la vagina, es diferente de la transvaginal, usada para tratar el prolapso de órganos pélvicos. La malla para cabestrillos mediouretrales está exenta de la **Nota de Salud P**ública que expide la FDA sobre las mallas transvaginales porque no ha mostrado la misma tasa preocupante de complicaciones y aún se considera el estándar ideal terapéutico para la incontinencia urinaria de esfuerzo. Para aclarar este punto a ambos, médicos y pacientes, la American Urogynecologic Society (AUGS) y la Society of Urodynamics, Female Pelvic Medicine and Urogenital Reconstruction (SUFU) emitieron una declaración sobre su postura respecto de este tema en 2014, que en fechas recientes fue respaldada por varios otros grupos importantes de médicos y de defensa de los pacientes.

Las pacientes con incontinencia urinaria de esfuerzo resultante de la **DEI** se pueden beneficiar de la colocación de agentes de aumento del volumen periuretral o transuretral para mejorar el tono del esfínter (fig. 19-9). Por supuesto, un riesgo con todos estos procedimientos es la sobrecorrección del problema, que lleva a la retención urinaria y la necesidad de colocación de una sonda de Foley o un autosondeo intermitente aséptico. En general, la retención es

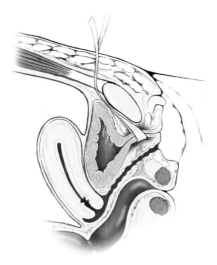

FIGURA 19-8. Cabestrillo suburetral. El cabestrillo sostiene a la uretra y el cuello vesical y sus extremos se anclan a los propios tejidos de la paciente. (Tomada de Berek JS. *Berek & Novak's Gynecology,* 14th ed. Philadelphia, PA: Lippincott Williams & Wilkins; 2006.)

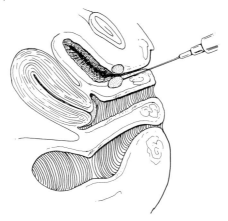

FIGURA 19-9. Inyección periuretral de colágena u otro material alrededor de la uretra, apenas distal al cuello vesical. (Imagen tomada de Rock J, Jones H. *TeLinde's Operative Gynecology,* 10th ed. Philadelphia, PA: Lippincott Williams & Wilkins; 2008.)

temporal y se resolverá en unas cuantas semanas después de la operación.

INCONTINENCIA DE URGENCIA

PATOGENIA

La incontinencia de urgencia es la pérdida involuntaria de orina vinculada con una necesidad súbita e intensa de orinar y comúnmente se ha vinculado con la hiperactividad del detrusor; sin embargo, una paciente puede presentar incontinencia de urgencia sin hiperactividad discernible del detrusor, que en su mayor parte es **idiopática**, pero es importante descartar otras causas primero. Algunas circunstancias que se sabe causan contracciones vesicales involuntarias incluyen las infecciones de vías urinarias (IVU), los cálculos vesicales, el cáncer de la vejiga, los divertículos uretrales y los cuerpos extraños

(fig. 19-10). Los trastornos neurológicos, como el accidente cerebrovascular, la lesión de la médula espinal, la enfermedad de Parkinson, la esclerosis múltiple y la diabetes mellitus, pueden también causar hiperactividad del detrusor (tabla 19-4).

MANIFESTACIONES CLÍNICAS

Las pacientes con incontinencia de urgencia suelen acudir con el antecedente de pérdida involuntaria de orina y urgencia, esté o no la vejiga llena. Muchas mujeres se quejan de no poder llegar al baño a tiempo o que presentan goteo o pérdida de orina con solo ver un baño, escuchar el sonido del choque de las llaves de un automóvil o de agua corriendo cerca. La hiperactividad del detrusor se presenta con síntomas que abarcan urgencia urinaria, frecuencia y nocturia. Dado el amplio diferencial para

Hiperactividad secundaria del detrusor

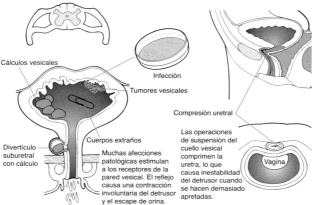

FIGURA 19-10. Causas de la hiperactividad del detrusor.

■ **TABLA 19-4** Causas frecuentes de hiperactividad del detrusor
Causas no neurológicas
IVU
Obstrucción uretral
Obstrucción uretral (antecedente de intervención quirúrgica)
Cálculos vesicales
Cáncer vesical
Divertículos suburetrales
Cuerpos extraños
Causas neurológicas
Accidente cerebrovascular
Enfermedad de Alzheimer
Parkinsonismo
Esclerosis múltiple
Diabetes
Neuropatías periféricas
Neuropatías autonómicas
Lesiones de la cola de caballo
IVU, infección de vías urinarias

la hiperactividad del detrusor, debe preguntarse a las pacientes acerca de síntomas neurológicos, el antecedente de intervenciones quirúrgicas contra la incontinencia y hematuria (que sugiere cáncer, cálculos o infección).

VALORACIÓN DIAGNÓSTICA

El diagnóstico de la incontinencia de urgencia es clínico y no requiere pruebas especializadas. Deben reservarse los estudios de urodinámica para casos refractarios al tratamiento inicial, complejos, o cuando se planea una intervención quirúrgica.

TRATAMIENTO

El tratamiento de la incontinencia urinaria de urgencia depende de la causa. En casos donde se identifica alguna de las enlistadas en la tabla 19-4 se debe tratar de manera apropiada. Para la **incontinencia de urgencia idiopática**, el tipo más común, la terapéutica consiste en una combinación de modificaciones del estilo de vida y conductuales, medicamentos y, en ocasiones, intervención quirúrgica. Las primeras incluyen disminución de peso, restricción de cafeína, cese del tabaquismo, mantenimiento del equilibrio de líquidos, entrenamiento vesical, ejercicios de músculos del piso pélvico (de Kegel) y fisioterapia (biorretroalimentación, magnetoterapia y estimulación eléctrica).

Hay varios medicamentos diferentes indicados para el tratamiento de la incontinencia de urgencia (tabla 19-5). Los de uso más frecuente son los **anticolinérgicos** con efectos antimuscarínicos, que actúan aumentando la capacidad vesical y disminuyendo la urgencia, que dan como resultado menos episodios de incontinencia y del número total de micciones. El efecto puede requerir hasta 4 sem y, en consecuencia, deben evitarse la discontinuación y los cambios de dosis prematuros antes de ese lapso.

Los efectos secundarios de los fármacos anticolinérgicos incluyen boca seca, visión cercana borrosa, taquicardia, somnolencia, disminución de la función cognitiva y estreñimiento.

▦ **TABLA 19-5** Medicamentos indicados para la incontinencia de urgencia
Antimuscarínicos
Oxibutinina, 5 mg PO BID a QID
Oxibutinina de liberación prolongada, 5, 10, 15, 20, 25 y 30 mg PO QD
Parche transdérmico de oxibutinina, un parche de 3.9 mg/d 2 veces por semana
Gel de oxibutinina a 10%, un sobre de 100 mg/g diario
Tolterodina, 2 mg PO BID
Tolterodina de liberación prolongada, 4 mg PO QD
Fesoterodina, 4 y 8 mg PO QD
Solifenacina, 5 y 10 mg PO QD
Trospio, 20 mg PO BID
Trospio de liberación prolongada, 60 mg PO QD
Darifenacina, 7.5 y 15 mg PO QD
Agonista β-3
Mirabegron, 25 y 50 mg PO QD.

Están contraindicados en pacientes con retención gástrica y glaucoma de ángulo cerrado. Deben evitarse los fármacos anticolinérgicos o usarse con precaución en las pacientes con demencia, porque pueden empeorarla. Un medicamento nuevo llamado mirabegron es un **fármaco agonista β-3** y una buena opción para las pacientes que no toleran los anticolinérgicos, cuyos estudios han mostrado una eficacia similar a la de éstos, con efectos secundarios más tolerables. No debe usarse en pacientes con hipertensión mal controlada o el antecedente de arritmia cardiaca.

Los tratamientos quirúrgicos de la incontinencia de urgencia incluyen neurorregulación sacra y periférica, inyecciones vesicales y cistoplastía de aumento. La FDA aprobó la **neurorre-**gulación sacra** para el tratamiento de la retención urinaria y los síntomas de la vejiga hiperactiva, que incluyen incontinencia urinaria de urgencia y síntomas significativos de urgencia y frecuencia, solos o en combinación, en pacientes en quienes fracasaron los tratamientos más conservadores o no se pudieron tolerar.

La **estimulación percutánea del nervio tibial** posterior fue aprobada para tratar la frecuencia y urgencia urinarias y la incontinencia de urgencia. La **toxina botulínica**, que ahora cuenta con la aprobación de la FDA para este propósito, se inyecta en el músculo detrusor para tratar la incontinencia de urgencia. Rara vez se requiere **cistoplastía de aumento** en pacientes con incontinencia de urgencia refractaria grave.

INCONTINENCIA POR REBOSAMIENTO

PATOGENIA

La incontinencia por rebosamiento en las mujeres suele deberse a **subactividad** o **ausencia de contractilidad del músculo detrusor**. Como resultado, las contracciones vesicales son débiles o nulas y causan micción incompleta, retención urinaria y sobredistensión vesical (fig. 19-11). Las causas de la incontinencia por rebosamiento debidas a la subactividad del detrusor varían ampliamente desde la compactación fecal hasta el uso de ciertos medicamentos, y enfermedades neurológicas, como las lesiones de la médula espinal y la esclerosis múltiple (tabla 19-6).

La **obstrucción de la salida vesical**, por lo general debida a operaciones quirúrgicas que causan pliegues uretrales, estenosis u obstrucción, asimismo puede producir sobredistensión vesical e incontinencia por rebosamiento, pero rara vez ocurre en las mujeres. La **sobredistensión posoperatoria** de la vejiga por una retención urinaria no reconocida y el uso de la anestesia epidural son

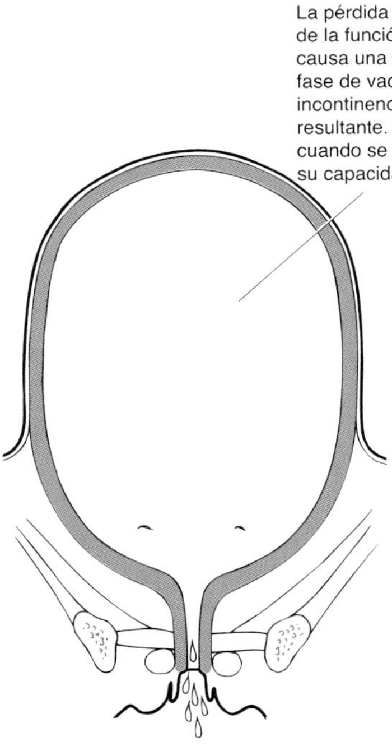

La pérdida neurogénica de la función del detrusor causa una anomalía de la fase de vaciamiento, con incontinencia por rebosamiento resultante. La vejiga se vacía cuando se sobrepasa su capacidad

FIGURA 19-11. Vejiga sobredistendida con incontinencia por rebosamiento.

■ **TABLA 19-6** Causas de incontinencia urinaria por rebosamiento
Causas neurogénicas
Enfermedad de la neurona motora inferior
Lesiones de la médula espinal
Diabetes mellitus (neuropatía autonómica)
Esclerosis múltiple
Causas obstructivas
Obstrucción uretral posquirúrgica
Sobredistensión posoperatoria
Masas pélvicas
Impactación fecal
Causas farmacológicas
Fármacos anticolinérgicos
Agonistas adrenérgicos α
Anestesia epidural y raquídea
Otras causas
Cistitis y uretritis
Psicógenas (psicosis o depresión grave)
Idiopáticas

causas frecuentes de incontinencia por rebosamiento.

MANIFESTACIONES CLÍNICAS

Las pacientes con incontinencia por rebosamiento pueden acudir con una amplia gama de manifestaciones, que comprenden **goteo urinario constante** o frecuente, junto con los síntomas de incontinencia de esfuerzo y de urgencia. La obstrucción del flujo de salida (rara) implica los antecedentes de retención urinaria, pujo para la micción, chorro débil y vaciamiento incompleto. La obstrucción de la salida vesical puede presentarse después de operaciones para la continencia, como los cabestrillos del cuello vesical y mediouretrales.

TRATAMIENTO

Rara vez se usan medicamentos para tratar la incontinencia por rebosamiento en las mujeres, porque el objetivo de la mayoría de ellos es la próstata, que obviamente está ausente. Se pueden usar los fármacos colinérgicos (betanecol) para aumentar la contractilidad vesical. Suele estar indicado el autosondeo intermitente en la incontinencia por rebosamiento para evitar la retención urinaria crónica y la infección.

Las pacientes con incontinencia por rebosamiento debida a una obstrucción de la salida vesical a causa de una operación para la continencia, como un **cabestrillo**, se benefician de la corrección quirúrgica de la obstrucción. La sobredistensión vesical posoperatoria suele ser temporal, y se puede tratar con drenaje vesical continuo durante 24 a 48 h.

INCONTINENCIA URINARIA CONTINUA (FÍSTULAS URINARIAS)

PATOGENIA

Las fístulas urinarias pueden ocasionar incontinencia urinaria. **La incontinencia urinaria continua** suele ser producto de una **fístula urinaria** que se forma entre la vejiga y la vagina (fístula vesicovaginal), como se muestra en la figura 19-12; entre la uretra y la vagina (fístula uretrovaginal), o entre el uréter y la vagina (fístula ureterovaginal).

Una fístula urinaria causará un escape extrauretral de orina, que suele comunicarse por la paciente como incontinencia continua. Las intervenciones quirúrgicas y la radiación pélvica contribuyen con más de 95% de los casos de incontinencia por fístula urinaria en Estados Unidos. En particular, la histerectomía abdominal simple y la histerectomía vaginal contribuyen con más de 50% de las **fístulas vesicovaginales**. Pueden

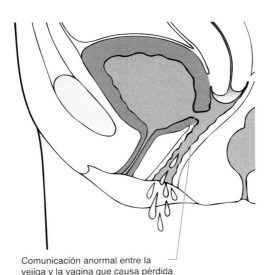

Comunicación anormal entre la vejiga y la vagina que causa pérdida urinaria (fístula vesicovaginal).

FIGURA 19-12. Fístula vesicovaginal.

presentarse también **fístulas uretro-vaginales** como complicaciones de intervenciones quirúrgicas por divertículos uretrales, prolapso de la pared vaginal anterior o incontinencia urinaria de esfuerzo. **Las fístulas ureterovaginales**, como se observan después de 1 a 2% de las histerectomías radicales, suelen deberse a desvascularización más que a una lesión directa. Las lesiones obstétricas relacionadas con partos quirúrgicos vaginales (por fórceps o ventosa) alguna vez fueron la principal causa de fístulas urinarias, pero hoy son raras en Estados Unidos, Canadá y Europa Occidental. En muchos países en desarrollo suele ocurrir fístula urinaria por **traumatismo obstétrico** y **trabajo de parto obstruido**. Los uréteres ectópicos y los divertículos uretrales pueden también provocar incontinencia total.

FACTORES DE RIESGO

La incidencia de la formación de fístulas después de una intervención quirúrgica es mayor si la paciente presenta antecedente de radiación preoperatoria, endometriosis, enfermedad inflamatoria pélvica o una operación pélvica. En países en proceso de desarrollo, los riesgos de fístula urinaria se vinculan con el trabajo de parto obstruido y puede incluir la ausencia de atención del parto o la intervención de individuos sin entrenamiento, dimensiones pélvicas inadecuadas (secundarias a una procreación temprana, enfermedades crónicas y desnutrición), el trabajo de parto inadecuado, una presentación anómala, hidrocefalia y la estenosis del introito secundaria a cortes de genitales y circuncisión femeninos.

ANTECEDENTES

Las pacientes con una fístula urinaria suelen acudir con el antecedente de pérdida urinaria indolora y continua, por lo general después de una operación quirúrgica, irradiación pélvica o un traumatismo obstétrico. Las fístulas por intervención quirúrgica suelen hacerse clínicamente aparentes en los primeros 14 d del posoperatorio.

VALORACIÓN DIAGNÓSTICA

Se pueden usar medicamentos para cambiar el color de la orina y hacerla más obvia cuando se intenta localizar la fístula. La **fenazopiridina oral** o el colorante índigo **carmín IV** son los de más frecuente uso para estos fines. Si la fístula es muy pequeña y difícil de visualizar, se puede colocar un tampón en la vagina después de la administración de la sustancia, que el colorante teñirá si hay una fístula. Se pueden usar **cistouretroscopia** y **cistouretrografía miccional** para identificar el número y localización de las fístulas. Asimismo se pueden usar pielografías intravenosa y retrógrada para localizar las fístulas urinarias.

TRATAMIENTO

La intervención quirúrgica es el principal método de tratamiento para las fístulas urinarias. Es común esperar de **3 a 6 meses** antes de intentar reparar **fístulas posoperatorias**. Este periodo de espera permite que disminuya la inflamación y que aumente la vascularidad y plegabilidad de la zona. También se utilizan **antibióticos** para las infecciones urinarias y **estrógenos** para las mujeres en la posmenopausia durante ese lapso.

PUNTOS CLAVE

- En circunstancias normales, la continencia urinaria se mantiene por el complejo sistema de músculos, ligamentos, esfínteres y nervios que sostienen la presión intrauretral por arriba de la presión intravesical.

- La valoración diagnóstica incluye un interrogatorio exhaustivo y una exploración física, análisis de orina con estudio al microscopio y urocultivo, prueba de esfuerzo, prueba del hisopo y el uso de un diario miccional. Se puede recurrir a la urodinámica (cistometrografía y uroflujometría), según esté indicado (p. ej., antes de la intervención quirúrgica, en la incontinencia mixta).

- Los factores de riesgo de la incontinencia urinaria incluyen edad, estado hormonal, obesidad, diabetes, alteración del estado funcional y algunos trastornos neurológicos.

- La incontinencia de esfuerzo se caracteriza por el escape de orina con la actividad física, como la tos, el estornudo, el levantamiento de objetos o el ejercicio.

- La incontinencia de esfuerzo se puede tratar con modificaciones del estilo de vida y conductuales, pesarios para incontinencia y operaciones quirúrgicas. Los tratamientos quirúrgicos más frecuentes incluyen cabestrillos para el sostén de la uretra y el cuello vesical.

- La incontinencia de urgencia se caracteriza por el escape de orina vinculado con urgencia urinaria y puede haber hiperactividad del detrusor. La mayoría de los casos de hiperactividad del detrusor es idiopática. Otros casos son producto de IVU, cálculos vesicales, cáncer, divertículos y trastornos neurológicos (accidente cerebrovascular, esclerosis múltiple y la enfermedad de Alzheimer).

- El objetivo del tratamiento de la incontinencia de urgencia es relajar la vejiga, suprimir las contracciones vesicales involuntarias y aumentar el almacenamiento de orina, lo que se puede lograr con modificaciones del estilo de vida y conductuales, así como con medicamentos anticolinérgicos o agonistas β-3. Los procedimientos quirúrgicos incluyen estimulación nerviosa sacra y periférica, inyecciones vesicales y cistoplastía de aumento.

- La incontinencia por rebosamiento se debe comúnmente a una disminución de las contracciones del músculo detrusor por medicamentos o enfermedad neurológica; la obstrucción y la sobredistensión posoperatoria ocurren menos en las mujeres.

- El principal síntoma de incontinencia por rebosamiento es la retención urinaria con goteo continuo. Suele tratarse por autosondeo o intervención quirúrgica.

- Las causas más frecuentes de fístulas urinarias en Estados Unidos son la radiación y las operaciones quirúrgicas pélvicas. En los países en desarrollo, la incontinencia total es atribuible a traumatismo obstétrico, que a menudo lleva a las fístulas urinarias.

CASOS CLÍNICOS

CASO 1

Una mujer de 56 años de edad G3P3 se envía a la clínica de uroginecología por su médico de atención primaria (MAP), por escape involuntario de orina. Manifiesta pérdida urinaria cuando tose, estornuda y realiza caminata en los últimos 3 años. Niega escape de orina con urgencia. Su IMC es de 33. Utiliza tres toallas sanitarias diarias para contener el escape de orina. El análisis de orina y los urocultivos realizados en su consulta con el MAP hace 1 sem resultaron negativos.

1. ¿Cuál de los siguientes NO es un tratamiento ideal para esta paciente?
   a. Ejercicios de músculos del piso pélvico (de Kegel)
   b. Restricción de la cafeína
   c. Oxibutinina (medicamento anticolinérgico)
   d. Entrenamiento vesical
   e. Disminución de peso

2. Después de intentar modificaciones conductuales y del estilo de vida, la paciente continúa con síntomas. Se hacen estudios de urodinámica para valorar de manera adicional la incontinencia. La cistometría revela escape de orina con los aumentos de la presión intraabdominal durante la maniobra de Valsalva y la tos. No se observan contracciones involuntarias del detrusor y la distensibilidad vesical es normal. El patrón del flujo de presión es continuo y normal, con inicio de la micción por relajación uretral y una contracción normal del detrusor. ¿Qué tipo de incontinencia urinaria presenta con toda probabilidad esta paciente?

   a. De esfuerzo
   b. De urgencia
   c. Por rebosamiento
   d. Mixta
   e. Funcional

3. Después de intentar el tratamiento conservador con modificaciones conductuales y del estilo de vida, la paciente no ha tenido una resolución completa de sus síntomas y aun la molesta pérdida de orina al toser, estornudar y hacer ejercicio. Después de un asesoramiento apropiado, opta por la intervención quirúrgica. ¿Cuál de las siguientes es una opción operatoria apropiada?
   a. Histerectomía vaginal
   b. Cabestrillo mediouretral
   c. Cistouretroscopia
   d. Neurorregulación sacra
   e. Colpocleisis

4. Después de la intervención quirúrgica para la incontinencia urinaria, la paciente se queja de dificultad para iniciar el chorro de orina y debilidad de éste con interrupción, así como la sensación de que no está vaciando la vejiga por completo. También

experimenta escape de orina. El volumen de orina residual pos-miccional (ORPM) medido con sonda es de 250 mL. ¿Cuál es el diagnóstico más probable?

a. Incontinencia de urgencia
b. Incontinencia continua
c. Incontinencia de esfuerzo
d. Obstrucción de la salida vesical con incontinencia urinaria por rebosamiento
e. Incontinencia funcional

CASO 2

Una mujer de 45 años de edad G5P5 presentó tres partos vaginales y dos cesáreas, con histerectomía abdominal por fibromas sintomáticos grandes hace 3 meses. En el día 10 del posoperatorio empezó a presentar escape continuo de orina, incluso por la noche. Está usando pañales de adulto y toallas sanitarias protectoras todo el tiempo, y duerme con un pañal adicional. El análisis de orina y los urocultivos resultaron negativos.

1. A partir de estos antecedentes se sospecha que la paciente puede presentar:
   a. Incontinencia por rebosamiento
   b. Incontinencia de esfuerzo
   c. Incontinencia continua secundaria a una fístula urinaria
   d. Incontinencia de urgencia
   e. Incontinencia funcional

2. A la exploración ginecológica la vagina está bien cicatrizada y no se observa lesión alguna o escape activo de orina hacia la vagina. Las pruebas adicionales en este momento pueden incluir:
   a. Cistouretroscopia
   b. Prueba de colorante con fenazopiridina PO
   c. Prueba de colorante con índigo carmín IV
   d. Todas las anteriores
   e. Ninguna de las anteriores

CASO 3

Una mujer de 82 años de edad G3P2 es llevada al consultorio por su cuidador de una residencia de adultos mayores local. Tiene diagnóstico de demencia, que ha empeorado en el año reciente. Es vigilada en forma estrecha por su MAP y en fechas recientes la atendió en cuanto a su estado general. Es comunicativa pero tiene mala memoria. Se obtienen sus antecedentes del cuidador. Ambula con mínima asistencia y puede seguir órdenes. Su IMC es de 23.5. Su cuidador le expresa que durante el último año ha tenido un aumento en el número de crisis de pérdida urinaria. Utiliza pañales de adulto, que se tiene que cambiar al menos 2 veces al día por el escape de orina. En la mañana se despierta con el pañal húmedo. Su exploración ginecológica es normal, excepto por vaginitis atrófica (compatible con la menopausia).

1. ¿Cuál de las siguientes pruebas de laboratorio se ordenarían a esta paciente?
   a. Análisis de orina y urocultivo con pruebas de sensibilidad
   b. Cuantificación de eosinófilos en orina
   c. Citología urinaria
   d. Creatinina sérica
   e. Todos los anteriores

2. Los resultados de las pruebas son negativos. ¿Cuál es el diagnóstico más probable de esta paciente?
   a. Incontinencia de esfuerzo
   b. Incontinencia de urgencia
   c. Incontinencia funcional
   d. Incontinencia por rebosamiento
   e. Incontinencia continua por una fístula

3. ¿Cuál es el tratamiento inicial?
   a. Ejercicios de músculos del piso pélvico, 3 series de 10 al día
   b. Entrenamiento vesical, se le debe instruir para vaciar la vejiga cada 2 a 3 h
   c. Disminución de peso
   d. Pesario para incontinencia
   e. Tratamiento expectante

CASO 4

Se envía a una mujer de 63 años de edad G3P2 a la clínica de uroginecología para la valoración de su incontinencia urinaria. El análisis de orina y el urocultivo ordenados por su MAP hace 1 sem resultaron negativos. Sus antecedentes médicos son positivos para hipertensión y osteoartritis. Se queja de escape de orina después de una necesidad avasalladora de orinar. Corre al baño, pero pierde una gran cantidad de orina antes de llegar. También presenta frecuencia urinaria, vacía su vejiga cada 1 a 1.5 h durante el día y se levanta 4 veces por la noche para orinar. Niega pérdida de orina con la tos, los estornudos y el ejercicio.

1. A partir de los antecedentes de esta paciente, ¿cuál sería el diagnóstico inicial?
   a. Incontinencia de urgencia
   b. Incontinencia por rebosamiento
   c. Incontinencia de esfuerzo
   d. Incontinencia mixta
   e. Incontinencia continua secundaria a una fístula urinaria

2. ¿Cuál es la causa más probable de la incontinencia urinaria de esta paciente?
   a. Vejiga neurogénica
   b. Obstrucción de la salida vesical
   c. Incontinencia de urgencia idiopática
   d. Fístula urinaria
   e. Tumor pélvico

3. A la exploración física presenta prolapso leve de órganos pélvicos que no molesta, atrofia vaginal y un IMC de 32. ¿Qué de lo siguiente se recomendaría para esta paciente como tratamiento inicial?
   a. Cabestrillo mediouretral
   b. Neurorregulación sacra
   c. Modificaciones del estilo de vida y conductuales que incluyen disminución de peso, restricción de cafeína,

cese del tabaquismo, mantenimiento del equilibrio de líquidos, entrenamiento vesical, ejercicios de músculos del piso pélvico y fisioterapia.

d. Toxina botulínica A
e. Histerectomía vaginal

4. La paciente regresa a una consulta de seguimiento, ha adoptado las sugerencias y notado una mejoría moderada en su incontinencia, urgencia y frecuencia urinarias. Se le sugiere que inicie ¿qué tratamiento?

a. Neurorregulación sacra
b. Inyecciones de toxina botulínica A
c. Tolterodina (medicamento anticolinérgico)
d. Estimulación percutánea del nervio tibial posterior
e. Cabestrillo mediouretral

RESPUESTAS

CASO 1

PREGUNTA 1

Respuesta correcta C:
La paciente tiene antecedentes compatibles con incontinencia de esfuerzo, así que su tratamiento inicial debería incluir modificaciones conductuales y del estilo de vida, como disminución de peso, restricción de cafeína, mantenimiento del equilibrio de líquidos, entrenamiento vesical y ejercicios de músculos del piso pélvico (de Kegel). La oxibutinina es un medicamento anticolinérgico que se usa para tratar la incontinencia de urgencia.

PREGUNTA 2

Respuesta correcta A:
Los estudios de urodinámica respaldan el antecedente de incontinencia de esfuerzo que refirió la paciente. La pérdida de orina con el aumento de la presión abdominal y sin incremento de la presión del detrusor durante la cistometría es compatible con el diagnóstico de incontinencia de esfuerzo, que suele tratarse de un diagnóstico clínico, pero se puede asociar con hiperactividad del detrusor en los estudios de urodinámica; esta paciente no refirió antecedentes de incontinencia de urgencia o la mostró. La incontinencia por rebosamiento se asocia con un detrusor hipoactivo/acontráctil o una obstrucción de la salida; esta paciente tiene una contracción normal del detrusor cuando orina y un patrón de flujo urinario normal. La incontinencia mixta es una combinación de incontinencias de urgencia y esfuerzo. La incontinencia funcional se atribuye a factores fuera del aparato urinario en su parte inferior, como alteraciones físicas o mentales que impiden que la paciente pueda responder con normalidad a las señales de la micción.

PREGUNTA 3

Respuesta correcta B:
Un cabestrillo mediouretral, como el transvaginal sin tensión o el mediouretral transobturatriz, constituiría el tratamiento ideal para la incontinencia de esfuerzo de esta paciente. La histerectomía vaginal no es una operación para la incontinencia de esfuerzo. La cistouretroscopia es un procedimiento endoscópico usado para valorar el interior de la vejiga y la uretra, no para el tratamiento de la incontinencia urinaria. La neurorregulación sacra se usa para el tratamiento de la incontinencia de urgencia, no la de esfuerzo. La colpocleisis es una operación de obliteración usada para tratar el prolapso de órganos pélvicos en pacientes que son malas candidatas de intervención quirúrgica y que no planean más el coito vaginal.

PREGUNTA 4

Respuesta correcta D:
La obstrucción de la salida vesical con incontinencia urinaria por rebosamiento es el diagnóstico más probable, dado el vaciamiento incompleto y el gran volumen ORPM de la paciente. La urodinámica con estudios de presión del flujo puede ayudar a evaluar mejor su problema. El tratamiento para la obstrucción de la salida vesical con un cabestrillo mediouretral sería de liberación quirúrgica/revisión del cabestrillo.

CASO 2

PREGUNTA 1

Respuesta correcta C:
El antecedente de esta paciente de incontinencia urinaria continua después de una histerectomía abdominal es compatible con una fístula urinaria. Tiene factores de riesgo para tal fístula, que incluyen la operación quirúrgica pélvica previa y los grandes fibromas uterinos. No tiene antecedente de intervención quirúrgica por incontinencia urinaria de esfuerzo o vejiga hipoactiva, lo que hace poco probable la incontinencia por rebosamiento. La incontinencia de esfuerzo se caracteriza por una pérdida urinaria involuntaria con el esfuerzo o el ejercicio físico (p. ej., actividades deportivas) o al estornudar o toser. Tampoco presenta la manifestación de pérdida involuntaria de orina relacionada con urgencia. La incontinencia funcional se debe a alteraciones mentales o físicas que impiden que la paciente pueda responder con normalidad a las señales de la micción.

PREGUNTA 2

Respuesta correcta D:
Se puede administrar fenazopiridina oral o índigo carmín IV para visualizar el escape a través de la fístula hacia la vagina. Si la fístula es muy pequeña y difícil de ver, se puede colocar un tampón en la vagina; el colorante lo teñirá si hay una fístula. Pueden entonces usarse la cistouretroscopia y estudios de imagen adicionales, como la cistouretrografía miccional, la pielografía intravenosa o la pielografía retrógrada, para identificar el número y la localización de las fístulas.

CASO 3

PREGUNTA 1

Respuesta correcta A:
La infección de vías urinarias es una causa reversible de incontinencia urinaria y siempre debe descartarse. Los eosinófilos urinarios suelen estudiarse en la nefritis intersticial aguda. La citología urinaria permite buscar células para descartar datos de cáncer. La creatinina sérica es una prueba sanguínea útil para valorar la función renal.

PREGUNTA 2

Respuesta correcta C:
La incontinencia funcional se atribuye a factores externos a la porción inferior del aparato urinario, incluidas alteraciones físicas o mentales que impiden que la paciente pueda responder con normalidad a las señales de la micción. Esto es particularmente frecuente en residentes de casas de adultos mayores y las pacientes geriátricas en

general. Factores como la inmovilidad física, la demencia, el delirio, los medicamentos y la enfermedad sistémica pueden contribuir a la incontinencia funcional. Para hacer el diagnóstico de incontinencia funcional debe descartarse el antecedente de otros tipos de incontinencia, como la de esfuerzo o la de urgencia. Es posible que esta paciente también experimente otros tipos de incontinencia; sin embargo, con la información provista el diagnóstico más probable en este momento es una incontinencia funcional.

PREGUNTA 3

Respuesta correcta B:
Una de las primeras iniciativas a recomendar es instruir a esta paciente que orine con un horario de cada 2 a 3 h. También debe promoverse la regulación de su ingestión de líquidos y cafeína. Esta paciente quizá no sea capaz de hacer ejercicios de músculos del piso pélvico. No necesita disminuir de peso; su IMC está en el rango normal. Se usa un pesario para tratar la incontinencia de esfuerzo y no beneficiará a una paciente con incontinencia funcional. El tratamiento expectante es insuficiente, porque presenta síntomas y puede seguir instrucciones.

CASO 4
PREGUNTA 1

Respuesta correcta A:
Esta paciente cumple con la definición de incontinencia de urgencia, pérdida involuntaria de orina y urgencia, esté o no llena la vejiga.

Muchas mujeres se quejan de no poder llegar al baño a tiempo o gotear o escurrir con solo mirarlo.

PREGUNTA 2

Respuesta correcta C:
La incontinencia de urgencia idiopática es la causa más usual de la de urgencia. No hay motivo para creer que esta paciente experimente vejiga neurógena, obstrucción de la salida vesical, fístula urinaria o un tumor pélvico.

PREGUNTA 3

Respuesta correcta C:
El tratamiento ideal inicial en una paciente con incontinencia de urgencia debe incluir modificaciones del estilo de vida y conductuales. El cabestrillo mediouretral constituye un tratamiento quirúrgico de la incontinencia de esfuerzo. La neurorregulación sacra y la toxina botulínica A son tratamientos para la incontinencia de urgencia refractaria a medicamentos. No se describen aquí indicaciones para la histerectomía.

PREGUNTA 4

Respuesta correcta C:
El siguiente tratamiento más lógico sería un medicamento anticolinérgico como la tolterodina para esta paciente con incontinencia de urgencia, frecuencia y nocturia. La neurorregulación sacra, las inyecciones de toxina botulínica A y la estimulación percutánea del nervio tibial posterior se reservan para las pacientes refractarias a los medicamentos. Un cabestrillo mediouretral es un tratamiento para la incontinencia de esfuerzo.

LA PUBERTAD, EL CICLO MENSTRUAL Y LA MENOPAUSIA

PUBERTAD

La pubertad se refiere a una serie de sucesos por los que una niña madura hasta convertirse en adulta joven. Abarca una sucesión de cambios neuroendocrinos y fisiológicos que culminan con la capacidad de ovular y menstruar. Estos cambios incluyen el desarrollo de las características sexuales secundarias, el incremento acelerado del crecimiento y el alcance de la fertilidad. Antes de cualquier cambio perceptible en el fenotipo se presenta la **adrenarquia**, con regeneración de la zona reticular de la corteza suprarrenal y producción de andrógenos que, por último, estimulan la aparición del vello pubiano. La **gonadarquia** se refiere a la activación del eje hipotálamo-hipófisis-gónada, que comprende la secreción pulsátil de la hormona liberadora de gonadotropinas (GnRH), la cual estimula a la hipófisis anterior para producir hormona luteinizante (LH) y hormona foliculoestimulante (FSH), que a su vez estimulan al ovario para que produzca estrógenos (fig. 20-1).

La **secuencia de la pubertad** abarca el crecimiento acelerado, el desarrollo de las mamas (telarquia), la aparición del vello público y axilar (pubarquia) y el inicio de la menstruación (menarquia), etapas que suelen ocurrir en ese orden (fig. 20-2). Se puede alentar a los padres preocupados en el sentido de que, en promedio, el tiempo transcurrido desde el desarrollo de las yemas mamarias hasta la menstruación es, por lo general, de 2.5 años.

ADRENARQUIA Y GONADARQUIA

La adrenarquia ocurre entre los 6 y 8 años, cuando la glándula suprarrenal inicia la regeneración de la zona reticular, capa interna de la corteza que se encarga de la secreción de las hormonas esteroides sexuales. Como resultado de esa regeneración, la glándula suprarrenal produce cantidades crecientes de los andrógenos sulfato de dehidroepiandrosterona (DHEA-S), DHEA y androstendiona. La producción de estas **hormonas esteroides androgénicas** aumenta desde los 6 a los 8 años de edad hasta los 13 a 15 años de edad. Se desconoce el estímulo primario de la adrenarquia.

La gonadarquia es independiente de la adrenarquia y se inicia cerca de los 8 años de edad, cuando aumenta la **secreción pulsátil de GnRH** por el hipotálamo. También hay un cambio de sensibilidad del sistema neuroendocrino por la retroalimentación negativa por hormonas gonadales, lo que lleva a la subsiguiente **secreción pulsátil de LH y FSH** por la hipófisis anterior. Al inicio estos aumentos se presentan sobre todo durante el sueño y no producen cambio fenotípico alguno. Conforme la niña entra a la pubertad temprana, la pulsatilidad

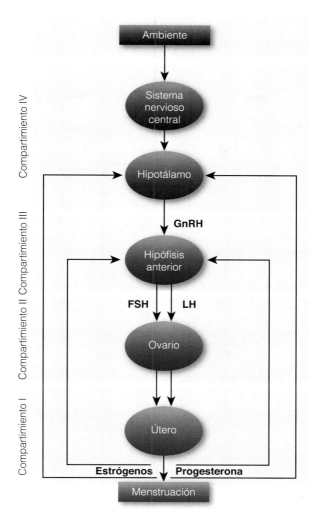

FIGURA 20-1. Principios básicos de la función menstrual. El eje hipotálamo-hipófisis-ovario se puede dividir en varios compartimentos, cada uno necesario para la función menstrual normal. (Tomada de Bourgeois FJ. *Obstetrics & Gynecology Recall*, 3rd ed. Philadelphia, PA: Lippincott Williams & Wilkins; 2008.) FSH, hormona foliculoestimulante; GnRH, hormona liberadora de gonadotropinas; LH, hormona luteinizante.

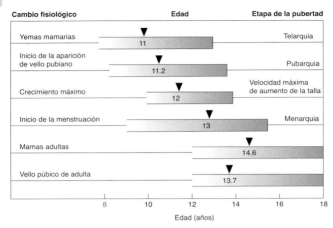

FIGURA 20-2. Edad promedio y su rango para el inicio de los principales cambios físicos relacionados con la pubertad.

de LH y FSH dura todo el día y, en un momento dado, lleva a la estimulación del ovario y la secreción subsiguiente de estrógenos, que a su vez desencadenan el **desarrollo de las yemas mamarias** característico relacionado con la pubertad. La retroalimentación positiva del estradiol también causa el inicio de la secreción súbita de LH y la capacidad de ovular.

CRECIMIENTO ACELERADO

El brote de crecimiento se caracteriza por una **aceleración de la velocidad de aumento de la talla** cerca de los 9 a 10 años de edad, que lleva a una máxima promedio de casi 9 cm/año cerca de los 12. La tasa de crecimiento más elevada se debe al efecto directo de las hormonas esteroides sexuales sobre el correspondiente de las epífisis y por la mayor **secreción de hormona de crecimiento** hipofisaria en respuesta a los esteroides sexuales (fig. 20-2).

TELARQUIA

La primera etapa de la telarquia, el desarrollo de los primordios mamarios, suele presentarse cerca de los 10 años de edad. La telarquia constituye el primer signo fenotípico de la pubertad y se presenta en respuesta al aumento de la concentración de estrógenos circulantes. De manera concomitante, ocurre estrogenización de la mucosa vaginal y **crecimiento de la vagina y el útero**. El **desarrollo adicional de la mama** continuará hasta la pubertad y la adolescencia, como describieron Marshall y Tanner (tabla 20-1 y fig. 20-3).

PUBARQUIA

El inicio del **crecimiento del vello púbico** (fig. 20-3) suele presentarse cerca de los 11 años de edad y a menudo se acompaña por **crecimiento del vello axilar**. La pubarquia suele seguir a la telarquia, pero tal vez se presente una variante normal en que la pubarquia precede a la telarquia, en particular en mujeres afroamericanas. El crecimiento del vello púbico y axilar posiblemente sea secundario al aumento de los andrógenos circulantes.

MENARQUIA

La edad promedio de inicio de la menstruación es entre los 12 y 13 años de edad, o 2.5 años después del desarrollo de los primordios mamarios. Conforme la **producción de estrógenos gonadales** aumenta durante la pubertad, se incrementa lo suficiente para estimular la **proliferación endometrial** y, por último, dar como resultado el inicio de la menstruación. El ciclo menstrual de la adolescente suele ser **irregular durante los primeros 1 a 2 años que siguen a la menarquia**, como reflejo de los ciclos anovulatorios. En promedio se requieren casi 2 años después de la menarquia para que aparezcan **ciclos ovulatorios regulares**. El fracaso en el logro de ciclos menstruales regulares después de este punto temporal puede representar un trastorno de la reproducción. La menarquia suele retrasarse en gimnastas, corredoras de grandes distancias y bailarinas de ballet. Algunas teorías proponen que esto ocurre porque un porcentaje insuficiente de grasa corporal puede causar anovulación hipotalámica y amenorrea. Otros autores postulan que el ejercicio y el estrés corporales pueden inhibir la ovulación por tener efectos positivos sobre la norepinefrina y GnRH, que interfieren con la menstruación.

PUBERTAD ANORMAL

Se define a la **pubertad precoz** como la presencia de pubarquia o telarquia antes de los 7 años de edad en niñas caucásicas, y antes de los 6 en las afroamericanas. La ausencia de desarrollo o que éste sea incompleto a los 12 años de edad se define como **pubertad retrasada** y también requiere estudio adicional, que para ambas etnicidades incluye un

◼ **TABLA 20-1** Etapas del desarrollo mamario de Tanner	
Etapa 1	Preadolescencia: solo se eleva la papila
Etapa 2	Etapa de yema mamaria: elevación de la mama y la papila, crecimiento de la areola
Etapa 3	Crecimiento adicional de la mama y la areola sin separación de los contornos
Etapa 4	Proyección de la areola y la papila para formar un montículo secundario
Etapa 5	Etapa madura: proyección de la papila solo en tanto la areola retrocede al contorno mamario.

Adaptada de Speroff L, Glass RH, Kase NG. *Clinical Gynecologic Endocrinology and Infertility*, 5th ed. Baltimore, MD: Williams & Wilkins; 1994:377.

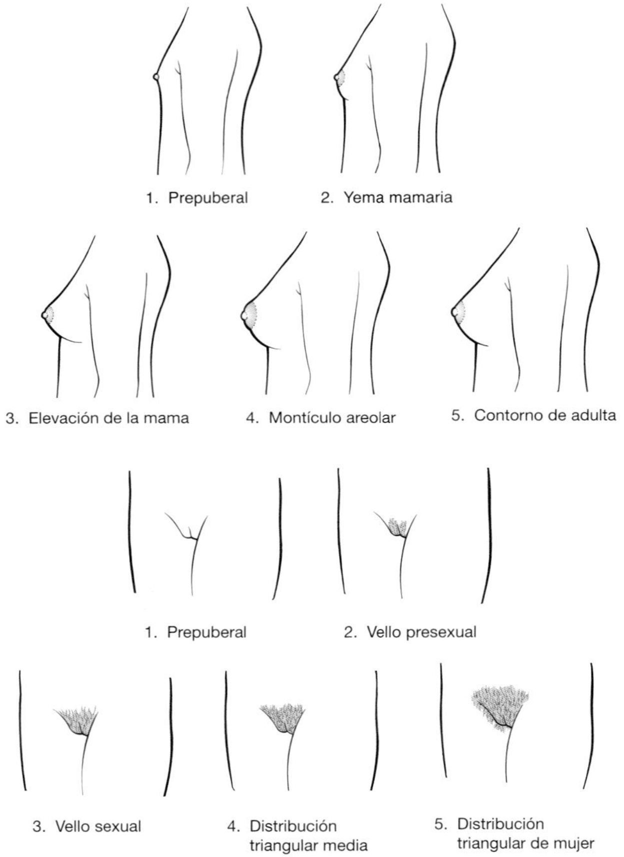

1. Prepuberal

2. Yema mamaria

3. Elevación de la mama

4. Montículo areolar

5. Contorno de adulta

1. Prepuberal

2. Vello presexual

3. Vello sexual

4. Distribución triangular media

5. Distribución triangular de mujer

FIGURA 20-3. Etapas de Tanner de la telarquia (desarrollo mamario) y la pubarquia (crecimiento del vello pubiano).

interrogatorio cuidadoso, exploración física, valoración de hormonas y determinación de la edad ósea.

EL CICLO MENSTRUAL

El hipotálamo, la hipófisis, los ovarios y el útero participan en forma integral en el mantenimiento del ciclo menstrual (fig. 20-1), que se divide en 2 etapas de 14 d: **las fases folicular y lútea**, donde se presentan cambios en el ovario durante todo el ciclo, **y las fases proliferativa y secretora**, que describen los cambios concomitantes en el endometrio durante el mismo periodo (fig. 20-4).

Durante la fase folicular, la secreción de FSH por la hipófisis ocasiona el desarrollo de **un folículo ovárico primario**, el cual produce estrógenos que causan la proliferación del revestimiento uterino. A la mitad del ciclo, alrededor del día 14, hay secreción máxima de LH en respuesta a la precedente de estrógenos, que estimula la ovulación, expulsión del óvulo desde el folículo (fig. 20-4). Después de la ovulación se inicia la fase lútea. Los residuos del folículo en el ovario se desarrollan para formar el **cuerpo amarillo**, que es el encargado de la **secreción de progesterona**, la cual mantiene el revestimiento endometrial preparado para recibir un óvulo fecundado. Si no ocurre la fecundación, el cuerpo amarillo se degenera y la concentración de progesterona se reduce. Sin progesterona, el revestimiento endometrial se descama durante lo que se conoce como **menstruación** (fig. 20-4).

FASE FOLICULAR

La ausencia de estrógenos y progesterona durante la fase lútea del ciclo anterior produce **un incremento gradual de FSH**. A su vez, la FSH estimula el crecimiento de casi 5 a 15 **folículos ováricos primordiales**, que inician la fase folicular nuevamente. De estos folículos primordiales, uno se convierte en **folículo dominante**, que se desarrolla y madura hasta la ovulación. El folículo dominante en desarrollo, destinado a ovular, produce estrógenos que aumentan la maduración del folículo y la producción de receptores de FSH y LH en una forma autocrina.

La síntesis de estrógenos se basa en una teoría conocida como de **dos células** o de dos células y dos gonadotropinas, que postula la participación de ambas, FSH y LH (dos gonadotropinas), en la maduración folicular y la producción de estrógenos en que participan las células de la teca y la granulosa (dos células). En la teoría de las dos células, **la LH estimula la producción de andrógenos** (androstendiona) a partir del colesterol y la pregnenolona en las células de la teca. Los andrógenos se transportan entonces al interior de las células de la granulosa, donde la FSH estimula la conversión de andrógenos en estrógenos (estrona). Una concentración creciente de estrógenos tiene un efecto de retroalimentación negativa sobre la secreción hipofisaria de FSH; el folículo dominante se protege de la disminución de FSH por su mayor número de receptores de FSH (fig. 20-5).

OVULACIÓN

Hacia el final de la fase folicular, la concentración de estrógenos, en un momento dado, aumenta hasta alcanzar una cifra crítica que desencadena la secreción súbita de LH por la hipófisis anterior. Esta secreción súbita de **LH desencadena** el reinicio de la meiosis en el ovocito e induce la producción de progesterona y prostaglandinas dentro del folículo, que a su vez se encargan de la rotura de la pared folicular con la **liberación del óvulo maduro u ovulación** resultante (fig. 20-5). El óvulo, por lo general, ingresa a la trompa de Falopio adyacente y se dirige hacia el útero por impulso de su revestimiento ciliar, proceso que requiere de 3 a 4 d. La **fecundación** del óvulo debe ocurrir en las 24 h que siguen a la ovulación, pues de lo contrario se degenera.

FASE LÚTEA

Después de la ovulación se presenta la **fase lútea**. Las células de la granulosa

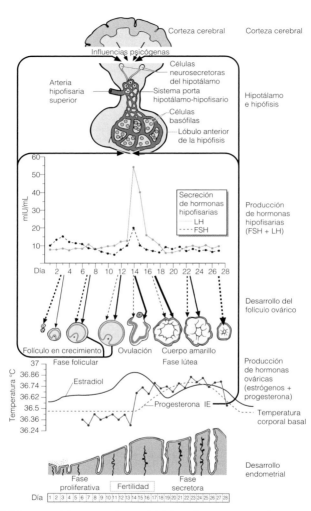

FIGURA 20-4. Ciclo menstrual normal del día 1 al 28. Se muestran los cambios cíclicos de FSH y LH y los resultantes en la histología ovárica (fases folicular y lútea), en la concentración de estrógenos y progesterona, en la temperatura corporal basal y en la histología endometrial (fases proliferativa y secretora). Note que la secreción de LH cerca del día 14 de un ciclo de 28 desencadena la ovulación y un aumento de la temperatura corporal basal, lo que indica el momento de máxima fertilidad del ciclo. FSH, hormona foliculoestimulante; LH, hormona luteinizante.

y la teca interna que revisten la pared del folículo forman el cuerpo amarillo a partir de la estimulación de la LH, que sintetiza **estrógenos y cantidades significativas de progesterona**, los cuales ocasionan que el endometrio se vuelva más glandular y secretor a fin de prepararse para la implantación de un óvulo fecundado (fig. 20-5). Si ocurre la fecundación, el trofoblasto en desarrollo sintetiza **gonadotropina coriónica humana** (hCG), una glucoproteína muy similar a la LH, que mantiene el cuerpo amarillo, de manera que pueda continuar la producción de estrógenos y progesterona para respaldar al endometrio. Esto continúa hasta que la placenta desarrolla su propia función sintética a las 8 a 10 sem de gestación. Si no ocurre la fecundación, con su aumento concomitante de hCG, el cuerpo amarillo se degenera, la concentración de progesterona decae y no se mantiene el endometrio, dando paso a la menstruación.

MENSTRUACIÓN

El endometrio uterino presenta cambios seriados durante el ciclo menstrual (fig. 20-4). Durante la fase folicular el endometrio se encuentra en **fase proliferativa**, con crecimiento en respuesta a los estrógenos. Durante la fase lútea, el endometrio entra en una **fase secretora** conforme madura y se prepara para respaldar la implantación. Si el óvulo no se fecunda, el cuerpo amarillo se degenera después de aproximadamente 14 d, lo que causa disminución de la concentración de estrógenos y progesterona. La **privación de progesterona** provoca descamación del endometrio e inicio de la fase menstrual. Al mismo tiempo, las cifras de FSH empiezan a aumentar lentamente en ausencia en retroalimentación negativa, y se inicia de nuevo la fase folicular.

Un ciclo menstrual < 24 días o > 35, o una menstruación que dura más de 7 d, requieren valoración adicional.

PERIMENOPAUSIA

La transición a la menopausia o perimenopausia es la transición de ciclos ovulatorios normales a la menopausia debido **a insuficiencia ovárica progresiva**. Los síntomas pueden empezar de 2 a 8 años antes del último periodo menstrual (UPM). El periodo a partir del UPM y posterior se considera posmenopausia. La transición a la menopausia y los primeros años de posmenopausia corresponden al periodo en que las mujeres presentan los **síntomas más significativos**. Los síntomas vasomotores (SVM), que incluyen sudores nocturnos y sofocos diurnos, cambios de talante como irritabilidad y depresión, insomnio y trastornos del sueño, son motivo de informe hasta en 80% de las mujeres en algún momento durante esta transición. Desde el punto de vista fisiológico, en este periodo decae la secreción de inhibina B por las células de la granulosa debido al número disminuido de folículos y, como resultado, la FSH aumenta y la concentración de progesterona es baja. Las cifras de estradiol fluctúan mucho, pero en general se conservan hasta avanzada la perimenopausia, cuando pueden fluctuar ambos, estradiol y FSH. Las mujeres en la perimenopausia pueden ovular y se consideran fecundas hasta que alcanzan 12 meses completos de amenorrea. Deben proveerse **suministros anticonceptivos** y asesoramiento a las mujeres en la perimenopausia que no desean embarazarse.

MENOPAUSIA Y POSMENOPAUSIA

Se define a la menopausia por la **amenorrea de 12 meses de duración**

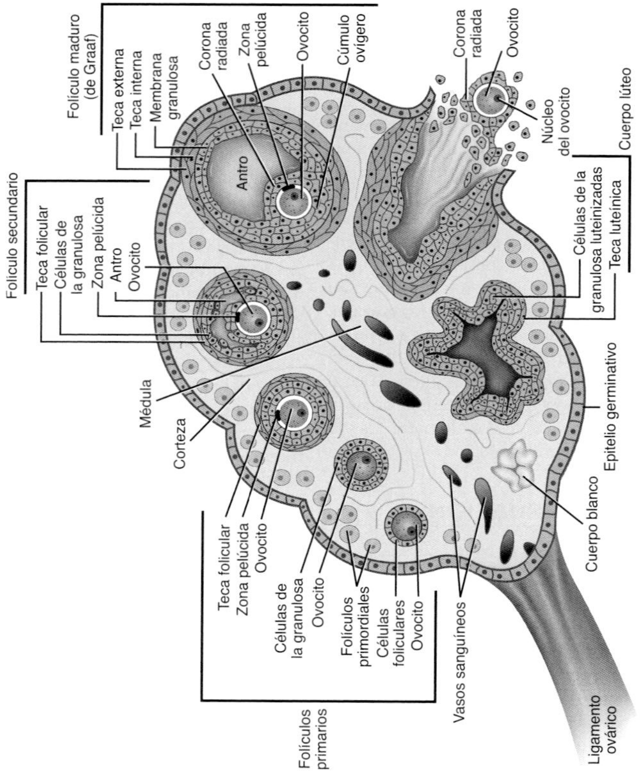
Folículo maduro (de Graaf)
Teca externa
Teca interna
Membrana granulosa
Corona radiada
Zona pelúcida
Ovocito
Cúmulo ovígero
Antro
Corona radiada
Ovocito
Núcleo del ovocito
Cuerpo lúteo
Células de la granulosa luteinizadas
Teca luteínica
Folículo secundario
Teca folicular
Células de la granulosa
Zona pelúcida
Antro
Ovocito
Médula
Corteza
Epitelio germinativo
Cuerpo blanco
Teca folicular
Zona pelúcida
Ovocito
Células de la granulosa
Ovocito
Folículos primordiales
Células foliculares
Ovocito
Vasos sanguíneos
Folículos primarios
Ligamento ovárico

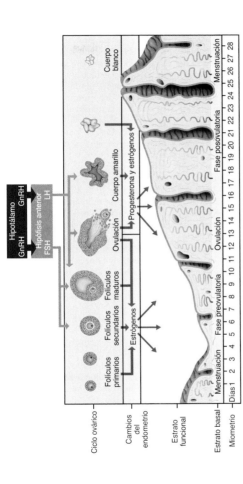

FIGURA 20-5. Cambios cíclicos del desarrollo en el folículo ovárico durante el ciclo menstrual. Bajo la influencia de la FSH, el folículo primordial madura hasta folículo preantral, y después a folículo de Graaf. Durante los últimos días del periodo de crecimiento, los estrógenos producidos por las células foliculares y de la teca estimulan la síntesis de LH en la hipófisis, cuya secreción desencadena la ovulación y la liberación del ovocito del ovario. Durante la fase lútea del ciclo, las células que se mantienen dentro del folículo colapsado se diferencian en células lúteas. Se forma el cuerpo lúteo por hipertrofia y acumulación de lípidos en las células de la granulosa y de la teca interna. La cavidad restante del folículo se llena de fibrina. Si no ocurre embarazo, el cuerpo amarillo se convierte después en el cuerpo blanco y se inicia la menstruación. (Tomada de Eroschenko VP. *Di Fiore's Atlas of Histology, with Functional Correlations*, 9th ed. Baltimore, MD: Lippincott Williams & Wilkins; 2000.) GnRH, hormona liberadora de gonadotropinas; LH, hormona luteinizante; FSH, hormona foliculoestimulante.

después del UPM en ausencia de cualquier otra causa fisiológica o patológica. En este punto casi todos los ovocitos presentaron ya atresia, si bien unos cuantos permanecen y se pueden encontrar en el estudio histopatológico. La menopausia se caracteriza por un completo o casi completo **consumo de folículos y ausencia de secreción de estrógenos en el ovario.** La concentración de estrógenos y FSH se estabiliza 2 años después del UPM, momento en que, en general, empiezan a disiparse los síntomas.

La edad promedio de la menopausia en Estados Unidos es de 51 años de edad (rango de 45 a 55), 5% de las mujeres presentará **menopausia tardía** (que ocurre después de los 55 años de edad) y otro 5%, menopausia temprana (que ocurre entre los 40 y 45 años de edad). La edad temprana de la menopausia es más frecuente en mujeres con antecedente de tabaquismo, ciclos menstruales cortos, nuliparidad, diabetes tipo 1 y antecedente familiar de menopausia temprana. Aquellas con antecedente de histerectomía o ligadura tubaria tienen mayor riesgo de menopausia temprana, que se cree debida a un menor flujo sanguíneo vascular de los ovarios después de esos procedimientos. La **insuficiencia ovárica primaria (IOP)**, antes llamada insuficiencia ovárica prematura, corresponde al inicio de la menopausia espontánea antes de los 40 años de edad y requiere estudios adicionales. La IOP suele ser **idiopática o autoinmunitaria.** Si se presenta antes de los 30 años de edad, se ordenan estudios cromosómicos para descartar una causa genética (p. ej., mosaicismo). Alrededor de 6% de las mujeres con IOP presenta permutaciones del gen *FMR1* y otro 3%, anomalías autoinmunitarias o suprarrenales.

Pueden ocurrir varios cambios fisiológicos durante este periodo, con disminución resultante de estrógenos. En la tabla 20-2 se exponen los **síntomas clásicos** de la menopausia como SVM, cambios emocionales que abarcan ansiedad y depresión y trastornos del sueño. De 40 a 80% de las mujeres mostrará síntomas leves durante la menopausia y 50% experimentará un aumento en su frecuencia e intensidad durante la transición a la menopausia. A menudo los síntomas alcanzan su máxima intensidad durante la fase perimenopáusica tardía. De manera gradual, la mayoría de las mujeres presentará disminución en la intensidad de los síntomas con el transcurso del tiempo. La duración promedio de síntomas de SVM comunicados en el Study of Women's Health Across the Nation (SWAN) en Estados Unidos es de 7.5 años, con aumento respecto del antes calculado de 5 años. No obstante, hasta 25% de las mujeres presentará **SVM persistentes** y es necesario descartar otras causas fisiológicas. Los datos del SWAN muestran la máxima incidencia comunicada de síntomas vasomotores (SVM) en mujeres de etnicidad afroestadounidense, seguidas por las caucásicas y las asiáticas.

La North American Menopause Society (NAMS) y la International Society for the Study of Women's Sexual Health adoptaron la denominación **síndrome urinario genital de la menopausia (SUGM)** en 2014, que incluye síntomas de **atrofia vulvovaginal** (AVV), como la sequedad con prurito, secreción, dispareunia y cambios del aparato urinario, como **incontinencia y disuria.** Se observa el SUGM en mujeres en la perimenopausia tardía y posmenopausia, como resultado de las cifras bajas de estrógenos. A diferencia de los SVM, los cambios que se observan con el SUGM sin tratamiento se harán **más intensos con el transcurso**

	TABLA 20-2 Síntomas de la menopausia y sus efectos en el largo plazo (mnemotecnia: FSH > 40 UI/L)
F	Sofocos (del inglés *flushes*), olvidos (enfermedad de Alzheimer)
S	Sudores nocturnos, tristeza (depresión), accidente cerebrovascular, cambios esqueléticos (pérdida ósea acelerada que lleva a la osteoporosis), cambios cutáneos, disfunción sexual
H	Cefaleas (del inglés *headaches*), cardiopatía
I	Insomnio
U	Síntomas urinarios (incontinencia de esfuerzo y urgencia), atrofia urogenital (pérdida de los músculos del piso pélvico)
L	Libido disminuida
	Recuerde que una concentración de FSH > 40 UI/L confirma la menopausia por esta prueba sanguínea.
	FSH, hormona foliculoestimulante.

del tiempo. Se sabe que más de la mitad de las mujeres no informa de síntomas de SUGM a su proveedor de atención sanitaria a pesar del impacto negativo que tiene en su salud sexual y calidad de vida integral. La menopausia representa el final de la viabilidad reproductiva de una mujer. Las creencias en cuanto a la menstruación, la procreación, la actividad después de la menopausia y la variación demográfica, como la religión y la etnicidad, son componentes clave de cómo perciben las mujeres la transición a la menopausia.

ETIOLOGÍA

La menopausia en general es anunciada por irregularidades menstruales, porque el número de ovocitos disminuye con el resultado de una ovulación cada vez más esporádica. Se cree, por lo general, que como parte del proceso de envejecimiento natural el inicio de la menopausia es producto de una alteración de la función del eje hipotálamo-hipófisis-ovario

y el **consumo gradual de ovocitos (atresia folicular)**, que ocasiona la merma de la producción de estrógenos y el aumento de FSH y LH.

DIAGNÓSTICO

Lo más común es hacer el diagnóstico de menopausia con base en el interrogatorio y la exploración física. Las pacientes suelen presentarse entre los **48 y 52 años (edad promedio de 51)** con manifestaciones de menstruación irregular o amenorrea y síntomas vasomotores, cambios de talante, depresión o ansiedad, insomnio y sequedad vaginal o dispareunia, que se pueden vincular con una pérdida del deseo de intimidad o actividad sexuales.

A la **exploración física** puede haber disminución del tamaño de las mamas y cambios en su textura. Son usuales el aumento de la **circunferencia abdominal** y del **peso del abdomen**. Pueden presentarse datos compatibles con AVV debido a que las cifras bajas de estrógenos causan adelgazamiento del epitelio superficial de la vagina, que se mostrará pálida y lisa por pérdida de sus arrugas. Las cifras del pH vaginal están elevadas (> 5 a 6) y hay disminución de la concentración de lactobacilos.

Otros hallazgos a la exploración son un **aumento del IMC** (incremento del peso de casi 2.5 kg) bastante común. Los **cambios cutáneos** incluyen el rápido inicio de pérdida de elasticidad, grosor y colágeno de la piel. Los **cambios del pelo** pueden incluir disminución del vello pubiano, alopecia con patrón femenino o androgénica y crecimiento excesivo del vello facial terminal. Son también frecuentes las manifestaciones de ojos secos y el aumento de las enfermedades periodontales.

Durante la perimenopausia, la concentración de FSH puede variar mucho y no se requiere para el diagnóstico de la menopausia. La ausencia de menstruación durante 1 año con cifras consistentemente elevadas de FSH > 40 UI/L se consideran diagnósticas de la menopausia. Las cifras de FSH por arriba de 40 UI/L, sin embargo, no se correlacionan con el momento en que una mujer presentará su UPM. Está en proceso la búsqueda de análisis por el laboratorio de un marcador confiable y predictivo del UPM. Las **concentraciones de estradiol** fluctúan mucho durante la perimenopausia tardía y la posmenopausia temprana, y no son útiles para el diagnóstico o el tratamiento clínico.

PATOGENIA

Aunque la menopausia es un acontecimiento natural, hay **dos consecuencias en el largo plazo** del estado de deficiencia de estrógenos que la acompañan (fig. 20-6). En primer lugar, desde el punto de vista cardiovascular, se pierden los beneficios protectores de los estrógenos sobre las cifras de lípidos (aumento de HDL, disminución de LDL y triglicéridos) y sobre el epitelio vascular (aterogénesis disminuida), aumento de la vasodilatación y disminución de la adherencia de plaquetas. Como resultado, las mujeres en la menopausia tienen un **mayor riesgo de arteriopatía coronaria**. En segundo lugar, con la menopausia aumenta la resorción ósea, que puede llevar a la disminución de **la densidad ósea** (antes conocida como osteopenia) y, potencialmente, a la osteoporosis.

TERAPIA HORMONAL PARA LA MENOPAUSIA

La denominación terapia hormonal para la menopausia (THM) incluye tanto la de estrógenos (TE) como la de estrógenos más progesterona (TEP). Ambos tienen éxito para tratar los síntomas molestos de la menopausia. Las tasas de eficacia están, por lo general, dentro del rango de 90%. Se reserva la TE para las mujeres sin útero. El uso de **estrógenos sin oposición está contraindicado en mujeres con útero** y requiere agregar un progestágeno adecuado para prevenir la mayor incidencia de la neoplasia intraepitelial endometrial (NIE), la hiperplasia y el cáncer endometriales. Casi todas las versiones de la TE y la TEP disponibles cuentan con la aprobación de la FDA para el tratamiento de los SVM. Las opciones terapéuticas incluyen medicamentos orales y tópicos, como geles, parches y nebulizadores. Se dispone de anillos vaginales e inyecciones, con aprobación de la FDA. En mujeres con útero intacto que desean anticoncepción puede ser una opción apropiada el **dispositivo intrauterino que libera levonorgestrel**.

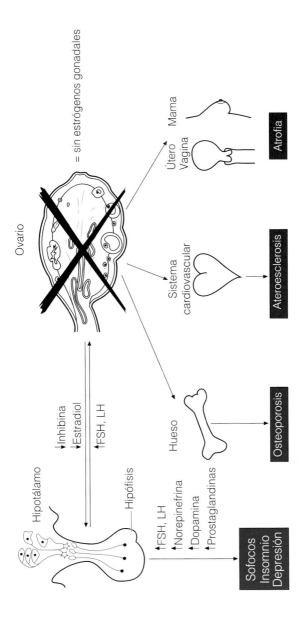

FIGURA 20-6. Modificaciones en ambos, el ovario y el hipotálamo, contribuyen a los cambios fisiológicos de la menopausia. FSH, hormona foliculoestimulante; LH, hormona luteinizante.

Los nuevos tratamientos disponibles incluyen **reguladores selectivos del receptor de estrógenos** (RSRE) y el **complejo estrogénico de tejido específico** (CETE). Los estrógenos equinos conjugados (EEC) de 0.45 mg y el bazedoxifeno (BZE) de 20 mg) constituyen el primer esquema de CETE aprobado por la FDA para tratar los SVM y prevenir la osteoporosis en mujeres con útero. Este medicamento no requiere la adición de progesterona. Los RSRE tienen un patrón único de efectos agonistas y antagonistas sobre otros tejidos, incluidos los de corazón, hueso, útero y mama. Solo el bazedoxifeno (BZE) mostró un efecto antagonista adecuado en el útero; por lo tanto, no requiere progesterona adicional cuando se combina con un estrógeno.

Los riesgos y beneficios de la THM han sido tema de numerosos estudios en los 30 años recientes. Diseñados para evaluar las causas más habituales de muerte, discapacidad y mala calidad de vida en mujeres en la posmenopausia, incluidos enfermedad cardiovascular, tromboembolia venosa, cáncer, osteoporosis y pérdida de la función cognitiva. Entre los estudios que contribuyen al conocimiento de la seguridad y eficacia del tratamiento de restitución hormonal (TRH) y el de restitución de estrógenos (TRE) están los Heart and Estrogen/Progestin Replacement Studies (**HERS I y II**), el estudio de intervenciones con estrógenos/progestágenos en la posmenopausia (**PEPI**) el estudio de memoria de WHI (**WHIMS**) y la iniciativa de salud femenina (**WHI**). Si bien en un principio algunos estudios epidemiológicos sugirieron un efecto cardioprotector del TRH con conservación de la función cognitiva y prevención de la demencia, datos posteriores de WHI, HERS I y II y otros no respaldan sus conclusiones. En la tabla 20-3 se resumen los datos colectivos de los principales estudios.

■ **TABLA 20-3** Resumen de los principales estudios sobre los beneficios y riesgos de la terapia con estrógenos y progesterona (TEP) y la de estrógenos solos (TE)		
Resultado	*Estrógenos y progesterona*	*Solo estrógenos*
Ataque cardiaco	↑	↔
Accidente cerebrovascular (isquémico)	↑	↑
Trombosis de venas profundas (TVP)	↑	↑
Embolia pulmonar (EP)	↑	↔

(Continúa)

▦ **TABLA 20-3** Resumen de los principales estudios sobre los beneficios y riesgos de la terapia con estrógenos y progesterona (TEP) y la de estrógenos solos (TE)		
Cáncer mamario invasor	↑	↔
Cáncer colorrectal	↓	↑
Fractura de cadera por osteoporosis	↓	↓
Fractura vertebral por osteoporosis	↓	↓
Funcionamiento cognitivo	↔	↔
Demencia	↑	↑
Sofocos, sudores nocturnos	↓	↓

↑ Mayor riesgo con el uso de tratamiento hormonal.

↓ Menor riesgo con el uso de tratamiento hormonal.

↔ Sin cambio en el riesgo con el uso de tratamiento hormonal.

Beneficios de la THM

En general el uso de la THM permite una estabilización excelente de los síntomas de la menopausia, comprendida la disminución de los SVM, la mejora de talante y de la disfunción del sueño, la prevención y el tratamiento del SUGM y una mejoría en el tono cutáneo y muscular. Las mujeres que inician la THM antes de los 60 años o en los 10 que siguen al UPM, obtienen el máximo beneficio en el **alivio de los síntomas vasomotores y la prevención de la pérdida ósea**. Mientras más lejos esté una mujer de la menopausia (más de 10 años desde el UPM y más de 60 de edad), menos favorables los resultados. En esta población se observan tasas aumentadas de accidente cerebrovascular, trombosis venosa profunda (TVP), enfermedades cardiovasculares (TVC) y demencia.

Riesgos de la THM

Por el contrario, ambas, TE y TEP, **aumentaron las TVP, las embolias pulmonares (EP) y los accidentes cerebrovasculares isquémicos**, riesgo que aparece al 1 o 2 años de uso, disminuye con el transcurso del tiempo y es raro en mujeres de 50 a 59 años. Grandes estudios muestran que este riesgo es menor cuando se usa el método de administración transdérmica. Se requieren estudios clínicos frontales para confirmarlo. Se visualizó un mayor riesgo de cáncer mamario invasor en mujeres que utilizaron estrógenos equinos conjugados más acetato de medroxiprogesterona (0.625 mg de EEC, más 2.5 mg de MPA) en la WHI después de 3 a 5 años.

El riesgo se reduce después de interrumpir la hormonoterapia. El uso de la TE se relacionó con menos cánceres mamarios invasores después de 7 años. Los estudios observacionales sugieren una tendencia al mayor riesgo entre los 10 y 15 años. El uso de la TEP, no así el de la TE, se relacionó con mayores tasas de muerte por cáncer pulmonar no microcítico pero tampoco se vinculó con una mayor incidencia de cáncer pulmonar. Se diagnosticaron más casos de demencia en mujeres de 65 a 79 años según datos del WHIMS.

La principal limitación de los estudios de WHI es que las participantes fueron mucho mayores (promedio de edad de 63 años) y tenían IMC más altos (IMC promedio de 34); además, el grupo experimental presentó un porcentaje mayor de fumadoras que la mayoría de las partícipes de los estudios epidemiológicos. Esto hace más difícil generalizar los datos a mujeres saludables, más jóvenes, de menopausia reciente, con síntomas, para quienes los beneficios del uso en el corto plazo a menudo superan por mucho los riesgos.

Recomendaciones y contraindicaciones

Las recomendaciones de la NAMS para el uso de la THM son:

- Para mujeres con **SVM o SUGM** moderados a graves sin contraindicaciones de estrógenos, se recomienda la THM.
- Se aconseja la THM para la **prevención de osteoporosis**, pero no para su tratamiento.
- Para mujeres con síntomas relacionados solo con el SUGM, deben recomendarse **estrógenos vaginales a dosis baja**.
- Las dosis utilizadas deben ser las **eficaces más bajas** que cumplan con los propósitos del tratamiento. Es crucial la individualización para el alivio de los síntomas de la menopausia. Deben considerarse la vía de administración, el tipo de estrógenos y progesterona usados, o el uso de CETE o RSRE cuando se individualiza el tratamiento.
- **El tratamiento prolongado** (más de 3 a 5 años para la TEP y 7 años para la TE) puede ser apropiado para mujeres con síntomas persistentes que comprenden los riesgos y beneficios y desean continuarlo. Se puede usar un tratamiento más prolongado en mujeres con riesgo de osteoporosis y fracturas secundarias que no toleran aquél con otros medicamentos.

Como resultado de estudios acumulativos, la recomendación nacional actual en Estados Unidos es que la THM es una opción adecuada para mujeres con síntomas molestos de la menopausia, que incluyen a los vasomotores y urinarios genitales (en ausencia de cualquier contraindicación).

Las **contraindicaciones de la THM** incluyen alteraciones hepáticas, neoplasias conocidas estrogenodependientes (de mama, ovario y endometrio), tromboembolia activa y hemorragia uterina no diagnosticada. Los resultados son los más favorables en mujeres que inician la THM antes de los 60 años y dentro de los 10 que siguen a la menopausia. El tratamiento debe considerarse con sumo cuidado, no obstante, en particular en las mujeres de mayor edad. No debe usarse THM para la prevención de otras enfermedades crónicas, como las cardiovasculares, la cardiopatía coronaria o la demencia. Las opciones terapéuticas deben individualizarse y considerarse de manera meticulosa. Son componentes decisivos del uso de la THM la instrucción de la paciente y su consentimiento informado.

TRATAMIENTO NO HORMONAL DE LOS SÍNTOMAS DE LA MENOPAUSIA

Los esquemas alternativos para mujeres en la posmenopausia que no pueden tomar THM o no lo desean, o quienes han concluido la TE o la TEP de corto plazo, deben dirigirse a los síntomas y los propósitos terapéuticos individuales (tabla 20-4).

Los **sofocos y sudores nocturnos** pueden tratarse en las mujeres que deciden no utilizar la TE o no pueden. El único medicamento no hormonal aprobado por la FDA para tratar los SVM en mujeres en la posmenopausia es el **sulfato de paroxetina** de 7.5 mg). Otros inhibidores selectivos de la recaptación de serotonina **(ISRS)** e inhibidores de la recaptación de serotonina-norepinefrina **(IRSN)**, incluidos citalopram y venlafaxina, han mostrado eficacia. Las dosis bajas de gabapentina o clonidina también han mostrado efectos benéficos en los estudios clínicos. Asimismo se ha

---

■ TABLA 20-4 Opciones terapéuticas para tratar los diversos síntomas/alteraciones de la menopausia

Síntoma de la menopausia	Opción terapéutica
Cambios cardiovasculares	Medicamentos para estabilizar la PA y los lípidos, cese del tabaquismo, disminución de peso, ejercicio
Accidente cerebrovascular (isquémico)	THM, calcio, vitamina D, bisfosfonatos, calcitonina, RSRE, ejercicio con soporte de peso y disminución del consumo de tabaco y cafeína, así como de la ingestión de alcohol
SVM (sofocos, sudores nocturnos)	THM, ISRS, IRSN, gabapentina, clonidina, cambios conductuales (almohadas de enfriamiento, pijamas absorbentes de sudor, ventiladores)
Síntomas genitales de la menopausia (sequedad vaginal, dispareunia, incontinencia urinaria, disuria)	Estrógenos vaginales de dosis baja, lubricantes a base de agua, humidificantes vaginales
Trastornos de talante	THM, ISRS, IRSN, asesoramiento
THM, terapia hormonal para la menopausia; RSRE, reguladores selectivos del receptor de estrógenos; ISRS, inhibidores selectivos de la recaptación de serotonina; IRSN, inhibidores de la recaptación de serotonina-norepinefrina; SVM, síntomas vasomotores.	

mostrado que el **tratamiento cognitivo conductual** es un recurso eficaz para tratar los sofocos. Los cambios conductuales, que incluyen evitar desencadenantes, el uso de ventiladores, de la almohada de enfriamiento para el sueño o de ropa para dormir que absorbe el sudor, a su vez ofrecen alivio sintomático. Los riesgos, beneficios, inicio de acción y efectos secundarios varían con cada uno de estos medicamentos y pueden tener efectos sexuales secundarios, mareo o náusea, que hacen de la instrucción de la paciente un componente crítico para el éxito.

Cuando se indique, deben descartarse **otras causas de los sofocos**, como enfermedad tiroidea, trastornos autoinmunitarios, carcinoide y feocromocitoma, así como el uso de RSRE (tamoxifeno/raloxifeno, ospemifeno). Los **tratamientos complementarios y alternativos** (soja, cimicifuga racemosa, fitoestrógenos, *Angelica sinensis*, aceite de onagra común) no han mostrado más eficacia que el placebo para el tratamiento de los SVM. Cada uno de estos tratamientos de venta libre puede también tener efectos secundarios y no se recomiendan.

La **atrofia vaginal urogenital** se puede tratar con el empleo de lubricantes y humidificantes vulvovaginales. Los estrógenos vaginales a dosis baja pueden tener efectos locales excelentes para la atrofia vaginal y uretral, con solo una mínima absorción sistémica. Cuando se usan a dosis vaginal baja, estas fuentes de estrógenos **no requieren progestágeno sin oposición** en las mujeres con útero intacto. Cada vez se dispone más de tratamientos emergentes en el campo del rejuvenecimiento vaginal, que incluyen el uso de los láseres térmico y de CO_2, que pueden ser opciones excelentes para mujeres con contraindicaciones de TE; sin embargo, se necesita aún investigar más estos productos.

Respecto a la **salud cardiovascular**, son factores clave el estilo de vida y la alimentación, así como la estabilización de la presión arterial y el peso óptimos para disminuir la morbilidad y la mortalidad.

OSTEOPOROSIS

EPIDEMIOLOGÍA

La osteoporosis es una de las principales complicaciones en el largo plazo de la menopausia. Se presenta cinco veces más a menudo en mujeres que en hombres y conlleva implicaciones significativas de morbilidad, mortalidad y calidad de vida de las mujeres, que presentan una tasa de fracturas doble respecto de los hombres, con 80% de las de cadera en las de edad avanzada. Quince por ciento de las mayores de 50 años y 50% de aquellas con densidad ósea baja (antes osteopenia), recibirán el diagnóstico de osteoporosis. De hecho, una mujer puede perder 20% de su densidad ósea original en los primeros 5 a 7 años que siguen a la menopausia. Posteriormente están en riesgo de **fracturas de cadera y vertebrales**, dolor crónico, inmovilidad, pérdida de la talla y de la función.

FACTORES DE RIESGO

Los **antecedentes familiares** y la **edad** son los principales determinantes de la densidad ósea de por vida. El riesgo también varía por **raza** y **etnicidad**, donde las mujeres caucásicas y asiáticas tienen mayor riesgo que las mexicanoestadounidenses, y las afroestadounidenses

▓ **TABLA 20-5** Factores de riesgo para la osteoporosis familiar con la mnemotecnia (SHATTERED Family)	
S	Uso de esteroides (> 5 mg/d de prednisona)
H	Hipertiroidismo/hiperparatiroidismo/hipercalciuria
A	Alcohol (> 3 *tragos*/d) y tabaco (consumo activo o pasivo)
T	Delgadez (del inglés *thin*) (IMC < 22; peso < 57.6 kg)
T	Testosterona baja, hipogonadismo
E	Menopausia temprana (del inglés *early*)
R	Insuficiencia renal o hepática
E	Enfermedad ósea erosiva/inflamatoria (p. ej., artritis reumatoide y mieloma)
D	Dieta baja en calcio/absorción deficiente o diabetes mellitus tipo 1
Family	Antecedente familiar/genética

tienen el riesgo más bajo. En la tabla 20-5 se identifican otros **factores de riesgo importantes** para la osteoporosis. Uno adicional es el **uso prolongado de medicamentos**, como el acetato de medroxiprogesterona de depósito, los agonistas de GnRH, los glucocorticoides (≥ 5 mg/d prednisona durante > 3 meses) y los inhibidores de la aromatasa.

PATOGENIA

La fisiopatología de la osteoporosis es una combinación de la **declinación de la concentración de estrógenos** y el aumento de las especies reactivas de oxígeno con el envejecimiento, lo que da como resultado una **tasa de resorción más elevada** y una **tasa de osteoblastogénesis menor**.

Las mujeres alcanzan su **densidad ósea máxima** entre los 20 y 25 años de edad, por lo que es muy importante lograrla en la atención de las mujeres de todas las edades.

La baja cantidad de vitamina D puede causar osteomalacia en los adultos y raquitismo en los niños, y la alimentación baja en calcio se relaciona con una mineralización ósea deficiente. En el año 2011, en los Institutes of Medicine (IOM) se cambió su ración dietética recomendada para la **ingestión de calcio** a un rango de 1 000 a 1 300 mg/d, de acuerdo con la edad (tabla 20-6). Ha habido controversia acerca de la ingestión elevada de calcio complementario y su riesgo potencial de calcificación de las arterias coronarias, motivo por el cual algunos médicos prefieren el calcio de los alimentos al uso de complementos. En el año 2011, en el IOM también se redujo la ración dietética recomendada de **ingestión de vitamina D** a 600 UI/día para la mayoría de las mujeres y 800 UI/d para las mayores de 70 años. La detección sistemática de deficiencia de vitamina D debe limitarse a pacientes con alteraciones médicas o uso de medicamentos que las ubican en un mayor riesgo de tal deficiencia. **Las concentraciones de vitamina D > 30 ng/dL** se relacionaron con un menor riesgo de fractura ósea.

TABLA 20-6 Ración dietética recomendada de calcio y vitamina D por los Institutes of Medicine (IOM)	
Edad	**Dosis**
Calcio	
9 a 18 años	1 300 UI
19 a 50 años	1 000 UI
> 50 años	1 200 UI
Vitamina D	THM, ISRS, IRSN, asesoramiento
Casi todo el mundo	600 UI
> 70 años	800 UI

DIAGNÓSTICO

Debe iniciarse la detección de la densidad mineral ósea (DMO) a los 65 años en todas las mujeres. Aquellas en la posmenopausia menores de 65 años deben someterse a detección si presentan factores de riesgo significativos, como son antecedente de fracturas por fragilidad, peso menor de 57.6 kg, un progenitor con antecedente de fractura de cadera, tabaquismo actual, alcoholismo o artritis reumatoide (tabla 20-5).

El estándar ideal de diagnóstico de la osteoporosis es la **absorciometría de rayos X de doble energía (DXA)** para la columna lumbar y la cadera. En la tabla 20-7 se muestran los criterios de la Organización Mundial de la Salud para el diagnóstico de la osteoporosis con base en la calificación T. Se define a la osteoporosis por una calificación T ≤ 2.5. Se reserva la calificación Z para su uso en niños, adolescentes, mujeres en la premenopausia y hombres jóvenes, en los raros casos en que están indicadas las pruebas de densidad ósea en esos grupos. Se repiten las detecciones de DMO con frecuencia no mayor de cada 2 años, a menos que

se esté evaluando la respuesta del paciente a un medicamento.

El **FRAX, una herramienta de valoración del riesgo de fracturas** puede ayudar a predecir adicionalmente el riesgo de una persona de una fractura de cadera o una fractura importante por osteoporosis en los siguientes 10 años. El FRAX se basa en factores de riesgo como edad, IMC, antecedente de fracturas, ingestión diaria de alcohol y si un paciente fuma o no, presenta artritis reumatoide o cualquier otra causa secundaria de osteoporosis. En Estados Unidos se usa el FRAX con mayor frecuencia que la DXA en mujeres en la posmenopausia con densidad ósea baja (osteopenia) para decidir el inicio del tratamiento. Se puede hacer el **diagnóstico clínico** de osteoporosis cuando una paciente sufre una fractura por un traumatismo leve (fragilidad) como resultado de actividades normales, como caer desde una altura de bipedestación o menor.

TRATAMIENTO

Una vez que se hace el diagnóstico de osteoporosis, deben **considerarse**

▓ **TABLA 20-7** Criterios de la Organización Mundial de la Salud para el diagnóstico de osteoporosis por la densitometría ósea DXA.	
Interpretación diagnóstica	*Calificación de T*[a]
Normal	≥ −1.0
Densidad mineral ósea baja (osteopenia)	< −1.0 a > −2.5
Osteoporosis	≤ −2.5
DXA, absorciometría de rayos X de doble energía [a] La calificación T es el número de desviaciones estándar por arriba o debajo de la densidad ósea promedio resultante de mujeres adultas jóvenes.	

las causas secundarias y los estudios previos para iniciar el tratamiento. De igual forma, debe recomendarse a las mujeres con osteoporosis y aquellas con riesgo de padecerla realizar **cambios del estilo de vida** para disminuir su riesgo. Se ha visto que el **ejercicio con soporte de peso** (como caminar, el senderismo y subir escaleras) y el de fortalecimiento muscular disminuyen el riesgo de caídas y fracturas. También debe asesorarse a estos grupos en cuanto a la ingestión adecuada de calcio y vitamina D. Se ha demostrado además que la disminución del tabaquismo activo y pasivo y la ingestión de alcohol (< 3 tragos/d) también reducen la tasa de pérdida ósea. Debe alentarse también a las mujeres a utilizar las estrategias de prevención de caídas para limitar su riesgo y el consiguiente de fracturas.

Los medicamentos aprobados para la prevención de la osteoporosis incluyen bisfosfonatos, ácido zoledrónico, raloxifeno y la THM.

Hay muchos medicamentos para el tratamiento de la osteoporosis, que incluyen **bisfosfonatos**, agonistas y antagonistas parciales de estrógenos, denosumab, teriparatida, calcitonina, hormona paratiroidea y la THM. Los bisfosfonatos son el principal tratamiento y su mecanismo de acción es de **inhibición de la resorción ósea por los osteoclastos**. Los agonistas y antagonistas parciales de estrógenos, también conocidos como RSRE, inhiben la resorción ósea. El **denosumab** es un anticuerpo monoclonal humano contra el ligando para el receptor activador del factor nuclear -κB, que bloquea la proliferación y diferenciación de los osteoclastos con disminución resultante de la resorción ósea y aumento de la DMO. La calcitonina es un tratamiento contra la resorción. La **hormona paratiroidea** estimula la actividad de los osteoblastos.

PUNTOS CLAVE

- El orden típico de los sucesos en la pubertad es de crecimiento acelerado, telarquia (desarrollo mamario), pubarquia (desarrollo del vello púbico) y menarquia (inicio de la menstruación).

- Durante el ciclo menstrual normal el ovario pasa por las fases folicular y lútea; al mismo tiempo, el endometrio lo hace por las fases proliferativa y secretoria.

- La ovulación se presenta en respuesta a la secreción súbita de LH, que señala la serie de sucesos para que el folículo maduro se abra y libere a un ovocito maduro. La fecundación del óvulo debe ocurrir en las 24 h siguientes a la ovulación.

- La menstruación se presenta como resultado de una disminución de la cifra de progesterona con la resultante descamación del endometrio.

- La perimenopausia puede empezar de 2 a 8 años antes de la menopausia y se caracteriza por ciclos menstruales irregulares y más escasos, síntomas espaciados que se relacionan con la menopausia, como sofocos, sudores nocturnos y cambios de talante más leves.

- La menopausia marca la terminación de la fase reproductiva de la vida de una mujer y se caracteriza por el cese de la menstruación y el inicio de un estado deficitario de estrógenos.

- La edad promedio de la menopausia es de 51 años. Las pacientes acuden con amenorrea, sofocos, atrofia vaginal y cambios de talante y sueño, todos compatibles con la disminución de la concentración de estrógenos.

- Se puede diagnosticar la menopausia después de 12 meses de amenorrea y cifras consistentemente elevadas de FSH > 40 UI/L. También pueden estar presentes síntomas de la menopausia. Se confirman por cifras elevadas de FSH.

- Las mujeres que desean la THM para los síntomas de la menopausia y que aún tienen útero, deben usar la TEP, lo que disminuye el riesgo de hiperplasia endometrial, el NIE y el cáncer endometrial por exposición a estrógenos sin oposición.

- Los principales beneficios de la TE y la TEP son la prevención de la pérdida ósea y la osteoporosis, así como el alivio de los síntomas relacionados con la menopausia.

- La TEP combinada se ha vinculado con un mayor riesgo de ataques cardiacos, accidentes cerebrovasculares, TVP, EP y cánceres mamarios invasores.

- Si se usa solo, el TRE se ha vinculado con un aumento del riesgo de accidentes cerebrovasculares y trombosis venosa profunda.

- Cuando se usa la THM, debe reservarse para aliviar los síntomas vasomotores y el SUGM de moderados a intensos. Su beneficio es el máximo en mujeres < 60 años y dentro de los 10 años que siguen al UPM. En general, se usa la THM a la dosis más baja eficaz para tratar los síntomas.

- Las contraindicaciones de la THM incluyen hepatopatía crónica, hemorragia uterina anormal (HUA) no diagnosticada, trastorno tromboembólico activo, embarazo y una neoplasia dependiente de estrógenos conocida.

- Si se concluye la THM, no se tolera o no se desea, hay tratamientos alternativos disponibles para abordar cada uno de los síntomas y efectos secundarios de la menopausia.

- La osteoporosis es una de las principales complicaciones de largo plazo de la menopausia. Se puede diagnosticar con una calificación de T de DXA ≤ -2.5, o clínicamente en el contexto de una fractura por un traumatismo leve (fragilidad).

- La detección debe incluir el inicio de DXA a los 65 años o antes en mujeres en la posmenopausia con factores de riesgo significativos. La herramienta FRAX se usa con mucha frecuencia en mujeres en la posmenopausia con densidad ósea baja (osteopenia) para determinar si se inicia el tratamiento.

- Los principales factores de riesgo de osteoporosis incluyen edad creciente, género femenino, antecedente familiar, bajo nivel de estrógenos, peso < 57.6 kg y ciertos medicamentos, entre otros.

- Las opciones de prevención y tratamiento incluyen calcio, vitamina D, ejercicio de soporte de peso, THM, bisfosfonatos, RSRE, denosumab, teriparatida, ácido zoledrónico y calcitonina.

CASOS CLÍNICOS

CASO 1

Una niña afroamericana de 8 años de edad es llevada al consultorio por sus padres, preocupados porque inició su desarrollo mamario muy temprano. La exploración física revela una etapa de Tanner II de mama y vello púbico.

1. El desarrollo de la yema mamaria es indicio de ¿cuál etapa de la pubertad?
   a. Telarquia
   b. Adrenarquia
   c. Pubarquia
   d. Menarquia
   e. Crecimiento acelerado

2. Se asegura a los padres que esto es normal. ¿Cuál es la secuencia típica de la pubertad?
   a. Menarquia, pubarquia, telarquia, crecimiento acelerado
   b. Pubarquia, telarquia, crecimiento acelerado, menarquia

   c. Telarquia, pubarquia, crecimiento acelerado, menarquia
   d. Crecimiento acelerado, telarquia, pubarquia, menarquia
   e. Pubarquia, crecimiento acelerado, telarquia, menarquia

3. ¿Cuándo es de esperar la primera menstruación de la paciente?
   a. A los 14 años de edad
   b. A los 12 años de edad
   c. A los 11 años de edad
   d. A los 13 años de edad
   e. Es imposible definirlo de acuerdo con los datos provistos

CASO 2

Una paciente de 28 años de edad se encuentra en el consultorio para hablar de la posibilidad de embarazarse. Como parte de sus antecedentes se incluye la historia menstrual. Al respecto, declara que presentó la menarquia a los 12 años de edad, inicialmente con ciclos irregulares, pero desde los 14 años han sido cada 30 d y duran 5 d. Utiliza 4 a 5 tampones al día y niega dismenorrea.

1. El ciclo menstrual se divide en ¿cuáles dos fases cuando se describe al endometrio?
   a. Folicular y secretora
   b. Folicular y lútea
   c. Proliferativa y lútea
   d. Proliferativa y secretora
   e. Atrófica y menstrual

2. ¿Cuál de estas estructuras NO produce progesterona?
   a. Placenta
   b. Endometrio
   c. Cuerpo amarillo
   d. Folículo
   e. Corteza suprarrenal

3. La paciente regresa al consultorio embarazada. ¿Qué hormona produce el trofoblasto en desarrollo?
   a. Gonadotropina coriónica humana (hCG)
   b. Progesterona
   c. Androstenodiona
   d. Hormona luteinizante (LH)
   e. Estrógenos

CASO 3

Una mujer de 51 años de edad acude al consultorio médico con amenorrea de 1 año de evolución. Puesto que no ha tenido ningún sofoco, se pregunta si ésta corresponde a la menopausia.

1. ¿Qué prueba sanguínea confirmaría el diagnóstico de menopausia?
   a. Hormona foliculoestimulante (FSH)
   b. Estrógenos
   c. Testosterona
   d. hCG
   e. Prolactina

2. La menopausia temprana es más frecuente en todos los siguientes casos, *excepto*:
   a. En una mujer nulípara
   b. En una mujer con hipertensión
   c. En una mujer que fuma
   d. En una mujer con diabetes tipo 1
   e. En una mujer con antecedente familiar de menopausia temprana

3. ¿Cuál de los siguientes NO es un síntoma clásico de la menopausia?
   a. Sofocos
   b. Insomnio
   c. Cambios visuales
   d. Atrofia vaginal
   e. Sudores nocturnos

CASO 4

Una mujer de 51 años de edad acude al consultorio para hablar de la terapia hormonal para la menopausia (THM). Presenta amenorrea de más de 1 año de duración. Manifiesta sofocos múltiples veces al día y sudores nocturnos diarios. Estos síntomas están interfiriendo con su concentración y sueño.

1. ¿Cuál de los siguientes NO es contraindicación de la THM?
   a. Antecedente de trombosis venosa profunda (TVP)
   b. Antecedente de cáncer mamario
   c. Cirrosis
   d. Tabaquismo actual
   e. Antecedente de embolia pulmonar (EP)

2. ¿Cuál es una indicación aceptable para el uso de la THM?
   a. Osteoporosis
   b. Sequedad vaginal aislada
   c. Sofocos y sudores nocturnos que interfieren con la calidad de vida
   d. Prevención de la enfermedad cardiovascular
   e. Prevención de la demencia

3. La paciente aún presenta útero. Si iniciase estrogenoterapia (ET), ¿qué otra hormona sería necesario prescribir?
   a. Un progestágeno
   b. FSH
   c. hCG
   d. estosterona
   e. Crema de estrógenos vaginal

RESPUESTAS

CASO 1

PREGUNTA 1

Respuesta correcta A:
La primera etapa de la telarquia es el desarrollo de la yema mamaria y el primer signo fenotípico de pubertad. La adrenarquia corresponde al inicio de la regeneración de la zona reticular de la glándula suprarrenal, que se encarga de la secreción de hormonas esteroides sexuales. La pubarquia es el inicio del crecimiento del vello púbico. La menarquia es la primera menstruación.

PREGUNTA 2

Respuesta correcta D:
La secuencia normal de la pubertad se inicia con el crecimiento acelerado. El desarrollo mamario (telarquia) es el siguiente, seguido por la aparición de vello púbico (pubarquia). El inicio de la menstruación (menarquia) constituye su culminación. Una variante normal que se presenta muy a menudo en niñas afroestadounidenses es que la pubarquia preceda a la telarquia.

PREGUNTA 3

Respuesta correcta C:
El tiempo promedio desde la aparición de la yema mamaria hasta la menstruación es, por lo general, de 2.5 años, por lo que se esperaría que esta paciente presentase su primera menstruación entre los 10 y 11 años. Las otras edades son todas más tarde de lo que usted esperaría.

CASO 2

PREGUNTA 1

Respuesta correcta D:
El ciclo menstrual se divide en fases folicular y lútea respecto de los cambios en el ovario durante su duración. Las fases proliferativa y secretora describen los cambios concomitantes en el endometrio. Las opciones A y C son ambas erróneas, porque describen una fase en relación con ambos, el ovario y el endometrio. Se usan los términos atrófico y menstrual para describir el estado del endometrio, pero esta terminología no se usa para las fases del ciclo menstrual.

PREGUNTA 2

Respuesta correcta B:
El endometrio no produce progesterona. El cuerpo amarillo produce progesterona para mantener al endometrio hasta que se hace cargo la placenta entre las 8 y 10 sem de gestación. En ausencia de fecundación, el cuerpo amarillo se degenera y la concentración de progesterona decrece, por lo que el endometrio ya no puede mantenerse y se presenta la menstruación. El folículo produce progesterona en respuesta a la secreción súbita de LH y da como resultado la ovulación.

Este folículo después se convierte en el cuerpo amarillo, pasada la ovulación.

PREGUNTA 3

Respuesta correcta A:
El trofoblasto produce hCG para mantener el cuerpo amarillo. La ausencia de aumento de la hCG señala al cuerpo amarillo que no ha ocurrido fecundación y se desencadena la serie de sucesos que lleva a la menstruación. El folículo produce progesterona en respuesta a la secreción súbita de LH y da como resultado la ovulación; después, se convierte en el cuerpo amarillo, que produce progesterona para mantener al endometrio hasta que la placenta se hace cargo de ello después de las 8 a 10 sem de gestación. La androstendiona se produce en las células de la teca interna. La LH se produce en la hipófisis anterior.

CASO 3
PREGUNTA 1

Respuesta correcta A:
Una concentración de FSH > 40 UI/L señala el diagnóstico de menopausia. La concentración de estrógenos no predice de manera consistente la menopausia, en especial si hay conversión periférica de éstos en la paciente con obesidad mórbida. La testosterona no es útil para predecir la menopausia. Si hay hCG presente a esta edad, debe descartarse el embarazo (aunque poco probable) y la enfermedad trofoblástica gestacional. La prolactina se produce en la hipófisis anterior y causa secreción de leche por las mamas e impide la ovulación en mujeres que lactan. La concentración alta de prolactina (hiperprolactinemia) puede causar galactorrea o amenorrea. No es diagnóstica de la menopausia.

PREGUNTA 2

Respuesta correcta B:
La edad promedio de la menopausia es de 51 años, con 90% de las mujeres que experimenta este suceso entre los 45 y 55 años. La histerectomía y la ligadura tubaria se vinculan con una menopausia un poco más temprana (de 1 a 2 años). La menopausia temprana se define como aquélla entre los 40 y 45 años de edad. La menopausia temprana es más común en mujeres con antecedente de tabaquismo, ciclos cortos, *nuliparidad*, diabetes tipo 1, exposición intrauterina al *dietilestilbestrol* y antecedente familiar de menopausia temprana. No se ha mostrado que la hipertensión aumente el riesgo de menopausia temprana. La menopausia que ocurre antes de los 40 años se considera una insuficiencia ovárica prematura (antes denominada falla ovárica prematura).

PREGUNTA 3

Respuesta correcta C:
Los sofocos, el insomnio y la atrofia vaginal son manifestaciones frecuentes de la menopausia y resultado de la disminución de la producción de estrógenos. Los cambios visuales tienen relación con la edad y no son un efecto directo de la menopausia.

CASO 4

PREGUNTA 1

Respuesta correcta D:
Las contraindicaciones de la THM incluyen insuficiencia hepática crónica, embarazo, neoplasia dependiente de estrógenos conocida (de mama, de ovario, endometrial), antecedentes de enfermedad tromboembólica (TVP, EP, AVC) o hemorragia vaginal no evaluada. Los anticonceptivos orales, no así el tratamiento de restitución hormonal (TRH), están contraindicados en mujeres que fuman > 35 años. Sin embargo, la principal conclusión del estudio Women's Health Initiative (WHI) fue que debe administrarse la dosis más baja posible, en especial en las pacientes con un mayor riesgo cardiovascular, como es el caso de las fumadoras.

PREGUNTA 2

Respuesta correcta C:
En la actualidad, la única indicación clínica de la THM es la presencia de síntomas vasomotores (SVM) de moderados a graves, que abarcan sofocos y sudores nocturnos. Un beneficio agregado de la THM es la prevención de la osteoporosis; sin embargo, el TRH no debe constituir el primer recurso de tratamiento de la osteoporosis. El uso del TRH debe limitarse a la dosis más baja necesaria para aliviar los SVM y durante el tiempo más corto posible. Si la sequedad vaginal aislada es el síntoma principal, esta paciente se trataría mejor con lubricantes y *humidificantes* vaginales en primer término seguidos de estrógenos vaginales a dosis baja, de manera que haya una absorción sistémica mínima. No debe usarse la THM para tratar o prevenir la enfermedad cardiovascular o la demencia.

PREGUNTA 3

Respuesta correcta A:
Cuando se usan estrógenos para tratar los síntomas de la menopausia en mujeres que aún tienen útero, se deben administrar progestágenos para disminuir el riesgo de hiperplasia benigna, neoplasia intraepitelial y carcinoma endometriales. Ninguna de las otras opciones protegería al endometrio.

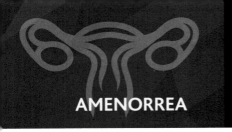

AMENORREA

La amenorrea, es decir, la ausencia de menstruación, se clasifica como primaria o secundaria. La amenorrea **primaria** es la ausencia de menarquia (primera menstruación) a la edad de 15 años, en presencia de crecimiento y características sexuales secundarias normales. La amenorrea **secundaria** se refiere a la ausencia de menstruación durante 3 meses en mujeres con ciclos regulares previos, o de 6 meses en aquellas con antecedente de ciclos irregulares. La fisiopatología de los dos procesos difiere mucho y también el diagnóstico diferencial.

AMENORREA PRIMARIA

El diagnóstico de amenorrea primaria es de ausencia de menstruación a la edad de 15 años en presencia de crecimiento y características sexuales secundarias normales. No obstante, si a los 13 años de edad hay ausencia completa de características sexuales secundarias y menstruación, debe iniciarse la valoración de la amenorrea primaria. En Estados Unidos la prevalencia de amenorrea primaria es de 1 a 2% y sus causas incluyen anomalías congénitas y cromosómicas, aberraciones hormonales, trastornos hipotálamo-hipofisarios, y una diversidad de causas de amenorrea secundaria que puede presentarse antes de la menarquia. La amenorrea primaria

se puede dividir en tres categorías: por obstrucción del flujo de salida, trastornos del órgano terminal y trastornos regulatorios centrales (tabla 21-1).

ANOMALÍAS DE LA VÍA DEL FLUJO DE SALIDA

Himen imperforado

Durante el desarrollo fetal, el himen puede no canalizarse y persistir como membrana sólida en el introito vaginal. Si el himen no está perforado, obstruirá la salida de la sangre menstrual o menstruación. Así, a pesar de haber iniciado la menstruación las pacientes parecen padecer amenorrea primaria. Después de un tiempo acuden al médico con dolor pélvico o abdominal por la acumulación de menstruaciones y dilatación subsiguiente de la cúpula vaginal y el útero. A la exploración física estas pacientes presentan una membrana que sobresale apenas por dentro del introito, a menudo con decoloración púrpura-roja, compatible con hematocolpos. El tratamiento del himen imperforado es quirúrgico, usualmente por medio de una incisión en cruz que se sutura para que quede abierto y permita el paso del flujo menstrual.

Tabique vaginal transverso

Puede presentarse un tabique vaginal transverso por defecto de fusión de la porción superior de la vagina, derivada de los conductos de Müller, con la porción inferior de la vagina, derivada del seno urogenital. El resultado de esta falla de fusión, un tabique vaginal transverso imperforado, suele encontrarse a nivel de la mitad de la vagina y su persistencia puede llevar a la amenorrea primaria por obstrucción. El cuadro clínico tal vez incluya a una mujer joven que acude al médico con amenorrea primaria y dolor pélvico cíclico. El diagnóstico se hace por exploración cuidadosa del aparato genital

---

▓ TABLA 21-1 Causas de la amenorrea primaria

Anomalías de la vía de salida

Himen imperforado
Tabique vaginal transverso
Agenesia vaginal
Atresia vaginal
Feminización testicular
Agenesia uterina con disgenesia vaginal
MRKH

Trastornos del órgano terminal

Agenesia ovárica
Agenesia gonadal 46,XX
Síndrome de Swyer/agenesia gonadal 46,XY
Insuficiencia ovárica
Defectos enzimáticos que llevan a una menor biosíntesis de esteroides
Síndrome de Savage, donde el ovario no responde a FSH ni LH
Síndrome de Turner

Trastornos centrales

Hipotalámicos
Compresión local por un tumor
Traumatismos
Tuberculosis
Sarcoidosis
Radiación
Síndrome de Kallmann, ausencia congénita de GnRH
Hipofisarias
Daño por intervención quirúrgica o radioterapia
Hemosiderosis, con depósito de hierro en la hipófisis

MRKH, síndrome de Mayer-Rokitansky-Kuster-Hauser; FSH, hormona foliculoestimulante; LH, hormona luteinizante; GnRH, hormona liberadora de gonadotropinas.

femenino en busca de un tabique que sobresale, compatible con un hematocolpos. El diagnóstico suele confundirse con un himen imperforado y difiere por la presencia del anillo himeneal debajo del tabique. La corrección quirúrgica del defecto es la resección del tabique.

Agenesia vaginal

Las pacientes con el síndrome de **Mayer-Rokitansky-Kuster-Hauser** presentan agenesia o disgenesia de los conductos de Müller. Puede verse una agenesia vaginal completa y ausencia de útero o agenesia vaginal parcial con un útero rudimentario y una vagina distal. Esto difiere de la **atresia vaginal**, donde sí se desarrolla el sistema de conductos de Müller, pero la porción distal de la vagina está constituida por tejido fibroso. El diagnóstico se hace por exploración física, la cual no revela una vagina permeable, una fórmula cromosómica 46,XX y la visualización de ovarios por ultrasonografía. Ante la agenesia parcial o atresia vaginal, un tacto rectal puede revelar una masa pélvica compatible con el útero, que se puede visualizar por ultrasonografía, TC o IRM. Se puede crear una nueva vagina, ya sea por dilatación seriada del cuerpo perineal por la paciente durante un tiempo prolongado o por intervención quirúrgica reconstructiva. En la atresia vaginal real, la neovagina creada puede conectarse con la porción superior del aparato genital.

Feminización testicular

También conocida como síndrome de insensibilidad a andrógenos, que es producto de la disfunción o ausencia del receptor de testosterona y da origen a un fenotipo femenino en presencia de cromosomas 46,XY,

se presenta en 1 de cada 50000 mujeres. Debido a que estas pacientes tienen testículos, se secreta el **factor inhibidor de los conductos de Müller** (MIF) en etapas tempranas del desarrollo y, por lo tanto, presentan ausencia de todas las estructuras que se derivan de dichos conductos. Cabe mencionar que los testículos tal vez no hayan descendido o quizá emigraron hasta los labios mayores. La menor sensibilidad a la testosterona suele ocasionar la ausencia de vello pubiano y axilar. Comúnmente producen estrógenos, y estas pacientes desarrollan mamas pero a la par de amenorrea primaria porque no tienen útero y tienen una vagina que termina en un saco ciego. Para aquellas que presentan vagina corta o ausente, el tratamiento implica crear una neovagina para la función sexual; sin embargo, no pueden reproducirse. Las consecuencias sanitarias adicionales pueden incluir cáncer testicular y aspectos psicosociales complejos.

TRASTORNOS DEL ÓRGANO TERMINAL

Insuficiencia ovárica

La insuficiencia ovárica primaria (IOP) causa cifras bajas de estradiol pero elevadas de gonadotropinas, el llamado **hipogonadismo hipergonadotrópico**. Hay una diversidad de causas de IOP (tabla 21-2). El **síndrome de Savage** se caracteriza por ausencia de respuesta de los ovarios a las hormonas foliculoestimulantes (FSH) y a la hormona luteinizante (LH) secundaria al defecto de un receptor. En el **síndrome de Turner** (45,XO) los ovarios muestran una atresia tan rápida que para la pubertad ya no suele haber ovocitos primordiales. Los defectos en las enzimas involucradas en la biosíntesis de esteroides, en particular la 17-hidroxilasa, pueden provocar amenorrea y la ausencia de desarrollo mamario debido a la carencia de estradiol.

Agenesia gonadal con cromosomas 46,XY

Si hay un defecto en las enzimas que participan en la producción de esteroides sexuales, **17α-hidroxilasa o 17,20 desmolasa**, no se sintetiza testosterona. Sin embargo, aún puede producirse el MIF y, por lo tanto, no habrá órganos reproductivos internos femeninos. Estos pacientes, desde otros puntos de vista, son fenotípicamente mujeres, por lo general sin desarrollo mamario. Los pacientes con ausencia o un defecto del receptor de testosterona presentan el síndrome de feminización testicular.

Aunque la feminización testicular es resultado de efectos periféricos de disminución o ausencia de sensibilidad de los receptores de testosterona, otra circunstancia en que el paciente es genéticamente hombre pero fenotípicamente mujer, es la agenesia gonadal. La ausencia congénita de testículos en un hombre desde el punto de vista genotípico, el **síndrome de Swyer**, da lugar a un fenotipo similar al de la agenesia de ovarios. Debido a que los testículos nunca se desarrollan, no se libera el MIF y estos pacientes presentan genitales femeninos tanto internos como externos. Sin embargo, sin estrógenos no desarrollarán mamas.

■ **TABLA 21-2** Causas de insuficiencia gonadal primaria (hipogonadismo hipergonadotrópico)

Insuficiencia ovárica prematura idiopática

Defectos de enzimas esteroidogénicas (amenorrea primaria)

Escisión de la cadena lateral del colesterol

3β-ol-deshidrogenasa

17-Hidroxilasa

17-Desmolasa

17-Cetoreductasa

Síndrome de regresión testicular

Hermafroditismo verdadero

Disgenesia gonadal

Disgenesia gonadal pura (síndrome de Swyer) (46,XX y 46,XY)

Síndrome de Turner (45,XO)

Variantes del síndrome de Turner

Síndrome de resistencia ovárica (de Savage)

Ooforitis autoinmunitaria

Posinfecciosa (p. ej., parotiditis epidémica)

Posoforectomía (también ante resecciones en cuña)

Posradiación

Posquimioterapia

Adaptado de DeCherney A, Pernoll M. *Current Obstetric and Gynecologic Diagnosis and Treatment*, Norwalk, CT: Appleton & Lange; 1994:1009.

TRASTORNOS CENTRALES

Trastornos hipotalámicos

La hipófisis no secretará FSH y LH si el hipotálamo no puede producir la hormona liberadora de gonadotropinas (GnRH), transportarla a la hipófisis o secretarla en forma pulsátil. De este hipogonadismo hipogonadotrópico resultan anovulación y amenorrea. El **síndrome de Kallmann** constituye una forma de hipogonadismo hipogonadotrópico que implica la ausencia congénita de GnRH y suele vincularse con anosmia. En este síndrome se interrumpe la migración normal de las neuronas que sintetizan GnRH en su viaje desde la placoda olfatoria hacia el hipotálamo y tampoco se forman bulbos olfatorios, lo que causa esta combinación de hipogonadismo hipogonadotrópico y anosmia. Otras formas en que se puede alterar el transporte de la GnRH incluyen la compresión o destrucción del tallo hipofisario o el núcleo arqueado, tal vez por efecto de una masa tumoral, traumatismos, sarcoidosis, tuberculosis, radiación o la enfermedad de Hand-Schuller-Christian. Por último, puede haber defectos en la pulsatilidad de la secreción de GnRH en casos de anorexia nerviosa, estrés extremo, actividades atléticas, hiperprolactinemia, hipotiroidismo, disminución rápida o intensa de peso y pubertad retrasada constitucional.

Trastornos de la hipófisis

Los defectos primarios de la hipófisis son una causa rara de amenorrea primaria. La disfunción hipofisaria suele ser secundaria a la correspondiente hipotalámica. Tal vez sea producto de tumores, infiltración de la glándula hipófisis o infartos. La intervención quirúrgica o la radiación de tumores hipofisarios pueden llevar a la disminución o ausencia de LH y FSH. La hemosiderosis ocasiona el depósito de hierro en la hipófisis que lleva a la destrucción de los gonadotropos que producen FSH y hormona luteinizante.

DIAGNÓSTICO

Se puede estudiar a una paciente que acude con amenorrea primaria con base en su fenotipo (tabla 21-3 y fig. 21-1). Ocurre ausencia de útero en los hombres por la secreción del MIF por los testículos y en las mujeres con agenesia de los conductos de Müller. El desarrollo mamario depende de la secreción de estradiol por los ovarios. Los pacientes con ausencia de útero o mamas, por lo general son hombres 46,XY con defectos de la síntesis de esteroides o grados diversos de disgenesia gonadal, en los que el tejido gonadal produce una cantidad adecuada del MIF, pero la síntesis de andrógenos es insuficiente.

Si hay presencia de mamas pero no útero, las causas pueden incluir ausencia congénita de útero (agenesia de los conductos de Müller) en la mujer o feminización testicular en el hombre. En este último caso, el estradiol proveniente de la secreción testicular directa, así como la conversión periférica de la testosterona y androstenediona, dan lugar al desarrollo mamario. La presencia de una cantidad y distribución de vello pubiano normal respalda la agenesia de los conductos de Müller en tanto que la ausencia o escasez de vello pubiano indica insensibilidad a los andrógenos.

Para las pacientes con útero pero sin desarrollo mamario, el diagnóstico diferencial incluye el hipogonadismo hipergonadotrópico, como

	Ausencia de útero	**Presencia de útero**
Ausencia de mamas	Agenesia gonadal en individuos 46,XY	Insuficiencia/agenesia gonadal en individuos 46,XX
Presencia de mamas	Deficiencias enzimáticas de la síntesis de testosterona	Alteración del eje hipotálamo-hipofisario
	Feminización testicular	Patogenia hipotalámica, hipofisaria u ovárica similar a la de la amenorrea secundaria
	Agenesia de los conductos de Müller o MRKH	Anomalías congénitas del aparato genital

TABLA 21-3 Diagnóstico de la etiología de la amenorrea primaria

MRKH, síndrome de Mayer-Rokitansky-Kuster-Hauser.

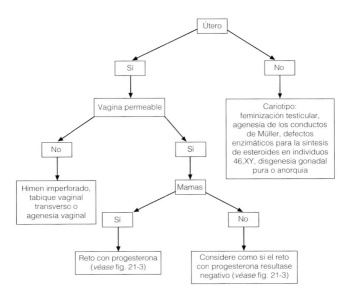

FIGURA 21-1. Diagrama de flujo de diagnóstico para pacientes con amenorrea primaria.

ocurre en la disgenesia gonadal de ambos sexos y con defectos en las vías de síntesis de esteroides en individuos 46,XX e hipogonadismo hipogonadotrópico, como se ve ante la disfunción del sistema nervioso central (SNC), hipotalámica e hipofisaria. Una determinación de la concentración sérica de FSH permite diferenciar entre los dos procesos, donde se observa su elevación en el hipogonadismo hipergonadotrópico.

El estudio de la amenorrea en individuos con fenotipo femenino con la ausencia de útero o mamas debe incluir cariotipo, seguido por cuantificaciones de testosterona y FSH. Se pueden hacer análisis bioquímicos y hormonales adicionales para dilucidar los defectos enzimáticos específicos. Las pacientes con desarrollo de útero y mamas deben valorarse para determinar si presentan una vía de salida evidente desde el útero. Si hay continuidad de vagina, cérvix y útero, se pueden valorar porque la paciente acude al médico por amenorrea secundaria.

TRATAMIENTO

Las pacientes con anomalías congénitas pueden tratarse quirúrgicamente con procedimientos reconstructivos que permitan la salida de la menstruación en aquellas con útero funcional, o la creación de una vagina funcional. Las pacientes con ausencia de útero y mamas se pueden tratar con restitución de estrógenos para lograr el desarrollo mamario y prevenir la osteoporosis. Aquellas pacientes con desarrollo mamario pero ausencia de útero, tal vez no requieran intervención médica.

Las pacientes con útero pero sin desarrollo mamario y con hipogonadismo hipergonadotrópico a menudo presentan una insuficiencia ovárica irreversible y requerirán tratamiento de restitución de estrógenos. Las pacientes con hipogonadismo hipogonadotrópico requieren estudio adicional por amenorrea secundaria.

AMENORREA SECUNDARIA

Ésta es la ausencia de menstruación durante 3 meses en mujeres con ciclos regulares previos o por 6 meses en aquellas con antecedente de ciclos irregulares. **La causa más frecuente de amenorrea secundaria es el embarazo** y otras se pueden clasificar como anomalías anatómicas, disfunción ovárica, prolactinoma e hiperprolactinemia, y trastornos del SNC o hipotalámicas.

ANOMALÍAS ANATÓMICAS

Las causas anatómicas comunes de la amenorrea secundaria son el síndrome de Asherman y la estenosis cervical. El **síndrome de Asherman** es la presencia de sinequias o adherencias intrauterinas, por lo general secundarias a intervenciones quirúrgicas intrauterinas o infecciones. Sus posibles causas incluyen dilatación y legrado, miomectomía, cesárea o endometritis. La **estenosis cervical** se puede manifestar como amenorrea secundaria y dismenorrea. Suele ser causada por cicatrización patológica del orificio cervical secundaria a un traumatismo quirúrgico u obstétrico.

INSUFICIENCIA OVÁRICA

Ocurre como resultado de la torsión ovárica, intervenciones quirúrgicas, infecciones, radiación o quimioterapia. La **insuficiencia ovárica primaria** (IOP), antes llamada insuficiencia ovárica prematura, suele ser idiopática. Se define como el desarrollo de hipogonadismo hipergonadotrópico antes de los 40 años de edad y ocurre en 1 de cada 250 mujeres a los 35 años y 1 de cada 100 a los 40. La menopausia que se presenta antes de los 35 años de edad debería llevar a un análisis cromosómico para valorar una base genética de la IOP. Las pacientes con IOP idiopática o insuficiencia ovárica temprana de causa conocida se tratan en general con estrógenos complementarios para disminuir el riesgo de enfermedad cardiovascular y osteoporosis.

SÍNDROME DE OVARIOS POLIQUÍSTICOS

El **síndrome de ovarios poliquísticos** (SOP) fue descrito por primera vez en 1935 y hoy se sabe que es uno de los trastornos hormonales más comunes en las mujeres, con una prevalencia de 5 a 10% en Estados Unidos y los países desarrollados. El diagnóstico se hace cuando las mujeres cumplen con dos de tres de las siguientes manifestaciones: oligo o anovulación, datos clínicos o por laboratorio de hiperandrogenismo y síndrome de ovarios poliquísticos por ultrasonografía. Los datos clínicos de hiperandrogenismo pueden incluir un crecimiento excesivo de pelo (hirsutismo) y un patrón masculino de pérdida del cabello, así como acné. No se sabe con exactitud qué precipita la enfermedad, pero una vez que se inicia ocurre un ciclo de autoperpetuación.

En el caso del SOP, la anovulación crónica lleva a cifras elevadas de estrógenos y andrógenos. Los andrógenos excesivos secretados por los ovarios y la corteza suprarrenal se convierten periféricamente en estrona en el tejido adiposo del organismo. Además, los andrógenos aumentados llevan a una disminución de la producción de globulina fijadora de hormonas sexuales, con cifras resultantes todavía mayores de estrógenos y andrógenos libres. Este estado hiperestrogénico lleva a un aumento del cociente LH: FSH, el desarrollo folicular atípico, la anovulación y un aumento de la producción de andrógenos. De nuevo, los andrógenos se convierten a estrógenos en la periferia corporal, lo que lleva a la propagación cíclica de la enfermedad. Muchas pacientes con SOP, hiperandrogenismo y obesidad, también presentan resistencia a la insulina e hiperinsulinemia. No sorprende que la incidencia de diabetes mellitus tipo 2 esté aumentada en ellas.

El tratamiento de estas pacientes depende de los síntomas y deseos particulares. Para aquellas que desean un embarazo, puede inducirse la ovulación con uso de citrato de clomifeno o letrozol. Las pacientes con SOP pueden ser particularmente resistentes a la inducción de la ovulación, incluso con medicación. Además, hay pruebas de que la probabilidad de ovulación puede aumentar de manera significativa con la disminución de peso; por lo tanto, se recomienda en forma enfática a las pacientes tener un papel activo en el mantenimiento o la disminución del peso antes del embarazo. En aquellas con hiperinsulinemia y resistencia a la insulina, la metformina puede aumentar la ovulación espontánea, que al menos mejorará la resistencia a la insulina y puede ayudar a la disminución del peso. Para las pacientes que no tienen interés actual en la fertilidad, la meta del tratamiento es una estabilización de los ciclos menstruales. Las píldoras anticonceptivas orales (PAO) no solo ayudan a regular el ciclo y disminuyen el riesgo de hiperplasia o carcinoma endometriales, sino que también mejoran los síntomas de acné y detienen el avance del hirsutismo, debido a la disminución de las cifras circulantes de andrógenos. Si los estrógenos están contraindicados o la paciente así lo prefiere, el tratamiento con progestágeno solo en forma de dispositivo intrauterino liberador de levonorgestrel, píldoras orales o inyecciones disminuirá, de manera similar, el riesgo de enfermedad endometrial. De nuevo, se requerirá con insistencia a las pacientes con obesidad para que disminuyan su peso. A semejanza del síndrome metabólico, las pacientes con SOP tienen mayor riesgo de hipertensión, apnea obstructiva del sueño, arteriopatía coronaria, resistencia a la insulina y diabetes tipo 2. La disminución de peso puede aminorar estos riesgos, así como interrumpir el ciclo de anovulación. La mayoría de los clínicos recomendaría que las pacientes se sometiesen a la detección de la diabetes mellitus tipo 2 y se asegurase el tratamiento con un médico de atención primaria para vigilar otros trastornos sanitarios vinculados con el SOP que se mencionaron antes.

AMENORREA RELACIONADA CON HIPERPROLACTINEMIA

El exceso de prolactina causa amenorrea y galactorrea, con irregularidades menstruales a menudo resultantes de la secreción anormal de gonadotropinas (FSH y LH) por alteraciones en la concentración de dopamina, que suelen observarse ante la hiperprolactinemia. Las causas y consecuencias del exceso de prolactina son numerosas. Su secreción es inhibida por la dopamina y estimulada por la serotonina y la hormona liberadora de tirotropina (TRH). Debido a la su-

presión constante de la secreción de prolactina por la secreción hipotalámica de dopamina, cualquier trastorno en este proceso a través de una lesión hipotalámica o hipofisaria puede llevar a la desinhibición de la secreción de prolactina.

La hiperprolactinemia tiene varias causas posibles (tabla 21-4). El hipotiroidismo primario, que da lugar al aumento de la hormona estimulante del tiroides (TSH) y TRH, puede causar hiperprolactinemia. Los medicamentos que aumentan las cifras de prolactina (por un efecto hipotalámico-hipofisario) incluyen antagonistas de la dopamina (haloperidol, metoclopramida y fenotiazinas), antidepresivos tricíclicos, estrógenos, inhibidores de la oxidasa de monoaminas y opiáceos. Un adenoma hipofisario secretor de prolactina causa aumento de su concentración. El síndrome de la silla turca vacía, en el que la membrana subaracnoidea se hernia al interior de la silla turca y causa su ensanchamiento y aplanamiento, es otra causa de hiperprolactinemia. Otros trastornos vinculados con prolactina alta abarcan el embarazo y la lactancia. Cualquier paciente con aumento de la concentración de prolactina sérica debe realizarse estudios de imagen para descartar un prolactinoma.

ALTERACIÓN DEL EJE HIPOTÁLAMO-HIPÓFISIS

Como con las causas hipotalámica e hipofisaria de la amenorrea primaria, la alteración en la secreción y el transporte o la ausencia de pulsatilidad de la GnRH, o las lesiones hipofisarias adquiridas, todas producirán hipogonadismo hipogonadotrópico (tabla 21-5). Son causas frecuentes de disfunción hipotalámica el estrés, el ejercicio, la anorexia nerviosa y la disminución de peso.

▦ **TABLA 21-4** Diagnóstico diferencial de la galactorrea hiperprolactinemia

Tumores hipofisarios que secretan prolactina

Macroadenomas (> 10 mm)

Microadenomas (< 10 mm)

Hipotiroidismo

Hiperprolactinemia idiopática

Hiperprolactinemia inducida por fármacos

Antagonistas de dopamina

   Fenotiazinas

   Tioxantenos

   Butirofenona
   Difenilbutilpiperidina

   Dibenzoxazepina

   Dihidroindolona

   Derivados de la procainamida

Agentes que agotan las catecolaminas
Falsos transmisores (α-metildopa)

Interrupción de la relación normal hipotálamo-hipofisaria

Corte del tallo hipofisario

Estimulación nerviosa periférica

Estimulación de la pared torácica

   Intervención quirúrgica (p. ej., mastectomía)

   Quemaduras

   Herpes zóster

   Tumores broncogénicos

   Bronquiectasias/bronquitis crónica

Estimulación del pezón

Estimulación pezoniana

Irritación crónica del pezón

Lesión de la médula espinal

Tabes dorsal

Siringomielia

(Continúa)

■ **TABLA 21-4** Diagnóstico diferencial de la galactorrea hiperprolactinemia (*Continuación*)

Enfermedad del SNC

Encefalitis

Craneofaringioma

Tumores pineales e hipotalámicos

Tumores hipotalámicos

Seudotumor cerebral

SNC, sistema nervioso central

■ **TABLA 21-5** Diagnóstico diferencial de la amenorrea hipoestrogénica (hipogonadismo hipogonadotrópico)

Disfunción hipotalámica

Síndrome de Kallmann

Tumores del hipotálamo (craneofaringioma)

Retraso constitucional de la pubertad

Disfunción hipotalámica grave

Anorexia nerviosa

Disminución importante de peso

Estrés intenso

Ejercicio

Trastornos hipofisarios

Síndrome de Sheehan

Panhipopituitarismo

Deficiencia aislada de gonadotropinas

Hemosiderosis (principalmente por talasemia mayor)

Adaptada de DeCherney A, Pernoll M. *Current Obstetric and Gynecologic Diagnosis and Treatment*, Norwalk, CT: Appleton & Lange; 1994:1013.

Diagnóstico

El estudio de la amenorrea secundaria siempre se inicia con un análisis de la fracción β de la gonadotropina coriónica humana (β-hCG) para descartar **un embarazo** antes de hacer el interrogatorio formal. Si resulta negativo, el interrogatorio estándar debe incluir preguntas dirigidas al hipotiroidismo (p. ej., letargo, aumento de peso e intolerancia hacia el frío), la hiperprolactinemia (p. ej., secreción por el pezón, generalmente bilateral) y el hiperandrogenismo (p. ej., cambios recientes en relación con hirsutismo, acné o virilización; *véase* capítulo 23). Debe entonces determinarse la concentración de **TSH** y **prolactina** para descartar hipotiroidismo e hiperprolactinemia, ambas que pueden causar amenorrea. Si las dos están elevadas, se debe tratar el hipotiroidismo y se determinará la cifra de prolactina una vez que las hormonas tiroideas se normalicen para verificar su resolución

Si la concentración de prolactina está elevada y la TSH es normal, el siguiente paso es estudiar otras causas de prolactinemia (fig. 21-2). En la valoración diagnóstica de la paciente debe hacerse un interrogatorio cuidadoso que incluya una lista completa de los medicamentos y la documentación clara del inicio de los síntomas. Una exploración física exhaustiva debe comprender el estudio de campos visuales, nervios craneales, exploración mamaria y el intento de expulsión de leche del pezón por compresión. Una IRM puede descartar una lesión hipotalámica o hipofisaria.

Si la concentración de prolactina es normal se puede hacer **una prueba de reto con progesterona** (10 mg por vía oral durante 7 a 10 d para simular la privación de progesterona) a fin de valorar si es adecuada la producción endógena de estrógenos y la vía de salida. La hemorragia por privación que ocurre después del reto con progesterona indica la presencia de estrógenos y una vía de salida adecuada. En este caso, la amenorrea suele ser secundaria a anovulación con una diversidad de trastornos endocrinos que alteran la retroalimentación hipofisaria/gonadal, como los tumores poliquísticos, lo tumores de ovario y suprarrenales, el síndrome de Cushing, los trastornos tiroideos y la hiperplasia suprarrenal de inicio en el adulto (tabla 21-6).

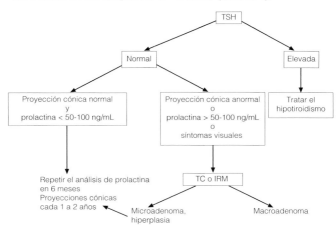

FIGURA 21-2. Diagrama de flujo para el diagnóstico de las pacientes con amenorrea-galactorrea-hiperprolactinemia. TSH, hormona estimulante del tiroides.

▦ **TABLA 21-6** Diagnóstico diferencial del eugonadismo eugonadotrópico (reto de progesterona positivo)
Disfunción hipotalámica leve
Estrés emocional
Trastorno psicológico
Disminución de peso
Obesidad
Inducida por el ejercicio
Idiopática
Hirsutismo-virilización
Síndrome de ovarios poliquísticos
Tumor ovárico
Tumor suprarrenal
Síndrome de Cushing
Hiperplasia suprarrenal congénita y de inicio en el adulto
Enfermedad sistémica
Hipotiroidismo
Hipertiroidismo
Enfermedad de Addison
Insuficiencia renal crónica
Muchas otras enfermedades crónicas
Adaptado de DeCherney A, Pernoll M. *Current Obstetric and Gynecologic Diagnosis and Treatment*, Norwalk, CT: Appleton & Lange; 1994:1013.

La ausencia de hemorragia por privación en respuesta a la progesterona sola debe entonces valorarse con la administración de estrógenos y progesterona. Si aún no ocurre pérdida sanguínea menstrual, debe sospecharse un trastorno de la vía de salida, como el síndrome de Asherman o la estenosis cervical. Si se presenta hemorragia menstrual por privación en respuesta a la administración de estrógenos y progesterona, esto sugiere un útero intacto y funcional sin estimulación adecuada por los estrógenos endógenos. La cuantificación de FSH y LH ayudará a diferenciar entre un trastorno hipotálamo-hipofisario (cifras bajas/normales de FSH y LH) y la insuficiencia ovárica (cifras altas de FSH y LH) (fig. 21-3).

Tratamiento

Las pacientes con hipotiroidismo se tratan con restitución de hormonas

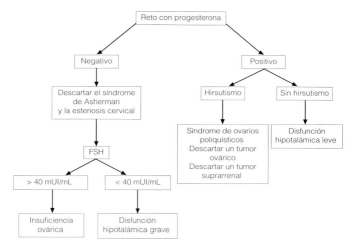

FIGURA 21-3. Diagrama de flujo para el diagnóstico de pacientes con amenorrea secundaria. FSH, hormona foliculoestimulante.

tiroideas. Aquellas con macroadenomas hipofisarios, con resección quirúrgica. Algunas pacientes con macroadenomas y la mayoría de aquellas con microadenomas, se tratan con bromocriptina, un agonista de la dopamina que a menudo produce regresión del tumor y reinicio de la ovulación. Otras pacientes con hiperprolactinemia pueden tratarse también con bromocriptina para reanudar la ovulación. Además, este tratamiento debe vigilarse con la determinación seriada de la concentración de prolactina y radiografías de proyección cónica para diagnosticar el desarrollo de un macroadenoma.

A las pacientes que responden a un reto de progesterona se les debe administrar en forma regular para prevenir la hiperplasia endometrial. En este caso son útiles las PAO y pueden ser de beneficio para tratar el hirsutismo. Sin embargo, si la paciente fuma y es mayor de 35 años de edad, está indicada la progesterona sola por el mayor riesgo de accidentes cerebrovasculares y tromboembolia venosa con el uso de estrógenos.

En pacientes con hipoestrogenismo debe considerarse la restitución de estrógenos y progesterona por los efectos que tienen sobre la densidad ósea y la atrofia genital. Con frecuencia se usan PAO en mujeres menores de 35 años o no fumadoras de mayor edad. Para otras pacientes es adecuado un esquema con 0.625 mg de estrógenos conjugados con 5 o 10 mg de acetato de medroxiprogesterona en forma cíclica, quienes también deben recibir complementos de 1.2 g de calcio elemental a diario.

Inducción de ovulación

Se puede usar la inducción de ovulación con bromocriptina en pacientes con hiperprolactinemia, que cuando está relacionada con medicamentos estos últimos deben discontinuarse o disminuir su dosis, de ser posible. Las pacientes que responden al reto con progesterona muestran datos de producción de estrógenos. Debe corregirse cualquier causa específica de su estado de amenorrea. Si no se reinician las menstruaciones, puede inducirse la ovulación con citrato de clomifeno, que actúa como un antiestrógeno para estimular la secreción de gonadotropinas. Las pacientes con aumento de andrógenos quizá requieran tratamiento con citrato de clomifeno.

Se presume que las pacientes que no responden a la progesterona sola presentan cifras bajas de estrógeno; sin embargo, también en ocasiones responden al citrato de clomifeno. En quienes no responden al citrato de clomifeno se puede usar gonadotropina menopáusica humana o GnRH recombinante para estimular la ovulación. Debe realizarse una vigilancia cuidadosa por ultrasonografía y cuantificación de estradiol en el caso de inducir la ovulación con gonadotropinas, por el riesgo de hiperestimulación ovárica.

PUNTOS CLAVE

- La amenorrea primaria es la ausencia de menarquia a la edad de 15 años.

- La amenorrea primaria puede ser causada por anomalías congénitas del aparato genital, cromosómicas, deficiencias enzimáticas u hormonales, agenesia gonadal, insuficiencia ovárica o alteración del eje hipotálamo-hipófisis.

- El estudio de la amenorrea primaria suele organizarse en cuatro categorías, con base en la presencia o ausencia tanto de útero como de desarrollo mamario.

- En ausencia de útero y mamas, el cariotipo suele resultar 46,XY.

- En ausencia de útero y presencia de mamas, el cariotipo diferenciará entre la agenesia de los conductos de Müller y la feminización testicular.

- En ausencia de mamas y presencia de útero, la FSH permitirá diferenciar entre los hipogonadismos hipergonadotrópico e hipogonadotrópico. Puede requerirse el cariotipo para descartar la agenesia gonadal ante una fórmula 46,XY.

- Las pacientes con útero y mamas deben valorarse si presentan amenorrea secundaria.

- Las anomalías anatómicas incluyen el síndrome de Asherman y la estenosis cervical, y pueden causar amenorrea secundaria. Estas pacientes no tienen respuesta a la privación de estrógenos y progesterona.

- La hiperprolactinemia es una causa frecuente de amenorrea secundaria.

- A las pacientes con cifras normales de prolactina se les puede realizar un reto con progesterona para indagar si hay efecto estrogénico en el endometrio.

- Con reto de progesterona negativo, el diagnóstico diferencial se torna en hipogonadismo hipergonadotrópico o hipogonadotrópico, que puede diferenciarse por la cuantificación de FSH.

- Para pacientes que no buscan fertilidad actual, es importante tratar la causa específica de la amenorrea y considerar la restitución hormonal en aquellas con hipoestrogenismo.

- Para quienes desean fertilidad, puede lograrse comúnmente por inducción de la ovulación. Las pacientes con hiperprolactinemia requieren bromocriptina, en tanto que aquellas con otras formas de hipogonadismo responderán al citrato de clomifeno o las gonadotropinas.

CASOS CLÍNICOS

CASO 1

Una mujer de 18 años de edad acude al consultorio por amenorrea. Señala que nunca ha tenido un periodo menstrual, pero presenta distensión abdominal cíclica leve. Informa de desarrollo mamario normal que inició a los 12 años de edad y que ha tenido actividad sexual, pero con dolor durante el coito. Sus antecedentes médicos y quirúrgicos carecen de importancia. A la exploración física se visualiza vello axilar y pubiano de aspecto normal. Su desarrollo mamario es normal. La exploración ginecológica revela genitales externos de aspecto normal y una vagina corta, que termina en un saco ciego.

1. ¿Cuál de las siguientes pruebas debería ser el primer paso para determinar el diagnóstico?
   a. Cariotipo
   b. Ultrasonografía pélvica
   c. Hormona foliculoestimulante sérica (FSH)
   d. Laparoscopia diagnóstica

2. Se realiza una ultrasonografía al lado de la cama y se detectan ovarios de aspecto normal, así como ausencia de útero y trompas de Falopio. ¿Cuál es el diagnóstico más probable?
   a. Himen imperforado
   b. Tabique vaginal transverso
   c. Agenesia de los conductos de Müller
   d. Síndrome de insensibilidad a andrógenos (SIA)

3. ¿Qué órgano, aparato o sistema debe valorarse en una paciente con este trastorno?

   a. Páncreas y duodeno
   b. Circulación cerebral
   c. Sistema olfatorio
   d. Sistema colector renal y vías urinarias

4. La madre de la paciente llama por la tarde al consultorio y pregunta preocupada: "¿Cómo podrá mi hija iniciar una familia?". Se le asesora de manera correcta acerca de sus opciones, que incluyen:
   a. Inseminación intrauterina
   b. Trasplante de útero
   c. Fecundación *in vitro* (IVF) con una portadora gestacional
   d. La paciente no podrá reproducirse con el uso de su material genético

CASO 2

Una mujer de 32 años de edad G1P1001 acude al consultorio con la principal manifestación de amenorrea y su parto vaginal reciente hace 1 año. Señala que tuvo un embarazo sin complicaciones seguido por el nacimiento de un bebé saludable. El parto se vio complicado por una infección intraamniótica, así como por hemorragia posparto, que requirieron dilatación y legrado (D y L). Después del parto amamantó durante 6 meses, y en ese periodo presentó hemorragia vaginal escasa e irregular. Una vez concluida la lactancia hace 6 meses se percata de la ausencia de menstruación, pero en su lugar tiene cólicos dolorosos mensuales, que parecen cada vez peores. Insiste en que antes del embarazo presentaba menstruaciones normales en forma regular, que no eran muy abundantes ni dolorosas. Ella y su marido desearían otro hijo y han tenido coitos sin protección en los últimos 6 meses sin lograr el embarazo. La revisión mediante aparatos y sistemas es negativa desde otros puntos de vista. Se hace una exploración física, que es normal, además de mostrar un útero hipersensible ligeramente crecido. Una prueba de embarazo en orina realizada en el consultorio resulta negativa.

1. ¿Cuál es el diagnóstico más probable?
   a. Síndrome de Sheehan
   b. Amenorrea por lactancia
   c. Síndrome de Asherman
   d. Insuficiencia ovárica primaria (IOP)

2. Se sospecha el síndrome de Asherman y se hace una histerosalpingografía que revela múltiples sinequias intrauterinas que lo confirman. ¿Cuál de los siguientes es el paso terapéutico a seguir?
   a. Histeroscopia diagnóstica y quirúrgica
   b. 10 mg de hidroxiprogesterona durante 5 d en un intento por lograr una hemorragia por privación
   c. FIV
   d. Colocación de un dispositivo intrauterino (DIU)
   e. Informar a la paciente que por desgracia "es estéril" y no podrá tener un nuevo embarazo

3. ¿Qué complicación obstétrica podría preocupar en cuanto al siguiente embarazo de la paciente?
   a. Trabajo de parto pretérmino
   b. Insuficiencia cervical
   c. Preeclampsia
   d. Placenta acreta

CASO 3

Una adolescente de 15 años de edad acude al consultorio con amenorrea primaria. Presenta talla corta, cuello alado y pezones con separación muy amplia. Notó que no había desarrollado mamas o vello pubiano como sus amigas de la escuela y esto la frustra. No tiene actividad sexual. La exploración física confirma la ausencia de características sexuales secundarias y la auscultación del tórax revela un soplo sistólico áspero. La exploración ginecológica detecta genitales externos femeninos de aspecto normal y vagina con útero palpable al tacto bimanual.

1. Para confirmar el diagnóstico de sospecha, ¿qué prueba se ordenaría en primer término?
   a. Ultrasonografía pélvica

b. Cuantificación de FSH y LH séricas

c. Cariotipo

d. Estradiol sérico

2. Al recordar de la escuela de medicina que hay otras predisposiciones médicas en las pacientes con síndrome de Turner, se ordenan todas las pruebas siguientes, *excepto:*
   a. Pruebas de función tiroidea
   b. Ecocardiograma
   c. Pruebas metabólicas básicas
   d. Prueba de anticuerpos contra el endomisio
   e. DEXA

3. La paciente y sus familiares se sorprenden del diagnóstico, pero agradecen la explicación de sus síntomas. La paciente señala que lo que le molesta más es su ausencia de mamas y vello pubiano. ¿Qué tratamiento se puede ofrecer para su pubertad retrasada?
   a. Hormona del crecimiento
   b. Gonadotropinas (FSH y LH)

c. Estrógenos más progesterona

d. Estrógenos solos

4. Cinco años más tarde, a los 20, la paciente regresa a la clínica para una consulta por infertilidad. Se le realizó corrección quirúrgica de su coartación aórtica y ha usado anticonceptivos orales durante los 2 años recientes para restitución hormonal. Un internista se encarga de su vigilancia sanitaria, quien señala que todos los demás órganos, aparatos y sistemas (hígado, riñón, etc.) se han mantenido estables. ¿Qué recomendación se puede dar acerca del intento de embarazo?
   a. Ninguna, no es buena candidata a un embarazo
   b. Interrumpir las píldoras anticonceptivas, porque están evitando la concepción espontánea
   c. Inducir la ovulación con citrato de clomifeno
   d. Fecundación *in vitro*

CASO 4

Una mujer de 19 años de edad de reciente ingreso a la universidad acude por amenorrea en los últimos 8 meses. Declara que tuvo una menarquia normal a los 12 años de edad y en los primeros ciclos presentaba menstruaciones irregulares, pero después se regularizaron con rapidez y había estado normal hasta hace 8 meses. Niega actividad sexual, no ha presentado infecciones de transmisión sexual y desde otros puntos de vista está sana, sin antecedentes patológicos médicos o quirúrgicos. Informa que su alimentación es saludable y ha estado corriendo unos 22 kilómetros por semana con su equipo de campo traviesa en el último año. Declara que correr es su "pasión" y a veces agrega unos cuantos kilómetros para eliminar el estrés de sus clases. La exploración física revela a una mujer delgada, atlética, con desarrollo mamario y características sexuales secundarias normales. La exploración ginecológica revela genitales externos normales y al tacto bimanual un útero pequeño en anteversión sin masas anexiales.

1. ¿Qué estudio se ordenaría en primer término?
   a. Ultrasonografía pélvica
   b. Determinación de LH urinaria con tira reactiva
   c. FSH sérica
   d. Fracción β de gonadotropina coriónica humana sérica (β-hCG)
   e. Prolactina
   f. Hormona estimulante del tiroides (TSH)

2. Se realiza una cuantificación de β-hCG sérica que resulta negativa, y después, las de FSH, prolactina y TSH. Las dos últimas se encuentran dentro de los límites normales y la FSH es baja. ¿Cuál es el diagnóstico de sospecha?
   a. IOP
   b. Amenorrea inducida por el ejercicio
   c. Amenorrea de la lactancia
   d. Anorexia nerviosa
   e. Bulimia nerviosa
   f. Amenorrea yatrógena

3. ¿Qué datos se esperarían en las pruebas de laboratorio de una paciente con IOP?
   a. TSH elevada, FSH normal, estradiol bajo
   b. TSH normal, FSH elevada, estradiol normal
   c. TSH normal, FSH elevada, estradiol bajo
   d. TSH elevada, FSH elevada, estradiol elevado

4. Otra paciente similar acude al consultorio con amenorrea secundaria, pero también manifiesta galactorrea y cefalea. Los estudios de laboratorio incluyen una prolactina elevada de 120 ng/mL, FSH y TSH normales. ¿Cuál es el siguiente paso del diagnóstico?
   a. IRM de la cabeza
   b. Ultrasonografía pélvica
   c. Estradiol sérico
   d. Testosterona sérica
   e. No se requieren más pruebas

5. ¿Qué tratamiento sería el primero a iniciar en esta paciente?
   a. Resección transesfenoidal
   b. Agonista de dopamina
   c. Radiación
   d. Quimioterapia

RESPUESTAS

CASO 1

PREGUNTA 1

Respuesta correcta B:
El primer paso debe ser una ultrasonografía pélvica con el propósito de determinar la presencia o ausencia de útero, trompas de Falopio y ovarios. Dada la presencia de telarquia normal (desarrollo mamario fisiológico de apariencia normal) y adrenarquia (vello pubiano), no sería útil una cuantificación aleatoria de FSH. El cariotipo y una laparoscopia podrían ser de utilidad también para determinar el diagnóstico final, pero el siguiente paso debe ser una ultrasonografía.

PREGUNTA 2

Respuesta correcta C:
La agenesia de los conductos de Müller (también conocida como síndrome de Mayer-Rokitansky-Kuster-Hauser) corresponde a la ausencia congénita de útero, trompas de Falopio y la porción superior de la vagina. Las variantes de la agenesia de los conductos de Müller pueden incluir cuernos uterinos rudimentarios, con o sin endometrio funcional, y causar dolor abdominal cíclico.

El himen imperforado y el tabique vaginal transverso por lo general se manifestarían con dolor abdominal cíclico y datos de hematocolpos a la exploración. Las pacientes con SIA presentan vello pubiano escaso o ausente, pero de lo contrario pueden presentar amenorrea primaria con mamas de aspecto normal en una adulta joven con fenotipo femenino.

PREGUNTA 3

Respuesta correcta D:
Desde el punto de vista embriológico el desarrollo de útero, cérvix y vagina tiene estrecho vínculo con el del aparato urinario. Los conductos de Müller (también conocidos como paramesonéfricos) se forman a ambos lados y se fusionan para originar el útero, las trompas de Falopio, el cérvix y la porción superior de la vagina en la mujer. Las anomalías de fusión de los conductos de Müller se han relacionado con agenesia o hipoplasia renales, riñón ectópico y riñón en herradura.

Otros órganos, aparatos y sistemas que pueden resultar afectados incluyen el esqueleto, el auditivo y el cardiaco. El tubo digestivo, la circulación cerebral y el sistema olfatorio no se han relacionado.

PREGUNTA 4

Respuesta correcta C:
Aunque esta paciente no podrá reproducirse de manera espontánea debido a la ausencia de útero, trompas de Falopio y cérvix, presenta ovarios normales. Además, mediante tecnologías de reproducción asistida puede pensar en la posibilidad de hijos biológicos. Cuando se interese en la procreación, puede

optar por la estimulación de sus ovarios con gonadotropinas inyectables, seguida por la recuperación de sus ovocitos, fecundación con espermatozoides de su pareja y transferencia del embrión a una portadora gestacional.

La inseminación intrauterina no es una opción para ella, dada su ausencia de útero. Se han hecho trasplantes de útero solo en circunstancias excepcionales y un embarazo subsiguiente sería de alto riesgo (y quizá contraindicado) por los medicamentos inmunosupresores necesarios para su éxito; en la actualidad no es un tratamiento disponible para mujeres con agenesia de los conductos de Müller.

CASO 2

PREGUNTA 1

Respuesta correcta C:
La paciente presenta amenorrea secundaria y la causa más probable de su cuadro clínico es el síndrome de Asherman. Las adherencias intrauterinas por procedimientos obstétricos previos (por lo general D y L) obstruyen la cavidad del útero y causan dolor cíclico y, en algunos casos, amenorrea secundaria. Más a menudo se presenta como dismenorrea.

La amenorrea de la lactancia es poco probable, dado que ya no está amamantando. El síndrome de Sheehan es un panhipopituitarismo secundario al infarto de la glándula hipófisis por hemorragia posparto e hipotensión relativa; esto es menos probable dada su capacidad de amamantar sin dificultad durante 6 meses después del parto. Los síntomas de dolor cíclico hacen menos probable la insuficiencia ovárica prematura, pues constituyen sospecha de que presenta ovulación (dolor cíclico); sin embargo, es una posibilidad adicional.

PREGUNTA 2

Respuesta correcta A:
La respuesta correcta es ofrecer tratamiento quirúrgico por histeroscopia con resección del tejido cicatricial dentro de la cavidad uterina, que aliviaría el dolor cíclico (por salida de la menstruación obstruida) de la paciente y además la ayudaría a lograr una cavidad uterina más receptiva para un embarazo futuro.

La inducción de hemorragia por privación con medroxiprogesterona no mejoraría su obstrucción del flujo ni aumentaría la fertilidad. Aunque la IVF puede ser una opción en el futuro si la intervención quirúrgica fracasara, no constituye el primer paso terapéutico. La colocación de un DIU puede constituir un reto y además causar aumento del dolor y, aún más importante, no disminuirá la presencia de dicho tejido cicatricial intrauterino. Con frecuencia se coloca una sonda de Foley intrauterina o un DIU al final de la resección histeroscópica de cicatrices para reducir su nueva formación, pero no debe recurrirse al DIU como primer método de elección.

PREGUNTA 3

Respuesta correcta D:
Puesto que la superficie endometrial se considera que está

despojada en el contexto del síndrome de Asherman, con formación de tejido cicatricial resultante, la paciente tiene riesgo de placenta acreta en un embarazo posterior. Se trata de una implantación anormal de la placenta más allá de la capa decidual del endometrio al interior del miometrio, que causa adherencia anormal al útero que en algunos casos puede llevar a la placenta increta (invasión profunda en el miometrio) y la placenta percreta (invasión a través de la serosa uterina hacia otros órganos pélvicos, por ejemplo, la vejiga o el recto).

Es poco probable que aumente el trabajo de parto pretérmino en un embarazo posterior si se resecó en forma adecuada el tejido cicatricial y la cavidad uterina es normal antes de la gestación. La insuficiencia cervical es el acortamiento prematuro y, a veces, la dilatación del cérvix. Una paciente puede estar en riesgo de insuficiencia cervical por procedimientos cervicales previos (operaciones excisionales con electrocauterio de asa y conización con bisturí), así como D y L, pero en este contexto del síndrome de Asherman la respuesta más correcta es una placenta acreta. No hay vínculo conocido entre el síndrome de Asherman y la preeclampsia.

CASO 3

PREGUNTA 1

Respuesta correcta C:
Un cariotipo en este caso confirmaría la sospecha del diagnóstico de síndrome de Turner con una fórmula cromosómica resultante 45,X. Las pruebas que llevaron a este diagnóstico incluyen amenorrea primaria en el contexto de ausencia de características sexuales secundarias, datos de exploración física de talla corta, cuello alado y pezones muy espaciados (también conocido como "tórax en escudo"). Además, su soplo tal vez sea secundario a la coartación de la aorta, una de las anomalías cardiacas más frecuentes de las pacientes con el síndrome de Turner. Otros datos característicos incluyen las "gónadas en estría", que a menudo no son funcionales, y es raro el embarazo subsiguiente.

La ultrasonografía pélvica posiblemente revelase un útero de aspecto normal y tal vez identifique, o no, gónadas en estría; es menos útil para el diagnóstico definitivo. La FSH y LH séricas quizá estuviesen elevadas y el estradiol bajo en una paciente con síndrome de Turner, pero esto sería menos útil para confirmar el diagnóstico.

PREGUNTA 2

Respuesta correcta E:
Si bien las pacientes con el síndrome de Turner suelen presentar osteoporosis secundaria a IOP, a la edad de 15 años esto es menos probable, por lo que no se ordenaría una DEXA a esta edad.

Es razonable verificar las pruebas de función tiroidea porque las pacientes tienen mayor riesgo de tiroiditis de Hashimoto. Se escucha un soplo en la exploración física que lleva a ordenar un ecocardiograma, en especial ante el conocimiento de que el síndrome de Turner conlleva un mayor riesgo de coartación aórtica, válvula aórtica bicúspide y disección aórtica. Se indaga la hiperglucemia y la función renal mediante estudios metabólicos básicos dado el riesgo conocido de diabetes y nefropatía en el síndrome de Turner. Se ordenan anticuerpos antiendomisio para descartar la enfermedad celiaca, que también se relaciona con este síndrome, si bien menos a menudo que los trastornos antes mencionados.

PREGUNTA 3

Respuesta correcta C:
La paciente, ahora de 15 años de edad, quizá ya alcanzó su potencial de crecimiento completo, por lo que está indicado el inicio de estrógenos. Dada la presencia de útero (y el riesgo de hiperplasia o carcinoma endometriales con los estrógenos sin oposición) también se administraría un progestágeno en forma cíclica o diaria para proteger su endometrio. Se inician los estrógenos a dosis baja (prepuberal) y se aumentan gradualmente durante 3 a 4 años hasta las cifras fisiológicas de la adulta. Debe continuarse el tratamiento con estrógenos y progesterona hasta que se alcance la edad de la menopausia.

Estaría indicado el tratamiento con hormona del crecimiento si hubiese acudido a una edad previa a la fusión de sus epífisis óseas distales, con el fin de llevar al máximo su talla. En este contexto, sin embargo, no sería de ayuda. El tratamiento con gonadotropinas tal vez tendría efecto en la pubertad, por su acción sobre los estrógenos y la progesterona, pero debe administrarse en forma subcutánea. La facilidad de uso de los estrógenos y progestágenos orales con buenos efectos hace al de gonadotropinas, en este contexto, peligroso y contraindicado.

PREGUNTA 4

Respuesta correcta D:
La IVF con uso de óvulos de donadora y, con toda probabilidad, una portadora gestacional, son sus opciones para concebir. Dado que lo más probable es que sus gónadas no presenten tejido funcional (dado su cuadro clínico de ausencia de desarrollo mamario a los 15 años de edad), también lo es que tampoco presente folículos funcionales. La inducción de ovulación para IVF, por lo tanto, tiene probabilidades de fracasar y poner en riesgo su salud. La vía más segura para el embarazo en esta paciente sería utilizar óvulos de donadora (con espermatozoides de su compañero) y una portadora gestacional. La opción de portar el embarazo en su propio útero puede ser posible, pero solo después de una colaboración estrecha con un perinatólogo y un especialista en infertilidad.

En este caso, las píldoras anticonceptivas están actuando con fines de restitución hormonal, más que de anticoncepción. También estaría contraindicada la inducción de ovulación con clomifeno, debido a su posible carencia de folículos ováricos funcionales en las gónadas en estría.

CASO 4

PREGUNTA 1

Respuesta correcta D:
Aunque esta paciente no informa de actividad sexual, es de suma importancia descartar un embarazo en cualquier caso de amenorrea secundaria (y en la mayoría de los de amenorrea primaria). Una prueba de β-hCG negativa descarta la causa más frecuente de amenorrea secundaria: el embarazo.

No sería útil la ultrasonografía pélvica en este contexto porque la paciente no presenta dolor (no hay preocupación por una causa obstructiva de la amenorrea). Se usan tiras reactivas para estudiar la LH en orina en pacientes que intentan obtener datos respecto a la ovulación. Puesto que la paciente no está menstruando, con toda probabilidad no ovula y, en consecuencia, no aportarían nada estas pruebas. Las determinaciones de FSH, prolactina y TSH sérica serían útiles para el estudio, pero solo después de descartar un embarazo.

PREGUNTA 2

Respuesta correcta B:
El diagnóstico más probable es de amenorrea inducida por el ejercicio (hipogonadismo hipogonadotrópico), que daría lugar a cifras de prolactina y TSH normales con FSH baja. Las mujeres que realizan un ejercicio extenuante suelen presentar irregularidades menstruales, y esto puede avanzar hasta la amenorrea conforme aumenta la intensidad o duración del ejercicio. Ocurre amenorrea inducida por el ejercicio cuando se alcanza una disminución de peso más allá de

un umbral. Se emitió la hipótesis de que cuando el peso es bajo y el ejercicio físico importante durante periodos prolongados, se altera la naturaleza pulsátil de la secreción de la GnRH, de manera que desaparece la estimulación normal de los ovarios por FSH y LH, y por lo tanto ocurren anovulación y amenorrea. Este proceso es reversible si se disminuye el ejercicio o se aumenta la ingestión calórica.

Los datos de laboratorio no son compatibles con la IOP. La paciente no está lactando en la actualidad, por lo que no presenta amenorrea de la lactancia. La anorexia y la bulimia nerviosa pueden arrojar datos de laboratorio similares, pero esta paciente no informa antecedentes de un trastorno de alimentación. Es importante, no obstante, que durante su estudio se indaguen datos de patrones de alimentación anormal y hábitos desusados de control de peso. La amenorrea yatrógena es aquella inducida por medicamentos como la leuprolida de depósito o los anticonceptivos orales. La paciente no señala antecedentes de uso de estos medicamentos.

PREGUNTA 3

Respuesta correcta C:
La IOP, antes conocida como insuficiencia ovárica prematura, es un tipo de hipogonadismo hipergonadotrópico que se presenta con amenorrea secundaria a una edad menor de 40 años. Los estudios de laboratorio mostrarían una FSH notablemente elevada con estradiol bajo. La TSH no se afecta en este contexto. Las causas de la IOP pueden incluir

anomalías cromosómicas y trastornos genéticos (síndrome de X frágil), si bien en la mayoría de los casos no se encuentra una definitiva. Es comprensible que las mujeres jóvenes con este diagnóstico se sientan devastadas por estos datos, en particular si planeaban procrear. Las opciones de fertilidad incluyen la fecundación *in vitro* de sus propios óvulos, pero es más probable que requiera la donación de óvulos, dependiendo del grado de agotamiento de sus propios folículos. Se beneficiará de la restitución de estrógenos y progesterona para aminorar el riesgo de osteoporosis y mejorar su salud cardiovascular en el largo plazo, lo que se recomendaría con mucho énfasis en su asesoramiento. Las tres otras combinaciones de pruebas de laboratorio previas no son compatibles con la insuficiencia ovárica primaria.

PREGUNTA 4

Respuesta correcta A:
Debido a la prolactina elevada, cefalea y galactorrea de esta paciente, se tiene la elevada sospecha de un prolactinoma, por lo que se ordena una IRM. Los prolactinomas son el tipo más usual de adenoma hipofisario. Ocurre amenorrea en forma secundaria a la inhibición de la secreción de GnRH, que causa descenso de la secreción de la FSH y LH, lo cual lleva a la anovulación y otra forma de "hipogonadismo hipogonadotrópico".

Una ultrasonografía pélvica no sería útil en este caso, debido a que con toda probabilidad resultaría con ovarios de aspecto normal y una banda endometrial delgada (secundaria a su falta de estimulación por ovarios con ovulación). Se sospecharía mucho de un prolactinoma por la cifra de prolactina sérica. Las pruebas de estradiol y testosterona tampoco tendrían utilidad diagnóstica en este caso.

PREGUNTA 5

Respuesta correcta B:
Se sospecha que hay un microadenoma porque la cifra de PRL es < 200; así, se opta por iniciar el tratamiento con un agonista de dopamina. Los dos medicamentos en uso actual incluyen bromocriptina y cabergolina, ambas muy eficaces para disminuir el tamaño de un adenoma. Muchos médicos intentan con bromocriptina antes que con cabergolina, por el mayor riesgo de cardiopatía valvular con esta última. El inicio del tratamiento es con cualquiera de ellas en una dosis baja y su ascenso lento. Se haría seguimiento de la cifra de prolactina sérica para determinar la dosis final eficaz y, adicionalmente, se repetiría la IRM en 3 a 6 meses para valorar el efecto del tratamiento.

La resección transesfenoidal de un prolactinoma es una opción terapéutica para pacientes que no responden a los agonistas de dopamina o que no los toleran; sin embargo, ésta no sería la primera línea de tratamiento dado el mayor riesgo de una intervención quirúrgica, así como de su fracaso (y la persistencia de células de prolactinoma). La radioterapia se usa principalmente en mujeres en quienes fracasa la resección o con adenomas grandes refractarios a otros tratamientos. La quimioterapia no tiene beneficio en este caso.

Las características del ciclo menstrual cambian de una mujer a otra y sus variaciones normales incluyen una duración de entre 21 y 35 d, la pérdida sanguínea hasta por 7 d, así como cólicos leves a moderados, a menudo aliviados con medicamentos de venta libre. Asimismo, unas cuantas mujeres también pueden presentar goteo sanguíneo o ligera hemorragia a mitad del ciclo debido a una leve declinación de la concentración de estrógenos que precede a la ovulación. La hemorragia que ocurre fuera de estos parámetros se define como hemorragia uterina anormal (HUA) y es un motivo frecuente de consulta al ginecólogo. En este capítulo se describen las anomalías frecuentes del ciclo menstrual, incluida la valoración diagnóstica apropiada y las opciones terapéuticas.

DISMENORREA

Se define como la presencia de dolor y cólicos durante la menstruación que **interfieren con las actividades normales** y requieren medicamentos de venta libre o prescritos. El dolor leve durante la menstruación es normal; 50% de las mujeres que menstrúan sufre dismenorrea y 10% se incapacita durante 1 a 3 d cada mes.

La dismenorrea se clasifica como primaria o secundaria. La primaria corresponde a un dolor menstrual idiopático sin alteración patológica identificable, que a menudo se presenta con el inicio de los ciclos menstruales ovulatorios; la secundaria corresponde a la menstruación dolorosa por una alteración patológica subyacente (endometriosis, fibromas, adenomiosis, enfermedad pélvica inflamatoria [EPI], estenosis cervical).

DISMENORREA PRIMARIA

La **dismenorrea primaria** suele presentarse antes de los 20 años de edad y, puesto que casi siempre se relaciona con **ciclos ovulatorios,** suele diagnosticarse en los últimos años la segunda década de la vida, más que en la menarquia, cuando los ciclos a menudo son anovulatorios. Si bien no hay una causa orgánica obvia, se cree que la dismenorrea primaria es producto del **aumento en la producción de prostaglandinas en el endometrio,** derivadas de la vía del ácido araquidónico. Además, puede haber un componente psicológico involucrado en algunas pacientes, que dependen de actitudes hacia la menstruación aprendidas de madres, hermanas y amigas.

Diagnóstico

El diagnóstico de dismenorrea primaria se hace con base en los antecedentes y la **ausencia de causas orgánicas**. El diagnóstico erróneo más frecuente de dismenorrea primaria es la endometriosis. A menudo el dolor de la dismenorrea se presenta ante ciclos ovulatorios en el primer o segundo día de la menstruación, en tanto el dolor de la endometriosis puede iniciarse 1 a 2 d o semanas antes de la menstruación, empeora 1 o 2 d antes y se alivia con el flujo menstrual, o apenas después (cap. 15). Los síntomas asociados con la dismenorrea primaria incluyen náusea, vómito y cefalea. A la exploración física no hay anomalías obvias, excepto una hipersensibilidad generalizada en la pelvis.

Tratamiento

El tratamiento ideal de la dismenorrea primaria es con fármacos **antiinflamatorios no esteroides** (AINE). Los más usados incluyen ácido acetilsalicílico, ibuprofeno, ketoprofeno y naproxeno, todos disponibles sin prescripción; sin embargo, para un mejor alivio de los síntomas es crítica la instrucción acerca del inicio, la duración y la dosificación de los medicamentos. Las pacientes pueden necesitar la **prescripción de dosis mayores** para obtener un alivio adecuado de los síntomas. Puesto que los fármacos antiprostaglandínicos funcionan por bloqueo de la síntesis y el metabolismo de las prostaglandinas, éstos deben tomarse al inicio de la menstruación, continuarse por 1 a 3 d, y después según sea necesario. Los inhibidores de las COX- 2, como el celecoxib, son otra clase de AINE que ha mostrado eficacia para tratar la dismenorrea primaria. No obstante, los efectos secundarios potenciales han limitado el uso de estos fármacos en Estados Unidos.

Las **píldoras anticonceptivas orales** (ACO) son el segundo recurso terapéutico para las mujeres que no logran un alivio adecuado del dolor con medicamentos antiprostaglandínicos y AINE solos, o que no los pueden tolerar. Más de 90% de las mujeres con dismenorrea primaria presenta alivio adecuado del dolor con el uso de anticonceptivos orales administrados en forma continua (preferidos) o cíclica. Lo mismo es válido para otros anticonceptivos de estrógenos/progestágenos combinados, como el parche de norelgestromin-etinilestradiol y el anillo de etonogestrel-etinilestradiol. El mecanismo del alivio es secundario al cese de la ovulación, o por **disminución de la proliferación endometrial** que lleva a una **menor producción de prostaglandinas.** La mayoría de las pacientes que ha usado ciclos de ACO durante 1 año experimenta una disminución de los síntomas, incluso cuando el medicamento se suspende. En mujeres que no toleran los estrógenos, los **anticonceptivos de solo progestágeno** también proveen un alivio excelente e incluyen a la medroxiprogesterona de depósito, el implante de etonogestrel y los DIU que liberan levonorgestrel.

Las **opciones no médicas** de tratamiento de la dismenorrea primaria incluyen el uso de cojinetes y parches calientes en la parte baja del abdomen, ejercicio, masaje, acupuntura e hipnosis. Se ha mostrado también que el uso de la estimulación nerviosa eléctrica transcutánea (ENET) alivia o disminuye el dolor en las mujeres que sufren dismenorrea primaria.

Las **técnicas quirúrgicas**, incluidas la dilatación cervical, la ligadura de los ligamentos uterosacros y la neurectomía presacra, se han usado antes, pero **tienen poca utilidad terapéutica actual** para la dismenorrea primaria. A menudo la dismenorrea primaria disminuirá durante la tercera década de la vida de la paciente e inicios de la cuarta. Además, un embarazo que llega hasta la viabilidad del feto suele disminuir los síntomas de la dismenorrea primaria. Muy rara vez una paciente afectada requiere histerectomía para el alivio del dolor. Antes debe hacerse una **valoración exhaustiva,** que tal vez incluya interrogatorio en cuanto a un ataque sexual durante la infancia, ultrasonografía pélvica, IRM y laparoscopia, en busca de causas secundarias de la dismenorrea.

DISMENORREA SECUNDARIA

Es la menstruación dolorosa con una causa identificable que se puede atribuir a varios motivos (fig. 22-1). Las causas estructurales incluyen anomalías de los conductos de Müller, estenosis cervical, fibromas, adenomiosis, pólipos endometriales, neoplasias ováricas o de las trompas de Falopio, así como cambios inflamatorios y adherencias relacionados con infecciones pélvicas, intervenciones quirúrgicas previas y endometriosis. La endometriosis y la adenomiosis (cap. 15), así como los fibromas uterinos (cap. 14) se tratan en otros capítulos, por lo que se ha de referir a ellos en particular para los detalles del tratamiento.

La ultrasonografía pélvica y su variante disponible más reciente, tridimensional, corresponden a un recurso inicial con el que se puede lograr el diagnóstico de la mayoría de las anomalías estructurales y neoplasias de la parte alta del aparato genital femenino. A menudo las adherencias, infección pélvica y endometriosis se diagnostican mediante laparoscopia y laparotomía por su visualización directa. Se pueden usar cultivos de la secreción cervical para descartar infecciones de transmisión sexual (ITS).

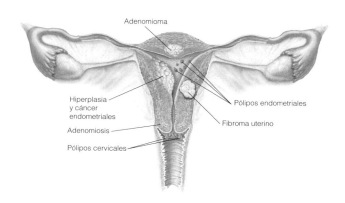

FIGURA 22-1. Causas frecuentes de hemorragia vaginal anormal. (De Anatomical Chart Co.)

Estenosis cervical

La estenosis cervical causa dismenorrea por obstrucción del flujo de sangre durante la menstruación y puede ser **congénita** o secundaria a **cicatrización patológica por infecciones, traumatismos o intervenciones quirúrgicas.** Las pacientes suelen manifestar menstruación escasa o ligera prolongada relacionada con cólicos intensos que se alivia con el aumento del flujo menstrual. A la exploración física puede haber cicatrización patológica obvia del orificio externo; a menudo el médico no puede introducir una sonda uterina a través del conducto cervical.

Tratamiento

La estenosis cervical se trata por dilatación, que se puede hacer en **forma mecánica** o con tallos de laminaria en el cérvix. La dilatación quirúrgica suele realizarse en el quirófano, pero se puede intentar en el consultorio bajo bloqueo paracervical y profilaxis con misoprostol para reblandecer el cérvix. Se introducen de manera progresiva dilatadores de mayor calibre a través del conducto cervical, hasta que se logra su permeabilidad. La guía ultrasonográfica puede ser útil para evitar la creación de una falsa vía o una perforación uterina.

Se pueden colocar en el cérvix **dilatadores osmóticos, como los tallos de laminaria**, en el consultorio. Constituidos por algas, éstos dilatan el cérvix durante un periodo de 24 h, por absorción de agua de los tejidos circundantes. La dilatación lenta del cérvix es resultado de la expansión del tallo de laminaria. La dilatación provee alivio; sin embargo, los síntomas suelen recurrir y requerir dilataciones múltiples. El embarazo que culmina con un parto vaginal a menudo constituye una curación permanente.

Adherencias pélvicas

Las pacientes con antecedente de infecciones pélvicas, incluidos cervicitis, EPI (fig. 22-2) o absceso tuboovárico, pueden presentar síntomas de dismenorrea secundarios a la

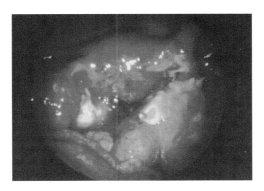

FIGURA 22-2. Vista laparoscópica de la enfermedad inflamatoria pélvica en la mujer adulta. (Tomada de Sweet R, Gibbs R. *Atlas of Infectious Diseases of the Female Genital Tract*. Philadelphia, PA. Lippincott Williams & Wilkins; 2005.)

formación de adherencias. Aquellas con otras enfermedades inflamatorias locales (apendicitis, endometriosis o enfermedad de Crohn) o el antecedente de intervención quirúrgica pélvica (en especial la miomectomía) también pueden tener adherencias que causan dismenorrea. Si una paciente presenta cualquiera de estos antecedentes e informa dolor vinculado con el movimiento o la actividad, deben sospecharse adherencias pélvicas. En algunas pueden ser tan extensas que "fijan" el útero, lo que puede percibirse a la exploración ginecológica. Las adherencias **no son visibles con las modalidades de obtención de imagen habituales,** como la ultrasonografía pélvica, IRM o tomografía computarizada.

Tratamiento

Algunas ocasiones las pacientes con adherencias pélvicas responden a los medicamentos antiprostaglandínicos prescritos para la dismenorrea primaria. Cuando la sospecha es importante y el dolor requiere tratamiento, las adherencias pélvicas se **pueden diagnosticar y tratar por laparoscopia**. A veces éstas son tan densas que requieren laparotomía para su lisis segura. Sin embargo, la paciente debe estar informada de que la intervención quirúrgica puede causar mayores adherencias y problemas adicionales de dismenorrea, infecundidad o dolor pélvico crónico o más de uno a la vez.

SÍNDROME PREMENSTRUAL Y EL TRASTORNO DISFÓRICO PREMENSTRUAL

El síndrome premenstrual (SPM) y su variante más grave, el trastorno disfórico premenstrual (TDPM), se caracterizan por un conjunto de cambios físicos o conductuales que se presentan en la segunda mitad del ciclo menstrual y pueden incluir cefalea, aumento de peso, distensión abdominal, hipersensibilidad mamaria, fluctuaciones de talante, inquietud, irritabilidad, ansiedad, depresión, fatiga y una sensación de inestabilidad emocional. Para cumplir los criterios de diagnóstico, estos síntomas deben presentarse en las **2 semanas previas a la menstruación y resolverse después de su inicio.** De manera similar debe haber **un intervalo de al menos 7 días sin síntomas** en la primera mitad del ciclo menstrual. Los síntomas deben presentarse en al menos dos ciclos consecutivos para hacer el diagnóstico.

Casi 75% de las mujeres sufre algún síntoma recurrente de SPM y, de ellas, 30% informa de problemas significativos, en tanto 5% se incapacita o presenta malestar intenso por el TDPM en algún momento del ciclo. La máxima incidencia se presenta a finales de la tercera década de la vida y principios de la cuarta.

PATOGENIA

La causa exacta del SPM y el TDPM se desconoce, pero es posible que sea multifactorial e incluya factores fisiológicos y psicológicos. Las hipótesis previas han incluido anomalías del equilibrio de estrógenos-progesterona, alteraciones del sistema renina-angiotensina-aldosterona, exceso de producción de prostaglandinas y prolactina, así como factores psicógenos. Estudios recientes también sugieren que el SPM y el TDPM pueden ser secundarios a la interacción entre el neurotransmisor serotonina y los cambios cíclicos en los esteroides ováricos. Las concentraciones séricas de estrógenos y progesterona no son diferentes en pacientes con SPM/TDPM y quienes no los padecen. Sin embargo, los estudios han sugerido que si bien las mujeres con SPM y TDPM presentan concentraciones normales de estrógenos y progesterona, pueden tener una **respuesta anormal a los cambios hormonales fisiológicos**.

TRATAMIENTO

Después de revisiones sistemáticas se identificaron tratamientos eficaces de SPM y el TDPM. Se ha mostrado una clara eficacia de los **inhibidores selectivos de la recaptación de serotonina** (ISRS) para el tratamiento tanto de los síntomas físicos como de talante de estas afecciones. La fluoxetina fue aprobada por la FDA estadounidense para el tratamiento de la TDPM. Otros fármacos de esta categoría, incluidos el citalopram, la paroxetina y la sertralina, también han mostrado eficacia. Los ISRS constituyen **el primer recurso de tratamiento del TDPM** y se pueden administrar a diario o limitarse a las primeras 2 semanas del ciclo.

Los **inhibidores de la recaptación de serotonina y norepinefrina**, como la venlafaxina y la benzodiacepina alprazolam, también han mostrado eficacia terapéutica en estas afecciones. Sin embargo, debe tenerse cuidado con el alprazolam por su potencial de adicción. En estudios pequeños tanto el acetato de leuprolida como el danazol han mostrado eficacia terapéutica para SPM y TDPM. No obstante, los efectos secundarios de estos medicamentos impiden un amplio uso.

Varios medicamentos adicionales pueden tener una posible eficacia en el tratamiento del SPM y el TDPM. Diversos estudios más antiguos mostraron que los **anticonceptivos orales** no tienen **mayor eficacia** que el placebo para tratar el SPM y el TDPM. El anticonceptivo de etinilestradiol a dosis baja y **drospirenona** (una espironolactona con actividad antimineralocorticoide y antiandrogénica) como su progestágeno, fue aprobado por la FDA para tratar el TDPM, pero no está indicado para el de SPM. La espironolactona misma no ha mostrado su eficacia de manera consistente. Hay alguna sugerencia de que el **ejercicio y las técnicas de relajación** pueden mejorar los síntomas del SPM y el trastorno disfórico premenstrual.

En varios estudios de **complementos vitamínicos** como tratamiento de SPM y TDPM, parece haber alguna utilidad del calcio (600 mg cada 12 h), la vitamina D (800 UI/día), vitamina B_6 (≤ 100 mg/día), magnesio (200 a 360 mg/día) y el extracto de agnocasto (1 comprimido diario) en el tratamiento de estas afecciones. Varios estudios también mostraron que el consumo de bebidas ricas en carbohidratos complejos mejoró tanto los síntomas psicológicos como los antojos compulsivos, lo que se cree funciona por regulación de la síntesis de triptófano y serotonina.

Otros complementos como el aceite de onagra nocturna, los ácidos grasos esenciales y el extracto de Ginkgo biloba no han mostrado eficacia, como tampoco el uso de progesterona y progestágenos.

HEMORRAGIA UTERINA ANORMAL

El ciclo menstrual normal consta de una hemorragia menstrual casi **cada 28 d** (rango normal de 21 a 35), que dura **3 a 5 d** con una pérdida sanguínea de **30 a 50 mL**. La HUA se refiere a cualquier desviación respecto de la norma en el ciclo menstrual, o la pérdida sanguínea percibida por la paciente como anormal. La HUA también se puede referir a aquella que se presenta fuera de lo habitual (entre periodos, como el goteo poscoital o en la posmenopausia). Las causas más frecuentes de HUA se describen de manera breve en este capítulo y con mayor detalle en otros de esta obra (fig. 22-1).

La denominación **hemorragia uterina disfuncional (HUD)** se usó en el pasado para describir la pérdida sanguínea idiopática cuantiosa o irregular o ambas que **no podía atribuirse a otra causa** tras una evaluación completa. El uso de esta terminología ya no se recomienda.

La amenorrea, ausencia total de periodos menstruales durante al menos 6 meses consecutivos, se describe en el capítulo 21.

SISTEMA DE PALM-COEIN PARA LA HEMORRAGIA UTERINA ANORMAL

En la tabla 22-1 se resumen los patrones típicos de la HUA. En general se acepta que estas definiciones para describir los diferentes tipos de HUA en mujeres no embarazadas de edad reproductiva han sido inconsistentes y confusas. Siempre ha habido intentos constantes por simplificar la terminología. Este nuevo sistema de clasificación, conocido por las siglas **PALM-COEIN,** se presentó en el año 2011 por la International Federation of Gynecology and Obstetrics (FIGO) y es respaldado por el American College of Obstetricians and Gynecologists (ACOG). Este nuevo sistema de nomenclatura (fig. 22-2) clasifica a la HUA en mujeres no embarazadas de edad reproductiva, tanto por el **patrón de hemorragia** como por su **etiología.** El sistema PALM-COEIN divide a la HUA en patrones de hemorragia que incluyen al sangrado menstrual abundante (SMA) y el sangrado intermenstrual (SIM). En términos de la etiología, el sistema hace uso de las siglas **PALM** para representar las causas estructurales, que incluyen Pólipos, Adenomiosis, Leiomiomas y Malignidad e hiperplasia. Con **COEIN** se delinean las causas no estructurales de HUA, que incluyen Coagulopatía, Ovulatoria por disfunción, Endometrial y Iatrógena, aunadas a las causas que No se han clasificado aún.

PATRONES DE HEMORRAGIA UTERINA ANORMAL

Sangrado menstrual abundante

Las pacientes con SMA (antes menorragia) presentan ciclos menstruales en forma regular, pero con pérdida sanguínea excesiva por su duración (> 7 días) o por su volumen (> 80 mL/ciclo). La mayoría de los ginecólogos define al SMA como la humidificación completa de una toalla sanitaria cada 1 a 2 h que interfiere con el trabajo u otras actividades, despierta a una paciente del sueño o mancha la ropa o las sábanas. Sin embargo, ahora en general se acepta que, si la paciente percibe que su hemorragia es cuantiosa, deben valorarse sus síntomas y ofrecerle tratamiento según esté indicado. En ocasiones las pacientes

■ **TABLA 22-1** Patrones del sangrado uterino			
Patrón de sangrado	**Descripción**	**Temporalidad del ciclo**	**Cantidad de pérdida sanguínea**
Ciclos menstruales normales	Hemorragia regular, en promedio cada 28 d (rango, 21 a 35), con duración de 3 a 5 d, y pérdida sanguínea promedio de 30 a 50 mL	Regular	Normal
Menstrual cuantiosa (antes menorragia)	Hemorragia menstrual cuantiosa (> 80 mL) o prolongada (> 7 d) que ocurre a intervalos regulares	Regular	Aumentada
Menstrual leve (antes hipomenorrea)	Menstruación que se presenta de forma regular, pero con escasa pérdida sanguínea	Regular	Leve
Intermenstrual (antes metrorragia)	Cualquier hemorragia entre ciclos menstruales normales, por lo general más ligera	Irregular	Normal-ligera
Irregular cuantiosa (antes menometrorragia)	Hemorragia excesiva o prolongada a intervalos irregulares	Irregular	Cuantiosa

(Continúa)

■ **TABLA 22-1** Patrones del sangrado uterino *(Continuación)*			
Ciclos menstruales poco frecuentes (oligomenorrea)	Ciclos irregulares con > 35 días de intervalo	Irregular	Varía
Polimenorrea	Ciclos menstruales regulares frecuentes, pero con < 21 días de intervalo	Regular	Normal
Amenorrea secundaria	Sin menstruación durante 6 o más meses consecutivos	N/A	N/A
Amenorrea primaria	Sin menstruación para los 14 años de edad, en ausencia de características sexuales secundarias *o* Sin menstruación para la edad de 16 años, en presencia de características sexuales secundarias	N/A	N/A

con SMA describen que la sangre inunda o se presenta en chorros, y tal vez incluya coágulos, además de ser excesiva. Casi siempre el SMA es causado por fibromas uterinos, adenomiosis, pólipos endometriales y, con menos frecuencia, por una neoplasia intraepitelial endometrial (NIE) o cáncer endometrial, pólipos o cáncer cervicales (fig. 22-1). Debe valorarse a las adolescentes con SMA en cuanto a trastornos hemorrágicos primarios, como la enfermedad de von Willebrand, la púrpura trombocitopenia idiopática, la disfunción plaquetaria y la trombocitopenia por cáncer. Alrededor de 20% de las adolescentes hospitalizadas por HUA presenta una coagulopatía subyacente.

Sangrado intermenstrual

El SIM se caracteriza por una pérdida sanguínea que se presenta entre periodos menstruales regulares (antes llamada metrorragia), que suele ser de volumen menor o equivalente al de la menstruación normal. Sus causas primarias incluyen lesiones cervicales (pólipos, ectropión y carcinoma), así como pólipos y carcinoma endometriales. El sangrado irregular cuantioso (antes menometrorragia) es aquel excesivo (> 80 mL) o prolongado a intervalos irregulares, cuyas causas usuales incluyen fibromas uterinos, adenomiosis, pólipos endometriales, NIE y cáncer endometrial (fig. 22-1). Las afecciones tiroideas pueden causar aumento o disminución del flujo menstrual o ningún cambio.

OTROS PATRONES DE HEMORRAGIA UTERINA ANORMAL

Ciclos menstruales poco frecuentes

Las pacientes con periodos mayores de **35 d de intervalo** se describen como con menstruación infrecuente (oligomenorrea). Se dice que aquellas sin periodo menstrual en 3 a 6 meses sufren amenorrea. Las causas incluyen una alteración del eje hipotálamo-hipófisis-gónada o enfermedades sistémicas, como la hiperprolactinemia y las afecciones tiroideas (cap. 21). Las causas más frecuentes de oligomenorrea son el **síndrome de ovarios poliquísticos (SOP)**, **la anovulación crónica y el embarazo.** Cuando una paciente no presenta periodo menstrual durante 6 meses consecutivos se le diagnostica amenorrea secundaria.

Ciclos menstruales leves

Las pacientes con disminución del volumen menstrual (antes hipomenorrea) presentan menstruaciones en forma regular, pero con una cantidad desusadamente escasa, por lo general a causa del hipogonadismo hipogonadotrópico, que ocurre a menudo en pacientes con anorexia y atletas. También puede presentarse un endometrio atrófico en el caso del síndrome de Asherman (sinequias intrauterinas), malformaciones congénitas, infecciones y traumatismos uterinos. Las pacientes con **ACO, medroxiprogesterona de depósito y el DIU con liberación de un progestágeno** pueden presentar atrofia endometrial que deriva en menstruaciones leves, al igual que aquellas que presentaron ablación endometrial. La obstrucción de la salida uterina secundaria a estenosis cervical o anomalías congénitas también puede causar un menor volumen menstrual.

Ciclos menstruales regulares con aumento de la frecuencia

Los periodos regulares frecuentes (antes polimenorrea) se refieren a periodos regulares que se presentan con menos de 21 d de intervalo. Los ciclos menstruales frecuentes se pueden confundir con SIM. No obstante, si todas las crisis de sangrado son similares en cantidad y con intervalos menores de 21 d, deben considerarse como ciclos menstruales frecuentes, por lo general producto de **anovulación.**

VALORACIÓN DE LA HEMORRAGIA UTERINA ANORMAL

El estudio de la HUA incluye un interrogatorio y una exploración física cuidadosos seguidos por pruebas de diagnóstico para determinar la causa subyacente. El **interrogatorio** debe incluir preguntas acerca del momento de presentación, la cantidad de la pérdida sanguínea y cualquier síntoma vinculado. Deben obtenerse los antecedentes ginecológicos, obstétricos, menstruales, sexuales, quirúrgicos y de anticoncepción, que también incluirán los factores de riesgo de cáncer endometrial, así como los antecedentes familiares de trastornos hemorrágicos, en particular si ocurre SMA en la menarquia.

A la **exploración física** debe tenerse cuidado de buscar secuelas de SOP (hirsutismo, acné, obesidad troncal, acantosis pigmentaria), enfermedad tiroidea (tiromegalia, nódulos tiroideos, cambios cutáneos, diaforesis, aumento del pulso), trastornos hemorrágicos (equimosis, petequias, palidez, edema de articulaciones), hirsutismo (vello facial y corporal excesivo con patrón masculino) y, menos a menudo, virilización (voz ronca, alopecia temporal, atrofia mamaria, cambios hacia un hábito corporal masculino o clitoromegalia). A la **exploración ginecológica** deben descartarse causas rectales, uretrales, vaginales y cervicales de la hemorragia. La **exploración bimanual** puede revelar masas uterinas o anexiales compatibles con fibromas, adenomiosis, embarazo o cáncer. Se utiliza una **prueba de Papanicolaou,** con o sin detección de virus del papiloma humano (VPH) de alto riesgo, según esté indicado, para identificar neoplasias y cáncer cervicales y deben ordenarse cultivos de la secreción cervical para descartar una infección. Las pruebas para ***Chlamydia trachomatis*** están indicadas para quienes presentan alto riesgo de infección.

Los **estudios de laboratorio** iniciales deben acoplarse con el tipo de irregularidad menstrual. Ante ciclos leves o su ausencia, la valoración incluirá una **prueba de embarazo, hormona estimulante de tiroides (TSH), prolactina (PRL) y la hormona folículo estimulante (FSH)** si se sospecha menopausia o insuficiencia ovárica primaria (IOP, antes insuficiencia ovárica prematura). El **estado ovulatorio** suele valorarse al determinar la concentración de progesterona sérica en la fase lútea media, en los días 21 a 23. Esto también puede hacerse con equipos de predicción de la ovulación, que son pruebas caseras para detectar la secreción súbita de hormona luteinizante (LH) en muestras de orina. La variedad de pruebas hormonales que se pueden realizar se incluye en las descripciones de la valoración de amenorrea, SOP e IOP en otra sección de este libro de texto.

Para los ciclos frecuentes o prolongados de pérdida sanguínea menstrual abundante las valoraciones de laboratorio iniciales apropiadas incluirán una **prueba de embarazo, TSH** y un recuento hematológico completo **(RHC)**. Debe hacerse la valoración de un trastorno hemorrágico primario cuando el SMA se presenta en la menarquia, en adolescentes o en mujeres con síntomas que sugieran una causa sistémica o hematológica, como fácil presencia de equimosis (> 5 cm), epistaxis frecuentes, gingivorragia y pérdida excesiva de sangre después de intervenciones quirúrgicas, extracciones dentarias o en el parto. La evaluación de estas mujeres puede incluir **RHC con plaquetas y diferencial, tiempo de protrombina (TP)/tiempo parcial de tromboplastina (TPT), factor VIII, el antígeno del factor de von Willebrand y su actividad.**

Es importante resaltar que cualquier mujer mayor de 45 años de edad con HUA (excesiva o insuficiente) debe realizarse **biopsia endometrial (BEM)** como prueba inicial para descartar hiperplasia benigna del endometrio, NIE y cáncer endometrial, incluso si otras pruebas revelan una posible explicación de la HUA. Las pacientes con antecedente de **exposición a estrógenos sin oposición** (p. ej., con obesidad u oligomenorrea prolongada) también deben someterse a BEM, incluso si son menores de 45 años, pues tienen un mayor riesgo de NIE y cáncer endometrial por la conversión periférica de andrógenos en estrógenos en sus células adiposas. De manera similar, las mujeres menores de 45 años de edad con **HUA persistente** y aquellas con **fracaso del tratamiento médico** deben realizarse BEM.

Se puede usar una **ultrasonografía pélvica** para identificar pólipos endometriales, fibromas, NIE, cánceres y masas anexiales. Si se sospecha una alteración patológica intrauterina por ultrasonografía pélvica, se puede hacer una sonohiterografía con inyección de solución salina, una ultrasonografía tridimensional o una histerosalpingografía, para identificar los defectos intrauterinos. La **IRM** es costosa pero útil para distinguir entre adenomiosis y fibromas uterinos. La **histeroscopia** en el consultorio o el quirófano permite la visualización directa de la cavidad intrauterina. Un procedimiento de dilatación y legrado (**D y L**) aporta

tejido para el diagnóstico y, en ocasiones, constituye el tratamiento de la hemorragia uterina anormal.

TRATAMIENTO

Tratamiento de las causas estructurales de HUA

El tratamiento de la HUA depende de la causa específica; en la tabla 22-2 se detallan las más frecuentes y su terapéutica. En general, l**as etiologías estructurales de HUA** (PALM del sistema PALM-COEIN) requieren corrección quirúrgica. Sin embargo, para la HUA ovulatoria con hemorragia menstrual regular cuantiosa es razonable un intento de tratamiento médico. Se ha mostrado que la terapéutica no hormonal con AINE (p. ej., 800 mg de ibuprofeno cada 8 h durante 5 d) disminuye la pérdida sanguínea menstrual entre 20 y 50% y puede usarse sola o en conjunción con la anticoncepción hormonal, que incluye los **combinados de estrógeno y progesterona** en forma de ACO, el parche o el anillo con etinilestradiol y norelgestromin o etonogestrel. Éstos se pueden dosificar en forma continua (preferida) o cíclica, según los deseos de la paciente. Se dispone también de numerosas fórmulas de ciclo ampliado para disminuir los periodos menstruales a cada 3 meses en la mayoría de los casos. En pacientes en quienes el uso de estrógenos está contraindicado (aquellas con hipertensión, trombofilias y el antecedente de trombosis venosa profunda [TVP] o embolia pulmonar [EP], y las mayores de 35 años y que fuman), o aquellas que prefieren alternativas a la combinación de estrógeno/progestágeno, se puede lograr una regulación similar del ciclo con las **opciones de solo progestágeno,** que incluyen la administración cíclica (10 mg de acetato de medroxiprogesterona al día por 10 consecutivos cada mes) o medroxiprogesterona de depósito, dispositivo intrauterino que libera levonorgestrel o el implante de etonogestrel; es probable que estos tres últimos causen una menstruación leve o amenorrea con el transcurso del tiempo. Se ha mostrado que el ácido tranexámico, un agente antifibrinolítico, disminuye la pérdida sanguínea menstrual y tiene aprobación de la FDA para tratar el SMA. Puesto que promueve la coagulación, éste está contraindicado en mujeres que usan anticoncepción hormonal combinada y en aquellas con enfermedad tromboembólica activa (TVP, EP) o antecedente de tromboembolia.

Aunque algunas mujeres responderán al tratamiento médico de la HUA por causas estructurales, muchas, en un momento dado, requerirán tratamiento quirúrgico. Por lo general, los **pólipos (HUA-P)** se pueden extirpar por histeroscopia. Las mujeres con pólipos múltiples o recurrentes quizá opten por el tratamiento definitivo mediante histerectomía (cap. 14).

La **adenomiosis (HUA-A)** algunas ocasiones responde a los anticonceptivos hormonales. Sin embargo, se ha visto que el DIU que libera levonorgestrel disminuye de forma sustancial la hemorragia y el dolor vinculados con la adenomiosis. La ablación endometrial se usa en pacientes con adenomiosis sintomática, aunque puede haber una mayor incidencia de dolor posterior y recurrencia de la hemorragia anormal en las mujeres con este manejo. En aquellas con dolor refractario y hemorragia puede requerirse histerectomía para tratar la adenomiosis después de descartar NIE y cáncer endometrial (cap. 15).

Los **leiomiomas (HUA-L)** se pueden tratar con medicamentos mediante anticonceptivos hormonales o el DIU que libera levonorgestrel, o de modo quirúrgico por resección histeroscópica de fibromas submucosos (HUA-L$_{SM}$), o por ablación endometrial, embolización de las arterias uterinas, y miomectomía o histerectomía (cap. 14).

La **hiperplasia endometrial benigna (HUA-M)** se suele tratar con progestágenos, si no hay atipias en la citología (p. ej., sin NIE). El tratamiento ideal de la NIE es la histerectomía total (cap. 14). En las pacientes con NIE o cáncer endometrial no son aceptables la ablación endometrial y la histerectomía supracervical.

Tratamiento de las causas no estructurales de HUA

El tratamiento de las **causas no estructurales de HUA** (COEIN del sistema de PALM-COEIN) debe dirigirse al origen subyacente cuando se identifica (tabla 22-2). Por lo regular, las pacientes con **coagulopatías (HUA-C)** heredadas o adquiridas se valoran y tratan por un hematólogo. A menudo éstas presentan un patrón de ciclos regulares cuantiosos y, en general, se tratan con anticoncepción hormonal, DIU que libera levonorgestrel o ablación endometrial total. Rara vez está indicada la histerectomía.

Casi siempre las pacientes con HUA por **trastornos ovulatorios (HUA-O)** presentan patrones irregulares de hemorragia menstrual, marcados por semanas a meses sin presentarse, seguidos por semanas

TABLA 22-2 Causas comunes y tratamiento de la hemorragia uterina normal		
Trastorno hemorrágico	**Cantidad de la pérdida sanguínea**	**Tratamiento habitual**
Neoplasias		
Fibromas uterinos	Cuantiosa	Hormonal, ácido tranexámico, embolización de las arterias uterinas, miomectomía, ablación endometrial, histerectomía
Adenomiosis	Cuantiosa	Hormonal, DIU que libera levonorgestrel, ablación endometrial, histerectomía
Pólipos cervicales	Leve	Polipectomía
Pólipos endometriales	Cuantiosa	Histeroscopia, polipectomía ± D y L, ablación endometrial, histerectomía
Hiperplasia endometrial benigna y neoplasia intraepitelial endometrial (NIE)	Varía	Progestágenos (si no hay atipia o se desea fecundidad), histeroscopia con D y L seguidos por histerectomía si se detecta NIE
Cáncer endometrial	Cuantiosa	Histerectomía, salpingooforectomía bilateral (SOB), ± radiación

(Continúa)

TABLA 22-2 Causas comunes y tratamiento de la hemorragia uterina normal *(Continuación)*		
Problemas gestacionales		
Embarazo	Varía	Tratamiento expectante o parto
Pérdida gestacional	Cuantiosa	Tratamiento expectante, inducción con medicamentos, evacuación por aspiración manual, D y L
Embarazo ectópico	Varía	Metotrexato o tratamiento quirúrgico (por lo general, salpingostomía o salpingectomía)
Problemas hormonales		
Hipotiroidismo	Varía	Restitución de hormonas tiroideas
Hiperprolactinemia	Ninguna	Agonistas de dopamina
Anovulación	Varía	Píldoras de estrógeno/progestágeno combinados, parche o anillo; progestágeno cíclico; DIU que libera levonorgestrel

D y L, dilatación y legrado.

a meses de hemorragia cuantioso prolongada o ambas. Las causas más frecuentes de HUA-O son la anovulación por SOP, los extremos en edad reproductiva (adolescencia, perimenopausia) y las afecciones endocrinas (tiroidopatía, hiperprolactinemia, hiperandrogenismo, hipogonadismo hipotalámico, o IOP).

Una vez identificada, la causa principal debe resolverse cuando sea posible. Después se puede ofrecer regulación menstrual con anticonceptivos hormonales o progestágenos en forma cíclica. El DIU que libera levonorgestrel puede proveer regulación de la hemorragia al mismo tiempo que protege el endometrio de una enfermedad premaligna o maligna. El tratamiento de las manifestaciones de IOP y la perimenopausia se dirige al alivio de los síntomas específicos y las secuelas a largo plazo de las cifras bajas de estrógenos (cap. 20).

La HUA, en especial el SIM, puede originarse de **fuentes endometriales no estructurales (HUA-E)**, que incluyen infección e inflamación por ITS, EPI crónica y endometritis, así como alteraciones en las prostaglandinas que derivan en afecciones que impactan en la hemostasia endometrial local. De nuevo, el tratamiento debe pretender resolver la causa subyacente. Cuando no hay un origen claramente definible y se descarta una infección, los anticonceptivos hormonales, el DIU que libera levonorgestrel y la ablación endometrial ofrecen alivio sintomático. Rara vez está indicada la histerectomía.

La HUA por **causas iatrógenas (HUA-I)** incluye el uso de medicamentos que tienen impacto en la coagulación, la ovulación, el endometrio y el eje hipotálamo-hipófisis-ovario. Los ejemplos incluyen anticoagulantes, anticonceptivos hormonales, estrógenos, progestágenos y andrógenos, al igual que los DIU tanto con medicamento como inertes. La causa más frecuente de HUA-I es una hemorragia menstrual no programada o la llamada "hemorragia intermenstrual" por el uso de anticonceptivos. En la mayor parte de los casos el ajuste de los medicamentos resolverá los síntomas e incluirá instrucción para evitar la administración tardía, errática o pasada por alto de los anticonceptivos. Cuando se sospecha atrofia endometrial se pueden usar AINE a dosis alta (ibuprofeno 800 mg cada 8 h por 5 d), anticoncepción hormo-

nal combinada o un parche de estradiol (0.1 μg para 1 mes) para estabilizar el endometrio.

Otras entidades patológicas raras o mal definidas pueden causar HUA, pero hasta ahora **no se han clasificado (HUA-N)**, y sus ejemplos incluyen endometritis crónica, malformaciones arteriovenosas, defectos de la cicatriz de cesárea e hipertrofia miometrial, en cuyo caso el tratamiento debe dirigirse a la causa específica.

Tratamiento de la hemorragia aguda

En caso de una hemorragia aguda debe iniciarse el tratamiento para detenerla de inmediato. Los estrógenos intravenosos (25 mg de estrógenos conjugados cada 4 h durante hasta 24 h) no solo proveen una respuesta rápida, sino que conllevan un mayor riesgo de tromboembolia venosa (TVP) y embolia pulmonar (EP). En las pacientes con pérdida sanguínea excesiva hemodinámicamente estables, los estrógenos orales a dosis alta pueden controlar la hemorragia en 24 a 48 h. Una dosis usual de estradiol puede ser de 2.5 mg cada 4 h durante 14 a 21 d, seguida por acetato de medroxiprogesterona, 10 mg/d durante 7 a 10 d. En lugar de este tratamiento hormonal seriado se pueden usar ACO con disminución gradual para la estabilización del endometrio, que por lo general corresponde a una píldora monofásica de 35 μg de etinilestradiol cada 8 h durante 3 d, después cada 12 h por 2 d, y a continuación la misma cantidad a diario por el resto del paquete.

Las intervenciones quirúrgicas quizá se requieran en pacientes con HUA que no responden al tratamiento médico. La histeroscopia con

D y L puede ser tanto diagnóstica como terapéutica, pero su resultado suele ser temporal.

La histerectomía es la operación definitiva para la hemorragia aguda, pero debe reservarse para aquellos casos refractarios a todos los otros tratamientos o en mujeres que ya concluyeron su procreación. Se puede hacer histerectomía por laparoscopia, vía vaginal o abdominal. Los factores de riesgo personales de la paciente y su edad pueden considerarse para determinar si se dejan o se extirpan los ovarios o el cérvix o ambos.

HEMORRAGIA EN LA POSMENOPAUSIA

La menopausia corresponde al periodo menstrual final seguido por 12 meses de amenorrea (cap. 20). Entonces, la hemorragia en la posmenopausia es cualquier pérdida sanguínea vaginal que se presenta más de 12 meses después del último periodo menstrual. **Cualquier hemorragia en la posmenopausia es anormal** y debe investigarse, dado el mayor riesgo de cánceres del aparato reproductor en las mujeres de este grupo etario. No obstante, la causa más frecuente de hemorragia en la posmenopausia es la **atrofia endometrial o vaginal o ambas**, no el cáncer (tabla 22-3). Las afecciones endometriales premalignas y malignas causan solo 10 a 15% de todas las hemorragias vaginales en la posmenopausia (HVPM).

CAUSAS

La hemorragia vaginal de las mujeres en la posmenopausia puede corresponder a orígenes no ginecológicos, en las porciones superior e inferior

TABLA 22-3 Causas de hemorragia en la posmenopausia	
Etiología	**Porcentaje**
Atrofia vaginal/endometrial	30
Estrógenos exógenos	30
Cáncer endometrial	10
Pólipos endometriales	10
Hiperplasia endometrial benigna o neoplasia intraepitelial endometrial (NIE)	10
Otras	10

del aparato genital, tumores reproductivos o estimulación hormonal exógena. Las causas **no ginecológicas** incluyen hemorragia rectal por hemorroides, fisuras anales, prolapso rectal y tumores de la porción baja del aparato digestivo. Las carúnculas uretrales son otra fuente de hemorragia en las mujeres en la posmenopausia y se pueden identificar por el interrogatorio y exploración física, anoscopia, prueba de inmunoanálisis fecal, enema baritado o colonoscopia.

La causa más frecuente de hemorragia en la posmenopausia de origen en la porción inferior del aparato genital es la **atrofia genitourinaria** por concentraciones bajas de estrógenos. La delgada mucosa vaginal se traumatiza con facilidad y, por lo tanto, es susceptible a sangrar. Otras causas de **hemorragia de la porción baja del aparato genital** son lesiones benignas y malignas de vulva, vagina o cérvix.

Las causas adicionales de hemorragia vaginal en la posmenopausia de origen en **la porción alta del aparato genital** incluyen pólipos endometriales, NIE y cáncer endometrial. Los fibromas mismos no causan HVPM de manera directa, sino más bien la hemorragia es producto del endometrio atrófico que los cubre. Los tumores secretores de estrógenos del ovario pueden causar estimulación del endometrio, que se presenta como hemorragia vaginal en la posmenopausia. Cada uno de los trastornos antes mencionados se puede identificar con una combinación de frotis de Papanicolaou y pruebas de VPH de alto riesgo, BEM y ultrasonografía pélvica.

El uso de **hormonas exógenas** es otra fuente frecuente de hemorragia uterina en la posmenopausia. A pesar de la presencia de hemorragia con tratamiento hormonal en la posmenopausia (50% en el primer año de uso), aún se requiere la valoración exhaustiva de la paciente que presenta HVPM en la posmenopausia para descartar una hiperplasia endometrial benigna, NIE y el cáncer endometrial.

DIAGNÓSTICO

Es importante un interrogatorio cuidadoso. La exploración física debe incluir una inspección externa cuidadosa del ano, la uretra, la vulva, la vagina y el cérvix. Una **prueba de Papanicolaou y la detección de VPH de alto riesgo** deben hacerse según esté indicado, así como un tacto rectal y una prueba de inmunoanálisis fecal.

Las pruebas de laboratorio pueden incluir **RHC** y la determinación de las concentraciones de **TSH, prolactina y FSH**. Si se identifica una masa ovárica también deben considerarse los marcadores tumorales (CA-125, LDH, hCG, AFP, CEA, inhibina y estradiol).

Pueden ser útiles la **ultrasonografía pélvica, ISS e IRM** en la valoración de la banda endometrial y la cavidad uterina. En la mujer en la posmenopausia la banda endometrial debe ser delgada y de 4 mm o menos. Debe hacerse una **BEM en el consultorio** en una paciente en la posmenopausia con una banda endometrial mayor de 4 mm o si la hemorragia es recurrente o persistente, para descartar NIE y cáncer endometrial, incluso si hay otra fuente identificable de hemorragia en la posmenopausia. La histeroscopia, ya sea en el consultorio o el quirófano, puede permitir dilucidar de manera adicional anomalías intrauterinas, como pólipos endometriales y fibromas. El procedimiento de **D y L** puede ser tanto diagnóstico como terapéutico para algunas lesiones del útero y el cérvix. Si no se puede obtener una BEM en el consultorio debe realizarse **histeroscopia con D y L.**

TRATAMIENTO

En la posmenopausia la terapéutica debe dirigirse a **resolver la causa.** Las lesiones de vulva y vagina deben ser enviadas a biopsia y tratarse según el resultado. Las laceraciones de la mucosa vaginal han de repararse. El **síndrome genitourinario de la menopausia** se puede tratar con preparados tópicos o vaginales de dosis baja de estrógenos (crema, píldora, anillo).

Los pólipos endometriales se extirpan por resección histeroscópica o D y L (cap. 14). La hiperplasia endometrial benigna se puede tratar con progestágenos si no hay atipias. Sin embargo, la histerectomía es el tratamiento ideal del NIE. El cáncer endometrial suele manejarse por histerectomía total y salpingooforectomía bilateral (HTASOB), en conjunción con radioterapia cuando está indicada.

 PUNTOS CLAVE

- La dismenorrea primaria es la menstruación con dolor intenso que no se puede atribuir a causa identificable alguna. Se cree se debe a la mayor concentración de prostaglandinas.

- Casi toda dismenorrea primaria se trata con AINE o esteroides anticonceptivos en píldoras, parche o anillo. Las unidades de ENET, los cojinetes calientes, el ejercicio, el masaje, la acupuntura y la hipnosis también pueden ser de utilidad. Hay poca participación de la intervención quirúrgica en el tratamiento de la dismenorrea primaria.

- La dismenorrea secundaria es una menstruación dolorosa debida a una causa identificable, como adenomiosis, endometriosis, fibromas, estenosis cervical o adherencias pélvicas. El tratamiento debe ajustarse a la causa.

- El SPM y el TDPM presentan un espectro de enfermedad multifactorial con componentes fisiológicos y psicológicos que incluyen cefalea, aumento de peso, distensión abdominal, fluctuación mamaria, irritabilidad, fatiga y la sensación de inestabilidad emocional.

- Para hacer el diagnóstico de SPM/TDPM las manifestaciones deben presentarse en la segunda mitad del ciclo menstrual, con al menos 7 d de intervalo y sin síntomas durante la primera mitad de éste. Los síntomas deben presentarse en al menos dos ciclos consecutivos.

- Aunque se desconoce la causa de SPM/TDPM, una variedad de recursos terapéuticos ofrece su alivio, incluidos ISRS y ACO, al igual que la modificación de la alimentación, el ejercicio y los complementos vitamínicos (vitaminas D y B6) y de calcio y magnesio.

- El ciclo menstrual normal se presenta en promedio cada 28 d (rango de 21 a 35) y dura de 3 a 5 d con una pérdida sanguínea de 30 a 50 mL.

- El SMA (antes llamada menorragia) corresponde a la pérdida sanguínea menstrual regular cuantiosa o prolongada, según perciba la paciente. El SIM (antes metrorragia) es aquél que se presenta entre periodos menstruales. Las causas más frecuentes de la hemorragia cuantiosa o prolongada incluyen pólipos, fibromas, infección, cáncer y complicaciones del embarazo.

- Las causas más frecuentes de oligomenorrea (periodos > 35 d de intervalo) son anovulación crónica, SOP y embarazo.

- El nuevo método de clasificación de HUA es el de PALM-COEIN, de las causas estructurales (pólipos, adenomiosis, leiomiomas, malignidad y premalignidad) y no estructurales (coagulopatía, disfunción ovulatoria, endometrial, iatrógena, o no clasificada), en las mujeres de edad reproductiva sin embarazo.

- La valoración inicial de la HUA debe incluir interrogatorio y exploración física, pruebas de laboratorio (prueba de embarazo, cuantificación de TSH, prolactina, ± FSH), BEM (en mujeres > 45 años de edad y aquellas con alto riesgo de NIE y cáncer endometrial [EM]) y la ultrasonografía pélvica. El tratamiento se dirigirá a la causa de la hemorragia anormal.

- La mayoría de las mujeres con SMA puede alcanzar la regularidad menstrual con una píldora anticonceptiva monofásica diaria, un anillo, el parche o el uso de progestágenos cuando los estrógenos están contraindicados. El ácido tranexámico es otra opción para aquellas sin antecedente de tromboembolia venosa.

- Se pueden usar estrógenos IV y orales a dosis altas para detener una hemorragia aguda. Aquella que no responde al tratamiento médico quizá requiera intervención quirúrgica mediante D y L, el DIU de liberación de levonorgestrel, la ablación endometrial o, rara vez, la histerectomía.

- La causa más frecuente de hemorragia en la posmenopausia es el síndrome genitourinario de la menopausia. Otras causas incluyen el cáncer de las porciones superior e inferior del aparato genital, pólipos endometriales, estimulación por hormonas exógenas y la pérdida sanguínea de fuentes no ginecológicas.

- La hemorragia en la posmenopausia siempre debe investigarse para descartar afecciones endometriales premalignas y malignas. La valoración de la hemorragia en la posmenopausia debe incluir interrogatorio y exploración física exhaustivos, TSH y otras pruebas de laboratorio, según este indicado. Se hará una ultrasonografía pélvica para buscar anomalías estructurales.

- Todas las mujeres en la posmenopausia con una banda endometrial > 4 mm o hemorragia persistente o recurrente deben someterse a BEM para descartar enfermedades premalignas y malignas del endometrio.

CASOS CLÍNICOS

CASO 1

Una mujer caucásica de 58 años de edad G3P3003, en la posmenopausia, acude al consultorio y refiere su menopausia a los 50 años. Tiene antecedentes quirúrgicos y médicos negativos. Tomó hormonas de restitución durante casi 2 años, pero las interrumpió por preocupación respecto del mayor riesgo de cáncer que escuchó de sus amigas. Antes de iniciar la menopausia presentó menstruaciones normales y regulares. Ha tenido atención ginecológica anual y nunca hubo diagnóstico alguno de displasia cervical. Su último estudio de Papanicolaou con pruebas de VPH se hizo 1 año antes, con resultados negativos de ambos. En fechas recientes tiene actividad sexual con un nuevo compañero y ha observado algo de goteo sanguíneo con el coito. También informa goteo sanguíneo intermitente cuando se limpia y en ocasiones dolor cólico abdominal bajo en los últimos 2 o 3 meses. Se queja de una sensación general de sequedad vaginal y presenta dolor y sequedad en el coito, pero no otras complicaciones.

1. Su diagnóstico más probable es:
   a. cáncer endometrial
   b. cáncer cervical
   c. síndrome genitourinario de la menopausia
   d. trastorno hemorrágico
   e. fibromas uterinos

2. A la exploración presenta aspecto normal de sus genitales externos, recto sin alteraciones y un resultado negativo de una prueba de inmunoanálisis fecal en busca de sangre. A la exploración con espéculo presenta un epitelio vaginal pálido, adelgazado, sin lesiones, sangre o secreción anormal. Su cérvix está pálido y estenótico, pero sin lesiones. Una exploración bimanual revela un útero pequeño no hipersensible en posición media, sin masas anexiales. Las pruebas más apropiadas incluyen:
   a. biopsia endometrial (BEM)
   b. ultrasonografía transvaginal
   c. pruebas de infecciones de transmisión sexual (ITS; gonorrea y clamidia)
   d. todos los anteriores
   e. ninguno de los anteriores

3. Se hace una prueba en busca de infección por gonorrea y clamidia, así como una BEM. Además, se ordena una ultrasonografía pélvica. Las pruebas de infecciones de transmisión sexual (ITS) resultan negativas. Su BEM señala un endometrio inactivo atrófico, y es negativa para hiperplasia, neoplasia intraepitelial endometrial (NIE) o cáncer. Su ultrasonografía transvaginal revela un útero de aspecto normal con datos de una lesión intracavitaria de 2 cm, compatible con un pólipo endometrial. Los ovarios son normales y no hay líquido libre en la cavidad peritoneal. El siguiente paso más apropiado en el tratamiento de esta paciente es:

a. respaldo emocional y seguimiento en 1 año
b. respaldo emocional y seguimiento por ultrasonografía en 1 año
c. histeroscopia externa y D y L con polipectomía
d. tratamiento de la atrofia urogenital con estrógenos sistémicos o vaginales y seguimiento en 3 meses
e. no está indicado ningún seguimiento

CASO 2

Una estudiante universitaria de 18 años de edad es enviada a consulta por dolor creciente durante la menstruación, que inició a los 14 años de edad. Describe periodos irregulares hasta los 16 años, cuando se tornaron más regulares, pero también más dolorosos. En fecha reciente no acudió a clases durante 1 o 2 días cada mes por los síntomas. Ha usado paracetamol solo o en combinación con cafeína y pirilamina, de venta libre, sin alivio significativo del dolor. Tiene antecedentes médicos y quirúrgicos negativos. Niega actividad sexual, no recibe medicamentos o presenta alergias. Aunque no parece muy convencida de sus antecedentes familiares, no sabe de afección médica significativa alguna, cánceres hereditarios u otras enfermedades. Nunca se ha embarazado ni acudido con el ginecólogo. No fuma, bebe, ni usa alcohol o drogas ilícitas.

1. ¿Cuál es el mejor tratamiento inicial de esta paciente?
   a. Un intento con fármacos antiinflamatorios no esteroides programados (AINE) con horario
   b. Intento con un anticonceptivo oral
   c. Laparoscopia diagnóstica
   d. Ultrasonografía transvaginal
   e. Ablación endometrial

2. Se prescriben 500 mg de naproxeno sódico por vía oral cada 12 h con inicio junto con la menstruación y programados dentro de los primeros 3 d de su periodo, seguido por su administración PRN. En la consulta de seguimiento señala alivio parcial de sus síntomas. Aunque puede asistir a clases, continúa con dolor significativo durante 3 o 4 días de su ciclo. También admite tener actividad sexual (tenía temor de revelarlo en su primera consulta) y que usa condones de manera irregular. Su primer encuentro sexual fue hace 2 meses. En este momento, ¿qué valoración adicional se debe realizar?
   a. Frotis de Papanicolaou y pruebas de VPH
   b. Detección de ITS
   c. Ultrasonografía transvaginal
   d. Opciones a y b
   e. BEM

3. Los estudios de detección de la paciente y una prueba de embarazo en el consultorio resultan negativos. En este punto, ¿qué se le ofrecería para el tratamiento de la dismenorrea?
   a. Continuar con AINE
   b. Píldoras anticonceptivas combinadas (PAC) orales
   c. Ácido tranexámico
   d. Hidrocodona y paracetamol
   e. Opciones a y b

CASO 3

Una mujer de 26 años de edad G1P1001 acude al consultorio preocupada por presentar síndrome premenstrual (SPM). Declara que se siente muy "inestable emocionalmente" casi todos los meses durante la semana previa a su menstruación. Informa que se encuentra nerviosa y pierde su temperamento con facilidad con sus colaboradores y en casa con la familia en esos momentos. No quiere salir de casa o incluso vestirse por algunos días, no ha dormido bien y aumenta de peso por excederse al comer. Sus ciclos menstruales son regulares, es soltera y no tiene actividad sexual. Tiene un hijo nacido por parto vaginal sin complicaciones. Recuerda algo de depresión después del parto, pero nunca fue tratada y sus síntomas se resolvieron. Sus antecedentes médicos y quirúrgicos son negativos. Desea saber qué se puede hacer para ayudarla.

1. ¿Qué pruebas de diagnóstico se ofrecerían en esta consulta?
   a. Apoyo emocional y recomendaciones para disminuir el estrés en general y un estilo de vida sano
   b. Enviarla a su proveedor de atención primaria (PAP)
   c. Pedirle que rellene un calendario de síntomas durante 2 meses y regrese
   d. Ordenar un recuento hematológico completo (RHC), así como la cuantificación de TSH y prolactina
   e. Iniciar con un inhibidor selectivo de la recaptación de serotonina (ISRS) a diario

2. La paciente regresa al consultorio 2 meses después con su calendario de síntomas que muestra ciclos menstruales regulares cada 30 d. Ella documentó que sus primeros síntomas de labilidad emocional, trastornos del sueño, "ingestión emocional de alimentos" y menor interés en las actividades son más notorios durante los 10 d previos al inicio de una menstruación y se disipan 2 a 3 d después. Se siente bien, en general, durante casi 2 semanas, aunque no por completo sin síntomas todos los días. Sus síntomas intensos empiezan a regresar 10 días antes del siguiente ciclo. Se diagnostica SPM y se trazan sus opciones terapéuticas, que incluyen:
   a. complementos de vitaminas E y B_6, calcio y magnesio
   b. fluoxetina
   c. anticonceptivo oral de etinilestradiol y drospirenona
   d. técnicas de ejercicio y relajación
   e. cualquiera de las anteriores

3. La paciente decidió iniciar complementos vitamínicos y tomó vitaminas E y B_6, calcio y magnesio en los últimos 2 meses, mientras continuaba con su calendario sintomático. Se le atiende en su consulta de seguimiento. Declara que los síntomas antes del inicio de la menstruación han mejorado un poco, pero no lo suficiente para permitirle sentirse "ella misma" y desempeñarse como lo desearía en el trabajo y en casa. Se revisa el

calendario y se observa que continúa con síntomas durante todo el mes, con algunos días aislados sin síntomas. En este momento, ¿qué se recomendaría?

a. Interrumpir los complementos de vitaminas y continuar con el registro de síntomas en el calendario
b. Continuar los complementos de vitaminas y el registro
de síntomas en el calendario durante 2 meses más
c. Iniciar tratamiento con progestágenos
d. Añadir un ISRS, como la fluoxetina (a dosis como aquellas para el SPM solo durante la fase lútea)
e. Considerar el tratamiento de la depresión subyacente

CASO 4

Una mujer de 27 años de edad G0P0 acude al consultorio con antecedente de amenorrea y refiere ciclos menstruales infrecuentes en la preparatoria, pero con menstruaciones regulares por privación en la universidad y la escuela de medicina, mientras recibía anticonceptivos orales. Interrumpió sus anticonceptivos orales casi 7 meses antes y su periodo nunca se presentó, además de notar hirsutismo leve y un aumento de 4.5 kg de peso. Tiene actividad sexual con un compañero masculino y utiliza condones para anticoncepción. Tiene el antecedente de alergias estacionales, sin intervenciones quirúrgicas o embarazos previos.

1. Las preguntas adicionales significativas que pueden hacerse incluyen:
a. Tipo/marca del anticonceptivo oral usado
b. Su alimentación y patrón de ejercicio típicos
c. Los antecedentes familiares de amenorrea
d. Edad del primer coito
e. Deseo de fecundidad futura

2. Cuando se pregunta acerca de su alimentación y actividad en general declara que es vegetariana. Puesto que es residente, a menudo come durante la guardia o se salta comidas, pero suele ingerir una o dos al día y no tiene antecedente de un trastorno de alimentación. Hace ejercicio cuando
puede, de una a dos veces por semana. Por lo general corre o camina con su perro. Su IMC es elevado, de 30. ¿Cuál de las siguientes pruebas es la más apropiada para esta consulta?
a. TSH, prolactina y β-hCG
b. 17-hidroxiprogesterona, sulfato de dehidroepiandrosterona (DHEA-S) y testosterona
c. Ultrasonografía transvaginal
d. Histerosalpingografía para buscar adherencias intrauterinas
e. Todas las anteriores

3. Sus pruebas de embarazo, así como de trastornos tiroideos y de prolactina, resultan negativas. Presenta una insulina

elevada en ayuno, así como una glucemia alta normal. Sus andrógenos (testosterona y DHEAS) están elevados, pero no en el rango que preocuparía por un tumor productor de andrógenos. Se hace el diagnóstico de síndrome de ovarios poliquísticos (SOP) y se platica con ella la importancia de una dieta saludable continua (y vigilar que limite la ingestión de carbohidratos simples), así como continuar con ejercicio regular. El tratamiento apropiado adicional incluye lo siguiente:

a. anticonceptivos orales
b. espironolactona
c. DIU que libera levonorgestrel
d. disminución de peso
e. cualquiera de las anteriores

RESPUESTAS

CASO 1

PREGUNTA 1

Respuesta correcta C:
El síndrome urinario genital de la menopausia (SUGM) se refiere a los cambios en el epitelio de la porción baja de los aparatos urinario y genital por concentraciones sistémicas declinantes de estrógenos, como ocurre en la menopausia. Hay adelgazamiento del epitelio, que puede causar fragilidad, disminución de la distensibilidad y abrasiones o desgarros suficientes para desarrollar una hemorragia clínicamente evidente.

El cáncer endometrial es la causa ginecológica más frecuente de neoplasia en Estados Unidos. Aunque hay asociaciones bien conocidas y factores de riesgo, que incluyen anovulación, obesidad, nuliparidad, hipertensión y diabetes, un segundo subgrupo de mujeres con cáncer endometrial carece de tales riesgos. Esta paciente no tiene antecedentes de riesgos que la ubiquen en uno mayor de cáncer endometrial. Además, señala síntomas relacionados con el SUGM, como sequedad general y dolor con el coito.

De manera similar, el cáncer cervical es poco probable en una mujer con datos normales en todos sus estudios de Papanicolaou previos (citología cervical) y, en fechas más recientes, con pruebas de VPH negativas. Con un frotis de Papanicolaou y pruebas de VPH negativas en los últimos 12 meses la probabilidad de una lesión cervical importante en clínica es tan baja que las pautas actuales de detección no recomiendan repetir las pruebas durante 5 años después de la última valoración.

Aunque es posible que los fibromas uterinos causen tales síntomas, la paciente no tiene dicho antecedente y los fibromas a menudo se encogen en respuesta a la disminución de la concentración de estrógenos después de la menopausia. Aunque el tratamiento de restitución hormonal puede causar crecimiento de los fibromas, por lo general no produce síntomas clínicos en la posmenopausia.

La paciente no tiene antecedentes médicos de un trastorno hemorrágico ni otros que sugieran tal diagnóstico en este momento (epistaxis frecuentes, gingivorragias, fácil formación de equimosis). Aunque es apropiado considerarlo en el diagnóstico diferencial, sería mucho menos probable que la atrofia urogenital.

PREGUNTA 2

Respuesta correcta D:
En este escenario es apropiado considerar todas las pruebas de diagnóstico listadas. Aunque no siempre de origen neoplásico o canceroso, todos los episodios de hemorragia en la posmenopausia requieren una valoración exhaustiva.

La ultrasonografía transvaginal es apropiada para valorar lesiones estructurales del cérvix, el útero o los anexos, incluidos los pólipos endometriales, fibromas y quistes o tumores ováricos. El grosor endometrial (GEM) también se puede medir y comunicarse. Cuando es de 4 mm o menor en una mujer que no toma restitución hormonal es posible que no se relacione con NIE o cáncer, en tanto un GEM mayor de 4 mm se vincula con un mayor riesgo de anomalías endometriales. En mujeres con GEM mayor de 4 mm y aquellas con hemorragia persistente en la posmenopausia se requiere biopsia endometrial en el consultorio o por dilatación y legrado para descartar NIE, hiperplasia o cáncer endometrial.

Cualquier mujer con actividad sexual debe realizarse estudios básicos que incluyan la valoración del riesgo de adquirir ITS, como la de VIH en forma anual. En esta paciente con un nuevo compañero sexual las pruebas de ITS son apropiadas. La cervicitis por infección por clamidias o gonorrea puede causar hemorragia vaginal irregular.

PREGUNTA 3

Respuesta correcta C:
Los pólipos endometriales son proliferaciones frecuentes, a menudo benignas, que surgen de la cavidad endometrial. Aunque casi siempre se identifican en mujeres de edad reproductiva, pueden presentarse mucho después de la menopausia. Aunque el cuadro clínico de los pólipos más pequeños puede incluir la regresión espontánea en mujeres jóvenes, el hallazgo de pó-

lipos endometriales en la posmenopausia es de suficiente preocupación y riesgo para recomendar su exéresis en aquellas candidatas a un procedimiento quirúrgico externo. Es posible encontrar hiperplasia endometrial benigna, NIE o cáncer endometrial en la base de un pólipo de aspecto benigno desde otros puntos de vista.

Aunque es claro que esta paciente presenta síntomas y datos de exploración física relacionados con SUGM, está contraindicado añadir estrógenos exógenos a cualquier mujer con una hemorragia vaginal sin explicación. Además, el síndrome urinario genital de la menopausia (SUGM) no es indicación de terapia hormonal para la menopausia (THM) sistémica. Después de la polipectomía ella se beneficiaría del uso de estrógenos vaginales a dosis baja para tratar su atrofia.

CASO 2

PREGUNTA 1

Respuesta correcta A:
El cuadro clínico de esta paciente es clásico de la dismenorrea primaria. A menudo las mujeres empiezan a experimentar dolor con la menstruación a finales de su segunda década y principios de la tercera de la vida. porque los ciclos se tornan ovulatorios. Se considera a los AINE el tratamiento ideal de la dismenorrea primaria, en particular en mujeres que no requieren anticoncepción desde otros puntos de vista.

Si la paciente presenta riesgo de embarazo o su dolor no se alivia con AINE, los anticonceptivos orales (píldoras, parche o anillo) también serían una buena opción. Además de inhibir la ovulación, los ACO limitan el crecimiento del tejido endometrial y de forma secundaria la producción de prostaglandinas. Con tal antecedente directo no se justifica la ultrasonografía pélvica o laparoscopia en este momento. Se usa ablación endometrial para tratar el sangrado menstrual abundante (SMA) en pacientes que ya concluyeron su procreación. Estaría contraindicada en este caso.

PREGUNTA 2

Respuesta correcta B:
La detección anual de ITS está indicada en todas las mujeres con actividad sexual ≤ 24 años de edad. Las recomendaciones actuales de detección por citología cervical incluyen frotis de Papanicolaou a los 21 años, sin tomar en cuenta la edad del primer coito. Las sugerencias previas de iniciar a los 21 años o 3 años después del primer coito ahora son obsoletas. En esta paciente de 18 años de edad no está indicado un frotis de Papanicolaou. Si bien solo ha tenido una respuesta parcial al intento terapéutico con AINE, en tanto no haya anomalías obvias en la exploración física no se necesita considerar estudios de imagen. En general, la BEM se reserva para descartar NIE, hiperplasia benigna y cáncer endometriales en mujeres de 45 años de edad o mayores, y que presentan hemorragia uterina anormal. No hay indicación de BEM en esta paciente. La mayoría de los médicos consideraría un medicamento alterno de primera línea antes de realizar una valoración más profunda.

PREGUNTA 3

Respuesta correcta E:
Dado que la paciente requiere anticoncepción y tratamiento adicional para su dismenorrea, lo ideal es usar anticonceptivos orales, solos o en combinación con AINE. Debido a que solo tuvo alivio parcial de los síntomas con un intento terapéutico con AINE, su uso junto con anticonceptivos orales puede proveerle mayor alivio. La hidrocodona es un analgésico opioide con potencial adictivo y no está indicado para el tratamiento sistemático de la dismenorrea. Estos medicamentos deben reservarse para el manejo a corto plazo del dolor intenso. El ácido tranexámico es un agente antifibrinolítico utilizado para tratar el SMA. No está indicado para la dismenorrea.

CASO 3
PREGUNTA 1

Respuesta correcta C:
Esta paciente presenta síntomas que interfieren con sus actividades de la vida diaria y parecen afectar su calidad de vida total, por lo que es apropiada su valoración y la consideración de opciones terapéuticas. Aunque el asesoramiento general respecto a un estilo de vida sano es importante y puede ser de utilidad en mujeres con diagnóstico de SPM, la intensidad de los síntomas en este cuadro clínico justifica un esquema más asertivo. Esta valoración inicial está dentro de los alcances de un ginecoobstetra.

Dado el momento de los síntomas en relación con su menstruación, el SPM está en un sitio elevado del diagnóstico diferencial, que depende de demostrar que los síntomas empeoran en la fase lútea (1 a 2 sem antes de iniciar la menstruación) y se resuelven por completo con el inicio de la menstruación o poco después. Ésta es la forma más frecuente en que un médico puede diferenciar entre el SPM y un trastorno de talante subyacente, como la ansiedad o la depresión.

El SPM es un diagnóstico clínico basado en el análisis de los síntomas y signos de la paciente. No hay pruebas de laboratorio que lo respalden. Aunque los ISRS han sido eficaces para tratar el SPM y otras afecciones, se requiere mayor valoración de esta paciente antes de iniciar medicamentos.

PREGUNTA 2

Respuesta correcta E:
La etiología del SPM se desconoce en gran parte y tal vez corresponda a una combinación de causas fisiológicas, psicológicas y otras. No se conoce tratamiento único y se han sugerido docenas, algunos de los cuales funcionan para algunas mujeres, pero no para todas. En las revisiones de estudios del tratamiento de SPM se identificaron unos cuantos medicamentos que parecen disminuir de manera significativa los síntomas vinculados. Los estudios mostraron que el uso de ISRS, como fluoxetina, paroxetina, citalopram y sertralina, es eficaz para tratar los síntomas tanto físicos como de talante relacionados con SPM. La fluoxetina tiene autorización de la FDA para este uso.

Los estudios más antiguos no muestran que los ACO sean eficaces para tratar los síntomas del SPM. Sin embargo, los preparados más recientes con uso del progestágeno drospirenona (una espironolactona con actividad antimineralocorticoide y antiandrogénica) y un esquema con intervalo sin medicamento de 4 d más que de 7, han mostrado eficacia para tratar el TDPM.

En varios estudios se mostró que el uso de complementos vitamínicos, incluidos las vitaminas D, E, B_6, el calcio y el magnesio, son eficaces para el manejo del SPM. En estudios pequeños se mostró que el ejercicio y las técnicas de relajación disminuyen los síntomas del SPM.

PREGUNTA 3

Respuesta correcta E:
Si tras 2 meses de tratamiento con complementos vitamínicos la paciente no muestra mejoría de los síntomas, es poco probable que un tiempo adicional con este plan terapéutico funcione. De manera similar, abandonar el tratamiento no le ayudaría cuando la paciente continúa con síntomas significativos. Antes solía usarse la progesterona para tratar el SPM. Sin embargo, los estudios muestran que no es más eficaz que el placebo, y ya no se usa en el tratamiento del SPM. Es una opción considerar otro abordaje terapéutico con un ISRS; sin embargo, hay una clave adicional en el cuadro clínico de la paciente en esta consulta. La revisión de su calendario de síntomas revela que los presenta durante el ciclo y ya

no parece mostrar resolución completa después de iniciar un periodo menstrual. A la luz de esta nueva información es apropiado revisar el diagnóstico inicial y considerar un trastorno de talante subyacente, como la depresión. Aunque los medicamentos de la categoría de ISRS son muy eficaces para el tratamiento de las alteraciones de talante, es necesario administrarlos a diario y no limitarlos a la fase lútea, como se hace a menudo en el tratamiento de SPM.

CASO 4

PREGUNTA 1

Respuesta correcta B:
Una causa frecuente de amenorrea en mujeres jóvenes es el hipogonadismo hipotalámico, que se observa más a menudo en atletas que participan en ejercicio vigoroso diario, así como en aquellas con trastornos de alimentación, como anorexia y bulimia. Inquirir acerca del ejercicio diario y la alimentación es la respuesta más correcta en estas circunstancias.

Aunque es importante obtener un interrogatorio exhaustivo de todos los medicamentos, incluidos tipo y dosis de los anticonceptivos orales en esta paciente, cualquiera de los ACO puede inducir una "amenorrea pospíldora", que puede durar hasta 6 meses después de interrumpirse.

Asimismo, los antecedentes familiares son parte importante de cualquier valoración de una nueva paciente. No se sabe de forma estricta que la amenorrea corresponda a una afección hereditaria.

Algunas causas de amenorrea, como el SOP, pueden tener tendencia familiar. Saber que hay otras mujeres en esta familia afectadas por amenorrea no modificaría el curso de su valoración.

Obtener los antecedentes sexuales detallados, como el uso de anticonceptivos hormonales y de barrera, la frecuencia del coito, el número de compañeros, su género, así como el momento de la más reciente exposición, es una parte importante de todo estudio ginecológico. En una mujer con oligo/amenorrea y actividad sexual siempre está indicada una prueba de embarazo, sin tomar en cuenta el momento del coito más reciente, porque los patrones de hemorragia pueden no ser confiables para precisar si una mujer determinada está embarazada.

PREGUNTA 2

Respuesta correcta A:
En esta paciente se sospecha anovulación por el antecedente de amenorrea después de suspender los anticonceptivos orales. Las causas más frecuentes de anovulación incluyen SOP, embarazo, hipo o hipertiroidismo e hiperprolactinemia. Por lo general, se usan las pruebas de 17-OH progesterona, DHEA-S y testosterona en busca de las causas de hirsutismo. En este caso la paciente no lo presenta y las pruebas no estarían indicadas en este momento.

Debido a que tiene antecedente de hemorragias por privación con anticonceptivos orales, es poco probable que presente un defecto estructural o congénito (ausencia de útero u ovarios, himen imperforado o tabique vaginal). También se puede usar una ultrasonografía en respaldo del diagnóstico de SOP mediante la identificación de múltiples folículos ováricos inmaduros ("collar de perlas"); sin embargo, no es suficiente ni se requiere para el diagnóstico. Puede usarse una ultrasonografía más adelante en la valoración de esta paciente, pero no es una prueba inicial apropiada. De manera similar, con el antecedente de hemorragias normales por privación con ACO y sin embarazo, traumatismo, intervención quirúrgica o infección interpuestos, encontrar adherencias intrauterinas sería inusual.

PREGUNTA 3

Respuesta correcta E:
En mujeres con SOP la anovulación crónica a menudo causa oligomenorrea o amenorrea, con episodios ocasionales irregulares de hemorragia que puede ser cuantiosa y prolongada. La estimulación prolongada del endometrio por los estrógenos sin exposición regular a la progesterona (en el momento de la ovulación) puede llevar a la NIE, así como al cáncer endometrial. La selección de una modalidad terapéutica depende del deseo actual de anticoncepción de una mujer. Si desea embarazarse se prescriben medicamentos para inducir la ovulación, como el citrato de clomifeno o metformina. Además de estos medicamentos,

es importante el asesoramiento general en cuanto a la disminución de peso, porque una disminución del IMC sola puede llevar al reinicio de la ovulación normal y las menstruaciones regulares. También se ha demostrado que la reducción de peso mejora la resistencia a la insulina, el hirsutismo y la hiperlipidemia.

En mujeres que desean anticoncepción, sus opciones incluyen ACO combinados, así como los métodos de solo progestágeno como el DIU que libera levonorgestrel, las píldoras de solo progestágeno, el implante de etonogestrel o la medroxiprogesterona de depósito. La exposición a la progesterona en una forma cíclica o continua protegerá al endometrio de presentar hiperplasia benigna, NIE y cáncer.

Debe tenerse precaución con el uso de la medroxiprogesterona de depósito y tal vez del implante de etonogestrel, porque éstos se han relacionado con aumento de peso (en mujeres con la predisposición) y tal vez no sea la mejor opción de tratamiento general para las mujeres con SOP y obesidad. Otra opción en mujeres que no necesitan anticoncepción, pero tampoco intentan embarazarse, es el uso de progestágenos intermitentes durante 12 a 14 d al mes para inducir una hemorragia menstrual regular y proteger al endometrio de la hiperplasia y el cáncer.

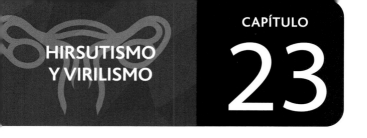
Los adultos tienen dos tipos de pelo: vello y terminal. El vello carece de pigmento, es suave y cubre todo el cuerpo. Por otro lado, el pelo terminal es pigmentado, grueso y cubre el cuero cabelludo, las axilas y la región del pubis. Durante la pubertad los andrógenos se encargan de la conversión de vello a pelo terminal, con el resultado de su desarrollo en el pubis y las axilas. Un aumento anormal en el pelo terminal se debe al exceso de andrógenos o de la actividad de la enzima 5α-reductasa, que convierte la testosterona en la más potente dihidrotestosterona (DHT), que se cree es la principal estimulante del desarrollo del pelo terminal.

Por **hirsutismo** se hace referencia al aumento del pelo terminal en la cara, el tórax, el dorso, la porción baja del abdomen y las caras internas de los muslos en una mujer. También se puede caracterizar por el desarrollo de vello púbico con la forma masculina, que es a manera de rombo, en contraposición a la femenina, que es triangular. Si bien el hirsutismo describe un patrón de proliferación masculina del pelo, la **virilización** se refiere al desarrollo de características masculinas, como voz grave, alopecia frontal, aumento de la masa muscular, clitoromegalia, atrofia mamaria y un hábito corporal masculino.

La valoración de hirsutismo y virilismo en la mujer es compleja y requiere la comprensión de la función hipofisaria, suprarrenal y ovárica, con atención detallada a la vía de síntesis de glucocorticoides, mineralocorticoides, andrógenos y estrógenos.

SÍNTESIS NORMAL DE LOS ANDRÓGENOS

La glándula suprarrenal se divide en dos componentes: la corteza, que se encarga de la síntesis de glucocorticoides, mineralocorticoides y andrógenos, y la médula, que participa en la síntesis de catecolaminas. La corteza suprarrenal se compone de tres capas: las zonas glomerulosa, fascicular y reticular. La capa más externa o **zona glomerulosa,** produce aldosterona por acción de la enzima **sintetasa de aldosterona,** regulada sobre todo por el sistema renina-angiotensina. En contraste, las capas internas de la corteza suprarrenal, **zonas fascicular y reticular,** producen cortisol y andrógenos gracias a la presencia de la enzima 17α-hidroxilasa. Estas dos zonas internas presentan regulación intensa por la hormona adrenocorticotrópica (ACTH).

La ACTH regula la conversión de colesterol a pregnenolona por hidroxilación y escisión de la cadena lateral. La pregnenolona se convierte entonces en progesterona y, en un momento dado, en aldosterona o cortisol, o se desvía para la producción de esteroides sexuales (fig. 23-1).

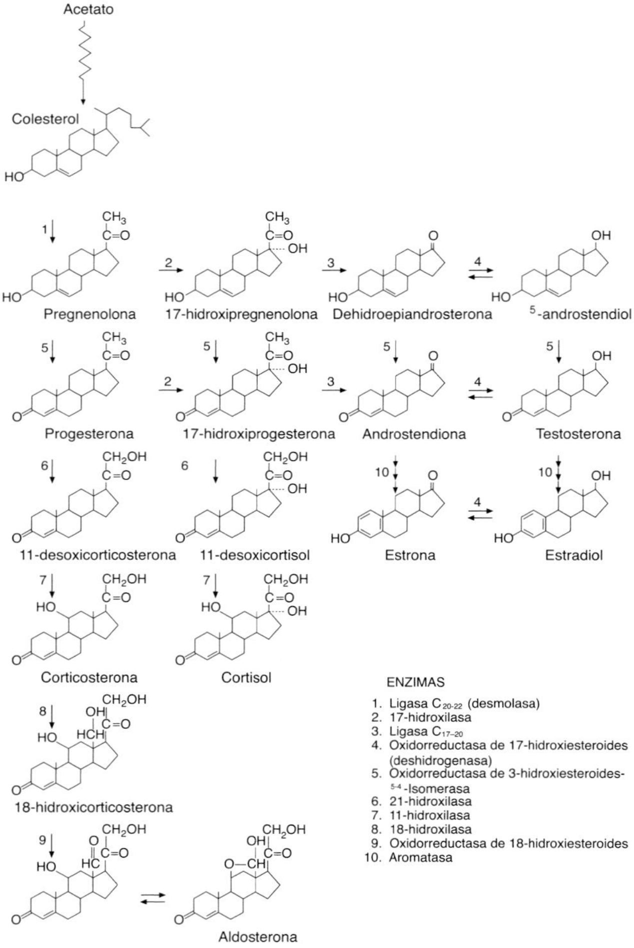

FIGURA 23-1. Biosíntesis de andrógenos, estrógenos y corticoesteroides. (Reproducida con autorización de Mishell DR, Davajan V, Lobo RA. *Infertility, Contraception, and Reproductive Endocrinology,* 3rd ed. Cambridge, MA: Blackwell Science; 1991.)

En las glándulas suprarrenales los andrógenos se sintetizan a partir del precursor, 17 α-hidroxipregnenolona, que se convierte en **dehidroepiandrosterona** (DHEA) y su sulfato (DHEA-S), androstendiona y, por último, testosterona. Los andrógenos suprarrenales más abundantes son DHEA y DHEA-S, en tanto solo se secretan pequeñas cantidades de los otros.

En los ovarios las células de las tecas son estimuladas por la hormona luteinizante (LH) para producir androstendiona y testosterona, que después se aromatizan a estrona y estradiol, respectivamente, por las células granulosa en respuesta a la hormona foliculoestimulante (FSH). Por lo tanto, los aumentos en el cociente LH/FSH pueden llevar a cifras elevadas de andrógenos.

PRODUCCIÓN PATOLÓGICA DE ANDRÓGENOS

El aumento de los andrógenos puede deberse ante todo a afecciones suprarrenales u ováricas. Puesto que la síntesis de hormonas esteroides en la corteza suprarrenal es estimulada por la ACTH en un paso no diferenciado, las cifras elevadas de ACTH aumentan todas las hormonas esteroides, incluidos los andrógenos. Si hay defectos enzimáticos, el precursor proximal al defecto se acumula y se desvía a otra vía. Así, el bloqueo enzimático de la síntesis de cortisol o aldosterona puede llevar un incremento de la producción de andrógenos. Debido a que la DHEA-S se deriva casi por completo de la glándula suprarrenal, su aumento se considera índice de la producción de andrógenos suprarrenales.

En el ovario cualquier aumento en LH o el cociente LH:FSH parece conducir a un exceso en la producción de andrógenos. Además, los tumores de ambos, la glándula suprarrenal y el ovario, pueden llevar a un exceso de andrógenos. Sin tomar en cuenta la fuente, el incremento de andrógenos produce hirsutismo y, tal vez, virilismo.

AFECCIONES SUPRARRENALES

Las alteraciones suprarrenales que llevan a la virilización de una mujer se dividen en dos categorías: de etiología neoplásica o no neoplásica. Los tumores suprarrenales productores de andrógenos pueden ser adenomas o carcinomas. Por lo general, los adenomas suprarrenales causan exceso de glucocorticoides con raros síntomas de virilización. Por otro lado, los carcinomas pueden progresar con rapidez y llevar a un notorio aumento de glucocorticoides, mineralocorticoides y andrógenos.

SÍNDROME DE CUSHING

El síndrome de Cushing se caracteriza por una producción excesiva de cortisol y, debido a que los productos intermedios de su síntesis son andrógenos, habrá un estado concomitante de hiperandrogenismo. El síndrome de Cushing puede originarse de un adenoma hipofisario, fuentes ectópicas de ACTH y tumores de la glándula suprarrenal. La causa más frecuente del síndrome de Cushing (además de la ingestión de glucocorticoides exógenos) es la **enfermedad de Cushing**, causada por un adenoma hipofisario que secreta ACTH en forma excesiva. Los síndromes paraneoplásicos, como los tumores secretores de ACTH no hipofisarios, también pueden llevar a un aumento de su concentración. Los tumores de la glándula suprarrenal suelen causar disminución de la concentración de ACTH secundaria a la retroalimentación negativa por las cifras aumentadas de hormonas esteroides suprarrenales. Estas tres circunstancias llevan al exceso de glucocorticoides característico del síndrome de Cushing, así como a hirsutismo, acné e irregularidades menstruales relacionados con la producción de andrógenos suprarrenales.

Cuando se sospecha síndrome de Cushing, éste puede diagnosticarse con una de las siguientes pruebas ideales: cortisol salival ya avanzada la noche (dos determinaciones), cortisol libre urinario en 24 h (dos determinaciones), o la prueba de supresión nocturna por dexametasona (PSD). En pacientes con un alto índice de sospecha se recomienda realizar dos de las pruebas antes mencionadas. Si se utiliza la prueba de cortisol urinario libre en 24 h, un resultado triple respecto del límite superior de lo normal indica hipercortisolismo. La PSD de dosis baja se realiza con 1 mg dexametasona a las 11 p.m. a 12 a.m. y después la cuantificación del cortisol sérico a las 8 a.m. a la mañana siguiente. En esencia, si hay una retroalimentación negativa normal por esteroides exógenos, entonces la glándula suprarrenal debe disminuir la producción en respuesta a la dexametasona. Una cifra plasmática de cortisol < 1.8 µg/dL (50 nmol/L) indica que el paciente no presenta el síndrome de Cushing. Es importante reconocer que un límite estricto de 1.8 µg /mL hace óptima la

sensibilidad para el diagnóstico. Sin embargo, el síndrome de Cushing disminuye la especificidad de la prueba y ésta debe usarse junto con otras valoraciones señaladas antes para confirmar el diagnóstico.

HIPERPLASIA SUPRARRENAL CONGÉNITA

La hiperplasia suprarrenal congénita (HSC) corresponde a un conjunto de deficiencias de las enzimas involucradas en la esteroidogénesis. El trastorno más frecuente es una deficiencia de la 21α-hidroxilasa. Como se observa en la figura 23-1, un bloqueo enzimático en este paso lleva a la acumulación de 17α-hidroxiprogesterona (17-OHP), que entonces se dirige a la vía de los andrógenos. Los pacientes con HSC no sintetizan cortisol o mineralocorticoides y, por lo tanto, presentan consumo de sales e insuficiencia suprarrenal al nacer. Los lactantes femeninos presentan genitales ambiguos por el exceso de andrógenos. En formas más leves o de adulto, el grado de deficiencia puede variar y a menudo el único signo de presentación es una virilización leve e irregularidades menstruales.

Los otros tipos de HSC que se pueden relacionar con virilización incluyen las deficiencias de 11β-hidroxilasa y 3β-hidroxiesteroide deshidrogenasa (3β-HSD). Los pacientes con deficiencia de 11β-hidroxilasa presentan síntomas similares a los de exceso de andrógenos, porque los precursores acumulados se dirigen a las vías de producción de androstendiona y testosterona. Los pacientes con deficiencia de 3β-HSD en realidad acumulan DHEA, porque no pueden convertir la pregnenolona a progesterona o DHEA a través de la vía de síntesis de andrógenos. La DHEA y su sulfato, DHEA-S, tienen efectos androgénicos leves. Es importante que debido a que este defecto también está presente en la esteroidogénesis gonadal, los varones presentan feminización, y las mujeres hirsutismo y virilización. Todos los pacientes presentan alteración de la síntesis del cortisol y grados variables de exceso o deficiencia de otros mineralocorticoides, lo que depende de la localización del bloqueo enzimático.

Cuando se sospecha HSC debe verificarse la concentración de 17-OHP, porque la deficiencia de 21α-hidroxilasa es la causa más frecuente. Si la 17-OHP está elevada (> 200 ng/dL) se puede confirmar el diagnóstico con una prueba de estimulación de ACTH en la que se administra ésta (Cortrosyn IV®) y se determina la concentración de 17-OHP después de 1 h. Un aumento notorio en la 17-OHP es compatible con la HSC, en tanto se visualizan cifras elevadas algo menores en la HSC de inicio tardío y en portadores heterocigotos de la deficiencia de 21α-hidroxilasa.

AFECCIONES OVÁRICAS FUNCIONALES

Las afecciones ováricas que causan virilización se dividen en aquellas de origen neoplásico y no neoplásico. Los ovarios poliquísticos, los quistes tecaluteínicos, la hiperplasia y la hipertecosis del estroma son lesiones no neoplásicas. Las neoplásicas varían y a menudo causan un inicio rápido de virilización.

AFECCIONES OVÁRICAS NO NEOPLÁSICAS

Síndrome de ovarios poliquísticos

El síndrome de ovarios poliquísticos (SOP), antes conocido como de Stein-Leventhal, es una de las afecciones endocrinas/metabólicas más frecuentes en las mujeres de edad reproductiva con una prevalencia de hasta 10%. El SOP se caracteriza por exceso de andrógenos, disfunción ovulatoria o poliquistosis ovárica. Las pacientes acuden al médico con una diversidad de síntomas que incluyen hirsutismo, virilización, anovulación, amenorrea y obesidad. También hay una mayor incidencia de hiperinsulinemia, disminución de la sensibilidad a la insulina y diabetes mellitus tipo 2 en este grupo de pacientes. Ahora se cree que el SOP corresponde a un rasgo genético complejo similar al de la diabetes tipo 2 o la enfermedad cardiovascular. La causa de exceso de andrógenos parece estar relacionada con una estimulación alterada o excesiva por la LH que lleva a cambios quísticos en los ovarios y aumento en la secreción de andrógenos. Las pacientes con SOP presentan concentraciones más altas de LH sérica en comparación con testigos pareadas, y muestran expresión excesiva de receptores de LH en células de la teca y granulosa. También se informan variaciones genéticas de la subunidad β de LH en las pacientes con SOP. Parece que cualquier número de factores puede participar en este ciclo, como obesidad, resistencia a la insulina y exceso de producción suprarrenal de andrógenos. El SOP se diagnostica con los criterios de Rotterdam y requiere la presencia de dos de tres de los siguientes:

oligo o anovulación, signos clínicos o bioquímicos de hiperandrogenismo y ovarios poliquísticos (por ultrasonografía). Además, deben descartarse otras circunstancias que simulan el SOP, como tiroidopatías, HSC no clásica, hiperprolactinemia y tumores secretores de andrógenos.

Quistes tecaluteínicos

Las **células de la teca** del ovario son estimuladas por la LH para producir androstendiona y testosterona, andrógenos que por lo regular se desvían hacia las **células de la granulosa** para su aromatización a estrona y estradiol. Los quistes tecaluteínicos producen una cantidad excesiva de andrógenos que se secretan a la circulación y pueden estar presentes en el embarazo normal o molar. Los ovarios están crecidos y las pacientes acuden con hirsutismo y, en ocasiones, virilización. El diagnóstico se hace por biopsia ovárica. Estos quistes son más frecuentes ante cifras elevadas de β-hCG, como en el embarazo molar, los embarazos múltiples y durante la estimulación con gonadotropinas para el tratamiento de la infecundidad.

Hiperplasia del estroma e hipertecosis

La hiperplasia del estroma es frecuente entre los 50 y 70 años de edad y puede causar hirsutismo, con ovarios crecidos de manera uniforme. La **hipertecosis del estroma** se caracteriza por focos de luteinización celular dentro del estroma hiperplásico. Es más probable que cause virilización que la hiperplasia simple, porque las células luteinizadas continúan la producción de andrógenos ováricos. Por lo general, los ovarios se observan crecidos y carnosos, con las manifestaciones más floridas en las pacientes más jóvenes.

AFECCIONES NEOPLÁSICAS DE LOS OVARIOS

Tumores ováricos funcionales

Los tumores del estroma de los cordones sexuales y de células germinativas del ovario son tipos funcionales que pueden producir diversas cantidades de andrógenos. Los tumores del estroma de los cordones sexuales incluyen a los de las células de la granulosa (que se pueden diferenciar hacia características sexuales femeninas), los fibrotecomas y los tumores de las células Sertoli-Leydig (que se pueden diferenciar hacia características masculinas). Los tumores de células de la granulosa y el estroma incluyen los de las células de la granulosa, tecomas y fibromas. Los tumores de la célula de la granulosa y teca son activos desde el punto de vista hormonal, los fibromas no. Los tumores de célula de Sertoli-Leydig suelen presentarse en mujeres jóvenes y contribuyen con menos de 1% de todas las neoplasias ováricas. Los tumores de células hiliares son todavía más raros que los de células de Sertoli-Leydig y suelen observarse en mujeres en la posmenopausia. Estos tumores pueden secretar andrógenos y conducir al hirsutismo y virilismo.

Las embarazadas pueden desarrollar un luteoma, tumor benigno que prolifera en respuesta a la gonadotropina coriónica humana y puede dar origen a cifras elevadas de testosterona y androstendiona con virilización en 25% de las pacientes. También habrá virilización en 65% de los fetos de sexo femenino, datos que deben resolverse en el periodo posparto.

Tumores ováricos no funcionales

También pueden ocurrir excesos de andrógenos en caso de tumores ováricos no funcionales (p. ej., un cistadenoma o un tumor de Krukenberg). Aunque estos tumores no secretan andrógenos, estimulan la proliferación del estroma ovárico adyacente, lo que, a su vez, puede llevar a un aumento de la producción de andrógenos.

FÁRMACOS Y HORMONAS EXÓGENAS

Una diversidad de fármacos puede modificar las cifras circulantes de la globulina fijadora de hormonas sexuales (SHBG), una de las principales proteínas que capta la testosterona circulante y deja un pequeño porcentaje libre para interactuar en el ámbito celular. Los andrógenos y los corticoesteroides disminuyen la SHBG, lo que lleva a un mayor porcentaje de testosterona libre circulante. Los pacientes que usan esteroides anabólicos a menudo presentan hirsutismo y virilización. Además, los fármacos como minoxidil, fenitoína, diazóxido, ciclosporina y valproato causan hirsutismo sin participación de las vías androgénicas.

HIRSUTISMO IDIOPÁTICO

El hirsutismo se considera idiopático en ausencia de alteraciones patológicas suprarrenales u ováricas, una fuente exógena de andrógenos, o el uso de los fármacos antes mencionados. Los pacientes pueden en realidad presentar una producción oculta de andrógenos, pero muchos mostrarán cifras circulantes normales.

Puede haber un aumento de la producción periférica de andrógenos por incremento de la actividad de la 5α-reductasa en el ámbito de la piel y los folículos pilosos.

Manifestaciones clínicas

Debe hacerse un interrogatorio detallado que incluya el momento de inicio, el progreso y los síntomas de virilización/hirsutismo, así como los antecedentes de presentación de la pubertad, menstruales y reproductivos. Puesto que diversos mecanismos pueden afectar la concentración de andrógenos al modificar la SHBG o la actividad androgénica intrínseca, debe hacerse un interrogatorio farmacológico exhaustivo. También son importantes los antecedentes familiares en busca de trastornos genéticos, como la hiperplasia suprarrenal congénita.

Exploración física

En la exploración física debe señalarse el patrón de distribución del pelo, con atención al facial, torácico, dorsal, abdominal y de la cara interna de los muslos, así como a la presencia de alopecia frontal. Debe incluirse el hábito corporal y la presencia o ausencia de contornos femeninos. La exploración mamaria puede revelar cambios atróficos y una exploración ginecológica cuidadosa incluirá la inspección del vello pubiano (patrón de distribución), el clítoris (en busca de clitoromegalia) y la palpación de masas ováricas. Deben descartarse manifestaciones cushingoides e inspeccionar en busca de acantosis pigmentaria (hiperpigmentación aterciopelada gruesa) en la axila y la nuca, porque este dato dermatológico a menudo se vincula con la resistencia a la insulina que puede ocurrir en el síndrome de ovarios poliquísticos.

Valoración diagnóstica

La valoración por el laboratorio debe incluir testosterona libre, 17-OHP y DHEA-S; esta última suele ser exclusiva de la glándula suprarrenal. Una elevación de la testosterona libre confirma el exceso de andrógenos y un aumento concomitante de DHEA-S sugiere su origen suprarrenal. Una elevación de 17-OHP alude HSC. Si se sospecha una fuente suprarrenal debe hacerse una TC abdominal para descartar un tumor suprarrenal, así como pruebas adicionales para el diagnóstico del síndrome de Cushing o la HSC.

Si la DHEA-S es normal o se encuentra con elevación mínima debe considerarse una fuente ovárica y realizar ultrasonografía o TC pélvica para descartar una neoplasia ovárica. Una elevación en el cociente LH:-FSH mayor de 3 sugiere SOP. Sin embargo, la mayoría de los gineco-obstetras ya no diagnostica SOP con base solo en el cociente LH:FSH. Además, el síndrome de ovarios poliquísticos es un diagnóstico de exclusión cuando se cumplen dos de los tres criterios de Rotterdam: amenorrea secundaria/oligomenorrea, datos de hiperandrogenismo o poliquistosis ovárica por ultrasonografía.

El rápido inicio de la virilización y la cifra de testosterona > 200 ng/dL pueden indicar una neoplasia ovárica. En ocasiones la fuente del exceso de andrógenos no se identifica con facilidad y se necesitan pruebas de diagnóstico adicionales como IRM del abdomen y la toma de especímenes de sangre venosa selectivos para su localización. En la mujer hirsuta con testosterona libre normal se hace un análisis de la actividad de la 5α-reductasa para determinar si la mayor actividad enzimática periférica es causa de la aparición de hirsutismo.

Tratamiento

Se puede lograr la supresión de andrógenos suprarrenales de origen no neoplásico con la administración de glucocorticoides, como 5 mg de prednisona por la noche. La finasterida inhibe a la enzima 5α-reductasa y, por lo tanto, disminuye la conversión periférica de testosterona a DHT. Los antiandrógenos, como la espironolactona, también han sido de utilidad, pero sirven, cuando mucho, para posponer los síntomas. En el caso de tumores ováricos o suprarrenales, debe tratarse el trastorno subyacente, que a menudo requiere intervención quirúrgica.

En general, la producción ovárica de andrógenos no neoplásica se puede suprimir con anticonceptivos orales, que inhiben la secreción de LH y FSH y aumentan la SHBG. El tratamiento con progestágenos solos puede ayudar a las pacientes con contraindicaciones del uso de estrógenos, ya que disminuye la concentración de LH y, por lo tanto, la producción de andrógenos; además, aumenta el catabolismo de la testosterona con reducción resultante de su concentración. También pueden usarse agonistas de la hormona liberadora de gonadotropinas (GnRH) para suprimir LH y FSH. Sin embargo, esto lleva a un estado hipoestrogénico y requiere restitución concomitante de estrógenos.

A las pacientes que usan andrógenos exógenos u otros fármacos que causan aumento de estas hormonas o crecimiento del pelo debe recomendarse suspenderlos. En pacientes con hirsutismo idiopático o contraindicaciones del uso de hormonas la depilación con cera, otros métodos y electrólisis, con frecuencia brindará mejoría estética.

PUNTOS CLAVE

- El hirsutismo es un exceso de proliferación del pelo con un patrón masculino en la cara, el dorso, el tórax, el abdomen y las caras internas de los muslos, por lo general en respuesta al exceso de andrógenos.

- El virilismo es un conjunto de síntomas que incluye hirsutismo, voz grave, alopecia frontal, clitoromegalia y aumento de la musculatura.

- Las causas principales de hirsutismo y virilización incluyen SOP, tumores ováricos o suprarrenales, HSC y el síndrome de Cushing.

- El diagnóstico se hace por interrogatorio y exploración física, así como análisis de testosterona sérica, DHEA-S y 17-OHP, y estudios de imagenología.

- El tratamiento primario es el de la causa subyacente; hormonoterapia con píldoras anticonceptivas orales, GnRH o progestágenos; y el tratamiento estético del hirsutismo.

CASOS CLÍNICOS

CASO 1

Una mujer de 16 años de edad acude al consultorio con su madre, preocupada de que pueda estar embarazada. En los últimos 3 meses ambas notaron aumento de volumen de la porción baja del abdomen de la paciente, que manifiesta una sensación de plenitud y, en ocasiones, dolor pélvico izquierdo bajo. Señala que tiene un compañero masculino, pero aún no tienen actividad sexual íntima. Refiere menstruaciones irregulares en los últimos 6 meses, pero se cree que fue a causa del estrés. Ha observado aumento del vello sobre el mentón y las mamas, y empeoramiento de su acné con diseminación al tórax y el dorso, cuando esto solía afectar solo la cara. Su madre atribuye esto a "aspectos de la pubertad normal". Desde otros puntos de vista se encuentra sana, sin problemas médicos adicionales conocidos o intervenciones quirúrgicas anteriores. Es normotensa con signos vitales normales. A la exploración física se observa pelo de color oscuro, escaso, sobre el labio superior y varios bajo el mentón. Su desarrollo mamario es normal. La exploración ginecológica revela un clítoris prominente, crecido, y la bimanual una masa anexial móvil, de 17 cm, lisa. Una prueba de embarazo en orina en el consultorio resulta negativa.

1. ¿Cuál combinación de pruebas de laboratorio se haría en primer término para auxiliar en el diagnóstico?
   a. Testosterona sérica y DHEA-S
   b. TSH, T4 libre
   c. Colección de orina de 24 h para cuantificación de metanefrinas
   d. Aldosterona y renina plasmáticas

2. Las pruebas de laboratorio confirman la sospecha y se hace una ultrasonografía pélvica que revela una masa ovárica izquierda de $15 \times 16 \times 17$ cm³, sólida. ¿Cuál de los siguientes es el diagnóstico más probable?
   a. Síndrome de ovarios poliquísticos
   b. Tumor de células de Sertoli-Leydig
   c. Luteoma del embarazo
   d. Síndrome de Cushing

3. Se opta por la exéresis de la masa anexial izquierda. ¿Qué procedimiento se recomendaría?
   a. Histerectomía total abdominal, salpingooforectomía bilateral y clasificación por etapas
   b. Histerectomía total abdominal, salpingooforectomía bilateral, con envío de cortes por congelación del material para la clasificación por etapas transoperatoria
   c. Laparotomía, cistectomía ovárica izquierda y posible ooforectomía con envío de cortes por congelación para estudio transoperatorio
   d. Quimioterapia neoadyuvante

4. Otra paciente acude a ultrasonografía anatómica fetal a las 18 sem de embarazo. Se trata de una mujer de 19 años de edad de etnicidad afroamericana

G1P0 que no ha tenido complicaciones. En la ultrasonografía se encuentra anatomía fetal normal y sexo al parecer femenino. Sin embargo, se observan masas bilaterales de 6 cm, de apariencia homogéneas, por lo que se sospechan luteomas ováricos bilaterales de la madre y se hacen pruebas séricas que revelan aumento de testosterona y androstendiona. Una exploración posterior de la paciente muestra datos de hirsutismo, quien se encoge de hombros y declara "pensé que era un embarazo normal". ¿Qué complicación obstétrica y perinatal constituye un riesgo para su feto?

a. Preeclampsia
b. Desprendimiento prematuro de placenta normoinserta
c. Virilización
d. Rotura prematura de membranas pretérmino (RPDMP)

CASO 2

Una mujer de 31 años de edad con obesidad acude al consultorio por infecundidad. Ha intentado embarazarse en los últimos 18 meses. Declara que sus menstruaciones son irregulares, con presencia cada 25 a 47 días y a veces no se presenta un periodo. En ocasiones las menstruaciones son cuantiosas, en otras leves, con apenas unas manchas de color pardo. Señala que su menstruación siempre ha sido así, incluso desde su menarquia a los 12 años. Niega antecedente alguno de infecciones de transmisión sexual y su marido tiene paternidad comprobada con una esposa previa. Ella señala que nunca se ha embarazado. Mediante interrogatorio adicional admite depilarse por arrancamiento y rasurarse el pelo excesivo del mentón, alrededor del ombligo y en las caras laterales de los muslos. También admite presentar acné molesto y dificultad extrema para disminuir de peso. La exploración física revela obesidad con IMC de 31, desarrollo mamario normal y la presencia de pelo excesivo, como describió la paciente. La exploración ginecológica revela genitales externos normales y la bimanual no aporta mayores datos.

1. ¿Qué información adicional se necesita para hacer el diagnóstico?
   a. Hormona foliculoestimulante (FSH) sérica y estradiol en el día 3 del ciclo
   b. Ultrasonografía pélvica
   c. Testosterona, DHEA-S y prolactina séricas
   d. Ninguna de las anteriores

2. ¿Qué prueba se haría para determinar si la paciente ovula en algún mes?

   a. Prueba urinaria de predicción de la ovulación
   b. Progesterona en el día 3
   c. Progesterona en el día 28
   d. Biopsia endometrial en la fase lútea

3. La paciente agradece que se detectó un síndrome que explica sus síntomas; sin embargo, está ansiosa de oír lo que se le puede ofrecer en términos de tratamiento de la infecundidad. Embarazarse es todo en lo que

piensa en la actualidad. Además de iniciar vitaminas prenatales con ácido fólico, se recomienda:

a. Intentar la disminución de peso con una dieta sensible y ejercicio vigoroso en forma regular

b. Insulinoterapia

c. Inducción de ovulación con citrato de clomifeno

d. Fecundación *in vitro*

e. a y c

f. a, b y c

g. a, b y d

4. La paciente logra concebir con éxito y tiene un niño saludable. En su consulta de 6 sem posparto se le ofrecen opciones de anticoncepción. ¿Cuál de las siguientes opciones anticonceptivas mejorarán sus síntomas de hirsutismo y acné?

a. Condones

b. Medroxiprogesterona de depósito

c. Dispositivo intrauterino (DIU) liberador de levonorgestrel

d. Píldora anticonceptiva de estrógeno y progestágeno combinados

5. Tras 2 años la paciente regresa para su exploración anual en la clínica. Ahora tiene 35 años de edad y menciona que decidió usar condones en los últimos años porque no le gustaron las píldoras anticonceptivas orales que se le sugirieron. Admite presentar un flujo menstrual muy cuantioso en el último año (con duración de 8 d y humidificación de 10 toallas sanitarias entre el 5 y el 8 del ciclo), y continúa con ciclos irregulares. No ha perdido mucho de su "peso por el embarazo" después del parto y en la actualidad su IMC es de 36. No está segura de desear más hijos en el futuro. De nuevo se habla con ella de anticoncepción y se sugiere la inserción de un DIU con liberación de levonorgestrel, que acepta. ¿Qué pruebas adicionales se recomendarían en este momento?

a. Análisis de tolerancia de glucosa, estudio de detección de lípidos en ayuno

b. Pruebas de función tiroidea y hemograma completo

c. Biopsia endometrial y ultrasonografía pélvica

d. a y b

e. a, b y c

CASO 3

Una paciente acude al consultorio para su consulta obstétrica. Tiene 25 años de edad, es G5P2204 y cursa 20 sem 5 d de gestación según su ultrasonografía del primer trimestre. Acudió con síntomas de aumento de peso excesivo, acné, estrías abdominales y de extremidades superiores, jaqueca, fatiga y debilidad muscular. Hasta ahora ha aumentado 27 kg, sin cambios alimentarios significativos. Se queja de edema facial, equimosis y "marcas de distensión en el abdomen". Informa crecimiento excesivo de pelo desde el inicio del embarazo, con "mejillas, mamas y brazos peludos". El pelo es notoriamente más oscuro y en mayor cantidad que el normal para ella, y también ha notado un empeoramiento significativo de su acné. Con respecto a las estrías, declara que antes del embarazo eran de un color blanco y ahora son púrpuras y en extremo pruriginosas. Las jaquecas no son nuevas, pero empeoraron durante el embarazo, hasta hacerse casi diarias, en tanto antes se presentaban 1 o 2 veces por semana. Desde otros puntos de vista es una mujer saludable sin antecedentes de enfermedad médica (incluidos los de hipertensión o diabetes). En cuanto a sus antecedentes ginecológicos menciona menstruaciones mensuales normales desde la menarquia a los 13 años de edad. A la exploración física se observó una presión arterial sistólica elevada de 140/90 y taquicardia de 110 a 120 latidos por minuto. Sus ruidos cardiacos fetales son de 144 latidos/minuto. La exploración física confirma el hirsutismo, acné, equimosis y estrías abdominales antes señalados. Además, nota que ha aumentado el depósito de grasa en la cara posterior del cuello. Tiene una altura del fondo uterino de 19 cm y no hay masas pélvicas a la exploración vaginal con guante estéril.

1. Se sospecha síndrome de Cushing. ¿Cuál es el primer paso de estudio?
   a. Excreción de cortisol libre urinario en 24 h
   b. Concentración de cortisol salival ya avanzada la noche
   c. Prueba de supresión con dexametasona (PSD)
   d. a, b y c
   e. Concentración plasmática de la hormona adrenocorticotrópica (ACTH)
   f. Ultrasonografía abdominal

2. Se hace una ultrasonografía y revela una tumoración suprarrenal derecha de 5.7 × 5.6 × 4.4 cm, con bordes bien definidos. El radiólogo manifiesta que las características de la masa no parecen compatibles con un feocromocitoma; sin embargo, debido a las manifestaciones adicionales de cefaleas cada vez peores, hipertensión y taquicardia, debe preocupar esa rara posibilidad. Para descartar el feocromocitoma se ordenan las siguientes pruebas:

   a. Colección de orina para cuantificación de proteínas en 24 horas
   b. Metanefrinas plasmáticas
   c. Metanefrinas y catecolaminas en orina de 24 horas
   d. Estudio metabólico completo

3. Otra paciente con un diagnóstico conocido de síndrome de Cushing secundario al tratamiento crónico con glucocorticoides para prevenir crisis de artritis reumatoide acude a la clínica y solicita tratamiento del hirsutismo. Tiene 32 años de edad, es G1P1001 y tuvo un embarazo de término saludable hace 3 años. Ya ha intentado depilación por lociones y arrancamiento con solo leve mejoría. ¿Qué opción terapéutica puede ofrecerse?
   a. Rasurado, depilación por arrancamiento, cera
   b. Píldoras anticonceptivas orales
   c. Espironolactona
   d. Agonistas de la hormona liberadora de gonadotropinas (GnRH)

CASO 4

Una mujer de 19 años de edad acude a la clínica con su madre para valoración en cuanto a una posible vaginoplastia. Presenta HSC clásica con "consumo de sales" y ha tenido una estabilización moderada con su endocrinólogo pediatra. Toma fludrocortisona y prednisona a diario. A la edad de 18 meses se sometió a vaginoplastia con colgajo en U y clitoroplastia por genitales ambiguos, que ahora muestra estenosis por falta de uso. Informa oligomenorrea con menstruaciones alrededor de cada 4 meses. Tiene algo de ansiedad, para la que ha visto a un asesor cada 2 sem en cuanto a ésta y su sexualidad. Informa que hasta este punto de su vida ha tenido relaciones tanto con hombres como con mujeres y se siente atraída hacia ambos. Sin embargo, ella y su madre sienten que su falta de vagina normal inhibe su capacidad de intimidad total con un hombre, lo que le impide expresar por completo su sexualidad. A la exploración física la paciente tiene buen aspecto, con desarrollo mamario normal. Presenta desarrollo muscular, pero se observan múltiples equimosis en el cuerpo. La exploración física es notoria por un clítoris prominente y el ano es de aspecto normal. Entre el clítoris y el ano hay una pequeña abertura única que corresponde al seno urogenital, que permite la salida del flujo menstrual y la orina juntos. No hay abertura vaginal adicional. La exploración rectal confirma la presencia de útero.

1. ¿Qué proteína es deficitaria en una paciente con hiperplasia suprarrenal congénita (HSC) "con pérdida de sales"?
   a. 21-hidroxilasa
   b. 11β-hidroxilasa
   c. 3β-deshidrogenasa de hidroxiesteroides (3β-HSD)
   d. Aromatasa
   e. Ninguna de las anteriores

2. La exploración física y una ultrasonografía al lado de la cama confirman la presencia de útero y ovarios. Es sorprendente observar un útero y trompas de Falopio de aspecto normal, dada la clitoromegalia de esta paciente y la ausencia de la porción baja de la vagina. Sin embargo, esto se explica desde el punto de vista embrionario por el hecho de que las mujeres con HSC presentan:

   a. Testículos y desarrollo concomitante de útero y trompas
   b. Ovarios y carencia de la sustancia testicular inhibidora de los conductos de Müller (SIM)
   c. Ausencia de células de Sertoli
   d. Ausencia de la enzima 5α-reductasa, que impide la síntesis de DHT

3. ¿Cuál es el motivo más probable de la oligomenorrea de esta paciente?
   a. Oligoovulación secundaria al síndrome de ovarios poliquísticos
   b. Insuficiencia ovárica prematura
   c. Hipogonadismo hipogonadotrópico hipotalámico inducido por el ejercicio

d. Tratamiento inadecuado con glucocorticoides que causa una hiperandrogenemia relativa

4. Se decide proceder a una intervención quirúrgica e intento de vaginoplastia. ¿Qué complicación grave constituye un riesgo durante el procedimiento?

a. Hemorragia incoercible
b. Muerte cardiaca súbita
c. Crisis suprarrenal
d. Ataque vascular cerebral
e. Coagulación intravascular diseminada (CID)

RESPUESTAS

CASO 1

PREGUNTA 1

Respuesta correcta A:
Aunque cada una de estas pruebas puede ser de utilidad, el primer conjunto que debe considerarse es el de testosterona sérica y DHEA-S, que son andrógenos séricos. Si la testosterona resulta elevada confirma el exceso de andrógenos. Una concentración de DHEA-S ayuda a determinar la fuente de andrógenos como suprarrenal.

Las pruebas tiroideas no son útiles en este contexto dado que la paciente presenta signos y síntomas de virilización, más que de hipotiroidismo o hipertiroidismo. Puesto que no muestra datos de hipercortisolismo, es posible que la colección de orina de 24 horas y la aldosterona y renina plasmáticas no ayuden al diagnóstico.

PREGUNTA 2

Respuesta correcta B:
La presencia de una tumoración anexial a la exploración y la ausencia de embarazo hacen al tumor de células de Sertoli-Leydig el diagnóstico más probable, aunque es raro. Se trata de tumores del estroma de los cordones sexuales que pueden ser benignos o malignos y, por lo general, secretan andrógenos y sus bloques estructurales (testosterona, androstendiona y 17-OHP), que llevan a las manifestaciones de virilización que se observan en la clínica (en este caso hirsutismo, acné y clitoromegalia). El diagnóstico definitivo se hace mediante histopatología después de la extirpación quirúrgica de la masa.

Por lo general, el síndrome de ovarios poliquísticos no se presenta con una masa abdominal; en su lugar, se trata de gónadas poliquísticas con quistes periféricos pequeños múltiples. El luteoma puede causar síntomas similares, pero eso ocurriría en el caso de una paciente con un embarazo actual o reciente, ninguno de ellos presente en este escenario clínico. El síndrome de Cushing causaría hirsutismo y virilización, pero por lo general se presenta con datos de hipercortisolismo.

PREGUNTA 3

Respuesta correcta C:
Dada la corta edad de esta paciente, de ser posible, debe realizarse un procedimiento que conserve la fecundidad. Al saber que los tumores de células de Sertoli-Leydig pueden ser benignos o malignos, se elige el estudio en cortes por congelación durante la operación. Puesto que la masa alcanza los 17 cm no es posible su exéresis laparoscópica y se requiere un procedimiento abierto. Se informa a la paciente que la mejor intervención quirúrgica sería una laparotomía con cistectomía ovárica izquierda y, tal vez, ooforectomía.

Aunque antes de llegar al quirófano se debe informar a la paciente la posibilidad de encontrar un cáncer, en cuyo caso se necesitaría proceder con histerectomía y clasificación completa por etapas, la meta será conservar su fecundidad. El escenario más probable que presentará será una neoplasia benigna y solo se requerirá ooforectomía. No hay utilidad para la quimioterapia neoadyuvante en este caso.

PREGUNTA 4

Respuesta correcta C:
Esta paciente presenta luteomas bilaterales del embarazo, que son masas ováricas que se creen causadas por la elevación de las cifras circulantes de β-hCG, que por lo general no producen síntomas, además de los leves de virilismo materno en algunos casos. Por lo general, los estudios séricos muestran cifras elevadas de andrógenos circulantes. El feto tiene riesgo de virilización intrauterina. Las masas suelen remitir en el puerperio sin necesidad de intervención.

No se sabe que la preeclampsia, el desprendimiento prematuro de placenta normoinserta y la RPDMP se relacionen con los luteomas ováricos del embarazo.

CASO 2
PREGUNTA 1

Respuesta correcta D:
Los criterios de diagnóstico del síndrome de ovarios poliquísticos (SOP) son los de Rotterdam, establecidos en el año 2003, en los que se asegura que se hace con base en el cumplimiento de dos de los siguientes tres criterios: oligo/anovulación, pruebas clínicas o de laboratorio de hiperandrogenismo y poliquistosis ovárica por ultrasonografía. La paciente en este escenario ya cumple con los criterios de oligoovulación (menstruaciones irregulares que en ocasiones no se presentan) y datos clínicos de hiperandrogenismo (acné e hirsutismo).

Por lo tanto, la adición de ultrasonografía pélvica, cuantificación de testosterona, DHEA-A y prolactina es innecesaria para llegar al diagnóstico. Sin embargo, conocer estas cifras mediante pruebas puede permitir descartar trastornos adicionales y, con frecuencia, también se incluyen. Las determinaciones de FSH y estradiol en el día 3 del ciclo pueden ser útiles para especificar la calidad de sus ovocitos residuales en términos de fecundidad, pero no son necesarias para hacer el diagnóstico de SOP.

PREGUNTA 2

Respuesta correcta A:
Debido a que los ciclos menstruales de esta paciente han sido irregulares, predecir los ciclos ovulatorios es más difícil que en una mujer con ciclos regulares. Usar equipos de predicción de la ovulación en orina a diario, empezando en el día 11 o 12, puede ayudar a predecir la ovulación y programar el coito para la concepción. Los equipos de predicción de ovulación detectan la secreción súbita de hormona luteinizante (LH) que se presenta casi 24 a 36 h antes de la ovulación. Por desgracia pueden resultar falsas positivas en pacientes con SOP, debido a las cifras basales elevadas de LH circulante.

Determinar la progesterona en la fase lútea puede indicar que ocurrió ovulación (aunque no ayudará a predecirla con el fin de programar el coito). En una mujer con ciclos normales de 28 días suele determinarse en el día 21, cuando se esperarían cifras elevadas por su producción por el cuerpo amarillo después de la ovulación. La cuantificación de progesterona en los días 3 o 28 no sería de utilidad. En el caso de una mujer con menstruación irregular también es difícil especificar la precisión de una concentración de progesterona y, por lo tanto, la prueba quizá no sea de gran utilidad en este caso particular. En años previos se usaba una biopsia endometrial para valorar la evidencia de decidualización del endometrio como efecto de la progesterona, lo que ya no es un procedimiento estándar en el estudio de la anovulación porque hay otros métodos menos dolorosos para determinar la ovulación.

PREGUNTA 3

Respuesta correcta E:
El primer paso en el intento por lograr un embarazo es la disminución de peso mediante dieta y ejercicio, y considerar la adición de inducción de ovulación con citrato de clomifeno. Muchas mujeres empezarán a ovular de forma espontánea con tan solo disminuir 10% de su peso. El clomifeno es un antiestrógeno que aumenta la probabilidad de ovulación al retirar la retroalimentación negativa por los estrógenos circulantes en el cerebro, lo que así incrementa las cifras

de FSH en el ovario. Su administración suele iniciarse con la dosis más baja, 50 mg diarios a partir del día 3 o 5 del ciclo con continuación durante 5 más. Las pacientes deben asesorarse en cuanto al mayor riesgo de embarazo múltiple (secundario a los múltiples ovocitos liberados en un ciclo) e hiperestimulación ovárica. El letrazol, un inhibidor de la aromatasa, es una alternativa eficaz del clomifeno, usado también para inducir la ovulación en mujeres con SOP. En aquellas con obesidad (IMC ≥ 30) el letrazol produce una tasa acumulativa más alta de nacidos vivos en comparación con el citrato de clomifeno y se ha convertido en el fármaco ideal para la inducción de ovulación en las pacientes con SOP y obesidad.

Aunque las pacientes con SOP presentan mayor riesgo de diabetes, está contraindicado iniciar el tratamiento con insulina sin un diagnóstico de diabetes. Si bien esta paciente, en un momento dado, requerirá inducción de ovulación con otros medicamentos o con gonadotropinas inyectables, la fecundación *in vitro* aún no está indicada.

PREGUNTA 4

Respuesta correcta D:
Los anticonceptivos combinados orales (ACO) constituyen el tratamiento ideal para ayudar a disminuir los andrógenos circulantes y pueden prevenir el hirsutismo progresivo y el acné, lo que se logra por aumento de las cifras de la globulina fijadora de hormonas sexuales (SHBG), que a su vez disminuye la cifra de andrógenos

circulantes y su efecto estimulante sobre los folículos pilosos.

Los condones no tienen efecto sobre la SHBG y, por lo tanto, no pueden prevenir el empeoramiento o disminuir la concentración actual de andrógenos circulantes. La medroxiprogesterona de depósito y el DIU de liberación de levonorgestrel funcionan bien para la anticoncepción y para disminuir la hemorragia cuantiosa, pero no ayudarán a reducir los síntomas del hiperandrogenismo.

PREGUNTA 5

Respuesta correcta E:
Al considerar que esta paciente se presentó hoy para su exploración anual y se sabe que cumple con los criterios del síndrome de ovarios poliquísticos, se le hacen pruebas en cuanto a diabetes e hiperlipidemia, pues tiene un mayor riesgo de ambas enfermedades y una afección cardiovascular. Debido a su flujo menstrual cuantioso se opta por indagar hipotiroidismo y anemia. Por último, puesto que se sabe tiene mayor riesgo de hiperplasia y carcinoma endometriales por anovulación crónica y cifras elevadas de estrógenos circulantes, se recomiendan una ultrasonografía pélvica y una biopsia endometrial.

CASO 3
PREGUNTA 1

Respuesta correcta D:
El primer paso en la valoración de esta paciente es determinar si en realidad cumple los criterios del síndrome de Cushing y el siguiente es precisar su origen. Las recomendaciones actuales son iniciar con al menos dos de las tres pruebas "ideales", que incluyen una de cortisol libre urinario de 24 h, la de cortisol salival ya avanzada la noche y la PSD. Las cifras urinarias y salivales de cortisol deben obtenerse al menos dos veces, y el diagnóstico de síndrome de Cushing se confirma cuando dos resultan anormales. Debido a la baja especificidad de estas pruebas, si cualquiera tiene un resultado equívoco deben hacerse valoraciones adicionales antes de confirmar el diagnóstico.

Las pruebas de ACTH plasmática se usan para determinar la causa del síndrome de Cushing después de hacer el diagnóstico. Una cifra baja de ACTH indica que el síndrome es producido por una enfermedad independiente de ACTH (p. ej., un adenoma suprarrenal), en tanto una cifra elevada indica la secreción hipofisaria o ectópica de ACTH. Puede ser de utilidad una ultrasonografía abdominal para valorar la presencia de un adenoma suprarrenal, pero es más sensible la TC y se emplea más a menudo. En este caso particular se puede usar primero una ultrasonografía abdominal, dado el mayor riesgo de radiación al feto con una TC.

PREGUNTA 2

Respuesta correcta C:
La colección de una muestra de orina de 24 h y las pruebas de metanefrinas y catecolaminas se consideran las ideales para valorar un feocromocitoma, seguidas de

cerca por las metanefrinas plasmáticas, que tienen alta sensibilidad pero poca especificidad al respecto.

Una colección de orina de 24 h para cuantificación de proteínas y un estudio metabólico completo pueden permitir dilucidar alteraciones metabólicas o renales, pero no ayudarán al diagnóstico del feocromocitoma.

La paciente se realiza TC con la probabilidad de un adenoma suprarrenal y, puesto que cursa 20 sem de gestación, se lleva al quirófano para suprarrenalectomía unilateral, sin complicaciones. Su embarazo avanza después sin complicaciones y tiene un lactante a término.

PREGUNTA 3

Respuesta correcta B:
La paciente acude al consultorio cuando ya intentó algunas estrategias de depilación, por lo que la primera opción terapéutica sería de ACO, que disminuyen las cifras circulantes de andrógenos por estimulación de la producción de SHBG y, a su vez, aminoran las correspondientes de andrógenos. Este método debe intentarse durante al menos 6 meses antes de probar otro. Debe asesorarse a la paciente en el sentido de que si bien las píldoras mejorarán los síntomas del acné e impedirán un crecimiento piloso adicional, no disminuirán el hirsutismo ya presente. La depilación con cera, por arrancamiento y rasurado puede disminuir su vello no deseado actual, y la píldora aminorar el crecimiento de pelo nuevo.

La espironolactona (así como otros medicamentos antiandrogénicos) actúa como antagonista del receptor de andrógenos. Se usa mejor junto con anticonceptivos orales combinados después de que fracasa el intento con estos últimos solos. Los agonistas de GnRH (como la leuprolida) en esencia causan un estado de menopausia, con disminución eficaz de la cifra de andrógenos y estrógenos séricos. Son muy eficaces para tratar el hirsutismo, pero no deben emplearse como primer recurso dados sus efectos secundarios.

CASO 4

PREGUNTA 1

Respuesta correcta A:
La HSC clásica "con consumo de sales" es causada por una deficiencia de la 21-hidroxilasa, que lleva a cifras elevadas de 17-OHP. Las lactantes presentan genitales ambiguos, como la paciente de este caso, así como insuficiencia suprarrenal. En Estados Unidos se hace detección en todos los recién nacidos por cuantificación de la cifra de 17-OHP en sangre. La ausencia de 21-hidroxilasa causa disminución de la síntesis de cortisol y, por lo tanto, una mayor estimulación de las glándulas suprarrenales por ACTH, que a su vez lleva a una producción mayor de andrógenos y la virilización de las mujeres.

Hay otras formas más leves de HSC, donde las enzimas 11β-hidroxilasa y 3β-HSD están ausentes. La deficiencia de aromatasa puede llevar a la virilización de un feto femenino, pero no tiene relación con la HSC.

PREGUNTA 2

Respuesta correcta B:
Las pacientes con HSC son cromosómicamente 46,XX y desarrollan ovarios. En un inicio los genitales internos en ambos, varones y mujeres, se desarrollan a partir de los conductos de Wolff y de Müller en ambos sexos. En los hombres la presencia de testículos y células de Sertoli en su interior inician la secreción de SIM, que produce la regresión de los conductos de Müller (que de otra manera hubiesen formado útero, trompas y la porción superior de la vagina). Puesto que esta paciente genéticamente es 46,XX, de manera predeterminada (y por ausencia de SIM) desarrolla un útero.

El caso en que una paciente parece tener tejidos testiculares con presencia de útero y trompas de Falopio puede ser de disgenesia gonadal o regresión testicular (en las que la función testicular es inadecuada o está ausente). La ausencia de células de Sertoli también llevaría a la de SIM, con persistencia del sistema de conductos de Müller. Además, las mutaciones en el gen de SIM pueden llevar a la persistencia de los conductos de Müller con genitales externos de aspecto masculino. La carencia de DHT llevaría a un desarrollo anormal de los genitales externos en un hombre.

PREGUNTA 3

Respuesta correcta D:
La causa más probable de su oligomenorrea es una regulación inadecuada de la HSC, que lleva al aumento de la cifra de andrógenos circulantes y la anovulación.

La insuficiencia ovárica prematura es poco probable en este contexto, porque la explicación más probable es la HSC. Aunque es posible la amenorrea inducida por el ejercicio, esta paciente no expresa antecedente de ejercicio vigoroso excesivo y, de nuevo, la explicación más probable es HSC. El SOP es un diagnóstico de exclusión, por lo que no constituye una respuesta correcta, dado que la paciente ya tiene diagnóstico de hiperplasia suprarrenal congénita.

PREGUNTA 4

Respuesta correcta C:
Esta paciente tiene riesgo de una crisis suprarrenal. Debido a la insuficiencia suprarrenal subyacente, no puede responder ante el estrés de la intervención quirúrgica. Los signos y síntomas de una crisis suprarrenal incluyen hipotensión, hiponatremia, hipoglucemia y choque. Requerirá una "dosis de estrés de esteroides", que para su edad sería de 100 mg de hidrocortisona IV una vez antes de la inducción de la anestesia, seguida por 50 mg cada 8 h durante 24 h, y después su disminución gradual en los siguientes días, además de las dosis regulares de fludrocortisona y prednisona.

La hemorragia y la DIC son poco probables si los estudios de coagulación preoperatorios resultan normales y ella ha tenido una buena estabilidad en términos de sus medicamentos, mientras no haya complicaciones quirúrgicas adicionales. El riesgo quirúrgico de una muerte cardiaca súbita y de ataque vascular cerebral no aumenta respecto del basal de los pacientes con hiperplasia suprarrenal congénita.

Alrededor de 90% de las mujeres en edad de procrear usa alguna forma de anticoncepción y, a pesar de ello, en Estados Unidos **casi 50% de los embarazos no es intencional**, 43% de éstos culmina con nacidos vivos, 13% con pérdida gestacional y 44% en un aborto electivo. Al sopesar los riesgos y beneficios de los métodos anticonceptivos, las parejas deben tener en mente que ninguno, incluida la esterilización quirúrgica, es 100% eficaz. En la tabla 24-1 se delinean las tasas de fracaso relativas o el número de mujeres con probabilidad de embarazarse en el primer año de uso de un método particular. La tasa de eficacia teórica se refiere a la del anticonceptivo cuando se emplea justo como se dio la instrucción. La tasa de eficacia real se refiere a la presente cuando se usa en la vida real, con variaciones en su consistencia.

MÉTODOS NATURALES

Los métodos de anticoncepción descritos en esta sección –abstinencia periódica, coito interrumpido y amenorrea por lactancia– son fisiológicos, donde no se usan barreras químicas o mecánicas. Muchas parejas prefieren estos métodos a otras formas de anticoncepción por motivos religiosos, filosóficos o médicos. Sin embargo, son los menos eficaces y no deben usarse si evitar el embarazo es una alta prioridad.

ABSTINENCIA PERIÓDICA

Método de acción

La abstinencia periódica (método del ritmo o calendario) es una forma fisiológica de anticoncepción que hace énfasis en la **detección de la fertilidad y abstinencia** poco antes y después del periodo calculado de ovulación. Este método requiere instrucción respecto de la fisiología de la menstruación y la concepción, y las formas para determinar la ovulación, además de que la mujer debe tener **ciclos menstruales regulares predecibles.** Los métodos de valoración de la ovulación incluyen el uso de equipos para su predicción, determinaciones de la temperatura corporal basal (fig. 24-1), seguimiento del ciclo menstrual, valoración del moco cervical o documentación de cualquier síntoma premenstrual u ovulatorio.

Eficacia

La eficacia promedio de la abstinencia periódica es relativamente baja (55 a 80%), en comparación con otras formas de prevención del embarazo.

Ventajas y desventajas

En la abstinencia periódica no se usan métodos químicos o barreras mecánicas para la concepción y, por lo tanto, es el recurso ideal para muchas

TABLA 24-1 Tasas de fracaso de diversos métodos anticonceptivos durante el primer año de uso en Estados Unidos

Método	Porcentaje de mujeres que se embarazó	
	Tasa teórica de fracaso (%)	Tasa real de fracaso (%)
Ninguno	85.0	85.0
De abstinencia periódica		
Por calendario	9.0	25.0
Cerca de la ovulación	3.0	25.0
Sintomaticotérmica	2.0	25.0
Posovulatoria	1.0	25.0
Retiro	4.0	27.0
Amenorrea de la lactancia	2.0	15.0 a 55.0
Condón		
Masculino	2.0	15.0
Femenino	5.0	21.0
Diafragma con espermaticida	6.0	16.0
Capuchón cervical con espermaticida		
Mujeres con partos previos	26.0	32.0
Nulíparas	9.0	16.0
Espermaticida solo	18.0	29.0
Dispositivos intrauterinos		
DIU T de cobre (ParaGard®)	0.6	0.8
DIU que libera levonorgestrel (Mirena®)	0.1	0.1

(Continúa)

■ **TABLA 24-1** Tasas de fracaso de diversos métodos anti-conceptivos durante el primer año de uso en Estados Unidos *(Continuación)*

Método	Porcentaje de mujeres que se embarazó	
	Tasa teórica de fracaso (%)	Tasa real de fracaso (%)
Estrógenos y progestágenos combinados		
Píldora	0.1	3.0
Parche transdérmico (Ortho Evra®)	0.1	0.8
Anillo vaginal (NuvaRing®)	0.3	0.8
Métodos de solo progesterona		
Píldora (PSP)	0.5	8.0
Medroxiprogesterona de depósito	0.3	0.3
Implante subdérmico	0.4	0.4
Esterilización quirúrgica		
Femenina	0.5	0.5
Masculina	0.1	0.15

DIU, dispositivo intrauterino.

parejas por diversos motivos; no obstante requiere una alta motivación y el deseo de aprender la fisiología de la reproducción, la predicción de la ovulación y abstenerse del coito. La abstinencia periódica es **poco confiable,** en comparación con los métodos más tradicionales de anticoncepción, y puede requerir periodos prolongados de abstinencia y ciclos menstruales regulares, lo que la hace menos deseable para algunas parejas.

COITO INTERRUMPIDO

Método de acción

El coito interrumpido, o retiro del pene de la vagina antes de la eyaculación, es uno de los métodos más antiguos de anticoncepción, en el que la mayor parte del semen se vierte fuera del aparato reproductor femenino en un intento por prevenir la fecundación.

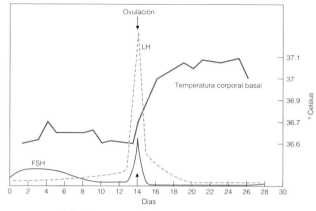

FIGURA 24-1. Relación entre ovulación y temperatura corporal basal. FSH, hormona foliculoestimulante; LH, hormona luteinizante.

Eficacia

La tasa de fracaso del coito interrumpido es bastante alta (27%), en comparación con otras formas de anticoncepción, y se puede atribuir al depósito de semen (preeyaculado) en la vagina antes de la eyaculación, o el correspondiente cerca del introito después del frotamiento del pene entre los muslos.

Ventajas y desventajas

La principal desventaja del coito interrumpido es su elevada tasa de fracaso. Otras incluyen la necesidad de suficiente autocontrol para retirar el pene antes de la eyaculación.

AMENORREA DE LA LACTANCIA

Método de acción

La continuación del amamantamiento ha sido durante mucho tiempo un método de anticoncepción usado en gran medida por muchas parejas. Después del parto el restablecimiento de la ovulación se retrasa por su supresión hipotalámica debida al amamantamiento. De manera específica, hay una **inhibición de la secreción pulsátil de la hormona liberadora de gonadotropinas (GnRH)** del hipotálamo por la **prolactina,** con supresión de la ovulación resultante.

Eficacia

La duración de la supresión de la ovulación durante el amamantamiento es muy variable. De hecho, 50% de las madres empezará a ovular entre los 6 y 12 meses posparto, incluso durante la lactancia. Es importante tomar en consideración que la **reanudación de la ovulación ocurre antes del correspondiente de la menstruación.** Como resultado, 15 a 55% de las madres que utilizan la lactancia para la anticoncepción se embaraza.

La eficacia de la amenorrea de la lactancia como método de anticoncepción a corto plazo puede mejorar si se siguen ciertos principios. Primero, el amamantamiento debe ser el único medio de nutrimento del lactante. Segundo, este método de anticoncepción debe usarse solo mientras la mujer experimente amenorrea, e incluso así, únicamente durante un máximo de 6 meses posparto. Si se cumplen estos lineamientos la amenorrea de la lactancia es un método de anticoncepción que puede tener una tasa de fracaso mucho menor. Sin embargo, en la práctica la mayoría de las mujeres no puede seguir estos requerimientos estrictos.

Ventajas y desventajas

La amenorrea de la lactancia no tiene efectos sobre el amamantamiento y es segura, simple, conveniente y gratuita. Los estudios muestran que los lactantes que reciben leche materna presentan un mayor contacto corporal y vínculo con la madre, un menor riesgo de infecciones y se benefician de la exposición a los anticuerpos maternos. El uso de la amenorrea de la lactancia se limita a los 6 meses posteriores al parto y puede producir sequedad vaginal en algunas mujeres. Además, si bien las tasas teóricas de fracaso son razonables, las correspondientes de la práctica real también son altas, y lo hacen un método inaceptable de manera aislada y poco confiable para la anticoncepción.

MÉTODOS DE BARRERA Y ESPERMATICIDAS

Estos métodos anticonceptivos actúan al prevenir que los espermatozoides ingresen a la cavidad endometrial, las trompas de Falopio y la cavidad peritoneal. En la figura 24-2 se muestran los diversos métodos anticonceptivos de barrera y espermaticidas.

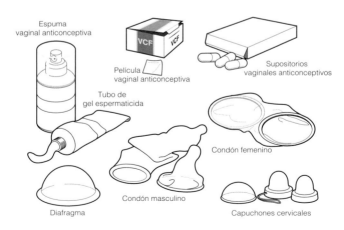

FIGURA 24-2. Métodos de barrera y espermaticidas.

CONDONES MASCULINOS

Método de acción

Los condones son vainas de látex que se colocan sobre el pene erecto antes de la eyaculación e impiden que el semen pase al aparato reproductor de la mujer.

Eficacia

Cuando se usa de forma apropiada, el condón puede tener hasta 98% de eficacia para prevenir la concepción. La **tasa de eficacia real en la población es de 85 a 90%.** Para llevar al máximo la eficacia y disminuir el riesgo de rotura del condón, es importante dejar un espacio en la punta para colectar el eyaculado y evitar su escape al retirar el pene. La eficacia también aumenta con condones que contienen espermaticida o por el uso adicional de este último .

Efectos secundarios

Algunos individuos pueden experimentar hipersensibilidad al látex, el lubricante o el espermaticida de los condones.

Ventajas y desventajas

Los condones están disponibles en gran medida a un costo moderado, conllevan el beneficio añadido de prevenir la transmisión de muchas infecciones de transmisión sexual (ITS) y son el único método de anticoncepción que ofrece protección contra el virus de la inmunodeficiencia humana (VIH). Las desventajas del condón masculino incluyen la interrupción del coito y la posible disminución de la sensibilidad o hipersensibilidad.

CONDONES FEMENINOS

Método de acción

El condón femenino (FC2 Female Condom®), también conocido como condón interno, es una bolsa de nitrilo sintético (antes poliuretano) con un anillo flexible en cada extremo, uno que es de silicona y lubricado, y se inserta en la profundidad de la vagina, y el otro que se mantiene fuera, cerca del introito (fig. 24-3). El condón femenino también puede insertarse en el ano.

Eficacia

La tasa teórica de fracaso del condón femenino es de 5%. Sin embargo, los estudios muestran que la tasa real correspondiente del condón femenino es de 20 a 25%, algo mayor que la del masculino. Sin embargo, éstos fueron estudios a corto plazo y tal vez no reflejen la tasa de fracaso con el uso prolongado.

Ventajas y desventajas

Al cubrir la vagina y el ano los condones femeninos **protegen contra las ITS**, en tanto permiten a la mujer regular la anticoncepción. Hay trabajos en proceso para desarrollar un condón femenino de látex y hacerlo más accesible en los países en proceso de desarrollo. El condón femenino también está libre de hormonas y es relativamente fácil de obtener sin prescripción. Debido a su diseño se mantendrá en su lugar incluso si se pierde la erección del pene. La principal desventaja abarca su **costo y volumen**. Algunas usuarias informan disminución de la sensibilidad durante el coito. El nitrilo y el lubricante también pueden causar irritación del pene,

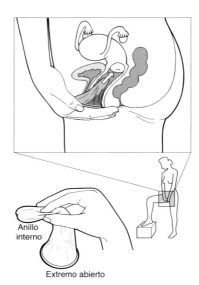

Anillo
interno

Extremo abierto

FIGURA 24-3. Inserción del condón femenino.

la vagina, el ano o la vulva. La tasa de aceptación es algo mayor para el integrante masculino (75 a 80%) de la pareja, que para el femenino (65 a 70%).

DIAFRAGMA

Método de acción

El diafragma vaginal es una copa hueca de silicona blanda o látex (hule) que se estira sobre un borde espiral delgado. Se distribuye gel, espuma o crema espermicida sobre el borde y a cada lado del diafragma, y se introduce en la vagina de manera que cubra al cérvix (fig. 24-4). Diafragma y espermaticida deben colocarse dentro de la vagina antes del coito y dejarse en su sitio durante un mínimo de 6 h (máximo 30 h después). Si va a ocurrir un coito adicional en 6 a 8 horas después del primero, debe colocarse espermaticida adicional en la vagina sin retirar el diafragma.

Eficacia

La eficacia teórica del diafragma alcanza 94%. La tasa de eficacia real del diafragma con espermaticida es de 80 a 85%.

Efectos secundarios

La irritación vesical, que puede llevar a infecciones de vías urinarias, es un posible efecto secundario. Si el diafragma se deja en su lugar mucho tiempo, la colonización por *Staphylococcus aureus* puede conducir al

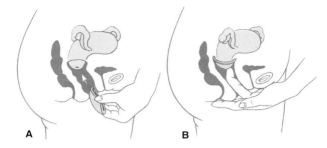

FIGURA 24-4. (A) Inserción del diafragma vaginal. **(B)** Verificación para asegurarse que el diafragma cubra el cérvix. (Tomada de Beckmann C, Ling F. *Obstetrics & Gynecology*, 5th ed. Philadelphia, PA: Lippincott Williams & Wilkins; 2006.)

desarrollo del síndrome de choque tóxico. Algunas mujeres también experimentan hipersensibilidad al hule, látex o espermaticida.

Ventajas y desventajas

El diafragma es un método seguro, eficaz y conveniente de anticoncepción. Debe ser ajustado y prescrito por un médico, lo que hace su costo inicial mucho mayor que el de los métodos de anticoncepción de venta libre. El diafragma debe ser reemplazado cada 2 años, o cuando la paciente aumenta o disminuye más de 20% de su peso corporal. Su ajuste también debe revisarse después de cada embarazo. Las mujeres que no se sienten cómodas con la inserción y el retiro del diafragma o que no pueden ajustarlo de forma apropiada por relajación pélvica son malas candidatas para su uso, al igual que aquellas con alto riesgo de infección por VIH. Debido a que < 1% de las mujeres en Estados Unidos confía en un diafragma como método anticonceptivo, hay opciones más escasas en el mercado y menos ginecólogos tienen experiencia para su ajuste.

CAPUCHÓN CERVICAL

Método de acción

El capuchón cervical (FemCap®, Lea Shield®) es un pequeño tapón blando de silicona que se acopla de manera directa sobre el cérvix (fig. 24-5), se mantiene en su lugar por aspiración y actúa como barrera para los espermatozoides. Debe ser **ajustado por un médico** y usarse con gel, espuma o crema espermaticida. Debido a la variabilidad del tamaño del cérvix, su acoplamiento y uso apropiados son indispensables para su eficacia. Aunque se utiliza en gran medida en Gran Bretaña y Europa, el capuchón cervical **no se encuentra con facilidad en Estados Unidos.**

Eficacia

La tasa de eficacia real del capuchón cervical es de 68 a 84% (tasa de fracasos de 16 a 32%), lo que depende del número de partos de la mujer. Hay un mayor riesgo de fracaso en aquellas que ya han tenido partos, y

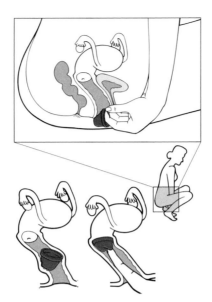

FIGURA 24-5. Inserción del capuchón cervical.

su desalojo es la causa más frecuente de falla.

Ventajas y desventajas

El capuchón cervical es pequeño y su eficacia es inmediata. No interfiere con las hormonas endógenas y se puede usar durante el amamantamiento. Otra ventaja del capuchón cervical es que se puede insertar hasta 6 h antes del coito, por lo que no interrumpe la actividad sexual. Se puede dejar en su lugar **durante 1 a 2 d**. Sin embargo, a menudo se presenta una secreción fétida después del primero. El capuchón debe reajustarse después de un embarazo o en caso de un gran cambio de peso. Además, algunas mujeres pueden tener dificultad para dominar las técnicas de colocación y retiro; como resultado, su **tasa de continuación es baja** (30 a 50%).

ESPERMATICIDAS

Método de acción

Los espermaticidas se presentan en formas variables, que incluyen cremas, geles, películas, supositorios y espumas vaginales (fig. 24-2) y los de más amplio uso son el nonoxinol-9 y el octoxinol-9. Otros, como el menfegol y el cloruro de benzalconio, se usan en todo el mundo, pero no están disponibles en Estados Unidos. Tanto nonoxinol-9 como octoxinol-9 **fragmentan las membranas celulares** de los espermatozoides y también actúan como barrera mecánica en el conducto cervical. En general, los espermaticidas deben colocarse dentro de la vagina al **menos 30 min antes del coito** para permitir su dispersión en todo el órgano. Se pueden usar solos, pero son mucho más eficaces cuando se utilizan con condones, capuchones cervicales, diafragmas u otros métodos anticonceptivos.

Eficacia

Cuando se usan de manera apropiada y consistente con condones, los espermaticidas pueden tener una tasa de eficacia tan alta como 95%. Sin embargo, cuando se usan solos la eficacia de los espermaticidas es de solo 70 a 75%, y disminuye todavía más por no esperar lo suficiente para que se dispersen en la vagina antes del coito.

Efectos secundarios

Los espermaticidas pueden irritar la mucosa vaginal y los genitales externos masculinos y femeninos.

Ventajas y desventajas

Los espermaticidas están disponibles en gran medida en una variedad de formas y son relativamente baratos. Algunas fórmulas pueden ser complicadas de usar.

En un inicio se pensó que los espermaticidas, además de proveer anticoncepción protegían algo contra las ITS. Sin embargo, ahora parece que estos preparados **no** confieren protección alguna de ese tipo. De hecho, pueden hacer **más susceptibles a las ITS** a los usuarios, incluido el VIH, porque causan irritación vaginal. Por tal motivo los espermaticidas **no deben ser usados por mujeres con infección por VIH** o en alto riesgo de

contraerla. Esto es de particular importancia en los países en proceso de desarrollo, donde es capital la anticoncepción y la prevención de ITS. Para el público en general se recomienda en gran medida emplear condones **de manera consistente,** siempre que se desee protección contra infecciones de transmisión sexual.

DISPOSITIVOS INTRAUTERINOS

Los dispositivos intrauterinos (DIU) se han usado para prevenir el embarazo desde la década de 1800. En los de 1960 y 1970, los DIU se hicieron muy populares en Estados Unidos. Sin embargo, las derivaciones legales que surgieron de infecciones pélvicas relacionadas con un DIU particular, el escudo de Dalkon, produjeron temor en los consumidores y limitaron su disponibilidad. En la actualidad hay cinco DIU disponibles en Estados Unidos: cuatro de ellos son **liberadores de levonorgestrel (LNG)** (Mirena®, Skyla®, Liletta® y Kyleena®) y uno **que contiene cobre** (TCu389A® o ParaGard®) **sin hormonas** (fig. 24-6). A pesar de los temores previos, hay casi 100 millones de usuarias de DIU en todo el mundo, lo que le hace **el más usado de los** métodos **reversibles para la anticoncepción** (fig. 24-7). El uso de DIU en Estados Unidos ha aumentado de < 2% hasta apenas más de 10% en la última década.

El DIU está en particular indicado para mujeres con contraindicación de los anticonceptivos orales, aquellas con bajo riesgo de ITS y en **las monógamas de cualquier edad.** El DIU que libera LNG (Mirena®) también puede usarse para tratar

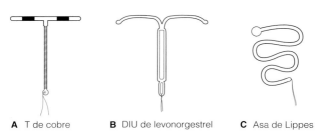

A T de cobre   **B** DIU de levonorgestrel   **C** Asa de Lippes

FIGURA 24-6. Dispositivos intrauterinos (DIU). (**A**) T de cobre ParaGard (TCu-380A®). (**B**) DIU liberador de levonorgestrel (Mirena®). (**C**) Asa de Lippes (de uso en todo el mundo, pero no disponible en Estados unidos). (Tomada de Speroff L, Fritz M. *Clinical Gynecologic Endocrinology and Infertility,* 7th ed. Philadelphia, PA: Lippincott Williams & Wilkins; 2005.)

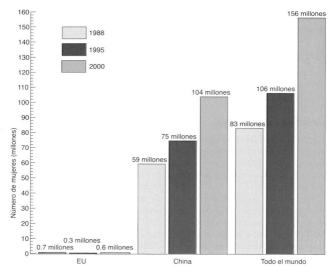

FIGURA 24-7. Uso de dispositivos intrauterinos (DIU) en Estados Unidos, China y el resto del mundo.

la menorragia, dismenorrea, y a las mujeres en la posmenopausia que reciben estrogenoterapia. En este momento las nuevas tres formas de DIU liberadores de LNG (Skyla®, Liletta® y Kyleena®) no tienen in-

▦ **TABLA 24-2** Contraindicaciones de uso del dispositivo intrauterino (DIU)
Contraindicaciones absolutas
Embarazo conocido o sospechado
Hemorragia vaginal anormal sin diagnóstico
Infección aguda cervical, uterina o de las trompas de Falopio
Alergia al cobre o enfermedad de Wilson (solo el DIU ParaGard®)
Cáncer mamario actual (solo para Mirena®)
Contraindicaciones relativas
Antecedente de embarazo ectópico
Antecedente de ITS en los últimos 3 meses
Anomalía uterina o fibromas que distorsionan la cavidad
Menorragia o dismenorrea actuales (solo para ParaGard®)
ITS, infecciones de transmisión sexual

dicaciones específicas de uso, además de la anticoncepción. En la tabla 24-2 se delinean las contraindicaciones absolutas y relativas del uso de dispositivo intrauterino.

MÉTODO DE ACCIÓN

Los DIU se introducen a la cavidad endometrial por el médico, mediante una cánula (fig. 24-8), y cuentan con dos riendas monofilamento que se extienden por el cérvix, donde se pueden revisar para detectar la expulsión o migración (fig. 24-8). Las riendas también facilitan el retiro del dispositivo por el médico.

El mecanismo de acción del DIU no se conoce por completo, pero se sabe que ante todo **elimina espermatozoides** (espermaticida) e **impide la fecundación**. De manera específica, el principal método de acción es producir una **respuesta inflamatoria estéril,** con la endocitosis resultante de los espermatozoides, inmovilización

y destrucción por células inflamatorias. También se cree que el DIU **disminuye la movilidad tubárica,** que a su vez inhibe el transporte de espermatozoides y el blastocisto. Los DIU no afectan la ovulación y tampoco son abortifacientes. Su mecanismo supuesto de acción aumenta por la adición de LNG en los DIU Mirena®, Skyla®, Liletta® y Kyleena® y el cobre en el DIU ParaGard®.

El LNG liberado por estos dispositivos **hace más espeso el moco cervical y atrofia el endometrio,** lo que previene la implantación. Se cree que el cobre en el ParaGard® **obstaculiza la movilidad y capacitación de los espermatozoides,** por lo que éstos rara vez alcanzan la trompa de Falopio y pueden fecundar al óvulo.

EFICACIA

La eficacia de los DIU con uso prolongado rivaliza con la esterilización

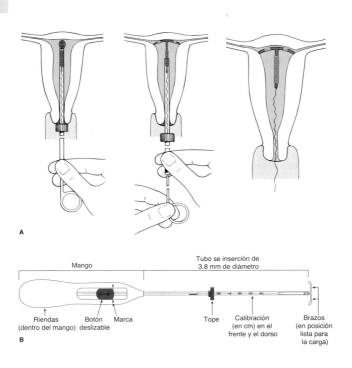

FIGURA 24-8. (A) Colocación de un dispositivo intrauterino (DIU) ParaGard˚. **(B)** Adminículo para la inserción del DIU liberador de levonorgestrel.

permanente. La tasa de fracasos es de 0.8% para ParaGard® y de 0.2% para Mirena® en el primer año. La tasa acumulativa de fracaso a los 10 años para el ParaGard® es de casi 1.9% y la correspondiente a los 5 años para Mirena® es de 0.7%. Algunas fuentes señalan que la tasa de fracasos en el primer año es cercana a 3%, en parte por su expulsión no detectada. En la tabla 24-3 se muestran las tasas de fracaso adicionales de los dispositivos más recientes.

EFECTOS SECUNDARIOS

Si bien los DIU en general son bastante seguros, sus efectos secundarios y complicaciones inusuales pueden ser en potencia graves y peligrosos e incluyen dolor y hemorragia intrauterina, así como embarazo ectópico o intrauterino, expulsión, perforación e infección.

La colocación de un DIU en una mujer con infección cervical puede ser el causante de la **enfermedad**

TABLA 24-3 Comparación de los dispositivos intrauterinos

Nombre del dispositivo	Dimensiones (ancho por largo)	Años de uso	Tasa de fracasos (acumulativa)	Indicación	Amenorrea
De cobre					
ParaGard® (T de cobre 380A)	32 × 36 mm	10 años	1.9% (en 10 años)	Prevención del embarazo; anticoncepción de urgencia	N/A
Dispositivos liberadores de levonorgestrel					
Mirena® (52 mg de LNG)	32 × 32 mm	5 años	0.7% (en 5 años)	Prevención del embarazo; tratamiento de la menstruación cuantiosa[b]	(~60% en 5 años)[a]
Skyla® (13.5 mg de LNG)	28 × 30 mm	3 años	0.9% (en 3 años)	Prevención del embarazo	12% en 3 años
Liletta® (52 mg de LNG)	32 × 32 mm	3 años	0.55% (en 3 años[c])	Prevención del embarazo	38% en 3 años

(Continúa)

TABLA 24-3 Comparación de los dispositivos intrauterinos *(Continuación)*

Nombre del dispositivo	Dimensiones (ancho por largo)	Años de uso	Tasa de fracasos (acumulativa)	Indicación	Amenorrea
Kyleena® (19.5 mg de LNG)	28 × 30 mm	5 años	0.37% (en 5 años)	Prevención del embarazo	23% en 5 años

Tabla de información basada en la etiqueta del producto/información de prescripción, específica de cada uno.

[a]Tasas de 5 años disponibles del dispositivo Mirena® en estudios de posmercadeo.

[b]En mujeres que eligieron usarlo como método de anticoncepción intrauterina.

[c]Tasa acumulativa de embarazo calculada (tabla vital de 3 años), tasa de 1 año 0.15%.

LNG, levonorgestrel.

pélvica inflamatoria (EPI) **relacionada con la inserción**. Este mayor riesgo se cree ahora derivado de la contaminación de la cavidad endometrial en el momento de la inserción. De lo contrario, rara vez se observa infección pélvica pasados 20 días de su inserción. **No se necesitan antibióticos profilácticos** para la inserción de un DIU ni están indicados para la endocarditis bacteriana. En su lugar debe hacerse énfasis en la selección apropiada de las pacientes y la detección de aquellas con gonorrea o clamidia antes de su inserción. Además, los estudios muestran que las mujeres que usan DIU liberadores de LNG presentan un **menor riesgo de EPI**, debido a la protección del espesamiento del moco cervical inducido por el progestágeno. Dados estos datos, los DIU se usan con mayor libertad en mujeres más jóvenes, quienes no han concluido su procreación y nulíparas.

La tasa de embarazos con el DIU es muy baja; sin embargo cuando se presentan, la tasa de aborto aumenta 40 a 50% en las usuarias. En consecuencia, si ocurre un embarazo intrauterino mientras está colocado un DIU, éste **debe retirarse por tracción suave de las riendas**. Si no se puede retirar el dispositivo por tracción suave se deja en su lugar durante el embarazo. El riesgo de aborto séptico espontáneo que amenaza la vida solo se ha detectado con el escudo de Dalkon, que tenía un polifilamento trenzado por el que ascendían las bacterias hacia el útero y ponían a la usuaria en riesgo de EPI, infección e infertilidad. El escudo de Dalkon se retiró del mercado en 1975, 4 años después de su aparición. Los DIU no se relacionan con riesgo mayor alguno de anomalías congénitas.

VENTAJAS Y DESVENTAJAS

El DIU debe ser prescrito, insertado y retirado por un médico. Sin embargo, una vez colocado es bastante eficaz, en cuanto a costo, larga duración y rápida reversión. Se recomienda a la usuaria una revisión mensual de las riendas para asegurarse que no se ha expulsado. Esto mejora la espontaneidad del coito y disminuye el temor del embarazo. En Estados Unidos el **DIU ParaGard**® **tiene aprobación de uso para 10 años**, pero ha mostrado mantener su eficacia hasta por 12. El **DIU Mirena**® **se aprobó para uso durante 5 años**, pero tiene eficacia durante al menos 7. Los DIU Liletta® y Skyla en la actualidad tienen aprobación de uso hasta por 3 años. En octubre de 2016 se aprobó un nuevo dispositivo, *Kyleena*®, con liberación de LNG para uso durante 5 años. Se puede retirar un DIU e insertar otro en la misma consulta. Además, el DIU se puede insertar justo después de un aborto inducido del primer trimestre o espontáneo sin mayor riesgo de infección o perforación. El DIU ParaGard® **tiene aprobación también para la anticoncepción de urgencia (AU)** si se inserta en las 72 h que siguen a un coito sin protección o el fracaso anticonceptivo. El DIU ParaGard® se puede insertar justo después del parto (en los 10 min que siguen a la expulsión de la placenta), con un mayor riesgo de expulsión, pero sin aumentar los de infección o perforación. Todos los DIU actuales se pueden usar con seguridad a las **6 semanas posparto** y son seguros en las mujeres que amamantan.

En general, debido a que los DIU son tan eficaces para prevenir el embarazo, **el riesgo de un embarazo ectópico disminuye** en sus usuarias, en comparación con las que no usan anticonceptivos. No obstante, en el raro caso de que una mujer se embarace con el DIU colocado, **el riesgo de que éste sea ectópico puede ser tan alto como 30 a 50%.** El DIU es una forma aceptable de anticoncepción en mujeres con **antecedente de embarazo ectópico,** EPI remota (no en los últimos 3 meses), cervicitis e infección por VIH, si bien es controvertida.

Se ha mostrado que el DIU Mirena® reduce la menorragia (90% menos pérdida sanguínea) y la dismenorrea. También es igual de eficaz o más que los progestágenos orales para tratar la endometriosis, la hiperplasia benigna y el cáncer endometriales. Además, protege a la usuaria de la EPI con una menor tasa de la enfermedad que en mujeres que no usan anticoncepción. Como resultado, esto disminuye el número de intervenciones quirúrgicas (D y L, ablaciones endometriales, histerectomías) necesarias para resolver el dolor pélvico y la hemorragia. Casi 60% de las mujeres experimentará amenorrea a los 5 años cuando usan Mirena®. Los otros DIU de liberación de LNG también disminuyen la hemorragia y la dismenorrea de alguna forma.

La mayoría de los DIU es compatible con la IRM, pero hay ciertas circunstancias por considerar. Se recomienda que la etiqueta del producto contenga una referencia de contextos específicos de IRM.

MÉTODOS ANTICONCEPTIVOS HORMONALES

Los anticonceptivos hormonales son los **métodos reversibles usados con más frecuencia** para prevenir el embarazo en Estados Unidos y constan de combinaciones (de estrógenos y progestágeno) o solo progestágeno. En la actualidad los métodos hormonales combinados están disponibles en formas de administración oral, transdérmica y vaginal, en tanto el método de solo progestágeno lo está en formas oral, inyectable, de implante e intrauterina. En este momento hay varios anticonceptivos hormonales en diversas etapas del proceso de aprobación por la FDA en Estados Unidos, incluidos nuevas fórmulas para uso oral, nuevos implantes subdérmicos, sistemas de liberación vaginal, autoinyectables y métodos hormonales masculinos.

MÉTODOS DE ESTRÓGENOS Y PROGESTÁGENOS COMBINADOS

Píldoras anticonceptivas orales

Método de acción

Las píldoras anticonceptivas orales (PAO) están constituidas por un **progestágeno solo,** o en **combinación con estrógenos.** (La píldora de solo progestágeno se describe más adelante en la sección de anticoncepción con solo progestágeno.) Más de 150 millones de mujeres en todo el mundo, incluido 33% de aquellas con actividad sexual en Estados Unidos, usan anticonceptivos orales.

Los anticonceptivos orales causan en el cuerpo un estado de pseudoembarazo, al interferir con la secreción pulsátil de la hormona foliculoestimulante (FSH) y la luteinizante (LH) por la hipófisis anterior, en el que **se suprime la ovulación** y se impide que ocurra un embarazo. En la figura 24-9 se

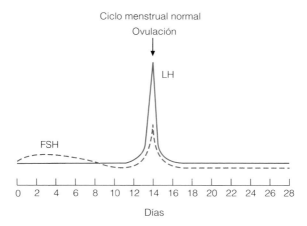

FIGURA 24-9. Concentraciones séricas de FSH y LH durante un ciclo menstrual normal. FSH, hormona foliculoestimulante; LH, hormona luteinizante.

incluyen las concentraciones séricas de FSH y LH durante el ciclo menstrual normal, y en la figura 24-10 se muestran las concentraciones de FSH y LH durante un ciclo con el uso de la píldora combinada. El componente estrogénico de las píldoras anticonceptivas (PAC) inhibe la secreción de FSH y así suprime la formación del folículo dominante. El componente progestágeno de las PAC suprime la secreción de LH, que así impide su secreción súbita y la ovulación. El progestágeno también induce un **endometrio decidualizado delgado,** que no es receptivo para la implantación, al mismo tiempo que **espesa el moco cervical,** lo que lo hace menos permeable a los espermatozoides. La pérdida sanguínea que ocurre durante el intervalo sin hormonas en realidad se debe a la privación de hormonas, más que a un periodo menstrual inducido

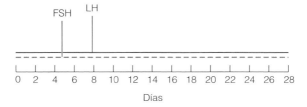

FIGURA 24-10. Concentraciones séricas de FSH y LH durante la ingestión de píldoras anticonceptivas orales monofásicas. FSH, hormona foliculoestimulante; LH, hormona luteinizante.

por fluctuación de las hormonas endógenas.

Píldoras combinadas monofásicas (de dosis fija)

Las **píldoras combinadas monofásicas** contienen una dosis fija de estrógeno y de un progestágeno. En la mayor parte de los casos, las píldoras contemporáneas contienen entre 20 y 35 μg de etinilestradiol (EE). Son **PAC de "dosis baja"** aquellas que contienen 10 o 20 μg de EE, más que 30 o 35. Las **PAC de "dosis alta"**, en general, corresponden a fórmulas que contienen 50 μg de EE. Las **píldoras multifásicas** proveen una cantidad variable de estrógenos o progestágeno o de los dos durante el ciclo.

Hay más de 35 fórmulas de marca registrada y genéricas de PAC disponibles en Estados Unidos. Las fórmulas más recientes proveen una duración más breve del placebo, ciclos ampliados y ciclos continuos. En general, la selección de una píldora particular depende de los efectos secundarios, factores de riesgo individuales y los propósitos de cada paciente.

La píldora combinada tradicional contiene tanto estrógeno como progestágeno, y se toma los primeros 21 d de un ciclo de 28 al mes. Durante los últimos 7 d del ciclo la píldora es de placebo o está ausente. La pérdida sanguínea debe iniciarse 3 a 5 d después de concluir los 21 de ingestión de hormonas. Ahora están disponibles fórmulas nuevas que **reducen la longitud del periodo con placebo y la del ciclo** al administrar 24 d de hormonas (más que los 21 tradicionales), seguidos por 4 d de intervalo sin hormonas. Los llamados "esquemas 24/4" producen un ciclo menstrual más breve, de 3 a 4 d, en la mayoría de las usuarias. Los **esquemas continuos** (como Lybrel®) con una píldora hormonal diaria y ningún intervalo sin hormonas han mostrado seguridad y eficacia. También se dispone de píldoras que contienen **complementos de hierro y ácido fólico,** así como **comprimidos masticables**.

Las mujeres con **trastornos menstruales relacionados** (como endometriosis, periodos menstruales cuantiosos, anemia, dismenorrea, irregularidad menstrual, migraña menstrual, síndrome premenstrual [SPM], síndrome de ovarios poliquísticos [SOP], o quistes ováricos) pueden beneficiarse al ampliar el número de días consecutivos de toma de píldoras hormonales, de 21 d a 1, 2 o 3 meses, lo que así aumenta la duración de la supresión hormonal continua y disminuye el número de hemorragias por privación. Estos **esquemas extendidos o de ciclo largo** (como Seasonale® y Seasonique®) proveen supresión continua de la ovulación y disminución de los síntomas relacionados con la menstruación (como dolor, hemorragia cuantiosa, quistes, anemia y cefalea) a sus usuarias. Éstas también son opciones para mujeres que prefieren presentar hemorragias por privación menos numerosas mientras toman píldoras anticonceptivas.

Píldoras combinadas multifásicas (de dosis variable)

Los anticonceptivos orales **multifásicos** difieren de los monofásicos solo porque **varían en la dosis de estrógenos y progestágeno** en las píldoras activas, en un esfuerzo por simular el ciclo menstrual. La ventaja de la dosificación multifásica es que puede proveer una concentración total menor de estrógenos y progestágenos, pero aun con una alta eficacia para prevenir

■ TABLA 24-4 Interacciones de los anticonceptivos orales con otros medicamentos

Medicamentos que disminuyen la eficacia de los anticonceptivos orales	Medicamentos cuya eficacia cambia por los anticonceptivos orales
Barbitúricos	Clorodiazepóxido
Carbamazepina	Diazepam
Griseofulvina	Hipoglucemiantes
Fenitoína	Metildopa
Rifampicina	Fenotiazinas
Hierba de San Juan	Teofilina
Topiramato	Antidepresivos tricíclicos

el embarazo. Se dispone de fórmulas **trifásicas** (p. ej., Trivora-28®) e incluso **cuatrifásicas** (p. ej., Natazia®), que contienen tres o cuatro concentraciones diferentes de estrógenos o progestágeno o ambos, respectivamente, en el empaque.

Eficacia

Las PAC son bastante eficaces para prevenir el embarazo. De hecho, la tasa teórica de fracasos para el primer año de uso es menor de 1%. Sin embargo, la tasa de fracaso con el **uso de la vida real es cercana a 8%.** La náusea, hemorragia intermenstrual y necesidad de tomar la píldora todos los días suelen citarse como motivos para suspender este método.

Se cree que varios medicamentos interactúan con los anticonceptivos orales y disminuyen su eficacia. A pesar de la creencia común, el único antibiótico que disminuye la eficacia de los ACO es la rifampicina. Por el contrario, los anticonceptivos orales pueden disminuir la eficacia de muchos medicamentos (tabla 24-4).

■ TABLA 24-5 Complicaciones asociadas con los anticonceptivos orales

Cardiovasculares[a]

Trombosis venosa profunda (TVP)

Embolia pulmonar (EP)

Ataque vascular cerebral (AVC)[b]

Infarto miocárdico (IM)[b]

Hipertensión

Otros

Colelitiasis

Colecistitis

Adenomas hepáticos benignos (raros)

Adenocarcinoma cervical (raro)

Trombosis retiniana (rara)

[a] Estas complicaciones ocurren sobre todo en las mujeres que fuman.
[b] Casi todos los IM y AVC se presentan en usuarias de productos con estrógenos de dosis alta.

Efectos secundarios

En la tabla 24-5 se muestran algunas de las complicaciones cardiovasculares, neoplásicas y biliares relacionadas con el uso de anticonceptivos orales.

Los anticonceptivos orales con dosis de estrógenos mayores de 50 mg pueden aumentar la coagulabilidad, lo que lleva a mayores tasas de infarto miocárdico (IM), ataque vascular cerebral, trombosis venosa profunda (TVP) y embolia pulmonar (EP), en particular en las mujeres que fuman. Incluso con dosis menores de estrógenos (35 µg o menos), las mujeres mayores de 35 años de edad que fuman más de 15 cigarrillos al día aún tienen un mayor riesgo de ataque cardiaco, ataque vascular cerebral, TVP y EP si usan ACO. Se ha visto que los progestágenos en los anticonceptivos orales aumentan las lipoproteínas de baja densidad, al tiempo que disminuyen las de alta densidad en quienes fuman más de una cajetilla diaria. Por tales motivos los anticonceptivos orales están **contraindicados en mujeres mayores de 35 años de edad que fuman 15 o más cigarrillos al día**. El advenimiento de nuevos progestágenos y dosis menores de estrógenos ha llevado a fórmulas de píldoras que en esencia son neutras en términos de su efecto cardiovascular. No obstante, el uso de anticonceptivos orales combinados aún está contraindicado en mujeres mayores de 35 años de edad que fuman, quienes suelen beneficiarse de la anticoncepción con solo progestágeno (medroxiprogesterona de depósito) o en implante subdérmico, DIU hormonales e inertes, o la esterilización permanente, femenina o masculina.

Las complicaciones neoplásicas del uso de anticonceptivos orales son raras. El efecto de su empleo a largo plazo sobre el cáncer mamario se ha estudiado en gran medida sin datos concluyentes. No obstante, hay una **mayor incidencia de enfermedades de la vesícula biliar** y **tumores hepáticos benignos** relacionada con el uso de anticonceptivos orales.

En la tabla 24-6 se delinean algunas de las contraindicaciones absolutas y relativas del uso de los anticonceptivos orales.

En los Centers for Disease Control and Prevention (CDC) se estructuró una lista amplia de recomendaciones sobre el uso de anticonceptivos para hombres y mujeres con diversos trastornos médicos (tabla 24-7). Los lineamientos también incluyen el uso de anticonceptivos con diversos medicamentos, como anticonvulsivos y antirretrovíricos, dentro de este recurso, una referencia muy útil que puede obtenerse a través del sitio de internet de los CDC en formato de tabla y por escrito. (Esta información también está disponible para descarga como aplicación de teléfono celular en http://www.cdc.gov/reproductivehealth/contraception/usmec.htm.)

La tabla 24-7 contiene una muestra de afecciones médicas en un formato abreviado. El número de categorías corresponde al riesgo propuesto de uso de ese mecanismo anticonceptivo particular para la afección especificada. La tabla va más allá en sus detalles, con guía respecto del cociente de riesgo/beneficio de iniciar un método particular o continuarlo.

Ventajas y desventajas

Las principales ventajas de los ACO incluyen la tasa de eficacia extremadamente alta y sus beneficios no anticonceptivos para la salud, que

TABLA 24-6 Contraindicaciones de los anticonceptivos combinados de estrógenos-progestágeno	
Contraindicaciones absolutas	**Contraindicaciones relativas**
Tromboembolias	Fibromas uterinos
Embolia pulmonar	Lactancia
Arteriopatía coronaria	Diabetes mellitus
Ataque vascular cerebral	Drepanocitemia o enfermedad de células falciformes
Pacientes mayores de 35 años que fuman	Hepatopatías
Cáncer mamario/endometrial	Hipertensión
Hemorragia vaginal sin explicación	Lupus eritematoso (LES)
Función hepática anormal	Edad de 40 años o mayor y alto riesgo de enfermedad vascular
Embarazo que se sabe o sospecha	Migraña (jaqueca)
Hipercolesterolemia grave	Trastornos convulsivos
Hipertrigliceridemia grave	Intervención quirúrgica electiva
LES, lupus eritematoso sistémico.	

incluyen reducción de flujo menstrual, anemia, dismenorrea y quistes ováricos. Estos beneficios también incluyen una menor incidencia de cáncer ovárico y endometrial, embarazo ectópico, EPI y enfermedad mamaria benigna (tabla 24-8). Al tomar ACO casi 50 000 mujeres evitan hospitalizaciones y, de ellas, 10 000 previenen aquellas por enfermedades que ponen en riesgo la vida.

Las desventajas del uso de PAC incluyen complicaciones cardiovasculares, mayor enfermedad vesicular, aumento de la incidencia de tumores hepáticos benignos y la necesidad de tomar un medicamento todos los días. Puesto que contienen estrógenos, las

PAC combinadas no son apropiadas para muchas mujeres. Otras también se quejan de náusea, cefalea, hemorragia intermenstrual y aumento de peso, en relación con el uso de PAC. En general, la mayoría de los síntomas mencionados es leve y transitoria.

Anticoncepción hormonal transdérmica, parche

Mecanismo de acción

El parche anticonceptivo transdérmico (Ortho Evra®, Xulane®) contiene tanto estrógeno como progestágeno (fig. 24-11). Éste libera 150 mg de norelgestromin y 35 mg de etinilestradiol (EE) diarios. La **exposición**

TABLA 24-7 Ejemplo de una carta resumen de los criterios de elegibilidad médica de EU para el uso de anticonceptivos (CDC 2016)

Afección	Afección derivada	AHC I/C	PSP I/C	DMPA I/C	Implante (progestágeno)	DIU-LNG I/C	DIU-Cu I/C
Cefalea	a. No migraña (leve o intensa)	1	1	1	1	1	1
	b. Migraña						
	i. Sin aura (incluida la migraña menstrual)	2	1	1	1	1	1
	ii. Con aura	4	1	1	1	1	1
Hipertensión	a. Estabilizada de manera adecuada	3	1	2	1	1	1
	b. Elevada						

(Continúa)

TABLA 24-7 Ejemplo de una carta resumen de los criterios de elegibilidad médica de EU para el uso de anticonceptivos (CDC 2016) (Continuación)

Afección	Afección derivada	AHC I/C	PSP I/C	DMPA I/C	Implante (progestágeno)	DIU-LNG I/C	DIU-Cu I/C
	i. Sistólica 140 a 159 o diastólica 90 a 99	3	1	2	1	1	1
	ii. Sistólica ≥ 160 o diastólica ≥ 100	4	2	3	2	2	1
	c. Enfermedad vascular	4	2	3	2	2	1
Tumor hepático	a. Benigno						
	i. Hiperplasia nodular focal	2	2	2	2	2	1

(Continúa)

TABLA 24-7 Ejemplo de una carta resumen de los criterios de elegibilidad médica de EU para el uso de anticonceptivos (CDC 2016) *(Continuación)*

Afección	Afección derivada	AHC I/C	PSP I/C	DMPA I/C	Implante (progestágeno)	DIU-LNG I/C	DIU-Cu I/C
	ii. Adenoma hepatocelular	4	3	3	3	3	1
	b. Maligno (hepatoma)	4	3	3	3	3	1

AHC, anticonceptivos hormonales combinados (incluye píldoras, parche y anillo vaginal); PSP, píldora de solo progestágeno; DMPA, acetato de medroxiprogesterona de depósito; I, inicio del método anticonceptivo; C, continuación del método.

Estratificación del riesgo: *1*, sin restricción (se puede usar el método); *2*, las ventajas por lo general superan a los riesgos teóricos o probados; *3*, los riesgos teóricos o probados suelen superar a las ventajas; *4*, riesgo inaceptable para la salud (no debe usarse el método).

Véanse los lineamientos completos para aclarar cada clasificación. Adaptado de la tabla: http://www.cdc.gov/reproductivehealth/contraception/pdf/summary-chart-us-medical-eligibility-criteria_508tagged.pdf.

TABLA 24-8 Beneficios no anticonceptivos de los anticonceptivos orales para la salud

Disminución del riesgo de enfermedades graves

Cáncer ovárico

Cáncer endometrial

Embarazo ectópico (solo las píldoras combinadas)

Anemia grave

Enfermedad inflamatoria pélvica

Salpingitis

Mejoría de problemas de calidad de vida

Anemia por deficiencia de hierro

Dismenorrea

Quistes funcionales ováricos

Enfermedad mamaria benigna

Osteoporosis (aumentan la densidad ósea)

Artritis reumatoide

Tratamiento de muchos trastornos

Hemorragia uterina disfuncional

Regulación de la pérdida sanguínea en los trastornos hemorrágicos y la anovulación

Dismenorrea

Endometriosis

Acné/hirsutismo

Síndrome premenstrual

total promedio a los **estrógenos es 60% mayor** en sus usuarias que en las que toman ACO estándar de 35 μg. Por lo tanto, deberá informarse a estas pacientes del **mayor riesgo de tromboembolias**, sobre todo TVP y EP en las usuarias de Ortho Evra®, en comparación con las que toman ACO estándar, pero no parece conllevar un mayor riesgo de ataque cardiaco o ataque vascular cerebral.

Las mujeres se aplican un parche el mismo día de cada semana (día de cambio) durante 3 sem consecutivas, y después descansan 1 sem cuando presentan una hemorragia por privación. Se puede usar en la cara externa del brazo, el abdomen, las nalgas o el dorso, en un lugar que no presente roce con la ropa. No debe colocarse en las mamas. Se han estudiado los esquemas de dosificación prolongada. De nuevo, al igual que en las PAC combinadas, el mecanismo de acción principal es de supresión de la ovulación por disminución de la concentración endógena de FSH y LH, espesamiento del moco cervical y adelgazamiento del endometrio (figs. 24-9 y 24-10).

Eficacia

Se ha visto una tasa de embarazos de 1% con el uso real del parche, semejante al de otros métodos hormonales combinados. Se notó una **disminución de la eficacia del parche transdérmico en las mujeres que pesan más de 90 kg.**

Ventajas y desventajas

El parche transdérmico es seguro, eficaz y conveniente. La pérdida sanguínea suele ser más breve y ligera con los anticonceptivos hormonales. Los mismos efectos secundarios principales y beneficios no anticonceptivos para la salud de las PAC son aplicables al parche, que puede causar irritación cutánea en algunas usuarias. Tiene el beneficio añadido de **autoadministración solo una vez por semana.**

Anticoncepción hormonal vaginal, anillo

Método de acción

El anillo vaginal de liberación hormonal (fig. 24-11) con el nombre comercial NuvaRing® libera una dosis diaria de 15 µg de EE y 120 µg de etonogestrel (la forma activa del desogestrel). El anillo se coloca **dentro de la vagina durante 3 semanas** (tal vez sea eficaz durante 4) y se retira por 1 sem para permitir la hemorragia por privación. Se puede omitir este periodo sin hormonas para permitir la dosificación continua, por lo general durante 3 meses.

Eficacia

El anillo vaginal es muy eficaz (tasa de fracaso de 1 a 2% con el uso real),

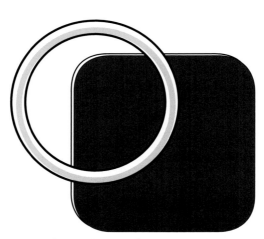

FIGURA 24-11. Anillo vaginal (NuvaRing®) y parche transdérmico (Ortho Evra®) anticonceptivos. Ambos contienen una combinación de estrógeno y progestágeno, que se liberan en el periodo de 1 y 3 sem, respectivamente. (Tomada de Speroff L, Fritz M. *Clinical Gynecologic Endocrinology and Infertility,* 7th ed. Philadelphia, PA: Lippincott Williams & Wilkins; 2005.)

a semejanza de otras formas de anticoncepción hormonal combinada.

Ventajas y desventajas

Puesto que un tamaño de anillo vaginal se adapta a todas las mujeres no necesita su ajuste por un médico, pues colocan el anillo dentro de la vagina por sí mismas durante 3 sem continuas y después lo retiran durante 1 sem. Debido a que el anillo se queda colocado en forma continua, provee una liberación baja constante de hormonas, con **menor exposición hormonal total,** en comparación con otros métodos hormonales combinados. Aunque no se recomienda usar duchas con el NuvaRing® colocado, sí se permite el uso de agentes antimicóticos y espermicidas.

Las desventajas del anillo vaginal incluyen la preocupación de la mujer (o su compañero) por tener un cuerpo extraño en la vagina y su potencial expulsión. Los estudios han mostrado que las mujeres no perciben el anillo en el interior de la vagina una vez colocado **y no requiere su retiro para el coito.** En este último caso debe enjuagarse en agua a temperatura ambiente o tibia, y colocarse de nuevo en 3 h. Los motivos para la suspensión incluyen molestias, cefalea, secreción vaginal y vaginitis recurrente.

ANTICONCEPCIÓN CON SOLO PROGESTÁGENO

La anticoncepción con solo progestágeno consta de opciones orales, inyectables e implantables intrauterinas (los DIU liberadores de LNG se discuten en la sección de dispositivos intrauterinos). Todos ellos actúan por el mismo mecanismo: **espesamiento del moco cervical, inhibición de la movilidad espermática** y **adelgazamiento del revestimiento endome-** trial, por lo que no es adecuado para la implantación.

Píldoras anticonceptivas orales de solo progestágeno

Método de acción

Las píldoras de solo progestágeno (PSP) liberan una pequeña cantidad diaria (0.35 mg de noretindrona) sin estrógeno alguno. Las PSP contienen menores dosis de progestágeno que las píldoras combinadas, de ahí el sobrenombre de *minipíldoras.* Las PSP también difieren de las tradicionales, porque **se toman todos los días del ciclo,** sin descanso. Se cree que las PSP espesan el moco cervical y lo hacen menos permeable a los espermatozoides, un efecto que, sin embargo, disminuye después de 22 h, por lo que se debe tomar la minipíldora **a la misma hora todos los días.** Otros mecanismos de acción incluyen atrofia endometrial y supresión de la ovulación (50% de los ciclos).

Eficacia

En general, las PSP no son tan eficaces como los esquemas combinados, con una tasa de **fracaso calculada de más de 8%,** que aumenta si no se logra la dosificación puntual.

Efectos secundarios

Los efectos secundarios de las PAC de solo progestágeno incluyen ciclos ovulatorios irregulares, hemorragia intermenstrual, aumento de la formación de quistes foliculares y acné. Las PSP también pueden causar hipersensibilidad mamaria e irritabilidad.

Ventajas y desventajas

Puesto que no contienen estrógenos, las PSP son ideales para las **madres que amamantan** y **aquellas en quienes están contraindicados los**

estrógenos, como las mujeres mayores de 35 años de edad que fuman y aquellas con hipertensión, cardiopatía coronaria, enfermedad vascular de la colágena, lupus eritematoso, migraña con aura y quienes tienen el antecedente personal de tromboembolias. Además de sus beneficios anticonceptivos, las **PSP se pueden usar para tratar la hemorragia uterina anormal en poblaciones médicas de alto riesgo cuya hemorragia se haya valorado de manera adecuada** (p. ej., hemorragia anovulatoria e hiperplasia endometrial benigna en candidatas quirúrgicas frágiles).

Las desventajas incluyen menstruaciones irregulares, que van de la amenorrea hasta el manchado irregular. Además, las PSP deben tomarse a la misma hora todos los días. Un retraso de más de 3 h es semejante a pasar por alto una píldora.

Anticoncepción inyectable de solo progestágeno-medroxiprogesterona de depósito

Método de acción

Aunque se aprobó solo para uso anticonceptivo en Estados Unidos en 1992, el acetato de medroxiprogesterona de depósito, DMPA (Depo-Provera®), se ha utilizado en otros países desde mediados de la década de 1960. Se inyecta a dosis de 150 mg/1 mL por vía intramuscular cada 3 meses, en un vehículo que permite la liberación lenta del progestágeno durante ese periodo. También se dispone de DMPA de dosis baja (104 mg/0.65 mL para administración subcutánea [SC]), aunque aún no se usa en gran medida, y conlleva el beneficio de una menor concentración de progestágeno a la misma tasa de eficacia. La medroxiprogesterona de depósito

actúa por **supresión de la ovulación, espesamiento del moco cervical, al hacer el endometrio inadecuado para la implantación y disminuir la movilidad tubárica.** Después de una inyección no se presenta ovulación durante 14 sem y, por lo tanto, las pacientes cuentan con un periodo de gracia de 2 sem en su dosificación cada 12 semanas.

Eficacia

Con una tasa de fracaso teórico en el primer año de solo 0.3%, el acetato de medroxiprogesterona de depósito es uno de los métodos anticonceptivos más eficaces disponibles. Las tasas de fracaso con el uso típico se calculan de 3%, en gran parte atribuidas a que las pacientes no regresan en las fechas programadas para sus inyecciones de seguimiento.

Efectos secundarios

Los principales efectos secundarios experimentados por las usuarias del acetato de medroxiprogesterona de depósito incluyen hemorragia menstrual irregular, depresión, aumento de peso, pérdida de cabello y cefalea. Más de 70% sufre goteo sanguíneo y menstruación irregular durante el primer año de uso. La hemorragia irregular es el principal motivo para suspender el acetato de medroxiprogesterona de depósito. Se calcula que **50% de las usuarias de DMPA presentará amenorrea después de 1 año** de uso y 80% después de 5 años. Sin embargo, la probabilidad de amenorrea hace a este método una buena opción para mujeres con trastornos de hemorragia y menstruación cuantiosas, aquellas bajo tratamiento con anticoagulantes, militares y las que presentan discapacidad mental o física.

Las mujeres que usan DMPA durante más de 2 años pueden experimentar una **disminución reversible**

TABLA 24-9 Efectos del uso de la DMPA sobre la mineralización ósea

La densidad ósea está disminuida en las mujeres que usan DMPA, por la menor producción ovárica de estradiol
El decremento en la densidad ósea es más rápido en el primer año de uso
La disminución de la densidad ósea aumenta con la duración de uso
La disminución de la densidad ósea es reversible y se presenta en un periodo de 6 meses a 2 años
No es de utilidad la detección de la densidad ósea en usuarias de DMPA
No tiene utilidad el uso de bisfosfonatos, estrógenos y RSRE en las usuarias de DMPA
Debe recomendarse a las usuarias de DMPA la ingestión de calcio y vitamina D, dejar de fumar y hacer ejercicios de soporte de peso en forma regular

DMPA, acetato de medroxiprogesterona de depósito; RSRE, regulador selectivo del receptor de estrógenos.

de la mineralización ósea, similar a la que se observa en las que lactan, debido al decremento de la producción ovárica de estradiol. En la tabla 24-9 se resume el efecto del uso del DMPA sobre la mineralización ósea. Por lo tanto, deberán alentarse el uso de calcio, vitamina D, ejercicios con soporte de peso y de reforzamiento, y el cese del tabaquismo en todas las mujeres que usan DMPA. En un estudio aleatorio con testigos reciente se mostró que las formas SC e IM son similares en sus efectos sobre la densidad mineral ósea. No tiene utilidad determinar la densidad ósea mientras se usa DMPA.

Ventajas y desventajas

Las principales ventajas del DMPA son una **gran eficacia,** actúa de manera independiente del coito y requiere inyecciones poco frecuentes (**cada 3 meses**). Como otros progestágenos, la DMPA **disminuye el riesgo de cáncer endometrial y EPI** y también la cuantía de la **hemorragia menstrual.** Además, sirve para el tratamiento de menorragia, dismenorrea, endometriosis, anemia relacionada con la menstruación e hiperplasia endometrial. El DMPA es en especial útil en mujeres que desean anticoncepción eficaz, pero presentan afecciones médicas concomitantes que impiden el uso de anticonceptivos que contienen estrógenos, como aquellas con migraña con aura, convulsiones, lupus eritematoso, drepanocitemia, hipertensión, arteriopatía coronaria y fumadoras.

La hemorragia irregular por uso de DMPA, el aumento de peso y los cambios de talante son sus principales desventajas. Aunque no está contraindicado, el DMPA debe usarse con precaución en pacientes con antecedente de depresión, trastornos de talante, SPM y el trastorno disfórico premenstrual. El DMPA no está contraindicado en mujeres con obesidad, pero debe **vigilarse el peso** en aquellas con riesgo de su aumento. Las mujeres que incrementan más de 4.54 kg después de 6 meses de uso deben considerar otro anticonceptivo.

Después de suspender las inyecciones de DMPA algunas mujeres experimentan un retraso significativo para el retorno de la ovulación regular (rango de 6 a 18 meses; promedio de 10), independiente del número de inyecciones, pero puede relacionarse de manera directa con el peso de la paciente. No obstante, en un lapso de 18 meses las tasas de fertilidad vuelven a las cifras normales.

Anticoncepción de solo progestágeno en implante

Método de acción

El Nexplanon® (el representante de más nueva generación del adminículo Implanon®) es un **implante subdérmico de progestágeno**, etonogestrel, en un solo rodillo que proporciona **3 años** de anticoncepción ininterrumpida, con el mismo progestágeno de NuvaRing®. El adminículo mide 4 cm × 2 mm, contiene 68 mg de etonogestrel y provee una liberación lenta de la hormona durante 3 años. Es radiopaco y del tamaño de un cerillo. Su aplicador facilita la colocación en la piel subdérmica de la cara interna del brazo. Cuando se utiliza el momento apropiado de inserción, es eficaz 24 h después y tiene un rápido retorno de la fertilidad una vez que es

retirado por un médico. A semejanza de otros anticonceptivos de solo progestágeno, actúa por supresión de la ovulación, modificación del endometrio y espesamiento del moco cervical.

Eficacia

El implante es uno de los métodos anticonceptivos **reversibles más eficaces,** con una tasa de solo 0.5% de fracasos.

Efectos secundarios

La **hemorragia irregular e impredecible** es el principal efecto secundario de este implante. En la mayor parte de los casos (75%) la hemorragia es más ligera que una menstrual normal y requiere solo una toalla protectora o menos. Sin embargo, la hemorragia irregular fue motivo de casi 15% de las interrupciones, seguida por cefalea (casi 12%).

Ventajas y desventajas

La principal ventaja del implante es que provee **3 años ininterrumpidos de anticoncepción.** No requiere mantenimiento relacionado y, por lo tanto, no interrumpe la espontaneidad sexual.

Sus desventajas incluyen la necesidad de que un médico lo inserte y retire, y la hemorragia impredecible. Rara vez se ha informado migración del dispositivo desde su sitio de ubicación original hacia planos más profundos. Si ocurre, requiere estudios de imagen adicionales para identificar el sitio exacto del adminículo a fin de extraerlo por medios quirúrgicos.

ANTICONCEPCIÓN DE URGENCIA

La anticoncepción de urgencia (AU) es un método seguro y eficaz de prevenir el embarazo después de un coito sin protección o en caso de fracaso del anticonceptivo (rotura de un condón, desalojo de parche/anillo/diafragma, expulsión de DIU, píldora pasada por alto e inyección tardía de DMPA). Se usa solo si una mujer no está embarazada ya por un acto sexual previo. El uso de las píldoras anticonceptivas de urgencia (PAU) no está indicado en mujeres con embarazo conocido o que se sospecha. Sin embargo, **no hay datos de daño** a la paciente, su embarazo o el feto, si de manera no intencional se toman PAU durante la gestación. La AU también puede **utilizarse con seguridad** en mujeres en quienes el uso continuo de estrógenos puede desde otros puntos de vista estar contraindicado, como aquellas con antecedente de TVP, EP, IM, ataque vascular cerebral o migraña con aura.

La AU actúa por prevención del embarazo, no por eliminación de uno implantado. De hecho, se cree que la AU contribuyó a una declinación de 40% **de los abortos terapéuticos** en los últimos 10 años y también a la **disminución del número de adolescentes embarazadas**. Se encuentra disponible en tres formas: PAU (también llamadas *píldoras poscoito* o de la *mañana siguiente*), un DIU T de cobre que se inserta de urgencia (ParaGard®) o un regulador selectivo del receptor de progesterona (SPRM, acetato de ulipristal o Ella®). Aunque el mifepristona (RU 486®) tiene aprobación de uso en Estados Unidos para interrumpir el embarazo hasta los 49 días, no se ha aprobado utilizarla para AU. En Estados Unidos la AU no requiere exploración por un médico, si bien debe hacerse una prueba de embarazo antes de insertar un DIU de cobre o administrar ulipristal (Ella®). Las PAU se pueden obtener de venta libre, **sin prescripción,** por hombres y mujeres de 17 años de edad y mayores.

PÍLDORAS ANTICONCEPTIVAS DE URGENCIA

Métodos de acción

En las PAU se utilizan dosis altas de estrógenos y progestágenos o estos últimos solos (Plan B One Step®, Next Choice®) para prevenir el embarazo después de un coito sin protección. Hay varios esquemas diferentes, incluidos los que utilizan altas dosis de PAC de prescripción regular y algunos que usan esquemas preempacados con nombre comercial y genéricos. Para quienes usan PAU **se prefieren los métodos con LNG sobre los esquemas de estrógenos-progestágeno,** debido a que son más eficaces y tienen menos efectos secundarios (náusea, vómito). Se dispone de muchas fórmulas de venta libre sin restricción de edad y también en forma genérica.

La fórmula preempacada más frecuente es Plan B® (solo progestágeno) que se puede tomar como 1.5 mg de LNG en dosis única (Plan B One Step®) o como dos dosis de 0.75 mg con 12 h de intervalo (Next Choice®). Los estudios muestran que Plan B® tiene eficacia equivalente si se toma con una sola dosis, con efectos secundarios aumentados en forma mínima. Sin importar el esquema, la **primera dosis debe tomarse en las 72 h siguientes a un coito vaginal sin protección.** Tiene alguna eficacia adicional si se inicia dentro de las 120 h, aunque no tan alta como en las primeras 72 h. A menudo se prescribe un antiemético al mismo tiempo para prevenir la náusea (más frecuente en los preparados que contienen estrógenos).

El mecanismo de acción de las PAU depende del punto durante el ciclo en que se toman las píldoras.

Se usan AU para prevenir el embarazo por inhibición de la ovulación, interferencia con la fecundación y el transporte tubáricos, impedimento de la implantación y producción de la regresión del cuerpo lúteo.

Eficacia

Cuando se toman en las 72 h que siguen al coito, las PAU tienen una tasa de fracaso de 0.2 a 3%. Mientras más rápido se tome una PAU después del coito sin protección, más eficacia tendrá. El **riesgo de embarazo disminuye 75 a 90%** en las mujeres que tuvieron un coito sin protección durante la segunda o tercera semana del ciclo menstrual, cuando con toda probabilidad estaban ovulando. De todos los esquemas orales de AU, las fórmulas con solo progestágeno (Plan B ®) son las más eficaces y conllevan menos efectos secundarios. Por lo tanto, la **dosis única de LNG de 1.5 mg** (Plan B One Step®, My Way®, Next Choice One Dose®) **debe usarse como primera opción** cuando está disponible, más que un método combinado.

Efectos secundarios

Los principales efectos secundarios de la AU incluyen **náusea (50%)**, **vómito (20%)**, cefalea, mareo e hipersensibilidad mamaria. La mayor parte de estos síntomas se cree secundaria a las dosis altas de estrógenos en los esquemas combinados. Los efectos secundarios de las fórmulas de solo progestágeno son menos intensos que los que se experimentan con los métodos combinados.

Aunque hay contraindicaciones relativas y absolutas del uso de anticonceptivos orales en mujeres con ciertas afecciones médicas (antecedente de ataque vascular cerebral, ataque cardiaco, TVP y EP), éstas **no aplican a las mujeres que usan anticonceptivos de urgencia.** Sin embargo, no se recomienda el uso repetido de PAU en este grupo de alto riesgo.

Ventajas y desventajas

Las PAU son en extremo eficaces para prevenir el embarazo y seguras para la usuaria. En el año 2013 la FDA aprobó la venta libre del Plan B® como AU sin prescripción para pacientes de cualquier edad.

Las principales desventajas incluyen el espacio temporal estrecho en el que se pueden usar (de 72 a 120 h después del coito). Además, no se pueden utilizar como anticoncepción a largo plazo.

INSERCIÓN DE DIU DE URGENCIA

Método de acción

El **DIU T de cobre** (ParaGard ®) se puede insertar (fig. 24-6A) en la cavidad uterina **dentro de las 120 h (o 5 d)** siguientes al coito sin protección, como forma de AU. Actúa ante todo al producir una **respuesta inflamatoria estéril** dentro del útero, que hace al entorno inadecuado para la fecundación.

Eficacia

La inserción del DIU T de cobre de urgencia disminuye el riesgo de embarazo por 99.8%; por lo tanto, solo una de 1 000 mujeres se embaraza después de la inserción de un DIU de urgencia, lo que lo hace **la forma más eficaz de AU.**

Efectos secundarios

Los efectos secundarios son los mismos que los discutidos en la sección de dispositivos intrauterinos. La T de cobre no es una forma aceptable de AU en mujeres que no son candidatas del DIU, incluidas aquellas con EPI activa o cervicitis por ITS o su antecedente en los últimos 3 meses, cáncer cervical o endometrial, o quienes presentan un embarazo confirmado.

Ventajas y desventajas

La inserción del DIU T de cobre de urgencia es en extremo eficaz, incluso más que los esquemas orales. Difiere de las PAU porque **se puede continuar para anticoncepción prolongada (10 años),** en tanto éstas son de un solo uso. Las desventajas del DIU ParaGard® para la AU son que debe insertarlo un médico, tiene un costo mayor de una sola vez que los esquemas orales y en potencia puede originar complicaciones raras, como infección y perforación (descritos en la sección de dispositivos intrauterinos). El DIU ParaGard® también está relacionado con menstruaciones más abundantes y dismenorrea.

REGULADORES DEL RECEPTOR DE PROGESTERONA DE URGENCIA

Método de acción

La forma más nueva de PAU recibió aprobación por la FDA en agosto de 2010. Se trata del **uliprista** (***Ella®, EllaOne®***), un derivado de la 19-norprogesterona que actúa como SPRM, con efectos agonistas/antagonistas en sitios receptores de progesterona. Su principal mecanismo de acción es **de retraso de la ovulación (rotura folicular) e inhibición de la implantación** en el revestimiento endometrial. Está disponible en todo el mundo y se administra como **dosis única de 30 mg** en las 120 h (5 d) que siguen al coito sin protección. Estudios pequeños sugieren que el uliprista es más eficaz que el esquema de solo progestágeno para prevenir el embarazo, cuando se usa entre las 72 y 120 h poscoito.

Un fármaco relacionado en gran medida con el uliprista es la **mifepristona (RU 486)**, con un mecanismo de acción parecido. En la actualidad la mifepristona no está disponible en Estados Unidos para la prevención del embarazo, si bien los estudios han mostrado 99 a 100% de eficacia (similar o mejor que las PAU actuales). No se ha definido la dosificación real para esta indicación y su uso actual en Estados Unidos se limita a la interrupción médica del embarazo.

Eficacia

La tasa de embarazos, cuando se prescribe dentro del espacio de 120 h poscoito, es de casi 2%.

Efectos secundarios

Los más frecuentes son similares a los de las PAU e incluyen cefalea, hemorragia, náusea y dolor abdominal autolimitados.

Ventajas y desventajas

El uliprista está **contraindicado en mujeres que amamantan** o en la actualidad están embarazadas, dados sus efectos antiprogestágenos y el potencial de interrumpir un embarazo. **Se requiere una prueba de embarazo antes de administrar uliprista.** Las ventajas de su uso incluyen la dosificación de una sola vez y sus efectos secundarios, que son bastante leves.

Una desventaja es que está disponible **solo por prescripción.** El uso de uliprista también es controvertido, dado su uso potencial como abortifaciente (si bien no está aprobado para esta indicación), que contrasta con las PAU de solo progestágeno o combinadas de estrógenos/progestágenos, porque no interrumpen un embarazo ya presente ni causan efectos teratógenos. Por esos motivos, el ulipristal no se prescribe en gran medida, en comparación con otras píldoras anticonceptivas de urgencia.

ESTERILIZACIÓN QUIRÚRGICA

La tasa de esterilización quirúrgica como método de anticoncepción ha aumentado de manera notoria en las últimas 3 décadas. Aproximadamente 30% de las parejas en edad reproductiva de Estados Unidos y Gran Bretaña elige la esterilización femenina con fines anticonceptivos. La tasa de esterilización es mayor en mujeres **casadas, divorciadas, mayores de 30 años de edad o de etnicidad afroamericana.**

Antes de hacer cualquier operación de esterilización debe proveerse asesoramiento cuidadoso y obtener consentimiento informado. La paciente debe comprender la **naturaleza permanente y en gran parte irreversible** de la operación, sus riesgos quirúrgicos, la posibilidad de fracaso y los posibles efectos secundarios. La esterilización es ideal en relaciones monógamas estables, cuando no se desean más niños. También está indicado en mujeres para quienes un embarazo sería una amenaza para la vida, como aquellas con afecciones cardiacas importantes.

ESTERILIZACIÓN TUBÁRICA

Método de acción

La esterilización tubárica impide el embarazo por oclusión quirúrgica de ambas trompas de Falopio para prevenir que se unan óvulo y espermatozoide. La ligadura tubárica se puede hacer en el periodo posparto inmediato (esterilización posparto [EPP]) o fuera de dicho periodo por laparoscopia (ligadura tubárica laparoscópica [LTL]), o por oclusión tubárica histeroscópica (*Essure*).

Antes de una esterilización permanente las mujeres deben ser asesoradas de forma exhaustiva acerca del **riesgo de arrepentimiento,** así como las alternativas, como la vasectomía y los anticonceptivos reversibles de acción prolongada (ARAP).

Se puede hacer ligadura tubárica de inmediato después del parto (EPP) a través de una pequeña incisión subumbilical, con uso de anestesia epidural o raquídea. En la figura 24-12 se ilustra el método usado con más frecuencia, la ligadura tubárica de Pomeroy *modificada* (es decir, de Parkland). Se cuenta con diversos métodos de oclusión tubárica por laparoscopia, que incluyen fulguración bipolar (fig. 24-13), bandas de silástico con anillos de Falopio (fig. 24-14), o grapas de Hulka o de Filshie (fig. 24-15).

Las técnicas modernas han evolucionado para incorporar procedimientos de esterilización en el quirófano y en forma externa (en el consultorio) e incluyen **abordajes histeroscópicos sin incisión.** El método Essure se presentó en Estados Unidos en el año 2002, por el que se introducen dispositivos de microinserción radiopacos blandos, flexibles, de 4 cm de longitud, en las porciones proximales (uterinas) de las trompas de Falopio. Una espiral externa de la aleación de níquel-titanio se adapta a la trompa de Falopio para anclar el microinserto en la unión uterotubaria. El asa interna contiene fibras de tereftalato de polietileno (PET) que producen un crecimiento natural al interior del tejido. **Durante**

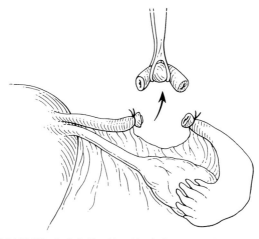

FIGURA 24-12. Método de Parkland (modificado de Pomeroy) de ligadura tubárica posparto. Se liga doblemente un segmento de 2 a 3 cm de la trompa y la porción interpuesta se retira. La técnica suele hacerse durante el periodo posparto inmediato a través de una pequeña incisión subumbilical. (Tomada de Rock J, Jones H. *TeLinde's Operative Gynecology*, 10th ed. Philadelphia, PA: Lippincott Williams & Wilkins; 2008.)

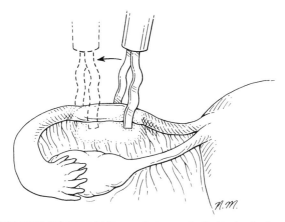

FIGURA 24-13. Oclusión tubárica por electrocoagulación bipolar. Se diseca un segmento de 3 cm del istmo de la trompa con pinzas bipolares. (Tomada de Rock J, Jones H. *TeLinde's Operative Gynecology*, 10th ed. Philadelphia, PA: Lippincott Williams & Wilkins; 2008.)

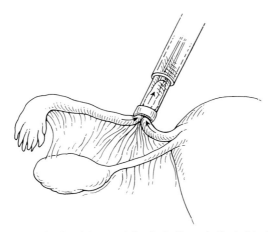

FIGURA 24-14. Oclusión tubárica con la banda de silicona (anillo de Falopio). Se retrae la porción ístmica de la trompa al interior del cilindro de aplicación con uso de tenacillas de sujeción. Durante el proceso de retracción el anillo se desplaza hacia la trompa para ocluir un segmento o "nudo" de la trompa, que presenta isquemia y necrosis. (Tomada de Rock J, Jones H. *TeLinde's Operative Gynecology*, 10th ed. Philadelphia, PA: Lippincott Williams & Wilkins; 2008.)

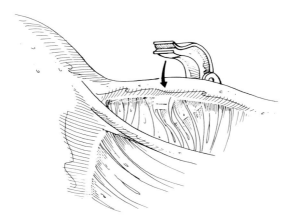

FIGURA 24-15. Oclusión tubárica con la grapa de Filshie, que se aplica en la porción media del istmo tubárico, a cerca de 2 cm del cuerno. La mandíbula inferior de la grapa debe observarse a través de la mesosalpinge, para asegurar la inclusión de toda la circunferencia de la trompa. (Tomada de Rock J, Jones H. *TeLinde's Operative Gynecology*, 10th ed. Philadelphia, PA: Lippincott Williams & Wilkins; 2008).

alrededor de 12 semanas se alcanza la esterilización, conforme el crecimiento al interior del tejido alrededor de las asas produce una oclusión de la trompa de Falopio, que se logra tanto por el asa externa de llenado de espacio como por el crecimiento intratisular estimulado por las fibras de PET del asa interna.

La ventaja del procedimiento Essure es que no requiere **anestesia general o incisión quirúrgica.** Como resultado, cuando se hace la esterilización tubárica por histeroscopia se requiere un tiempo de recuperación muy corto y se provee un método **de anticoncepción permanente más seguro, eficaz y sin hormonas.** El procedimiento Essure casi siempre se lleva a cabo en el **consultorio,** lo que lo convierte en una opción preferible a la esterilización quirúrgica para todas las mujeres, incluidas aquellas con obesidad, que tienen antecedente de intervenciones quirúrgicas abdominales o en riesgo por la anestesia.

Debido a que la oclusión tubárica se logra con el transcurso del tiempo, la paciente deberá continuar con su método actual de anticoncepción hasta que se haga una prueba de confirmación 3 meses después, cuando por una **histerosalpingografía** (HSG) modificada se corrobora la localización del asa y la oclusión tubárica completa, en tanto que por **ultrasonografía transvaginal especial** se puede verificar la localización del microinserto, sin confirmar la oclusión. La mayoría de las pacientes es alentada por esta prueba confirmatoria, en tanto otras sufren la carga de un paso adicional para lograr la esterilización permanente. Antes de la operación las pacientes deben comprender que la oclusión tubárica por este método es en esencia **irreversible.**

Eficacia

La **oclusión tubárica** tiene una tasa de fracaso de 0.3%, pero varía con el método, la edad de la paciente y la experiencia del cirujano. La máxima tasa de éxito se logra con los métodos de **EPP** y **Essure.** Cuando se usa el acceso por laparoscopia se ha visto que el anillo de Falopio tiene máxima eficacia en mujeres menores de 28 años de edad, mientras la electrocoagulación y el anillo de Falopio tienen eficacia equivalente en las mayores de esa edad. En fecha más reciente se han usado las grapas de Filshie, de titanio, para la ligadura tubárica, pero no se dispone aún de tasas de eficacia a largo plazo. El método Essure ofrece la tasa más baja de todos estos métodos cuando se logra la oclusión tubárica (2.6 embarazos/1 000 en 5 años), además de la esterilización unipolar, que ya no se usa por cuestiones de seguridad.

Efectos secundarios

No hay efectos secundarios vinculados con la esterilización tubárica. Algunas mujeres informan dolor y trastornos menstruales, fenómeno que alguna vez se describió como **síndrome posterior a la ligadura tubárica,** pero que se ha desechado en gran parte en las publicaciones. En la mayoría de estas mujeres los síntomas se deben a la **interrupción de los anticonceptivos hormonales.** Como resultado, pueden experimentar menstruaciones basales más cuantiosas y dismenorrea. En circunstancias raras la inserción errónea de espirales *Essure* contribuyó a un dolor significativo que requirió su retiro quirúrgico subsiguiente, salpingectomía o, rara vez, histerectomía.

Ventajas y desventajas

La ligadura/oclusión tubárica ofrece la ventaja de una anticoncepción permanente sin gastos, esfuerzos o motivación continuos. La tasa de mortalidad de la ligadura tubárica bilateral es de 4 en 100 000 mujeres. Los principales riesgos son los vinculados con la intervención quirúrgica, incluidos infección, hemorragia, conversión a laparotomía, lesión visceral, lesión vascular y complicaciones de la anestesia.

La ligadura tubárica conlleva un peligro muy bajo de embarazos. Sin embargo, cuando éste se presenta hay un **riesgo mayor de que sea ectópico** (1 en 15 000). Sin embargo, se salvan casi 1 000 vidas maternas por la esterilización durante el periodo desde el momento en que se realiza hasta el final de su vida reproductiva. Las tasas de embarazo ectópico después de la aplicación de Essure disminuyen de manera significativa, en comparación con la de LTL. Las pacientes también pueden beneficiarse de una disminución del riesgo de cáncer ovárico, cuyo motivo no se ha definido, pero se especula que la ligadura tubárica puede limitar la migración de carcinógenos desde la parte inferior del aparato genital hacia la cavidad peritoneal.

De las mujeres que se someten a esterilización permanente, el **arrepentimiento es máximo en aquellas que tenían menos de 30 años** cuando se realizó el procedimiento. Sin embargo, se calcula que menos de 2% de las mujeres busca la reversión de la esterilización tubárica, cuyo éxito varía de 41 a 84%, según el método usado. La tasa de éxito de la reanastomosis es máxima cuando se usan grapas, porque destruyen un segmento mucho más pequeño de la trompa. Cuando se desea un embarazo después de la ligadura tubárica, la fecundación *in vitro* (FIV) ofrece una mayor probabilidad de gestación que la microplastia

tubárica. Sin embargo, cuando se desean múltiples embarazos futuros la tuboplastia puede ser una alternativa más económica que múltiples ciclos de FIV.

VASECTOMÍA

Método de acción

La vasectomía es una opción simple y segura de esterilización permanente, que implica la **ligadura del conducto deferente**, procedimiento que puede hacerse en el consultorio bajo anestesia local a través de una incisión pequeña en la cara superior externa de cada bolsa escrotal (fig. 24-16). En 1985 se presentó la técnica llamada de vasectomía sin bisturí, donde ambos conductos deferentes se ligan a través de una incisión pequeña en la línea media, que disminuye la ya de por sí baja tasa de complicaciones relacionadas. A diferencia de la ligadura tubárica, la **vasectomía no es eficaz de inmediato**. Puesto que pueden permanecer espermatozoides viables en el sistema colector proximal después de la operación, los pacientes deben usar **otra forma de anticoncepción** hasta que se confirme la azoospermia por análisis del semen, por lo general pasadas 6 a 8 semanas.

Eficacia

La tasa de fracaso de la vasectomía en la práctica real es de 0.15%. De hecho, con excepción de Essure, la vasectomía es más segura, simple y eficaz que la esterilización femenina. Cuando ocurren embarazos después de una vasectomía, muchos se deben al coito demasiado temprano después de la operación,

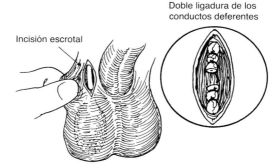

Doble ligadura de los conductos deferentes

Incisión escrotal

FIGURA 24-16. Esterilización por vasectomía. Por lo general se realiza en el consultorio bajo anestesia local. (Tomada de Beckmann C, Ling F. *Obstetrics & Gynecology*, 5th ed. Philadelphia, PA: Lippincott Williams & Wilkins; 2006.

más que a la recanalización del conducto deferente.

Efectos secundarios

Las complicaciones de la vasectomía son raras y suelen involucrar hemorragia leve, infección de la herida y reacciones a las suturas o la anestesia local. Cerca de 50% de los pacientes forma anticuerpos antiespermatozoides después de la operación. Sin embargo, no hay efectos secundarios a largo plazo de la vasectomía.

Ventajas y desventajas

La vasectomía es una forma permanente muy eficaz de anticoncepción, con pocos efectos secundarios, si acaso. En general es más segura y menos onerosa que la ligadura tubárica y se puede hacer en forma externa bajo anestesia local. La vasectomía ofrece esterilización masculina, que deja a la mujer sin anticoncepción si cambia su relación. La tasa de éxito de la reanastomosis de los conductos deferentes es de 60 a 70% y la de embarazos posteriores va de 18 a 60%.

PUNTOS CLAVE

- Los métodos de anticoncepción natural y el coito interrumpido son los menos eficaces y no deben utilizarse cuando la prevención del embarazo es de alta prioridad.

- La amenorrea de la lactancia provee una supresión de GnRH y la posterior de la ovulación, inducida por prolactina. Debe usarse solo durante un máximo

- de 6 meses posparto en una mujer con amenorrea y con el amamantamiento como única fuente de nutrición del lactante.

- Condones, diafragmas y capuchones cervicales actúan como barreras mecánicas entre espermatozoides y óvulo. Su tasa de eficacia es de 75 a 85% con el uso real.

- Los condones masculinos y femeninos conllevan el beneficio agregado de profilaxis contra las infecciones de transmisión sexual.

- La eficacia de los espermicidas es de 70 a 80%, pero la variabilidad en la técnica del usuario puede aminorarla de manera significativa. Los espermicidas NO protegen contra ITS, y de hecho pueden hacer a la mucosa vaginal más susceptible a las infecciones, como aquella por VIH.

- Los DIU proveen anticoncepción a largo plazo muy sólida y eficaz en cuanto a costo. En la actualidad hay cinco DIU en el mercado de Estados Unidos: ParaGard® (que contiene cobre y es para 10 años de uso) y cuatro de liberación de LNG (progestágeno) (Mirena® y Kyleena®, para 5 años de uso; Liletta® y Skyla®, aprobados para 3 años de uso).

- El principal mecanismo de acción de los DIU es una respuesta inflamatoria estéril, espermaticida. Otros mecanismos incluyen inhibición de la implantación, espesamiento del moco cervical y alteración de la movilidad tubárica. Son efectos secundarios en potencia graves la EPI relacionada con la inserción, la perforación uterina y el aborto espontáneo.

- Los anticonceptivos hormonales tienen tasas muy bajas de fracaso cuando se usan de manera apropiada, y están disponibles en formas oral, inyectable, transdérmica, por implante, vaginal e intrauterina.

- Los anticonceptivos hormonales combinados (PAC, parche Ortho Evra® y NuvaRing®) impiden el embarazo por supresión de la ovulación, modificación del moco cervical y producción de cambios atróficos en el endometrio.

- Las complicaciones graves por el uso de anticoncepción hormonal combinada ocurren ante todo en las pacientes mayores de 35 años de edad que fuman, e incluyen EP, ataque vascular cerebral, TVP y ataque cardiaco.

- Una referencia excelente para lo adecuado de las condiciones médicas específicas con diversos métodos anticonceptivos se puede encontrar en la tabla del 2016 CDC Medical Eligibility Criteria.

- Los beneficios de la anticoncepción hormonal combinada incluyen la protección contra el cáncer ovárico y endometrial, la anemia, la EPI, la osteoporosis, la dismenorrea, el acné, el hirsutismo y la enfermedad mamaria benigna.

- La anticoncepción con solo progestágeno (ACO, Depo-Provera®, Nexplanon® y DIU que liberan LNG) hace uso de la hormona para suprimir la ovulación, hacer más espeso el moco cervical y tornar al endometrio inadecuado para la implantación.

- Los efectos secundarios principales del DMPA incluyen hemorragia irregular, desmineralización ósea reversible y un retraso en potencia significativo en el retorno de la fertilidad después de su interrupción. Debe usarse con

- precaución en mujeres con depresión y obesidad.

- Nexplanon® es un implante subdérmico de un solo cilindro radiopaco de etonogestrel que se coloca en el brazo de la paciente; provee 3 años de anticoncepción, sin impacto en la densidad ósea, el peso o el talante.

- Las PAU contienen dosis altas de estrógenos y progestágenos o solo progesterona y deben tomarse en las 72 h que siguen a un coito sin protección para prevenir el embarazo. Estas píldoras actúan para suprimir la ovulación y prevenir la fecundación e implantación. No causan abortos.

- Cuando la PAU de solo progesterona de una sola dosis (Plan B®) está disponible debe usarse de manera preferencial, dada su mayor eficacia y menor tasa de efectos secundarios.

- La inserción de urgencia de un DIU (solo la T de cobre) debe hacerse en las 120 h que siguen a un coito sin protección, y después se puede utilizar como método de anticoncepción a largo plazo.

- Tanto la vasectomía como la oclusión tubárica son formas muy eficaces de esterilización permanente. La primera es más simple, segura y fácil de revertir que la esterilización femenina.

- Las pacientes que solicitan esterilización deben ser asesoradas respecto de la naturaleza permanente y en gran parte irreversible de la operación. El riesgo de arrepentimiento es máximo en las menores de 30 años de edad, sin importar su número de partos.

- Las ligaduras tubáricas más eficaces son las que se hacen de inmediato en el periodo posparto o en las que se utiliza el sistema de oclusión tubárica Essure®.

- Cuando se utiliza el acceso laparoscópico de intervalo, los anillos de Falopio tienen la máxima eficacia en las mujeres menores de 28 años de edad. La electrocoagulación y los anillos de Falopio tienen eficacia equivalente en mujeres de 28 años y mayores.

- El Essure® ofrece un acceso histeroscópico para la ligadura tubárica y el medio más seguro y eficaz de anticoncepción permanente. No requiere una incisión quirúrgica o anestesia general, pero sí un método de respaldo durante 3 meses y una HSG o ultrasonografía vaginal especializada para confirmar la oclusión tubárica completa.

- Las tasas de reversión de la ligadura tubárica varían de 41 a 84%, según el método usado para la esterilización. Estas operaciones son onerosas y se relacionan con una mayor tasa de embarazos ectópicos.

CASOS CLÍNICOS

CASO 1

Una mujer de 17 años de edad G0 se presenta al consultorio para asesoramiento anticonceptivo. Nunca ha usado método alguno de anticoncepción y tiene una relación monógama. Sus antecedentes ginecológicos son significativos por ciclos menstruales regulares cuantiosos con uso de hasta ocho toallas sanitarias diarias y duración de 7 d en algún momento, con dolor intenso (dismenorrea). Fuma 1/2 cajetilla de cigarrillos al día y expresa que su madre y tía presentan la enfermedad por el factor V de Leiden, pero que nunca ha sido motivo de estudio ni ha presentado suceso tromboembólico alguno. Pronto irá a la universidad y no tiene planes de embarazo en el futuro cercano. Indica su deseo del método "más confiable" de anticoncepción que se le pueda ofrecer.

1. ¿Cuál de los siguientes métodos de anticoncepción tiene la menor eficacia?
   a. Parche Ortho Evra®
   b. Píldoras anticonceptivas orales combinadas (ACO)
   c. Coito interrumpido
   d. Condones y espermaticida
   e. DIU que libera levonorgestrel (LNG)

2. La exploración física en el consultorio revela una presión arterial de145/90 mm Hg, pulso de 80 e IMC de 40. El abdomen es blando y no hipersensible y la exploración genitourinaria no aporta datos adicionales, sin inflamación cervical. ¿Cuál de las siguientes sería la mejor opción de anticoncepción para esta paciente?
   a. DIU liberador de LNG
   b. Píldoras anticonceptivas orales combinadas

   c. Parche Ortho Evra®
   d. Condones y espermaticida
   e. Coito interrumpido

3. Por supuesto, durante su interrogatorio en esta consulta se le recomienda el cese del tabaquismo y la disminución de peso para mejorar su salud general. El médico y la paciente decidieron proceder con la colocación de un DIU, pero antes es importante hacer, ¿cuál de las siguientes pruebas?
   a. Concentración de la hormona foliculoestimulante (FSH)
   b. Concentración de prolactina
   c. Prueba de embarazo en orina
   d. Pruebas de gonorrea/clamidia
   e. Ambas, c y d

CASO 2

Una mujer de 35 años de edad G5P5 acude al consultorio para anticoncepción a largo plazo. Un interrogatorio exhaustivo y la exploración revelan a una mujer delgada, saludable, sin malestar agudo. Manifiesta alergias estacionales y ha tenido una cesárea antes, así como cuatro partos vaginales espontáneos sin intervención quirúrgica adicional. Nunca presentó ITS y no fuma. Sus frotis de Papanicolaou y las pruebas de detección del virus del papiloma humano (VPH) son normales y actualizadas. Pide que se le explique qué métodos serán eficaces por un periodo prolongado, porque tiene problemas para recordar tomar una píldora a diario con cinco niños pequeños en casa.

1. Se le informa que muchos métodos pueden considerarse "de largo plazo", excepto ¿cuál de los siguientes?
   a. Ligadura/oclusión tubárica
   b. Implante de etonogestrel (Nexplanon®)
   c. DIU de cobre (ParaGard®)
   d. DIU liberador de LNG (Mirena®, Skyla®, Lyletta®, y Kyleena®)
   e. Píldora de LNG de 1.5 mg

2. Ella decide considerar las opciones presentadas antes y regresa 3 sem después de discutir los métodos con su marido. Han decidido someterse a la esterilización permanente. Ella se encuentra nerviosa en cuanto a "dormirse bajo anestesia" pues ha presentado náusea intensa por ello antes y no desea cicatrices abdominales adicionales. ¿Cuál de los siguientes métodos puede hacerse en el consultorio bajo anestesia local con analgésicos orales sin necesidad de anestesia general?

   a. Anillos de Falopio
   b. Grapas de Filshie
   c. Método de Pomeroy (ligadura tubárica posparto)
   d. Essure (asas de microinserción)
   e. Fulguración bipolar

3. Una vez que se realiza el procedimiento elegido (antes) en el consultorio, se instruye en el sentido de que necesitará una prueba de seguimiento en 3 meses para confirmar que las espirales se encuentran en localización correcta y que se logró la oclusión tubárica. ¿Cuál de las siguientes pruebas se usa para confirmar la oclusión tubárica completa?
   a. Ultrasonografía transvaginal
   b. Radiografía abdominal de pie y en decúbito dorsal
   c. IRM de pelvis con medio de contraste
   d. TC de pelvis sin contraste
   e. Histerosalpingografía (HSG) modificada de presión baja

CASO 3

Una mujer de 40 años de edad G3P3 acude al consultorio para anticoncepción. Ha estado casada 15 años y fuma una cajetilla de cigarrillos al día. Se le diagnosticó lupus eritematoso sistémico (LES) a la edad de 20 años y solo se ha hospitalizado por una exacerbación aguda de edema de articulaciones y fatiga. Su IMC es de 24 y presenta un flujo menstrual ligero a normal. No tiene planes de embarazo futuro, pero no está lista para recurrir a la esterilización permanente.

1. Se le informa que todos los siguientes son contraindicaciones absolutas del uso de píldoras COC, excepto:
   a. Antecedente de tromboembolia o su presencia
   b. Arteriopatía coronaria
   c. Uso de tabaco de 15 cigarrillos/d o más después de los 35 años de edad
   d. Pruebas de función hepática anormales
   e. Diabetes mellitus

2. ¿Cuál de los siguientes *no* sería un método razonable de anticoncepción para ella?
   a. Parche Ortho Evra*
   b. Medroxiprogesterona de depósito
   c. DIU ParaGard*
   d. DIU LNG

   e. Píldora de solo progestágeno

3. La paciente decide continuar con condones y espermaticida; está consciente de la eficacia de 95% cuando se usa este último. Varios meses después llama al consultorio tras 36 h de un coito sin protección y está muy preocupada por un embarazo. Se le prescribe el Plan B* y se le expresa que es más eficaz si se usa en las 72 h que siguen al suceso. ¿Cuál es el efecto secundario más frecuente del Plan B*?
   a. Hemorragia vaginal cuantiosa
   b. Náusea/vómito
   c. Fiebre
   d. Diarrea
   e. Mareo

CASO 4

Una mujer de 23 años de edad G0 acude al consultorio en busca de un método eficaz de anticoncepción. Su única afección médica es la endometriosis, diagnosticada por laparoscopia 3 años antes. Se trató con anticonceptivos orales poco después de ese procedimiento con fulguración. Por desgracia perdió su seguro de salud después de la operación y no pudo resurtir el medicamento. No ha reiniciado su atención médica hasta ahora. Ha tenido actividad sexual con el mismo compañero durante 3 años y presenta menstruación mensual con flujo moderado. Nunca ha padecido una ITS y no planea embarazarse en el futuro cercano.

1. Se le informa que el mecanismo de acción de los anticonceptivos orales incluye:
   a. Espesamiento del moco cervical
   b. Transformación del entorno endometrial en inadecuado para la implantación
   c. Interferencia con las secreciones pulsátiles de FSH/hormona luteinizante (LH)
   d. Supresión de la ovulación y el reclutamiento folicular
   e. Todos los anteriores

2. Manifiesta dismenorrea intensa que comienza 1 sem antes de cada ciclo menstrual y se resuelve 1 a 2 d después de que se inicia la pérdida sanguínea. Su dolor se alivia solo de forma parcial con antiinflamatorios no esteroideos y desea saber qué se puede hacer para mejorar. Para disminuir la dismenorrea por la endometriosis se le instruye para tomar ACO en la siguiente forma:
   a. De dosis continua: tomar solo las píldoras activas por 3 meses, y después 1 sem de placebo para que se presente la hemorragia por privación
   b. Tomar 2 píldoras activas diarias, y hasta 3 diarias si el dolor se vuelve intenso
   c. Disminución gradual de la dosis: tomar 4 píldoras durante 4 d y después 3 por 3 d y así de manera sucesiva hasta que termine el paquete; después, reiniciar desde el principio
   d. Tomar una píldora cada tercer día
   e. Cambiar a la "minipíldora" de solo progesterona y tomar 1 diaria

3. Se le prescribe la píldora COC apropiada a la paciente descrita en la pregunta previa. Ahora se atiende a una mujer de 30 años de edad G1P0010 que acude al consultorio con diagnóstico de migraña menstrual sin aura y resultados negativos, desde otros puntos de vista, de los estudios y antecedentes médicos. Desea píldoras COC, por lo que se prescribe el mismo método que a la paciente anterior. Tomar las píldoras COC de esta manera puede usarse como tratamiento de las demás afecciones, excepto ¿cuál de las siguientes?
   a. Síndrome premenstrual (SPM)
   b. Síndrome de ovarios poliquísticos (SOP)
   c. Quistes ováricos
   d. Hiperplasia endometrial
   e. Migraña menstrual sin aura

RESPUESTAS

CASO 1

PREGUNTA 1

Respuesta correcta C:
El coito interrumpido tiene una tasa bastante elevada de fracasos, de hasta 27%. El parche de Ortho Evra® tiene una tasa de 1% de embarazos con el uso recomendado, que es comparable con el de los ACO. Sin embargo, el uso real de las píldoras anticonceptivas tiene una tasa de fracaso de 8%. Los condones tienen eficacia de 85 a 90% y hasta de 95% con la adición de espermaticida.

PREGUNTA 2

Respuesta correcta A:
El DIU liberador de LNG provee una anticoncepción con poco mantenimiento, que también puede ser útil para tratar la hemorragia menstrual cuantiosa. Se estableció que la paciente tiene antecedentes familiares de una enfermedad tromboembólica, así como obesidad (IMC: 40), hipertensión y tabaquismo; por lo tanto, es prudente evitar un método que contenga estrógenos en ella, por el mayor riesgo de enfermedad cardiovascular, en especial un suceso tromboembólico. El parche Ortho Evra® y los ACO contienen estrógenos. Los condones con espermaticida serían una buena alternativa; sin embargo, la paciente solicito el "método más confiable". Los DIU que liberan LNG presentan una tasa de fracaso de menos de 0.9%, en tanto los condones con espermaticida una de

casi 5%. El DIU liberador de LNG también confiere el beneficio añadido de disminución de la pérdida sanguínea menstrual y tratamiento de la dismenorrea. Los DIU Skyla® y Kyleena® se desarrollaron de manera específica con la intención de incluir a la población nulípara. El coito interrumpido no es un método confiable de anticoncepción, dada su elevada tasa de fracasos.

PREGUNTA 3

Respuesta correcta E:
Las pruebas de embarazo y gonorrea/clamidia en orina deben realizarse antes de la inserción del DIU en esta paciente. Las contraindicaciones absolutas de este método incluyen embarazo conocido o que se sospecha, hemorragia vaginal anormal sin diagnóstico, infección aguda cervical/uterina o de las salpinges, alergia al cobre o enfermedad de Wilson (solo para el ParaGard®) o cáncer mamario *actual* (solo para el DIU que libera LNG). Las pruebas de ITS están indicadas en cualquier población "de alto riesgo" (definida como edad < 25 años o múltiples compañeros sexuales). Las pruebas de prolactina y FSH no son necesarias para esta paciente, porque por lo general se usan en el estudio de una hemorragia anormal y no tienen relación con la situación de esta paciente. Una prueba adicional que se recomendaría es la genética del factor V de Leiden, dados sus antecedentes familiares.

CASO 2

PREGUNTA 1

Respuesta correcta E:
La píldora de LNG (Plan B ®) es un método de solo progestágeno usado para anticoncepción de urgencia, disponible para venta libre a quienes tienen 17 años de edad o más y es muy eficaz (una tasa de hasta 97% de éxito) cuando se toma en las 72 h que siguen a un coito sin protección. Este método no se pretende para uso repetido o a largo plazo. El cilindro de etonogestrel (Nexplanon®), el DIU de cobre (ParaGard®) y el DIU que libera LNG (Mirena®/Skyla®/Liletta®/Kyleena®) se consideran métodos "de anticoncepción reversible de acción prolongada" (ARAP). Se pueden usar Nexplanon®, Skyla®, y Liletta® hasta por 3 años; Mirena® y Kyleena® hasta por 5 años y ParaGard® hasta por 10 años. La ligadura y la oclusión tubáricas son formas permanentes de anticoncepción y se informa a las pacientes que no pretenden ser reversibles.

PREGUNTA 2

Respuesta correcta D:
El método Essure fue aprobado por la FDA en el año 2002 y actualmente está disponible en gran medida en Estados Unidos. Consta de espirales de microinserción que contienen una aleación metálica flexible e inducen una reacción fibrosa leve en la luz tubárica que da como resultado su oclusión. Las ventajas de este método incluyen la capacidad de realizar el procedimiento en el consultorio, lo que así evita la necesidad de anestesia general. Se hace por vía transcervical,

lo que confiere menos riesgo a los órganos adyacentes y, por lo tanto, evita la necesidad de ingreso al abdomen (laparoscopia). Los anillos de Falopio, las grapas de Filshie y la fulguración bipolar también son de uso frecuente; sin embargo, requieren el ingreso laparoscópico al peritoneo abdominal. El método de Pomeroy suele realizarse en el momento de la cesárea o a través de una pequeña incisión subumbilical justo después de un parto vaginal. Durante el periodo posparto inmediato el útero persiste crecido y se aloja apenas debajo del ombligo, lo que hace accesibles a las trompas de Falopio por esta pequeña incisión.

PREGUNTA 3

Respuesta correcta E:
La HSG es una radiografía (fluoroscopia) de la pelvis durante la cual se coloca un medio de contraste radiopaco a través de una sonda por el cérvix y se inyecta a la cavidad endometrial. Se visualiza la trayectoria del medio de contraste y se confirma la oclusión completa de las trompas cuando no hay escape de dicho material hacia la cavidad peritoneal. Esta prueba también se usa durante un estudio de infertilidad para valorar la permeabilidad tubárica o la forma de la cavidad uterina.

Hay estudios actuales de la capacidad de la ultrasonografía para valorar la oclusión tubárica después de una operación Essure; sin embargo, este método solo puede mostrar la colocación de la espiral, no la permeabilidad tubárica, y no se recomienda para la confirmación de la oclusión tubárica en este momento en Estados Unidos. Las microespirales son radiopacas y se pueden observar en una radiografía simple abdominal de pie o en decúbito; sin embargo, esto no da información en cuanto a su eficacia, sino solo la localización. Una TC y una IRM no se recomiendan para valorar el éxito de la oclusión tubárica. La IRM para otros fines diagnósticos es segura con las espirales Essure colocadas.

Es importante que las pacientes cuenten con un método confiable de anticoncepción durante los 3 meses que siguen a la microinserción, hasta que se haya hecho una prueba confirmatoria que verifique la localización correcta de las espirales y muestre oclusión tubárica bilateral.

CASO 3
PREGUNTA 1

Respuesta correcta E:
La diabetes mellitus es una contraindicación relativa a la administración de ACO. No se recomienda en pacientes con diabetes de larga duración o no estabilizada, en especial aquellas con complicaciones vasculares (renales y oftalmológicas). Un antecedente de tromboembolia venosa es una contraindicación absoluta, así como cualquier arteriopatía coronaria o uso de tabaco (> 15 cigarrillos/día) después de los 35 años de edad. Otras contraindicaciones absolutas incluyen el antecedente de ataque vascular cerebral, cáncer mamario o endometrial, embarazo actual o que se sospecha, e hipercolesterolemia o hipertrigliceridemia grave. El LES es una contraindicación relativa; las píldoras COC deben usarse con precaución

en esta población y evitarse, cuando sea posible. Todas estas condiciones específicas y recomendaciones anticonceptivas pueden consultarse en los United States Medical Eligibility Criteria (US MEC), disponibles a través del sitio de internet de los CDC y una aplicación interactiva para bajarla de la red.

PREGUNTA 2

Respuesta correcta A:
El parche Ortho Evra® es un anticonceptivo combinado y contiene etinilestradiol y norelgestromin. Se coloca en la piel cada semana durante 3 sem, y después se retira en la cuarta, periodo en el que se debe presentar una hemorragia por privación. Conlleva los mismos riesgos que los anticonceptivos orales y no debe administrarse a mujeres fumadoras mayores de 35 años de edad, así como ante las contraindicaciones absolutas enlistadas en el caso 3, pregunta 1. Su principal acción es de supresión de la ovulación por disminución de la concentración endógena de FSH y LH. No debe administrarse a mujeres con más de 90 kg de peso. La DMPA, el DIU liberador de LNG y las píldoras de solo progestágeno no son métodos de anticoncepción que contengan estrógenos. Hay un riesgo mínimo de tromboembolia con ellos y, a menudo, se usan para las pacientes que no son candidatas al uso de estrógenos. El DIU ParaGard® es una T de cobre eficaz para limitar la movilidad de los espermatozoides y las trompas uterinas, y también crea un "ambiente inflamatorio estéril" dentro del útero. No debe usarse en mujeres con antecedente

de menorragia o hemorragia uterina anormal no explicada. Dado su bajo IMC y sin antecedentes de depresión, en ella sería razonable el uso de DMPA.

PREGUNTA 3

Respuesta correcta B:
Ocurre náusea en cerca de 50% y vómito en 20% de las pacientes que toman el Plan B®; éstos son algo ligeramente menos intensos en quienes toman el Plan B® (solo progestágeno, de dosis única) en comparación con quienes usaban los métodos previos combinados (de Yuzpe®) que contenían estrógenos. A menudo los médicos prescriben antieméticos al mismo tiempo que AU. Cefalea, mareo e hipersensibilidad mamaria son también efectos secundarios, sin embargo no los más frecuentes. No hay informes significativos de fiebre o diarrea cuando se usa AU. La paciente debe esperar que sus menstruaciones se presenten un par de días antes de lo esperado con el uso de PAU. El DIU de cobre es también un método de AU cuando se usa hasta 5 d después de un coito sin protección.

CASO 4

PREGUNTA 1

Respuesta correcta E:
Los anticonceptivos orales tienen múltiples mecanismos de acción. Su principal efecto es suprimir la secreción súbita de LH a la mitad del ciclo, por interferencia con la secreción pulsátil de FSH por la hipófisis anterior, lo que así impide la maduración folicular y la ovulación. El componente de progestágeno actúa al espesar el moco cervical, alterar la movilidad tubárica y hacer al endometrio menos adecuado para la implantación.

PREGUNTA 2

Respuesta correcta A:
De los esquemas de dosificación mostrados, el más eficaz sería el continuo. Las mujeres con endometriosis, SPM, SOP, quistes ováricos o migrañas menstruales pueden beneficiarse de la extensión del número de días consecutivos con píldoras hormonales (hasta 1, 2 o 3 meses) y la disminución del número de hemorragias por privación. Estos esquemas de ciclo ampliado o prolongado proveen supresión continua de la ovulación, lo que disminuye las cifras de estrógenos circulantes y las manifestaciones relacionadas con la menstruación (p. ej., dolor, pérdida sanguínea abundante, anemia, quistes o cefalea).

Tomar más de una píldora activa al día durante periodos prolongados está contraindicado y puede llevar a sucesos tromboembólicos, como TVP y EP. Este método de dosificación se usa por periodos muy breves y en circunstancias seleccionadas, como para AU y una hemorragia uterina anormal. En general, el método de disminución gradual de la dosis se reserva para tratar una hemorragia en extremo cuantiosa y prolongada. De nuevo, se usa por un periodo breve y solo en circunstancias específicas, no como método sistemático. Tomar una píldora cada tercer día aumenta el riesgo de ambos, una crisis de endometriosis y un embarazo.

Los progestágenos se pueden usar de manera eficaz en el tratamiento de endometriosis. La dosis baja (0.35 mg) de las píldoras anticonceptivas de solo progestágeno es menos eficaz para suprimir la ovulación y mantener cifras bajas de estrógenos, en comparación con las píldoras de COC. Sin embargo, otros métodos de solo progestágeno son eficaces para tratar la endometriosis, incluido el acetato de medroxiprogesterona oral (Provera®), el acetato de medroxiprogesterona de depósito (Depo-Provera®), el acetato de noretindrona (2.5 a 10 mg) y el DIU liberador de LNG (Mirena®, Skyla®, Liletta®, Kyleena®).

PREGUNTA 3

Respuesta correcta D:
La hiperplasia endometrial es un sobrecrecimiento anormal de las células del endometrio, que sin tratamiento al final puede convertirse en cáncer. Con frecuencia esto se debe al efecto estrogénico excesivo, con equilibrio inadecuado de progesterona, y a menudo se ve en mujeres con obesidad y oligomenorrea, como aquellas con SOP o ciclos anovulatorios. El tratamiento puede ser con progesterona o quirúrgico, pero no COC, debido a que contienen estrógenos. Las mujeres con SPM, SOP, quistes ováricos o migrañas menstruales sin aura pueden beneficiarse al ampliar el número de días consecutivos de píldoras hormonales (hasta por 1, 2 o 3 meses) y aminorar el número de hemorragias por privación. Estos esquemas de ciclo prolongado o ampliado proveen una supresión continua de la ovulación, lo que disminuye el número de nuevos quistes y los síntomas relacionados con la menstruación (p. ej., dolor, hemorragia cuantiosa, anemia y cefalea).

INTERRUPCIÓN DEL EMBARAZO

El aborto provocado es un **procedimiento frecuente** en Estados Unidos, con 3 de cada 10 mujeres que lo presentan para los 45 años de edad, donde casi 50% de los embarazos es involuntario y 40% de éstos **no intencionales** termina en un aborto. Excluidas las pérdidas gestacionales, 22% de los embarazos se interrumpe. En consecuencia, la disponibilidad de un medio seguro y eficaz de interrupción del embarazo es un componente importante de la planeación familiar y parte integral de la atención de obstetricia y ginecología. De los más de 1.2 millones de abortos realizados cada año en Estados Unidos, alrededor de 60% corresponde a mujeres en el tercer decenio de la vida y 35% a aquellas en el cuarto. Las menores de 20 años de edad corresponden a 12% de las de aborto y representan una declinación de 32% entre los años 2008 y 2014. Cerca de 60% de las mujeres que se somete al aborto tiene uno o más hijos y 14% corresponde a las casadas. Aquellas caucásicas corresponden a 39% de estos procedimientos y las de raza negra a 28%, en tanto las mujeres latinas a 25% y las asiáticas o de islas del Pacífico a 6%. Los motivos más frecuentes que las mujeres expresan para elegir la interrupción de un embarazo incluyen la carga económica, las obligaciones familiares, la interferencia laboral o escolar y el deseo de evitar la crianza de un hijo en la soltería.

Los procedimientos de aborto utilizados en Estados Unidos son tanto **seguros como eficaces.** Desde la legalización del aborto en 1973, el riesgo de muerte por este procedimiento ha declinado 85%. La tasa de mortalidad más reciente por aborto inducido en Estados Unidos va de 0.3 por 100 000 a las 8 sem de gestación o antes, a 6 por 100 000 después de las 18 sem, en comparación con una mortalidad materna de 18.5 por 100 000 del embarazo y parto a término. Las principales causas de mortalidad por la interrupción son las complicaciones de **hemorragia e infección**, seguidas por tromboembolias y complicaciones anestésicas. En general, la morbilidad materna es mínima si la interrupción se realiza antes de las 8 sem de gestación (fig. 25-1). Menos de 0.05% de los abortos realizados en el primer trimestre originan complicaciones que requieren hospitalización.

Hay varios procedimientos quirúrgicos y médicos por los que se puede lograr la interrupción del embarazo (fig. 25-2). La evacuación del útero es una técnica importante en el campo de la obstetricia y ginecología. No solo se usa para la interrupción electiva del embarazo, sino que es parte integral del tratamiento del aborto espontáneo,

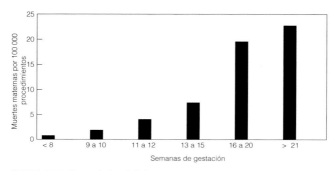

FIGURA 25-1. Efecto de la edad de gestación sobre la mortalidad materna por abortos legales.

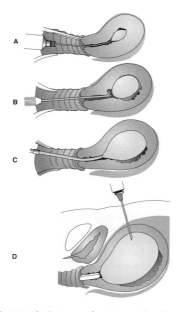

FIGURA 25-2. Diversas técnicas para la interrupción de un embarazo. (**A**) Extracción manual. (**B**) Legrado con instrumento cortante. (**C**) Dilatación y legrado por aspiración o evacuación. (**D**) Inducción del trabajo de aborto por inyección intraamniótica. (Tomada de Pillitteri A. *Maternal and Child Nursing,* 4th ed. Philadelphia, PA: Lippincott Williams & Wilkins; 2003.)

el diferido, la muerte fetal intrauterina, la retención de productos de la concepción (PDC) y la neoplasia trofoblástica gestacional. Casi 92% de los abortos inducidos se lleva a cabo en el primer trimestre del embarazo (66% antes de las 9 sem). Alrededor de 1% de los abortos se efectúa después de la semana 21 de gestación.

Las opciones de **aborto del primer trimestre** incluyen aspiración, dilatación y legrado (D y L), aspiración por aplicación de vacío y el aborto médico no quirúrgico. Las **opciones en el segundo trimestre** incluyen la evacuación quirúrgica del útero (D y E) y la inducción médica del trabajo de aborto. En general, la técnica usada para la interrupción se determina según la duración del embarazo, la experiencia del médico y la preferencia de la paciente. En la tabla 25-1 se incluyen las diversas opciones disponibles durante el primero y segundo trimestres. Las leyes varían de un estado a otro de la Unión Americana, pero, en general, las interrupciones son legales hasta la viabilidad, cerca de las 24 sem de gestación. Más adelante los abortos son raros y se deben a indicaciones fetales o maternas letales. Aunque los abortos del segundo trimestre son raros, suele comunicarse como barrera el acceso a los médicos, que lleva a las mujeres a someterse a procedimientos después del primer trimestre. En el año 2000 en 87% de los condados de Estados Unidos no había acceso a un proveedor de la interrupción.

Antes de la interrupción del embarazo debe confirmarse la edad de gestación según el último periodo menstrual, la exploración bimanual y la ultrasonografía pélvica. Todas las mujeres Rh negativo deben recibir **inmunoglobulina anti-D**

▨ TABLA 25-1 Opciones de interrupción del embarazo por edad de gestación

En el primer trimestre

Legrado por aspiración (D y L)

Aspiración manual por aplicación de vacío

Aborto médico, no quirúrgico[a]

    Misoprostol

    Mifepristona más misoprostol

    Metotrexato más misoprostol

En el segundo trimestre

Evacuación quirúrgica del útero (D y E)

Inducción médica del trabajo de aborto

    Mifepristona seguida por misoprostol

    Misoprostol

    Oxitocina

[a] Usado hasta los 70 días a partir del inicio del último periodo menstrual

(RhoGAM) en el momento de la interrupción para prevenir una isoinmunización. Debe asesorárseles acerca de formas confiables de anticoncepción, con inicio del método elegido, de ser apropiado. Se les puede ofrecer también la **detección de infecciones de transmisión sexual (ITS)**, como gonorrea y clamidia, en ese momento. De 2 a 4 sem después de la interrupción del embarazo la consulta de seguimiento incluye una valoración del estado físico y emocional de la paciente. Se pueden usar, según sea necesario, pruebas clínicas, de laboratorio o estudios de imagen, para confirmar la finalización del aborto y atender cualquier complicación potencial. Éste puede también ser un momento oportuno para obtener un espécimen para citología cervical si la paciente no tiene una **prueba de Papanicolaou** actualizada, y para proveer inmunizaciones indicadas, como la de virus de papiloma humano (VPH, rubeola o influenza).

OPCIONES EN EL PRIMER TRIMESTRE

La mayoría de las interrupciones se realiza antes de las 12 sem de gestación. Aquel por aspiración, ya sea **eléctrica o manual, y el médico, no quirúrgico**, son métodos de inducción del aborto en el primer trimestre, que en Estados Unidos se realizan por el procedimiento de legrado por aspiración (D y L). Sin embargo, un número creciente de interrupciones (23%) ahora se lleva a cabo por medios no quirúrgicos desde la aprobación por la Food and Drug Administration (FDA) (septiembre del 2000) del uso de la mifepristona (RU 486) para el efecto en Estados Unidos. En general, el riesgo de la interrupción del embarazo por los medios médico o quirúrgico es pequeño, y proporcional de manera directa a la edad de gestación.

LEGRADO POR ASPIRACIÓN/ ASPIRACIÓN MANUAL

Método

El **legrado por aspiración** es un método seguro y eficaz para interrumpir un embarazo entre las 6 y 14 sem de gestación. Según datos de encuesta de los Centers for Disease Control and Prevention (CDC), **se usa** D y L para **69% de los abortos inducidos**, y suele involucrar la dilatación mecánica del cérvix y la extracción de los PDC mediante una **cánula de aspiración** (fig. 25-3). De ser necesario, se hace entonces un **legrado con instrumento cortante**. En general, se realiza un D y L bajo **bloqueo paracervical** con anestésico local, a menudo en conjunción con sedación oral o IV. Se utiliza anestesia general o regional con menor frecuencia. Se recomienda la **profilaxis con antibióticos** (doxiciclina, ofloxacina, ceftriaxona o metronidazol) para evitar el riesgo de infección de la porción alta del aparato genital posaborto.

En embarazos tempranos de hasta 12 sem de gestación se puede hacer la **aspiración manual por vacío**, que implica la inserción de una cánula de 4 a 12 mm de diámetro a través del orificio cervical. Entonces, el contenido uterino se extrae de modo manual con una jeringa de aplicación de vacío con autosellado de 50 a 60 mL, en lugar de un aparato de aspiración. La evacuación se realiza con un desplazamiento

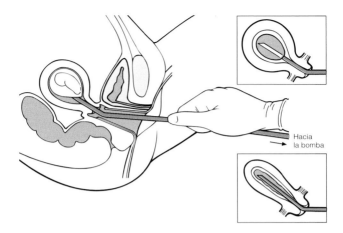

Hacia
la bomba

FIGURA 25-3. Legrado por aspiración de la cavidad uterina para interrupción del embarazo.

suave de ingreso y salida de la cánula, en tanto también se rota, para asegurar la eliminación de todo PDC. En este procedimiento no se lleva acabo legrado por instrumento cortante.

Eficacia

Cuando es realizado por un médico entrenado, la **tasa de éxito del legrado por aspiración es de 99%**. Después de cualquier tipo de legrado por aspiración deben revisarse los PDC para asegurar que estén completos. Si la edad de gestación es menor de 6 sem puede ser de utilidad la verificación de los PDC en el informe de histopatología. En estos embarazos tempranos también debe intentarse identificar el saco gestacional y las vellosidades después del procedimiento, y hacer flotar el tejido evacuado en solución salina. Si no se identifica tejido o si la paciente presenta síntomas persistentes, se pueden hacer determinaciones seriadas de β-hCG para descartar un embarazo ectópico, una enfermedad trofoblástica gestacional o la continuación del embarazo.

Complicaciones

La interrupción del embarazo del primer trimestre con uso del legrado por aspiración (D y L) es el **más seguro de todos los métodos de interrupción quirúrgica de la gestación**. Las complicaciones del legrado por aspiración son raras e incluyen infección (1 a 5%), hemorragia excesiva (2%), perforación uterina (1%) y aborto incompleto (1%). De manera virtual **no hay riesgo de complicaciones a largo plazo** por el aborto inducido en el primer trimestre, como trabajo de parto pretérmino, infertilidad, embarazo ectópico o bajo peso al nacer. La mortalidad materna por el D y L tiene una tasa de 0.3 por 100 000 procedimientos a las 8 sem de gestación o menos.

ABORTO NO QUIRÚRGICO

Mifepristona (RU 486)

La FDA aprobó la mifepristona para uso en la interrupción de embarazo en Estados Unidos en septiembre del año 2000. Desde entonces el aborto médico se ha utilizado cada vez más y ahora contribuye con 23% de las interrupciones gestacionales antes de las 10 sem de gestación. La **mifepristona (RU 486)** es un **antagonista** sintético **de los receptores** de progesterona, que se une a ellos en el útero y bloquea así sus efectos estimulantes de proliferación endometrial. Por lo tanto, la mifepristona interrumpe el embarazo al hacer inadecuado el revestimiento endometrial para mantenerlo, lo que lleva al desprendimiento del embrión. Se puede usar mifepristona hasta **70 días después del último periodo menstrual** (UPM). Su tasa de éxito de interrupción del embarazo mejora mucho cuando se usa en combinación con un **análogo de prostaglandinas**, como el misoprostol, y se considera el estándar ideal para el aborto médico. El protocolo usual utilizado para la interrupción implica una sola dosis oral (200 mg) de RU 486, seguida por una bucal o vaginal (800 µg) de **misoprostol** 24 a 72 h después. Alrededor de 2 sem después del procedimiento suele confirmarse el éxito de la interrupción gestacional por ultrasonografía o una cuantificación de β-hCG sérica.

Metotrexato

Fármaco quimioterapéutico **inhibidor de la dihidrofolato reductasa** que actúa al interferir con la síntesis del ADN y, así, **previene la proliferación de las vellosidades placentarias**. Puesto que el metotrexato tiene aprobación de uso para una diversidad de afecciones médicas, incluido el embarazo ectópico, se ha utilizado por los médicos fuera de contexto como abortifaciente. Al igual que la mifepristona, el metotrexato también se usa con un análogo de prostaglandina. Está contraindicado en pacientes con inmunodeficiencia y aquellas con afección renal o hepática. El metotrexato se administra por vía intramuscular u oral **en los 49 días que siguen al UPM, seguido por misoprostol** 3 a 6 días después. Pasadas 2 sem del procedimiento se debe confirmar el éxito de la interrupción por ultrasonografía o la cuantificación de β-hCG sérica.

Se puede usar el misoprostol solo para inducir una interrupción médica del embarazo. Sin embargo, de manera aislada es mucho menos eficaz (80 a 85%) que en combinación con mifepristona o metotrexato.

Eficacia

Cuando se usa sola, la tasa de eficacia de mifepristona es de cerca de 65 a 85%. Sin embargo, cuando se emplea en forma conjunta con misoprostol, **la tasa de éxito es de 92 a 98%**. La tasa de eficacia del metotrexato junto con misoprostol para el aborto inducido es de 94 a 96%. El metotrexato también es terapéutico para el embarazo ectópico en 90 a 95% de los casos. Las tasas de eficacia de ambos, mifepristona y metotrexato, declinan en los embarazos mayores de 7 sem de gestación. Los abortos médicos fallidos requieren D y L por aspiración.

Efectos secundarios

Los efectos secundarios más frecuentes del aborto médico son **dolor abdominal** y **hemorragia vaginal**. Otros incluyen náusea, vómito, diarrea y hemorragia uterina excesiva o prolongada. La mayoría de las mujeres que usa misoprostol como componente de la interrupción médica del embarazo iniciará una hemorragia 4 h después de tomar el análogo de prostaglandinas. Por lo general, el tiempo requerido para la conclusión es de 24 h. La hemorragia vaginal dura, en promedio, 10 a 17 días. La tasa de endometritis por aborto médico es menor que la posterior al aborto quirúrgico.

Ventajas/desventajas

El aborto no quirúrgico ofrece la ventaja de ser un medio **no invasivo muy eficaz** de interrupción del embarazo. Además, también puede hacerse en forma externa en la privacidad del hogar. Sin embargo, en un aborto no quirúrgico la mujer debe pasar por la experiencia de una pérdida gestacional, que implica presentar cólicos uterinos y hemorragia. Por lo general, el aborto médico requiere dos consultas, una para obtener el medicamento y otra 2 sem después. En la tabla 25-2 se incluyen las contraindicaciones del aborto no quirúrgico.

OPCIONES EN EL SEGUNDO TRIMESTRE

Las interrupciones gestacionales en el segundo trimestre se realizan entre las **14 y 24 semanas de gestación**. Las opciones para interrupción del embarazo del segundo trimestre incluyen **dilatación y evacuación (D y E)** e **inducción del trabajo de aborto** con uso de recursos para su instilación sistémica o intrauterina (tabla 25-1). Cuando se necesita una interrupción gestacional en el segundo trimestre,

---

■ **TABLA 25-2** Contraindicaciones del aborto médico
• Embarazo > 70 días a partir del UPM
• Embarazo con dispositivo intrauterino colocado
• Obstrucción del conducto cervical
• Embarazo ectópico
• Enfermedad trofoblástica gestacional
• Uso sistémico crónico de esteroides, insuficiencia suprarrenal crónica
• Trastorno hemorrágico
• Alergia a mifepristona o misoprostol
• Incapacidad para participar en el procedimiento
UPM, último periodo menstrual

el **D y E es el método más seguro**. Éste conlleva menor morbilidad y mortalidad maternas, en comparación con la inducción de contracciones uterinas.

DILATACIÓN Y EVACUACIÓN

Método de acción

El D y E es la denominación general usada para describir la **dilatación cervical y la evacuación del contenido uterino** pasadas las 14 sem de gestación. Este método de interrupción del embarazo es muy similar al D y L en el primer trimestre, excepto que se necesita una dilatación cervical más amplia. Se puede requerir una combinación de pinza, aspiración y legrado con instrumento cortante para ayudar a la evacuación completa del útero, en especial pasadas las 16 sem de gestación. En general, esto se lleva a cabo con **sedación consciente IV**, en comparación con un bloqueo paracervical. También se pueden usar anestesias raquídea, epidural y general.

Por lo general, el D y E implica la **dilatación gradual del cérvix** para permitir el paso de un contenido uterino de mayor volumen. La preparación cervical se puede lograr mediante dilatación manual cuidadosa, dilatadores osmóticos, mifepristona o prostaglandinas.

Los dilatadores osmóticos pueden ser sintéticos o naturales (a base de algas del género laminaria), que se colocan dentro del cérvix 1 o 2 días antes del procedimiento y lo expanden y reblandecen conforme absorben su humedad (fig. 25-4).

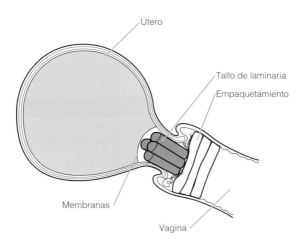

FIGURA 25-4. Dilatación osmótica del cérvix. Se colocan múltiples tallos de laminaria dentro del cérvix a través de los orificios interno y externo, que se expanden de forma gradual por absorción de humedad de la vagina y, así, lo dilatan.

Una vez dilatado el cuello se puede introducir una cánula de aspiración grande (de 14 a 16 mm) al útero para extraer líquido amniótico, tejidos fetales y placenta. Para edades gestacionales más avanzadas, después de las 15 sem, a menudo se necesitan pinzas diseñadas para extraer el contenido uterino, además de la aspiración. Al concluir el procedimiento el médico debe verificar que sea completo por **revisión de los PDC**. Se puede usar ultrasonografía para guiar la extracción y descartar la retención de PDC.

Eficacia

Cuando es realizada por un **médico muy experimentado**, la tasa de éxito de la extracción en el segundo trimestre es de 98 a 99%.

Efectos secundarios

Son raras las complicaciones del D y E, pero incluyen laceración cervical, hemorragia, perforación uterina, infección y retención de tejidos, que pueden disminuirse por inspección visual de las partes fetales para asegurar la evacuación completa de los PDC. Para embarazos de 20 sem de gestación y menos se ha visto que el D y E es **más seguro que la inducción del trabajo de aborto**.

Ventajas/desventajas

Como método de aborto en el segundo trimestre, el D y E ofrece la ventaja de realizarse en forma externa, sin necesidad de inducción de contracciones uterinas. Las complicaciones del D y E se presentan con menores tasas que las de inducción del trabajo de aborto para la instilación intraamniótica o el uso de prostaglandinas intravaginales. Algunas pa-

cientes pueden percibir que el menor tiempo requerido para este procedimiento es ventajoso respecto de una inducción del trabajo de aborto; sin embargo, otras quizá perciban que el nacimiento de un feto no intacto es inaceptable. Las percepciones de ventajas y desventajas de estos procedimientos dependen mucho de la preferencia de las pacientes.

INDUCCIÓN DEL TRABAJO DE ABORTO

Método de acción

La interrupción de un embarazo en el segundo trimestre, entre las 13 y 24 sem de gestación, también puede lograrse por **inducción del trabajo de aborto**. Antes era un método frecuente instilar abortifacientes intrauterinos, como solución salina hipertónica, prostaglandina F2α o urea hiperosmolar, para inducir el trabajo de aborto en interrupciones del segundo trimestre, métodos que se han abandonado en gran parte por otros más seguros, que incluyen D y E o inducción del trabajo de aborto. Los esquemas recomendados para la interrupción por inducción del trabajo de aborto son 200 mg de **mifepristona**, **seguidos por análogos de prostaglandinas**, como el misoprostol, 24 a 48 h después, o por misoprostol solo. Una tercera opción para la inducción del trabajo de aborto en el segundo trimestre es la **oxitocina IV**. Se pueden usar productos feticidas (solución salina intraamniótica o digoxina y cloruro de potasio intracardiaco) en conjunción con las prostaglandinas, para evitar la posibilidad de un nacido vivo.

Eficacia

Según el esquema usado, la tasa de éxito para las interrupciones en el segundo trimestre con uso de inducción del trabajo de aborto es de **80 a 85% en 24 horas.**

Efectos secundarios

Las complicaciones generales de la inducción del trabajo de aborto para la interrupción gestacional incluyen retención de placenta, rotura uterina, hemorragia e infección (tabla 25-3). Las prostaglandinas orales y vaginales solas conllevan una mayor incidencia de nacidos vivos y efectos secundarios gastrointestinales significativos (náusea, vómito y diarrea), en tanto aquellos procedimientos por instilación conllevan una mayor tasa de retención de placenta (13 a 46%). La tasa de mortalidad materna para la inducción del trabajo de aborto en el segundo trimestre es de 8 en 100 000 abortos.

Ventajas/desventajas

La inducción del trabajo de aborto es un proceso más prolongado que D y E. Requiere el ingreso hospitalario y puede corresponder a un procedimiento de días múltiples. Sin embargo, la inducción del trabajo de aborto permite el potencial nacimiento de un **feto íntegro**, que puede ser importante desde el punto de vista emocional para algunas pacientes y también facilita un **estudio póstumo** más amplio del feto, en particular cuando hay anomalías o se solicita la necropsia.

TABLA 25-3 Complicaciones vinculadas con la interrupción en el segundo trimestre por inducción del trabajo de aborto	
Complicaciones	**Efectos secundarios**
Retención de placenta	Náusea
Aborto incompleto	Vómito
Hemorragia	Diarrea
Infección	Fiebre
Laceración cervical	Escalofríos

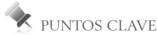

PUNTOS CLAVE

- Las opciones de interrupción gestacional en el primer trimestre incluyen legrado por aspiración, aspiración manual por vacío y aborto médico.

- Se puede hacer el legrado por aspiración en cualquier momento durante el primer trimestre, pero es más eficaz entre las 6 y 13 sem de gestación.

- Las complicaciones son raras, pero pueden incluir infección, hemorragia y perforación uterina.

- La mifepristona (RU 486) es un abortifaciente que bloquea la estimulación del revestimiento endometrial por la progesterona y así causa desprendimiento del embrión.

- El metotrexato es un fármaco quimioterapéutico que causa inhibición de la producción de tetrahidrofolato, que interrumpe la proliferación placentaria.

- Tanto mifepristona como metotrexato se usan en combinación con una prostaglandina (a menudo misoprostol) y tiene una tasa de eficacia alta (92 a 98%) para la interrupción médica de la gestación, cuando se usa en los 63 días que siguen al último periodo menstrual.

- Durante el segundo trimestre el aborto puede lograrse por D y E, e inducción del trabajo de aborto. El D y E conlleva mortalidad y morbilidad maternas menores, en comparación con la inducción del trabajo de aborto en el segundo trimestre.

- El D y E es similar al legrado por aspiración (D y L) pero requiere una dilatación cervical más amplia y pinzas y legras especiales para ayudar a la extracción de las partes fetales de mayor volumen.

- Las complicaciones del D y E incluyen laceración cervical, hemorragia, infección, perforación uterina y retención de tejidos.

- Las técnicas de inducción del trabajo de aborto casi siempre incluyen la maduración cervical con una prostaglandina y la amniotomía, junto con la inducción mediante oxitocina a dosis alta.

- Las complicaciones de la inducción del trabajo de aborto incluyen retención de placenta, hemorragia, infección y laceración cervical.

- La morbilidad materna es de 4 en 100 000 abortos para D y E y 8 en 100 000 para la inducción del trabajo de aborto, en comparación con 18.5 en 100 000 de los embarazos y partos a término.

CASOS CLÍNICOS

CASO 1

Una mujer de 36 años de edad G3P2002 acude a una clínica de planeación familiar para interrupción del embarazo. Declara que su último periodo menstrual (UPM) fue hace 7 sem. No refiere antecedentes médicos significativos y tuvo dos partos a término por vía vaginal antes. En la actualidad fuma más de la mitad de una cajetilla de cigarrillos al día y tiene hipertensión leve estabilizada. La ultrasonografía confirma un embarazo intrauterino único de 7 sem de gestación. Ella informa que en fecha reciente se divorció y tiene un nuevo compañero sexual. No usa tipo alguno de anticoncepción.

1. ¿Cuál es la prueba de importancia MÁXIMA para esta paciente antes del procedimiento?
   a. Pruebas metabólicas básicas
   b. Pruebas de función pulmonar
   c. Estado del Rh
   d. Hematocrito
   e. Detección de gonorrea y clamidia

2. A las 7 sem de edad de gestación, ¿qué métodos de interrupción del embarazo se le pueden ofrecer?
   a. Aborto médico
   b. D y L con legrado por aspiración
   c. Aspiración manual por vacío
   d. D y E
   e. a, b, c

3. La paciente elige un aborto médico. Se le administra mifepristona (RU 486) en el consultorio y se le asesora para autoadministrarse misoprostol bucal 24 a 48 h después. ¿Qué seguimiento es el más apropiado para esta paciente?
   a. No se requiere

   b. Se le asesora en cuanto a signos de complicaciones y se le instruye para llamar para una consulta, si es necesario
   c. Se le programa a las 2 sem para confirmar la finalización de la interrupción por ultrasonografía o β-hCG
   d. Se le programa para regresar cada semana para cuantificación de la β-hCG sérica hasta que resulte negativa
   e. Se le asesora para regresar a la clínica después del siguiente periodo menstrual

4. La paciente está interesada en la anticoncepción 3 meses después. ¿Qué tipo de anticoncepción NO sería recomendable?
   a. Medroxiprogesterona intramuscular
   b. Dispositivo intrauterino (DIU) que libera levonorgestrel
   c. DIU T de cobre
   d. Píldoras anticonceptivas orales combinadas
   e. Condones

CASO 2

Una mujer de 19 años de edad acude al consultorio de ginecología general con manifestaciones de menstruación irregular. Declara que no ha presentado su periodo durante 2 meses. Antes sus menstruaciones habían sido regulares. Se queja de náusea y vómito, así como hipersensibilidad mamaria. No tiene antecedentes médicos significativos. A la exploración física su aspecto es bueno y la exploración bimanual reveló un útero ligeramente crecido.

1. ¿Cuál es la prueba más útil por ordenar en este momento?
   a. Recuento hematológico completo (RHC)
   b. Prueba de embarazo en orina
   c. Concentración sérica de β-hCG
   d. Estudios metabólicos básicos
   e. Reagina plasmática rápida

2. La prueba de embarazo de la paciente resulta positiva. ¿Cuál es la forma más apropiada de conducirse con estos resultados?
   a. Felicitarla por convertirse en una nueva madre
   b. Pedir a su técnico médico que le informe los resultados de manera que se pueda continuar la atención a otras pacientes
   c. Explicarle que su prueba de embarazo resultó positiva y preguntarle qué opina al respecto
   d. Proveerle folletos acerca del embarazo y expresarle que hay disponibilidad para responder cualquier pregunta
   e. Dejar un mensaje en su correo de voz

3. Se sienta a la paciente y se le expresa que su prueba de embarazo es positiva. Ella se nota bastante contrariada. Se le pregunta qué piensa acerca de este embarazo y declara que no está lista para convertirse en madre. ¿Cuál es el siguiente paso más apropiado?
   a. Expresarle que no se favorece el aborto y que sería un error interrumpir el embarazo
   b. Presentarle sus opciones, que incluyen llevar el embarazo a término con la crianza, darlo en adopción y un aborto inducido
   c. Darle el número de una clínica local de planeación familiar
   d. Informarle que hay una enfermera interesada en la adopción
   e. Relatar una historia acerca de una prima que pasó por una experiencia similar

4. Después de considerar todas las opciones, ella elige interrumpir el embarazo. Se le refiere a una clínica de planeación familiar local. ¿Qué pruebas adicionales pueden ofrecerse en este momento?
   a. Pruebas de VIH
   b. Vacuna contra el virus del papiloma humano
   c. Detección de gonorrea y clamidia
   d. Estado de Rh
   e. Todos los anteriores

CASO 3

Una mujer de 24 años de edad G2P1001 tiene diagnóstico de anencefalia fetal, una anomalía letal, en su primera consulta prenatal a las 16 sem. Desde otros puntos de vista se encuentra sana. Tuvo un parto vaginal previo a término sin complicaciones. Desea interrumpir el embarazo.

1. ¿Qué método de interrupción de la gestación es el que conlleva la más baja tasa de mortalidad a esta edad de gestación?
   a. D y E
   b. Inducción del trabajo de aborto
   c. Aborto médico
   d. Aspiración manual por vacío
   e. D y L

2. Se advierten a la paciente los riesgos y beneficios de la D y E y la inducción del trabajo de aborto. Ella opta por el primero. ¿Qué NO se usa para la dilatación cervical antes del procedimiento?
   a. Dilatadores osmóticos
   b. Tallos de laminaria
   c. Misoprostol
   d. Oxitocina IV a dosis alta
   e. Sonda Foley con balón

3. El día del procedimiento desea hablar con el médico en cuanto al tratamiento del dolor. ¿Qué método de analgesia se le recomienda?
   a. Anestesia general
   b. Anestesia raquídea
   c. Sedación consciente IV combinada con bloqueo paracervical
   d. Bloqueo paracervical solo
   e. Solo fármacos antiinflamatorios no esteroides (AINE) orales

4. En el posoperatorio evoluciona bien y no hay complicaciones transoperatorias. Tras 2 sem llama a la enfermera y expresa que está expulsando grandes coágulos sanguíneos y tiene cólicos abdominales crecientes. ¿Cuál es su diagnóstico diferencial?
   a. Perforación uterina
   b. Retención de los productos de la concepción (PDC)
   c. Continuación del embarazo
   d. Endometritis posaborto
   e. b y d

CASO 4

Una mujer de 30 años de edad G2P0010 acude a una clínica de planeación familiar para la interrupción de su embarazo actual. Tiene antecedente remoto de enfermedad pélvica inflamatoria y tuvo antes un aborto espontáneo, sin ningún otro embarazo. Declara que su UPM fue hace 4 ½ sem. Se queja de dolor en el cuadrante inferior izquierdo abdominal y ha tenido goteo sanguíneo vaginal en los últimos días.

1. ¿Qué pasos siguientes serían apropiados para su evaluación?
   a. Exploración física
   b. Prueba de embarazo en orina
   c. Estado respecto del Rh
   d. Ultrasonografía transvaginal
   e. Todos los anteriores

2. A la exploración física presenta hipersensibilidad del cuadrante inferior izquierdo abdominal y su útero tiene dimensiones correspondientes a 5 a 6 semanas de gestación. No presenta rebote, rigidez o defensa muscular voluntaria. La prueba de embarazo en orina es positiva. Ella es Rh positivo. La ultrasonografía transvaginal no muestra saco gestacional en el útero o masas anexiales. ¿Qué se recomienda a continuación?

   a. Tranquilizarla en el sentido de que tal vez tenga un embarazo intrauterino temprano, que es muy pequeño para detectarse por ultrasonografía, y que debe recurrir a un aborto médico si lo desea

   b. Se recomienda hacer D y L por aspiración el mismo día

   c. Se recomienda cuantificación seriada de β-hCG con inicio en ese mismo día

   d. Se le expresa que presenta un embarazo ectópico y necesita intervención quirúrgica de urgencia

   e. Se programa para regresar al día siguiente a fin de repetir la ultrasonografía

3. La concentración de β-hCG sérica es de 600 mUI/mL. Se le asesora en cuanto a datos de alerta, como dolor abdominal intenso y hemorragia vaginal cuantiosa por los que debería llamar al servicio de urgencias. Regresa a la clínica 72 h después para repetir las pruebas séricas y su cifra es de 1 000. Se programa para que regrese a la clínica 72 h después a fin de repetir las pruebas séricas y la ultrasonografía transvaginal. Tiene un aumento apropiado de la cifra de hormona gestacional y la ultrasonografía transvaginal ahora detecta un embarazo intrauterino de alrededor de 5 ½ sem de gestación. Todavía desea interrumpir el embarazo. ¿Cuál son sus opciones?

   a. D y L por aspiración

   b. Aspiración manual por vacío

   c. Aborto médico

   d. D y E

   e. a, b y c

RESPUESTAS

CASO 1

PREGUNTA 1

Respuesta correcta C:
Es importante determinar el estado respecto del Rh antes de un aborto inducido. Sin importar el método de interrupción elegido, todas las mujeres Rh negativo deben recibir gammaglobulina anti-D para prevenir la isoinmunización que pudiese ocurrir cuando una paciente Rh negativo se expone a células de sangre fetal Rh positivo. Sin la gammaglobulina esta exposición puede causar que una mujer Rh negativo forme anticuerpos contra el factor Rh. En cualquier embarazo futuro con feto Rh positivo habría riesgo de su ataque por esos anticuerpos maternos. Al administrar gammaglobulina anti-D se protegen los embarazos futuros de las complicaciones de la isoinmunización. No se necesita hacer pruebas metabólicas basales o pruebas de función pulmonar. A menudo se obtienen hematocrito y detección de ITS antes de un aborto inducido, pero no son obligatorios.

PREGUNTA 2

Respuesta correcta E:
A esta edad de gestación la paciente es elegible para un aborto médico, D y L o aspiración manual por vacío. El legrado por aspiración con D y L se realiza más a menudo a esta edad de gestación. El aborto con medicamentos puede utilizarse hasta los 63 días de gestación.

En clínicas que ofrecen las opciones de abortos quirúrgico y médico debe asesorarse respecto de los riesgos y beneficios de ambas opciones para permitirle tomar una decisión que sea la mejor para ella. La aspiración manual por vacío es un tipo de legrado por aspiración que puede hacerse hasta las 10 sem de gestación. El D y E es un procedimiento que se usa para prácticas del segundo trimestre pasadas 14 sem de gestación.

PREGUNTA 3

Respuesta correcta C:
La mayoría de los proveedores de atención sanitaria prefiere que la paciente regrese en 2 sem para asegurar un aborto completo. Puesto que 92 a 98% de los abortos con medicamento tiene éxito, habrá un pequeño porcentaje de mujeres que requiere intervención adicional para concluir el procedimiento. Es importante identificarlas en forma oportuna, de modo que las respuestas A y E no serían la mejor opción. Aunque es importante asesorar a una mujer sobre los signos de complicaciones, sería más apropiada una consulta de seguimiento a las 2 sem. La respuesta correcta sería D en ausencia de embarazo intrauterino, cuando se sospecha un ectópico.

PREGUNTA 4

Respuesta correcta D:
En esta paciente están contraindicados los anticonceptivos que contienen estrógenos porque presenta

HTN, tiene más de 35 años de edad y fuma > 15 cigarrillos al día. Cualquiera de las otras opciones sería razonable, pero el DIU con liberación de levonorgestrel o el de cobre proveen la anticoncepción más eficaz.

CASO 2

PREGUNTA 1

Respuesta correcta B:
Esta paciente acude con síntomas de embarazo temprano. La prueba más útil en este punto sería una de embarazo en orina, porque facilitaría el diagnóstico más rápido y, por lo tanto, la respuesta correcta es B. La respuesta C, prueba de embarazo sérica, también sería útil para establecer el diagnóstico, pero es más cara y lleva más tiempo obtener los resultados. Las respuestas A y E se incluyen en las pruebas de laboratorio prenatales estándar, pero no serían las más útiles en este momento, antes de establecer el diagnóstico. A menos que su náusea y vómito sean intensos, no se justifica el estudio metabólico básico (D).

PREGUNTA 2

Respuesta correcta C:
La respuesta correcta es C, porque es la más apropiada y centrada en la paciente, de informar estos resultados de manera directa por el médico y en una forma no enjuiciante. La respuesta A es incorrecta porque supone que el embarazo es deseado. La respuesta B es incorrecta porque se recurre a otro miembro del personal para dar los resultados. La respuesta D es incorrecta porque los resultados no se dan en forma directa o sensible. La respuesta E es incorrecta porque hay una forma apropiada para entregar resultados sensibles para la paciente.

PREGUNTA 3

Respuesta correcta B:
La respuesta correcta es B. Es importante proveer opciones durante el asesoramiento, porque presentan a la paciente sus expectativas sin hacer suposiciones acerca de cuál decisión es la mejor. La respuesta A impone creencias personales a la paciente y es enjuiciante. La respuesta C supone que ella ya tomó una decisión. La respuesta D es inapropiada y no ética porque en potencia saca ventaja de la paciente que está en una posición vulnerable. La respuesta E es incorrecta porque no se centra en la paciente y sus necesidades, más bien involucra en la situación a alguien más.

PREGUNTA 4

Respuesta correcta E:
Aunque varias de estas pruebas se ofrecerían antes del procedimiento, se pueden ordenar antes de la consulta y enviar los resultados. Ofrecer detección de ITS, como VIH y pruebas de gonorrea/clamidia, es adecuado porque ha tenido coito sin protección y está en riesgo. Sería apropiada la RHC

porque tendría utilidad para saber si presentaba anemia antes del procedimiento, que podría producir hemorragia. El estado de Rh es importante para proteger embarazos futuros de la isoinmunización si ella es Rh negativo.

CASO 3

PREGUNTA 1

Respuesta correcta A:
La tasa de mortalidad materna por D y E a esta edad de gestación es de cerca de 4 por 100 000, en comparación con 8 por 100 000 de la inducción del trabajo de aborto. Por lo tanto, la respuesta correcta es A. La respuesta C es incorrecta porque no se pueden ofrecer interrupciones con medicamentos pasados 63 días de la gestación. La aspiración manual por vacío, respuesta D, se ofrece hasta las 10 sem de gestación. Por lo general se realizan D y C hasta las 14 sem de gestación.

PREGUNTA 2

Respuesta correcta D:
La respuesta correcta es D. Se usa oxitocina IV para la inducción del trabajo de aborto porque estimula las contracciones uterinas. No es un fármaco para maduración cervical. Los dilatadores osmóticos, tallos de laminaria, misoprostol y el globo de la sonda de Foley se han usado para maduración cervical, como auxiliar para la dilatación antes del D y E del segundo trimestre. Los dilatadores osmóticos y las prostaglandinas, como el misoprostol, son los que suelen usarse.

PREGUNTA 3

Respuesta correcta C:
Para la mayoría de las mujeres con procedimientos del segundo trimestre a las 16 sem de gestación, la sedación consciente combinada con bloqueo paracervical sería la opción más aceptable. Por lo regular, no se requiere anestesia general en este contexto y conlleva mayor riesgo para la paciente. Se puede ofrecer anestesia raquídea en el contexto correcto, pero la mayoría de las mujeres no requiere tal intervención. El bloqueo paracervical solo tal vez no sea adecuado. Los AINE, aunque componentes apropiados para la analgesia posoperatoria, no serían adecuados en forma aislada.

PREGUNTA 4

Respuesta correcta E:
Es muy probable que se diagnosticara perforación uterina en el momento del procedimiento y sería raro que causara síntomas tardíos 2 sem después. La continuación del embarazo es poco probable, porque ya se habrían estudiado los tejidos durante el procedimiento. La retención de PDC es una posibilidad, porque una pequeña fracción de tejido placentario puede causar hemorragia tardía, como ésta. El uso transoperatorio de la ultrasonografía ayuda a disminuir el riesgo de retención de PDC. La endometritis posaborto puede causar hemorragia uterina y cólicos, y debe encontrarse en el diagnóstico diferencial.

CASO 4

PREGUNTA 1

Respuesta correcta E:
Todas las respuestas mostradas proveerían información clínica útil. La exploración física daría al médico un índice de la naturaleza del dolor del cuadrante inferior izquierdo abdominal, y permitiría calcular las dimensiones uterinas. Una prueba de embarazo en orina lo confirmaría. El estado del Rh no solo es importante porque se busca la interrupción de la gestación, sino también porque se presenta hemorragia vaginal en el contexto de un embarazo. Las mujeres con amenaza de aborto reciben gammaglobulina anti-D si son Rh negativo. La ultrasonografía transvaginal es importante para determinar la localización y la edad de gestación calculada del embarazo.

PREGUNTA 2

Respuesta correcta C:
En este punto la paciente tiene un embarazo de ubicación desconocida. El diagnóstico diferencial incluye un embarazo intrauterino temprano, un embarazo intrauterino no viable o un embarazo ectópico. La respuesta C es correcta porque la determinación seriada de la concentración de la hormona del embarazo puede ayudar a delimitar su localización. Los embarazos intrauterinos tempranos causan un aumento de al menos 50% en 48 a 72 h de la β-hCG sérica. Las cifras hormonales que declinan o alcanzan una meseta preocupan en cuanto a un embarazo no viable o uno ectópico. El aborto médico no es apropiado si no hay datos de embarazo intrauterino; por lo tanto, A sería incorrecta. La respuesta B no sería correcta tampoco por el mismo motivo. Si bien es posible que presente un embarazo ectópico (D), no se puede diagnosticar a partir de los datos disponibles. Sería apropiado asesorarla en cuanto a los signos precautorios de embarazo ectópico y pérdida gestacional. La respuesta E no es correcta, porque 1 d no es un intervalo apropiado para detectar cambios por ultrasonografía. El lapso más temprano para repetirla sería 1 semana.

PREGUNTA 3

Respuesta correcta E:
A las 5 ½ sem de edad de gestación el aborto por medicamentos o la aspiración manual por vacío son apropiados. El D y L por aspiración también es una opción, pero con mayor probabilidad de pasar por alto el embarazo en gestaciones menores de 7 sem. Los procedimientos de D y E no son necesarios en los embarazos tempranos del primer trimestre.

INFERTILIDAD Y LAS TECNOLOGÍAS DE REPRODUCCIÓN ASISTIDA

La infertilidad es una afección médica compleja que requiere la valoración y el tratamiento de una pareja, más que de un individuo. Se define como **infertilidad** al fracaso de una pareja de concebir después de 12 meses de coito sin protección. Si la mujer tiene 35 años de edad o más, la evaluación debe iniciarse después de 6 meses de no lograr el embarazo sin protección. En la Encuesta Nacional del Crecimiento Familiar de los Centers for Disease Control (CDC) se encontró que 7.4 millones de mujeres en Estados Unidos (12%) han recibido servicios para la infertilidad durante su vida.

La **fecundabilidad** o capacidad de lograr el embarazo en un ciclo menstrual es un parámetro más preciso para valorar el potencial de fertilidad. La de una pareja típica con coito sin protección es de alrededor de 20 a 25% en los primeros 3 meses, seguida por 15% en los 9 siguientes. Esto significa que 60% de las parejas concibe en un lapso de 6 meses de coito sin protección y 80 a 90% lo puede lograr en 12 meses (tabla 26-1). La fecundabilidad de una cohorte disminuye con el transcurso del tiempo y la edad materna creciente. A diferencia de la fecundabilidad, la fertilidad es la probabilidad de lograr un nacido vivo en un solo ciclo. La fertilidad siempre será menor que la fecundabilidad porque incorpora la pérdida gestacional. Para el restante 10 a 20% de las parejas incapaces de concebir por sí mismas en este periodo, los factores que contribuyen a su infertilidad varían en gran medida.

En las parejas estudiadas por infertilidad en el año 2014, casi 33% se atribuyó a factores femeninos, otro 33% a los masculinos y el resto a una combinación de ambos o por causas

TABLA 26-1 Tasas promedio de concepción para todas las parejas	
Porcentaje de las parejas	**Tiempo transcurrido antes de la concepción**
20	Concibe en 1 mes
60	Concibe en 6 meses
75	Concibe en 9 meses
80	Concibe en 12 meses
90	Concibe en 18 meses

desconocidas (fig. 26-1). Después de su valoración, 13% de las parejas no presenta causa identificable de infertilidad (tabla 26-2). Una vez que se identifica la causa de infertilidad, el tratamiento pretende corregir afecciones reversibles o contrarrestar las irreversibles. En la figura 26-2 se presenta un repaso de la valoración de la infertilidad.

Desde su inicio en 1981 en Estados Unidos, las tecnologías de reproducción asistida (TRA) se han convertido en las intervenciones terapéuticas más técnicas y onerosas para ayudar a las parejas infecundas. Las TRA incluyen todos los tratamientos en los que se manipulan espermatozoides y ovocitos *in vitro* a fin de aumentar la tasa de concepción. En el año 2014 se realizaron 208 604 ciclos de TRA en

Estados Unidos, con 57 323 nacidos vivos resultantes (nacimientos de uno o más niños vivos) y 70 354 niños. En la actualidad, más de 1% de los nacimientos en Estados Unidos es producto de TRA (en gran parte fecundación *in vitro* [FIV]) con una tasa promedio de éxito de 40%, según la edad, el diagnóstico y tratamiento de los pacientes.

FACTOR FEMENINO DE INFERTILIDAD

El grupo de trabajo para el diagnóstico y tratamiento de la infertilidad de la Organización Mundial de la Salud (OMS) realizó un estudio de 8 500 parejas infértiles y encontró que los factores identificables más frecuentes en la mujer

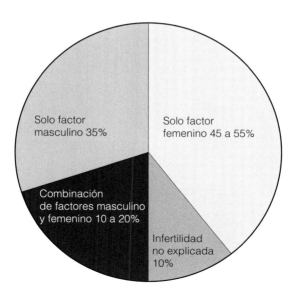

FIGURA 26-1. Contribución de los factores masculinos y femeninos a la infertilidad.

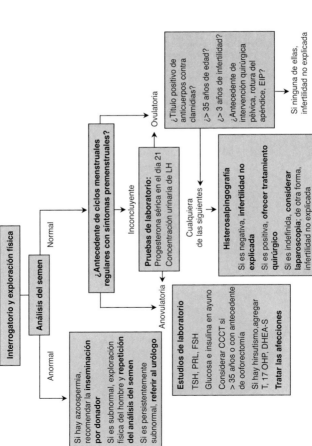

FIGURA 26-2. Algoritmo para la valoración y el tratamiento de la pareja infértil. 17 OHP, 17α-hidroxiprogesterona; LH, hormona luteinizante; TSH, hormona estimulante del tiroides; PRL, prolactina; FSH, hormona foliculoestimulante; CCCT, prueba de reto con citrato de clomifeno; DHEA-S, sulfato de dehidroepiandrosterona; EPI, enfermedad pélvica inflamatoria. (Tomada de Curtis M. Glass' Office Gynecology, 6th ed. Philadelphia, PA: Lippincott Williams & Wilkins; 2005.)

TABLA 26-2 Contribuciones de diversos factores masculinos y femeninos a la incidencia de infertilidad en el año 2014

Etiología	Incidencia (%)
Factor masculino	**33**
Enfermedad hipotalamohipofisaria	2
Enfermedad testicular	35
Defectos del transporte de espermatozoides fuera del testículo	15
Idiopática	45
Factor femenino	**45 a 55**
Factores ovulatorios y ováricos	47
Factores peritoneales/tubáricos	13
Endometriosis	9
Factores uterinos y cervicales	6
Factores femeninos múltiples	12
Factores masculinos y femeninos combinados	**17**
Infertilidad no explicada	**13**

eran afecciones ovulatorias/ováricas (32%) y anomalías de las trompas de Falopio, incluidas las adherencias pélvicas (34%) y endometriosis (15%). Otros factores que causan infertilidad incluyen los uterinos y las enfermedades genéticas (tabla 26-3 y fig. 26-3).

TABLA 26-3 Causas del factor femenino de infertilidad

Ovulatoria/ovárica

Síndrome de ovarios poliquísticos (SOP)

Edad materna avanzada

Insuficiencia ovárica primaria (IOP)

Amenorrea hipotalámica

Hiperprolactinemia

(Continúa)

■ **TABLA 26-3** Causas del factor femenino de infertilidad (*Continuación*)
Factores tubáricos
Enfermedad pélvica inflamatoria/salpingitis
Ligadura tubárica
Endometriosis
Adherencias pélvicas
Factores uterinos
Malformaciones congénitas
Fibromas
Pólipos uterinos
Sinequias intrauterinas (síndrome de Asherman)
Factores cervicales
Anomalías de los conductos de Müller
Estenosis cervical

ALTERACIONES OVULATORIAS/ OVÁRICAS

La alteración del eje hipotálamo-hipofisario-gonadal (EHHG) (fig. 20-1) en cualquier nivel puede causar modificaciones menstruales e infertilidad por afección de la foliculogénesis, la ovulación y la maduración endometrial (tabla 26-4). En la OMS las afecciones ovulatorias se clasificaron en cuatro grupos: grupo 1, anovulación hipogonadotrópica hipogonádica (p. ej., amenorrea hipotalámica); grupo 2, anovulación normogonadotrópica normoestrogénica (p. ej., síndrome de ovarios poliquísticos [SOP]); grupo 3, anovulación hipergonadotrópica hipoestrogénica (p. ej., insuficiencia ovárica primaria [IOP] y disminución de la reserva ovárica-declinación de la fertilidad relacionada con el ovocito); y grupo 4, anovulación hiperprolactinémica. Las alteraciones ovulatorias más frecuentes que llevan a la infertilidad son SOP y disminución de la reserva ovárica.

El envejecimiento de los ovocitos es un factor importante que altera la fertilidad femenina. Durante la vida fetal el ovario contiene el máximo número de células germinativas, alrededor de 6 a 7 millones a la mitad de la gestación. A continuación, la población de células germinativas empieza una declinación exponencial por apoptosis de mediación genética y llega a 1 a 2 millones al nacimiento y 300 000 al inicio de la pubertad (fig. 26-4). El número de folículos viables continúa su declinación en los años reproductivos y la tasa de pérdida se acelera después de los 35 años de edad. En el momento de la menopausia el ovario

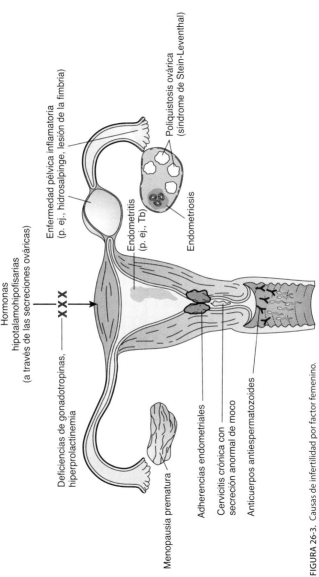

FIGURA 26-3. Causas de infertilidad por factor femenino.

contiene menos de 1 000 folículos. Los factores que pueden llevar a una **disminución de la reserva ovárica** incluyen tabaquismo de cigarrillos, virus, radiación y quimioterapia, así como afecciones autoinmunitarias y genéticas. Cuando la reserva de ovocitos disminuye hasta el punto en que la mujer presenta la menopausia antes de los 40 años, el diagnóstico es de IOP, antes llamada insuficiencia ovárica prematura.

La **disminución de la fecundabilidad relacionada con la edad** se debe a la declinación tanto de la cantidad como de la calidad de los ovocitos. En general, se acepta que la edad del ovocito es el factor aislado más importante que afecta la probabilidad de éxito de la TRA. Las tasas de nacidos vivos de mujeres nulíparas que se someten a TRA con uso de ovocitos recientes, propios, declina de manera exponencial después de los 35 años de edad. Sin embargo, si se utilizan ovocitos de donadora la tasa de nacidos vivos está determinada por la edad de la donadora (fig. 26-5). La disminución de la fertilidad relacionada con la edad se debe sobre todo al aumento correspondiente en la tasa de aneuploidías.

El SOP es la causa más frecuente de oligoovulación y anovulación en todas las mujeres y aquellas que acuden con infertilidad (caps. 21 y 23). Los criterios diagnósticos de este síndrome han sido motivo de acalorada

---

■ **TABLA 26-4** Causas de infertilidad anovulatoria
Centrales
Insuficiencia hipofisaria (traumatismo, tumor, congénita)
Insuficiencia hipotalámica
Hiperprolactinemia (por fármacos, tumor, silla turca vacía)
Defectos periféricos
Disgenesia gonadal
Insuficiencia ovárica primaria (IOP)
Tumor ovárico
Resistencia a la insulina
Enfermedad metabólica
Síndrome de ovarios poliquísticos (anovulación hiperandrogénica crónica)
Tiroidopatía
Hepatopatía
Obesidad
Exceso de andrógenos (suprarrenal, neoplásico)

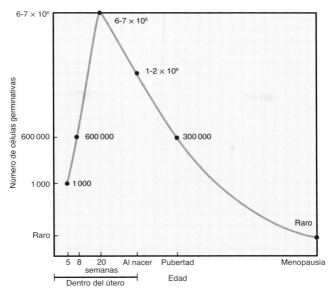

FIGURA 26-4. Número de ovocitos en el ovario antes y después del nacimiento, y en la menopausia. (Tomada de Berek JS. *Berek & Novak's Gynecology*, 14th ed. Philadelphia, PA: Lippincott Williams & Wilkins; 2006.)

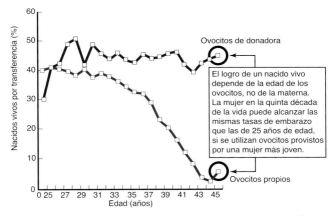

FIGURA 26-5. Nacidos vivos por transferencia de embriones, en comparación con el uso de ovocitos de la propia paciente o de donadora. (Tomada de Berek JS. *Berek & Novak's Gynecology*, 14th ed. Philadelphia, PA: Lippincott Williams & Wilkins; 2006.)

controversia desde que se describió por primera vez por Stein y Leventhal en 1935. En general, la mayoría de los médicos utiliza los **criterios de Rotterdam para el diagnóstico de SOP**, que requieren que una paciente presente dos de los siguientes tres datos una vez que se descartan otras causas de anovulación: 1) irregularidad menstrual por oligoovulación o anovulación; 2) datos clínicos o bioquímicos de hiperandrogenismo (hirsutismo, acné, patrón masculino de alopecia o aumento de la concentración de andrógenos séricos), o 3) ovarios con aspecto poliquístico.

La prevalencia del SOP en mujeres de edad reproductiva en Estados Unidos es de 6.5 a 8%. Los factores de riesgo incluyen obesidad, resistencia a la insulina, diabetes, adrenarquia prematura y el antecedente familiar positivo de SOP en parientes de primer grado.

El SOP es un trastorno complejo de causa multifactorial donde interactúan variantes genéticas y factores ambientales múltiples con el resultado de varios fenotipos relacionados. Las variantes genéticas que se sospecha incluyen genes encargados de la regulación de gonadotropinas, andrógenos, o de la secreción y acción de la insulina (fig. 26-6). Estos polimorfismos genéticos interactúan con la alimentación y la obesidad, con el resultado final de **hiperinsulinemia** que contribuye al hiperandrogenismo por estimulación de la biosíntesis de andrógenos en el ovario y disminución de la concentración circulante de la globulina fijadora de hormonas sexuales. El **hiperandrogenismo** lleva después a la alteración del EHHG manifiesta por menstruaciones poco frecuentes o ausentes por anovulación crónica.

FACTORES TUBÁRICOS

La enfermedad tubárica y las adherencias pélvicas (fig. 22-2) causan infertilidad al evitar el transporte del ovocito y los espermatozoides a través de la trompa de Falopio (fig. 26-7). La principal causa del factor tubárico de infertilidad es la **enfermedad pélvica inflamatoria** (EPI; cap. 17). En países donde la gonorrea y la clamidia aumentan cada vez más y el tratamiento es limitado, el factor tubárico de infertilidad también se está incrementando. Otras afecciones que pueden alterar el transporte tubárico normal incluyen endometriosis grave, antecedente de embarazo ectópico y adherencias pélvicas por intervención quirúrgica e infección no ginecológica previa, como apendicitis o diverticulitis.

ENDOMETRIOSIS

Si bien se desconoce la prevalencia real de la endometriosis, se cree que 10 a 15% de las mujeres infértiles la presenta. La endometriosis corresponde a la presencia de células endometriales fuera de la cavidad uterina (cap. 15) y puede invadir tejidos locales y causar inflamación importante y adherencias (figs. 22-2 y 26-3).

Aunque la presencia de endometriosis se ha vinculado con un mayor riesgo de infertilidad no se conoce el mecanismo exacto, pero puede alterar la movilidad uterina, causar obstrucción tubárica o dar lugar a adherencias tubáricas u ováricas que contribuyen a la infertilidad al mantener a la trompa de Falopio lejos del ovario, obstruirla o atrapar al ovocito liberado. Sin embargo, también se ha diagnosticado infertilidad en mujeres con endometriosis mínima y

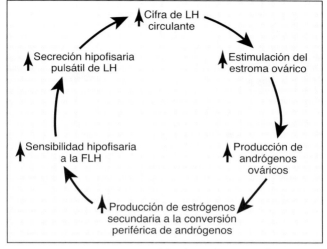

FIGURA 26-6. Mecanismo propuesto del síndrome de ovarios poliquísticos. LH, hormona luteinizante; GnRH, hormona liberadora de gonadotropinas. ; FLH, factor liberador de hormona luteinizante. (Tomada de Beckmann C, Ling F. *Obstetrics & Gynecology*, 5th ed. Philadelphia, PA: Lippincott Williams & Wilkins; 2006.)

adherencias mínimas o nulas. Se cree que la endometriosis puede estimular la producción de mediadores de inflamación que alteran la ovulación, la fecundación o la implantación.

FACTORES UTERINO Y CERVICAL

Los factores uterino y cervical contribuyen con menos de 10% de los casos de infertilidad por factor femenino (tabla 26-2). Diversas **afecciones uterinas** pueden contribuir a la infertilidad, como fibromas submucosos, pólipos, sinequias intrauterinas y malformaciones congénitas (en especial los tabiques) (tabla 26-3). De manera similar, las anomalías endometriales como la hiperplasia, el endometrio fuera de fase y el carci-

noma pueden causar infertilidad, pues distorsionan la cavidad uterina, impiden la implantación o afectan el desarrollo del endometrio.

Los factores de riesgo del factor uterino de infertilidad incluyen afecciones que predisponen a las adherencias intrauterinas, como el antecedente de EIP, la infección después de una pérdida gestacional y los legrados múltiples del útero. La **exposición al dietilestilbestrol (DES) dentro del útero** también aumenta el factor uterino de infertilidad (tabla 26-3 y fig. 14-3). El DES fue prohibido por la FDA en Estados Unidos en 1971. Si bien hubo algún uso mínimo después en esa fecha, la mayoría de las mujeres con potencial de exposición intrauterina al DES en gran parte rebasó ya la edad de la procreación.

Los **problemas cervicales** pueden contribuir a la infertilidad en forma de anomalías estructurales del cérvix, cervicitis y producción anormal de moco cervical. La estenosis cervical puede ser yatrógena y deberse a la cicatrización patológica del cérvix después del procedimiento de conización mediante exéresis por electrocauterización con asa (PEEA), dilataciones mecánicas (p. ej., dilatación cervical para pérdidas gestacionales, interrupciones del embarazo o histeroscopia) y por aplicación extensa de cauterización o láser al cérvix, procedimientos que pueden causar estenosis, así como destrucción del epitelio endocervical que conduce a una producción inadecuada de moco. El moco cervical a la mitad del ciclo normal facilita el transporte de los espermatozoides al interior de la cavidad endometrial. Por lo tanto, las alteraciones de la producción normal de moco cervical pueden llevar a dificultades para concebir.

OTROS FACTORES

El **defecto de fase lútea** es una afección controvertida y mal definida, que tal vez inicia por alteración del EHHG (fig. 20-1), resultante de la producción inadecuada de progesterona por el cuerpo lúteo y el retraso subsiguiente de la maduración endometrial, que origina una implantación alterada después de la fecundación.

En parejas en quienes no se puede determinar otra causa de infertilidad tal vez se deba a anomalías genéticas (trisomías, mosaicos, traslocaciones, etc.). **La aneuploidía más frecuente relacionada con la infertilidad femenina es el síndrome de Turner (45 X).**

Manifestaciones clínicas

Antecedentes

La valoración debe iniciarse con un interrogatorio médico completo que incluya los antecedentes menstruales (fig. 26-2). El médico debe guiar la entrevista de manera sistemática mientras indaga los síntomas relacionados con los factores ovulatorio/ovárico, tubárico, uterino y cervical, que pueden llevar a la infertilidad.

Las pacientes con disfunción ovulatoria pueden informar amenorrea, oligomenorrea o menorragia. Las preguntas adicionales deben referirse a síntomas relacionados con el SOP, disfunción tiroidea, hiperprolactinemia e insuficiencia ovárica primaria. Los pacientes con SOP pueden informar hirsutismo, menstruaciones irregulares o cambios de peso. Un interrogatorio social detallado puede revelar motivos para la disfunción ovulatoria de mediación central, incluidos trastornos de alimentación, ejercicio extremo o estrés excesivo.

Las mujeres con endometriosis a menudo refieren el antecedente de dolor pélvico cíclico, dismenorrea o dispareunia o más de una de las anteriores. Las adherencias pélvicas pueden ser asintomáticas o relacionarse con grados variables de dolor pélvico, en especial con el movimiento o al levantar cosas.

El cuadro clínico de presentación de la infertilidad por factor uterino varía con respecto a la causa. Para muchos de estos factores la infertilidad puede ser el único síntoma. Entre las causas más frecuentes, la endometritis puede presentarse con dolor pélvico y fiebre, y los fibromas submucosos y pólipos con hemorragia uterina anormal. Las anomalías uterinas, como un tabique, pueden ocurrir con el antecedente de pérdida gestacional recurrente, dolor pélvico crónico o hemorragia

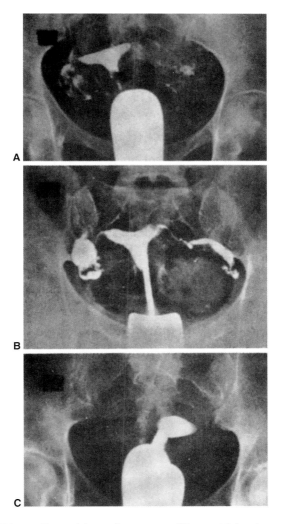

FIGURA 26-7. Histerosalpingografía que muestra (**A**) una cavidad uterina normal y trompas permeables, (**B**) hidrosalpinge bilateral, y (**C**) oclusión tubárica bilateral. (Tomada de Beckmann C, Ling F. *Obstetrics & Gynecology*, 5th ed. Philadelphia, PA: Lippincott Williams & Wilkins; 2006.)

uterina anormal. El factor cervical de infertilidad puede presentarse con el antecedente de crioterapia, conización o dilatación del cérvix.

Exploración física

Debe hacerse una exploración física para buscar signos que puedan señalar el trastorno vinculado con la infertilidad. La valoración cuidadosa puede descubrir signos de SOP, como acné, hirsutismo, acantosis pigmentaria (fig. 26-8), papilomas cutáneos y obesidad central (IMC > 27). Debe tenerse cuidado similar mientras se valora la disfunción tiroidea (bocio, cambios de cabello/uñas, hábito corporal y taquicardia). La exploración también debe referirse al desarrollo mamario como signo de exposición previa a los estrógenos.

Cuando se hace una exploración ginecológica puede haber IOP presente con signos de deficiencia de estrógenos, como la atrofia vaginal. La visualización del cérvix tal vez muestre estenosis cervical, signos de infección o malformaciones. Los datos vinculados con la endometriosis o adherencias pélvicas incluyen un útero fijo o en retroversión, nodularidad de los ligamentos uterosacros o anexos hipersensibles fijos. En presencia de adherencias pélvicas a veces el dolor puede inducirse por la exploración abdominal o ginecológica. Deben valorarse las dimensiones uterinas y el médico buscará fibromas y cualquier signo de infección pélvica actual o previa. Los endometriomas y otras alteraciones patológicas ováricas pueden palparse durante la exploración ginecológica.

Estudios de diagnóstico

Las principales pruebas para la valoración del factor ovulatorio de infertilidad (fig. 26-2) implican buscar

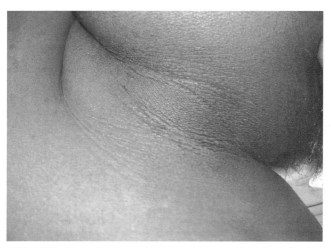

FIGURA 26-8. Acantosis pigmentaria relacionada con la resistencia a la insulina. (Tomada de Berek JS. *Berek and Novak's Gynecology*, 14th ed. Philadelphia, PA: Lippincott, Williams & Wilkins; 2006.)

datos de ovulación por rastreo del ciclo menstrual, determinar la temperatura corporal basal (fig. 24-1), valorar el moco cervical y precisar la concentración lútea media de **progesterona (días 21 a 23).** Los kits de **predicción de la ovulación** de venta libre han facilitado mucho la determinación de la presencia y el momento de la ovulación, y en gran parte sustituyeron la vigilancia diaria de la temperatura corporal basal.

Como es frecuente en las mujeres que retrasan la procreación, la **valoración de la reserva ovárica** se ha convertido en un tema importante de la fertilidad que también puede ser útil en especial en las mujeres mayores de 30 años de edad y las que tienen antecedente de intervención quirúrgica ovárica, un solo ovario, quimioterapia previa o exposición a la radiación, y quienes presentan mala respuesta a la inducción de la ovulación (IO).

Por lo regular se puede utilizar una **prueba de reto con citrato de clomifeno (CCCT)** para valorar la disminución de la reserva ovárica–declinación de la fertilidad relacionada con los ovocitos. La prueba implica la administración de 100 mg de citrato de clomifeno en los días 5 a 9 del ciclo menstrual y la cuantificación de la concentración de hormona foliculoestimulante (FSH) en los días 3 y 10. Incluso pequeñas elevaciones de la cifra de FSH se correlacionan con una menor fertilidad. Sin embargo, las CCCT han sido sustituidas en gran parte por el uso de pruebas de FSH/estradiol basales, la cifra de folículos antrales (CFA) y el análisis de la hormona antimülleriana (AMH).

La cuantificación de la **concentración de FSH del día 3** se basa en la noción de que las mujeres con una buena reserva ovárica presentan suficiente hormona en etapas tempranas del ciclo menstrual para inhibir la FSH, lo que la mantiene en una cifra baja. En comparación, las mujeres con baja reserva ovárica presentan una producción insuficiente de hormonas ováricas en etapas tempranas del ciclo, lo que deriva en un aumento reflejo de la cifra de FSH. En general, una cifra de FSH en el día 3 menor de 10 mUI/mL indica una reserva ovárica adecuada; 10 a 15 mUI/mL, una reserva ovárica limítrofe y cuando es mayor de 20 mUI/mL una mala reserva ovárica. Su máximo valor es la correlación entre cifras anormalmente elevadas (> 20 mUI/mL) y la incapacidad de concebir con uso de los ovocitos de la paciente. Es posible que en estos casos se requieran ovocitos de donadora.

La cuantificación de la **concentración de estradiol en el día 3** también puede usarse para valorar la reserva ovárica en busca de las cifras basales elevadas de estradiol, que pueden indicar reclutamiento folicular prematuro en mujeres con mala reserva ovárica. Por lo tanto, una cifra de estradiol alta en el día 3 (> 80 pg/mL) sugiere disminución de la reserva, en tanto una baja (< 80 pg/mL) una capacidad ovárica adecuada.

También puede usarse la determinación de la **cifra de folículos antrales (CFA)** para valorar la reserva ovárica. En esta prueba ultrasonográfica se mide el número de folículos antrales (2 a 10 mm de diámetro) presentes entre los días 2 y 4 del ciclo menstrual. En general, la presencia de 4 a 10 folículos antrales es signo de buena reserva ovárica, en tanto un menor número sugiere una mala reserva. En fechas más recientes la determinación de la **hormona antimülleriana (AMH)** se ha usado para predecir la reserva ovárica y se basa en la cuantificación del cúmulo de folículos primordiales. Cuando el cúmulo es abundante se detecta una cifra alta de AMH. Conforme las mujeres avanzan en la edad y el cúmulo declina, se encuentra una cantidad menor. Una cifra de AMH mayor de 0.5 ng/mL se considera de reserva ovárica adecuada, en tanto las menores de 0.15 ng/mL sugieren un cúmulo folicular reducido y menores tasas de embarazo.

La **valoración endocrina** incluye cuantificaciones de FSH, hormona luteinizante (LH), prolactina, pruebas de función tiroidea (PFT) y anticuerpos tiroideos. Si se sospecha el síndrome de Cushing es de utilidad la cuantificación de testosterona, sulfato de dehidroepiandrosterona (DHEA-S) y 17-hidroxiprogesterona séricas y la concentración de cortisol en orina de 24 h, así como la prueba de supresión de dexametasona nocturna. Cuando se sospechan lesiones intracraneales deben hacerse IRM o TC de la cabeza.

La endometriosis o las adherencias pélvicas pueden sospecharse en gran medida con base en los antecedentes de la paciente, pero su visualización directa por laparoscopia o laparotomía es necesaria para confirmar el diagnóstico. Los endometriomas ováricos (colecciones quísticas de células endometriales en los ovarios) se pueden diagnosticar por ultrasonografía pélvica (fig. 15-3).

La permeabilidad tubárica se puede demostrar por **histerosalpingografía (HSG)** realizada durante la fase folicular (fig. 26-7) o el lavado tubárico (cromopertubación) durante la laparoscopia. Una HSG también ayuda en la búsqueda de anomalías estructurales de la cavidad endometrial e implica la inyección de un medio de contraste transcervical para valorar defectos de llenado en la cavidad y comprobar la permeabilidad tubárica.

La **ultrasonografía pélvica** es uno de los principales recursos de estudio para valorar el aparato reproductor femenino en cuanto a defectos estructurales, como fibromas, pólipos, adenomiosis, quistes ováricos y anomalías congénitas. Una ultrasonohisterografía con solución salina puede complementar a la ultrasonografía pélvica usual al permitir una mejor visualización de la cavidad uterina, que se logra por inyección transcervical de solución salina a la cavidad para separar las paredes uterinas mientras se realiza el estudio ultrasonográfico del útero.

Se puede usar histeroscopia en el consultorio o el quirófano para visualizar el conducto endocervical y la cavidad endometrial de forma directa. También puede ser de utilidad la IRM para una mejor delineación de adenomiosis, leiomiomas y anomalías uterinas.

Una prueba de Papanicolaou y los cultivos de secreción cervical en busca de gonorrea y clamidia deben hacerse a todas las mujeres una valoración de infertilidad porque la cervicitis y la displasia cervical a menudo son asintomáticas. No se ha visto que otras pruebas de valoración, que incluyen la poscoital, la biopsia endometrial, las determinaciones de la temperatura corporal basal, la cariotipificación y los cultivos en busca de especies de micoplasmas, tengan utilidad alguna en la evaluación de la infertilidad y ya no se realizan de manera sistemática.

Tratamiento

La causa de la infertilidad debe identificarse y corregirse cuando sea posible. Para casos no corregibles se puede usar IO con fármacos para la fertilidad, inseminación intrauterina (IIU) o FIV.

En 90% de los casos de infertilidad se puede restablecer la ovulación regular por factores endocrinos mediante el tratamiento del trastorno subyacente. La causa más frecuente de infertilidad ovulatoria es el SOP. En tales pacientes la disminución de peso, la metformina y la IO con citrato de clomifeno o letrozol han sido eficaces para establecer la ovulación y producir embarazos con productos viables. En pacientes con SOP incluso las pequeñas disminuciones de peso (5% del inicial) pueden causar una reducción de la insulina en ayuno, la testosterona y androstendiona y restablecer la ovulación espontánea.

La metformina es una biguanida oral que suele usarse para tratar la diabetes mellitus no insulinodependiente. Este fármaco sensibilizante a la insulina causa inhibición de la gluconeogénesis y aumento de la captación periférica de glucosa. Las pacientes con SOP que usan metformina experimentan una disminución de sus cifras de insulina en ayuno y testosterona, mejoras que pueden ayudar a promover el restablecimiento de la ovulación espontánea.

Si no es posible restablecer la ovulación espontánea se puede utilizar la **inducción de ovulación** (tabla 26-5) con los medicamentos de uso más frecuente, citrato de clomifeno y letrozol. Si éstos no tienen éxito se puede intentar la IO y el embarazo con una combinación de citrato de clomifeno y letrozol, o gonadotropinas humanas con IIU o fecundación *in vitro*.

En las pacientes con insuficiencia hipotalamohipofisaria (grupo 1 de la OMS) la ovulación suele lograrse con la administración pulsátil de hormona liberadora de gonadotropinas (GnRH) o gonadotropinas humanas (tabla 26-5). Es digno de mención que no hay tratamiento para las pacientes del grupo 3 de la OMS con IOP porque carecen de ovocitos viables. A las pacientes con este diagnóstico se les deben ofrecer opciones de donación de óvulos, subrogación gestacional o adopción.

Se puede lograr el alivio sintomático de la endometriosis por métodos médicos o quirúrgicos. Sin embargo, **el tratamiento médico de la infertilidad por endometriosis no tiene utilidad**. Aquel con danazol, leuprolida, medroxiprogesterona oral o anticonceptivos orales continuos puede aliviar los síntomas de forma temporal, pero no aumenta las tasas de fertilidad.

Para las pacientes con endometriosis se pueden mejorar las tasas de fertilidad por ligadura quirúrgica y exéresis de adherencias perianexiales, coagulación, evaporación o fulguración de implantes endometriales, por lo general por laparoscopia. Las tasas de embarazo después del tratamiento quirúrgico dependen de la extensión de la enfermedad, pero se ha demostrado un aumento de la fertilidad por concepción espontánea y FIV después del tratamiento quirúrgico de la endometriosis leve, moderada e intensa.

La tuboplastia microquirúrgica con reanastomosis tubárica o la neosalpingostomía han mostrado eficacia para tratar la oclusión tubárica por infección o ligadura previas. Sin embargo, debido a que es más eficaz, la mayoría de las parejas se somete a FIV más que a tuboplastia, cuya ventaja es permitir más de un embarazo futuro sin el costo y necesidad de ciclos adicionales de FIV. Cuando ocurren hidrosalpinges (trompas de

▨ **TABLA 26-5** Medicamentos y tecnologías de la reproducción asistida usados para el tratamiento de la infertilidad	
Nombre genérico	**Mecanismo**
Citrato de clomifeno	Antiestrógeno, estimula el desarrollo folicular para la inducción de la ovulación
Metformina	Inhibe la gluconeogénesis; sensibilizante a la insulina; reduce la concentración de glucosa e insulina en un grado menor; disminuye el peso corporal; promueve la ovulación
Gonadotropina coriónica humana	Con estructura similar a la LH, desencadena la ovulación después de la estimulación del folículo por gonadotropinas
GnRH pulsátil/ gonadorelina	Agonistas de GnRH, estimulan la secreción de FSH/LH por la hipófisis
Letrozol	Inhibidor de la aromatasa, bloquea la conversión de andrógenos a estrógenos, estimula el desarrollo folicular para la inducción de la ovulación
IMC, índice de masa corporal; GnRH, hormona liberadora de gonadotropinas; FSH, hormona foliculoestimulante; LH, hormona luteinizante.	

Falopio llenas de líquido) por infección o lesión, los endocrinólogos de la reproducción a menudo extirpan la(s) trompa(s) dañada(s) y utilizan FIV para tratar a la paciente. La exéresis de las trompas dañadas aumenta la probabilidad de ambos, FIV exitosa y embarazo saludable.

Se usa histeroscopia quirúrgica para tratar los factores uterinos, como sinequias, tabiques, pólipos o fibromas submucosos. Después de la ligadura quirúrgica de las sinequias o tabiques, a menudo se usan dispositivos intrauterinos o estrogenoterapia para prevenir la recurrencia de las adherencias. Se restablece la fertilidad en 50% de los casos. La mayoría de los cirujanos reserva la miomectomía para el tratamiento después de la pérdida gestacional recurrente del embarazo o cuando se identifican fibromas sintomáticos.

El tratamiento del factor cervical de infertilidad varía según la causa. La estenosis cervical a menudo se puede tratar por dilatación quirúrgica o mecánica del conducto endocervical. Ambos, la estenosis cervical y el moco cervical anormal, se pueden tratar al eludir al cérvix con la inseminación intrauterina (IIU) (fig. 26-9).

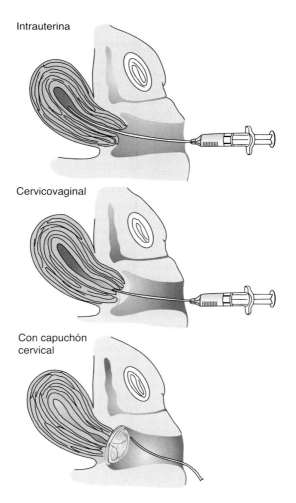

FIGURA 26-9. Técnicas de inseminación artificial. (Tomada de Beckmann C, Ling F. *Obstetrics & Gynecology*, 5th ed. Philadelphia, PA: Lippincott Williams & Wilkins; 2006.)

La IIU parece ser el tratamiento más eficaz para la infertilidad por factor cervical. En casos refractarios a otros tratamientos deberá ofrecerse FIV a las pacientes.

INFERTILIDAD POR FACTOR MASCULINO

PATOGENIA

Hay múltiples causas de infertilidad por factor masculino (tabla 26-6), que incluyen afecciones endocrinas, defectos anatómicos, problemas de producción y movilidad de espermatozoides anormales, así como disfunción sexual. El **varicocele es la causa reversible más frecuente de infertilidad por factor masculino** y contribuye con 30 a 40% de los casos.

EPIDEMIOLOGÍA

En el año 2014 se atribuyó 33% de la infertilidad a factores masculinos (fig. 26-1). De las parejas valoradas por infertilidad en el año 2014, 17% estaba afectada por una combinación de factores masculinos y femeninos. Por lo tanto, es imperativo que se haga la valoración del hombre de manera concomitante con la evaluación de la mujer.

FACTORES DE RIESGO

Los hombres con exposición ocupacional o ambiental a sustancias químicas, radiación o calor excesivo tienen un mayor riesgo de infertilidad, al igual que aquellos con antecedentes de varicocele, parotiditis epidémica, reparación de hernias, tumores hipofisarios, uso de marihuana, uso de esteroides anabólicos, lesiones testiculares e impotencia. También se ha visto que ciertos medicamentos deprimen la cantidad y calidad del semen, causan disfunción eréctil u originan insuficiencia eyaculatoria (tabla 26-7).

MANIFESTACIONES CLÍNICAS

Antecedentes

El médico debe indagar si el padre tiene hijos anteriores; el funcionamiento sexual; exposiciones ambientales; medicamentos; fármacos recreativos y cualquier antecedente de infección de transmisión sexual (ITS), orquitis por parotiditis epidémica, reparaciones de hernias e intervención quirúrgica o traumatismo genitales.

Exploración física

La exploración física de pacientes con infertilidad masculina que se confirma o sospecha suele hacerla el urólogo e incluye la identificación del meato uretral; la medición de las dimensiones testiculares y una búsqueda de signos de varicocele, hernias y ausencia congénita de un testículo o del conducto deferente. Se puede demostrar deficiencia de testosterona por incremento de la grasa corporal; disminución de la masa muscular; pérdida de vello púbico axilar y facial; disminución de la grasa cutánea y arrugas faciales finas.

VALORACIÓN DIAGNÓSTICA

Un **análisis del semen** es el recurso primario de investigación de la infertilidad por factor masculino. El espécimen de semen se analiza en cuanto a la cifra de espermatozoides y su movilidad y morfología, el volumen, el pH y la cifra de leucocitos del eyaculado (tabla 26-8). En

TABLA 26-6 Causas frecuentes de infertilidad por factor masculino

Semen anormal

Criptorquidia (congénita)

Orquitis por parotiditis epidémica

Anticuerpos antiespermatozoides

Afecciones endocrinas

Hipogonadismo hipogonadotrópico

Enfermedad tiroidea

Exposiciones ambientales

Radiación

Calor

Sustancias químicas

Genéticas

Síndrome de Klinefelter

Síndrome de cilio inmóvil

Fibrosis quística

Disfunción sexual

Disfunción eréctil

Fracaso eyaculatorio

Eyaculación retrógrada

Factores estructurales

Varicocele

Torsión testicular

Vasectomía

No explicadas

No identificables

Semen anormal idiopático

el caso de un resultado de análisis anormal del semen, la **valoración endocrina** debe incluir testosterona, prolactina, LH y FSH (para indagar el daño parenquimatoso testicular e hipogonadismo). En casos de azoospermia (ausencia de espermatozoides en el semen) debe ordenarse un cariotipo y pruebas genéticas de microdeleción del cromosoma Y.

■ TABLA 26-7 Fármacos que disminuyen la calidad y cantidad del semen

Medicamentos		Factores exógenos
Cimetidina	Metoclopramida	Esteroides anabólicos
Sulfasalazina	Fármacos quimioterapéuticos	Marihuana
Espironolactona	Bloqueadores β	Abuso del alcohol
Antidepresivos	Nitrofuranos	Abuso de heroína/cocaína

■ TABLA 26-8 Parámetros normales del análisis del semen

Volumen	> 2.0 mL
pH	7.2 a 7.8
Concentración	> 20 millones/mL
Morfología	> 30% de formas normales
Movilidad	> 50% con desplazamiento anterógrado
Leucocitos	< 1 millón/mL

La prueba poscoito *rara vez se hace*, pero puede utilizarse para revisar la interacción entre los espermatozoides y el moco cervical. Una prueba poscoito anormal, la aglutinación de espermatozoides y la disminución de su movilidad pueden sugerir la presencia de anticuerpos en su contra. En la actualidad se dispone de varias pruebas para detectar tales anticuerpos.

TRATAMIENTO

En general, la probabilidad de concepción puede aumentarse por mejoras en la práctica coital, que incluye realizarla cada tercer día cerca de la ovulación. Los hombres deben evitar la ropa interior apretada; los baños sauna y de vapor; y las exposiciones ambientales innecesarias, como radiaciones, calor excesivo y medicamentos que disminuyen la calidad o cantidad del semen (tabla 26-7).

El tratamiento del factor masculino de infertilidad depende de la etiología. La insuficiencia hipotalamohipofisaria puede tratarse con inyecciones de gonadotropinas menopáusicas humanas (hMG) y los varicoceles se reparan por ligadura.

Se pueden usar TRA para contrarrestar un análisis anormal del semen, cuando tratar el trastorno subyacente no es eficaz. El volumen bajo del semen, la cifra de espermatozoides y su movilidad deficientes a menudo se tratan con lavado de los espermatozoides para la IIU (fig. 26-9).

En casos de un factor masculino grave se puede usar la inyección intracitoplásmica de espermatozoides (IICE), otra opción para pacientes con cifras y movilidad bajas y que ha revolucionado el tratamiento del factor masculino de infertilidad (fig. 26-10) e implica la inyección individual de un espermatozoide de manera directa al interior de un ovocito para ayudar a lograr la fecundación. El espermatozoide se puede recuperar del hombre por eyaculación o por aspiración directa del testículo (extracción testicular de espermatozoides [ETE]) o del epidídimo, ya sea por microscopia (aspiración microquirúrgica de espermatozoides del epidídimo [AMEE]) o vía percutánea (APEE).

En casos de infertilidad absoluta por factor masculino, es decir cuando no se dispone de espermatozoides, la inseminación artificial de donador es muy eficaz.

INFERTILIDAD NO EXPLICADA

Hasta en 25% de las parejas con valoración completa inicial no se encuentran causas de infertilidad y se les diagnostica infertilidad no explicada (fig. 26-1). Cuando la valoración inicial de la infertilidad no revela causa alguna, el problema a menudo implica anomalías del transporte de los espermatozoides, presencia de anticuerpos antiespermatozoides o problemas con la penetración y la fecundación del ovocito. Cuando se identifican problemas de transporte, movilidad o capacidad funcional de los espermatozoides se pueden usar FIV e IICE como tratamiento. Si fracasan, el uso de espermatozoides de donador puede derivar en un embarazo.

Cuando la causa de infertilidad no se identifica después de pruebas intensivas los estudios muestran que **la mayoría de los tratamientos para la infertilidad no explicada no conlleva mayor tasa de éxito en comparación con ningún tratamiento.** Aunque algunas pacientes con infertilidad no explicada pueden someterse a tres a seis ciclos de estimulación con gonadotropinas e IIU seguidas por ciclos de FIV, muchas optan por no recibir tratamiento. La tasa de embarazos en un momento dado para parejas con infertilidad no explicada que no reciben tratamiento alcanza 60% en 3 a 5 años. Otras opciones incluyen

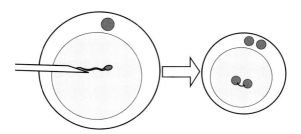

FIGURA 26-10. Inyección intracitoplásmica de un espermatozoide (IICE). Se colecta una espermátida o un espermatozoide por eyaculación o aspiración del epidídimo o los testículos. Se inyecta un espermatozoide de forma directa a cada ovocito recuperado. Después se transfieren los embriones de regreso a la cavidad uterina posterior a la fecundación *in vitro*.

el uso de espermatozoides de donador, la subrogación gestacional, la adopción o la aceptación de no tener hijos.

TECNOLOGÍAS DE REPRODUCCIÓN ASISTIDA

Desde su inicio, el tratamiento de la infertilidad por TRA ha progresado con rapidez y ahora incluye no solo fármacos para estimular la fertilidad para el desarrollo de múltiples folículos, sino, además, tecnologías que los combinan con IIU, FIV o IICE. También pueden obtenerse ovocitos de manera natural de ciclos sin estimulación, pero su número aumenta por la IO. Cerca de 85 a 90% de los casos de infertilidad se puede tratar con farmacoterapia o intervención quirúrgica. Menos de 3% requiere tecnologías de reproducción avanzadas, como la FIV.

INDUCCIÓN DE LA OVULACIÓN

El **citrato de clomifeno** es un regulador selectivo de los receptores de estrógenos (RERE) que se les une de manera competitiva en el hipotálamo y, así, bloquea el efecto de retroalimentación negativa de los estrógenos endógenos, lo que causa un aumento de la secreción pulsátil de GnRH. A continuación la producción de FSH y LH aumenta y lleva al desarrollo folicular y la ovulación (tabla 26-5). Por lo general, el clomifeno se administra por vía oral a mujeres con ovulación poco frecuente o ausente, con inicio en el día 3 o 5 de la fase folicular del ciclo menstrual y durante alrededor de 5 d. La ovulación suele presentarse de 5 a 12 d después del último día de toma de clomifeno.

El **letrozol** es un inhibidor de aromatasa que disminuye la conversión de andrógenos (testosterona y androstendiona) a estrógenos (estradiol y estrona) (tabla 26-5). Las menores cifras de estrógenos disminuyen el efecto de retroalimentación negativa sobre el hipotálamo y la hipófisis, lo que lleva a un aumento de la FSH y el desarrollo folicular. Su uso para IO está fuera de la indicación aprobada en Estados Unidos.

La ovulación ausente o rara en mujeres con SOP o amenorrea hipotalámica leve es la principal indicación del uso de clomifeno y letrozol. Primero deben descartarse las causas específicas de anovulación y las pacientes tener una concentración normal de hormona estimulante del tiroides (TSH), FSH y prolactina. Aunque el clomifeno se usa como el ideal en parejas con infertilidad no explicada, carece de utilidad en aquellas con IOP, quienes suelen requerir ovocitos de donadora para concebir.

La otra categoría importante de fármacos para la IO es la de hMG, que se usan mejor cuando la hipófisis no secreta suficiente FSH y LH para estimular la maduración folicular y la ovulación, y cuando el clomifeno también es incapaz de hacerlo. Las pacientes con disfunción hipotalámica leve a grave entran en esta categoría y, a menudo, requieren hMG para la IO.

Las hMG (tabla 26-5) suelen presentar el FSH y LH en forma combinada, o FSH sola. Se administran por inyección intramuscular durante la fase folicular del ciclo menstrual y la respuesta de la paciente debe vigilarse de cerca por cuantificaciones seriadas de estrógenos y ultrasonografía pélvica para medir los folículos y precisar su número, así como la concentración total de estrógenos producida. La vigilancia disminuye el riesgo tanto de embarazos múltiples como de hiperestimulación ovárica.

Cada medio de IO en potencia puede producir múltiples folículos. Una vez que ocurre la ovulación se puede intentar la fecundación por coito o IIU. Por el contrario, después de la IO la recuperación de los ovocitos se puede lograr por aspiración transvaginal (fig. 26-11) que entonces se fecundan por FIV (fig. 26-12) o IICE (fig. 26-10). Los embriones seleccionados se transfieren después al interior del útero bajo guía ultrasonográfica. A menudo se usa progesterona para promover la receptividad endometrial, que se inicia después de la transferencia de embriones y dura hasta el primer trimestre. Cualquier embrión restante se rescata con técnicas de criopreservación para ciclos futuros, donación de embriones o investigación.

Eficacia

El citrato de clomifeno tiene éxito en la inducción de la ovulación en 80% de las pacientes seleccionadas de forma correcta, pero < 50% se embaraza. Si no ocurre embarazo después de tres a seis ciclos de citrato de clomifeno en los que se logra la ovulación se requieren tratamientos más intensivos. Las gonadotropinas tienen un éxito de 80 a 90% en la tasa de

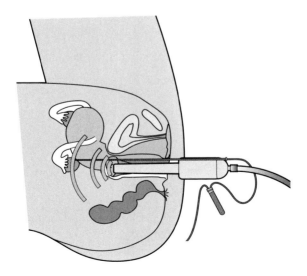

FIGURA 26-11. Aspiración con aguja de los ovocitos bajo guía ultrasonográfica transvaginal. Después de la inducción de la ovulación se obtienen múltiples ovocitos de los ovarios al colocar una sonda vaginal. El médico guía una aguja fina hacia el ovario mientras visualiza los folículos por ultrasonografía. Después, colecta el líquido alrededor de los folículos a través de una aguja conectada a un tubo de ensayo.

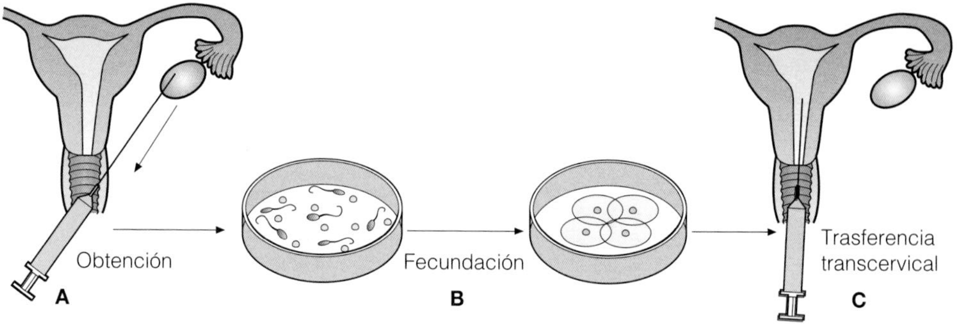

FIGURA 26-12. Fecundación *in vitro* (FIV). (**A**) Después de la inducción de la ovulación se obtienen los ovocitos por vía transvaginal. (**B**) Los óvulos y los espermatozoides se colocan juntos en el laboratorio y se inicia la fecundación. (**C**) Los embriones obtenidos se transfieren a la cavidad uterina a través del cérvix.

ovulación y una tasa de 10 a 40% de éxito en el embarazo por ciclo, según el diagnóstico (es importante recordar que la fertilidad es de solo 20 a 25% en la población general). Las gonadotropinas conllevan un riesgo mucho mayor de hiperestimulación ovárica (1 a 3%) y embarazo múltiple (20%) que clomifeno y letrozol.

Efectos secundarios y complicaciones

Los efectos secundarios potenciales del clomifeno están relacionados con sus efectos antiestrogénicos (sofocos, distensión abdominal y labilidad emocional) que en su mayor parte son leves y desaparecen después de suspender el medicamento. Aunque hay alguna controversia acerca del riesgo de teratogénesis con los inhibidores de aromatasa, con esta indicación fuera de la aprobada debe tenerse cuidado de descartar el embarazo antes de inducir la ovulación.

El embarazo múltiple es un efecto secundario importante de IO y TRA. Ocurren gestaciones múltiples en 8% de los embarazos inducidos con clomifeno y 20% de los inducidos con gonadotropinas.

La otra complicación mayor de la IO con gonadotropinas es el **síndrome de hiperestimulación ovárica** (SHEO), proceso que en potencia pone en riesgo la vida por sobreestimulación de los ovarios, que se presenta en 1 a 3% de las pacientes que se someten a la IO, afección por completo yatrógena que puede variar de crecimiento ovárico y síntomas mínimos hasta un aumento de volumen significativo, torsión o rotura de los ovarios, que se puede complicar por la presencia de ascitis, derrames pleurales, hemoconcentración, hipercoagulabilidad, alteraciones de electrolitos, insuficiencia renal, e incluso la muerte.

El riesgo tanto de embarazos múltiples como de SHEO se puede mediar por vigilancia cuidadosa de la producción de estradiol y del crecimiento folicular durante la IO y por limitación del número de embriones utilizados durante la FIV.

TECNOLOGÍAS REPRODUCTIVAS AVANZADAS (FIV, IICE, DGP)

Método de acción

La TRA ha hecho avanzar el tratamiento de la infertilidad al permitir a los médicos evadir con éxito los mecanismos normales de transporte y fecundación de los gametos. En conjunción con la IO se pueden recuperar múltiples ovocitos del ovario con uso de ultrasonografía (fig. 26-11).

Durante la **FIV** se deja a los ovocitos madurar de forma breve *in vitro* antes de agregar espermatozoides lavados. La fecundación se verifica 14 a 18 h después por la presencia de dos pronúcleos. En el caso de la FIV los cigotos (embriones de 3 d o blastocistos de 5 d) se colocan después en el útero a través del cérvix mediante un catéter (fig. 26-12), lo que hace a este método un procedimiento relativamente no invasivo.

La IICE revolucionó el tratamiento de la infertilidad por factor masculino al permitir inyectar un solo espermatozoide o una sola espermátida de manera directa en el citoplasma de un ovocito recuperado (fig. 26-10). Los embriones resultantes pueden entonces regresarse al interior del útero para su implantación.

El diagnóstico genético preimplantatorio (DGP) se refiere a la valoración del embrión en cuanto a anomalías genéticas antes de su transferencia durante un ciclo de FIV. El DGP implica el retiro de una o dos células de un embrión de 6 a 8, y después la detección en ellas de anomalías cromosómicas frecuentes o mutaciones genéticas, como la drepanocitemia, la enfermedad de Tay-Sachs, la fibrosis quística, el síndrome de Down, la hemofilia A y el síndrome de X frágil. Esta técnica suele utilizarse cuando una paciente tiene una enfermedad genética heredada conocida, es portador de una translocación cromosómica que ha dado lugar a abortos recurrentes, tiene un hijo afectado o la edad materna es avanzada, con mayor riesgo de aneuploidías. El DGP se usa en 5% de los ciclos de TRA en toda la Unión Americana.

Eficacia

La tasa de éxito de estas tecnologías de reproducción avanzadas varía de un centro a otro. En promedio, con la FIV se logra el parto con 34% de los ovocitos recuperados y el uso de embriones frescos propios y 55% de las transferencias de embriones frescos de donadora. Las tasas de éxito dependen de la edad materna, el diagnóstico, el número y la calidad de los ovocitos, los espermatozoides y los embriones. Las tasas más favorables se observan en mujeres menores de 35 años de edad, aquellas sin hidrosalpinges y quienes presentan una reserva ovárica adecuada. Las estadísticas más recientes publicada muestran una tasa de nacidos vivos de 48% en mujeres menores de 35 años de edad y 39% en las de 35 a 37 años, cuando se transfieren embriones frescos, propios. De nuevo, se debe tener en mente que la tasa de fertilidad normal en una pareja sin infertilidad es de casi de 20 a 25% por mes.

Los embarazos múltiples son una complicación importante de las TRA. En la Society for Assisted Reproductive Technologies se informó que en el año 2009 la tasa de embarazos múltiples fue de 31% con FIV (29% gemelos, 3% triples y múltiples de mayor orden), tasa que se compara con la de embarazos múltiples de un poco más de 3% en la población general de Estados Unidos. La tasa de embarazos múltiples es importante porque son gestaciones con mayor riesgo de complicaciones maternas (preeclampsia, diabetes gestacional, placenta previa, parto prematuro y hemorragia posparto), fetales y neonatales (restricción del crecimiento intrauterino [RCIU], síndrome de dificultad respiratoria, hemorragia intraventricular, infección neonatal, bajo peso al nacer y la muerte). Se establecieron lineamientos acerca del número de embriones a transferir en diversos escenarios clínicos, con el propósito de disminuir al mínimo el riesgo de embarazos múltiples.

 PUNTOS CLAVE

• El factor femenino de infertilidad es causa de un total de 45 a 55% de los casos de infertilidad, que se puede dividir en ovulatoria, tubaria, uterina y cervical.

- La infertilidad por factor femenino puede deberse a causas de la ovulación que interrumpen el eje hipotálamo-hipófisis-ovario, como ocurre en el SOP, la IOP, la hiperprolactinemia y las tiroidopatías. Las fuentes más frecuentes de infertilidad por factor ovulatorio son SOP y edad materna avanzada.

- Los factores ovulatorios se diagnostican al confirmar la ovulación mediante los antecedentes menstruales, los kits de detección de ovulación, la concentración de progesterona a la mitad de la fase lútea y la valoración endocrina (TSH, prolactina, FSH y LH), así como con la evaluación de la reserva ovárica (cuantificación de FSH y estradiol en el día 3, y de la concentración de AMH y CFA).

- Los factores ovulatorios se tratan mejor al dirigirse a la causa de la disfunción ovulatoria. La infertilidad relacionada con SOP se puede tratar con disminución de peso, metformina e IO con clomifeno y letrozol. Cuando hay refractariedad al tratamiento se puede usar la IO con gonadotropinas humanas junto con IIU o FIV.

- Las causas más frecuentes de infertilidad por factor tubárico son endometriosis y adherencias pélvicas, factores que se diagnostican por interrogatorio y laparoscopia, y se tratan por medios quirúrgicos para mejorar las tasas de infertilidad. La oclusión tubaria se puede reparar por tuboplastia microquirúrgica, pero la mayoría de las parejas opta por la FIV para evadir las trompas de Falopio.

- La infertilidad femenina puede deberse a factores uterinos, como sinequias, pólipos, fibromas submucosos, malformaciones congénitas o endometritis. Los factores uterinos se diagnostican por ultrasonografía pélvica, HSG, ultrasonohisterografía con solución salina, histeroscopia y laparoscopia.

- Los factores uterinos se tratan según la causa de la infertilidad. Las sinequias, los fibromas submucosos y los pólipos se pueden resecar; la endometritis se trata con antibióticos.

- La infertilidad femenina también puede deberse a factores cervicales como estenosis por dilatación quirúrgica o mecánica. Éstos se diagnostican por exploración física y se tratan por dilatación quirúrgica o mecánica del conducto endocervical o IIU para evadir el cérvix.

- La infertilidad por factor masculino es causa de 33% de los casos.

- La infertilidad por factor masculino puede ser idiopática o por prácticas coitales inapropiadas; disfunción sexual; trastornos endocrinos o anomalías de la espermatogénesis, del volumen del semen, del número de espermatozoides o su movilidad. La causa más frecuente es el varicocele, que contribuye con 30 a 40% de los casos de infertilidad en los hombres.

- La infertilidad por factor masculino se diagnostica por análisis del semen y evaluación endocrina, cuando está indicada. El tratamiento de la infertilidad por factor masculino depende del agente causal e incluye mejores prácticas coitales, reparación de los defectos anatómicos, IICE y el uso de espermatozoides de donador.

- En más de 25% de las parejas no se encuentra explicación de la infertilidad en su valoración inicial. Cuando esto ocurre se puede hacer una evaluación adicional en busca de problemas del transporte de espermatozoides, la capacidad de penetrar y fecundar ovocitos, y de anticuerpos antiespermatozoides. Se pueden usar FIV/IICE para tratar a estos pacientes con infertilidad no explicada.

- La mayoría de los tratamientos de la infertilidad no explicada no ha mostrado mayores tasas de éxito que ninguno. Las parejas con infertilidad no explicada que deciden no recibir tratamiento concebirán en hasta 60% de los casos en 3 a 5 años.

- El citrato de clomifeno es un antiestrógeno que se une a los receptores de estrógenos en el hipotálamo y causa aumento de la producción de FSH y LH hipofisarias, que así promueve la maduración folicular y la ovulación. El letrozol es un inhibidor de la aromatasa que disminuye la conversión de andrógenos en estrógenos, lo que disminuye la concentración de estos últimos y aumenta la FSH y el desarrollo folicular. El uso de IO en Estados Unidos es fuera de la indicación autorizada.

- El citrato de clomifeno se usa mejor para la IO en mujeres con anovulación crónica o insuficiencia hipotalámica leve, después de descartar causas específicas de disfunción hipotalámica.

- Las hMG son formas de FSH o combinaciones de FSH y LH que estimulan de forma directa la maduración folicular en pacientes en quienes fracasó el clomifeno o aquellas con insuficiencia hipotalámica o hipofisaria, o infertilidad no explicada.

- Las principales complicaciones de los fármacos usados para la fertilidad incluyen hiperestimulación ovárica y embarazo múltiple, riesgos que pueden aminorarse con ultrasonografía y vigilancia hormonal cuidadosas del desarrollo folicular y al limitar el número de embriones o blastocistos colocados dentro del útero durante la FIV.

- Se pueden usar FIV e IICE para evadir los mecanismos normales de transporte de gametos y fertilidad, con el logro de partos en casi 30% de los casos.

- La tasa de nacidos vivos a partir de la transferencia de embriones frescos, no de donadora, es de 48% en mujeres menores de 35 años de edad y 39% en las de 35 a 37 años, según las estadísticas disponibles más recientes.

CASOS CLÍNICOS

CASO 1

Una pareja joven acude al médico por infertilidad; ella tiene 30 años de edad, no se ha realizado ninguna valoración y es nuligesta. Su marido tiene 33 años y le hicieron un análisis de semen con resultado normal. Nunca ha sido padre. La pareja informa coito sin protección en los últimos 14 meses. Ante un interrogatorio más profundo la paciente señala que sus periodos menstruales han sido bastante irregulares en el último año y que no ha presentado alguno en los últimos 3 meses. También manifiesta sofocos, sequedad vaginal y disminución de la libido.

1. El diagnóstico más probable en esta paciente con base en sus antecedentes es:
   a. Síndrome de ovarios poliquísticos (SOP)
   b. Insuficiencia ovárica primaria (IOP)
   c. Endometriosis
   d. Síndrome de Kallmann
   e. Embarazo espontáneo

2. Para confirmar la sospecha se decide hacer algunas pruebas de laboratorio. Todas las siguientes serían apropiadas para estudiar la reserva ovárica, excepto:
   a. Hormona antimülleriana (AMH)
   b. Concentración de hormona foliculoestimulante (FSH) en el día 3
   c. Concentración de estradiol en el día 3
   d. Concentración de progesterona en el día 3
   e. Prueba de reto con citrato de clomifeno (CCCT)

3. La concentración de FSH de la paciente es de 40 mUI/mL, y la de estrógenos menor de 20 pg/mL. Se repiten las pruebas en 4 sem con resultados similares. Se cita a la pareja y se le informa el diagnóstico con gentileza. Presentan muchas preguntas respecto de qué significa esto para ellos en términos de su capacidad de lograr un embarazo. Se les hace saber que la mejor probabilidad de lograr un embarazo es con:
   a. Gonadotropinas/inseminación intrauterina (IIU)
   b. Fecundación *in vitro* (FIV) con los propios óvulos de la paciente
   c. FIV con óvulos de donadora
   d. No hay forma de que esta paciente se embarace, dado el diagnóstico
   e. Inducción de la ovulación (IO) con inhibidores de aromatasa

CASO 2

Una paciente de 27 años de edad y su marido acuden por infertilidad primaria. Ella informa periodos regulares cada 28 a 30 días, no tiene antecedentes médicos significativos ni toma medicamentos, además de vitaminas prenatales. Su marido de 30 años de edad también tiene buena salud, y procreó dos hijos en un matrimonio previo. Cuando se pregunta a la paciente cuánto tiempo habían intentado el embarazo, refiere que 6 meses.

1. Las instrucciones para la pareja son las siguientes:
   a. Tal vez requieran FIV para lograr un embarazo
   b. Probablemente necesiten ciclos de clomifeno/IIU
   c. Continuar tratando con el coito programado de manera apropiada durante 6 meses más y si no logran el embarazo, regresar
   d. Considerar una donadora de óvulo
   e. Considerar la adopción

2. La pareja regresa después del coito programado apropiado sin haber logrado el embarazo. En ese momento se ordenan estudios de laboratorio, que incluyen análisis de semen, histerosalpingografía (HSG) y valoración endocrina por las concentraciones de FSH, E2, TSH, prolactina y pruebas de la reserva ovárica. Todas las pruebas resultan normales. ¿Cuál sería la siguiente recomendación?

   a. Otros 6 meses de coito programado y si no se logra el embarazo, regresar
   b. Citrato de clomifeno con IIU
   c. FIV
   d. FIV con óvulos de donadora
   e. Gonadotropina menopáusica humana (hMG)

3. Se indujo ovulación con éxito en esta paciente con seis ciclos de clomifeno, tres de los cuales incluyeron IIU. No obstante, después de seis ciclos con ovulación y clomifeno no se ha logrado el embarazo. ¿Cómo se procedería?
   a. Con 6 meses más de clomifeno
   b. Con inhibidores de aromatasa
   c. Con óvulos de donadora
   d. Con inyección intracitoplásmica de espermatozoide (IICE)
   e. IO con gonadotropinas menopáusicas humanas (hMG), seguida por FIV

RESPUESTAS

CASO 1

PREGUNTA 1

Respuesta correcta B:

Aunque los periodos irregulares de la paciente y su oligomenorrea son compatibles con el SOP, los síntomas de sofocos, sequedad vaginal y disminución de la libido no lo son. Por lo general, el hallazgo de endometriosis no se vincula con tipo alguno de amenorrea u oligomenorrea, o cualquiera de los otros síntomas descritos. Aunque el síndrome de Kallmann se vincula con amenorrea, ésta es primaria más que secundaria. La paciente informa el antecedente de toda la vida de menstruación regular, excepto en el último año. De manera similar, aunque un embarazo pudiese explicar la ausencia de menstruación en los últimos 3 meses, no se relaciona con sofocos, resequedad vaginal o disminución de la libido. El diagnóstico más probable de esta paciente corresponde a la respuesta B, insuficiencia ovárica primaria (IOP), que antes se conocía como insuficiencia ovárica prematura y se vincula con un decremento prematuro notorio del cúmulo de ovocitos antes de los 40 años de edad. Esta mujer, si bien joven, presenta los síntomas clásicos de la menopausia, relacionados con concentraciones bajas de estrógenos, incluidos sofocos, sudores nocturnos, disminución de la libido y sequedad vaginal.

PREGUNTA 2

Respuesta correcta D:

Hay varias pruebas disponibles para valorar la reserva ovárica. Por lo regular se usó CCCT, que implica la administración de 100 mg de clomifeno en los días 5 a 9 del ciclo. A continuación se determina la concentración de FSH en los días 3 y 10. La CCCT es aún una prueba válida, pero ha sido sustituida en gran parte por la cuantificación directa de AMH, FSH y estradiol en el día 3. La cuantificación de FSH en el día 3 se basa en la noción de que las mujeres con buena reserva ovárica sintetizarán suficientes hormonas en etapas tempranas del ciclo menstrual para producir la inhibición de la FSH y, así, mantenerla en cifras bajas. En general, una cifra de FSH en el día 3 mayor de 20 mUI/mL indica mala reserva ovárica. La cuantificación de estradiol en el día 3 valora la reserva ovárica en busca de cifras basales elevadas por reclutamiento prematuro de folículos en las mujeres con mala reserva ovárica. Por lo tanto, una cifra de estradiol en el día 3 mayor a la de AMH refleja el tamaño del cúmulo de folículos primordiales y > 80 pg/mL sugiere una reserva disminuida. Conforme las mujeres envejecen y el cúmulo declina se encuentra una menor cantidad de AMH. Una concentración menor de 0.15 ng/mL sugiere un cúmulo de folículos más reducido y se asocia con una tasa de embarazos más baja. La concentración de progesterona en los días 21 a 23 se usa para valorar la ovulación durante un ciclo determinado, no la reserva ovárica.

CASO 1 PREGUNTA 3

Respuesta correcta C:
El diagnóstico de IOP se relaciona con cifras elevadas de FSH por una reserva ovárica bastante disminuida. Administrar gonadotropinas exógenas o inhibidores de aromatasa en este caso no tendría beneficio para la paciente, porque no causarían maduración de los ovocitos dada su reserva disminuida. De manera similar, someter a la paciente a FIV con sus propios óvulos no sería de beneficio, porque su reserva de ovocitos ha sido casi consumida, si bien el nuevo término de insuficiencia ovárica primaria refleja la probabilidad escasa, pero poco probable, de un embarazo espontáneo. Someter a la paciente a FIV con óvulos de donadora es plausible y le da la probabilidad más alta de un embarazo exitoso. En estas circunstancias la donadora se sometería a estimulación ovárica y recuperación de óvulos, que se combinarían con el semen del marido, cuyos embriones resultantes se transferirían a la paciente. D no es la respuesta correcta, porque si bien la reserva de óvulos de la paciente se consumió, por lo general la IOP no se vincula con malformación uterina alguna y, en consecuencia, estas mujeres suelen poder portar un embarazo a término sin complicaciones.

CASO 2

PREGUNTA 1

Respuesta correcta C:
La definición de infertilidad es la incapacidad de concebir después de 12 meses de coito sin protección. El 80 a 90% de las parejas tendrá concepción espontánea en el primer año sin uso de anticonceptivos. En las parejas en las que la mujer es menor de 35 años de edad la valoración de la infertilidad se inicia solo después de que han hecho el intento de embarazo durante al menos 12 meses. Si la mujer es mayor de 35 años o hay antecedente de menstruación irregular puede iniciarse la valoración de factores de riesgo de infertilidad, como la endometriosis o el antecedente de EIP o anomalías uterinas, después de 6 meses de coito sin protección.

PREGUNTA 2

Respuesta correcta B:
En este momento la pareja tiene 12 meses de coito sin protección programado de forma apropiada y, por lo tanto, el siguiente paso sería de estudios e intervención; por lo tanto, no se recomendarían otros 6 meses de intentos de coito programado. El tratamiento ideal de la infertilidad de causa desconocida es con citrato de clomifeno con o sin IIU. El clomifeno es uno de los fármacos más antiguos y seguros utilizados para tratar la infertilidad. Se asocia con un riesgo bajo (4 a 8%) de embarazos gemelares y uno

muy bajo de triples o múltiples de mayor orden (< 1%). El 80% de las pacientes seleccionadas de manera apropiada ovulará con el clomifeno y 40% se embarazará. Se observan tasas más altas de embarazo cuando el clomifeno se combina con inseminación intrauterina.

PREGUNTA 3

Respuesta correcta E:
Puesto que la paciente ovuló de forma exitosa con clomifeno y concluyó seis ciclos, no está indicado aplicar más. Las pacientes que al final conciben con clomifeno, por lo general lo hacen en los primeros tres a seis ciclos ovulatorios. Además, la asociación entre IO y cáncer ovárico se observó en primer término en mujeres que concluyeron numerosos ciclos de clomifeno. No estaría indicado recurrir a óvulos de donadora en este momento, puesto que la paciente es menor de 35 años de edad y tiene una reserva ovárica adecuada. De manera similar, con un análisis de semen normal no estaría indicada la ISCI. El siguiente paso para esta pareja sería IO con gonadotropinas seguida por fecundación *in vitro*.

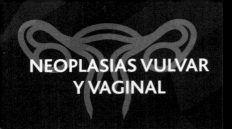

NEOPLASIAS VULVAR Y VAGINAL

Las lesiones benignas de vulva y vagina se trataron en el capítulo 13. En éste se hace referencia a las neoplasias preinvasoras y los cánceres invasores de vulva y vagina, de manera respectiva (tabla 27-1). Es importante distinguir entre enfermedad benigna y neoplásica, de modo que se pueda ofrecer el tratamiento y el seguimiento apropiados a las pacientes.

NEOPLASIA PREINVASORA DE LA VULVA

La enfermedad neoplásica preinvasora de la vulva se divide en dos categorías: intraepitelial escamosa (**neoplasia intraepitelial vulvar**; NIV) e intraepitelial no escamosa (**enfermedad de Paget,**

melanoma *in situ*). Desde el punto de vista histopatológico la NIV, la enfermedad de Paget y el melanoma vulvar son bastante similares. Por lo tanto, suele usarse tinción inmunohistoquímica para ayudar al diagnóstico de las lesiones vulvares.

NEOPLASIA INTRAEPITELIAL VULVAR

Patogenia

Así como la incidencia de displasia cervical ha aumentado en las mujeres jóvenes, también lo ha hecho la de NIV, que se define como de **atipia celular** contenida **dentro del epitelio**. Ésta se caracteriza por pérdida de la maduración de las células epiteliales, amontonamiento

■ **TABLA 27-1** Clasificación de las enfermedades neoplásicas de vulva y vagina		
	Enfermedad vulvar	***Enfermedad vaginal***
Premaligna	NIV	NIEV
Maligna	De células escamosas (85%)	De células escamosas (90%)
		Adenocarcinomas (6%)
NIV, neoplasia intraepitelial vulvar; NIEV, neoplasia intraepitelial vaginal.		

celular, hipercromatosis nuclear y mitosis anormales. Las lesiones antes recibieron el nombre de NIV I (displasia leve), NIV II (displasia moderada) o NIV III (displasia grave) con base en la profundidad de la afección epitelial. En el año 2004 se revisó la clasificación de la NIV y lo que antes se denominaba NIV I se clasificó como **atipia coilocítica**, en tanto NIV II y III se clasificaron como NIV y subdividieron en dos subtipos clinicopatológicos distintos: la **NIV usual** y la **NIV diferenciada** (tabla 27-2). La clasificación del 2004 no se implementó en gran medida. En el año 2015 se actualizó la clasificación de la NIV para incluir todos los tipos de lesiones intraepiteliales escamosas (LIE) y crear consistencia entre múltiples organizaciones de profesionales.

No es de sorprender el aumento concomitante de la NIV y la neoplasia intraepitelial cervical (NIC), porque ambas enfermedades neoplásicas, cervical y vulvar, se correlacionan con la infección por el **virus del papiloma humano** (VPH); 80 a 90% de las lesiones de NIV presentará fragmentos de ADN de VPH y 60% de las mujeres con NIV también presenta neoplasia cervical. El **tabaquismo de cigarrillos** y un **estado de inmunosupresión** son factores de riesgo adicionales de NIV.

Esta enfermedad tiene dos formas distintas que difieren por la edad de la paciente. Aquellas más jóvenes, en la premenopausia, tienen más probabilidad de presentar lesiones multifocales más agresivas (fig. 27-1), que se tornan invasoras de forma rápida y se relacionan con VPH en 75 a 100% de los casos. Las mujeres de mayor edad, en la posmenopausia, tienen otra forma que es más probable incluya lesiones focales que se tornan invasoras de manera gradual y que no suelen vincularse con VPH.

■ TABLA 27-2 Clasificación histórica de las lesiones intraepiteliales escamosas vulvares de la International Society for the Study of Vulvovaginal Disease (ISSVD), 2015

Terminología antigua	Terminología del 2004	Terminología del 2015
NIV 1	Cambios reactivos/efectos de VPH/condilomas	LIEBG
NIV 2	NIV, tipo usual[a]	LIEAG
NIV 3	NIV tipo usual[a]	LIEAG
NIV diferenciada	NIV de tipo diferenciado	NIV de tipo diferenciado

[a] Incluye NIV, el tipo verrugoso, NIV de tipo basaloide y NIV mixto (verrugoso y basaloide).
NIV neoplasia intraepitelial vulvar; VPH, virus del papiloma humano; LIEBG, lesión intraepitelial escamosa de bajo grado; LIEAG, lesión intraepitelial escamosa de alto grado.

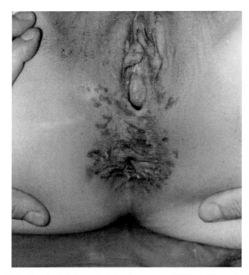

FIGURA 27-1. Neoplasia intraepitelial vulvar grave (NIV III). (Tomada de Rock J, Jones H. *TeLinde´s Operative Gynecology*, 10th ed. Philadelphia, PA; Lippincott Williams & Wilkins; 2008.)

Epidemiología

Antes se pensaba que la NIV era un trastorno que afectaba sobre todo a mujeres en la posmenopausia. Sin embargo, en las últimas décadas la incidencia de NIV casi se duplicó. Hoy la mayor parte de los casos se presenta en **mujeres en la premenopausia** (75%) y la media de edad es de 40 años. Es interesante resaltar que a pesar de la mayor incidencia de NIV, la de cáncer vulvar se haya mantenido relativamente estable durante el mismo periodo. Los factores de riesgo de NIV incluyen infección por **VPH de tipos 16 y 18, tabaquismo de cigarrillos, inmunodeficiencia** e inmunosupresión. La incidencia de NIV relacionada con VPH disminuye conforme la edad aumenta. No hay predisposición racial para la NIV.

Diagnóstico

Hasta 50% de las pacientes con NIV cursa **asintomático**, lo que recalca la necesidad de una inspección exhaustiva de la vulva en busca de masas, ulceraciones y cambios de color en la exploración anual. Cuando hay síntomas, los más frecuentes son prurito o irritación vulvares. Las pacientes también pueden experimentar una anomalía palpable, **ardor perineal o perianal**, y disuria; a menudo fueron exploradas varias veces antes con diagnóstico de candidosis, pero no experimentaron alivio de los síntomas con los tratamientos antimicóticos o los esteroides tópicos.

En cualquier momento que una región pruriginosa de la vulva no responda a las cremas antimicóticas tópicas, en particular en la mujer en la posmenopausia, debe hacerse una valoración adicional por **biopsia vulvar** (fig. 13-6).

A la exploración física puede haber una variedad de lesiones bien definidas y a menudo **multifocales**. Se pueden visualizar de color blanco, rojo o pigmentadas, y tal vez elevadas o planas. Cuando la paciente presenta síntomas y no hay lesiones evidentes puede hacerse una biopsia vulvar dirigida por colposcopia. La colposcopia extensa de toda la región vulvar suele revelar múltiples lesiones sospechosas, de las que se puede tomar biopsia para hacer un diagnóstico histopatológico (fig. 27-1). La NIV se visualiza como lesiones acetoblancas distintivas, con o sin puntilleo. Las anomalías vasculares relacionadas se vinculan más a menudo con la enfermedad invasora.

Tratamiento

Éste depende del grado de la enfermedad. A diferencia de la NIC, la NIV abarca un grupo mixto de lesiones con potencial **variable para la progresión al cáncer** vulvar invasor. Aunque la regresión espontánea de la NIV puede ocurrir, debe considerarse una afección premaligna. Las opciones terapéuticas incluyen **exéresis amplia local**, ablación con láser o imiquimod tópico (fuera de la indicación autorizada). Puede considerarse la vulvectomía superficial ante lesiones multifocales confluentes. Cuando no hay preocupación por una forma invasora se usan **evaporación láser o imiquimod** (fuera de indicación) para erradicar lesiones multifocales, lo que deriva en menos tejido cicatricial patológico y un menor tiempo para la curación, pero no provee especímenes para histopatología y, por lo tanto, debe usarse solo cuando las biopsias previas no muestran la forma invasora de la enfermedad.

Seguimiento

Estos tratamientos pueden ser curativos de la NIV; sin embargo, en los **estudios** se han comunicado **tasas de recurrencias de 18 a 55%**, que son más frecuentes con las lesiones multifocales, la intraepitelial escamosa de alto grado (LIEAG) y en pacientes con bordes positivos. Debe someterse a las pacientes a un examen visual exhaustivo de la vulva 6 y 12 meses después del tratamiento, y cada año en adelante.

ENFERMEDAD DE PAGET VULVAR

La enfermedad de Paget extramamaria (EPEM) es una neoplasia rara de glándulas apocrinas, que casi siempre afecta las regiones anogenitales de mujeres y hombres. Por lo general, se presenta entre los 50 y 80 años de edad en mujeres caucásicas. La EPEM suele ser una enfermedad intraepitelial que tiende a recurrir de forma local, con propensión mínima a la invasión. Solo alrededor de 20% de las pacientes con enfermedad de Paget presenta un **adenocarcinoma coexistente** subyacente a los cambios externos. Cuando esto ocurre las metástasis son frecuentes. Si no hay adenocarcinoma la enfermedad de Paget puede tratarse de manera local sin preocupación por metástasis.

Diagnóstico

Las lesiones de la enfermedad de Paget son compatibles con **cambios inflamatorios crónicos-hiperémicos**, bien delimitadas y engrosadas, con zonas de excoriación e induración. Por lo general, hay un prurito de larga duración que acompaña a **lesiones rojas aterciopeladas** de la piel, que en un momento dado se tornan eccematosas, cicatrizan y forman **placas blancas**. Estas lesiones pueden ser focales en los labios, el periné o la zona perianal, o pueden abarcar toda la región. La enfermedad es más frecuente en pacientes mayores de 60 años de edad, pero los síntomas de vulvodinia y prurito vulvar pueden preceder al diagnóstico por años. El diagnóstico absoluto se hace solo con biopsia vulvar (fig. 13-6).

Tratamiento

En general, en ausencia de invasión la EPEM se trata por **exéresis local amplia** de la lesión circunscrita. Puesto que la enfermedad de Paget microscópica a menudo se extiende más allá de las lesiones obvias macroscópicas, deben incluirse bordes amplios y revisar los segmentos extirpados por histopatología para confirmar que no estén afectados. También es importante descartar un adenocarcinoma subyacente durante la valoración por histopatología. Por último, incluso con bordes libres de afección la enfermedad de Paget tiene una **alta tasa de recurrencias** y puede necesitar exéresis local amplia. Sin metástasis ganglionares la enfermedad suele curarse con exéresis local; sin embargo, casi siempre es fatal si se disemina a los ganglios linfáticos.

CÁNCER VULVAR

Patogenia

Los cánceres de la vulva pueden surgir de la piel, el tejido glandular, los tejidos subcutáneos o la mucosa de la porción inferior de la vagina. El tipo más frecuente de cáncer vulvar es el **carcinoma de células escamosas** (CCE), que comprende hasta 90% de los casos. Los otros tipos de cánceres vulvares incluyen el melanoma maligno, el adenocarcinoma de la glándula de Bartholin, el carcinoma basocelular, los sarcomas de tejidos blandos y el carcinoma verrugoso. Aunque las lesiones pueden aparecer en cualquier sitio de la vulva, la mayoría lo hace en los labios mayores, y varían en aspecto de masas semejantes a una coliflor hasta úlceras induradas (fig. 27-2). La diseminación de la enfermedad suele ocurrir a través de los vasos linfáticos hacia los ganglios linfáticos inguinales superficiales, con un grado menor de extensión en forma directa a la vagina, la uretra y el ano. En las pacientes sin metástasis de los ganglios inguinales es raro que la enfermedad se disemine a los ganglios pélvicos intraabdominales.

Epidemiología

El cáncer vulvar contribuye con **solo 4% de los cánceres ginecológicos**, con más de 5 000 nuevos casos diagnosticados y 1 000 muertes comunicadas en Estados Unidos cada año. Aunque la tasa de neoplasias no invasoras de la vulva ha aumentado de forma notoria con el transcurso del tiempo, la del carcinoma vulvar se ha mantenido relativamente estable. Los **factores de riesgo** para el cáncer vulvar incluyen la posmenopausia, el tabaquismo de cigarrillos, la NIV, la NIC, la infección por VPH, la inmunosupresión y el antecedente de cáncer cervical. La edad promedio del diagnóstico es de 65 años. Las mujeres jóvenes tienen más probabilidad de presentar infecciones por VPH asociadas y NIV. Es posible que la tasa de cáncer vulvar relacionada con VPH disminuya por las

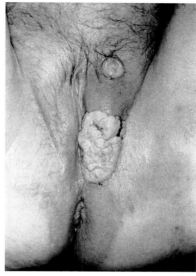

FIGURA 27-2. Carcinoma multifocal de la vulva. (Tomada de Rock J, Jones H. *TeLinde's Operative Gynecology*, 10th ed. Philadelphia, PA; Lippincott Williams & Wilkins; 2008.)

vacunas en su contra disponibles en la actualidad.

Diagnóstico

La **exploración anual** de la vulva por un proveedor de atención sanitaria es componente importante del diagnóstico del cáncer vulvar. Las pacientes que lo padecen a menudo acuden con antecedente **de prurito vulvar**, dolor y hemorragia prolongados. Las lesiones focales tienden a meramente inflamarse y tornarse eritematosas en los cánceres tempranos, y a apilarse o ulcerarse en etapas posteriores. También pueden presentarse con una **masa vulvar**, que puede ser carnosa, nodular o verrugosa (fig. 27-2).

La localización más frecuente es en los **labios mayores**. El 90% de las lesiones es **unifocal**. El diagnóstico final se hace por estudio histopatológico de un espécimen de biopsia, que debe tomarse incluso si la paciente cursa asintomática. De ellas, 20% presentará una neoplasia secundaria (por lo general cervical). Una hemorragia, secreción o una masa visible sugiere en gran medida un carcinoma invasor.

Clasificación por etapas

El carcinoma vulvar se clasifica por **etapas quirúrgicas,** mediante los criterios de la International Federation of Gynecology and Obstetrics (FIGO), respecto del tamaño del tumor, el grado de invasión, el grado de afección ganglionar y las metástasis distantes (tabla 27-3). La etapa es

■ **TABLA 27-3** Clasificación del cáncer vulvar de la FIGO	
Carcinoma de la vulva	
Ia	Tumor confinado a la vulva o el periné, ≥ 2 cm de diámetro con invasión del estroma ≥ 1 mm y ganglios negativos
Ib	Tumor confinado a la vulva o el periné, > 2 cm de diámetro o con invasión del estroma < 1 mm y ganglios negativos
II	Tumor de cualquier tamaño con diseminación adyacente (tercio inferior de la uretra, de la vagina y el ano), con ganglios negativos
IIIa	Tumor de cualquier tamaño con ganglios linfáticos inguinofemorales positivos (i) Una metástasis de ganglio linfático ≥ 5 mm (ii) 1 a 2 metástasis de ganglios linfáticos < 5 mm
IIIb	(i) Dos o más metástasis de ganglios linfáticos ≥ 5 mm (ii) Tres o más metástasis de ganglios linfáticos < 5 mm
IIIc	Ganglios positivos con diseminación extracapsular
IVa	(i) El tumor invade otras estructuras regionales (dos tercios superiores de la uretra, de la vagina), mucosa vesical o rectal o que está fijo a los huesos de la pelvis (ii) Ganglios linfáticos inguinofemorales fijos o ulcerados
IVb	Cualquier metástasis distante que incluya a los ganglios linfáticos pélvicos
FIGO, International Federation of Gynecology and Obstetrics.	

el factor pronóstico más importante para el cáncer vulvar. El acceso quirúrgico más frecuente es de **exéresis local radical**, con **disección de ganglios linfáticos** inguinofemorales. Las pacientes con afección superficial (invasión < 1 mm) y unilateral pueden evadir la disección unilateral de los ganglios linfáticos. Aquellas con afección más profunda (> 1 mm), bilateral o que cruza la línea media pueden requerir disección bilateral o ipsilateral de los ganglios linfáticos, según la localización de la lesión.

Dada esta forma de diseminación, se requiere **disección** de los **ganglios linfáticos inguinales** para establecer la etapa del cáncer vulvar de manera definitiva. Se puede hacer una aproximación a la clasificación por etapas mediante el examen exhaustivo de los ganglios linfáticos palpables, si bien 25% de aquellos positivos no presentará masas palpables a la exploración física. Se encuentra en estudio el uso de la **biopsia del ganglio centinela** como método de prevención de algunas de las complicaciones vinculadas con la disección completa de los ganglios inguinales. Es muy poco probable que haya metástasis en los ganglios linfáticos pélvicos intraabdominales si los inguinales se encuentran indemnes.

Tratamiento

Antes del tratamiento definitivo, las mujeres con cáncer vulvar deben someterse a una exploración ginecológica completa, que incluya palpación de ganglios inguinales, citología cervical y colposcopia de las regiones cervical, vaginal, vulvar y perianal.

Para un caso primario de CCE invasor de la vulva, el tratamiento ideal es de **exéresis local radical amplia** con **disección de ganglios linfáticos inguinales**. La enfermedad en etapa I rara vez presenta ganglios linfáticos contralaterales positivos y, por lo tanto, la **linfadenectomía homolateral**

es suficiente. La mayoría de las enfermedades en etapa II se puede tratar con **vulvectomía radical modificada** e incisiones inguinales separadas para la resección de ganglios linfáticos. La afección en etapas III y IV puede requerir vulvectomía radical, disección bilateral de ganglios linfáticos inguinofemorales (fig. 27-3) y **exenteración pélvica**. Se han usado radioterapia y quimioirradiación preoperatorias para evitar la morbilidad y mortalidad vinculadas con la exenteración pélvica.

Si la linfadenectomía revela afección metastásica se usa **radiación pélvica** como tratamiento adyuvante. En pacientes en quienes una operación quirúrgica extensa está contraindicada, ésta se puede confinar a la vulvectomía. En tales pacientes se ha usado la radioterapia preoperatoria, con o sin quimioterapia radiosensibilizante, para disminuir la carga tumoral. Para las recurrencias se puede

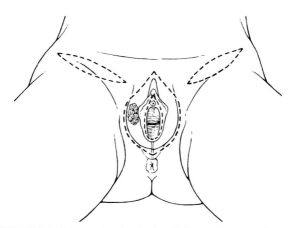

FIGURA 27-3. Incisión para la vulvectomía radical con cortes separados para la disección bilateral de los ganglios linfáticos inguinofemorales. (Tomada de Rock J, Jones H. *TeLinde's Operative Gynecology,* 10th ed. Philadelphia, PA: Lippincott Williams & Wilkins; 2008.)

utilizar la extirpación secundaria o la quimioirradiación. Por lo general las recurrencias son cercanas al sitio primario.

El **melanoma** vulvar se presenta de forma predominante en las mujeres caucásicas en la posmenopausia. Se puede tratar de manera similar al CCE, excepto que rara vez se realiza linfadenectomía. La **profundidad de invasión** es el factor clave del pronóstico. **Una vez que el melanoma envía metástasis, la tasa de mortalidad es cercana a 100%.** El carcinoma de células basales se puede tratar por exéresis local amplia. Estas lesiones rara vez envían metástasis a los ganglios linfáticos; por lo tanto, no se requiere linfadenectomía.

Pronóstico

Las tasas de supervivencia a 5 años son las siguientes: 86% para las etapas I/II, 54% para las etapas III/IVA y 16% para la etapa IVB. El factor pronóstico más importante es el número de ganglios linfáticos inguinales positivos.

Seguimiento

El riesgo de recurrencia es máximo en el primer año. Sin embargo, se requiere seguimiento a un plazo más prolongado, con inspección visual de la vulva y palpación de los ganglios linfáticos inguinales.

ENFERMEDAD PREINVASORA DE LA VAGINA

Patogenia

La neoplasia intraepitelial vaginal (NIEV) es una **lesión premaligna** similar a las de vulva y cérvix. Sin embargo, la NIEV es mucho menos frecuente que la NIV o la NIC. Por definición, las atipias de células escamosas que se visualizan en la NIEV se limitan al epitelio. Las lesiones se denominan NIEV I, II o III con base en la profundidad del epitelio con cambios celulares. Las NIEV I y II abarcan uno y dos tercios inferiores del epitelio, de manera respectiva. La **NIEV III** afecta a más de dos tercios del epitelio y conlleva anomalías de todo el grosor (**carcinoma *in situ***). Las NIEV se presentan más a menudo como **lesiones multifocales** en el ápice vaginal. La NIEV se asocia con NIC, cáncer cervical, condiloma y el antecedente de **infección por virus del papiloma humano**.

Epidemiología

La incidencia máxima se presenta en pacientes a mediados o finales de su quinta década de la vida. Al menos 50 a 90% de las pacientes con NIEV presentará **neoplasia coexistente o previa**, o cáncer de vulva o cérvix.

Diagnóstico

Las pacientes con NIEV **suelen cursar asintomáticas**; sin embargo, algunas manifiestan secreción vaginal o goteo sanguíneo poscoito. Muchas se diagnostican por una anomalía en la prueba de Papanicolaou. En particular, la sospecha de neoplasia vaginal debe aumentar en las pacientes con **pruebas de Papanicolaou anormales de manera persistente**, pero sin que se detecte neoplasia cervical por colposcopia o biopsia. Las pacientes que se sometieron a histerectomía por el antecedente de NIC de alto grado deben continuar con pruebas de Papanicolaou sistemáticas para la detección de NIEV durante 20 años.

Se puede diagnosticar NIEV con una colposcopia exhaustiva del cérvix (si está presente) y la vagina, con ambas soluciones, de ácido acético y lugol. Las lesiones identificadas deben someterse a biopsia para obtener el diagnóstico histopatológico final y descartar una afección invasora.

Tratamiento

El tratamiento primario de la NIEV es por **exéresis local** o **ablación láser**. Para las lesiones focales, la resección local es tanto curativa como la única forma de descartar una afección invasora. Si ésta se ha descartado con biopsias extensas se pueden tratar las lesiones con ablación por láser, que cicatriza bien y tiene pocos efectos secundarios. El **5-fluorouracilo (5-FU) intravaginal** es en especial útil para tratar pacientes con lesiones multifocales e inmunosupresión. El seguimiento puede incluir **examen visual** y **pruebas de Papanicolaou**, según esté indicado.

CÁNCER VAGINAL

Patogenia

El cáncer vaginal es en extremo raro y comprende solo 1 a 2% de las neoplasias malignas del aparato genital femenino. El tipo histopatológico más frecuente del cáncer vaginal es el **CCE** (85%); se encuentran en un mucho menor porcentaje de pacientes adenocarcinomas (6%), sarcomas y melanomas. En la década de 1970 se encontró que el **adenocarcinoma de células claras** se relacionaba con la **exposición intrauterina al dietilestilbestrol (DES)**. El CCE puede aparecer ulcerado, nodular o exofítico y, por lo general, afecta la pared posterior y **el tercio superior de la vagina**. La diseminación puede ocurrir por drenaje linfático hacia los ganglios inguinales o los pélvicos profundos, o por extensión directa hacia la vejiga o el recto. Más tarde en el proceso de la enfermedad es posible la diseminación hematógena a hígado, pulmones o hueso.

Epidemiología

Los cánceres vaginales primarios constituyen **solo 1 a 4% de todos los ginecológicos**. De hecho, el carcinoma secundario de la vagina es más frecuente que el primario. La media de edad para el diagnóstico del cáncer de células escamosas vaginal es de 60 años. La causa del CCE vaginal se desconoce. A semejanza de los cánceres vulvar y cervical, los vaginales se pueden relacionar con **infección por VPH**. No obstante, debido a que la mucosa vaginal no presenta metaplasia constante como el epitelio cervical, la vagina es mucho menos susceptible a los efectos oncogénicos del virus.

Las mujeres que se expusieron al DES dentro del útero son propensas a desarrollar el adenocarcinoma de células claras en la vagina. Incluso entonces, la incidencia de mujeres expuestas al DES es de solo 0.1%. Pueden presentarse con masas polipoides que se palpan en la cara anterior de la vagina.

Diagnóstico

Muchas pacientes (20%) con cáncer vaginal cursan asintomáticas. Los síntomas de presentación más frecuentes son **prurito**, **hemorragia vaginal en la posmenopausia**, goteo sanguíneo poscoito o **secreción acuosa teñida de sangre o ambas**. Con la afección más avanzada también se informan síntomas urinarios (disuria, hematuria y frecuencia) y digestivos (estreñimiento y melena). Como en la NIEV, el cáncer vaginal se puede diagnosticar durante la detección por la prueba de Papanicolaou y la colposcopia y biopsia de seguimiento. El diagnostico diferencial del cáncer vaginal incluye quistes de los conductos de Gartner, implantes endometriales y cáncer de uretra, vejiga o recto.

Clasificación por etapas y tratamiento

El CCE invasor de la vagina a menudo se complica por **afección de estructuras locales**, como el recto o la vejiga (tabla 27-4). Por ello, las pacientes con diagnóstico de cáncer vaginal deben realizarse estudio de imagen de tórax, cistoscopia, rectosigmoidoscopia y pielografía intravenosa (PIV) preoperatorios para valorar la extensión de la enfermedad. En el momento de presentarse al médico 26% de las pacientes con

cáncer vaginal muestra la enfermedad en etapa I, 37% en etapa II, 24% en etapa III y 13% en etapa IV.

Las lesiones de etapa I pequeñas (< 2 cm) en el tercio superior de la vagina son susceptibles a la **resección quirúrgica** (histerectomía radical, vaginectomía alta y disección de ganglios linfáticos pélvicos bilateral). Las lesiones > 2 cm, aquellas en los dos tercios inferiores de la vagina y las de las etapas III y IV se tratan **solo con radioterapia externa e interna** (*véase* tabla 27-4). El tratamiento exhaustivo también debe incluir la resolución de las ramificaciones psicosexuales de la terapéutica.

El adenocarcinoma de la vagina se **trata de manera similar al CCE**. No obstante, no se ha establecido una terapéutica bien definida para el carcinoma de células claras, cuyas lesiones suelen tratarse de manera similar, con resección en las de etapas más tempranas y radiación

TABLA 27-4 Clasificación por etapas de la FIGO del carcinoma vaginal	
Etapas	*Datos clínicos/patológicos*
Etapa I	El carcinoma se limita a la pared vaginal
Etapa II	El carcinoma afecta tejidos subvaginales, pero no se ha extendido a la pared pélvica
Etapa III	El carcinoma se extendió a la pared pélvica
Etapa IV	El carcinoma se extendió más allá de la pelvis verdadera o ha afectado en la clínica a la mucosa de la vejiga o el recto; el edema buloso, como tal, no permite asignar un caso a la etapa IV
Etapa IVa	Hay diseminación de la neoplasia a órganos adyacentes o extensión directa más allá de la pelvis verdadera o ambas
Etapa IVb	Diseminación a órganos distantes

para las de etapas III y IV y aquellas que afectan la porción inferior de la vagina.

Pronóstico

La tasa de supervivencia a 5 años del CCE vaginal depende mucho de la etapa clínica y el tamaño del tumor en el momento del diagnóstico. Las tasas de supervivencia a 5 años por etapas son: 84% para la I, 75% para la II, y 57% para las III y IV. La tasa de supervivencia total del cáncer vaginal primario es de 45 a 55%.

PUNTOS CLAVE

- La NIV es una afección pre-maligna confinada al epitelio vulvar.

- La NIV es a menudo asintomá-tica, pero puede presentarse con prurito e irritación vulva-res que no responden al tra-tamiento con antimicóticos o esteroides.

- Los factores de riesgo para NIV incluyen VPH 16 y 18, taba-quismo de cigarrillos, inmuno-deficiencia e inmunosupresión.

- Las lesiones de NIV son bastante variables y se requiere biopsia vulvar para el diagnóstico y para descartar una enfermedad invasora.

- Los tratamientos de la NIV inclu-yen exéresis local amplia, vul-vectomía simple o subcutánea, ablación con láser o imiquimod (fuera de autorización) con se-guimiento estrecho.

- La enfermedad de Paget extra-mamaria (EPEM) es otra neo-plasia intraepitelial preinvasora de la vulva; es rara, pero se re-laciona con el adenocarcinoma en 20% de los casos.

- Las lesiones de la EPEM a me-nudo son de color rojo atercio-pelado en su aspecto y pueden, en un momento dado, cicatrizar hasta placas blancas. El diag-nóstico se hace solo por biopsia.

- El tratamiento de la EPEM es con exéresis local amplia; hay una tasa de recurrencia alta y es importante el seguimiento estrecho.

- El carcinoma vulvar se clasifica por etapas quirúrgicas, cons-tituye hasta < 4% de todos los cánceres ginecológicos. Los factores de riesgo incluyen el estado respecto de la meno-pausia, NIV, inmunosupresión, tabaquismo, VPH, VIH y el ante-cedente de cáncer cervical.

- Las pacientes con cáncer vulvar a menudo acuden con prurito, dolor y hemorragia en la vulva, y el diagnóstico se hace por biopsia.

- El tipo histopatológico más fre-cuente del cáncer vulvar es el CCE (90%).

- La mayoría de los tratamientos incluye exéresis local radical (etapa I) o vulvectomía radical (etapas II, III y IV), así como linfadenectomía regional; también se puede usar exenteración pélvica o quimioirradiación preoperatorias para la afección avanzada.

- Las tasas de supervivencia de cáncer vulvar a 5 años varían de 86 a 16% con base en la clasificación por etapas. El factor pronóstico de máxima importancia es el número de ganglios linfáticos inguinales positivos.

- Las lesiones de NIEV suelen ser asintomáticas, pero pueden presentarse con secreción vaginal o goteo sanguíneo poscoito. También se pueden detectar en la citología cervical.

- La NIEV es mucho menos frecuente que NIC o NIV. La mayoría de las lesiones es multifocal y se localiza en el ápice vaginal. El diagnóstico se hace por biopsia dirigida por colposcopia.

- Al menos 50 a 90% de las pacientes con NIEV presenta una lesión intraepitelial concomitante o invasora de cérvix o vulva.

- Exéresis local, evaporación por láser y 5FU tópico son tratamientos frecuentes de la neoplasia intraepitelial vaginal.

- El cáncer vaginal a menudo es asintomático, pero puede presentarse con prurito, secreción o hemorragia vaginales.

- El diagnóstico se hace por biopsia vaginal asistida por colposcopia. Antes del tratamiento las pacientes deben someterse a estudios de imagen de tórax, cistoscopia, proctosigmoidoscopia y PIV para valorar la extensión de la enfermedad.

- Los cánceres pequeños en etapa I de la porción alta de la vagina se pueden tratar por exéresis quirúrgica; todas las demás lesiones se atienden por radioterapia interna y externa, con una tasa de supervivencia total a los 5 años de entre 45 y 55%.

CASOS CLÍNICOS

CASO 1

Una mujer de 38 años de edad con obesidad se presenta al consultorio y se queja de que "algo no está bien allá abajo". Siente como "lombrices que se arrastran por todos lados". Mientras se hace el interrogatorio, se capta que se sometió a una histerectomía total vaginal hace 5 años por el antecedente de displasia cervical de alto grado y menstruaciones cuantiosas. Menciona que se le dijo que ya no necesitaba atención ginecológica. Niega cualquier hemorragia vaginal anormal, pero se queja de prurito y malestar vulvares. Ha fumado una cajetilla de cigarrillos diaria en los últimos 15 años. A la exploración ginecológica se observa un exantema sobre su panículo adiposo y bilateral en los pliegues inguinales, compatible con candidosis. Son notorios en la vulva el eritema, la hiperpigmentación de los labios y la presencia de pequeñas fisuras. La paciente declina la exploración con espéculo porque considera que sería muy molesta.

1. ¿Qué prueba(s) se haría(n) en esta consulta?
   a. Preparación en fresco de la secreción vulvar con KOH
   b. Colposcopia vulvar con ácido acético
   c. Biopsia de la lesión hiperpigmentada
   d. Envío a un oncólogo ginecológico
   e. Ambas a y c

2. Un estudio al microscopio revela levaduras e hifas, sin detectar leucocitos. Se refiere a la paciente que se desearía tratar su candidosis y que regrese a consulta en 1 semana para hablar del resultado de la biopsia, que es de una lesión intraepitelial escamosa de alto grado (LIEAG). La recomendación terapéutica incluye:

   a. Vulvectomía radical
   b. Ungüento de esteroides a dosis alta
   c. Vigilancia
   d. Exéresis local amplia
   e. Quimioirradiación

3. La paciente pregunta cómo ocurrió esto, porque no ha tenido actividad sexual en más de 7 años. Se le explica que presenta muchos factores de riesgo para el desarrollo y la persistencia de la NIV. ¿Cuál de los siguientes no es un factor de riesgo?
   a. Tabaquismo
   b. Antecedente de NIC
   c. Obesidad
   d. Infección por el virus de la inmunodeficiencia humana (VIH)
   e. Inmunosupresión

CASO 2

La siguiente paciente es una mujer afroamericana de 28 años de edad con el antecedente significativo de trasplante renal hace 3 años. Acude a la clínica para colposcopia de valoración adicional de una lesión intraepitelial escamosa de alto grado (LIEAG) en el frotis del Papanicolaou, durante la que no se observan lesiones en el cérvix. Regresa 6 meses después para otra prueba de Papanicolaou, que persiste con LIEAG. Al estudio por colposcopia el resultado es satisfactorio y continúa sin cambios en el cérvix.

1. No hay lesiones cervicales de qué tomar biopsia. La siguiente recomendación es:
   a. Hacer un legrado endocervical (LEC)
   b. Examen colposcópico de toda la vagina
   c. Pruebas moleculares para tipos de VPH
   d. Todas las anteriores
   e. Ambas, a y b

2. Se realizó LEC y exploración vaginal. En el fondo del saco posterior se nota una lesión acetoblanca única con puntilleo. La recomendación ahora es:
   a. Biopsia
   b. 5-FU
   c. Conización del cérvix por exéresis con asa electroquirúrgica
   d. Exéresis local amplia
   e. Evaporación con láser

3. El informe de histopatología es de NIEV III. Ahora, ¿cuál es la recomendación?
   a. Imiquimod
   b. 5-FU
   c. Exéresis local
   d. Clindamicina intravaginal
   e. Inyección intralesional de esteroides

CASO 3

Una mujer de 75 años de edad que vive en una casa de retiro se atiende por una lesión vulvar roja aterciopelada relacionada con placas blancas que se ha expandido de manera gradual durante los últimos 5 años y causa ardor y prurito. Se ha tratado con diversos agentes tópicos sin alivio, aunque refiere alguna mejoría del prurito y dolor con la crema de esteroides.

1. ¿Qué afecciones se encuentran en el diagnóstico diferencial?
   a. Dermatitis por contacto
   b. Eccema
   c. Cáncer vulvar invasor
   d. Enfermedad de Paget
   e. Todos los anteriores

2. El resultado de biopsia muestra enfermedad de Paget vulvar. Se recomienda mayor valoración porque presenta un riesgo aumentado de:
   a. Melanoma
   b. LEC vulvar
   c. Enfermedad de Crohn
   d. Adenocarcinoma
   e. Colitis ulcerativa

3. Las recomendaciones terapéuticas incluyen:
   a. Evaporación por láser

b. Exéresis local amplia
c. Vulvectomía radical

d. Exenteración pélvica
e. Quimioirradiación

CASO 4

Una mujer de 54 años de edad acude a la clínica con manifestación de dolor vulvar de 2 años de evolución. A la exploración se observa una lesión de 1.5 cm en su labio mayor izquierdo. No presenta adenopatía inguinal palpable y el resto de la exploración no aporta más datos.

1. ¿Cuál es su etapa?
   a. I
   b. II
   c. La información es inadecuada para establecerla
   d. III
   e. IV

2. La paciente entra al quirófano para exéresis local radical amplia con disección de ganglios linfáticos y el estudio histopatológico final muestra una lesión de 1.5 cm con profundidad de invasión de 1.2 mm, sin metástasis de ganglios linfáticos. Se le asigna la etapa

a. Ia
b. Ib
c. IIIc
d. 0
e. IV

3. ¿Cuál es el factor pronóstico más importante?
   a. El tamaño de la lesión
   b. La profundidad de la invasión
   c. El número de ganglios linfáticos positivos
   d. Su estado respecto de VPH de alto riesgo
   e. El antecedente de tabaquismo

RESPUESTAS

CASO 1

PREGUNTA 1

Respuesta correcta E:
Una preparación en fresco de la secreción vulvar confirma el diagnóstico de candidosis cutánea. También es importante la inspección de la vulva y la biopsia de las lesiones para el diagnóstico definitivo.

La colposcopia vulvar sería inapropiada; sin embargo, ella ya comentó a su proveedor de atención sanitaria que tenía malestar significativo y la aplicación de ácido acético tal vez le causaría ardor y dolor significativos. Si la colposcopia está indicada, puede ser mejor hacerla en una consulta de seguimiento, una vez que se tengan los resultados de las biopsias.

El envío a un oncólogo ginecológico en este momento sería inapropiado, a menos que se sospeche cáncer o se tenga un diagnóstico comprobado por biopsia.

PREGUNTA 2

Respuesta correcta D:
Una vulvectomía radical no es tratamiento apropiado para la afección preinvasora de la vulva. Un ungüento de esteroides a dosis alta no resolvería la LIEAG vulvar o la infección por levaduras. No se recomienda la sola vigilancia de la LIEAG vulvar. Aunque puede visualizarse regresión espontánea de NIV en mujeres menores de 40 años de edad, el riesgo de progresión de la enfermedad sin tratamiento puede ser tan alto como de 100% en mujeres mayores de 40 años de edad. El tratamiento quirúrgico con incisión local amplia es el recomendado para la LIEAG vulvar.

PREGUNTA 3

Respuesta correcta C:
Aunque la obesidad conlleva múltiples procesos comórbidos relacionados, no se considera un factor de riesgo de NIV.

La paciente ha sido fumadora cuantiosa durante muchos años. El tabaquismo es un factor de riesgo conocido para el desarrollo y la persistencia de la NIV. Presenta el antecedente documentado de NIC. Las enfermedades neoplásicas cervicales y vulvares tienen correlación con la infección por VPH. Casi 90% de las lesiones de NIV es VPH positiva. La inmunosupresión también es un factor de riesgo de la NIV.

CASO 2

PREGUNTA 1

Respuesta correcta E:
Su estudio de Papanicolaou continúa con una anomalía de alto grado y no hay anormalidades en el cérvix. Un LEC sería un recurso diagnóstico útil para asegurar que no haya anomalías en el conducto cervical que no se puedan visualizar. Una prueba de Papanicolaou a menudo detecta anomalías de la vagina, así como del cérvix. Las pruebas moleculares del VPH no serían de beneficio ni eficaces en cuanto a costo, porque su resultado

no cambiaría el tratamiento con los datos actuales.

PREGUNTA 2

Respuesta correcta A:
La biopsia es la opción apropiada en este momento para obtener un diagnóstico histopatológico. El 5-FU no es una buena opción porque aún no se tiene el diagnóstico. La exéresis local amplia aportaría una valoración histopatológica; sin embargo, la morbilidad vinculada es mayor y su resultado tal vez no requiera tal intervención quirúrgica extensa. La evaporación con láser tampoco sería una buena opción porque no hay diagnóstico. Es más, con base en los criterios del láser, se requiere una certidumbre razonable de que no haya cáncer microinvasor o invasor.

PREGUNTA 3

Respuesta correcta C:
El principal tratamiento de la NIEV es la exéresis local o ablación con láser. Para las lesiones focales, la exéresis local puede ser tanto curativa como la única forma de descartar una afección invasora. En la actualidad los tratamientos intravaginales con imiquimod y clindamicina no están aprobados para la NIEV III. El 5-FU es útil para tratar pacientes con afección multifocal o inmunosupresión.

CASO 3

PREGUNTA 1

Respuesta correcta E:
Debido su aspecto eccematoide, no es raro que la enfermedad de Paget se diagnostique de modo erróneo como eccema o dermatitis por contacto.

PREGUNTA 2

Respuesta correcta D:
Los estudios han mostrado que alrededor de 20% de las pacientes con enfermedad de Paget presenta un adenocarcinoma concomitante, subyacente a los cambios externos.

PREGUNTA 3

Respuesta correcta B:
En la actualidad el tratamiento ideal recomendado es de exéresis local amplia. La evaporación con láser no proveería una muestra de tejido para descartar otras alteraciones patológicas. Una vulvectomía radical y la exenteración pélvica no están indicadas para el tratamiento de la afección preinvasora.

CASO 4

PREGUNTA 1

Respuesta correcta C:
El cáncer vulvar se clasifica por etapas quirúrgicas y la información provista es inadecuada para establecer la etapa de su cáncer de manera adecuada.

PREGUNTA 2

Respuesta correcta B:
Tumor confinado a la vulva o el perineo > 2 cm de diámetro o con invasión de estroma > 1 mm y ganglios negativos. El de etapa Ia = tumor confinado a la vulva o el

periné ≤ 2cm con invasión del estroma ≤ 1mm y ganglios negativos. El de etapa IIIc = con ganglio(s) positivo(s) y diseminación extracapsular. En los lineamientos de clasificación por etapas de la International Federation of Gynecology and Obstetrics (FIGO) del año 2009 ya no hay más etapa 0, que antes correspondía al carcinoma *in situ*.

PREGUNTA 3

Respuesta correcta C:
El carcinoma vulvar se clasifica de modo quirúrgico por etapas con los criterios de la FIGO basados en el tamaño del tumor, la profundidad de la invasión, la afección ganglionar y las metástasis distantes (tabla 27-2). La etapa de la enfermedad es el factor pronóstico de máxima importancia para el cáncer vulvar.

NEOPLASIA Y CÁNCER CERVICALES

Antes del siglo XX el cáncer cervical era la neoplasia más frecuente y también la principal causa de muerte por cáncer en las mujeres de Estados Unidos. Desde el advenimiento del frotis de Papanicolaou, que ganó amplia aceptación en las décadas de 1950 y 1960, ha sido más fácil detectar y tratar cambios premalignos antes de que se conviertan en cáncer. Como resultado de las iniciativas de salud pública, que incluyen la detección con base en la población, el diagnóstico y el tratamiento, el cáncer cervical pasó a ser la causa número 11 de muerte por cáncer en mujeres de Estados

Unidos, con alrededor de 4 100 por año (fig. 28-1).

Avances adicionales en el diagnóstico y la detección masivos surgieron a partir de la identificación del **virus del papiloma humano (VPH)** como agente causal de la vasta mayoría de las neoplasias intraepiteliales (NIC) y cánceres cervicales. Al permitir captar los cambios premalignos en el cérvix, la combinación de la detección masiva de Papanicolaou con las pruebas de VPH disminuye el riesgo de morir por cáncer cervical en 90% en las mujeres. Las vacunaciones actuales son hasta 97% eficaces para

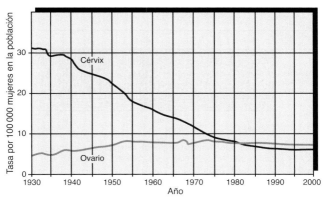

FIGURA 28-1. Tasas decrecientes del cáncer cervical en Estados Unidos desde la presentación de la prueba de Papanicolaou, que se usó por primera vez a principios de las décadas de 1930 y 1940 y se hizo más frecuente en la de 1950. (Tomada de Beckmann CRB, Ling FW, Laube DW, et al. *Obstetrics and Gynecology*, 4th ed. Baltimore, MD: Lippincott Williams & Wilkins; 2002.)

disminuir el riesgo de neoplasias y cánceres cervicales, vaginales y vulvares. El cáncer cervical es uno de los tipos de procesos oncológicos más prevenibles en las mujeres. Sin embargo, puesto que muchos países carecen de detección masiva, vacunación y modalidades terapéuticas disponibles, el cáncer cervical aún es la cuarta causa más frecuente de cáncer en las mujeres de todo el mundo y su **cáncer asesino número uno en los países en desarrollo.**

NEOPLASIA INTRAEPITELIAL CERVICAL

PATOGENIA

La neoplasia intraepitelial cervical (NIC) se refiere a los cambios premalignos en el epitelio cervical con el potencial de progresar al cáncer. Las

características histopatológicas relacionadas más a menudo con la neoplasia cervical incluyen inmadurez, desorganización, anomalías nucleares y aumento de la actividad mitótica celulares. La gravedad del NIC se determina por la porción del epitelio que muestra proliferación y desarrollo desordenados. Los cambios se inician en la capa basal del epitelio y pueden expandirse hasta abarcar su totalidad (fig. 28-2).

En la nomenclatura para la neoplasia cervical se divide el grosor del epitelio en tercios para expresar el grado de anormalidad (tabla 28-1). En la NIC I (displasia leve) los cambios se restringen al tercio inferior del epitelio. En la NIC II (displasia moderada) dos tercios del epitelio se afectan. En la NIC III (displasia grave) más de dos tercios del epitelio muestran cambios anormales. Las células atípicas en el NIC III pueden expandirse a todo el grosor

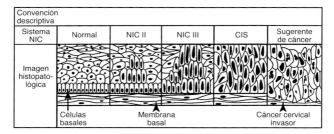

FIGURA 28-2. Clasificación histopatológica de la neoplasia intraepitelial cervical (NIC). El grado de NIC se determina por la porción del epitelio que muestra proliferación y desarrollo desordenados. Los cambios se restringen al tercio externo del epitelio en la NIC I. Los dos tercios inferiores del epitelio están afectados en la NIC II y más de dos tercios del epitelio muestran cambios anormales en la NIC III. Si todo el epitelio es anormal representa CIS, pero aún está dentro de la categoría de NIC III. En el cáncer cervical invasor las anomalías atraviesan la membrana basal e invaden hacia el estroma cervical. NIC, neoplasia intraepitelial cervical; CIS, carcinoma *in situ*. (Tomada de Beckmann CRB, Ling FW, Laube DW, et al. *Obstetrics and Gynecology*, 4th ed. Baltimore, MD: Lippincott Williams & Wilkins; 2002.)

■ **TABLA 28-1** Clasificación de la NIC
NIC I: displasia celular confinada al tercio basal del epitelio (displasia leve)
NIC II: displasia celular que abarca los dos tercios inferiores del epitelio (displasia moderada)
NIC III: displasia celular que abarca más de dos tercios del grosor del epitelio (displasia grave) e incluye lesiones en su totalidad (antes denominada carcinoma *in situ* o CIS)
NIC, neoplasia intraepitelial cervical; CIS, carcinoma *in situ*.

del epitelio (antes CIS o carcinoma *in situ*). A pesar de su nomenclatura, el CIS es todavía una afección *pre*maligna.

Durante la menarquia la producción de estrógenos estimula la metaplasia de la zona de transformación (ZT) del cérvix. Cuando la metaplasia es más activa, las células son más susceptibles a los factores oncogénicos, como durante la menarquia y después del embarazo. Se cree que la NIC se inicia como foco único en la ZT, pero puede desarrollarse hasta una lesión multifocal.

Hoy se acepta que el VPH es la principal causa de NIC y cáncer cervical. Se han encontrado fragmentos de ADN de VPH incorporados al ADN de células de 80% de todas las lesiones de NIC y 99% de todos los cánceres cervicales invasores. Hay más de 100 serotipos diferentes de VPH, de los que 6 y 11 son los de más bajo potencial oncogénico y causa de 90% de los condilomas. Los serotipos 16 y 18 son de mayor potencial oncogénico y causan 70% de los cánceres cervicales.

Las pruebas de VPH de alto riesgo permiten a los médicos predecir de manera más estricta qué lesiones precancerosas tienen el potencial de avanzar al cáncer sin tratamiento y cuáles con toda probabilidad remitirán de manera espontánea. Las vacunas Cervarix (bivalente), Gardasil (cuadrivalente) y Gardasil 9 (nonavalente) están disponibles para prevenir ciertas infecciones por VPH y disminuir el riesgo de cáncer cervical en 70 a 97%. Se recomienda la **vacunación contra VPH** a los hombres y las mujeres de 9 a 26 años de edad. Cervarix inmuniza contra los VPH de alto riesgo de tipos 16 y 18; Gardasil contra los VPH de bajo riesgo 6 y 11 y de alto riesgo, 16 y 18. Gardasil 9 está indicada para la prevención del cáncer cervical, vulvar, vaginal y anal, y los precánceres causados por los tipos de VPH 16, 18, 31, 33, 45, 52 y 58, así como las verrugas genitales causadas por los tipos 6 y 11.

EPIDEMIOLOGÍA

La NIC suele diagnosticarse en mujeres en la tercera década de la vida. El NIC III es más común en aquellas de 25 a 35 años de edad, y el cáncer invasor suele determinarse después de los 40 años.

FACTORES DE RIESGO

Los factores de riesgo de la displasia cervical incluyen características que predisponen a las exposiciones tempranas y múltiples a VPH (coito precoz, múltiples compañeros sexuales, procreación temprana) y el menor acceso a la detección y el tratamiento (bajo estado socioeconómico, etnicidad latina). La mayoría de estos factores de riesgo conductuales y sexuales favorece la infección por VPH más que los factores de riesgo independientes, en y por sí mismos. La **infección por VPH de alto riesgo** constituye el factor más importante de peligro para la NIC. Al menos 80% de los individuos con actividad sexual habrá adquirido una infección genital por VPH a los 50 años de edad y la mayoría podrá eliminar el virus o disminuirlo hasta una carga indetectable en 6 a 24 meses.

Otros factores que influyen en la NIC son el tabaquismo de cigarrillos, la inmunodeficiencia (**infección por VIH**) y la **inmunosupresión** (trastornos autoinmunitarios, receptores de trasplantes de órganos sólidos, administración de quimioterapia y uso crónico de esteroides a dosis alta). El **tabaquismo de cigarrillos** parece tener un efecto sinérgico cuando se combina con la infección por VPH. Casi 10% de las mujeres con NIC presenta lesiones intraepiteliales vulvares (NIV), vaginales (NIEV) o perianales (NIP) concomitantes.

DIAGNÓSTICO

Detección por la prueba de Papanicolaou

Puesto que la NIC es, desde otros puntos de vista, asintomática, la prueba de Papanicolaou revolucionó la capacidad de identificar, vigilar y tratar los cambios cervicales premalignos antes de que el cáncer surja. El propósito de la detección citológica masiva es obtener un espécimen de la ZT, región donde ocurre la transformación del epitelio escamoso al cilíndrico endocervical, y de la que surgen las displasias y el cáncer cervicales.

La prueba de Papanicolaou implica la exfoliación de células endocervicales y ectocervicales desde el orificio externo del cérvix para obtener con una espátula especímenes de células de la ZT (fig. 28-3). Puesto que la unión escamocilíndrica (UEC) puede encontrarse dentro del conducto endocervical, también es importante tomar un espécimen con un cepillo citológico. El espécimen se extiende después de manera directa sobre una laminilla portaobjetos (frotis de Papanicolaou convencional) o se vierte en un medio de base líquida que después se utiliza para hacer el frotis. Las laminillas preparadas se revisan entonces por un citopatólogo, con o sin ayuda de equipos automáticos. Las **pruebas de Papanicolaou de base líquida** son las más usadas hoy en día porque conllevan una mayor tasa de detección de la NIC y tienen la ventaja de añadir pruebas de VPH. Cuando se combinan las dos pruebas (Papanicolaou y detección de VPH), al proceso se le denomina "codetección".

Pautas para la detección del cáncer cervical

En el año 2012 se actualizaron las pautas de detección del cáncer y se emitió una actualización preliminar en octubre de 2016.

Inicio de la detección masiva: en las nuevas pautas se recomienda iniciar la detección masiva del cáncer cervical a los 21 años de edad (tabla 28-2). Con la excepción de mujeres infectadas por VIH o quienes desde otros puntos de vista presentan inmunosupresión, las menores de 21 años no deben realizárseles detección, sin

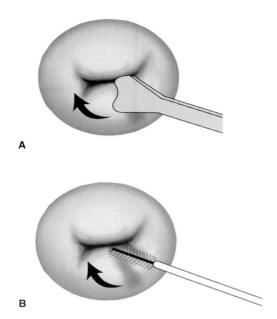

A

B

FIGURA 28-3. Realización de una prueba de Papanicolaou. (**A**) Con espátula. (**B**) Con cepillo endocervical. (Tomada de Bickley LS, Szilagyi P. *Bates' Guide to Physical Examination and History Taking,* 8th ed. Philadelphia, PA: Lippincott Williams & Wilkins; 2003.)

importar la edad de inicio del coito o la presencia de conductas de alto riesgo, recomendación que se predica con base en el hecho de que la mayoría de las infecciones por VPH en este grupo etario es transitoria y se eliminará por sí misma. De manera subsecuente la tasa de cáncer cervical en este grupo es < 1 a 2 casos por año, por 1000000 de mujeres de 15 a 19 años de edad.

Frecuencia y modalidades de la detección: las mujeres de 21 a 29 años de edad deben someterse a detección por citología (Papanicolaou) cada 3 años (tabla 28-2). La opción preferida para mujeres de 30 a 65 años es de detección con Papanicolaou y VPH (codetección), y si ambos son negativos, repetirlos no antes de cada 5 años. La codetección por Papanicolaou y pruebas de VPH tiene 95 a 100% de sensibilidad para NIC III. Si no se dispone de pruebas de VPH, es aceptable la detección con Papanicolaou solo cada 3 años para las mujeres de 30 años de edad y mayores.

TABLA 28-2 Recomendaciones para la detección masiva del cáncer cervical en mujeres de grupos de detección típicos y especiales

	Recomendaciones de detección[a]
Mujeres con riesgo promedio	
< 21 años	No se recomienda detección EXCEPTO si VIH positivo[a] (*véase* más adelante)
21 a 29 años	Solo citología cada 3 años
30 a 65 años	Se prefiere la codetección cada 5 años, con citología y pruebas de VPH HR; es aceptable la citología sola cada 3 años
> 65 años	No se requiere mayor detección si: • Un resultado previo fue adecuado (2 resultados negativos consecutivos de la codetección o 3 resultados negativos consecutivos de citología en los 10 años previos, con el más reciente en el último quinquenio) Y • Sin antecedente de NIC II y NIC III, ni AIS en los últimos 20 años, y sin cáncer cervical en momento alguno
Mujeres en grupos de detección especial	**Recomendaciones de detención**
Histerectomía total	No se necesita mayor detección después de la histerectomía si: • Se extirparon el cuerpo del útero Y el cérvix, Y • No hay antecedente de NIC II y NIC III, sin AIS en los últimos 20 años, y sin cáncer cervical en momento alguno

Antecedente de NIC II/III o mayor, o de AIS	Continuar la detección apropiada para la edad, como se señala antes, durante al menos 20 años tras la regresión espontánea o el tratamiento apropiado de la anormalidad
Vacunadas contra VPH de alto riesgo	La vacunación contra VPH no cambia las recomendaciones de detección
	Seguir las mismas pautas específicas que se recomiendan para la edad en mujeres que no se vacunaron
Con antecedente de exposición intrauterina a DES	El consenso general respalda la detección anual toda la vida por solo citología
VIH positivo o con inmunosupresión desde otros puntos de vista[a]	Inicio de la detección con solo citología:
	• Dentro de 1 año del inicio de la actividad sexual o, si ya se tenía, dentro del primer año después del diagnóstico de infección por VIH, pero cerca de los 21 años
	• Continuar en forma anual hasta que haya 3 resultados negativos y después detección cada 3 años con solo citología hasta los 30 años
	Detección después de los 30 años:
	• Después de 3 resultados negativos de detección anual por citología sola o una codetección negativa, se puede hacer el estudio a las mujeres durante toda su vida por solo citología cada 3 años, y codetección cada 3 años (sin dejar de hacerla a los 65 años)

[a] Refiérase al ACOG Practice Bulletin #168, Detección y prevención del cáncer cervical, para las recomendaciones detalladas de detección y tratamiento de mujeres VIH positivo, de otros grupos especiales y de mayores de 25 años que usan solo pruebas de VPH primarias. NIC, neoplasia intraepitelial cervical; AIS, adenocarcinoma in situ; VPH HR, virus del papiloma humano de alto riesgo; DES, dietilsilbestrol.

Cese de la detección: para las mujeres sin antecedente de un resultado de NIC II/III o mayor en los últimos 20 años, se recomienda una detección adecuada del cáncer cervical antes de que sean evidentes los resultados negativos (tabla 28-2). Se define a la detección adecuada como tres resultados negativos consecutivos de Papanicolaou o dos negativos de la codetección en los últimos 10 años, al considerar que la más reciente corresponda al último quinquenio.

Detección después de la histerectomía total: si una mujer tuvo una histerectomía total (con exéresis del cuerpo y el cérvix uterinos) por indicaciones benignas (como fibromas o hemorragia) y no tiene antecedentes de NIC II, NIC III o una lesión mayor, la detección por Papanicolaou puede interrumpirse en el momento de su histerectomía total. Es importante señalar que aquellas que tuvieron una histerectomía supracervical y aún presentan cérvix integro necesitan continuar la detección por prueba de Papanicolaou apropiada para su edad.

Detección con el antecedente de NIC II/III: estas mujeres presentan un riesgo 2.8 veces mayor de cáncer cervical invasor por hasta 20 años después del tratamiento, motivo por el que deben continuar la detección por un total de 20 años después de la regresión espontánea o por terapéutica, incluso si se extiende hasta después de los 65 años o si la paciente se somete a una histerectomía total (tabla 28-2). Debe hacerse detección por citología (Papanicolaou) solo cada 3 años durante un total de 20.

Detección en poblaciones específicas: las mujeres infectadas por VIH deben ser valoradas para detección por citología sola en el año de inicio de la actividad sexual, o cuando ya la tenían, en el primer año del diagnóstico de la infección por VIH, pero no después de los 21 años de edad (tabla 28-2) y deben continuar con detección durante toda su vida (es decir, no interrumpirla a los 65 años). Las mujeres con infección por VIH < 30 años de edad deben someterse **a detección anual por Papanicolaou solo** (no codetección). Si los resultados son todos negativos, a estas mujeres se les puede hacer **detección cada 3 años con solo frotis de Papanicolaou.** Las mujeres ≥ 30 años de edad infectadas por VIH se pueden someter a detección por solo citología o una codetección. La detección se puede hacer cada 3 años después de la inicial anual normal (refiérase a las guías de ASCCP para los detalles).

No hay estudios importantes que guíen la detección en mujeres con inmunosupresión por causas diferentes al VIH (p. ej., aquellas con trasplante de órganos sólidos). Sin embargo, es razonable seguir las mismas recomendaciones que las propuestas para pacientes con infección por VIH. Las mujeres con antecedentes de **exposición intrauterina al dietilestilbestrol (DES)** deben ser valoradas para detección del cáncer cervical anual por solo citología (tabla 28-2).

Manejo de los estudios de Papanicolaou anormales

Los informes de estudios de Papanicolaou pueden mostrar datos compatibles con material celular normal, cambios inflamatorios, infección, displasia o cáncer. Casi 3.5 millones de mujeres estadounidenses presentan datos anormales del frotis de Papanicolaou cada año, lo que representa casi 5 a 7% de los realizados. En la tabla 28-3 se presentan las principales clases de anomalías epiteliales de las que se informa de acuerdo con el sistema de clasificación de Bethesda del 2001. La American Society for Colposcopy and Cervical Pathology (ASCCP) provee algoritmos extensos escritos y electrónicos para la detección del cáncer cervical y el **manejo de los resultados anormales (www.ASCCP.org)**. Refiérase a ellos para guías terapéuticas más detalladas.

Ocurren anomalías citológicas porque el VPH en replicación activa produce **cambios celulares característicos**, como crecimiento del núcleo, multinucleación, hipercromasia y aclaramiento citoplásmico perinuclear (halos), que se detectan en el frotis de Papanicolaou valorado por citopatología. Estas características citológicas se usan para clasificar un resultado anormal del estudio de Papanicolaou. La resolución de la infección activa por VPH se asocia con la regresión de tales anomalías.

Los cambios celulares atribuidos a la categoría de **células escamosas atípicas (CEA)** pueden representar una respuesta inflamatoria benigna a infecciones o traumatismos, pero también pueden ser precursores de una lesión neoplásica preinvasora. De hecho, se calcula que **10 a 15% de los estudios de Papanicolaou con resultado de CEA corresponden a una displasia grave** por histopatología que debe tratarse. Para diferenciar mejor las pruebas de Papanicolaou con características de aspecto más benigno de aquellas preocupantes en cuanto a una displasia, la categoría de CEA se dividió en dos grupos: **CEA-SI** (células escamosas atípicas de significado indeterminado) y **CEA-H** (células escamosas atípicas, sin poder descartar la lesión intraepitelial de alto grado). En la tabla 28-4 se detalla el tratamiento de las pacientes con resultados de Papanicolaou de CEA-SI.

En las pacientes que reciben un resultado de Papanicolaou de **CEA-H o lesión intraepitelial escamosa de alto grado (LIEAG)** se debe proceder de forma directa a la colposcopia (tabla 28-4). Debido al potencial de ambos adenocarcinomas, cervical y endometrial, las pacientes con un resultado de Papanicolaou de **células glandulares**

■ TABLA 28-3 Principales clases de anomalías de células epiteliales que se encuentran en los estudios de Papanicolaou

CEA-SI: células escamosas atípicas de significado indeterminado
CEA-H: células escamosas atípicas con las que no se puede descartar una lesión intraepitelial escamosa de alto grado
LIEBG: lesión intraepitelial escamosa de bajo grado
LIEAG: lesión intraepitelial escamosa de alto grado (carcinoma *in situ*)
CCE: carcinoma de células escamosas
CGA: células glandulares atípicas

atípicas (CGA) deben someterse a colposcopia con **toma de biopsia endocervical.** Cuando se identifican CGA en pacientes de 35 años de edad y mayores, y aquellas menores de 35 años con factores de riesgo de neoplasia intraepitelial endometrial (NIE) o cáncer de endometrio, también deben ser objeto de **biopsia endometrial** (tabla 28-4).

▣ **TABLA 28-4** Manejo de los resultados de estudios de Papanicolaou anormales	
Mujeres de 21 a 24 años de edad	
CEA-SI, LIEBG	Repetir la prueba en 12 meses (se prefiere), pruebas de HPV reflejas aceptables solo para CEA-SI → si es negativa, regresar a la detección sistemática; si es positiva, repetir la citología en 12 meses
CEA-H, LIEAG, CGA	Colposcopia con biopsias cervicales si están indicadas; NO es aceptable la exéresis eléctrica con asa inmediata
Mujeres ≥ 25 años de edad	
Papanicolaou NLIC, positivas para VPH de alto riesgo (30 años y mayores)	Repetir la codetección en 1 año (aceptable) u obtener la tipificación de ADN de VPH (preferible)
	Si VPH 16 y 18 negativos, repetir la codetección en 1 año
	Si VPH 16 o 18 positivos, entonces colposcopia con biopsia cervicales, si está indicada
CEA-SI, sin pruebas de VPH de alto riesgo	Repetir la citología en 1 año (aceptable) O pruebas de VPH (preferible), y después proceder como se indicó antes
CEA-SI, con resultado negativo de pruebas de VPH de alto riesgo	Repetir la codetección en 3 años
CEA-SI, positivas para VPH de alto riesgo	Colposcopia y biopsias cervicales, si están indicadas
LIEBG, con estado de VPH HR que se desconoce	Colposcopia y biopsias cervicales, si están indicadas

(Continúa)

■ **TABLA 28-4** Manejo de los resultados de estudios de Papanicolaou anormales (*Continuación*)	
LIEBG, con VPH HR negativos (de 30 años y mayores)	Repetir la codetección en 1 año (preferible) O colposcopia con biopsias cervicales, si está indicada (aceptable)
LIEBG con VPH HR positivos	Colposcopia y biopsias cervicales, si están indicadas
CEA-H	Colposcopia y biopsias cervicales, si están indicadas
LIEAG	Colposcopia y biopsias cervicales, si están indicadas; también es aceptable el asa diatérmica inmediata
CCE	Colposcopia, detección de VPH, y biopsias cervicales, así como CCB potencial, para descartar microinvasión
CGA	Colposcopia, detección de VPH, biopsias cervicales, biopsias endocervicales Y biopsia endometrial en mujeres de 35 años o mayores y aquellas con factores de riesgo de hiperplasia endometrial, NIE y cáncer endometrial

CCB, conización con bisturí; NIE, neoplasia intraepitelial endometrial; NLIC, negativas para lesiones intraepiteliales o cáncer.

Pruebas de VPH

Se recomienda que las mujeres de 25 años de edad y mayores con un resultado de CEA-SI se estudien de inmediato en cuanto la presencia de subtipos de VPH de alto riesgo, proceso que se conoce como **pruebas de VPH reflejas**. Los resultados de VPH se agregan a la interpretación inicial del Papanicolaou, lo que elimina la necesidad de que la paciente regrese para repetirlo y permite al médico predecir su riesgo de una lesión de alto riesgo con más precisión y dirigir mejor el plan de atención. **Las pruebas de VPH no deben hacerse en mujeres de 21 a 24 años de edad.**

Si una mujer con Papanicolaou **de CEA-SI resulta positiva para un tipo de VPH de alto riesgo** debe ser valorada por colposcopia (tabla 28-4) durante la que se hace biopsia dirigida, si está indicada. Sin embargo, si la paciente con una prueba de **Papanicolaou de CEA-SI tiene resultado negativo para tipos de VPH de alto riesgo**, debe ser objeto de una codetección repetida en 3 años.

Para mujeres de 30 años de edad y mayores a quienes se hace detección por Papanicolaou y VPH de alto riesgo, un resultado **de Papanicolaou normal y con VPH de alto riesgo positivo** deben ser objeto de seguimiento por repetición de ambas en 12 meses. Si cualquier resultado es anormal entonces se hará colposcopia. Por el contrario, en instalaciones donde se dispone de tipificación específica de VPH, una paciente ≥ 30 años de edad con **Papanicolaou normal y resultado de detección positivo para VPH de alto riesgo, puede subtipificarse en cuanto si se trata de las variedades 16 y 18.** Si resulta positiva para alguna de éstas se realizará colposcopia. Si es negativa para ambas deben repetirse las pruebas de Papanicolaou y VPH de detección en 1 año y tratarse con colposcopia si cualquiera resulta anormal. Las pruebas de los VPH de alto riesgo no se recomiendan para las CEA-H, lesión intraepitelial escamosa de bajo grado (LIEBG) y LIEAG, porque casi todas estas lesiones resultarán positivas para tipos de VPH de alto riesgo.

Por fortuna muchas anomalías epiteliales que se encuentran en estudios de Papanicolaou **regresarán a la normalidad** en 6 meses a 2 años. Algunas de las anomalías persistirán en su grado actual y el resto avanzará hacia otras más graves o el cáncer cervical (tabla 28-5). Las lesiones de CEA y LIEBG suelen representar una infección transitoria por VPH, de modo que la mayoría remitirá de manera espontánea con el transcurso del tiempo. Sin embargo, las lesiones de LIEAG tienen más probabilidad de vincularse con la infección persistente y progresión al cáncer. Por lo tanto, en las pacientes con **un resultado de Papanicolaou de CEA-H o LIEAG se debe proceder de manera directa a la colposcopia** (tabla 28-4).

COLPOSCOPIA Y BIOPSIA CERVICAL

Una vez que se hizo el diagnóstico *citológico* de anomalías epiteliales por la prueba de Papanicolaou, se requiere un estudio *histopatológico* para hacer el de displasia cervical o cáncer, lo que se puede lograr por **colposcopia con biopsias dirigidas** para determinar la gravedad de la displasia e identificar cualquier carcinoma invasor, en su caso. La colposcopia aporta una vista con aumento del cérvix y cuando está bajo tinción con ácido acético permite identificar mejor las lesiones. Los cambios quizás incluyan **epitelio acetoblanco, mosaicismo, puntilleo y vasos atípicos** (fig. 28-4), lesiones que deben ser objeto de biopsia con envío de los especímenes para el diagnóstico histopatológico definitivo.

La displasia cervical se clasifica como NIC I (leve), NIC II (moderada) o NIC III (grave), según la profundidad de afección del epitelio en la biopsia (fig. 28-2). El plan de tratamiento se determina después por el grado de displasia cervical. En general, las lesiones de NIC I se pueden vigilar sin tratamiento. Si la NIC I comprobada por biopsia persiste más de 2 años debe considerarse su exéresis quirúrgica. Debido a su potencial de progresar a cáncer cervical, las NIC II y NIC III suelen tratarse por exéresis quirúrgica.

Tratamiento de la displasia cervical

Por lo general la NIC I se vigila con repetición de la prueba de Papanicolaou o codetección en 1 año, lo que depende de la edad de la paciente. Si cualquiera de éstas resulta anormal, debe ser objeto de repetición de la colposcopia con biopsia, si está indicada. Si la prueba de Papanicolaou o la codetección repetida resulta negativa la detección apropiada para la edad se repite en 3 años más.

En las mujeres con NIC I que persiste durante más de 2 años, o aquellas con NIC II, se recomienda la **ablación de la ZT** por crioterapia o láser, o pueden ser objeto del procedimiento de exéresis electroquirúrgica con asa (PEEA)/exéresis de la zona de transformación con asa grande (EZTAG). Una alternativa terapéutica en mujeres jóvenes (de 21 a 24 años de edad) con NIC II es la vigilancia por colposcopia y estudios de Papanicolaou cada 6 meses durante 24 meses.

Las mujeres con NIC III se tratan por exéresis quirúrgica. Por lo general se hacía conización con bisturí (CCB), en la que se retiraba una porción cónica del estroma cervical y el conducto endocervical (fig. 28-5). La CCB ya no es el estándar de atención para la NIC, más bien se reserva para cuando hay preocupación por un cáncer. La PEEA o EZTAG ahora se realiza con más frecuencia para tratar las NIC II y NIC III (fig. 28-6A).

Por PEEA, asa, y EZTAG se hace referencia al mismo procedimiento, que implica el retiro de un fragmento cónico del cérvix (conización) con un asa de alambre fino mediante cauterización o láser (fig. 28-6A). La PEEA se puede hacer como procedimiento de consultorio, bajo anestesia local o en el quirófano.

En la tabla 28-6 se describe el medio sugerido de exéresis quirúrgica de la NIC con base en las características de la lesión o la paciente. Para las lesiones pequeñas confinadas al ectocérvix el medio más frecuente es la **exéresis por PEEA de consultorio,** aunque se puede usar crioterapia o láser. Las lesiones que afectan al endocérvix suelen tratarse por **CCB o una PEEA en dos etapas,** para permitir extraer más endocérvix; la primera para retirar el ectocérvix y después una segunda, más pequeña y profunda, para retirar una porción del conducto endocervical, lo que también se conoce como "sombrero de copa", porque el defecto resultante en el cérvix tiene ese aspecto. Las lesiones que son grandes, multifocales o las que afectan a la vagina suelen tratarse en combinación con **ablación con láser,** lo que permite un retiro más preciso de solo el tejido anormal y menos cérvix normal.

En general, las operaciones de exéresis cervical retiran tejido sin causar daño extenso al estroma del cérvix, aunque todavía puede ocurrir cicatrización patológica del conducto endocervical. La estenosis cervical, la insuficiencia cervical, la infección o la hemorragia son complicaciones raras. La tasa de persistencia es

TABLA 28-5 Historia natural de las lesiones intraepiteliales cervicales				
Grado	**Regresión espontánea (%)**	**Persistencia en el mismo grado**	**Progresión a NIC III**	**Progresión al cáncer invasor**
NIC I	60	30	10	< 1
NIC II	40	35	20	5
NIC III	30	50	N/A	12 a 22

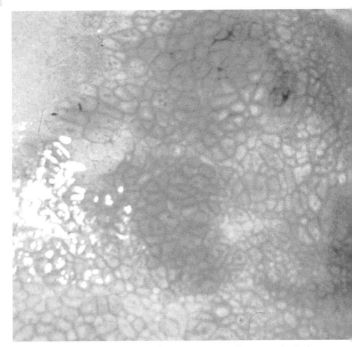

FIGURA 28-4. Vista colposcópica del cérvix. Las anomalías mostradas incluyen epitelio acetoblanco, puntilleo y patrón de mosaico. (Tomada de Rubin E, Farber JL. *Pathology,* 3rd ed. Philadelphia, PA: Lippincott Williams & Wilkins; 1999.)

de cerca de 4% para NIC II y NIC III, y la de recurrencia de 10 y 15%, respectivamente. Después de la exéresis cervical las pacientes con bordes quirúrgicos negativos deben seguirse por codetección 12 y 24 meses después del tratamiento. Si se identifican NIC II o III en el borde quirúrgico, se hace citología y biopsia endocervical a los 4 a 6 meses postratamiento. Si los resultados permanecen normales, la paciente puede regresar para detección sistemática durante al menos 20 años (tabla 28-2).

CÁNCER CERVICAL

PATOGENIA

Los VPH oncogénicos (de alto riesgo) son causa de la neoplasia intraepitelial y el cáncer cervicales. Los tipos de VPH de alto riesgo también tienen un vínculo sólido con el cáncer de vulva y vagina en mujeres, el de pene en hombres, y del ano, la boca y la garganta en ambos sexos. El VPH se disemina por contacto piel con piel, que incluye la actividad sexual vaginal, anal y oral.

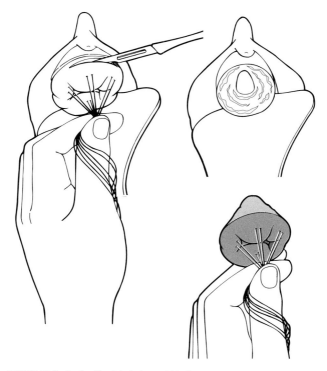

FIGURA 28-5. Conización del cérvix con bisturí.

■ **TABLA 28-4** Diversas opciones de exéresis quirúrgica con base en las características de la lesión o la paciente	
Características	*Procedimiento sugerido*
Confinada al ectocérvix	PEEA[a]
Con afección del endocérvix	PEEA en dos etapas o CCB
Lesión grande	Conización con láser
Con afección de la porción alta de la vagina	Conización con láser

[a] La crioterapia es aceptable si la lesión es pequeña, limitada a NIC I o NIC II, y sin afección endocervical.
CCB, conización con bisturí.

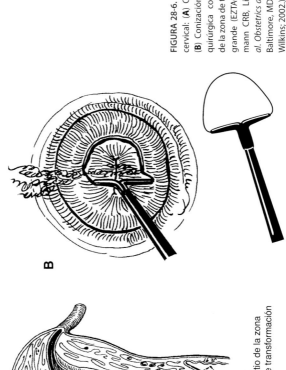

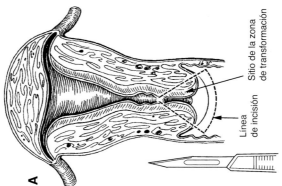

FIGURA 28-6. Métodos de conización cervical: (**A**) Conización con bisturí. (**B**) Conización por exéresis electroquirúrgica con asa (PEEA)/exéresis de la zona de transformación con asa grande (EZTAG). (Tomada de Beckmann CRB, Ling FW, Laube DW, *et al. Obstetrics and Gynecology*, 4th ed. Baltimore, MD: Lippincott Williams & Wilkins; 2002.)

Sitio de la zona
de transformación

Línea
de incisión

A

B

El 66% de los cánceres cervicales es causado por los **tipos VPH 16 y 18,** aunque hay más de 15 serotipos que lo pueden hacer. Si bien el VPH se encuentra en 99% de los cánceres cervicales, la mayoría de las mujeres con infección por VPH *no* los presentará, debido a que 90% de esas infecciones se resuelve por sí mismo en aquellas con sistemas inmunitarios intactos. En el pequeño número de casos de infección persistente ocurre la transformación de displasia a cáncer cervical durante el transcurso de años a décadas, lo que hace posible la detección y el tratamiento de las mujeres con atención médica sistemática.

El **carcinoma de células escamosas (CCE)** contribuye con 80 a 90% de los cánceres cervicales. La mayoría de los CCE ocurre en la **zona de transformación**, donde el endocérvix se une con el exocérvix. Las vías de metástasis más frecuentes son de extensión directa (fig. 28-7). El **adenocarcinoma** contribuye con la mayor parte de 10 a 20% restante de

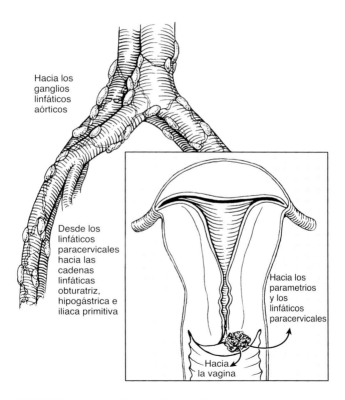

Hacia los ganglios linfáticos aórticos

Desde los linfáticos paracervicales hacia las cadenas linfáticas obturatriz, hipogástrica e ilíaca primitiva

Hacia los parametrios y los linfáticos paracervicales

Hacia la vagina

FIGURA 28-7. Patrones de diseminación del carcinoma cervical.

cánceres cervicales y se desarrolla a partir de las células glandulares productoras de moco del endocérvix. Un tipo de adenocarcinoma es el de carcinoma de células claras, que está relacionado con **la exposición intrauterina a DES**. Casi todos los cánceres cervicales son CCE o adenocarcinomas. Muy rara vez se pueden encontrar sarcomas, melanomas o linfomas cervicales.

EPIDEMIOLOGÍA

De acuerdo con la American Cancer Society, cada año se diagnostican alrededor de **13 000 nuevos casos** de cáncer cervical invasor en Estados Unidos, lo que lleva a un cálculo de **4 100 muertes**. La mayoría de estas mujeres nunca fueron objeto de detección del cáncer cervical o recibieron una prueba inadecuada en los 5 años previos al diagnóstico. La detección sistemática por prueba de Papanicolaou combinada con la tipificación de VPH disminuye 90% el riesgo de cáncer cervical de las mujeres. Durante los últimos 30 años disminuyeron por más de 50% las muertes por cáncer cervical en mujeres estadounidenses.

De las mujeres con cáncer cervical 50% es objeto de dicho **diagnóstico entre los 35 y 55 años de edad**. La media de edad del diagnóstico es 52 años y la promedio de 45. Solo **0.1 % de los cánceres cervicales ocurre antes de los 20 años de edad**, lo que representa menos de 1 a 2 casos por año por 1 000 000 mujeres de 15 a 19 años. Si bien 15% de cánceres cervicales ocurre en mujeres mayores de 65 años, rara vez se presenta en aquellas que fueron objeto de pruebas de Papanicolaou sistemáticas antes de esa edad.

En Estados Unidos los CDC comunicaron que las mujeres latinas tienen el máximo riesgo de cáncer cervical, seguidas por las afroamericanas, caucásicas y asiáticas y de las islas del Pacífico. Las mujeres nativas de Alaska y el resto de Estados Unidos tienen el riesgo más bajo de cáncer cervical.

FACTORES DE RIESGO

Como se señaló, la **infección por VPH de alto riesgo**, en especial por los serotipos 16, 18, 31 y 45, constituye el factor de riesgo más importante de cáncer y displasia cervicales, y el **tabaquismo de cigarrillos** también lo es del primero. Las **mujeres que fuman** tienen el doble de probabilidad de presentar cáncer cervical que las que no lo hacen. El mecanismo postulado de acción incluye el impacto epigenético de productos secundarios del tabaco en las células productoras de moco del endocérvix y de la inmunosupresión relacionada con su humo.

Asimismo, las pacientes con **inmunosupresión**, como aquellas con trasplantes de órganos sólidos y las tratadas con corticoesteroides, tienen mayor riesgo de cáncer cervical. En general, las mujeres con un sistema inmunitario intacto suprimirán el VPH en 12 a 18 meses. Esta capacidad de eliminar la infección por VPH disminuye en quienes presentan inmunosupresión. De manera similar, aquellas con **infección por VIH** mal estabilizada (elevadas cargas virales y cifras bajas de linfocitos CD4) tienen una mayor persistencia, progresión y recurrencia de la enfermedad. De hecho, se considera al cáncer cervical como una enfermedad que define al SIDA.

Otros factores de riesgo potenciales para el cáncer cervical incluyen la **infección por clamidias,** anterior o actual, la exposición intrauterina al DES y el uso a largo plazo (> 5 años) de anticonceptivos orales. El riesgo de cáncer cervical en usuarias de **píldoras anticonceptivas orales** (PAO) es normal en los 10 años que siguen al cese de estos fármacos. Las mujeres con **tres o más embarazos a término** y quienes presentaron su primero de este tipo antes de los 17 años de edad tienen el doble de probabilidad de desarrollar cáncer cervical. Aunque no se ha definido la etiología, las mujeres con **antecedentes familiares** (madre o hermana) de cáncer cervical tienen dos a tres más probabilidades de desarrollarlo.

MANIFESTACIONES CLÍNICAS

Si bien la prueba de Papanicolaou ha mostrado ser un método de detección excelente para la displasia cervical, algunas pacientes aún no son objeto de ella de manera sistemática y en ocasiones se presentan al médico con etapas avanzadas de cáncer cervical. La etapa temprana de la enfermedad suele ser **asintomática.** Cuando hay síntomas, el más frecuente es la **hemorragia poscoito.** Otros signos y síntomas que acompañan al cáncer cervical incluyen cualquier **hemorragia vaginal anormal,** secreción acuosa, dolor pélvico o compresión, y síntomas rectales o de vías urinarias. A la exploración con espéculo se puede visualizar una lesión o masa cervical sangrante friable, con posible invasión de la parte alta de la vagina. En casos avanzados la exploración bimanual revela una masa cervical o lesiones invasoras en la porción alta de la vagina o en el fondo de saco.

VALORACIÓN DIAGNÓSTICA

Las pruebas de Papanicolaou no son suficientes para diagnosticar el cáncer, lo que se hace solo por **biopsia de tejidos.** Si se encuentra un resultado anormal de Papanicolaou deben hacerse colposcopia y biopsia cervicales. A continuación suele realizarse una conización PEEA o con bisturí para descartar una enfermedad microinvasora (figs. 28-5 y 28-7). Si la exploración física es anormal se puede hacer ultrasonografía o tomografía computarizada (TC) para confirmar los hallazgos y definir la extensión de la enfermedad.

CLASIFICACIÓN CLÍNICA POR ETAPAS

El cáncer cervical es el único ginecológico que aún **se clasifica por clínica** (tabla 28-7 y fig. 28-7), más que en forma quirúrgica. Esto se debe en gran parte al hecho de que constituye la causa principal de muerte por cáncer en las mujeres de países en desarrollo, donde no se tiene fácil disponibilidad de muchos recursos de diagnóstico. La clasificación clínica por etapas implica la valoración de la paciente en cuanto a la invasión de estructuras adyacentes y la afección metastásica (figs. 28-7 y 28-8). La exploración bajo anestesia, la radiografía de tórax, la cistoscopia, la proctoscopia, la pielografía intravenosa (PIV) y el enema de bario son **herramientas de diagnóstico aceptables** para la clasificación del cáncer cervical. Se pueden usar resonancia magnética y TC para definir la extensión de la afección, pero no para determinar la etapa de la enfermedad. De manera similar, una vez que se asignó la etapa, ésta no cambia con base en los hallazgos transoperatorios o su progresión.

■ TABLA 28-7 Clasificación del carcinoma del cérvix uterino de la FIGO

Etapa	Datos clínicos/histopatológicos
I	**El carcinoma se confina de manera estricta al cérvix (debe descartarse su extensión al cuerpo del útero)**
Ia	El cáncer invasor se identifica solo por microscopia. Todas las lesiones macroscópicas, incluso con invasión superficial, corresponden a cánceres de etapa Ib. La invasión se limita a la del estroma, medida con una profundidad máxima de 5.0 mm y con una anchura no mayor de 7.0 mm[a]
Ia-1	Invasión medida del estroma no mayor de 3.0 mm en profundidad y no más ancha de 7.0 mm
Ia-2	Invasión medida del estroma mayor de 3.0 mm y no mayor de 5.0 mm ni más ancha que 7.0 mm
Ib	Lesiones clínicas confinadas al cérvix o preclínicas mayores que la etapa Ia
Ib-1	Lesiones clínicas no mayores de 4.0 cm de diámetro
Ib-2	Lesiones clínicas mayores de 4.0 cm de diámetro
II	**El carcinoma se extiende más allá del cérvix, pero no ha alcanzado la pared pélvica. Afecta a la vagina, pero no hasta su tercio inferior**
IIa	No hay afección obvia de los parametrios
IIa-1	Lesión clínicamente visible ≤ 4.0 cm en su diámetro máximo
IIa-2	Lesión clínicamente visible > 4.0 cm en su diámetro máximo
IIb	Afección parametrial obvia
III	**El carcinoma ya se extendió a la pared pélvica. Al tacto rectal no hay espacio libre entre el tumor y la pared pélvica** **El tumor afecta al tercio inferior de la vagina** **Se incluyen todos los casos con hidronefrosis o riñón no funcional, a menos que se sepa que se deben a otras causas**
IIIa	Sin extensión a la pared pélvica

(Continúa)

■ **TABLA 28-7** Clasificación del carcinoma del cérvix uterino de la FIGO (*Continuación*)	
IIIb	Extensión a la pared pélvica o hidronefrosis o riñón no funcional o todas las anteriores
IV	**El carcinoma se extendió más allá de la pelvis verdadera o afectó la mucosa de la vejiga o el recto por clínica. Un edema buloso como tal no permite asignar un caso a la etapa IV**
IVa	Diseminación de la proliferación a los órganos adyacentes
IVb	Diseminación a órganos distantes.

^a La profundidad de invasión debe ser no mayor de 5 mm a partir de la base del epitelio del que se origina, ya sea superficial o glandular. La afección del espacio vascular, venosa o linfática, no debe modificar la etapa de clasificación.

La etapa I se confina al cérvix (tabla 28-7 y fig. 28-7). La etapa II se extiende más allá del cérvix, pero no hasta las paredes pélvicas o el tercio inferior de la vagina. La etapa III se extiende a las paredes laterales de la pelvis o el tercio inferior de la vagina. La etapa IV se define como la extensión más allá de la pelvis, la invasión a estructuras locales, incluidas vejiga o recto, o las metástasis distantes.

TRATAMIENTO

Enfermedad microinvasora

En el caso del carcinoma microinvasor (etapas I a IA1 sin invasión del espacio linfovascular [IELV]), el estándar de atención es la **histerectomía simple**. Un cono con bisturí puede ser un tratamiento adecuado si la paciente desea conservar la fertilidad (tabla 28-8).

Enfermedad temprana

La enfermedad temprana (etapas IA1 con IELV a IIA2) puede tratarse por radioterapia o histerectomía radical (con disección bilateral de los ganglios linfáticos pélvicos) (tabla 28-8). Además de extirpar el útero, en la histerectomía radical también se extraen los parametrios, la cúpula vaginal, el complejo de ligamentos uterosacros/cardinales y los vasos y ganglios linfáticos locales. Para la enfermedad temprana tanto la histerectomía radical como la radioterapia conllevan tasas de recurrencia y supervivencia similares. La selección del tratamiento depende de la edad de la paciente, su capacidad de tolerar la intervención quirúrgica y la proximidad a las instalaciones de radioterapia. Las pacientes jóvenes, sanas desde otros puntos de vista, a menudo se tratan por intervención quirúrgica para conservar la función ovárica, que disminuiría o desaparecería con la radioterapia.

Enfermedad avanzada

Para las lesiones más avanzadas (etapas IIb a IV) que se han diseminado a la pared pélvica lateral o más allá (fig. 28-8), el tratamiento es de

CLASIFICACIÓN POR ETAPAS DEL CARCINOMA CERVICAL		
El cáncer se confina al cérvix y se identifica sólo por microscopia, con invasión de hasta 5.0 mm y ancho de hasta 7.0 mm		• Etapa Ia-1: hasta 3.0 mm de profundidad y 7.0 mm de ancho • Etapa Ia-2: profundidad de 3.1 a 5.0 mm y hasta 7.0 mm de ancho
Etapa Ia		
Afección de los dos tercios superiores de la vagina, pero sin datos de invasión parametrial	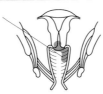	
Etapa IIa		
Afección del tercio inferior de la vagina, pero no hasta la pared pélvica si se invaden los parametrios		
Etapa IIIa		
Extensión fuera del aparato reproductor con afección de la mucosa de la vejiga o el recto	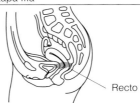	Recto
Etapa IVa		

FIGURA 28-8. Clasificación del carcinoma cervical por etapas.

CLASIFICACIÓN POR ETAPAS DEL CARCINOMA CERVICAL

El cáncer se confina al cérvix y es mayor que el de la etapa Ia-2 O se asocia con una lesión visible

- Etapa Ib-1: hasta 4.0 cm de diámetro del tumor cervical

- Etapa Ib-2: > 4.0 cm de diámetro del tumor cervical

Etapa Ib

Infiltración de los parametrios, pero no hasta la pared lateral

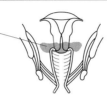

Etapa IIb

Uréter

Obstrucción de la unión ureteral por el tumor

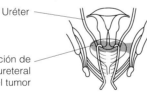

Extensión a la pared pélvica lateral o hidronefrosis o riñón no funcionante (a menos que se sepa atribuible a otras causas)

Etapa IIIb

Metástasis distantes que incluyen las supraclaviculares, cerebrales, subcutáneas o pulmonares

Etapa IVb

■ **TABLA 28-8** Tratamiento del cáncer cervical por etapa de invasión		
Grado	*Etapa*	*Tratamiento*
Microinvasión	I a IA1 (sin IELV)	CCB o histerectomía simple
Enfermedad temprana	IA1 (con IELV) a IIA2	Histerectomía radical o radiación
Enfermedad avanzada	IIB a IV	Quimioirradiación[a]

[a] Radiación de haz externo, quimioterapia con base en cisplatino y radiación intracavitaria.
IELV, invasión del espacio linfovascular.

quimioirradiación. Se usan ambas, radiación de haz externo e intracavitaria, en combinación con quimioterapia a base de cisplatino. Las metas de la quimioirradiación son erradicar la enfermedad local y prevenir las metástasis. Este esquema de tratamiento combinado ha llevado a una prolongación significativa de la supervivencia sin enfermedad, en comparación con la radioterapia sola.

Enfermedad recurrente

Cuando el cáncer cervical recurre en una paciente tratada al inicio solo por cirugía se puede usar **radioterapia** para las recurrencias. Cuando el cáncer recurre en la paciente tratada antes por radiación se puede usar el tratamiento quirúrgico por **exenteración pélvica** si la recurrencia es de ubicación central. La exenteración implica el retiro de todos los órganos pélvicos, incluidos útero, trompas, ovarios, vagina, vejiga, las porciones ureterales distales, el recto, el colon sigmoides, los músculos del piso pélvico y los ligamentos de sostén. La supervivencia a 5 años después de la exenteración es de casi 50%.

Cuidados paliativos

Se puede usar la radioterapia paliativa con haz externo o intracavitaria para resolver la hemorragia o tratar el dolor. También puede usarse

■ **TABLA 28-9** Tasas de supervivencia totales a 5 años del cáncer cervical por etapa	
Etapa	*Tasa de supervivencia a 5 años (%)*
0	93
I	80 a 93
II	58 a 63
III	32 a 35
IV	15 a 16

quimioterapia con cisplatino para los cuidados paliativos.

PRONÓSTICO

Cuando el cáncer cervical se detecta en etapa temprana la tasa de supervivencia total a 5 años se calcula de 93% (etapa 0 = 93%, etapa IA = 93%, etapa IB = 80%). Sin embargo, decrece conforme la etapa en el momento del diagnóstico es mayor. En la tabla 28-9 se incluyen las tasas de supervivencia totales del cáncer cervical por etapa.

PUNTOS CLAVE

- El cáncer cervical es la principal causa de muerte oncológica de las mujeres de países en desarrollo.

- El VPH es el agente causal de la NIC y el cáncer cervical. Los tipos de VPH 16, 18, 31 y 45 se consideran de alto riesgo.

- Las pruebas de VPH se pueden usar en el diagnóstico y la vigilancia de la NIC y el cáncer cervical. La vacunación contra el VPH puede proteger contra algunas infecciones por este virus, lo que así previene hasta 97% de los cánceres cervicales.

- Las pruebas regulares por Papanicolaou y VPH de alto riesgo pueden disminuir el riesgo de cáncer cervical de una mujer en 90%.

- Las pruebas de Papanicolaou regulares deben iniciarse a los 21 años de edad, sin importar el inicio de la actividad sexual. Después se deben repetir cada 3 años hasta los 29 años de edad.

- La detección en mujeres de 30 años de edad y mayores debe incluir Papanicolaou y pruebas de VPH cada 5 años (se prefiere).

- Si no se dispone de pruebas de VPH se puede usar solo el Papanicolaou para la detección cada 3 años (aceptable).

- Para mujeres sin antecedente de NIC II/III o mayor la detección por Papanicolaou se puede interrumpir después de los 65 años de edad.

- Las mujeres con antecedente de NIC II/III o mayor deben continuar con detección sistemática durante al menos 20 años después del diagnóstico de NIC II/III y su tratamiento. También pueden interrumpir la vigilancia sistemática entonces o a los 65 años, lo que ocurra primero.

- Las mujeres que fueron objeto de histerectomía total (con retiro del cérvix) por indicaciones benignas y no tienen antecedente de NIC II/III o mayor pueden interrumpir la detección sistemática por Papanicolaou en el momento de la histerectomía.

- Las mujeres con antecedente de NIC II/III y que se someten a histerectomía total deben continuar con vigilancia por Papanicolaou vaginal sistemático durante al menos 20 años

- después del diagnóstico de NIC II/III y su tratamiento. También pueden interrumpir la vigilancia sistemática en ese momento o a los 65 años, lo que ocurra después.

- Las pruebas de Papanicolaou se clasifican como negativas para lesiones intraepiteliales o cáncer (NLIC), o con células escamosas atípicas (CEA-SI y CEA-H), LIEBG, LIEAG o CCE.

- Las pruebas de Papanicolaou con CEA-H y LIEAG deben valorarse por colposcopia y biopsias dirigidas al igual que las pruebas de Papanicolaou con CEA-SI positivas para tipos de alto riesgo de VPH.

- Las mujeres con Papanicolaou normal, pero detección positiva de VPH de alto riesgo, pueden repetir ambos estudios en 1 año o, si es posible, hacer la subtipificación de VPH 16 y 18 y, si cualquiera está presente, proceder a la colposcopia. Si ambos son negativos se pueden repetir las pruebas de Papanicolaou y VPH en 1 año.

- La NIC I refleja anomalías del tercio basal de las células epiteliales del cérvix. Estos cambios en potencia pueden llevar al cáncer, pero una alta cifra (70%) remitirá de manera espontánea.

- En general, las pacientes con biopsias que muestran NIC I se pueden vigilar con pruebas repetidas en 12 meses y 3 años, antes de regresar a la detección sistemática.

- Las mujeres con NIC II y NIC III, según biopsia, requieren tratamiento de exéresis quirúrgica, por lo general con asa/PEEA/EZTAG. Las jóvenes con NIC II pueden mantenerse en observación por Papanicolaou y colposcopia cada 6 meses por hasta 24 meses.

- Las complicaciones de la conización cervical incluyen hemorragia e infección y, con mucho menor probabilidad, estenosis o insuficiencia cervicales.

- Los VPH de alto riesgo constituyen el factor de riesgo más importante para el cáncer cervical. Otros factores de riesgo importantes incluyen el tabaquismo y la inmunosupresión.

- La mayoría de las pacientes con cáncer cervical cursa asintomática. Cuando se presentan síntomas, estos pueden incluir hemorragia poscoito, dolor pélvico y secreción vaginal acuosa.

- El diagnóstico de cáncer cervical requiere una biopsia de tejido. A menudo se hace una conización cervical con PEEA o CCB para descartar microinvasión y como tratamiento directo.

- El cáncer cervical se clasifica por etapas en forma clínica. La enfermedad tempana se trata por radiación o histerectomía radical. La más avanzada se trata por quimioirradiación.

- Las tasas de supervivencia a 5 años del cáncer cervical varían de 80 a 93% para la etapa I, y de 15 a 16% para la IV.

CASOS CLÍNICOS

CASO 1

Una mujer de 25 años de edad G1P1 acude para colposcopia por un Papanicolaou con lesión intraepitelial escamosa de bajo grado (LIEBG) en el mes previo. Hace 3 años su resultado era normal. Inició actividad sexual a los 16 años de edad y ha tenido cinco compañeros, con infecciones por clamidias y verrugas vulvares anteriores, ambas tratadas y resueltas. Fuma alrededor de 10 cigarrillos/d desde los 15 años. Utiliza medroxiprogesterona de depósito como anticoncepción. Su madre murió el año pasado a los 44 años de edad por cáncer cervical.

1. ¿Cuáles son sus factores de riesgo de NIC?
   a. 16 años de edad al inicio de la actividad sexual
   b. Cinco compañeros sexuales
   c. Antecedente de clamidia
   d. Tabaquismo de 15 cigarrillos al día
   e. Todas las anteriores

2. Se hace colposcopia y se visualiza una lesión acetoblanca en el cérvix, sin puntilleo. La biopsia de la lesión confirma NIC I, compatible con cambios por VPH. ¿Qué se recomienda como tratamiento?
   a. Imiquimod
   b. Un procedimiento de exéresis con asa electroquirúrgica (PEEA)
   c. Prueba de VPH en 1 año
   d. Repetir el Papanicolaou en 12 meses

   e. Repetir la colposcopia en 12 meses y, después, regresar a la detección sistemática

3. Regresa en 1 año y su Papanicolaou resulta con CEA-SI, pero el resultado de su prueba refleja de VPH es positivo. Acude a colposcopia y a la exploración se observa una lesión acetoblanca densa en el labio anterior del cérvix, en la zona de transformación (ZT). Se puede visualizar con facilidad toda la unión escamocilíndrica (UEC). La biopsia de esta lesión tiene informe de NIC II. ¿Cuál es la siguiente recomendación?
   a. Repetir la prueba de Papanicolaou en 1 año
   b. Repetir la prueba de Papanicolaou y colposcopia en 6 meses
   c. Exéresis o ablación de ZT
   d. Conización con bisturí
   e. Histerectomía simple

CASO 2

Una mujer de 30 años de edad G0 acude a su exploración anual y expresa que planea embarazarse en algún momento del siguiente año. Fue objeto de un procedimiento de PEEA hace 7 años en otro lugar por displasia moderada, NIC II. Declara que sus pruebas de Papanicolaou han sido negativas desde la PEEA y la última fue hace 3 años, pero no se cuenta con registros que documenten tales resultados.

1. ¿Cuál es la detección recomendada del cáncer cervical en esta paciente si se asume que dio información precisa?
   a. Prueba de Papanicolaou cada 6 meses
   b. Prueba de Papanicolaou y colposcopia cada 6 meses
   c. Prueba de Papanicolaou cada 3 años
   d. Prueba de Papanicolaou y VPH de alto riesgo cada 5 años
   e. Colposcopia

2. Su Papanicolaou señala lesión intraepitelial escamosa de alto grado (LIEAG) y presenta positividad de la prueba de VPH de alto riesgo. Se le envía a colposcopia. Después de la aplicación de ácido acético se visualiza una zona grande, densa, blanca, con mosaico y vasos, que abarca todo el labio anterior del cérvix y se extiende al conducto endocervical. Se obtiene una biopsia de la zona y se hace un legrado endocervical. El informe de histopatología de la biopsia y el LEC es de NIC III en ambos. ¿Qué tratamiento se recomienda?
   a. PEEA en el consultorio
   b. Crioterapia en el consultorio
   c. PEEA en el quirófano
   d. Histerectomía simple
   e. Histerectomía radical

3. ¿Cuáles son las complicaciones potenciales de los procedimientos de exéresis quirúrgica del cérvix?
   a. Estenosis o insuficiencia cervical, infección y hemorragia
   b. Estenosis cervical, infertilidad, infección y hemorragia
   c. Insuficiencia cervical, infección de pólipos cervicales y amenorrea
   d. Vaginitis y hemorragia
   e. No hay complicaciones conocidas

CASO 3

Una mujer de 21 años de edad acude a la clínica de colposcopia por el informe de LIEAG y displasia moderada en su estudio de Papanicolaou en la clínica de medicina familiar. Es una fumadora cuantiosa y ha tenido cuatro compañeros sexuales en su vida. Presenta pruebas de ITS negativas en su exploración anual y ninguna otra manifestación.

1. ¿Cuál es el tratamiento recomendado?
   a. Repetir el Papanicolaou con pruebas de VPH y citarla a los 21 años de edad para repetir la citología
   b. Prueba de Papanicolaou en 1 año
   c. Prueba de VPH en 1 año

    d. Colposcopia con biopsia
    e. PEEA de inmediato

2. Ella ha recibido mucha información acerca de las infecciones por VPH y cáncer cervical en la escuela y la comunidad, y pregunta cómo puede disminuir su propio riesgo. Se le informa que
    a. Tome un multivitamínico que contenga ácido fólico.
    b. Inicie y concluya la serie de vacunas contra VPH.
    c. La vacuna de VPH no funcionará en ella porque ya tiene actividad sexual y es posible que presente una infección por VPH.
    d. Se le recomienda dejar de fumar.
    e. Ambas, b y d.

3. El estudio colposcópico muestra anomalías mínimas y la UEC se observa por completo. La biopsia es negativa para NIC. ¿Cuál es el siguiente paso?
    a. No requiere seguimiento
    b. Frotis de Papanicolaou y detección de VPH en 1 año
    c. Prueba de Papanicolaou y colposcopia cada 6 meses por 2 años
    d. Procedimiento excisional para diagnóstico (PEEA)
    e. Envío a oncología ginecológica

4. En su colposcopia a los 6 meses de seguimiento se observan cambios epiteliales acetoblancos pequeños, tenues a las 12 del cuadrante, en la UEC. Hay algún puntilleo, pero los bordes no se extienden al endocérvix. Se toma biopsia de la lesión y el diagnóstico es de NIC I. El Papanicolaou se comunica como con LIEBG. ¿Cuál es el seguimiento recomendado?
    a. Procedimiento de PEEA
    b. Prueba de Papanicolaou en 1 año
    c. Cita para pruebas de VPH
    d. Prueba de Papanicolaou y colposcopia en 6 meses

CASO 4

Una mujer de 62 años de edad acude al consultorio por secreción vaginal acuosa y hemorragia en los últimos 2 meses. No se ha realizado Papanicolaou en 25 años. Declara que presentó uno ligeramente anormal en la cuarta década de la vida, pero que se trató con crioterapia. Tuvo su menopausia a los 50 años de edad y nunca ha recibido tratamiento de restitución hormonal. Admite haber fumado media cajetilla de cigarrillos durante los últimos 40 años. Su marido murió y no ha tenido actividad sexual en 10 años. Su exploración revela una masa cervical necrótica de casi 4 cm de diámetro. La exploración rectovaginal resulta con sospecha de afección parametrial izquierda. No hay datos de masas anexiales, pero la exploración del útero y los anexos es limitada por el hábito corporal de la paciente.

Se sospecha un cáncer cervical. Se hace una prueba de Papanicolaou y se toma biopsia de la anomalía cervical. El resultado es de CCE y la biopsia confirma un cáncer cervical. También se hizo cistoscopia por hematuria, con citología urinaria positiva. Se ordena una TC que muestra una masa cervical que mide $7.7 \times 3 \times 5.0$ cm, así como aumento de volumen de ganglios linfáticos iliacos internos izquierdos, compatibles con metástasis locales.

1. ¿Cuál es la etapa de su cáncer de la International Federation of Gynecology and Obstetrics (FIGO)?
   a. Etapa Ia
   b. Etapa IIb
   c. Etapa III
   d. Etapa IV

2. ¿Qué se recomendaría como siguiente paso para el tratamiento de su cáncer cervical?
   a. Cono con bisturí
   b. Histerectomía simple
   c. Radioterapia y quimioterapia
   d. Quimioterapia sola
   e. Cuidados paliativos

3. Se trata por quimioirradiación y 3 años después presenta una recurrencia local. Se procede con la exenteración pélvica por cáncer recurrente. ¿Cuál es la tasa de supervivencia a 5 años después de la exenteración pélvica?
   a. 5%
   b. 10%
   c. 25%
   d. 50%
   e. 90%

RESPUESTAS

CASO 1

PREGUNTA 1

Respuesta correcta E:
Los factores de riesgo para displasia cervical incluyen las características que predisponen a las pacientes a la exposición múltiple y temprana a VPH (coito temprano, múltiples compañeros sexuales, procreación temprana, compañeros de "alto riesgo", bajo estado socioeconómico, infecciones de transmisión sexual, tabaquismo de cigarrillos, inmunodeficiencia y multiparidad). La mayoría de estos factores de riesgo conductuales y sexuales se relaciona con la infección por VPH, más que ser factores de riesgo independientes en y por sí mismos.

PREGUNTA 2

Respuesta correcta D:
Las mujeres con NIC I presentan tasas elevadas de regresión a lo normal. Las lesiones de LIEBG suelen representar una infección transitoria por VPH, por lo que la mayoría remitirá de manera espontánea con el transcurso del tiempo. El imiquimod es un tratamiento para el condiloma perineal, pero no está indicado para la infección por VPH vaginal o cervical. Debe usarse un procedimiento de PEEA para la NIC II o NIC III en una mujer de su edad. La NIC I puede ser objeto de vigilancia con pruebas de Papanicolaou repetidas en 1 año. Solo se haría repetición de la colposcopia si el Papanicolaou de seguimiento resultase anormal.

PREGUNTA 3

Respuesta correcta C:
Para una mujer joven de 21 a 24 años de edad con NIC II es aceptable ofrecerle vigilancia por colposcopia y pruebas de Papanicolaou cada 6 meses durante 24 meses porque las lesiones de NIC en este grupo de edad conllevan una elevada tasa de regresión espontánea. La sola repetición del Papanicolaou no se recomienda como seguimiento de NIC II en ningún grupo de edad. El tratamiento por conización con bisturí no es necesario, porque su examen resultó adecuado (toda la UEC es visible) y no hay preocupación en cuanto al cáncer. El tratamiento recomendado es de exéresis o ablación de la ZT por NIC II en una mujer de 25 años de edad. La histerectomía simple no está indicada y es demasiado agresiva.

CASO 2

PREGUNTA 1

Respuesta correcta D:
Las pruebas de Papanicolaou y VPH de alto riesgo cada 5 años constituyen el esquema de detección sistemática de mujeres de 30 años de edad y mayores. Ella tiene antecedente de un Papanicolaou anormal y PEEA, pero con

seguimiento normal durante los 5 años siguientes, por lo que puede regresar a la detección sistemática. Las recomendaciones de detección en una mujer de 21 a 29 años de edad son de pruebas de Papanicolaou cada 3 años. No está indicada una colposcopia, a menos que presentase otra prueba de Papanicolaou anormal.

PREGUNTA 2

Respuesta correcta C:
Una NIC III requiere exéresis y debido al tamaño de la lesión y su extensión hacia el conducto endocervical se recomienda un procedimiento en el quirófano. La crioterapia es aceptable para lesiones pequeñas confinadas al ectocérvix, cuando no se dispone de PEEA. La PEEA en el consultorio es apropiada para lesiones focales confinadas al ectocérvix. No está indicada la histerectomía porque no presenta cáncer cervical.

PREGUNTA 3

Respuesta correcta A:
Las complicaciones de los procedimientos de exéresis cervical son: estenosis o insuficiencia cervicales, infección y hemorragia, todas poco frecuentes. La exéresis cervical no debe causar infertilidad o pólipos cervicales.

CASO 3

PREGUNTA 1

Respuesta correcta D:
La recomendación actual de detección para la displasia y el cáncer cervicales es iniciar a los 21 años de edad, sin importar el inicio de la actividad sexual. La detección apropiada en mujeres de 21 a 29 años de edad es con la prueba de Papanicolaou cada 3 años. No está indicada la detección sistemática de VPH en esta población. No tienen utilidad las pruebas de VPH de bajo riesgo en la detección o el tratamiento de la displasia cervical y el cáncer. Aunque los lineamientos recomiendan no hacer pruebas de Papanicolaou a su edad, ahora presenta una anomalía de alto grado y debe valorarse por colposcopia.

PREGUNTA 2

Respuesta correcta E:
No hay datos que sugieran que un multivitamínico pueda aminorar el riesgo de cáncer cervical. Esta paciente se encuentra en edad apropiada para recibir la inmunización contra VPH. Se recomienda la vacuna contra VPH a los 11 a 12 años de edad, pero se puede administrar de los 9 a los 26 años. El cese del tabaquismo también disminuiría su riesgo de displasia y cáncer cervicales.

PREGUNTA 3

Respuesta correcta C:
Para las mujeres de 21 a 24 años de edad un Papanicolaou con resultado de LIEAG debe tener seguimiento con pruebas de Papanicolaou y colposcopia cada 6 meses por 2 años, en tanto no se visualice NIC II o III. La anomalía tal vez remita, por lo que no están indicados PEEA o el envío a oncología ginecológica. No obstante, es posible que la lesión de LIEAG progrese. Por lo tanto, se hará seguimiento a los 2 años

con Papanicolaou y colposcopia, incluso si la biopsia muestra que no hay NIC. Si persiste la LIEAG por 2 años, incluso con colposcopia negativa, estaría indicado un procedimiento *diagnóstico* de exéresis.

PREGUNTA 4

Respuesta correcta D:
El Papanicolaou y la colposcopia aún son los recursos de seguimiento recomendados porque la paciente presentó LIEAG antes. Aunque no se necesita tratar la NIC I, el plan terapéutico no cambia. Es posible que las pruebas de VPH en mujeres jóvenes resulten positivas y no modificarán su tratamiento.

CASO 4

PREGUNTA 1

Respuesta correcta D:
El cáncer cervical se clasifica por etapas *clínicas*, en contraposición al método quirúrgico. El sistema de clasificación por etapas de la FIGO se basa en gran parte en la exploración física, es clínico y puede incluir exploración física, exploración bajo anestesia, biopsia cervical o conización, radiografía de tórax, histeroscopia, cistoscopia, proctoscopia y PIV o enema baritado, si están indicados. Suelen usarse otros estudios de imagen, pruebas de laboratorio y procedimientos quirúrgicos para valorar la afección de ganglios linfáticos y metástasis. Sin embargo, sus resultados *no* modifican la etapa de la FIGO.

La enfermedad en etapa I se confina al cérvix. En la etapa II se afectan los dos tercios superiores de la vagina o los parametrios o ambos. La etapa III incluye extensión a la porción baja de la vagina y la pared pélvica lateral, o la hidronefrosis por obstrucción ureteral por el tumor o ambas. La etapa IV implica extensión fuera del aparato reproductor, que incluye la afección de la mucosa vesical y metástasis distantes.

Esta paciente tiene una lesión grande con posible afección parametrial. La información de la TC no se usa para la clasificación por etapas de la FIGO, pero la cistoscopia que muestra afección vesical sí, que la ubicaría en la etapa IV, dada la afección de la mucosa vesical.

PREGUNTA 2

Respuesta correcta C:
Para las etapas I y II del cáncer cervical la histerectomía radical y la radiación conllevan tasas de supervivencia similares. La selección del tratamiento depende de la edad de la paciente, su capacidad para tolerar la intervención quirúrgica y la proximidad a los servicios de radiación. Las pacientes jóvenes a menudo se tratan con intervención quirúrgica para conservar la función ovárica, que disminuiría o se eliminaría por la radiación.

La enfermedad más avanzada, en etapas III o IV, requiere quimioirradiación para tratar la afección local y prevenir metástasis. Por lo general, esto implica el uso de radiación de haz externo e intracavitaria (braquiterapia), en conjunción con la quimioterapia a base de cisplatino.

PREGUNTA 3

Respuesta correcta D:
Cuando el cáncer cervical recurre en una paciente tratada al inicio solo por intervención quirúrgica se puede usar radiación. Cuando el cáncer recurre en una paciente que ya se trató antes por radiación, se puede usar tratamiento quirúrgico por exenteración pélvica si la recurrencia es de ubicación central (ápice vaginal o pelvis, sin afectar a la pared pélvica) y no hay metástasis. La exenteración implica extirpar los órganos pélvicos, incluidos útero, trompas, ovarios, vagina, vejiga, recto, colon sigmoides y estructuras musculares y de sostén de la pared pélvica. La tasa de supervivencia a 5 años después de la exenteración pélvica por cáncer cervical recurrente es de alrededor de 50%.

CÁNCER ENDOMETRIAL

El carcinoma endometrial es la **cuarta causa más frecuente de cáncer** en mujeres estadounidenses, superado solo por los cánceres mamario, de intestino y pulmón. De acuerdo con la Revisión de Estadísticas del Cáncer SEER, la enfermedad se diagnostica a más de 60 000 mujeres cada año tan solo en Estados Unidos, y contribuye con 3.6% de todos los cánceres en mujeres. Si bien el cáncer endometrial es el de más frecuente detección en ginecología en Estados Unidos, se asocia con **características de supervivencia favorables** porque en la mayoría de los casos el padecimiento se diagnostica de manera temprana. De hecho, 72% de las mujeres es diagnosticada con la **enfermedad en etapa I,** lo que hace a la clasificación quirúrgica por etapas, en sí, un tratamiento curativo. Por fortuna los síntomas tempranos y las modalidades precisas de diagnóstico contribuyen al hecho de que a pesar de ser el cáncer ginecológico más frecuente, el endometrial sea apenas la tercera causa de muerte por cáncer ginecológico (después de los de ovario y cérvix). Éste contribuye con 10 470 muertes cada año en Estados Unidos.

Los factores como la obesidad, la anovulación crónica, la nuliparidad, la menopausia tardía, el uso de estrógenos sin oposición (es decir, sin progestágeno), la hipertensión y la diabetes mellitus llevan a un mayor riesgo de neoplasia intraepitelial endometrial (NIE) (*véase* tabla 14-6) y cáncer de endometrio.

PATOGENIA

Hay dos etiologías patogénicas del **cáncer endometrial, la del de tipo I (80%)** que se presenta en mujeres con antecedentes de exposición crónica a estrógenos sin oposición por un progestágeno y se conoce como **neoplasia dependiente de estrógenos,** suele iniciarse como hiperplasia endometrial atípica o **neoplasia intraepitelial endometrial (NIE),** avanza hasta el carcinoma, tiende a ser bien diferenciada (de tipo endometrioide) con atipias nucleares de menor grado y conlleva un pronóstico más favorable; y el **cáncer endometrial de tipo II (20%),** una neoplasia **independiente de estrógenos** que *no* tiene relación con la estimulación por estrógenos o la NIE, que a menudo se presenta con un trasfondo de endometrio atrófico o pólipos y suele incluir atipias nucleares de alto grado con **histopatología serosa o de células claras.** En muchos casos se relaciona con una mutación en el gen supresor de tumor p53.

A grandes rasgos el cáncer endometrial mismo parece una masa única dentro del endometrio o puede dispersarse de manera difusa. La profundidad de invasión miometrial es un componente importante para la clasificación por etapas y el pronóstico del cáncer endometrial, que empeora de manera notoria cuando invade más de la mitad del grosor del miometrio.

El carcinoma endometrial tiene cuatro vías primarias de diseminación. La más frecuente es por **extensión directa** descendente al cérvix, o hacia afuera a través del miometrio y la serosa. Cuando hay penetración significativa del miometrio las células pueden diseminarse a través del **sistema linfático** hacia los ganglios pélvicos y paraaórticos. Las células exfoliadas también pueden descamarse por vía **transtubaria** por las trompas de Falopio hacia los ovarios, el peritoneo parietal y el epiplón. Ocurre **diseminación hematógena** menos a menudo, pero puede causar metástasis a hígado, pulmones y huesos.

El tipo más frecuente de cáncer endometrial es el **adenocarcinoma endometrioide (entre 75 y 80%)**. Otros tipos de tumor no endometrioide incluyen los carcinomas mucinosos (5%), los de células claras (5%), los serosos uterinos (4%) y los escamosos (1%), todos menos frecuentes, pero que también tienden a ser más agresivos. El adenocarcinoma invasor suele resultar de la **proliferación de células glandulares** del endometrio, una junto a otra, sin estroma interpuesto.

El grado histopatológico es el factor pronóstico más importante del carcinoma endometrial (tabla 29-1). Los tumores mal diferenciados tienen un mayor grado y un porcentaje más alto de proliferación sólida (no glandular). Los tumores de alto grado tienen un pronóstico mucho peor por la probabilidad de diseminación fuera del útero. El tipo

◼ **TABLA 29-1** Factores de pronóstico del cáncer endometrial: grado histopatológico y de diferenciación		
Grado	*Porcentaje de proliferación sólida*	*Diferenciación*
Grado 1 (G1)	5% o menos del tumor muestra un patrón de proliferación sólida	Muy diferenciado
Grado 2 (G2)	6 a 50% del tumor muestra un patrón de proliferación sólida	Moderadamente diferenciado
Grado 3 (G3)	Más de 50% del tumor muestra un patrón de proliferación sólida	Mal diferenciado

■ **TABLA 29-2** Principales factores de pronóstico independientes del cáncer endometrial
Edad
Profundidad de la invasión miometrial
Grado histopatológico
Tipo histopatológico
Etapa quirúrgica
Citología peritoneal
Tamaño del tumor
Invasión linfovascular
Metástasis a ganglios linfáticos pélvicos

histopatológico del carcinoma también modifica al pronóstico. En la tabla 29-2 se presentan otros factores pronósticos.

EPIDEMIOLOGÍA

El cáncer endometrial se presenta en mujeres tanto en la premenopausia (25%) como en la posmenopausia (75%). De 5 a 10% de aquellas con diagnóstico en la premenopausia son menores de 40 años de edad. **La edad promedio del diagnóstico es de 61 años**; el grupo de población más grande afectado es aquel entre los 50 y 59 años. La mayoría de los tumores se detecta temprano, cuando son de grado y etapa bajos (tabla 29-3); por lo tanto, el **pronóstico total para la enfermedad es bueno**. El 80% de las mujeres presenta cáncer endometrial tipo I, si bien 20% sufre el tipo II, más agresivo.

FACTORES DE RIESGO

Se han identificado varios factores de riesgo del cáncer endometrial tipo I, que incluyen el antecedente de **exposición a estrógenos sin oposición**, obesidad, nuliparidad, menopausia tardía, anovulación crónica y uso de tamoxifeno (tabla 29-4). Otros factores de riesgo son diabetes mellitus, cáncer mamario, de ovario o colon y antecedente familiar de cáncer endometrial o el síndrome de Lynch.

La **exposición excesiva a estrógenos exógenos** puede ser secundaria al uso del **tratamiento de restitución de estrógenos** (TRE) sin oposición (en

■ **TABLA 29-3** Etapas en las que se diagnostica el cáncer endometrial	
Etapa I	72%
Etapa II	12%
Etapa III	13%
Etapa IV	3%

TABLA 29-4 Factores de riesgo de cáncer endometrial	
Factor de riesgo	*Riesgo relativo*
Nuliparidad	2 a 4
Menopausia tardía	2 a 4
Anovulación crónica (SOP)	3
Diabetes mellitus	2 a 8
Uso de tamoxifeno	3 a 8
Obesidad	
Sobrepeso de 9.5 a 22.7 kg	2 a 4
> 22.7 kg de sobrepeso	10
Estrogenoterapia sin oposición	2 a 10
SOP, *síndrome de ovarios poliquísticos*	

ausencia de progestágeno) en una mujer con útero. Los estudios muestran que 20 a 50% de las mujeres que reciben TRE sin progestágeno presentará hiperplasia endometrial o neoplasia intraepitelial endometrial en 1 año. De manera similar, el **tamoxifeno,** un regulador selectivo del receptor de estrógenos, también puede actuar como fuente exógena de estrógenos. Suele usarse en mujeres con cáncer mamario positivo para receptores de estrógenos–progesterona (*véase* cap. 32) para inhibir de manera competitiva a los estrógenos en su receptor. Por lo tanto, actúa al bloquear la estimulación del tejido mamario en aquellas con cáncer positivo para receptores de estrógenos y progesterona. Sin embargo, en el tejido endometrial el tamoxifeno actúa como **agonista parcial/estrógeno débil,** que estimula su proliferación.

El cáncer endometrial también puede deberse a la exposición prolongada a un **exceso de estrógenos endógenos,** sin oposición concomitante por progestágenos. Este mecanismo de acción se muestra en **mujeres con obesidad,** que presentan cifras más altas de estrógenos endógenos por la conversión periférica de andrógenos a estrona y estradiol en los adipocitos, quienes también tienen concentraciones menores de globulina unidora de hormonas sexuales y muchas, además, no ovulan.

Por lo general, las mujeres **con anovulación crónica** o **síndrome de ovarios poliquísticos** (SOP) o ambos presentan más obesidad central y, por lo tanto, mayor **conversión periférica** de andrógenos a estrona y estradiol. Asimismo, estas pacientes tienen una ausencia relativa de progesterona en la fase lútea y sus **ciclos** son **anovulatorios.** Este mecanismo de acción también puede explicar las mayores tasas de cáncer endometrial en nulíparas, que se cree tienen mayor riesgo de infertilidad y subfertilidad por ciclos anovulatorios. El mayor riesgo de cáncer endometrial con la **menarquia temprana** y **menopausia tardía** en teoría se debe a una mayor exposición a estrógenos endógenos durante toda la vida.

La **diabetes** (tipo 2 > tipo 1) también incrementa el riesgo de una paciente para cáncer endometrial, en parte atribuido al riesgo comórbido de **obesidad** y **anovulación crónica** en este grupo. Incluso cuando se regulan estos factores, la diabetes aún es un factor de riesgo independiente de cáncer endometrial. Se emite la hipótesis de que la presencia de hiperinsulinemia, resistencia a la insulina y factor de crecimiento similar a la insulina puede llevar a la **proliferación anormal del endometrio** en tales pacientes.

Hay un mayor riesgo de cáncer endometrial en las mujeres con al menos una **pariente de primer grado** (madre, hermana o hija) con cáncer uterino. Aquellas con historia familiar conocida del **síndrome de Lynch II** presentan un mayor riesgo de cáncer endometrial, así como de dicho síndrome, también conocido como de cáncer colorrectal hereditario no asociado con poliposis (CCHNAP), con predisposición genética a los cánceres colorrectal, endometrial, ovárico, renal, gástrico y del intestino delgado. Las **mutaciones específicas de genes de la línea germinal** son causa de cánceres en la mayoría de las pacientes con el síndrome de Lynch II. El síndrome de Cowden se relaciona con hamartomas múltiples no cancerosos de boca, nariz e intestino, y algunos cánceres, incluidos el mamario, el tiroideo y el endometrial. El síndrome de Peutz-Jeghers (SPJ) es uno de poliposis hereditaria, notorio por la presencia de pólipos hamartomatosos benignos en el tubo digestivo y máculas pardas en los labios y la mucosa oral. Las mujeres con SPJ también tienen mayor riesgo de ciertos cánceres, incluidos los de pulmón, mamas, útero y ovarios. Las pacientes con antecedentes personales de cáncer mamario también tienen un riesgo mayor de cáncer endometrial, que se atribuye a la presencia de factores similares (obesidad, nuliparidad y dieta rica en grasas) en ambos. La presencia de *BRCA1* aumenta el riesgo para los cánceres serosos uterinos, raros, pero agresivos, lo que origina preocupación cuando se deja el útero en su sitio en mujeres con mutaciones de BRCA.

La **hiperplasia endometrial, ahora conocida como NIE**, es otro factor de riesgo de cáncer endometrial. El grado de riesgo de transformación maligna al cáncer endometrial depende del tipo de hiperplasia (*véase* tabla 14-5). Su forma más leve, la hiperplasia simple *sin* atipias, conlleva un riesgo de 1% de cáncer endometrial, en tanto la más grave, hiperplasia compleja *con atipias*, sin tratamiento presenta un riesgo de 29% de desarrollo del cáncer endometrial. Además, las mujeres con hiperplasia endometrial atípica pueden portar un cáncer endometrial concomitante con tanta frecuencia como entre 17 y 52% de los casos.

A pesar de estos factores de riesgo conocidos para el cáncer endometrial de tipo I, no hay mecanismos eficaces para su detección. Los frotis de Papanicolaou anuales y las biopsias endometriales no han podido ofrecer una detección eficaz en cuanto a costo en pacientes asintomáticas.

Por el contrario, los **factores de protección** incluyen aquellos que aminoran la exposición a los estrógenos por toda la vida, como las píldoras anticonceptivas orales (ACO) combinadas, los anticonceptivos que contienen progestágenos y el tratamiento de restitución hormonal combinado de estrógenos y progestágenos. Estas pacientes presentan una menor tasa de cáncer endometrial en comparación con aquellas que no los usan. La protección conferida a una mujer que toma ACO combinados dura 15 años después de suspenderlos. Otros factores de protección incluyen la paridad elevada, el embarazo, la actividad física (menos obesidad, función inmunitaria favorable y concentraciones de hormonas endógenas) y el tabaquismo (causa mayor metabolismo hepático de los estrógenos). Las mujeres también pueden disminuir su riesgo de cáncer endometrial al evitar la obesidad, la hipertensión y la diabetes, y llevar una alimentación saludable y ejercitarse. Las que se ejercitan en forma regular presentan la mitad de riesgo de cáncer endometrial que aquellas que no lo hacen.

Desafortunadamente, no hay **factores de riesgo identificables** para las mujeres que pueden ser proclives al cáncer endometrial tipo II.

MANIFESTACIONES CLÍNICAS

INTERROGATORIO

El 90% de las mujeres con cáncer endometrial presenta **hemorragia en la posmenopausia** o alguna forma de **hemorragia vaginal anormal** (menstruación cuantiosa o prolongada, goteo sanguíneo poscoital o hemorragia intermenstrual). El 10% de las mujeres también puede presentar una secreción vaginal no sanguinolenta. Como resultado de estos síntomas tempranos, la mayoría de los cánceres endometriales se diagnostica en una etapa temprana (tabla 29-3). Se presentan **dolor pélvico,** una **masa pélvica** y **disminución de peso** en las mujeres que acuden con la enfermedad más avanzada.

EXPLORACIÓN FÍSICA

La exploración física puede revelar obesidad, acantosis pigmentaria, hipertensión o estigmas de la diabetes. El médico también debe buscar signos de metástasis, que incluyen derrame pleural, ascitis, hepatoesplenomegalia, linfadenopatía general y tumores abdominales.

La **exploración ginecológica suele ser normal** en las mujeres con carcinoma endometrial. En etapas más avanzadas de la enfermedad el orificio cervical quizás esté pastoso y el cérvix firme y ensanchado. El útero puede ser de tamaño normal o crecido. Deben explorarse con cuidado los anexos en busca de datos de metástasis extrauterinas o un carcinoma ovárico concomitante o ambos.

DIAGNÓSTICO DIFERENCIAL

La mayoría de las mujeres con cáncer endometrial acude con manifestaciones de **hemorragia uterina anormal**, que pueden incluir pérdida sanguínea menstrual cuantiosa o prolongada, hemorragia intermenstrual, goteo sanguíneo poscoital u oligomenorrea por anovulación. El diagnóstico diferencial de la hemorragia en la premenopausia incluye fibromas uterinos, pólipos endometriales, adenomiosis, hiperplasia endometrial, quistes ováricos y disfunción tiroidea (*véase* fig. 22-1).

El **diagnóstico diferencial de la hemorragia en la posmenopausia** se incluye en la tabla 29-5. Nótese que el NIE y el cáncer endometrial son causa de manera conjunta de 15 a 25% de las hemorragias en la posmenopausia. Sin embargo, a mayor edad de la paciente y más alto el número de años desde la menopausia, mayor la probabilidad de cáncer. La cantidad de la hemorragia no tiene correlación con el riesgo de cáncer.

VALORACIÓN DIAGNÓSTICA

Aunque la dilatación y el legrado (D y L) alguna vez constituyeron el estándar ideal para el diagnóstico de la hemorragia anormal, la **biopsia endometrial** (BEM) en el consultorio tiene una precisión de 90 a 98% sin necesidad de anestesia y riesgos quirúrgicos. En mujeres en la posmenopausia la **ultrasonografía transvaginal** puede ser útil para diferenciar lesiones sospechosas de la fuente más común de hemorragia en la posmenopausia, la atrofia genitourinaria. Un grosor endometrial de 4 mm o menor es índice de riesgo de cáncer en mujeres en la posmenopausia, quienes no requieren BEM, a menos que su hemorragia persista o recurra, o que tengan alto riesgo de cáncer. Las mujeres en la premenopausia están sujetas a un grado elevado de variabilidad del grosor del revestimiento endometrial. Por lo tanto, la **hemorragia anormal persistente,** incluso en el contexto de estudios de imagen normales, justifica un **diagnóstico histopatológico** por BEM en las mujeres > 45 años de edad. Las mujeres con alto riesgo de cáncer deben someterse a biopsia del endometrio sin importar su edad.

Si no se puede hacer una BEM adecuada por molestias de la paciente, estenosis cervical o una muestra insuficiente de tejido, debe hacerse un D y L (± histeroscopia). También se haría un D y L si hay datos sospechosos (NIE o necrosis) en una BEM, o si la paciente continúa con síntomas después de un resultado negativo.

Además de la toma de un espécimen endometrial, el estudio inicial de una mujer con hemorragia vaginal anormal también debe incluir una

TABLA 29-5 Diagnóstico diferencial de la hemorragia en la posmenopausia	
Causa de la hemorragia	*Frecuencia (%)*
Atrofia endometrial	60 a 80
Estrógenos exógenos/THM	15 a 25
Cáncer endometrial	10 a 15
Pólipos endometriales o cervicales	2 a 12
Neoplasia intraepitelial endometrial (NIE)	5 a 10
Diversas	10
THM, terapia hormonal para la menopausia.	

valoración de la **hormona estimulante del tiroides** (TSH), de **prolactina** (si tiene oligomenorrea) y tal vez de la **hormona foliculoestimulante** (FSH) y el estradiol (para distinguir si puede estar en la perimenopausia o posmenopausia). Debe obtenerse un **recuento hematológico completo** (RHC) para descartar la anemia preoperatoria si la hemorragia es cuantiosa o prolongada. Debido a que las **cifras de CA-125** muy altas sugieren extensión más allá del útero, se puede cuantificar su concentración cuando se sospecha diseminación extrauterina. Estas concentraciones también pueden someterse a seguimiento en el posoperatorio para valorar la eficacia en el tratamiento.

Asimismo debe obtenerse una **prueba de Papanicolaou** actualizada en las mujeres con hemorragia anormal, si bien solo en 30 a 40% de las que presentan cáncer endometrial se obtendrá un resultado anormal. Cuando la citología cervical muestra **células endometriales** en una mujer de 40 años de edad o mayor se debe considerar una BEM para descartar el cáncer endometrial. Los informes de citología son en particular preocupantes cuando se encuentran **células glandulares o endometriales atípicas.**

También debe hacerse una **ultrasonografía pélvica** para buscar fibromas, adenomiosis, pólipos, hiperplasia endometrial y NIE. Las mujeres en la posmenopausia con una banda endometrial de 4 mm o menos tienen poca probabilidad de presentar NIE o cáncer. Sin embargo, incluso si la banda endometrial y el resto de la ultrasonografía pélvica parecen normales, el médico aún está obligado a obtener un espécimen endometrial a través de BEM o D y L si la hemorragia persiste. De manera similar, incluso

si se identifica otra fuente potencial de hemorragia, debe hacerse una biopsia de endometrio. Si hay dolor óseo se ordenará una radiografía de tórax, TC o gammagrafía ósea.

Más de 60% de las mujeres en riesgo del **síndrome de Lynch II** (o CCHNAP) presentará cáncer endometrial u ovárico o ambos, antes del de colon. En consecuencia, estas mujeres con mutaciones asociadas con el síndrome de Lynch II, o que presentan un miembro de la familia que se sabe porta tal mutación, deben someterse a BEM anual a partir de los 35 años de edad.

TRATAMIENTO

Aunque el cáncer endometrial alguna vez se clasificó por etapas en la clínica, en 1988 la International Federation of Gynecology and Obstetrics (FIGO) cambió a un sistema de **clasificación quirúrgica por etapas,** que refleja de manera más precisa el grado real de avance de la enfermedad, que depende de la **confirmación histopatológica** de la extensión de su diseminación (tabla 29-6).

ENFERMEDAD EN ETAPAS I Y II

En general, el tratamiento del carcinoma endometrial incluye la **clasificación quirúrgica sistemática,** por **histerectomía total y salpingooforectomía bilateral** (HT-SOB), lavados pélvicos, resección de ganglios linfáticos (LN) pélvicos y paraaórticos y exéresis completa de todo tumor visible ante todas las etapas de la enfermedad (tabla 29-7). La intervención laparoscópica con mínima invasión se usa cada vez más para estadificar el carcinoma endometrial. Las excepciones de la

TABLA 29-6	Clasificación quirúrgica del carcinoma endometrial de la FIGO
Etapas	**Extensión de la enfermedad**
I	
Ia	Limitada al endometrio sin invasión miometrial
Ib	Invasión limitada a menos de la mitad del miometrio
Ic	Invasión de más de la mitad del miometrio
II	
IIa	Extensión solo a las glándulas endocervicales
IIb	Invasión del estroma cervical
III	
IIIa	El tumor invade la serosa y presenta citología peritoneal positiva
IIIb	Metástasis vaginales o parametriales
IIIc	Metástasis a ganglios linfáticos pélvicos o paraórticos o ambos
IIIc1	Ganglios pélvicos positivos
IIIc2	Ganglios paraórticos positivos
IV	
IVa	Invasión de la vejiga o la mucosa del intestino o ambas por el tumor
IVb	Metástasis distantes, que incluyen las de ganglios intraabdominales o linfáticos inguinales o ambos

clasificación quirúrgica completa por etapas son mujer joven con carcinoma endometrioide de grado I que desea fertilidad futura o aquella con alto riesgo de mortalidad en relación con la intervención quirúrgica. Cuando es práctico y factible, se recomienda el envío a un oncólogo ginecológico para facilitar la modalidad terapéutica más apropiada.

Las pacientes con más de 50% de invasión miometrial tienen un peor pronóstico, incluso en las etapas I o II de la enfermedad confinada al útero. Ellas y aquellas con otros **factores de mal pronóstico,** como una masa tumoral grande (> 2 cm o que llena la cavidad), un tumor de tipo y grado III (más de 50% del tumor sólido); tipos histopatológicos seroso uterino, de células claras o carcinoma; o crecimiento de ganglios linfáticos también pueden requerir radioterapia ± quimioterapia, incluso si la enfermedad se confina al útero.

■ **TABLA 29-7** Recomendaciones de tratamiento del cáncer endometrial según su etapa	
Etapa I	HT-SOB, biopsia de ganglios linfáticos pélvicos y paraórticos; si es de alto riesgo[a] radioterapia
Etapa II	HT-SOB, biopsia de ganglios linfáticos pélvicos y paraórticos; si es de alto riesgo, radioterapia ± quimioterapia
Etapa III	HT-SOB, biopsia de ganglios linfáticos pélvicos y paraórticos, radioterapia ± quimioterapia
Etapa IV	HT-SOB, biopsia de ganglios linfáticos pélvicos y paraórticos, radioterapia ± quimioterapia
Recurrente en la pelvis	Radioterapia, progestágenos a dosis alta, quimioterapia
Recurrente vaginal	Radioterapia vaginal

HT-SOB, histerectomía total con salpingooforectomía bilateral.
[a] Lesiones grado 3; lesiones grado 2 mayores de 2 cm, afección del segmento uterino inferior, afección cervical, mala diferenciación histopatológica, histopatología serosa papilar o de células claras y más de 33% de penetración miometrial.

ENFERMEDAD EN ETAPAS III Y IV

Cuando el cáncer se ha diseminado a la serosa uterina o la rebasa (etapas III y IV), la paciente requerirá **radioterapia pélvica ± quimioterapia** después del tratamiento quirúrgico.

ENFERMEDAD AVANZADA Y RECURRENTE

La **quimioterapia o el tratamiento con solo progestágeno** pueden usarse para la afección extrauterina avanzada o recurrente, con base en el subtipo histopatológico y la localización de la diseminación del tumor.

PRONÓSTICO

Puesto que la mayoría de los cánceres endometriales es de etapa I al diagnosticarse y de subtipo endometrioide, la tasa de supervivencia total a 5 años es bastante buena, de 65%. Las tasas de supervivencia de las diversas etapas del adenocarcinoma endometrial son de 87% para la I, 76% para la II, 59% para la III y 18% para la IV. La presencia de ciertas características de alto riesgo (tabla 29-8) confiere un peligro más importante de recurrencia y una menor tasa de supervivencia.

■ **TABLA 29-8** Manifestaciones de alto riesgo de cáncer endometrial
> 50% de invasión miometrial
Tumores serosos o de células claras
Tumores grado 3 (> 50% de proliferación sólida)
Tumor grande (> 2 cm o que llena la cavidad)
Diseminación más allá del fondo uterino (etapas III y IV)
Afección linfovascular

SEGUIMIENTO

El seguimiento debe incluir un interrogatorio y exploración física (con espéculo y rectovaginal) exhaustivos cada 3 a 6 meses durante 2 años, seguidos por semestrales en los siguientes 3 años. Si no hay dato de enfermedad recurrente se puede citar a la paciente para seguimiento anual. Debe usarse la valoración radiológica solo para fines de diagnóstico y no para vigilancia sistemática.

Las recurrencias tienen influencia del tratamiento original, así como de los antecedentes de metástasis y la presencia de características de alto riesgo en la paciente (tabla 29-8). El riesgo de recurrencia es **máximo en los primeros 3 años** que siguen al tratamiento. Alrededor de 50% de todas las recurrencias es local, 30% distante y 20% combinada. Las opciones terapéuticas para la enfermedad recurrente son radioterapia, si no se aplicó antes, quimioterapia o progestágenos a dosis altas (tabla 29-7). Se han usado **progestágenos terapéuticos**, por lo general megestrol o medroxiprogesterona, con una tasa de respuesta de 30% y mínimos efectos secundarios en las pacientes con tumores de bajo grado de tipo endometrioide.

El uso de tratamiento de restitución de estrógenos (TRE) en las pacientes tratadas por carcinoma endometrial es motivo de controversia. Unos cuantos estudios preliminares sugieren que la TRE tal vez no afecte la tasa de recurrencia del cáncer endometrial. Sin embargo, en este momento suele reservarse para aquellas pacientes con enfermedad de bajo riesgo y cáncer bien diferenciado mínimamente invasor. Incluso entonces se inicia tras 6 a 12 meses después del tratamiento. Al igual que con el uso tradicional de restitución de hormonas, el de TRE debe iniciarse solo para síntomas vasomotores intensos y administrarse la dosis más baja eficaz durante el periodo más breve posible en las pacientes < 60 años de edad.

PUNTOS CLAVE

- El cáncer endometrial es el ginecológico más frecuente, pero conlleva la mejor tasa de supervivencia porque se relaciona con síntomas tempranos y modalidades de diagnóstico fáciles y precisas, por lo que se diagnostica y trata de forma más precoz.

- Los cánceres endometriales se clasifican como de tipo I (80%) o II (20%). Los de tipo I pueden deberse a la exposición prolongada a estrógenos exógenos en ausencia de progesterona. La neoplasia intraepitelial endometrial (NIE) es la precursora habitual de la afección de tipo I.

- Los cánceres endometriales de tipo II no son neoplasias dependientes de estrógenos y, en general, no se vinculan con NIE. Tienden a ser más agresivos y a tener un peor pronóstico que los cánceres de tipo I.

- El tipo más frecuente de cáncer endometrial (80%) es el adenocarcinoma endometrioide. Otros tipos tienen un peor pronóstico, incluidos los carcinomas serosos y de células claras endometriales.

- El cáncer endometrioide se diagnostica a una media de edad de 61 años, con 25% de las pacientes en la premenopausia y 75% en la posmenopausia.

- Los principales factores de riesgo del cáncer endometrial tipo I incluyen exposición a estrógenos sin oposición, NIE, obesidad, anovulación crónica, nuliparidad y menopausia tardía. La diabetes y el antecedente familiar del síndrome de Lynch también son importantes factores de riesgo.

- El síntoma de presentación más frecuente es la hemorragia uterina anormal.

- La biopsia endometrial (BEM) es el estándar de atención para el diagnóstico del cáncer endometrial.

- En la actualidad no hay recurso alguno de detección eficaz en cuanto a costo del cáncer endometrial; sin embargo, debido a la hemorragia anormal la mayoría de las mujeres se diagnostica de manera temprana, con 75% de las lesiones en etapa I.

- El cáncer endometrial se clasifica por etapas quirúrgicas. El tratamiento puede incluir HT-SOB con linfadenectomía pélvica y paraaórtica para la enfermedad de riesgo y etapa bajos (etapas I y II).

- Además de la HT-SOB, se usan disección de ganglios linfáticos pélvicos y paraórticos y radiación pélvica ± quimioterapia para tratar a las mujeres con enfermedad en etapas III o IV y aquellas con manifestaciones de alto riesgo (incluidos los tipos celulares seroso papilar o de células claras, con grado III de diferenciación, tumores de grandes dimensiones, ante la invasión linfovascular o el crecimiento de ganglios linfáticos).

- La enfermedad avanzada o recurrente se puede tratar con radioterapia dirigida al tumor, quimioterapia o progestágenos a dosis altas.

- La tasa de supervivencia total a 5 años es de 65%, con recurrencias de 85 a 100% en los primeros 3 años que siguen al tratamiento.

CASOS CLÍNICOS

CASO 1

Una mujer de 63 años de edad G4P4 acude al consultorio con la manifestación principal de goteo sanguíneo vaginal. Informa un episodio aislado 1 sem antes, que constó de hemorragia vaginal escasa. Niega síntomas asociados, incluidos dolor pélvico, presión o saciedad temprana. También niega antecedente familiar de cáncer ginecológico alguno. Sus antecedentes médicos son significativos por obesidad mórbida, hipertensión y enfermedad inflamatoria intestinal.

1. ¿Cuál es el diagnóstico más probable?
   a. Endometrio atrófico
   b. Cáncer endometrial
   c. Pólipo endometrial
   d. Cáncer ovárico
   e. Adenomiosis

2. Después de un interrogatorio y una exploración física (incluida la ginecológica) exhaustivos, ¿cuál es el siguiente mejor paso en la evaluación?
   a. CA 125
   b. IRM
   c. Citología cervical
   d. Ultrasonografía transvaginal y posible biopsia endometrial (BEM)
   e. Mamografía

3. ¿Cuál es el factor de riesgo más significativo de cáncer endometrial de la paciente?

   a. Multiparidad
   b. Antecedente de uso de tabaco
   c. Antecedente remoto de uso de anticonceptivos orales
   d. Enfermedad inflamatoria intestinal
   e. Obesidad mórbida

4. Con un interrogatorio adicional los antecedentes familiares resultan significativos para los cánceres de mama y colon. Se considera enviarla con un asesor genético para mayor valoración. ¿Cuál síndrome familiar (mutación genética) se relaciona con estos cánceres?
   a. BRCA
   b. HER 2 NEU
   c. Síndrome de Lynch II (cáncer colorrectal hereditario sin poliposis)
   d. Síndrome de Cowden
   e. Síndrome de Peutz-Jeghers (SPJ)

CASO 2

Una mujer nuligesta de 30 años de edad acude para su exploración anual e informa el antecedente familiar positivo para cánceres de mama y ovario. Ante más preguntas, menciona que su madre desarrolló cáncer mamario a los 39 años de edad y su abuela murió por cáncer ovárico.

Después de haber observado en fechas recientes en su programa médico favorito un episodio acerca de cánceres hereditarios se pregunta si es candidata de pruebas genéticas.

1. ¿Cuál de las siguientes debe recomendarse?
   a. Ninguna en este momento
   b. Programar una cita con un asesor genético
   c. Ordenar una prueba de BRCA
   d. Recomendar una salpingooforectomía bilateral para disminución del riesgo
   e. Recomendar la vigilancia con mamografía cada 6 meses.

2. La paciente acepta el envío, pero duda en cumplir con la cita porque le preocupa perder su seguro de salud si tiene un resultado positivo para una predisposición genética ¿Cómo se le asesoraría?
   a. Tranquilizarla en el sentido de que sus resultados pueden mantenerse fuera del expediente médico si paga en efectivo.
   b. Expresarle que es un riesgo que debe desear correr.
   c. Tranquilizarla porque la legislación la protege de la discriminación genética.

   d. Recomendar que un miembro diferente de la familia se someta a las pruebas en su lugar.
   e. Recomendar pruebas en otro país.

3. La paciente recibe asesoramiento genético y resulta positiva para una mutación de BRCA. Muestra gran preocupación por su riesgo de cáncer ovárico. Después de considerar las limitaciones de la detección del cáncer ovárico, desea una intervención quirúrgica para eliminación del riesgo y declina cualquier medida de conservación de la fecundidad. ¿Qué procedimiento se le ofrece?
   a. Solo ooforectomía bilateral
   b. Laparotomía exploradora, histerotomía y ooforectomía bilateral
   c. Biopsias ováricas por laparoscopia, con exéresis de cualquier quiste
   d. Solo salpingooforectomía bilateral
   e. Laparoscopia exploratoria, lavados pélvicos y salpingooforectomía bilateral

CASO 3

La paciente es una mujer en la posmenopausia que en fecha reciente recibió el diagnóstico de carcinoma ductal mamario *in situ*. Su oncólogo inició el tratamiento con tamoxifeno y acude para su consulta anual. El oncólogo le asesoró para informar de inmediato cualquier hemorragia en la posmenopausia, y se pregunta su significado.

1. En esta paciente el uso de tamoxifeno está asociado con un mayor riesgo de ¿cuál de los siguientes?
   a. Neoplasia intraepitelial endometrial (NIE)
   b. Carcinoma invasor
   c. Sarcoma uterino
   d. Pólipos endometriales
   e. Todos los anteriores

2. Después de recibir la información anterior, la paciente pregunta si se justifica alguna prueba o tratamiento especial. Desde otros puntos de vista, cursa asintomática. ¿Qué se le recomienda?
   a. Cuidados sistemáticos por exploración ginecológica sin medidas adicionales, a menos que ocurra hemorragia.
   b. Ultrasonografía transvaginal anual.
   c. BEM anual.
   d. Diferir la recomendación del oncólogo tratante.
   e. Concentración de CA-125 seriada.

CASO 4

Una paciente de 37 años de edad informa oligomenorrea de toda la vida, con evaluación limitada previa. Su último periodo menstrual fue hace 10 meses. Trae consigo estudios de imagen que incluyen una ultrasonografía externa reciente negativa para alteración patológica anatómica alguna. Su exploración física es significativa por obesidad (IMC 43) e hirsutismo facial moderado, sin otros síntomas de hiperandrogenismo. No presenta otro trastorno comórbido significativo.

1. ¿Cuál es el diagnóstico más probable?
   a. Hiperplasia suprarrenal congénita
   b. Tumor productor de andrógenos
   c. Síndrome de Conn
   d. Síndrome de ovarios poliquísticos
   e. Administración de esteroides anabólicos

2. Además de las pruebas séricas, ¿cuál es el siguiente paso para la valoración de esta paciente?
   a. BEM
   b. IRM pélvica
   c. Angiografía pélvica
   d. Prueba de estimulación con ACTH
   e. Ultrasonografía transabdominal

RESPUESTAS

CASO 1

PREGUNTA 1

Respuesta correcta A:
Aunque cualquier hemorragia vaginal en la posmenopausia justifica una valoración exhaustiva para descartar un carcinoma endometrial, hasta 80% de las pacientes tendrá una afección benigna, más a menudo atrofia endometrial. El diagnóstico diferencial también incluye estrógenos exógenos, pólipos endometriales o cervicales, neoplasia intraepitelial endometrial (NIE), fibromas, quistes ováricos y cánceres endometrial y cervical.

PREGUNTA 2

Respuesta correcta D:
La BEM de consultorio tiene una precisión de 90 a 98% para la detección del carcinoma endometrial. Otra opción incluye la ultrasonografía transvaginal para valorar el grosor del revestimiento endometrial. Un grosor endometrial de 4 mm o menos en una mujer en la posmenopausia indica bajo riesgo de cáncer. Si la banda endometrial resulta mayor a 4 mm o la paciente continúa con hemorragia vaginal en la posmenopausia debe tenerse en consideración una BEM o una histeroscopia y D y L para la visualización directa y toma de biopsia de la cavidad endometrial. Por último, los estudios del laboratorio (TSH, FSH, RHC, prolactina y citología cervical) suelen incluirse en la valoración de una hemorragia anormal, pero en la paciente antes descrita el siguiente mejor paso es una ultrasonografía pélvica con posible biopsia endometrial.

PREGUNTA 3

Respuesta correcta E:
La multiparidad, así como el uso de tabaco y anticonceptivos hormonales se consideran factores de protección que disminuyen el riesgo de toda la vida de cáncer endometrial. La obesidad confiere un mayor riesgo de cáncer endometrial, con un riesgo relativo de 10 para aquellas pacientes con sobrepeso > 25 kg. La exposición a estrógenos exógenos sin oposición, la nuliparidad, la menopausia, la anovulación crónica (SOP) y la diabetes mellitus también son factores de riesgo de cáncer endometrial.

PREGUNTA 4

Respuesta correcta C:
Más de 50% de las mujeres que se identifica como "en riesgo" del síndrome de Lynch presentará un cáncer ginecológico (ovárico o endometrial) antes de uno colorrectal. Para las portadoras conocidas de esta mutación se les recomienda la BEM anual, con inicio a los 35 años de edad. Aunque no hay prueba de detección confiable del cáncer ovárico, se ofrece la valoración por ultrasonografía transvaginal ± CA 125 a la edad de 30 a 35 años, o de 5 a 10 años antes de la más temprana a la que se hizo el primer diagnóstico de estos cánceres en la familia (lo que sea primero). Es apropiado considerar la histerectomía y la salpingooforectomía profilácticas cerca de los 35 años de

edad al final de la procreación. Estas pacientes no son candidatas de conservación ovárica si se someten a histerectomía. Aquellas que portan mutaciones de la línea germinal de BRCA 1 o 2 tienen un mayor riesgo de cáncer mamario y ovárico. Las pacientes con el síndrome de Cowden tienen riesgo de hamartomas múltiples no cancerosos de la boca, la nariz y el intestino. También presentan algunos riesgos mayores de cánceres que incluyen el mamario y los endometriales. El SPJ es un síndrome de poliposis hereditaria notorio, con pólipos hamartomatosos malignos en el tubo digestivo y manchas pardas en los labios y la mucosa oral. Las pacientes con SPJ también tienen un mayor riesgo de ciertos cánceres, incluidos el pulmonar, el mamario, el de útero y el de ovario.

CASO 2

PREGUNTA 1

Respuesta correcta B:
Aunque debe valorarse a todas las pacientes con un interrogatorio familiar exhaustivo, es mejor la evaluación del riesgo de cáncer hereditario hecha por un experto en genética del cáncer, médico que ha recibido entrenamiento especial en la valoración, la instrucción y el asesoramiento del riesgo, que pueden o no incluir pruebas genéticas. Las pruebas genéticas pueden hacer surgir varios aspectos psicológicos y familiares, por lo que es importante tener una conversación exhaustiva antes de obtener el consentimiento de la paciente. En general, para las pacientes con una pariente de primer grado (madre, hermana o hija) con cáncer mamario las mamo-

grafías se inician 5 a 10 años antes de la edad del diagnóstico más temprano. Esta paciente debería haber iniciado a los 29 años de edad, 10 años antes del diagnóstico de su madre, que fue a los 39 años.

PREGUNTA 2

Respuesta correcta C:
La ley federal del 2008 de no discriminación por información genética protege a los individuos contra la discriminación en la salud y el empleo con base en pruebas genéticas. Además, muchas leyes en Estados Unidos protegen contra lo mismo. Sin embargo, estas leyes no se aplican a otras formas de seguro, como las de vida o incapacidad.

PREGUNTA 3

Respuesta correcta E:
Para operaciones de disminución del riesgo se pueden hacer procedimientos abiertos o por laparoscopia, aunque tal vez se prefiera esta última por la morbilidad. Para cualquier opción se justifica una inspección cuidadosa de todas las superficies peritoneales, junto con lavados pélvicos. Cualquier zona anormal debe enviarse a biopsia o resección. Puesto que las portadoras de la mutación BRCA tienen mayor riesgo de carcinoma de la trompa de Falopio, los ovarios y las trompas de Falopio deben resecarse completos.

CASO 3

PREGUNTA 1

Respuesta correcta E:
Las mujeres en la posmenopausia que toman tamoxifeno tienen

un mayor riesgo de proliferación, hiperplasia endometrial y NIE, formación de pólipos, carcinoma endometrial invasor y carcinoma uterino. El riesgo de presentar cáncer endometrial está relacionado con la dosis y duración del uso del tamoxifeno y es máxima en mujeres mayores de 50 años de edad. En un gran estudio multicéntrico se confirmó que el riesgo de presentar cáncer endometrial en las usuarias de tamoxifeno es de cerca de 1.6 por cada 1 000 personas años. Pero debido a que el uso de tamoxifeno aumentó de manera significativa la tasa de supervivencia a 5 años en las pacientes con cáncer mamario, los autores concluyeron que el pequeño riesgo de presentar cáncer endometrial se contrarresta por el beneficio significativo en la supervivencia que provee el fármaco.

PREGUNTA 2

Respuesta correcta A:
Las pacientes que usan tamoxifeno en la posmenopausia deben vigilar síntomas de hiperplasia o cáncer endometriales, y notificar *cualquier* hemorragia vaginal, goteo sanguíneo, secreción sanguínea o manchado que justifique mayor valoración. El estudio ultrasonográfico sistemático de las mujeres asintomáticas no ha mostrado eficacia, puesto que se sabe que el tamoxifeno induce una hipertrofia del estroma epitelial (que tal vez no sea significativa en la clínica). De manera similar, los estudios no respaldaron el uso de BEM de rutina en las mujeres asintomáticas.

CASO 4

PREGUNTA 1

Respuesta correcta D:
Hasta 10% de las mujeres en edad reproductiva puede presentar anovulación crónica hiperandrogénica (p. ej., síndrome de ovarios poliquísticos). Los sellos distintivos clínicos de esta entidad son hemorragia menstrual no cíclica, hirsutismo y obesidad. Las mujeres adultas con irregularidades menstruales deben someterse a una valoración que incluya la determinación de TSH, FSH y prolactina. En las mujeres con virilización rápida se puede descartar un tumor por ultrasonografía pélvica y la determinación de la concentración de testosterona, DHEA-S y 17-OH progesterona.

PREGUNTA 2

2. Respuesta correcta A:
Aunque el riesgo total de cáncer endometrial es muy bajo en mujeres menores de 45 años de edad, aquellas con alto riesgo de NIE y cáncer < 45 años que acuden con hemorragia uterina anormal requieren evaluación. En las pacientes más jóvenes con exposición crónica a estrógenos sin oposición, amenorrea prolongada u otros factores de riesgo de carcinoma uterino debe hacerse la valoración endometrial sin importar la edad. En este caso, la paciente es < 45 años de edad, pero tiene alto riesgo de hiperplasia y NIE por un periodo prolongado de amenorrea. Debe someterse a valoración por pruebas de laboratorio, ultrasonografía vaginal y biopsia endometrial.

TUMORES DE LOS OVARIOS

Hay muchos tipos de tumores benignos y malignos de los ovarios (tabla 30-1), cada uno con sus propias características, y por fortuna 80% es benigno. En Estados Unidos el cáncer ovárico es el segundo más frecuente del aparato genital femenino (fig. 30-1). Además, es la quinta causa más común de muerte por cáncer y la **principal por cáncer ginecológico**. El carcinoma de la trompa de Falopio es en extremo raro, pero es probable que su incidencia se haya subestimado.

Aunque el carcinoma ovárico constituye **25% de todos los ginecológicos** (22 280 nuevos casos por año), es causa de muerte de **50% de las muertes por cáncer ginecológico** (14 420 por año). Esta elevada tasa de mortalidad se debe en parte a la **carencia de recursos de detección eficaces** para el diagnóstico temprano y la **presentación al médico en etapas avanzadas de la enfermedad**, cuando los tumores se han diseminado a través de la cavidad peritoneal y la probabilidad de curación es baja. Puesto que la tasa de supervivencia total a 5 años de mujeres con carcinoma ovárico es de solo 46%, son críticos un elevado grado de sospecha y el diagnóstico e intervención oportunos.

PATOGENIA

Los tumores ováricos se asocian con uno de los tres componentes diferentes del ovario: el epitelio superficial, las células germinativas y el estroma (fig. 30-2). Más de 65% de los tumores y 90% de todos los cánceres del ovario son **epiteliales** en su cápsula. De 5 a 10% de los cánceres ováricos corresponde a metástasis de otros tumores primarios en el cuerpo, por lo general del tubo digestivo, conocidos como tumores de Krukenberg, o de mama y endometrio.

El cáncer ovárico se disemina sobre todo por **exfoliación directa** de las células malignas desde la gónada. Como resultado, los sitios de metástasis a menudo siguen la amplia vía circulatoria del líquido peritoneal. También puede ocurrir **diseminación linfática,** casi siempre a los ganglios linfáticos retroperitoneales, pélvicos y paraaórticos (fig. 28-7). La **diseminación hematógena** es causa de las metástasis más raras y distantes en pulmón y cerebro. En la enfermedad avanzada la diseminación intraperitoneal produce ascitis en el abdomen y encapsulación del intestino por el tumor, lo que deriva en la obstrucción intestinal intermitente, conocida como íleo carcinomatoso. En muchos casos esta progresión provoca desnutrición, inanición lenta, caquexia y la muerte.

Si bien no se conoce del todo la causa del carcinoma del ovario, se cree se debe a la **transformación maligna de sus tejidos** después de la **ovulación crónica ininterrumpida.** La ovulación fragmenta el epitelio del ovario y activa el mecanismo de reparación celular. Cuando la ovulación se presenta por periodos largos sin interrupción puede proveer la oportunidad para que ocurran **deleciones y mutaciones de genes somáticos** durante el proceso de reparación. Una teoría emergente es que los cánceres ováricos serosos se originan de la porción **distal de la trompa de Falopio.**

Cerca de 10 a 15% de las mujeres con cáncer ovárico presenta un **síndrome de cáncer familiar.** Aquellas con mutaciones en el **gen BRCA1** tienen una probabilidad de 85% de sufrir cáncer mamario y de 30 a 50% de padecer el ovárico. Un porcentaje más pequeño de pacientes con mutaciones del **gen BRCA2** (25%) también cuenta con un mayor riesgo de cáncer ovárico. Las pacientes con **síndrome de Lynch II** (cáncer colorrectal hereditario no asociado con poliposis [CCHNAP]) tienen una elevada tasa de cánceres familiares: ovárico, colorrectal, endometrial, renal, gástrico y de intestino delgado. Los factores ambientales, como el talco y los asbestos, se han propuesto como partícipes de la patogenia del cáncer ovárico, pero no se han vinculado de manera definitiva.

EPIDEMIOLOGÍA

Una mujer promedio tiene una probabilidad en 70 de sufrir carcinoma ovárico durante su vida y 1 en 95 de morir por cáncer ovárico invasor. La media de edad para el diagnóstico es de 63 años, con 66% de las afectadas por el cáncer ovárico mayores de 55 años en el momento del diagnóstico. Los cánceres ováricos

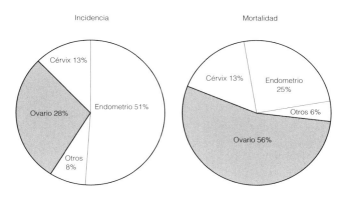

FIGURA 30-1. Relaciones del cáncer ovárico con otros ginecológicos en cuanto a incidencia y mortalidad; Estados Unidos, 1996. (Modificado de Parker SL, Tong T, Bolden S, *et al.* Cancer statistics. *CA Cancer J Clin.* 46:5–27, 1996.)

■ TABLA 30-1 Tumores ováricos benignos y malignos

Tumores epiteliales	Malignos (inmaduros)

Serosos
 Cistadenoma seroso
 Tumor seroso limítrofe
 Cistadenocarcinoma seroso
 Adenofibroma y
  cistadenofibroma
Tumores mucinosos
 Cistadenoma mucinoso
 Tumor mucinoso limítrofe
 Cistadenocarcinoma
  mucinoso
Carcinoma endometrial
Adenocarcinoma de células
 claras
Tumor de Brenner
Carcinoma indiferenciado
	Monodérmico o especializado
	 (p. ej., carcinoide, estruma
	 ovárico), disgerminoma
	Tumor del seno endodérmico
	Coriocarcinoma
	Carcinoma embrionario
	Poliembrioma
	Tumor de células germinati-
	 vas mixto

	Tumores del estroma de los cordones sexuales

Tumores de células germinativas	Tumores de células de la teca granulosa
	 Tumor de células de la
	  granulosa
	 Tecoma
	 Fibroma
	 Tumor de células de
	  Sertoli-Leydig
	  (androblastoma)
	Gonadoblastoma

Teratoma Benigno (maduro, del adulto) Teratoma quístico (quiste dermoide) Teratoma sólido	
	No clasificados
	Por ejemplo, tumores de células lipoides y sarcomas
	Tumores metastásicos
	Por ejemplo de tubo digestivo, aparato genital femenino o mama

Datos de Robbins S, Cotran R, Kumar V. *Robbins' Pathologic Basis of Disease.* Philadelphia, PA: VVB Saunders; 1995:1158.

hereditarios suelen ocurrir en mujeres que son, en promedio, 10 años menores que aquellas con el correspondiente no hereditario. Los cánceres ováricos no epiteliales son más comunes en niñas y mujeres jóvenes. Hay una frecuencia ligeramente mayor en las caucásicas, en

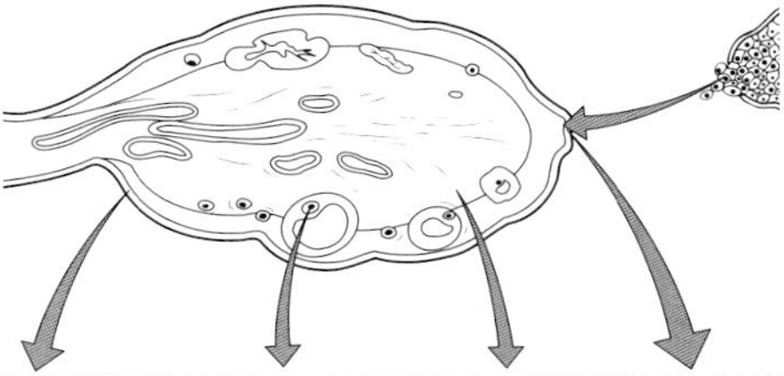

Origen	Células epiteliales superficiales (tumores epiteliales comunes)	De células germinativas	Del estroma de los cordones sexuales	Metástasis a los ovarios
Porcentaje de todos los tumores ováricos	65 a 70%	15 a 20%	5 a 10%	5%
Grupo de edad afectado	20 años o más	0 a 25 años o más	Todas las edades	Variable
Tipos	• Tumor seroso • Tumor mucinoso • Tumor endometrioide • Tumor de células claras • Tumor de Brenner • Indiferenciado	• Teratoma • Disgerminoma • Tumor del seno endodérmico • Coriocarcinoma • Carcinoma embrionario	• Tumor de células de la granulosa-teca • Tumor de células de Sertoli-Leydig • Fibroma	

FIGURA 30-2. Clasificación de las diversas neoplasias ováricas (benignas, limítrofes y malignas).

comparación con las latinas, asiáticas y afroamericanas.

FACTORES DE RIESGO

En la tabla 30-2 se resaltan los principales factores de riesgo y de protección para el cáncer ovárico. Las mujeres con un **síndrome de cáncer ovárico familiar** presentan un riesgo mucho mayor de cáncer ovárico, que incluye a aquellas con mutación del gen BRCA1 (riesgo de 35 a 70% de cáncer ovárico), BRCA2 (10 a 30%) y el síndrome de Lynch/CCHNAP (10 a 50%). Las mujeres con **antecedente familiar de cáncer ovárico** presentan el siguiente riesgo más alto (5 a 15%). Aquellas con una madre, hermana o hija con cáncer ovárico tienen un mayor riesgo de presentar la enfermedad. Mientras más joven la

paciente en el momento del diagnóstico, mayor el riesgo de sus parientes de primer grado. De manera similar, las mujeres con **antecedente personal de cáncer mamario** presentan un doble riesgo de incidencia de cáncer ovárico.

Debido a que el mecanismo del cáncer ovárico se cree vinculado con mutaciones que ocurren durante la ovulación, las mujeres con antecedente de periodos prolongados de **ovulación sin interrupción** (menarquia temprana, infertilidad, nuliparidad, retraso de la procreación y menopausia de inicio tardío) tienen mayor riesgo de padecerlo.

Por el mismo motivo, la **edad creciente** es otro factor de riesgo importante de cáncer ovárico. El 50% de las mujeres con diagnóstico de cáncer ovárico tiene 63 años de edad o más.

TABLA 30-2 Factores de riesgo y protección para el cáncer ovárico
Factores de riesgo
Síndrome de cáncer ovárico familiar
Antecedente familiar de cáncer de mama u ovárico
Antecedente personal de cáncer mamario
Edad creciente
Menarquia temprana (< 12 años)
Infertilidad
Nuliparidad
Menopausia de inicio tardío (> 50 años)
Obesidad (IMC > 30)
Factores de protección
Uso de ACO (5 o más años)
Multiparidad
Amamantamiento
Ligadura tubárica
Histerectomía
IMC, índice de masa corporal; ACO, anticonceptivo oral.

FACTORES DE PROTECCIÓN

Muchos de los factores que se consideran protectores para el cáncer ovárico (tabla 30-2) también se vinculan con la hipótesis de la **ovulación incesante**, donde se especula que la **supresión de la ovulación** produce menos alteración del epitelio ovárico y menor necesidad de activación de los mecanismos de reparación celular. Por lo tanto, hay menos oportunidades para que ocurran deleciones o mutaciones genéticas. Se ha visto que los **anticonceptivos orales** (ACO) tienen un efecto protector contra el cáncer ovárico por la supresión de la ovulación. El uso de ACO durante más de 5 años puede reducir el riesgo de cáncer ovárico en 50%. De manera similar, el **amamantamiento**, la **multiparidad** y la **anovulación crónica** también se consideran factores de protección, que actúan por interrupción o supresión de la ovulación. Se ha relacionado a la **ligadura tubárica** y la **histerectomía** con una disminución de 67 y 30% de cáncer ovárico, respectivamente, incluso en pacientes con el síndrome de cáncer familiar. Esto puede deberse a la alteración del flujo sanguíneo ovárico por tales procedimientos y la menor migración de carcinógenos de la porción baja del aparato genital a los ovarios. Teorías más recientes de la patogenia del cáncer ovárico sugieren que la etiología de los carcinomas serosos se origina en el extremo distal de la trompa de Falopio. Por ello, la **salpingectomía profiláctica** en el momento de intervenciones quirúrgicas sistemáticas por indicaciones benignas puede proveer una oportunidad para prevenir el cáncer ovárico.

MANIFESTACIONES CLÍNICAS

Antecedentes
Las pacientes con diagnóstico de cáncer ovárico a menudo cursan **asintomáticas** o presentan **manifestaciones vagas**, **inespecíficas**, hasta que la enfermedad ha progresado a etapas avanzadas. Algunas pueden presentarse al médico con **dolor abdominal bajo vago**, distensión abdominal y **saciedad temprana** (tabla 30-3). Conforme los tumores progresan, pueden aparecer otros síntomas, que incluyen manifestaciones gastrointestinales (náusea, anorexia e indigestión), frecuencia urinaria, disuria y compresión pélvica. En etapas más avanzadas puede ocurrir ascitis y causar disnea, secundaria al derrame pleural. También pueden observarse hernias ventrales por aumento de la presión intraabdominal.

Exploración física
No hay pruebas que sugieran que la exploración ginecológica sistemática mejore el diagnóstico temprano del cáncer ovárico. Conforme la afección progresa, los principales datos de exploración son una **masa sólida**, **fija**, **irregular en la pelvis** (tabla 30-4), que quizá se extienda a la porción alta del abdomen, con **ascitis** (fig. 30-3). La metástasis del cáncer ovárico al ombligo se conoce como **nódulo de la hermana María Josefa (NHMJ)**. La presencia de esta masa indurada

a la exploración puede ser el primer signo de cáncer, de progresión avanzada o recurrencia de la enfermedad.

VALORACIÓN DIAGNÓSTICA

La presencia de esta masa indurada a la exploración puede ser el primer signo de cáncer, avance en la progresión de la enfermedad o recurrencia. La **ultrasonografía pélvica** es el principal recurso diagnóstico para la investigación de una masa anexial. Ayuda a distinguir entre tumores benignos y malignos (tabla 30-5). Otros estudios, incluidas la **tomografía computarizada** (TC) y la **resonancia magnética** de la pelvis y el abdomen, pueden ayudar al diagnóstico y a delinear la diseminación del padecimiento. Puesto que las células malignas se pueden diseminar por exfoliación directa, la paracentesis y

■ **TABLA 30-3** Síntomas del cáncer ovárico
Iniciales
Distensión abdominal
Saciedad temprana
Dispepsia
Dolor abdominal
Dolor pélvico
Síntomas tardíos
Dolor dorsal
Frecuencia/urgencia urinarias
Estreñimiento
Fatiga
Dispareunia
Cambios menstruales

■ **TABLA 30-4** Valoración de las masas pélvicas y abdominales encontradas en la exploración física		
	Benigna	***Maligna***
Movilidad	Móvil	Fija
Consistencia	Quística	Sólida
Superficie tumoral	Lisa	Irregular
Bilateral o unilateral	Unilateral	Bilateral

la aspiración de quistes deben evitarse. Una vez que se hace el diagnóstico se realizan estudios en busca de **metástasis** y para distinguir entre el cáncer ovárico primario y el secundario. El **enema de bario** y la **pielografía intravenosa** son útiles para identificar fuentes digestivas (GI) y genitourinarias de la enfermedad. No se recomiendan los marcadores biológicos séricos CA125 y HE4 para la valoración sistemática de una masa pélvica sin diagnóstico.

Según el tipo de tumor, los cánceres ováricos pueden vigilarse con los **marcadores tumorales séricos** CA-125, fetoproteína α (AFP), deshidrogenasa de lactato (LDH) y gonadotropina coriónica humana (hCG).

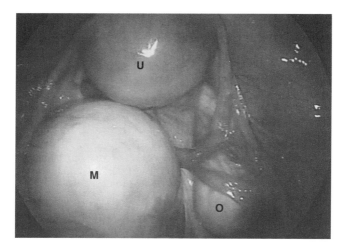

FIGURA 30-3. Vista laparoscópica de una gran masa ovárica (*M*), útero normal (*U*) y ovario (*O*). (Tomada de Berek JS. *Berek & Novak's Gynecology,* 14th ed. Philadelphia, PA: Lippincott Williams & Wilkins; 2006.)

■ **TABLA 30-5** Datos ultrasonográficos en pacientes con una masa pélvica		
	Benigno	*Maligno*
Tamaño	< 8 cm	> 8 cm
Consistencia	Quística	Sólido o quístico y sólido
Componentes sólidos	Ausentes	Nodular, papilar
Tabiques	Ausentes o único	Multiloculares, gruesos (> 2 mm)
Flujo detectado por Doppler	Ausente	Presente en el componente sólido
Bilateral o unilateral	Unilateral	Bilateral
Características vinculadas	Calcificación, en especial la presencia de dientes	Ascitis, masas peritoneales, linfadenopatía

CLASIFICACIÓN QUIRÚRGICA POR ETAPAS

El carcinoma ovárico se clasifica por **etapas quirúrgicas** (tabla 30-6). La clasificación primaria por etapas incluye **histerectomía total abdominal y salpingooforectomía bilateral** (HTASOB), **omentectomía, lavados peritoneales**, Papanicolaou del diafragma y biopsias de **ganglios linfáticos pélvicos y paraaórticos**. Debido a que no hay herramientas confiables de detección del cáncer ovárico y los síntomas tempranos son escasos, casi **75% de las pacientes acude con la enfermedad en etapas III o IV**. Por lo tanto, la tasa de supervivencia total a 5 años es baja (25 a 45%) y disminuye conforme aumenta la edad. A continuación se describen los diferentes tipos de cánceres ováricos.

TUMORES EPITELIALES

PATOGENIA

Los tumores de células epiteliales del ovario derivan de una **transformación maligna de las células del epitelio** de su superficie, que provienen del mesodermo primitivo y tienen la capacidad de presentar metaplasia. Los seis tipos primarios de tumores epiteliales son seroso, mucinoso, endometrioide, de células claras, de Brenner e indiferenciado (fig. 30-2). Las neoplasias en este grupo varían en cuanto a potencial maligno desde benignas a limítrofes (tumores de **bajo potencial maligno**) y hasta francamente malignas. Los **cistadenocarcinomas serosos** son los tumores más frecuentes de células epiteliales malignas.

■ **TABLA 30-6** Clasificación por etapas del carcinoma ovárico
Etapa I: proliferación limitada a los ovarios
Ia – afección de un ovario
Ib – afección de ambos ovarios
Ic – Ia o Ib y tumor en la superficie del ovario, cápsula rota, ascitis maligna o citología peritoneal positiva para células malignas
Etapa II: extensión de la afección del ovario a la pelvis
IIa – extensión al útero o la trompa de Falopio
IIb – extensión a otros tejidos pélvicos
IIc – IIa o IIb y afección tumoral de la superficie ovárica, rotura de la cápsula, ascitis maligna o citología peritoneal positiva para células malignas
Etapa III: extensión de la afección a la cavidad abdominal
IIIa – metástasis microscópicas en las superficies peritoneales abdominales
IIIb – metástasis tumorales > 2 cm de diámetro
IIIc – metástasis tumorales > 2 cm de diámetro o afección metastásica de ganglios linfáticos pélvicos, paraaórticos o inguinales
Etapa IV: con metástasis distantes
Derrame pleural maligno
Metástasis del parénquima pulmonar
Metástasis del parénquima hepático o esplénico (sin implantes superficiales)
Metástasis a los ganglios linfáticos supraclaviculares o la piel

Los tumores epiteliales malignos se extienden desde la cápsula superficial del ovario y siembran la cavidad peritoneal. En más de 75% de las pacientes los tumores se han diseminado ya fuera del ovario en el momento del diagnóstico, por lo que el pronóstico es muy malo.

EPIDEMIOLOGÍA

Los tumores epiteliales tienden a presentarse en pacientes en la sexta década de la vida, con una **incidencia máxima de los 56 a los 60 años de edad**. Los cánceres de células epiteliales constituyen **65% de todos los tumores** y **más de 90% de los**

TABLA 30-7 Procesos ginecológicos y no ginecológicos vinculados con elevación de la cifra de CA-125
Cánceres ginecológicos
Epitelial ovárico
De trompa de Falopio
Endometrial
Endocervical
Cánceres no ginecológicos
Pancreático
Pulmonar
Mamario
De colon
Afecciones ginecológicas benignas
Embarazo normal y ectópico
Endometriosis
Fibromas
Enfermedad inflamatoria pélvica
Afecciones benignas no ginecológicas
Pancreatitis
Cirrosis
Peritonitis
Laparotomía reciente

cánceres ováricos. Los **tumores serosos** (cistadenocarcinomas serosos) son el tipo más frecuente de cáncer ovárico epitelial, además de grandes, quísticos y bilaterales en 65% de los casos.

MANIFESTACIONES CLÍNICAS

El **marcador tumoral sérico CA-125** se encuentra elevado en 80% de los cánceres de células epiteliales. Puesto que la cifra de CA-125 se correlaciona con el progreso y la regresión de estos tumores, ha sido útil para el **seguimiento del efecto del tratamiento y las recurrencias del carcinoma ovárico epitelial**. No se ha establecido aún su utilidad como recurso de detección del cáncer ovárico. Un motivo es que hay un elevado número de afecciones benignas y malignas, ginecológicas y no, que se asocian con aumento de la cifra de CA-125 (tabla 30-7).

TRATAMIENTO

La **intervención quirúrgica** es el principal recurso terapéutico para los tumores de células epiteliales, incluidas HTASOB, omentectomía, citorreducción o "disminución del volumen" y biopsia bilateral de ganglios linfáticos pélvicos y paraaórticos. El propósito de la citorreducción es no dejar tumor visible o nódulos mayores de 1 cm. Cuando se logra esto se dice que la paciente presentó una **citorreducción óptima**. De lo contrario, hay una mayor probabilidad de enfermedad recurrente o persistente.

Después de la intervención quirúrgica el cáncer ovárico epitelial se trata con **quimioterapia combinada**, a menudo de carboplatino y paclitaxel o docetaxel intravenosos. A las pacientes con citorreducción óptima se les ofrecen **cisplatino y paclitaxel intraperitoneales como quimioterapia**, junto con la quimioterapia intravenosa, que no solo aumenta la supervivencia total, sino que también tiene más efectos secundarios que la usual intravenosa.

El marcador tumoral **CA-125** y las **imágenes de CAT** son los más usados para valorar el éxito del tratamiento y diagnosticar recurrencias de la enfermedad. Por desgracia los tumores **recurren con frecuencia** a pesar del tratamiento intensivo. El cáncer recurrente o persistente se trata con quimioterapia. La ascitis recurrente se trata por paracentesis.

La **tasa de supervivencia a 5 años es de 20%** para las pacientes con cáncer ovárico epitelial (80 a 95% para la etapa I, 40 a 70% para la II, 30% para la III y < 10% para la etapa IV).

TUMORES DE CÉLULAS GERMINATIVAS

PATOGENIA

Los tumores de células germinativas del ovario surgen de **células germinativas primordiales** y pueden ser benignos (95%) o malignos (5%) estas células indiferenciadas, totipotenciales que son capaces de diferenciarse hacia cualquiera de las tres capas germinativas: saco vitelino, placenta y feto, lo que contribuye a los diversos subtipos de tumores de células germinativas (fig. 30-4).

El tipo más frecuente de tumor de células germinativas es el **teratoma quístico benigno maduro**, también conocido como **quiste dermoide**. Se trata de masas quísticas que contienen tejidos maduros de adulto, como piel, pelo y dientes, mezclados con material sebáceo, lo que les da un aspecto muy característico (fig. 30-5). Se recomienda la cistectomía para el diagnóstico definitivo con el fin de descartar cáncer.

Los tumores de células germinativas malignos más frecuentes son los **disgerminomas** (50%), los **teratomas inmaduros** (20%) y los tumores del seno endodérmico (saco vitelino, 20%). Son mucho menos frecuentes el carcinoma embrionario (constituido por células indiferenciadas), el coriocarcinoma no gestacional (formado por el tejido placentario) y los tumores mixtos de células germinativas.

Muchos tumores de células germinativas producen **marcadores séricos tumorales,** que pueden ser útiles para

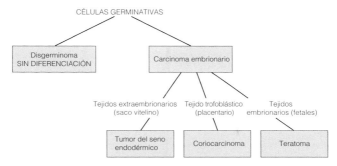

FIGURA 30-4. Histogénesis de los tumores originados en las células germinativas. Puesto que son totipotenciales, las células germinativas pueden mantenerse indiferenciadas, o desarrollarse hasta cualquiera de las tres capas germinativas: saco vitelino o tejidos placentarios o fetales.

el diagnóstico de una masa pélvica y en la valoración de la respuesta al tratamiento de una paciente (tabla 30-8). Si bien hay una amplia variación en el tipo de marcador tumoral sérico, en general, los disgerminomas producen LDH, los tumores del seno endodérmico (saco vitelino) producen AFP, y los coriocarcinomas, hCG. Los carcinomas embrionarios indiferenciados que dan origen a los tumores de células germinativas más diferenciadas producen ambas, AFP y gonadotropina coriónica humana.

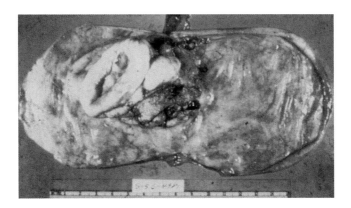

FIGURA 30-5. Teratoma quístico maduro (quiste dermoide). (Tomado de JS. *Berek & Novak's Gynecology,* 14th ed. Philadelphia, PA: Lippincott Williams & Wilkins; 2006.)

TABLA 30-8 Marcadores séricos principales de los cánceres de células germinativas

Tipo de tumor	Marcador tumoral primario
Disgerminoma	LDH
Teratoma inmaduro	N/A
Tumor del seno endodérmico (saco vitelino)	AFP
Carcinoma embrionario	AFP y hCG
Coriocarcinoma	hCG

LDH, deshidrogenasa de lactato; AFP, fetoproteína α; hCG, gonadotropina coriónica humana.

En contraste con los tumores epiteliales, la mayoría de los de células germinativas **crece con rapidez**, se **limita a un ovario** y se encuentra en **etapa I** en el momento del diagnóstico. Por lo tanto, el pronóstico de los tumores de células germinativas es bastante mejor que el de los epiteliales. En la mayor parte de los casos **estos tumores se consideran curables**.

EPIDEMIOLOGÍA

Los tumores de células germinativas contribuyen con 20 a 25% de todos los tumores ováricos, pero forman parte de menos de 5% de los cánceres del ovario. Aunque **95% es benigno**, el resto de los tumores de células germinativas (5%) es maligno y se presenta sobre todo en niñas y mujeres jóvenes. Esto hace a los tumores de células germinativas el **cáncer ovárico más frecuente en mujeres menores de 20 años de edad**. Los tumores malignos de células germinativas son tres veces más frecuentes en mujeres de **etnicidad negra y asiática**, en comparación con las caucásicas.

MANIFESTACIONES CLÍNICAS

A diferencia de los cánceres ováricos epiteliales de lento crecimiento, los tumores de células germinativas **crecen con rapidez**, y, por lo tanto, causan síntomas que llevan a su diagnóstico más temprano. Casi siempre la distensión de la cápsula ovárica por la rápida proliferación, la **hemorragia** y **necrosis** causan **dolor pélvico agudo**. Estas pacientes también pueden manifestar **síntomas de compresión** de la vejiga o el recto o dolor por **torsión o rotura** del tumor. El 85% de las mujeres presentará dolor abdominal y una masa pélvica en el momento en que acude al médico.

TRATAMIENTO

Las mujeres con tumores benignos de células germinativas, como los teratomas maduros (quistes dermoides), se diagnostican y curan al extirpar la parte del ovario que contiene el tumor (cistectomía ovárica) o por exéresis completa del ovario (ooforectomía).

Debido a que la mayoría de los cánceres de células germinativas se diagnostica en etapa temprana, y **rara vez es bilateral**, la intervención quirúrgica se suele limitar a una **salpingooforectomía unilateral** si se desea fertilidad. Sin embargo, aún debe hacerse la clasificación quirúrgica completa por etapas. Si la procreación ya concluyó o si el cáncer es bilateral se requiere histerectomía total abdominal y **salpingooforectomía bilateral** (HTA-SOB) junto con la clasificación quirúrgica por etapas.

Con excepción de los disgerminomas de etapa Ia y teratomas inmaduros, todos los cánceres de células germinativas requieren **quimioterapia con fármacos múltiples** después de la intervención quirúrgica. El esquema de uso más frecuente es de bleomicina, etopósido y cisplatino (BEP). En pacientes con elevación de los **marcadores tumorales séricos** antes del tratamiento, éstos se pueden utilizar para juzgar su eficacia entre ciclos de quimioterapia.

Antes se usaba **radioterapia** como tratamiento primario de los **disgerminomas**, que son exquisitamente sensibles a la radiación. Sin embargo, los esquemas actuales de quimioterapia combinada han mostrado ser tan buenos o mejores que la radioterapia. La quimioterapia también protege en mayor medida la fertilidad futura cuando solo se extirpa un ovario.

Por fortuna la mayoría de los casos de cáncer de células germinativas se considera curable con intervención quirúrgica y quimioterapia. La **tasa total de supervivencia a 5 años es de 85%** para los disgerminomas, 70 a 80% para los teratomas inmaduros y 60 a 70% para los tumores del seno endodérmico.

TUMORES DEL ESTROMA DE LOS CORDONES SEXUALES

PATOGENIA

Los tumores de células del estroma ovárico se originan de las células que rodean al ovocito (antes de la diferenciación masculina o femenina) o del estroma ovárico (fig. 30-2). En general, estos tumores son **cánceres de bajo grado**, que se pueden presentar a cualquier edad, **suelen ser unilaterales** y rara vez recurren. Los cánceres de células de la teca granulosa son de bajo grado y los más frecuentes (70%) en este grupo. Los tumores de células de Sertoli-Leydig son muy raros.

Se conoce a los tumores de células de la teca granulosa y de Sertoli-Leydig como **tumores funcionales**, que se caracterizan por su **producción hormonal**. El estroma ovárico puede desarrollarse hacia un ovario o un testículo. Como resultado, los **tumores de células de la teca granulosa** simulan ovarios fetales y producen grandes cantidades de estrógenos. Al microscopio las células de la granulosa tienen núcleos con surco "en granos de café" y las células se disponen en pequeños grupos alrededor de una cavidad central, configuraciones histopatológicas que se conocen como **cuerpos de Call-Exner**, patognomónicos de los tumores de células de la granulosa. Por el contrario, los **tumores de células de Sertoli-Leydig** simulan testículos fetales y producen testosterona y otros andrógenos.

El tercer tipo de tumor de células del estroma, el fibroma ovárico, se deriva de fibroblastos maduros y, a diferencia de los otros tumores de células del estroma de los cordones sexuales, no es un tumor funcional. En ocasiones los fibromas se relacionan con ascitis. La tríada de un **tumor** ovárico, **ascitis** e **hidrotórax derecho** se conoce como **síndrome de Meigs**.

EPIDEMIOLOGÍA

Los tumores ováricos del estroma de los cordones sexuales pueden afectar a mujeres de cualquier edad, pero se presentan más a menudo en aquellas entre los **40 y 70** años, con una edad promedio en el momento del diagnóstico de 50 años. Puesto que los tumores de células de la granulosa producen estrógenos, 25 a 50% de las mujeres presentará **hiperplasia endometrial** o NIE y 5% un **cáncer endometrial** concomitante. La mayoría de los tumores de Sertoli-Leydig ocurre en mujeres menores de 40 años de edad.

MANIFESTACIONES CLÍNICAS

Los tumores de células de la teca granulosa a menudo producen **estradiol** e **inhibina A/B**. La estimulación estrogénica puede causar feminización, pubertad precoz, irregularidades menstruales, amenorrea secundaria o hemorragia en la posmenopausia. Esta estimulación ovárica puede llevar a la neoplasia intraepitelial o cáncer endometriales, o ambos, por lo que en este contexto es muy importante la **biopsia endometrial** o D y L. Los tumores de células de Sertoli-Leydig producen **andrógenos** (testosterona y androstenediona), que tienen **efectos virilizantes** en 75% de las pacientes, incluidos atrofia mamaria, hirsutismo, voz grave, acné, clitoromegalia y retroceso de la línea de implantación del cabello. Las pacientes también pueden presentar oligomenorrea o amenorrea.

TRATAMIENTO

Debido a que la mayoría de los tumores del estroma de los cordones sexuales son lesiones de bajo grado, unilaterales y no suelen recurrir, el tratamiento común es la **salpingo-forectomía unilateral**. En mujeres que ya concluyeron su procreación debe hacerse histerectomía total y salpingooforectomía bilateral (HT-SOB). La quimioterapia y la radioterapia no tienen participación regular en el tratamiento de los cánceres de células del estroma de los cordones sexuales.

La tasa de supervivencia a 5 años de las pacientes con carcinomas del estroma de los cordones sexuales es de 70 a 90%. Sin embargo, los tumores de células de la granulosa son de lenta proliferación y se pueden detectar recurrencias tardías hasta 15 a 20 años después de la exéresis de la lesión primaria.

CÁNCER DE LAS TROMPAS DE FALOPIO

PATOGENIA

El carcinoma de la trompa de Falopio es **en extremo raro**, pues constituye solo 0.5% de todos los cánceres del aparato genital femenino. Sin embargo, tal vez se subestime su incidencia. Una teoría emergente es que la trompa de Falopio es fuente de los cánceres ováricos serosos de alto grado, de la trompa de Falopio y peritoneales primarios. La progresión de la enfermedad en estos tumores es similar a la del cáncer ovárico, incluidas la **diseminación peritoneal** amplia y la formación de líquido de ascitis.

Sin embargo, se desconoce la etiología exacta del cáncer de la trompa de Falopio. La mayoría corresponde a **adenocarcinomas** que surgen de la mucosa de la trompa, que a menudo se dilata en gran medida y su luz se llena por una proliferación papilar de tumor sólido. El extremo fimbriado se cierra en 50% de los casos. El cáncer de la trompa de Falopio es bilateral en 10% de los casos y **a menudo resulta de metástasis** de otros tumores primarios. Los sarcomas y los tumores mixtos son menos frecuentes.

EPIDEMIOLOGÍA

El carcinoma primario de la trompa de Falopio es muy raro y se presenta a cualquier edad (de los 18 a los 80 años), pero la media del diagnóstico es de 55 a 60 años. Al igual que los cánceres epiteliales ováricos, los de la trompa de Falopio se presentan **más a menudo en mujeres caucásicas**, en comparación con las afroamericanas. Los factores de riesgo incluyen los **síndromes de cáncer familiar** (BRCA1 y BRCA2), la **nuliparidad** y la **infertilidad**.

MANIFESTACIONES CLÍNICAS

El cáncer de la trompa de Falopio suele ser **asintomático** y por lo general se diagnostica durante intervenciones pélvicas por otras indicaciones. Cuando ocurren síntomas, los más frecuentes son una secreción vaginal acuosa, hemorragia uterina intermenstrual, dolor abdominal bajo o dorsal bajo. **La combinación clásica de secreción acuosa profusa, dolor y masa pélvicos se conoce como tríada de Latzko.** Aunque solo se encuentra en < 15% de los casos, esta tríada se considera patognomónica

del carcinoma de trompa de Falopio. De manera similar, la manifestación clásica de **hidrosalpinge intermitente** también se considera patognomónica, aunque rara vez se visualiza. Este fenómeno describe un dolor abdominal bajo cólico por hidrosalpinge, que se alivia de forma periódica cuando se vacía su contenido, con el resultado de una secreción vaginal profusa acuosa intermitente.

DIAGNÓSTICO

El diagnóstico del cáncer de la trompa de Falopio casi nunca se hace en el preoperatorio. Una **ultrasonografía pélvica** puede revelar una masa anexial compleja o ascitis. El **CA-125** a menudo está elevado en estas pacientes y la **citología cervical** rara vez puede mostrar células malignas, con biopsias endometrial y cervical negativas subsecuentes.

TRATAMIENTO

Los cánceres de la trompa de Falopio se clasifican por **etapas quirúrgicas**. El 33% de las pacientes se encuentra en la etapa I en el momento del diagnóstico, otro 33% en etapa II y el resto en etapas III o IV. El tratamiento del cáncer de la trompa de Falopio es igual que el del cáncer ovárico epitelial, incluidos HTA-SOB, omentectomía, citorreducción, estudios de citología peritoneal y biopsias de ganglios linfáticos retroperitoneales, así como la disminución del volumen. Después de la intervención quirúrgica se administra **quimioterapia adyuvante**, que incluye la intravenosa con **carboplatino y paclitaxel** o la intraperitoneal e intravenosa para cánceres en etapa avanzada con citorreducción óptima. La concentración de CA-125 y la TC se pueden usar para vigilar la eficacia del tratamiento.

Se informa un pronóstico del cáncer de la trompa de Falopio un poco mejor que el del epitelial ovárico. La **tasa de supervivencia a 5 años es de 45%** (71% para la etapa I, 48% para la II, 25% para la III y 17% para la IV).

PUNTOS CLAVE

- Los cánceres epiteliales del ovario constituyen 90% de los de la gónada.

- La mayoría de los pacientes se diagnostica con tumores epiteliales del ovario en etapas III o IV por la ausencia de síntomas tempranos y recursos de detección eficaces.

- Cuando hay síntomas, éstos pueden incluir dolor abdominal bajo, distensión abdominal, saciedad temprana, tumor pélvico y ascitis. La ultrasonografía pélvica y la TC abdominopélvica suelen revelar una masa fija sólida, nodular.

- Los cánceres epiteliales ováricos se clasifican por etapas y se tratan de manera quirúrgica (HTASOB, omentectomía, biopsia de ganglios linfáticos pélvicos y paraaórticos y citorreducción) seguidas por quimioterapia con paclitaxel y carboplatino.

- El marcador tumoral CA-125 se puede usar para valorar el éxito del tratamiento y buscar recurrencias de la enfermedad, pero no es apropiado como recurso de detección del cáncer ovárico.

- La tasa de supervivencia a 5 años para el cáncer ovárico epitelial es menor de 20%.

- Los tumores de células germinativas surgen de células totipotenciales capaces de diferenciarse en tejidos del saco vitelino, placentarios o fetales; 95% es de naturaleza benigna y 5% maligna.

- El tumor de células germinativas más común es el teratoma quístico benigno maduro (quiste dermoide). Los tumores más comunes de células germinativas malignos son disgerminomas (50%) y teratomas inmaduros (20%).

- Los tumores de células germinativas ocurren ante todo en mujeres menores de 20 años de edad, proliferan con rapidez y suelen ser unilaterales, por lo que se diagnostican en etapas tempranas. A menudo producen marcadores tumorales séricos (LDH, AFP o hCG), que se pueden usar en el diagnóstico de una masa pélvica y la valoración de la respuesta al tratamiento.

- La mayoría de los tumores de células germinativas se trata por exéresis del ovario afectado, clasificación por etapas y quimioterapia combinada, con buena supervivencia a 5 años (tasa de 60 a 85%) según el tipo de tumor.

- Los tumores de células germinativas del estroma de los cordones sexuales se derivan de las células que circundan al ovocito y producen hormonas esteroides, o del estroma ovárico.

- Los tumores del estroma de los cordones sexuales son de lenta proliferación con bajo potencial maligno y a menudo se encuentran de manera incidental, por lo general en mujeres entre 40 y 70 años de edad. Los tumores de células de Sertoli-Leydig son raros y casi siempre se presentan en mujeres menores de 40 años de edad.

- Los tumores de células de la granulosa son el tipo más frecuente (70%) de los del estroma de los cordones sexuales. Secretan inhibina y estradiol, con el resultado de feminización y, en potencia, NIE o cáncer endometrial. Los cuerpos de Call-Exner al microscopio son patognomónicos de los tumores de células de la granulosa.

- Los tumores de células de Sertoli-Leydig son raros. Secretan andrógenos y causan virilización.

- Los fibromas ováricos se derivan de fibroblastos maduros y son tumores no funcionales. El síndrome de Meigs consta de la tríada de tumor ovárico, ascitis e hidrotórax derecho.

- Los tumores del estroma de los cordones sexuales se tratan de modo quirúrgico, por lo general con salpingooforectomía unilateral en mujeres jóvenes o HTASOB en aquellas que ya concluyeron su procreación.

- Los tumores de células de Sertoli-Leydig no recurren con frecuencia, pero los de células de la granulosa a menudo presentan recurrencias tardías 15 a 20 años después.

- Los cánceres de las trompas de Falopio pueden ocurrir a cualquier edad y se comportan de manera muy parecida a los cánceres epiteliales ováricos.

- Suele tratarse de adenocarcinomas que surgen de la mucosa o de metástasis de otros tumores primarios. Por lo regular los cánceres de la trompa de Falopio son asintomáticos y rara vez se diagnostican en el preoperatorio.

- La tríada clásica de dolor, secreción acuosa profusa (hidropesía tubárica intermitente) y una masa pélvica se considera patognomónica del carcinoma de la trompa de Falopio, pero solo se visualiza en < 15% de las pacientes.

- Los cánceres de la trompa de Falopio se tratan de manera similar a los epiteliales ováricos, con HTASOB, omentectomía, citorreducción y biopsia de ganglios linfáticos pélvicos, seguidas por quimioterapia combinada.

- La tasa de supervivencia total a 5 años para el cáncer de trompa de Falopio es de 45%.

CASOS CLÍNICOS

CASO 1

Una adolescente asiática de 17 años de edad acude al departamento de urgencias con dolor de cuadrante inferior izquierdo (CII) abdominal. La prueba de embarazo, UA y los cultivos cervicales son negativos. Ella niega actividad sexual. En la ultrasonografía se encuentra que presenta una masa ovárica compleja unilateral.

1. ¿Cuál es el diagnóstico más probable?
   a. Cistadenocarcinoma seroso
   b. Disgerminoma
   c. Tumor de células de la teca granulosa
   d. Teratoma maduro
   e. Cualquiera de los anteriores

2. ¿Qué marcador tumoral se asocia con este tipo de tumor?
   a. hCG
   b. Fetoproteína α
   c. CA-125
   d. LDH
   e. Todos los anteriores

3. El tratamiento esperado incluiría, ¿cuál de las siguientes?
   a. Salpingooforectomía unilateral más clasificación quirúrgica por etapas
   b. Salpingooforectomía bilateral más clasificación quirúrgica por etapas
   c. Histerectomía total abdominal y salpingooforectomía bilateral con clasificación quirúrgica por etapas
   d. Solo quimioterapia
   e. Solo radiación

CASO 2

Una mujer de 56 años de edad G3 P2 acude con hemorragia en la posmenopausia. La ultrasonografía transvaginal revela una banda endometrial de 12 mm y una masa anexial izquierda de 8 cm compleja. Una biopsia endometrial revela neoplasia intraepitelial endometrial (NIE).

1. ¿Qué características de la masa la hacen preocupante en cuanto a cáncer?
   a. Su localización fija, inmóvil
   b. Tabiques internos
   c. Excrecencias superficiales
   d. Componentes sólidos papilares y nodulares
   e. Todos los anteriores

2. ¿Cuál es el diagnóstico más probable en esta paciente?
   a. Cistadenocarcinoma mucinoso
   b. Teratoma benigno

c. Tumor de células de teca granulosa
d. Endometrioma
e. Coriocarcinoma

3. Durante la valoración preoperatoria se somete a la paciente a TC abdominopélvica y radiografía de tórax. Se encuentra que presenta ascitis e hidrotórax derecho. Esta combinación de tumor anexial, ascitis e hidrotórax se conoce como:
   a. Tríada de Latzko
   b. Hidropesia tubárica intermitente
   c. Síndrome X
   d. Síndrome de Meigs
   e. Síndrome metabólico

CASO 3

Una mujer de 63 años de edad G0 acude con la manifestación de dolor de CII, náusea intermitente, compresión y distensión abdominales. Sus antecedentes son notorios por obesidad leve, cáncer mamario derecho e hipertensión. Ella y su esposo deseaban hijos, pero nunca pudieron concebir. Su historia familiar es notoria por cáncer mamario en la premenopausia de la madre y una tía materna. Presentó una ultrasonografía pélvica que mostró un útero de aspecto normal con una masa ovárica izquierda de 7 cm que contenía tabiques internos y excrecencias papilares. Presenta ascitis moderada y su CA-125 resultó de 719.

1. ¿Cuál de los siguientes se asocia con un mayor riesgo de cáncer ovárico?
   a. Antecedente personal de cáncer mamario
   b. Multiparidad
   c. Amamantamiento
   d. Ligadura tubárica
   e. Histerectomía

2. Se sometió a HTASOB, colección de lavados pélvicos, omentectomía, citorreducción o "disminución de volumen" y biopsia bilateral de ganglios linfáticos pélvicos y paraaórticos. La masa se ha diseminado fuera del ovario hacia el epiplón, el peritoneo y el intestino. Se encontró ascitis y los lavados pélvicos fueron positivos. No pareció presentar afección alguna de hígado o ganglios linfáticos. No hay afección residual visible después de la intervención quirúrgica. ¿Qué etapa del cáncer ovárico presenta?
   a. Etapa I
   b. Etapa II
   c. Etapa III
   d. Etapa IV
   e. Ninguna de las anteriores

3. La quimioterapia posoperatoria con toda probabilidad incluirá, ¿qué esquema?
   a. Cisplatino
   b. Paclitaxel
   c. Cisplatino y paclitaxel intraperitoneales e intravenosos
   d. Metotrexato
   e. Metotrexato y actinomicina D

CASO 4

Una mujer de 64 años de edad G2 P2 acude para su exploración anual. Se queja de distensión abdominal y ha notado alguna dificultad para cerrar sus pantalones, a pesar de una disminución reciente no planeada de 4.54 kg de peso. También notó una secreción acuosa copiosa, a menudo precedida por dolor agudo en el CII.

1. Este complejo sintomático hace sospechar ¿qué afección?
   a. Cáncer ovárico epitelial
   b. Tumor de células germinativas
   c. Disgerminoma
   d. Cáncer de la trompa de Falopio
   e. Cáncer endometrial

2. ¿Cuál de los siguientes *no* es válido en cuanto al cáncer de esta paciente?
   a. Es en extremo raro
   b. Suele ser producto de metástasis de otro sitio
   c. Es bilateral en 90% de los casos
   d. Se disemina por vía de la circulación del líquido peritoneal
   e. Se asocia con una elevación de CA-125 y ascitis, pero rara vez citología cervical anormal

3. El cáncer de trompa de Falopio se comporta como ¿cuál otro cáncer ginecológico?
   a. Vulvar
   b. Vaginal
   c. Cervical
   d. Endometrial
   e. Ovárico

RESPUESTAS

CASO 1

PREGUNTA 1

Respuesta correcta B:
En una paciente joven los teratomas inmaduros y los disgerminomas son los más frecuentes. Ésta tal vez presente un disgerminoma. El 85% de las pacientes con disgerminomas tiene manifestaciones similares a ésta, con dolor abdominal y una masa pélvica, y ocurre más a menudo en niñas y jóvenes. Son más frecuentes en mujeres con etnicidad negra o asiática, tienden a la rápida proliferación y causan dolor pélvico, compresión y rotura. El cistadenocarcinoma seroso es un cáncer ovárico epitelial que constituye 80% de todos los cánceres ováricos y se presenta casi siempre en la sexta década de la vida, con tendencia a la bilateralidad.

PREGUNTA 2

Respuesta correcta D:
Muchos tumores ováricos producen marcadores séricos que ayudan al diagnóstico y la vigilancia clínica del tratamiento. Los disgerminomas a menudo producen LDH. La secreción de hCG es frecuente en los tumores del seno endodérmico y los coriocarcinomas. El CA-125 se puede encontrar en las neoplasias ováricas derivadas del epitelio. El marcador tumoral CA-125 también puede hallarse en cualquier número de afecciones benignas y malignas, ginecológicas y no, como el cáncer pancreático, el pulmonar, el mamario, la endometriosis, el embarazo, los fibromas, la EIP, la pancreatitis, la cirrosis y la peritonitis.

PREGUNTA 3

Respuesta correcta A:
Puesto que la mayoría de los tumores de células germinativas se diagnostica en etapas tempranas y rara vez resulta bilateral, se puede tratar con salpingooforectomía unilateral. Sin embargo, debe hacerse la clasificación quirúrgica por etapas completa. Si ya concluyó la procreación o si el cáncer es bilateral debe hacerse histerectomía abdominal total y salpingooforectomía bilateral junto con la clasificación quirúrgica por etapas. Los disgerminomas son muy sensibles a la radioterapia y la quimioterapia, por lo que se puede usar cualquiera de ellas después del tratamiento quirúrgico en todas las pacientes, excepto las de etapa Ia.

CASO 2

PREGUNTA 1

Respuesta correcta E:
Algunos datos característicos de la exploración ginecológica y los estudios de imagen son preocupantes respecto del cáncer. A la exploración un tumor fijo, sólido,

irregular, bilateral tendrá una mayor probabilidad de ser maligno que uno móvil, quístico, liso, unilateral. De manera similar, en los estudios de imagen las masas mayores de 8 cm con componentes sólidos, tabiques internos, nódulos superficiales o excrecencias son más preocupantes en cuanto a un proceso maligno. Las características asociadas, como ascitis, masas peritoneales y linfadenopatía sugieren un proceso maligno.

PREGUNTA 2

Respuesta correcta C:
Aunque muchas de estas opciones son posibles, el cuadro clínico de hiperplasia endometrial junto con la masa ovárica es más característico de un tumor de células de la teca granulosa. Estos tumores del estroma de los cordones sexuales simulan células de los ovarios fetales y, por lo tanto, producen elevadas cantidades de estrógenos. A menudo son unilaterales, de grado bajo y funcionales. Esta producción de estrógenos endógenos sin oposición causa estimulación del endometrio, un engrosamiento de la banda endometrial en la ultrasonografía pélvica y hemorragia en esta paciente en la posmenopausia. Al microscopio los núcleos de los tumores de células de la granulosa presentan un surco y forma de "granos de café", y las células se disponen en grupos microscópicos conocidos como cuerpos de Call-Exner, patognomónicos de los tumores de células de la granulosa. Los adenocarcinomas mucinosos

tienden a ser muy grandes y también pueden vincularse con tumores mucinosos del apéndice. Los teratomas maduros quísticos benignos (tumores dermoides) son el tipo más frecuente de tumor de células germinativas. Ambos, quistes dermoides y endometriomas, tienen aspectos muy característicos. Los dermoides pueden contener tejidos de piel, pelos, dientes, hueso y material sebáceo. Los endometriomas tienen un aspecto de vidrio esmerilado.

PREGUNTA 3

Respuesta correcta D:
El síndrome de Meigs incluye ascitis e hidrotórax, junto con fibromas ováricos u otro tumor pélvico. La tríada de Latzko se relaciona con secreción acuosa profusa (hidropesía tubárica intermitente), dolor pélvico y una masa pélvica, en relación con cánceres de la trompa de Falopio. La hidropesía tubárica intermitente (o hidrosalpinge intermitente) es el fenómeno de liberación espontánea o inducido por compresión de una secreción vaginal acuosa o con tinte sanguíneo, por encogimiento de una tumoración pélvica, que suele asociarse con cánceres de la trompa de Falopio.

El síndrome X también se conoce como síndrome metabólico y de resistencia a insulina, caracterizado por hipertensión, obesidad, resistencia a la insulina o pacientes con diabetes mellitus no insulinodependientes (DMNID) junto con hipertrigliceridemia, aumento de enfermedades vasculares periféricas y elevación de las cifras de catecolaminas.

CASO 3

PREGUNTA 1

Respuesta correcta A:
Los factores de riesgo del cáncer ovárico incluyen los síndromes de cáncer ovárico familiar (Lynch II/cáncer de colon hereditario sin poliposis, BRAC1 y BRAC2), el antecedente familiar de cáncer mamario u ovárico o el personal de cáncer mamario, edad creciente, menarquía temprana y menopausia tardía, infecundidad, nuliparidad y obesidad (IMC > 30). La mayoría de estas características se asocia con ovulación aumentada o prolongada. Por el contrario, muchos de los factores de protección para el cáncer ovárico incluyen aquellos que disminuyen el número de ovulaciones de toda la vida, como multiparidad, amamantamiento y más de 5 años de uso de ACO. Otros factores de protección incluyen la histerectomía y la ligadura tubárica.

PREGUNTA 2

2. Respuesta correcta C:
El cáncer ovárico se clasifica de forma quirúrgica por etapas con HTA-SOB, colección de lavados pélvicos, omentectomía, citorreducción o "disminución del volumen" y tomas de biopsia bilaterales de ganglios linfáticos pélvicos y paraaórticos. El cáncer ovárico de etapa I se confina al o los ovarios. La etapa II describe a la enfermedad que se extiende a la pelvis (útero, trompas de Falopio y lavados peritoneales). La etapa III incluye diseminación al abdomen y la IV metástasis distantes con derrame pleural positivo y afección del hígado.

PREGUNTA 3

Respuesta correcta B:
El esquema de quimioterapia más frecuente después del tratamiento quirúrgico del cáncer ovárico epitelial es de carboplatino con paclitaxel intravenosos, mismo que se usa para tratar el carcinoma de la trompa de Falopio. Se pueden usar cisplatino y paclitaxel intraperitoneales e intravenosos para tratar los tumores de etapa III, después de la disminución óptima del volumen, en especial sin afección residual visible. El metotrexato tiene muchas indicaciones terapéuticas, que incluyen la del embarazo ectópico y artritis reumatoide. Se pueden usar metotrexato o actinomicina D para tratar los embarazos molares persistentes/invasores.

CASO 4

PREGUNTA 1

Respuesta correcta D:
Los síntomas más característicos del cáncer de la trompa de Falopio son secreción vaginal acuosa e hidrosalpinge intermitente. La tríada de Latzko es clásica de secreción acuosa profusa, dolor pélvico y una masa pélvica, en relación con los cánceres de trompa de Falopio. La hidropesía tubárica intermitente (es decir hidrosalpinge

intermitente) es el fenómeno de secreción espontánea o inducida por compresión de una secreción acuosa vaginal o teñida de sangre, resultante del encogimiento de una masa pélvica. Ambas son características de los cánceres de trompa de Falopio. El cáncer ovárico epitelial se puede presentar con dolor abdominal, distensión abdominal y aumento de la cintura abdominal en el contexto de una masa pélvica. Sin embargo, la secreción vaginal acuosa y la hidrosalpinge intermitente casi siempre están relacionados con el cáncer de trompa de Falopio. Los disgerminomas suelen ocurrir en niñas y jóvenes, así como en mujeres de etnicidad asiática y afroamericana. El 80% de las pacientes con cáncer endometrial se presenta con hemorragia uterina anormal, y no necesariamente con una masa pélvica.

PREGUNTA 2

Respuesta correcta C:
Los adenocarcinomas de la trompa de Falopio son tumores muy raros. La enfermedad primaria rara vez se detecta en el preoperatorio y la mayoría se descubre de manera incidental; puede deberse a metástasis de otros tumores de ovario, endometrio, tubo digestivo o mama. Suelen vincularse con ascitis y elevación de CA-125, casi siempre son unilaterales y solo en 10% de los casos bilaterales.

PREGUNTA 3

Respuesta correcta E:
El cáncer primario de trompa de Falopio es muy raro. A semejanza de los cánceres ováricos epiteliales, la media de edad de su presentación es de 55 a 60 años, y es más frecuente en mujeres caucásicas, cuyos factores de riesgo incluyen síndromes de cáncer familiar, nuliparidad e infecundidad. El tratamiento de ambos, los cánceres de trompa de Falopio o epiteliales ováricos, incluye HTA, SOB, omentectomía, disminución de volumen, toma de muestras de ganglios linfáticos pélvicos y paraaórticos. De manera similar, el esquema de quimioterapia posquirúrgica incluye carboplatino y paclitaxel. El pronóstico del cáncer de trompa de Falopio es un poco mejor que el del cáncer ovárico epitelial.

CAPÍTULO 31

ENFERMEDAD TROFOBLÁSTICA GESTACIONAL

La **enfermedad trofoblástica gestacional (ETG)** corresponde a un grupo diverso de afecciones interrelacionadas que ocasionan la proliferación anormal del tejido trofoblástico (placentario) y se pueden incluir en cuatro clasificaciones principales (tabla 31-1): **embarazos molares** (80%), **molas invasoras y ETG persistente** (de 10 a 15%), **coriocarcinoma gestacional** (de 2 a 5%) y los muy raros **tumores trofoblásticos del sitio placentario (TTSP)**. Estos procesos patológicos son únicos porque la proliferación es resultado de un tejido fetal anormal más que de uno materno y comparten la capacidad de producir **gonadotropina coriónica humana (hCG),** que sirve como marcador tumoral para el diagnóstico de la enfermedad y herramienta para medir los efectos del tratamiento. La ETG también es muy **sensible a la quimioterapia** y, por lo tanto, es el cáncer ginecológico más curable y uno de los pocos que pueden permitir la conservación de la fertilidad.

ENFERMEDAD TROFOBLÁSTICA GESTACIONAL BENIGNA

La ETG benigna consta de embarazos molares, también conocidos como **molas hidatiformes.** Las molas completas y parciales contribuyen con 80% de todas las ETG. De los embarazos molares, 90% se clasifica como **molas** clásicas o completas y son resultado de la degeneración molar, pero sin feto asociado. El 10% restante se clasifica como **molas parciales o incompletas,** producto de la degeneración molar en asociación con un feto anormal. En la tabla 31-2 se comparan las diferentes características de los embarazos molares, completos y parciales.

EPIDEMIOLOGÍA

La incidencia del embarazo molar es de casi **1 en cada 1500 gestaciones** y en 1 de cada 600 abortos terapéuticos en Estados Unidos, donde hay una tasa disminuida de ETG en mujeres afroestadounidenses. La incidencia mundial del embarazo molar varía de una región a otra. Se observan tasas bajas e intermedias en América del Norte y Europa, en tanto que en América Latina y Asia son de moderadas a altas. La tasa global es **la más alta en mujeres del Sudeste Asiático** y Japón, donde los embarazos molares pueden presentarse tan a menudo como 1 en cada 500 gestaciones.

FACTORES DE RIESGO

Los **extremos de edad** y el **antecedente de ETG** son dos de los factores de riesgo más frecuentes para un embarazo molar. Hay un ligero incremento en mujeres menores de 20 años de edad y uno significativo en las mayores de 35; estas últimas también tienen un mayor riesgo de enfermedad maligna. De manera similar, las mujeres con antecedente de ETG tienen mayor riesgo de embarazos posteriores afectados. El riesgo basal de ETG en una mujer **sin antecedentes de la enfermedad es de 0.1%**, aumenta hasta de **1 a 2% en mujeres con un embarazo molar previo** y puede ser tan alto como de 16 a 28% en aquellas con dos embarazos molares previos.

Más de 70% de las mujeres con ETG nunca parió, lo que hace a la **nuliparidad** otro factor de riesgo importante. Por el contrario, la tasa de ETG parece disminuir conforme aumenta la paridad. También se han encontrado incidencias más altas en regiones geográficas donde la alimentación es baja en β-caroteno, ácido fólico y grasa animal. Otros factores asociados probables incluyen el tabaquismo, la infertilidad, el aborto espontáneo, el grupo sanguíneo A y el antecedente de uso de píldoras anticonceptivas orales.

EMBARAZOS MOLARES COMPLETOS

PATOGENIA

Si bien se desconoce la causa del embarazo molar, se cree que la mayoría de las molas completas resultan de la fecundación de un **óvulo enucleado o vacío**, aquel cuyo núcleo no existe o no es funcional, por un espermatozoide normal que después se replica (fig. 31-1). Todos los cromosomas resultantes, por lo tanto, son **derivados del padre**. El patrón cromosómico más común de las molas completas es diploide (**46,XX**). Rara vez se puede formar una mola completa por la fecundación de un óvulo vacío por dos espermatozoides normales.

La anormalidad placentaria en una mola completa se caracteriza por **proliferación no invasora del trofoblasto** relacionada con edema difuso de las vellosidades coriónicas. Esta degeneración hidrópica da a la mola completa el aspecto de **vesículas a manera de uvas** que llenan

■ **TABLA 31-1** Clasificación de las ETG
ETG benigna (80%)
Mola completa (clásica)
Mola parcial (incompleta)
ETG maligna (20%)
ETG posterior a una mola
Embarazo molar invasor
Coriocarcinoma gestacional
TTSP
ETG, enfermedad trofoblástica gestacional; TTSP, tumores trofoblásticos del sitio placentario

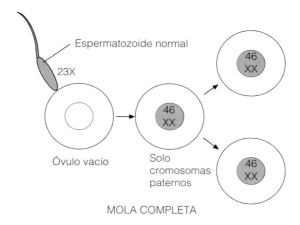

FIGURA 31-1. Una mola completa se origina en la fecundación de un óvulo enucleado o vacío por un espermatozoide normal que duplica sus propios cromosomas con un cariotipo diploide resultante 46,XX y, por lo tanto, todas son de origen paterno. (Tomada de Beckmann C, Ling F. *Obstetrics & Gynecology,* 5th ed. Philadelphia, PA: Lippincott Williams & Wilkins; 2006.)

TABLA 31-2 Comparación de las características de los embarazos molares completos y parciales		
Características	**Mola completa (clásica) (90%)**	**Mola parcial (incompleta) (10%)**
Genéticas		
Cariotipo más frecuente	46,XX	69,XXY
Origen cromosómico	Paterno por completo	Conjunto paterno adicional
De histopatología		
Feto concomitante	Ausente	Presente
Eritrocitos fetales	Ausentes	Presentes
Vellosidades coriónicas	Hidrópicas (con edema)	Pocas hidrópicas
Trofoblasto	Con hiperplasia importante	Hiperplasia mínima/nula

(Continúa)

■ **TABLA 31-2** Comparación de las características de los embarazos molares completos y parciales (*Continuación*)

Manifestaciones clínicas		
Embrión asociado	Ninguno	Presente
Síntomas/signos	Hemorragia vaginal anormal	Aborto diferido
Síntomas clásicos[a]	Frecuentes	Raros
Dimensiones uterinas	50% grande para el UPM	Tamaño correspondiente al UPM
Quistes tecaluteínicos	Presentes en 15 a 25%	Raros
Concentración de hCG	Alta (> 100 000 mUI/mL)	Ligeramente aumentada
Potencial maligno		
ETG maligna no metastásica	15 a 25%	2 a 4%
ETG maligna metastásica	4%	0%
Seguimiento		
Semanas que transcurren hasta la normalización de la hCG	14 semanas	8 semanas

[a] Hiperémesis gravídica, preeclampsia temprana, hipertiroidismo, anemia y crecimiento excesivo del útero.
hCG, gonadotropina coriónica humana; UPM, último periodo menstrual.

el útero en **ausencia de un embrión** (fig. 31-2).

En el embarazo molar completo hay una proliferación anormal del **sincitiotrofoblasto** que produce hCG y es causa de sus cifras en extremo elevadas (> 100 000 mUI/mL) que se pueden vincular con las molas completas y explica muchos de los signos y síntomas vinculados. Aunque la subunidad β es única para la hCG, la **subunidad α simula las de las hormonas** luteinizante (LH), **foliculoestimulante (FSH) y estimulante del tiroides (TSH).** Por lo tanto, la hCG en cifras elevadas relacionada con las molas completas puede actuar como homóloga de la LH y la FSH, con el resultado de estimular la formación de grandes **quistes tecaluteínicos ováricos** (> 6 cm). De igual modo, la hCG puede actuar como homóloga de la TSH, con **hipertiroidismo** resultante en las pacientes con molas completas.

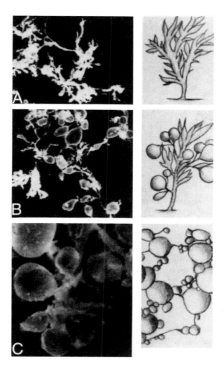

FIGURA 31-2. Morfología macroscópica de las vellosidades. (**A**) Vellosidad coriónica normal. (**B**) Mola parcial con vellosidades normales mezcladas con otras hidrópicas (caso de triploidía, 69,XXY). (**C**) Mola completa con vellosidades vesiculares hidrópicas.

La **hiperémesis gravídica** y **la pree-clampsia de inicio temprano** pueden también ser producto de la elevación extrema de hCG. Aunque estos síntomas se presentan rara vez en la ETG, cuando se diagnostican, suele ser en el primero y segundo trimestres.

Aunque la mayoría de los embarazos molares es benigna, las molas completas tienen un potencial maligno más alto que las parciales (tabla 31-2).

MANIFESTACIONES CLÍNICAS

Antecedentes

El síntoma más frecuente de presentación del embarazo molar es una **hemorragia vaginal irregular o abundante en el contexto de una prueba positiva de embarazo (97%)**. La hemorragia es causada por la separación del tumor respecto de la decidua subyacente, con el resultado de la rotura de los vasos sanguíneos maternos. En el tabla 31-3 se enlistan otras secuelas vinculadas con el embarazo molar completo, en orden descendente de frecuencia. Muchas de esas manifestaciones se pueden atribuir a la cifra alta de hCG e incluyen náusea y vómito intensos (por hiperémesis gravídica), irritabilidad, mareo y fotofobia (por preeclampsia), o nerviosismo, anorexia y temblores (por hipertiroidismo, aunque es más usual la forma subclínica de esta afección que la manifiesta).

Exploración física

En el embarazo molar completo, la exploración física puede mostrar secuelas de **preeclampsia** (hipertensión) o **hipertiroidismo** (taquicardia y taquipnea). La **exploración abdominopélvica** en el embarazo molar puede ser marcada por la **ausencia de ruidos cardiacos fetales**, dado que no hay embrión relacionado en un embarazo molar completo. De las mujeres con embarazos molares completos, 50% tendrá una dimensión del útero grande para la edad de gestación por la presencia de cantidades voluminosas de tejido en proliferación, hemorragia o coágulos. La exploración ginecológica puede revelar la expulsión de **grupos molares, semejantes a uvas**, hacia la vagina, o la presencia de sangre en el orificio cervical. En ocasiones, el médico puede palpar **grandes quistes tecaluteínicos bilaterales** (fig. 31-3). Por lo general, los datos de la exploración física serán poco reveladores, lo que requiere un diagnóstico adicional para valorar lo que inicialmente se supone una **amenaza de aborto**.

DIAGNÓSTICO

En presencia de un embarazo molar, la **concentración de hCG sérica** puede ser en extremo alta (> 100 000 mUI/mL), cifra que refleja la cuantía del volumen tumoral y se puede usar para el diagnóstico, la estratificación del riesgo y la valoración de la eficacia del tratamiento. La sospecha de ETG suele confirmarse por

TABLA 31-3 Manifestaciones relacionadas con el embarazo molar	
Manifestaciones	**Porcentaje**
Hemorragia vaginal	90 a 97
Expulsión de vesículas molares	80
Anemia	50
Tamaño uterino mayor que el correspondiente al UPM	30 a 50
Quistes tecaluteínicos bilaterales	15 a 25
Hiperémesis gravídica	10 a 25
Preeclampsia antes de las 20 sem de gestación	10 a 15
Hipertiroidismo	10
Embolia pulmonar trofoblástica	2

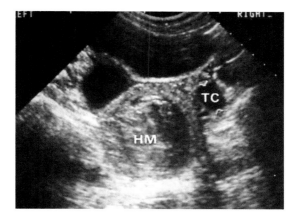

FIGURA 31-3. Ultrasonografía de un embarazo molar completo que muestra el aspecto clásico de "tormenta de nieve". A veces pueden visualizarse grandes quistes tecaluteínicos en los ovarios (mola hidatiforme [MH], quiste tecaluteínico [QT]).

ultrasonografía pélvica. En el caso de una mola completa, no hay embrión o saco gestacional presente. En su lugar, el ambiente intrauterino se visualiza con un **patrón "en tormenta de nieve"** por el edema de las vellosidades coriónicas (fig. 31-3). El estudio también puede revelar **quistes tecaluteínicos bilaterales** (en 15 a 25% de los casos), que se visualizan como grandes quistes multiloculares (> 6 cm) en ambos ovarios. El diagnóstico definitivo del embarazo molar se hace por **estudio histopatológico del tejido intrauterino** una vez que se evacúa el órgano.

DIAGNÓSTICO DIFERENCIAL

El diagnóstico diferencial de la ETG incluye afecciones que pueden causar cifras anormalmente altas de hCG, hemorragia vaginal durante el embarazo o placenta crecida, como el embarazo múltiple, la eritroblastosis fetal, la infección intrauterina, los fibromas uterinos, la amenaza de aborto, el embarazo ectópico o un embarazo intrauterino normal.

TRATAMIENTO

El tratamiento del embarazo molar, independientemente de la duración de gestación, es el retiro inmediato del contenido uterino por **dilatación y legrado (D y L)** mediante aspiración. Antes de la evacuación del útero, los estudios de laboratorio deben incluir una cifra basal de hCG, un recuento hematológico completo (RHC) y estudios de coagulación, junto con pruebas de las funciones renal, tiroidea y hepática. También deben obtenerse el tipo y los anticuerpos sanguíneos maternos para determinar el **estado respecto de Rh(D)** y en preparación para una posible hemorragia vaginal abundante durante el procedimiento. No se necesita una radiografía de tórax (RxT) de manera sistemática, pero puede ordenarse en caso de sospecha de metástasis. Si la paciente muestra signos de pree-clampsia, se pueden usar **antihipertensivos** para disminuir el riesgo de accidente cerebrovascular materno. De manera similar, las pacientes con secuelas de hipertiroidismo inducido por hCG se benefician del uso de **bloqueadores β**, como el propranolol, para evitar la precipitación de una **crisis tiroidea** por la anestesia o el estrés del procedimiento quirúrgico, antes del cual debe contarse con sangre a la que se hicieron pruebas cruzadas, para el caso de una hemorragia abundante, y un acceso intravenoso (IV) óptimo. Suele usarse anestesia general debido al riesgo de hemorragia y complicaciones como una crisis tiroidea y una embolia trofoblástica. El **D y L por aspiración** es el tratamiento definitivo de la mayoría de las pacientes con un embarazo molar completo. Después de evacuar el contenido uterino se pueden administrar **uterotónicos** para estimular las contracciones y disminuir al mínimo la pérdida sanguínea. Aunque no hay tejido fetal presente, debe administrarse **inmunoglobulina Rh (RhoGAM)** a todas las mujeres Rh negativo. Los quistes tecaluteínicos deben tratarse de manera expectante. En general, involucionan de manera espontánea conforme las cifras de hCG decrecen después del procedimiento.

En pacientes que ya concluyeron su procreación, la histerectomía es una medida terapéutica alternativa, pero si bien esto eliminará el riesgo de invasión local no impide las metástasis.

SEGUIMIENTO

El pronóstico de un embarazo molar es excelente, con tasas de curación de 95 a 100% después de su evacuación. Se desarrollará **ETG persistente después de una mola en 6 a 32% de las** **pacientes con molas completas** pero en < 5% de las pacientes con molas parciales, motivo por el que es indispensable el seguimiento estrecho incluso después de una histerectomía.

Posterior a la evacuación de un embarazo molar se necesita **vigilancia seriada de la hCG** para asegurar la resolución completa de la afección y estar alertas al desarrollo de una ETG posmolar maligna. Las concentraciones séricas suelen cuantificarse 48 h después de la evacuación, y después cada 1 a 2 sem hasta que resulten negativas en 3 ocasiones consecutivas. Las cifras se vigilan después en forma mensual por un semestre adicional, ya que la mayoría de las formas persistentes de la enfermedad ocurrirá en los 6 meses siguientes a la evacuación.

En la figura 31-4 se muestra la regresión normal de los títulos de hCG después de la evacuación molar. El tiempo promedio para la normalización de la concentración es de 14 sem para una mola completa, en comparación con 2 a 4 sem después de un embarazo normal, un aborto espontáneo o uno inducido. Una **meseta o un aumento de la cifra de hCG** durante la vigilancia de su presencia semanas a meses después del D y L es indicio de **ETG posmolar maligna.**

Las pacientes con el máximo riesgo de **enfermedad trofoblástica persistente** son aquellas con cifras de β-hCG > 100 000 mUI/mL, aquellas cuyos ovarios son > 6 cm y las que presentan dimensiones uterinas grandes (correspondientes a embarazos de 14 a 16 sem). En pacientes con estas **"molas de alto riesgo"** se ha visto que la dosis única de **quimioterapia profiláctica** (con metotrexato y ácido folínico o actinomicina D) disminuye mucho la tasa de ETG persistente,

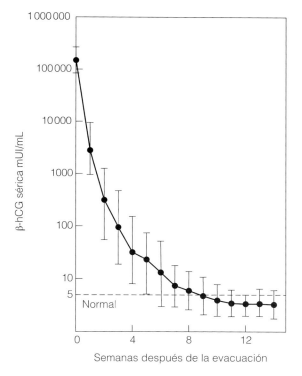

FIGURA 31-4. Regresión normal de la concentración de β-hCG después de la evacuación de una mola del útero. El tiempo promedio para la normalización de la concentración es de 8 a 14 sem. β-hCG, fracción β de la gonadotropina coriónica humana.

sin aumento significativo de la morbilidad o mortalidad.

Rara vez se obtiene un resultado falso positivo de hCG por la presencia de anticuerpos heterófilos inespecíficos en el suero de la paciente, que tienen una reacción cruzada con el análisis de hCG, fenómeno conocido como "hCG fantasma" que, cuando se sospecha un resultado negativo de la prueba de embarazo en la orina o diluciones seriadas de la hCG sérica de la paciente, ayuda al diagnóstico. No se requiere tratamiento para estos resultados falsos positivos.

Se recomienda una **anticoncepción confiable** durante el periodo de vigilancia para evitar un nuevo embarazo, que interferiría con la interpretación de la concentración de hCG. La **anticoncepción hormonal** no interfiere con el riesgo de recurrencia ni con la interpretación del análisis de hCG. En general, se evita el uso de **DIU** hasta después de haber alcanzado una cifra normal de hCG, dado el potencial de una perforación uterina.

Las pacientes que se curan de la enfermedad pueden tener embarazos normales, sin aumento de la tasa de aborto espontáneo, complicaciones o malformaciones congénitas. Sin embargo, deben vigilarse todos los embarazos subsiguientes por ultrasonografía en forma temprana para descartar una ETG recurrente. Después del parto en un embarazo posterior, debe verificarse la concentración de hCG en la consulta de 6 sem después. No es necesario enviar ya la placenta para estudio histopatológico, pero sí cualquier tejido obtenido por una pérdida gestacional o interrupción del embarazo para su evaluación en cuanto a que resulte molar. El riesgo de presentar **ETG recurrente** en un embarazo posterior aumenta 10 veces en las mujeres con el antecedente de un embarazo molar. En comparación con la incidencia de 0.1% en mujeres sin ese antecedente, el riesgo de ETG recurrente es de 1 a 2% después de un embarazo molar y de 16 a 32% después de dos. El riesgo de ETG posterior a una mola es de 3 a 5%, incluso después de la histerectomía.

EMBARAZO MOLAR PARCIAL

PATOGENIA

Se forma una mola parcial o incompleta cuando **se fecunda un óvulo normal por dos espermatozoides en forma simultánea** (fig. 31-5), con un **cariotipo triploide de 69 cromosomas** resultante, donde dos juegos provienen del padre. El cariotipo más frecuente es **69,XXY** (80%). La anomalía placentaria en una mola parcial se caracteriza por la presencia de **vellosidades hidrópicas focales e hiperplasia trofoblástica, principalmente del citotrofoblasto**. Puesto que este último no produce hCG, su concentración en los embarazos molares parciales es normal o apenas elevada en comparación con las extremas observadas en las molas completas.

Las molas parciales corresponden al único tipo histopatológico de ETG relacionado con la **presencia de un embrión**. De hecho, también pueden estar presentes un saco gestacional y la frecuencia cardiaca en fetos que presentan múltiples anomalías, como sindactilia e hidrocefalia y, muy a menudo, retardo del crecimiento. La mayoría de los embriones o fetos relacionados con molas parciales sobreviven solo unas cuantas semanas dentro del útero antes de culminar en un aborto espontáneo a finales del primer trimestre o principios del segundo. Como resultado, **las molas parciales suelen diagnosticarse en forma errónea como abortos espontáneos o diferidos**. Las molas parciales casi siempre son benignas y presentan un **potencial maligno mucho menor** que las completas.

MANIFESTACIONES CLÍNICAS

Antecedentes

A semejanza del embarazo molar completo, el molar parcial suele presentarse con retraso de la menstruación en el contexto de una prueba de embarazo positiva. La cifra de hCG es normal o ligeramente elevada. Como resultado, las pacientes con molas parciales pueden presentar síntomas similares pero mucho menos intensos que los de un embarazo molar

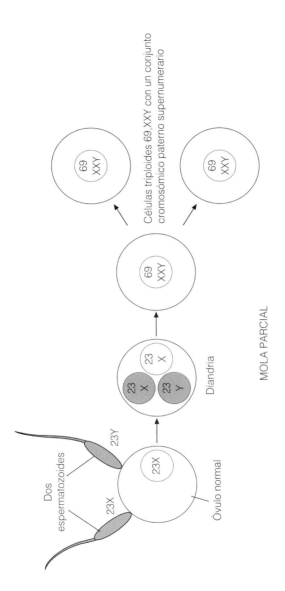

FIGURA 31-5. Una mola incompleta se origina de la fecundación simultánea de un óvulo normal por dos espermatozoides (diandria). El cariotipo triploide resultante es, la mayoría de las veces, 69,XXY.

completo. De las pacientes con molas parciales, 90% acude con **hemorragia vaginal por pérdida gestacional o aborto incompleto a fines del primer trimestre o principios del segundo**. En consecuencia, las molas parciales se pueden diagnosticar algo más tarde que las completas. El **diagnóstico se hace a menudo por estudio histopatológico de los productos de la concepción**.

EXPLORACIÓN FÍSICA

En el embarazo molar parcial la exploración física suele ser normal. Dada la cifra relativamente normal de hCG, rara vez se presentan hiperémesis, hipertiroidismo y preeclampsia en las mujeres con molas parciales. Pueden detectarse **ruidos cardiacos del feto** porque hay **un feto concomitante** en las molas parciales, embarazos que suelen complicarse por unas dimensiones uterinas que corresponden a una edad de gestación menor y al retardo del crecimiento intrauterino (**RCIU**), en especial si el embarazo alcanza el segundo trimestre.

DIAGNÓSTICO

A diferencia del embarazo molar completo, el resultado del análisis cuantitativo de la **concentración sérica de hCG quizá sea relativamente normal** en los embarazos molares parciales. La ultrasonografía pélvica puede revelar un feto con actividad cardiaca, malformaciones congénitas o RCIU. Suele haber líquido amniótico presente, si bien disminuido, y estas pacientes en general no presentan los quistes tecaluteínicos relacionados con el embarazo molar completo. El tejido intrauterino puede contener espacios anecoicos yuxtapuestos con vellosidades coriónicas, lo que da al

tejido un **aspecto de "queso suizo"**. El diagnóstico definitivo de un embarazo molar parcial se hace por **estudio histopatológico del tejido intrauterino** una vez que se evacúa el útero.

TRATAMIENTO

Es de retiro inmediato del contenido uterino por **D y L mediante aspiración**, como se describe en la sección de tratamiento del embarazo molar completo. Menos de 5% de las pacientes con molas parciales presentará enfermedad maligna persistente (tabla 31-2).

SEGUIMIENTO

La vigilancia mediante **cuantificaciones seriadas de hCG**, como se describe en la sección previa del embarazo molar completo, es decisiva para el tratamiento de la enfermedad. El tiempo promedio de normalización de la concentración de hCG es de **8 semanas** para una mola parcial, en comparación con 14 sem de una completa y de 2 a 4 sem posteriores a un embarazo normal, un aborto o la interrupción de la gestación. También es importante la **anticoncepción confiable** para prevenir el embarazo y permitir una vigilancia precisa de la gonadotropina coriónica humana.

ENFERMEDAD TROFOBLÁSTICA GESTACIONAL MALIGNA

REPASO

Si bien 80% de las enfermedades trofoblásticas gestacionales abarcan embarazos molares benignos, 20% de las pacientes enfrenta el diagnóstico de una forma maligna. La ETG maligna se nombra así por su potencial de **invasión local** al miometrio y **metástasis** hacia otros sitios corporales. La ETG maligna incluye varios tipos histológicos diversos (tabla 31-1). La mayor parte (75%) corresponde a **embarazos persistentes posmolares o embarazos molares invasores**. Otros tipos de ETG maligna incluyen los coriocarcinomas gestacionales (5%) y los tumores placentarios del sitio trofoblástico (raros).

En términos de tratamiento y pronóstico, las manifestaciones clínicas de la ETG maligna tienen un impacto más importante que la imagen histopatológica real. El diagnóstico de ETG maligna se hace comúnmente por la aparición de una meseta en la cifra de hCG o su ascenso después de una evacuación molar. Para la ETG maligna después de embarazos no molares, el cuadro clínico más común incluye una hemorragia uterina anormal > 6 sem después del embarazo o síntomas más sutiles de afección metastásica en una mujer en edad reproductiva con un cáncer primario desconocido.

En la tabla 31-4 se muestra un **sistema de clasificación anatómica por etapas** de la ETG maligna. Con base en criterios clínicos, ésta se puede clasificar como **no metastásica** si se confina al útero o **metastásica** si ha avanzado más allá de este órgano (fig. 31-6). La enfermedad metastásica se puede clasificar adicionalmente como **de buen o mal pronóstico** dependiendo de factores como el tiempo transcurrido desde el embarazo previo, la cifra de hCG, la presencia de metástasis cerebrales o hepáticas, el tipo de embarazo previo y el resultado de la quimioterapia anterior (fig. 31-6).

Sin embargo, este tipo de sistema no predice de manera adecuada la evolución. Los sistemas más actuales incluyen la calificación modificada del Índice Pronóstico de la Organización Mundial de la Salud y el Sistema de Estadificación Actualizado de la International Federation of Gynecology and Obstetrics (FIGO), que se han reformado para ser las más **predictivas de la evolución** debido a la incorporación de las características clínicas de la paciente (tabla 31-5).

Durante el proceso de diagnóstico y tratamiento de la ETG maligna se debe valorar con cuidado a las pacientes mediante interrogatorio y exploración física; la concentración sérica de hCG; pruebas de función hepática, renal y tiroidea, y RHC basal, antes y durante el tratamiento. En el estudio de las metástasis debe incluirse RxT, ultrasonografía

TABLA 31-4 Estadificación de FIGO de ETG maligna	
Etapa	**Alcance de la enfermedad**[a]
I	Limitada al útero
II	Metástasis en la pelvis
III	Metástasis en el pulmón (con o sin métástasis pélvica)
IV	Metástasis distante (con o sin metástasis del pulmón)

[a] Los sitios de metástasis por orden de frecuencia son el pulmón, la vagina, la pelvis, el cerebro y el hígado.
ETG, enfermedad trofoblástica gestacional.

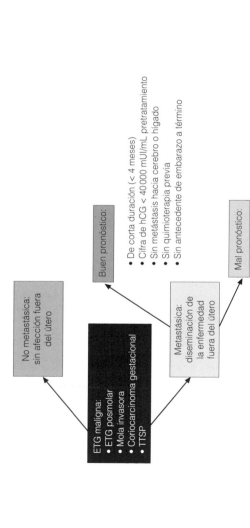

ETG maligna:
- ETG posmolar
- Mola invasora
- Coriocarcinoma gestacional
- TTSP

No metastásica: sin afección fuera del útero

Metastásica: diseminación de la enfermedad fuera del útero

Buen pronóstico:
- De corta duración (< 4 meses)
- Cifra de hCG < 40 000 mUI/mL pretratamiento
- Sin metástasis hacia cerebro o hígado
- Sin quimioterapia previa
- Sin antecedente de embarazo a término

Mal pronóstico:
- Larga duración (> 4 meses desde el último embarazo)
- Cifra de hCG ≥ 40 000 mUI/mL pretratamiento
- Metástasis hacia cerebro o hígado
- Quimioterapia previa sin éxito
- Enfermedad trofoblástica gestacional después de un embarazo a término

FIGURA 31-6. Clasificación de la ETG maligna. La diseminación anatómica, así como las manifestaciones clínicas, repercuten en el pronóstico de la enfermedad maligna.

■ **TABLA 31-5** Sistema de Estadificación Actualizado de la FIGO para la ETG[a]

Factores de riesgo	0	1	2	4
Edad (años)	≤ 39	≥ 40		
Embarazo previo	Mola	Aborto	A término	
Suceso gestacional respecto al intervalo de tratamiento (meses)	< 4	4 a 6	7 a 12	> 12
Cifra de hCG (mUI/mL) pretratamiento	< 1 000	1 000 a 10 000	10 000 a 100 000	> 100 000
Número de metástasis	0	1 a 4	4 a 8	> 8
Sitio de las metástasis	Pulmón, vagina	Bazo, riñón	Aparato digestivo	Cerebro, hígado
Máxima dimensión del tumor, incluido el útero (cm)	3 a 4	5		
Número previo de fracasos de la quimioterapia			Un solo fármaco	2 o más fármacos

[a] La calificación total para una paciente se obtiene sumando las individuales de cada factor de pronóstico. Calificación total: 0 a 6 = riesgo bajo; ≥ 7 = riesgo alto.

ETG, enfermedad trofoblástica gestacional

Modificada del American College of Obstetricians and Gynecologists. Diagnosis and treatment of gestational trophoblastic disease (Practice Bulletin No. 53). Obstet Gynecol 2004; 103:1365-1377, de la fuente original: Kohorn EI. The new FIGO 2000 staging and risk factor scoring system for gestational trophoblastic disease: description and clinical assessment. Int J Gynecol Cancer 2001; 11:73-77.

pélvica, TC de abdomen y pelvis, y TC o IRM de la cabeza.

Una característica distintiva de la ETG maligna es su **extrema sensibilidad a la quimioterapia**. Casi todas las pacientes con enfermedad de bajo riesgo se curan por la **quimioterapia de un solo agente**, en tanto que aquellas con la de alto riesgo requieren **quimioterapia combinada**.

La intervención quirúrgica no participa en general en el tratamiento de la ETG maligna, excepto en pacientes de alto riesgo y aquellas con TTSP. Como en las formas benignas de ETG, se vigilan las cifras de hCG sérica después del tratamiento de la forma maligna.

ETG PERSISTENTE POSMOLAR Y MOLAS INVASORAS

PATOGENIA

De nuevo, la mayoría de las ETG malignas (75%) se presenta después de un embarazo molar. A continuación de la evacuación uterina, casi de 15 a 20% de las pacientes presentará enfermedad local persistente y 4%, metástasis (sobre todo por coriocarcinoma gestacional). La ETG posmolar suele incluir la **proliferación trofoblástica no invasora** o una **mola invasora**. Más rara es la presencia

del coriocarcinoma gestacional y la TTSP. En la tabla 31-6 se incluyen las características que por lo usual se vinculan con la enfermedad posmolar persistente.

La ETG posmolar y las molas invasoras se caracterizan por la penetración al miometrio de grandes **vellosidades coriónicas (hidrópicas) y la proliferación del trofoblasto**, que puede a veces extenderse a través del miometrio hasta la cavidad peritoneal e invadir la vasculatura del útero. En raros casos, la ETG posmolar persistente puede causar rotura uterina, hemoperitoneo y anemia grave. A pesar de ello, las molas invasoras rara vez envían metástasis y tienen la capacidad de regresión espontánea.

EPIDEMIOLOGÍA

Las ETG posmolares persistentes y las molas invasoras tienen una incidencia total de 1 en cada 15 000 embarazos.

MANIFESTACIONES CLÍNICAS

Antecedentes

La mayoría de las pacientes con ETG posmolar persistente y molas invasoras se identifica como resultado de una **hCG que alcanza una meseta**

TABLA 31-6 Factores de riesgo de la ETG posmolar persistente y molas invasoras
hCG > 100 000 mUI/mL
Tamaño uterino > 14 a 16 semanas
Quistes tecaluteínicos > 6 cm
Feto concomitante
ETG, enfermedad trofoblástica gestacional; hCG, gonadotropina coriónica humana.

o **aumenta** después del tratamiento de un embarazo molar, y suelen cursar sin síntomas en el momento del diagnóstico. La manifestación más frecuente es una hemorragia uterina anormal.

Exploración física

La exploración física en pacientes con molas invasoras es similar a la del embarazo molar. Las mujeres con ETG posmolar persistente y molas invasoras tienen más probabilidad de presentar cifras de hCG > 100 000 mUI/mL, un tamaño uterino excesivo para la UPM y quistes tecaluteínicos prominentes.

DIAGNÓSTICO

Como con las formas benignas de ETG, las piedras angulares del diagnóstico son las **cifras de hCG** y la **ultrasonografía pélvica**. Esta última también puede descartar un embarazo como fuente de hCG creciente o en meseta, y revelar una o más masas intrauterinas con posible invasión del miometrio. Es común que el estudio de ultrasonografía Doppler muestre un riesgo sanguíneo vascular elevado.

TRATAMIENTO

Por lo general, la ETG posmolar persistente y las molas invasoras **no son metastásicas** y se confinan al útero. Puesto que a menudo son invasoras, debe evitarse la repetición de D y L dado el riesgo de perforación. Los embarazos molares persistentes o invasores responden bien a la **quimioterapia con un solo agente**, casi siempre metotrexato o actinomicina-D. Cuando hay metástasis presentes, las pacientes de bajo riesgo se tratan con quimioterapia de un solo

fármaco y las de alto riesgo, con **quimioterapia de fármacos múltiples**.

SEGUIMIENTO

Como con la ETG benigna, el seguimiento cuidadoso por determinaciones **seriadas de la concentración de hCG**, según se describe, es decisiva para demostrar la resolución de la enfermedad (fig. 31-4). De igual modo, lo es la **anticoncepción confiable** para asegurar una determinación precisa de la cifra de hCG y verificar la resolución de la enfermedad.

CORIOCARCINOMA GESTACIONAL

PATOGENIA

El coriocarcinoma gestacional es un **tumor necrosante maligno** que si bien se diagnostica en 50% de las pacientes después de un embarazo molar completo, en 25% se presenta después de un embarazo a término normal, y en otro 25% después de una pérdida gestacional, un aborto o un embarazo ectópico. Debe considerarse el coriocarcinoma gestacional en cualquier mujer en edad reproductiva que presenta metástasis por un cáncer primario desconocido.

El coriocarcinoma gestacional es un **tumor epitelial puro** cuyo patrón histopatológico incluye células **anaplásicas** de **citotrofoblasto** y **sincitiotrofoblasto** en ausencia de vellosidades coriónicas. El coriocarcinoma gestacional invade la pared y la vasculatura uterinas, y causa destrucción tisular, necrosis y, potencialmente, una hemorragia grave. Estos tumores a menudo son metastásicos y suelen **diseminarse por vía hematógena** a los pulmones, la vagina, la pelvis, el cerebro, el hígado, el intestino y los riñones. Las lesiones tienden a ser muy vasculares y sangrar con facilidad.

EPIDEMIOLOGÍA

El coriocarcinoma gestacional es muy raro en Estados Unidos, donde su incidencia es de solo 1 en cada 20000 a 40000 embarazos, pero es más frecuente en mujeres asiáticas o africanas.

MANIFESTACIONES CLÍNICAS

Antecedentes

Las pacientes con coriocarcinoma gestacional a menudo se presentan con **hemorragia posparto tardía** (después de 6 a 8 sem posparto), pero también pueden acudir con hemorragia uterina irregular años después de un embarazo. A diferencia de las pacientes con molas invasoras o ETG persistente posmolar, aquellas con coriocarcinoma gestacional suelen acudir con **síntomas de enfermedad metastásica**. Las metástasis hacia el pulmón pueden causar tos, disnea, dificultad respiratoria o hemoptisis, y las lesiones del sistema nervioso central (SNC), cefaleas, mareo, desmayos u otros síntomas comunes de las lesiones ocupativas. Los síntomas hepáticos, urológicos y gastrointestinales son a menudo índice de enfermedad metastásica. Las metástasis vaginales pueden causar hemorragia local.

EXPLORACIÓN FÍSICA

La exploración física de las pacientes con coriocarcinoma gestacional puede revelar signos de afección metastásica, entre los que se incluyen crecimiento uterino, masas vaginales, quistes tecaluteínicos bilaterales y signos neurológicos por la participación del sistema nervioso central.

DIAGNÓSTICO

El estudio principal del coriocarcinoma gestacional comprende la cuantificación de **la concentración de hCG** y la **valoración de metástasis** hacia los pulmones, el hígado, los riñones, el bazo y el cerebro, lo que abarca pruebas de laboratorio que incluyen RHC, estudios de coagulación, así como las de función renal y hepática. La **ultrasonografía pélvica** puede revelar una masa uterina con hemorragia y necrosis. Estos tumores por lo general son muy vascularizados, según se muestra mediante estudios Doppler. Otros estudios de imagen podrían incluir RxT o TC de tórax, en busca de metástasis pulmonares, así como **TC o IRM abdominopélvica** para buscar metástasis, si está indicado. Cuando se encuentran metástasis vaginales o pulmonares, también debe ordenarse una TC o IRM del cerebro. La biopsia de las metástasis que se sospechan no suele necesitarse y podría causar una hemorragia excesiva.

DIAGNÓSTICO DIFERENCIAL

Se ha visto que el coriocarcinoma gestacional envía metástasis prácticamente a todo el tejido corporal. Se conoce como **"el gran imitador"** porque sus signos y síntomas son similares a los de muchas entidades patológicas. Además, dado que el coriocarcinoma gestacional puede ocurrir de semanas a años después de cualquier tipo de embarazo y es relativamente raro, el diagnóstico suele retrasarse cuando la afección ocurre fuera del contexto de un embarazo molar previo.

TRATAMIENTO

La clasificación y el tratamiento de los coriocarcinomas gestacionales semejan los de la ETG posmolar persistente o las molas invasoras (fig. 31-6). La **enfermedad metastásica de buen pronóstico** y la no metastásica se pueden tratar con **quimioterapia de un solo fármaco**. **El coriocarcinoma gestacional metastásico de mal pronóstico** se trata con **quimioterapia de fármacos múltiples**. La tasa de curación para la forma de buen pronóstico de la enfermedad es de 95 a 100% y la de aquella con mal pronóstico es de 50 a 70%.

SEGUIMIENTO

Como con todas las otras formas de ETG maligna, el coriocarcinoma gestacional requiere **vigilancia estrecha de la concentración de hCG** sérica, junto con una **anticoncepción confiable**.

TUMORES TROFOBLÁSTICOS DEL SITIO PLACENTARIO

PATOGENIA

Los TTSP son tumores en extremo raros que surgen del **sitio de implantación de la placenta**. En esta forma de ETG maligna, las células del citotrofoblasto intermedias del sitio placentario infiltran el miometrio y después invaden los vasos sanguíneos. En términos histopatológicos, estos tumores se caracterizan por la ausencia de vellosidades y la proliferación de células del trofoblasto intermedio, así como una **producción excesiva de lactógeno placentario humano** (LPH), contra la proliferación de células del sincitiotrofoblasto y citotrofoblasto que se observa en otras formas de ETG.

MANIFESTACIONES CLÍNICAS

La **hemorragia vaginal irregular persistente** es el síntoma más frecuente de TTSP y puede presentarse de semanas a años después de cualquier tipo de embarazo. La exploración física revelará un útero crecido.

DIAGNÓSTICO

A diferencia de otras formas de ETG maligna, estos tumores producen **cifras bajas de hCG en forma crónica** porque carecen de proliferación del sincitiotrofoblasto (la capa de la placenta encargada de la producción de hCG). El **LPH sérico** puede usarse como recurso de diagnóstico. La **ultrasonografía pélvica** puede mostrar una masa uterina, pero por lo general hay menos hemorragia que la observada con los coriocarcinomas gestacionales. Pueden estar presentes componentes tanto quísticos como sólidos. Como otras formas de ETG maligna, el tumor puede invadir la pared uterina y los tejidos circundantes.

TRATAMIENTO

Los TTSP también por lo general **no son sensibles a la quimioterapia**, pero por fortuna rara vez envían metástasis fuera del útero. Por ello, la **histerectomía** es el tratamiento ideal de los TTSP. Se puede considerar la quimioterapia múltiple después de la intervención quirúrgica para prevenir recurrencias.

PUNTOS CLAVE

- Las ETG constituyen un grupo de enfermedades relacionadas producto de la proliferación anormal del tejido trofoblástico (placentario).

- Ochenta por ciento de las ETG son enfermedades benignas (molas completas y parciales) y 20% son malignas (ETG posmolar persistente y molas invasoras, coriocarcinomas gestacionales y TTSP).

- De las ETG benignas, 90% corresponden a molas completas resultado de la fecundación de un óvulo vacío por un espermatozoide que después se duplica. El cariotipo más frecuente es 46,XX, con todos los cromosomas derivados del padre.

- No hay embrión relacionado en el embarazo molar completo y las pacientes suelen acudir con hemorragia vaginal irregular y un útero crecido o la expulsión de vesículas.

- El embarazo molar completo puede conllevar cifras muy altas de hCG (> 100 000 mUI/mL), que dan lugar a los síntomas clásicos de la hiperémesis gravídica, preeclampsia antes de las 20 sem de gestación, hipertiroidismo o grandes quistes tecaluteínicos bilaterales.

- El embarazo molar completo se diagnostica por las cifras de hCG y la ultrasonografía pélvica, que muestra un patrón de "tormenta de nieve" y se trata por D y L inmediato por aspiración para vaciar el útero. Suele administrarse oxitocina para evitar hemorragias.

- El embarazo molar completo requiere seguimiento estrecho con cuantificaciones de hCG semanales y después mensuales durante un semestre. Es imperativa la anticoncepción confiable concomitante durante ese lapso.

- El embarazo molar completo causa enfermedad maligna persistente en 15% de los casos y tiene un riesgo de recurrencia de 1 a 2% después de un embarazo molar y de 16 a 28% después de dos.

- Las molas parciales contribuyen con 10% de los embarazos molares y son resultado de la fecundación simultánea de un óvulo normal por dos espermatozoides. El cariotipo más frecuente es 69,XXY.

- Las molas parciales tienen un embrión anormal concomitante y suelen presentarse con hemorragia vaginal, como la de un aborto espontáneo o incompleto.

- Las molas parciales se diagnostican de acuerdo con la concentración de hCG y la ultrasonografía pélvica, y se tratan con D y L. La enfermedad maligna persistente se presenta en solo 4% de los casos. Su seguimiento es similar al de las molas completas, con determinaciones seriadas de hCG y anticoncepción confiable.

- La ETG posmolar persistente y las molas invasoras constituyen 75% de las ETG malignas. Suelen diagnosticarse al detectar una meseta de la cifra de hCG o su ascenso después de la evacuación de un embarazo molar.

- Estas molas tienen una incidencia total de 1 en cada 15 000 embarazos normales, en general confinadas al útero y que responden bien a la quimioterapia de un solo fármaco (tasa de curación de 95 a 100%).

- El coriocarcinoma gestacional constituye 25% de las ETG malignas, con una incidencia total de 1 en cada 20 000 a 40 000 embarazos en Estados Unidos. Es un tumor necrosante maligno que puede presentarse de semanas a años después de cualquier tipo de embarazo.

- Las pacientes acuden con signos y síntomas de metástasis hacia los pulmones, la vagina, el hígado, el cerebro y los riñones.

El coriocarcinoma gestacional se diagnostica por ultrasonografía pélvica, las cifras de hCG y un estudio exhaustivo de metástasis.

- El coriocarcinoma gestacional suele tratarse por quimioterapia múltiple, dependiendo de la presencia de enfermedad fuera del útero y la categoría de pronóstico de la afección.

- Los TTSP son tumores en extremo raros que se originan en el sitio de implantación placentaria. Se caracterizan por la ausencia de vellosidades y proliferación del citotrofoblasto, lo que da como resultado cifras bajas de hCG (< 100 mUI/mL) y elevadas de LPH.

- Los TTSP se diseminan por invasión del miometrio y los vasos sanguíneos. Las pacientes muy frecuentemente acuden con hemorragia vaginal y cifras persistentemente bajas de hCG (< 100 mUI/mL).

- Los TTSP se tratan por histerectomía, seguida por la consideración de quimioterapia para prevenir recurrencias.

CASOS CLÍNICOS

CASO 1

Una mujer de 40 años de edad acude al consultorio con una prueba de embarazo casera positiva y el antecedente de 3 días de hemorragia vaginal. Le preocupa que podría presentar un aborto. A la exploración, el fondo uterino se encuentra a nivel del ombligo. De acuerdo con su último periodo menstrual, debería cursar cerca de 12 sem de gestación. La exploración ginecológica muestra una cantidad moderada de sangre en la cúpula vaginal y cierre del cérvix. El laboratorio informa de un resultado de β-hCG sérica > 1 000 000 mUI/mL.

1. ¿Cuál de los siguientes es el mejor paso a seguir en la valoración de esta paciente?
   a. Intervención quirúrgica (legrado por aspiración)
   b. Administración de metotrexato
   c. Determinación del estado respecto del Rh
   d. Programación de una consulta de seguimiento en 2 sem para verificar la concentración de β-hCG
   e. Ultrasonografía pélvica completa

2. La paciente se somete a un D y L por aspiración sin complicaciones. El informe de histopatología al día siguiente es compatible con un embarazo molar completo. ¿Cuál es el siguiente mejor paso en la atención de esta paciente?
   a. Radioterapia
   b. Quimioterapia

   c. Repetición de los estudios de imagen pélvicos
   d. Cita al consultorio en 4 semanas
   e. Vigilancia seriada de la concentración sérica de β-hCG

3. Durante la vigilancia posoperatoria se le atiende en el consultorio casi 3 meses después de la consulta de referencia. ¿Cuál de las siguientes intervenciones es la más importante a recalcar durante su seguimiento?
   a. Anticoncepción confiable
   b. Uso profiláctico de antibióticos durante la vigilancia
   c. No se recomiendan más embarazos
   d. Esperar dos años para intentar el embarazo
   e. Quimioterapia profiláctica para disminuir el riesgo de enfermedad persistente y recurrente

CASO 2

Una mujer de 41 años de edad G4P3 acude al área de urgencias con antecedente de seis meses de hemorragia vaginal irregular y el inicio nuevo de una hemorragia abundante y tos con sangre. Sus antecedentes revelan tres partos vaginales de término, el último hace casi seis meses. Ese parto no tuvo complicaciones. A la exploración física, los signos vitales son estables, el útero corresponde aproximadamente a 10 a 12 sem en sus dimensiones y hay una cantidad moderada de sangre en la cúpula vaginal. La RxT muestra un nuevo nódulo único en el lóbulo inferior izquierdo, sospechoso de una lesión metastásica de ubicación desconocida.

1. ¿Cuál de las siguientes pruebas de laboratorio con toda probabilidad ayudará al diagnóstico?
   a. RHC
   b. Fibrinógeno
   c. CA-125
   d. β-hCG sérica
   e. Tiempo de protrombina

2. La β-hCG sérica cuantitativa es de 108 000 mUI/mL. ¿Cuál de los siguientes es el diagnóstico más probable?
   a. Embarazo molar incompleto
   b. Coriocarcinoma gestacional
   c. Tumor trofoblástico del sitio placentario (TTSP)
   d. Embarazo molar completo
   e. Embarazo molar persistente

3. La ultrasonografía pélvica revela tumores ováricos multiquísticos bilaterales junto con un útero crecido. ¿Cuál es el diagnóstico más probable y el tratamiento más adecuado?
   a. Quistes tecaluteínicos/vigilancia expectante
   b. Carcinoma ovárico epitelial primario/intervención quirúrgica
   c. Lesiones metastásicas/quimioterapia
   d. Quistes tecaluteínicos/drenaje percutáneo
   e. Lesiones metastásicas/intervención quirúrgica

4. Se envía a la paciente a un oncólogo ginecológico para valoración y tratamiento del coriocarcinoma gestacional. ¿Cuál intervención es la más probable a recomendar?
   a. Histerectomía total abdominal
   b. Resección pulmonar en cuña
   c. Radiación total de la pelvis
   d. Quimioterapia
   e. Vigilancia de la β-hCG sérica

CASO 3

Una paciente de 17 años G1P0 acude al consultorio con hemorragia vaginal alrededor de las 8 sem de gestación de acuerdo con su último periodo menstrual. Su exploración tiene resultado benigno, con un útero cuya dimensión corresponde a 10 sem, cérvix cerrado y una pequeña cantidad de sangre en la cúpula vaginal. Se ordena una ultrasonografía pélvica que muestra un saco gestacional intrauterino y un embrión que concuerdan con alrededor de 6 sem de gestación. La ultrasonografía Doppler no puede mostrar latido cardiaco alguno. La placenta presenta engrosamiento notorio y aumento de la ecogenicidad con espacios quísticos dispersos. La β-hCG resulta de 52 000 mUI/mL.

1. ¿Cuál es el diagnóstico más probable?
   a. Embarazo molar completo
   b. Embarazo molar incompleto
   c. Aborto incompleto
   d. Aborto diferido
   e. Aborto inevitable

2. Se decide hacer D y L por aspiración. Cuando se obtiene el consentimiento informado, se describe el riesgo más frecuente con esta operación. ¿Cuál de los siguientes es el riesgo más frecuente vinculado con el D y L por aspiración?
   a. Perforación uterina
   b. Infección
   c. Lesión vesical
   d. Hemorragia uterovaginal
   e. Necesidad de intervención quirúrgica futura

3. Después de obtener el resultado de histopatología, se informa a la paciente en la consulta de seguimiento. ¿Cuál de las siguientes es la aseveración más precisa cuando se habla del riesgo de una enfermedad trofoblástica gestacional persistente (ETG)?
   a. De 2 a 4%
   b. < 1%
   c. De 6 a 10%
   d. De 11 a 15%
   e. > 20%

CASO 4

Una mujer de 44 años acude al área de urgencias con hemorragia vaginal difusa. Sus antecedentes médicos carecen de importancia. Ha tenido 2 partos vaginales a término, el último hace 10 años. Un estudio inicial muestra una masa intrauterina sólida y una cifra de β-hCG de 220 mUI/mL. Se decide proceder a una biopsia endometrial, sin complicaciones. El diagnóstico histopatológico quirúrgico final es compatible con una TTSP.

1. ¿Cuál de los siguientes marcadores séricos elevados tiene el mayor vínculo con la TTSP?
   a. Prolactina
   b. Lactógeno placentario humano
   c. Inhibina-A
   d. CA-125
   e. β-hCG sérica

2. ¿Cuál de los siguientes es por lo general el tratamiento primario ideal del TTSP?
   a. Quimioterapia sistémica
   b. Radioterapia directa de haz externo
   c. Histerectomía
   d. Histeroscopia, D y L
   e. Vigilancia de la β-hCG sérica

3. En el estudio preoperatorio de la paciente, una RxT muestra masas sólidas bilaterales dentro de los lóbulos pulmonares medios. De acuerdo con la estadificación de la FIGO, ¿qué etapa de la enfermedad presenta esta paciente?
   a. I
   b. II
   c. III
   d. IV

RESPUESTAS

CASO 1

PREGUNTA 1

Respuesta correcta E:
El cuadro clínico de esta paciente es compatible con una ETG, que es un trastorno proliferativo del tejido trofoblástico placentario. El estudio inicial incluiría una ultrasonografía pélvica para determinar la etiología exacta de los datos de exploración y laboratorio de la paciente, y debe incluirse su estado respecto del factor Rh después de establecer el diagnóstico. El tratamiento ideal es de D y L por aspiración para la ETG y permite un diagnóstico exacto, pero no debería realizarse hasta confirmar el realizado por ultrasonografía. El metotrexato en general no es la terapia de primera opción ante el diagnóstico temprano de ETG. Se puede usar como adyuvante si se descubre una ETG maligna. El tratamiento conservador nunca es una opción en pacientes con ETG porque el ideal es la intervención quirúrgica.

PREGUNTA 2

Respuesta correcta E:
La ETG persistente después de la evacuación de un embarazo molar completo puede presentarse en casi 20 a 30% de las pacientes (en comparación con un riesgo < 5% de embarazo molar incompleto parcial). Los factores de riesgo de persistencia suelen incluir una concentración de hCG > 100 000 mUI/mL, la presencia de grandes quistes tecaluteínicos (> 6 cm de diámetro) y un crecimiento uterino significativo (todos compatibles con cantidades mayores de tejido trofoblástico). La vigilancia por β-hCG sérica suele durar aproximadamente 6 meses y es confiable para confirmar que todas las células de trofoblasto proliferativo desaparecieron. El tratamiento conservador sin vigilancia por hCG no es apropiado en esta paciente. Debería considerarse la quimioterapia si se confirma ETG persistente. Sin embargo, durante el periodo inicial de vigilancia es razonable permitir que la β-hCG sérica disminuya de manera espontánea. En este momento no está indicado repetir estudios de imagen pélvicos.

PREGUNTA 3

Respuesta correcta A:
La anticoncepción confiable es de importancia capital durante la vigilancia de la β-hCG sérica después de un embarazo molar, que disminuirá la confusión por la posibilidad de un nuevo embarazo durante el intervalo. Por lo general, el método de uso más usual es de anticoncepción oral combinada. El acetato de medroxiprogesterona inyectable es una alternativa apropiada. Los implantes suelen evitarse dada la elevada tasa de hemorragia irregular que conllevan. Debe evitarse el embarazo durante el periodo de vigilancia de seis meses; sin embargo, después de descartar una ETG persistente es razonable intentarlo. Los antibióticos profilácticos o la quimioterapia

profiláctica no están justificados en estos casos.

CASO 2

PREGUNTA 1

Respuesta correcta D:
El interrogatorio y la exploración física de esta paciente son muy compatibles con una ETG metastásica. Una cuantificación de la β-hCG sérica es la prueba de diagnóstico inicial más importante que confirmará la presencia de tejido trofoblástico proliferativo. El CA-125 es una prueba de laboratorio muy inespecífica, con poca probabilidad de ayudar debido a la historia clínica de la paciente. Aunque RHC, tiempo de protrombina y fibrinógeno son pruebas razonables para ordenar, no llevarán al diagnóstico en esta paciente.

PREGUNTA 2

Respuesta correcta B:
Las formas malignas de ETG incluyen la neoplasia trofoblástica gestacional persistente/invasora (después de un embarazo molar completo o incompleto), el coriocarcinoma gestacional y las TTSP. El diagnóstico más probable en esta paciente es de un coriocarcinoma gestacional metastásico, afección rara que ocurre en particular después de la evacuación de un embarazo molar completo (50%) y menos a menudo después de embarazos a término (25%) y abortos espontáneos o embarazos ectópicos (25%). Cuando se detecta una ETG maligna después de un embarazo *no molar*, el diagnóstico casi siempre es de coriocarcinoma gestacional

y rara vez de TTSP. El coriocarcinoma gestacional es un tumor agresivo y se presenta comúnmente con hemorragia uterina anormal. El sitio más frecuente de metástasis es el pulmón (80%) y otros sitios incluyen la vagina (30%), el hígado y el cerebro (10%). Los embarazos molares completos e incompletos son potencialmente malignos. Si hay pruebas de metástasis, el diagnóstico es de ETG maligna. El embarazo molar invasor o persistente suele presentarse después de evacuar un embarazo molar y rara vez envía metástasis. El TTSP es en extremo raro, relacionado con cifras persistentemente *bajas* de la β-hCG y suele confinarse al útero.

PREGUNTA 3

Respuesta correcta A:
Los quistes tecaluteínicos son resultado de la sobreestimulación del parénquima ovárico por cifras altas de hCG sérica. El aspecto usual es de quistes multitabicados por lo general bilaterales. Se recomienda el tratamiento conservador de estos quistes, porque se resuelven una vez que se elimina la hCG. Son raras las metástasis ováricas del coriocarcinoma. El carcinoma ovárico epitelial es muy poco probable en esta paciente en particular.

PREGUNTA 4

Respuesta correcta D:
La ETG maligna es en extremo sensible a la quimioterapia y, por lo tanto, el principal recurso terapéutico para estas pacientes. Se usan tratamientos con fármacos únicos o múltiples, guiados por la presencia o ausencia de ciertos factores

de pronóstico. En la FIGO se estableció un sistema de estadificación de cuatro niveles, con base sobre todo en la localización de las lesiones metastásicas. Otros factores de riesgo de recurrencias incluyen la β-hCG sérica > 100 000 mUI/mL y más de 6 meses transcurridos después del embarazo de referencia. La intervención quirúrgica y la radioterapia suelen reservarse para tumores refractarios a la quimioterapia inicial o a la afección tumoral cerebral, respectivamente.

CASO 3

PREGUNTA 1

Respuesta correcta B:
La combinación de hallazgos incluye un feto intrauterino, engrosamiento notorio de la placenta y formación de quistes al interior, y un aumento de la β-hCG sérica altamente sugerente de un embarazo molar incompleto (parcial). Los embarazos molares parciales son de cariotipo triploide, en contraste con el diploide de los completos. Por lo general, estos embarazos se presentan y a menudo se confunden con abortos diferidos o incompletos. La precisión diagnóstica de la ultrasonografía pélvica corresponde al estándar ideal para la valoración en esta paciente.

PREGUNTA 2

Respuesta correcta D:
En estos casos es muy común que se presente hemorragia vaginal, sobre todo por la elevada vascularidad del embarazo y el tejido placentario anormal. Los uterotónicos (oxitocina, metilergonovina, misoprostol) se usan con frecuencia en estos casos para ayudar a prevenir la hemorragia excesiva y disminuirla al máximo. Otras opciones conllevan riesgos vinculados, pero son menos comunes.

PREGUNTA 3

Respuesta correcta A:
El embarazo molar incompleto (parcial) se relaciona con un riesgo aproximado de 2 a 4% de enfermedad persistente (en comparación con casi 20% de riesgo de persistencia de un embarazo molar completo). La importancia de la vigilancia por β-hCG seriada es capital para el tratamiento de estas pacientes en el posoperatorio. Si las cifras alcanzan una meseta durante la vigilancia o empiezan a aumentar, se iniciarán estudios adicionales en busca de una enfermedad persistente.

CASO 4

PREGUNTA 1

Respuesta correcta B:
El TTSP es un tumor maligno de crecimiento lento que surge del citotrofoblasto placentario, cuyas células producen cifras bajas de β-hCG y elevadas de LPH. Esto puede usarse en el diagnóstico del TTSP. Estos tumores conllevan cifras persistentemente bajas de β-hCG sérica. Las opciones restantes no suelen utilizarse para esta afección.

PREGUNTA 2

Respuesta correcta C:
La histerectomía definitiva suele ser el tratamiento ideal para las pacientes con TTSP, lo que contrasta con otras formas de ETG maligna,

que por lo general implican la terapia de la afección primaria por quimioterapia sistémica.

PREGUNTA 3

Respuesta correcta C:
La etapa I es definida como la persistencia de cifras elevadas de β-hCG sérica con tumor confinado al útero. La etapa II, por la presencia de tumor fuera del útero, pero limitado a la vagina o la pelvis. La etapa III, por metástasis pulmonar con o sin metástasis pulmonar en el útero, la vagina o la pelvis. La etapa IV incluye todas las demás lesiones metastásicas más usuales, que abarcan las de cerebro, hígado, riñones y tubo digestivo.

ENFERMEDADES BENIGNAS Y CÁNCER DE MAMA

El cáncer de mama es el más frecuente en las mujeres (excepto por los cánceres cutáneos diferentes al melanoma) y representa aproximadamente 30% de los cánceres femeninos, con 250000 nuevos diagnósticos al año en Estados Unidos. También es la segunda causa más común de muerte por cáncer en mujeres (después del pulmonar) y origina alrededor de 40000 al año. Una mujer tiene **1 probabilidad en 8 (12%)** de sufrir cáncer de mama invasor en su vida. Pero a pesar de esta incidencia, sigue sin conocerse su origen.

Además del cáncer de mama, hasta 50% de las mujeres presentará lesiones mamarias benignas en su vida, por lo que es de enorme importancia comprender el rango entre las lesiones benignas y malignas de la mama, y sus síntomas. Los ginecoobstetras, los proveedores de atención primaria y los cirujanos valoran el dolor mamario, la secreción por el pezón y las masas en las mamas, además de participar en la detección del cáncer de mama. Todos los médicos involucrados en la salud femenina deben comprender y entender la anatomía y fisiología de la mama, así como el diagnóstico y tratamiento de sus lesiones.

ANATOMÍA

El parénquima mamario se divide en segmentos que contienen las **glándulas mamarias**, constituidas por 20 a 40 lobulillos que drenan a través de los **conductos galactóforos** y se abren de manera individual en el pezón (fig. 32-1). Bandas fibrosas, los llamados ligamentos suspensorios de Cooper, se extienden entre dos capas aponeuróticas para sostener a la mama, que se divide en cuadrantes para facilitar su descripción: el superior externo (CSE), el inferior externo (CIE), el superior interno (CSI) y el inferior interno (CII). Cabe mencionar que el tejido mamario también se extiende hacia la axila.

El **flujo sanguíneo principal** de la mama es a través de la **arteria mamaria interna** (derivada de la torácica interna, rama de la subclavia) y la arteria **torácica lateral** (fig. 32-2). Sus porciones medial y central son irrigadas por perforantes anteriores de la arteria mamaria interna, y el CSE es irrigado por la arteria torácica lateral. El drenaje venoso es principalmente a través de la vena axilar.

Los **ganglios linfáticos axilares** drenan hasta 97% de la mama homolateral y, en forma secundaria, los ganglios linfáticos supraclaviculares y yugulares, que se subdividen en tres niveles con el objetivo de especificar la progresión de la enfermedad. Los **ganglios mamarios internos** se encargan de 3% del drenaje linfático, principalmente de CSI y CII. Los ganglios interpectorales (de Rotter) yacen entre los músculos pectorales

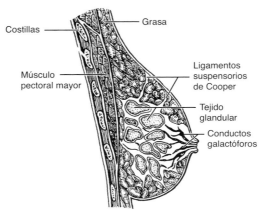

Costillas

Grasa

Músculo pectoral mayor

Ligamentos suspensorios de Cooper

Tejido glandular

Conductos galactóforos

Corte longitudinal, vista externa

FIGURA 32-1. Anatomía clínica de la mama femenina y la pared torácica. (Tomada de Beckmann C, Ling F. *Obstetrics & Gynecology,* 5th ed. Philadelphia, PA: Lippincott Williams & Wilkins; 2006.)

mayor y menor y drenan hacia los ganglios axilares.

La inervación mamaria es provista en gran parte por el cuarto a sexto nervios intercostales. Varios nervios no involucrados principalmente en la inervación mamaria pueden estar en riesgo durante operaciones quirúrgicas de la mama, por su proximidad con la vía clave de la anatomía mamaria. Los nervios en riesgo de lesión incluyen al **intercostobraquial** que atraviesa la axila para proveer sensibilidad a la cara interna superior del brazo; el **nervio torácico largo** (de Bell) a partir de las raíces C5 a C7, que inerva al músculo serrato anterior, cuya lesión durante la mastectomía puede llevar a una escápula "alada"; el **nervio toracodorsal** que inerva al músculo dorsal ancho, y el nervio pectoral lateral que inerva a los músculos pectorales mayor y menor.

FISIOLOGÍA

El **desarrollo mamario** se clasifica en **etapas de Tanner I a V** (*véanse* capítulo 20 y figura 20-3). La mama responde a hormonas de secreción cíclica, así como a cambios del embarazo y la menopausia. Los **estrógenos** promueven el desarrollo de los conductos y el depósito de grasa en tanto que la progesterona promueve el desarrollo lobulillar-alveolar (estroma) que hace posible la lactancia. La **prolactina** participa en la producción de leche, mientras que la **oxitocina** de la hipófisis posterior produce el descenso de la leche. En **mujeres en la posmenopausia** el estado hipoestrogénico se relaciona con **atrofia tisular**, pérdida del estroma y sustitución de los lobulillos atróficos por tejido graso.

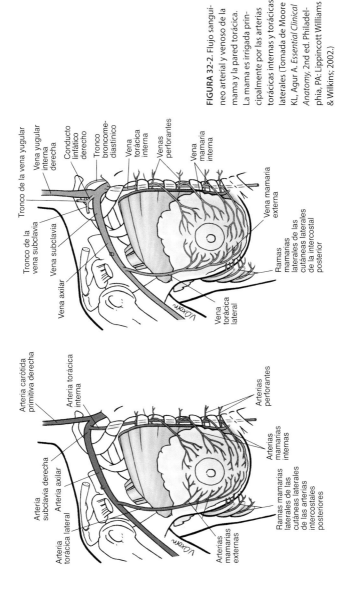

FIGURA 32-2. Flujo sanguíneo arterial y venoso de la mama y la pared torácica. La mama es irrigada principalmente por las arterias torácicas internas y torácicas laterales (Tomada de Moore KL, Agur A. *Essential Clinical Anatomy*, 2nd ed. Philadelphia, PA: Lippincott Williams & Wilkins; 2002.)

VALORACIÓN DE LA MAMA

VALORACIÓN SISTEMÁTICA EN MUJERES CON RIESGO PROMEDIO

Hay tres componentes principales de la detección en **mujeres con riesgo promedio de cáncer mamario** en la población e incluyen la exploración mamaria clínica por un proveedor de atención sanitaria, la autoexploración mamaria y la mamografía de detección. Las guías para la detección del cáncer mamario varían entre las organizaciones médicas líderes, como la American Cancer Society (ACS), la U.S. Preventive Services Task Force (USPSTF) y el American Congress of Obstetricians and Gynecologists (ACOG). La mayoría de estas organizaciones respalda la **valoración mamaria por el clínico** sistemática cada 1 a 3 años en todas las mujeres mayores de 20 años. Después de los 40, la valoración mamaria clínica por un proveedor de atención sanitaria debe hacerse en forma anual. La exploración física implica **inspección cuidadosa de la piel** en cuanto a cambios de contorno, color, irregularidades, fóveas y retracciones. Estas maniobras deben hacerse con la paciente tanto en posición erecta como supina. A continuación, se hace la valoración de linfadenopatías en las regiones axilar y supraclavicular. La mama, incluida su cola axilar (de Spence), se palpa después para valorar en cuanto a masas, secreción por el pezón, dolor y otros cambios.

La mayoría de las organizaciones médicas líderes ahora considera opcional la **autoexploración mamaria** en mujeres de 20 años y mayores. Para aquellos que respaldan la **autoexploración mamaria**, el énfasis ha cambiado de la revisión mensual a la "**autoalerta mamaria**" general, en la que se alienta a las mujeres a familiarizarse con sus mamas e informar de cualquier cambio respecto de su estado basal. La autoalerta mamaria debe revisarse en cada consulta ginecológica anual.

La **mamografía de detección** es el tercer componente de la atención mamaria sistemática de la paciente con riesgo promedio de cáncer mamario (fig. 32-3). Aunque ha habido alguna controversia en cuanto a la frecuencia de las mamografías entre los 40 y 50 años, las guías actuales de la ACS indican su realización anual, con inicio a los 40 años y continuación mientras la mujer se encuentre en buen estado de salud. No hay consenso respecto de un **límite superior de edad** en el que se deje de hacer la mamografía de detección, si bien el riesgo de cáncer de mama femenino continúa en aumento hasta los 84 años de edad.

VALORACIÓN SISTEMÁTICA DE LAS MUJERES DE ALTO RIESGO

Las mujeres con el *máximo* riesgo de cáncer mamario son las que se sabe portan una **mutación de los genes BRCA1** o **BRCA2** que tienen un familiar de primer grado (madre, hija o hermana) con cualquiera de las mutaciones y las que se consideran de alto riesgo con base en la herramienta de valoración validada del riesgo (p. ej., modelos de Gail o Claus). Las mujeres con *alto* riesgo de cáncer mamario son aquellas con

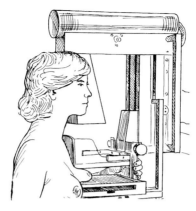

FIGURA 32-3. Mamografía. (Tomada de LifeART image, copyright © 2006 Lippincott Williams & Wilkins. Derechos reservados.)

radiación del tórax entre los 10 y 30 años de edad o que presentan un síndrome hereditario relacionado con múltiples diagnósticos de cáncer (p. ej., síndromes de Li-Fraumeni, Cowden o Lynch). Las mujeres con riesgo *moderado* son las que así se consideran con base en una herramienta de detección validada, quienes tienen el antecedente personal de cáncer mamario o sus lesiones precursoras, o las que presentan tejido mamario particularmente denso en la mamografía.

Los **síndromes hereditarios** vinculados con cánceres múltiples, como los de Li-Fraumeni, Cowden o Lynch (CCHNAP [cáncer colorrectal hereditario no relacionado con poliposis]), constituyen consideraciones importantes. El cáncer mamario es el más usual relacionado con el síndrome de Cowden. Las pacientes con el síndrome de Li-Fraumeni tienen un riesgo de por vida de 50% de desarrollar cáncer mamario a los 60 años.

Por último, el síndrome de Lynch se vincula con múltiples cánceres primarios (en especial el endometrial); sin embargo, el riesgo de cáncer mamario también cambia con la mutación.

Las recomendaciones de detección de estas mujeres en alto riesgo varían, pero por lo general incluyen la instrucción en cuanto a mantenerse autoalertas de sus mamas, la exploración clínica mamaria cada 6 a 12 meses y la mamografía anual con inicio a la edad de 25 o de 5 a 10 años antes que la del diagnóstico más temprano de cáncer en la familia. A las mujeres con el máximo riesgo o riesgo alto de cáncer mamario también se les suele realizar una IRM mamaria de intervalo, además de su mamografía de detección anual. Las mujeres con riesgo moderado pueden considerar añadir la detección por IRM a su mamografía anual después de comentarlo con su médico.

Otras herramientas

La **ultrasonografía mamaria** está establecida como adición eficaz de la mamografía. Puede ser de utilidad en la valoración de quistes mamarios, datos inciertos de mamografía en mujeres mayores de 40 años, en aquellas con tejido mamario denso y como guía para las biopsias mamarias con aguja. También es provechosa para distinguir un quiste mamario de una masa sólida durante un estudio dirigido. Si una paciente de alto riesgo no puede realizarse IRM, se debe utilizar la ultrasonografía.

La **mamografía digital 2D** (en comparación con la mamografía en placa simple) se ha convertido en el estándar de atención para la detección y el diagnóstico del cáncer mamario. En el año 2003 la FDA aprobó el primer sistema comercial de mamografía 3D, conocido como **tomosíntesis mamaria digital** (o simplemente "tomo") para la detección del cáncer, el diagnóstico y la intervención mamarios. La investigación clínica acerca de la tomosíntesis ha mostrado un aumento en la detección del cáncer, una disminución de las solicitudes de repeticiones de imagen y una mejor caracterización de las lesiones o sus márgenes en mamas tanto densas como adiposas. Están en proceso de definirse las implicaciones exactas de su uso en la clínica y se investigan las estrategias para disminuir la dosis de radiación.

VALORACIÓN DEL DOLOR MAMARIO

El dolor mamario (mastalgia o mastodinia) es una manifestación común (65%) en hombres y mujeres, pero no siempre se comunica al proveedor de atención sanitaria. En ellos, el dolor mamario suele deberse a **ginecomastia**. En las mujeres, la naturaleza del dolor suele ser **leve** y puede ser **cíclica** (67%) o **no cíclica** (33%). El dolor mamario cíclico suele presentarse a ambos lados en el CSE alrededor de una semana antes de la menstruación. El dolor mamario puede ser una respuesta fisiológica normal a las fluctuaciones hormonales o una patológica a un traumatismo o a cáncer. La mastalgia puede ser componente del síndrome premenstrual, relacionarse con la terapia hormonal para la menopausia (THM), el embarazo, o ser producto de irregularidades menstruales o cambios fibroquísticos. Solo de 1 a 7% de las mujeres con dolor mamario presenta un cáncer subyacente.

Son importantes los **antecedentes médicos** de la paciente, incluidas enfermedades benignas o malignas de la mama. El médico necesita establecer si el dolor es cíclico o no, bilateral o unilateral, difuso o focal. Debe también indagar los **síntomas relacionados** (dolor dorsal/de cuello, eritema y fiebre) y el uso de medicamentos, como las píldoras anticonceptivas orales (PAO) y THM. También revisten importancia los antecedentes de traumatismos, radiación o intervención quirúrgica mamarios, los antecedentes familiares de enfermedades mamarias y los síntomas constitucionales, como disminución o aumento de peso, dolor de la pared torácica o amenorrea. Si la paciente está **lactando**, el médico debe descartar una mastitis o un absceso mamario.

El interrogatorio y la exploración física suelen ser suficientes para proveer **tranquilidad** a una paciente. Las lesiones focales o zonas de traumatismos deben valorarse por **ultrasonografía** en las mujeres. Aquellas con alto riesgo de cáncer deben valorarse por **mamografía**. Las fuentes no mamarias pueden causar asimismo dolor referido a la mama, e incluyen causas pulmonares, cardiacas, de la pared torácica o musculoesqueléticas subyacentes. La vasta mayoría de los dolores mamarios, sin embargo, es benigna y se puede tratar con paracetamol, fármacos antiinflamatorios no esteroides (AINE), un **sostén de soporte** o deportivo, cambios de la alimentación y el estilo de vida (disminución de la ingestión de cafeína y el tabaquismo), el uso de **compresas** calientes y frías y el masaje. Muchas mujeres requerirán una menor dosis de PAO o THM o su discontinuación para aliviar el dolor mamario. El danazol es el único medicamento aprobado por la FDA para tratar la mastalgia; no obstante, presenta efectos secundarios significativos. La mastalgia intensa se puede tratar con tamoxifeno, pero deben discernirse los efectos secundarios de la menopausia y los mayores riesgos de coágulos sanguíneos. Los datos han sido inconcluyentes acerca de la eficacia de la vitamina E y el aceite de onagra para el dolor mamario. El tratamiento del dolor mamario vinculado con procesos específicos, benignos y malignos se describe en detalle más adelante.

VALORACIÓN DE LA SECRECIÓN POR EL PEZÓN

Hasta de 50 a 80% de las mujeres presentará secreción por el pezón en algún momento de sus años reproductivos, que se debe sobre todo a procesos fisiológicos normales o benignos (como la lactancia); sin embargo, 5% se vincula con un cáncer subyacente (tabla 32-1). La **secreción de máxima** preocupación es la espontánea, **sanguinolenta** (o serosanguinolenta), **unilateral, persistente, de un solo conducto** y **vinculada con una masa**. Las secreciones bilaterales no sanguinolentas de conductos múltiples que se presentan con la manipulación mamaria suelen ser benignas, independientemente de su color.

Cuando una paciente acude al médico debido a secreción por el pezón es importante describir con precisión la naturaleza de la secreción: **color, lateralidad,** número involucrado de **aberturas de conductos** y si se presenta de **manera espontánea** o por presión manual. En la exploración física se buscarán **cambios cutáneos, masas** relacionadas y linfadenopatías. Debe hacerse un intento por producir la secreción por el pezón aplicando presión sobre la base de la areola, ya sea por el proveedor de atención sanitaria o la paciente. La secreción sanguinolenta o serosanguinolenta debe estudiarse con una **tarjeta de guayacol** y enviarse a **estudio citológico**. No está indicado el cultivo sistemático del líquido. Las mujeres con amenorrea vinculada, irregularidades menstruales, cefalea o trastornos visuales, deben realizarse toma de muestras sanguíneas para la cuantificación de **prolactina y hormonas tiroideas**. Dependiendo de su edad, se debe ordenar una **ultrasonografía dirigida** o **mamografía**, o ambas a las mujeres con masas mamarias vinculadas**.

La causa más usual de secreción sanguinolenta por el pezón es un **papiloma intraductal**, aunque también puede presentarse un cáncer papilar invasor de esa manera. La **galactorrea** es una secreción fisiológica por el pezón fuera del embarazo o la

TABLA 32-1 Causas de la secreción por el pezón	
Clase etiológica	**Afecciones**
Enfermedad mamaria benigna	Papiloma intraductal, hiperplasia ductal, ectasia de conductos y cambios fibroquísticos mamarios
Enfermedad mamaria premaligna y maligna	Carcinoma intraductal (*in situ* o invasor) y papilomatosis difusa
Enfermedad sistémica	Hiperprolactinemia, hipotiroidismo, adenomas hipofisarios, sarcoidosis, insuficiencia renal crónica y cirrosis hepática
Medicamentosa	Anticonceptivos orales, fenotiazinas, metildopa, reserpina, imipramina, anfetaminas y metoclopramida
Por lesiones de la pared torácica	Toracotomía, traumatismos y quemaduras de la pared torácica, así como herpes zóster
Por cambios cutáneos que se confunden con la secreción por el pezón	Enfermedad de Paget, picaduras de insectos, infección y eczema locales
Por estimulación mamaria crónica	Sostén mal ajustado, estimulación por la pareja y autoestimulación

lactancia que se relaciona con adenomas hipofisarios, hipotiroidismo, estrés, estimulación mamaria crónica (manipulación) o medicamentos, como PAO, antihipertensivos y psicotrópicos. La secreción serosa se relaciona con la menstruación normal, los PAO, los cambios fibroquísticos o el embarazo temprano. La secreción amarillenta se relaciona con cambios fibroquísticos o galactoceles. Una secreción verde pegajosa tiene vínculo con la ectasia ductal. La secreción purulenta indica una mastitis superficial o un absceso mamario central.

La mayoría de las **secreciones por el pezón son benignas y no requieren** tratamiento más allá de tranquilizar a la paciente. Cuando esté indicada, la terapéutica debe individualizarse para la causa específica.

VALORACIÓN DE MASAS MAMARIAS

Las masas mamarias más frecuentes son los fibroadenomas benignos y los quistes. Si se encuentra que una paciente tiene una **masa mamaria** en la exploración por el médico o la autoexploración, es crucial un interrogatorio y una exploración exhaustivos. Es importante destacar que hasta de **10 a 15% de los** cánceres mamarios no se visualizan o detectan por mamografía; por lo tanto, una masa sospechosa nunca debe soslayarse con base en una mamografía negativa o normal.

Cuando se valora la tumoración mamaria es importante precisar la forma como se descubrió, la hipersensibilidad vinculada, los traumatismos recientes y la relación de los cambios mamarios con el ciclo menstrual. De igual forma, deben señalarse su localización, tamaño, forma, consistencia y movilidad, además de cualquier cambio suprayacente en la piel o el pezón. Los tumores mamarios preocupantes son predominantes, bien definidos y densos. Las **masas malignas por lo general son únicas, firmes, no hipersensibles e inmóviles, con bordes irregulares.** Los ganglios linfáticos son preocupantes cuando son mayores de 1 cm, fijos, irregulares, firmes o múltiples.

Las masas mamarias anormales deben **valorarse también radiográficamente.** En las **mujeres menores de 30 años de edad**, el método inicial preferido es la ultrasonografía, que también es útil en las de cualquier edad para distinguir entre masas **sólidas y quísticas**, o para la valoración adicional de aquellas con tejidos mamarios densos. Para las **mujeres de 30 años o mayores**, **la mamografía** se usa para la valoración adicional de masas sospechosas. Para estandarizar el informe de las mamografías se diseñó un sistema de calificación por colaboración que publicó el American College of Radiology, conocido como ***Breast Imaging Reporting and Database System*** (BI-RADS), donde se clasifican los datos de la mamografía (tabla 32-2) con base en pruebas radiográficas que respaldan la ausencia o probabilidad de un cáncer mamario. Los datos que son las más sugerentes de cáncer incluyen masas espigadas, distorsión arquitectónica con retracción, fibrosis localizada asimétrica, microcalcificaciones con patrones de ramificación lineal, aumento de la vascularidad o aumento del patrón de conductos subareolares (fig. 32-4).

Cualquier masa palpable preocupante o anomalía observada por radiografía debe valorarse por mamografía (si no se hizo antes) y se realiza biopsia para un **diagnóstico histopatológico** (tabla 32-3). El objetivo de la biopsia tisular es obtener una muestra adecuada con uso de la técnica de obtención de muestras menos invasiva. Si se encuentra una masa quística palpable a la exploración y se confirma por ultrasonografía, puede drenarse y obtener de ahí una muestra para diagnóstico mediante **aspiración con aguja** (fig. 32-5). Esto constituye un tratamiento del quiste y provee líquido para la citología cuando esté indicada por un aspirado turbio o sanguinolento. El **quiste debe extirparse** si el líquido es sanguinolento, si persiste una masa después de retirar el líquido, si el quiste persiste después de dos aspiraciones o si el líquido se reacumula en dos semanas.

Cuando se **palpa una masa sólida** a la exploración y se confirma por ultrasonografía o mamografía, debe obtenerse una muestra tisular para el diagnóstico. En las mujeres < 30 años se puede usar la **aspiración con aguja fina** (AAF) para la biopsia de masas sólidas (fig. 32-6).

En esta técnica interviene un citopatólogo experimentado, que aspira con una jeringa mientras realiza múltiples pasos por la masa desde diferentes ángulos utilizando una pequeña aguja. La precisión

■ TABLA 32-2 BI-RADS para la caracterización de los hallazgos de mamografía

Categoría	Categoría de valoración	Acción recomendada	Riesgo de cáncer
0	Incompleta	Se requieren estudios de imagen adicionales	N/A
1	Negativa	Seguimiento sistemático	0%
2	Dato(s) benigno(s)	Seguimiento sistemático	0%
3	Probablemente benigna	Seguimiento en un intervalo breve (6 meses)	≤ 2%
4	Sospecha de cáncer	Biopsia con aguja gruesa PAPA	2 a 95%
5	De alta sospecha de cáncer	Biopsia con aguja gruesa PAPA	≥ 95%
6	Cáncer conocido demostrado por biopsia	Tratamiento definitivo en proceso	100%

BI-RADS, *Breast Imaging Reporting and Database System.*

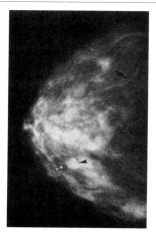

FIGURA 32-4. Mamografía cefalocaudal donde contrasta una pequeña masa espigada de carcinoma (*flecha*) con un fibroadenoma bien delimitado (*punta de flecha*). (Tomada de Beckmann C, Ling F. *Obstetrics & Gynecology,* 5th ed. Philadelphia, PA: Lippincott Williams & Wilkins; 2006.)

■ **TABLA 32-3** Valoración de masas mamarias y datos de mamografía anormales		
Datos anormales		**Valoración apropiada**
Lesión quística palpable	→	Drenaje con aguja
Quiste recurrente, líquido sanguinolento	→	Exéresis
Masa solida palpable (≤ 30 años)	→	AAF
AAF de una masa sólida que no aporta un diagnóstico	→	Biopsia excisional
Masa sólida palpable (≥ 30 años)	→	Biopsia con aguja gruesa
Biopsia con aguja gruesa que no aporta un diagnóstico	→	Biopsia excisional
Dato de mamografía anormal no palpable	→	Exéresis bajo guía con alambre
AAF, aspiración con aguja fina		

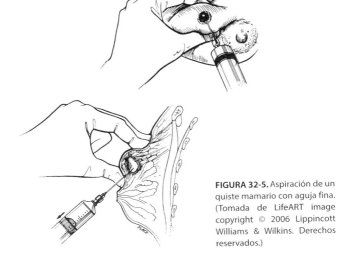

FIGURA 32-5. Aspiración de un quiste mamario con aguja fina. (Tomada de LifeART image copyright © 2006 Lippincott Williams & Wilkins. Derechos reservados.)

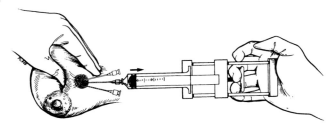

FIGURA 32-6. Aspiración con aguja fina de una tumoración mamaria sólida. (Tomada de Beckmann C, Ling F. *Obstetrics & Gynecology,* 5th ed. Philadelphia, PA: Lippincott Williams & Wilkins; 2006.)

diagnostica alcanza de 80 a 90%. Se hace una biopsia excisional si la AAF no permite obtener líquido o tejido, y también se realiza si la citología o el estudio histopatológico no resulta útil para el diagnóstico. En mujeres de 30 años o mayores con una masa sólida palpable, se recomienda una **biopsia con aguja gruesa.**

Cuando se encuentra una **lesión no palpable** por mamografía, puede asimismo realizarse una biopsia excisional bajo **guía con aguja o alambre**. Para calificar como tumorectomía, el tejido anormal deber extirparse con un borde de 1 cm de tejido normal, lo que evita la necesidad de repetir la intervención quirúrgica cuando la tumoración resulta maligna.

ENFERMEDAD MAMARIA BENIGNA

Los síntomas y datos de enfermedad mamaria benigna son comunes y ocurren en casi 50% de las mujeres con una mayor incidencia en las jóvenes. Los datos mamarios anormales deben valorarse con biopsia para el diagnóstico definitivo con base en los factores de riesgo

individuales de la paciente para el cáncer. De los tumores en mujeres de edad reproductiva, 66% resulta benigno; sin embargo, la mitad de las masas palpables en mujeres en la perimenopausia y la mayoría en aquellas en la posmenopausia resultan malignas.

CAMBIOS FIBROQUÍSTICOS MAMARIOS

Fisiopatología

Los cambios fibroquísticos mamarios incluyen una variedad de datos clínicos debidos a una **respuesta exagerada del estroma** a las hormonas y los factores de crecimiento. Suelen presentarse a manera de **masas mamarias dolorosas, hipersensibles, a menudo múltiples y bilaterales**. Puede haber una rápida fluctuación en su tamaño. Los cambios mamarios relacionados comprenden cambio quístico, nodularidad, proliferación del estroma o hiperplasia epitelial. En ausencia de hiperplasia atípica, **los cambios fibroquísticos no se relacionan con un mayor riesgo de cáncer.**

Epidemiologia

La incidencia máxima es entre los 30 y 40 años, pero los cambios pueden persistir durante toda la vida de una mujer. Los cambios fibroquísticos son raros en las mujeres en la posmenopausia.

Valoración diagnóstica

Las pacientes con cambios fibroquísticos acuden al médico con edema, dolor e hipersensibilidad mamarios. El proceso puede incluir zonas sintomáticas más focales, afectar a ambas mamas y variar durante el ciclo menstrual. El dolor suele ser peor porque la masa aumenta de tamaño durante la **fase premenstrual del ciclo**. Dependiendo de la edad de la paciente, la valoración por mamografía, ultrasonografía o biopsia debe hacerse ante lesiones sospechosas (como una masa dominante que no fluctúa en sus dimensiones).

Tratamiento

El dolor de los cambios mamarios fibroquísticos puede aliviarse con la **disminución del consumo de cafeína, té y chocolate**, si bien es controvertida la participación de la reducción de la primera. **Evitar traumatismos, usar un sostén de soporte y compresas calientes o frías puede también ayudar** a disminuir el dolor, al igual que el uso de AINE de venta libre y la baja de las dosis de THM o de los anticonceptivos orales. Aunque los datos han sido inconstantes, otros tratamientos reconocidos incluyen **aceite de onagra, vitaminas E y B$_6$, danazol, progestágenos, bromocriptina y tamoxifeno** (sin aprobación para esta indicación). El danazol es el único medicamento por prescripción aprobado por la FDA para el tratamiento del dolor mamario.

HIPERPLASIA (DUCTAL O LOBULILLAR)

Fisiopatología

La hiperplasia epitelial es la sobreproliferación de las células que revisten los conductos (hiperplasia ductal) o las glándulas (hiperplasia lobulillar) de la mama. De acuerdo con el patrón de crecimiento, la hiperplasia se clasifica como usual o atípica. En la **hiperplasia usual** el patrón de proliferación celular es cercano al normal. En la **hiperplasia atípica** las células están más distorsionadas y alejadas de lo usual.

El riesgo de cáncer mamario posterior a un diagnóstico de hiperplasia depende de su tipo. La hiperplasia usual leve no se relaciona con un mayor riesgo de cáncer mamario. Las mujeres con diagnóstico de hiperplasia moderada a florida de tipo usual tienen un riesgo de 1.5 a 2 veces mayor de cáncer mamario, en comparación de aquellas sin anomalías mamarias. Ambas, la hiperplasia ductal atípica (HDA) y la hiperplasia lobulillar atípica (HLA), conllevan un riesgo de 3.5 a 5 veces mayor de cáncer mamario que las mujeres sin anomalías mamarias. La HDA aumenta el riesgo de cáncer de la mama homolateral, en tanto que la HLA lo hace de manera homolateral y contralateral.

Valoración diagnóstica

La hiperplasia suele ser asintomática, pero puede causar cambios en la mamografía. El diagnóstico se hace por biopsia con aguja gruesa.

Tratamiento

El tratamiento estándar de las mujeres con hiperplasia atípica es de vigilancia estrecha, con exploración mamaria clínica, mamografías e IRM. Algunas mujeres con hiperplasia atípica (ductal o lobulillar) tomarán reguladores selectivos del receptor de estrógenos (RSRE) (tamoxifeno o raloxifeno) a diario durante cinco años para disminuir su riesgo de cáncer mamario. El uso de estos medicamentos aumenta el riesgo de trombosis venosa profunda y embolia pulmonar. Además, pueden ocasionar los síntomas de la menopausia.

FIBROADENOMA

Patogenia

Los fibroadenomas son tumores benignos constituidos por tejido glandular y conectivo del estroma mamario (fig. 32-4). La mayoría de las masas son fibroadenomas simples y miden de 1 a 3 cm de diámetro en el momento de su detección. Aquellas lesiones mayores de 5 cm se denominan *fibroadenomas gigantes*, en cuyo caso debe descartarse el cistosarcoma filodio. Los fibroadenomas a menudo son **solitarios**, pero pueden ser múltiples, y son bilaterales hasta en 25% de los casos. Se desconoce su etiología, pero quizá se relacione con el entorno hormonal, en particular con los estrógenos.

Las mujeres con fibroadenomas tienen un riesgo de 1.5 a 2 veces mayor de desarrollar cáncer mamario que aquellas sin cambios en las mamas.

Epidemiología

Los fibroadenomas constituyen los **tumores benignos más frecuentes de la mama**. Se pueden presentar a cualquier edad, pero comúnmente lo hacen en jóvenes entre la tercera y cuarta décadas de la vida. Son más usuales que los quistes mamarios en mujeres menores de 25 años, muy rara vez se presentan y a menudo remiten después de la menopausia.

Valoración diagnóstica

Los fibroadenomas a menudo se palpan en la exploración física como lesiones firmes, redondas, de consistencia ahulada, bien circunscritas, móviles, no hipersensibles. La paciente puede comunicar cambios en la lesión durante el ciclo menstrual, el embarazo y con el uso de ACO. Un fibroadenoma clásico en una mujer < 30 años puede ser la única masa mamaria sólida que no requiere diagnóstico histopatológico.

Tratamiento

Una paciente joven (< 30 años) con el cuadro clínico de un fibroadenoma simple, sin daño proliferativo adyacente o antecedente familiar de cáncer mamario, puede permanecer en **vigilancia clínica si es estable**. De otra manera, la AAF para citología es muy sensible para la detección de cáncer o tumores filodios. Si se confirma por biopsia un fibroadenoma simple y es **asintomático, se puede dejar en su lugar o tratarse mediante crioablación**. Si el fibroadenoma es grande, está creciendo o cambia de forma, se recomienda su exéresis para eliminarlo y establecer el diagnóstico histopatológico.

CISTOSARCOMA FILODIO

Patogenia

Los tumores filodios son una **variante rara de fibroadenoma**. Se inician en el tejido del estroma (conectivo) e implican proliferación, tanto epitelial como del estroma.

Epidemiología

Estos tumores se diagnostican muy a menudo en mujeres en la premenopausia, en la cuarta y quinta décadas de la vida, si bien se pueden presentar a cualquier edad. No se ha identificado factor etiológico o predisponente alguno, con excepción del síndrome de Li-Fraumeni.

Valoración diagnóstica

Esta lesión aparece como una **masa grande**, **voluminosa**, **móvil**, cuya piel suprayacente es caliente, eritematosa, brillante y con ingurgitación. La masa por lo general es **grande** (de 4 a 7 cm), lisa, bien circunscrita y caracterizada por su **proliferación rápida**. La mayoría de estas lesiones es benigna; sin embargo, algunos médicos consideran al cistosarcoma filodio un **cáncer de bajo grado** y algunos de estos tumores desarrollan un potencial sarcomatoso real, por lo que son preocupantes respecto de cánceres agresivos; por lo tanto, debe hacerse el diagnóstico histopatológico. La **biopsia con aguja gruesa** es el método preferido para el diagnóstico, pero los resultados deben correlacionarse sólidamente con la sospecha clínica.

Tratamiento

La evolución clínica de estos tumores es impredecible porque la mayoría es benigna; sin embargo, **10% contiene células malignas**. En comparación con los fibroadenomas, estos tumores tienen una elevada tasa de recurrencia local después de su exéresis simple. Por lo tanto, el tratamiento recomendado es de **exéresis local amplia** (con un borde de 1 cm) para los tumores pequeños o una **mastectomía simple** para las lesiones grandes no susceptibles de exéresis local amplia. El seguimiento debe incluir exploración clínica mamaria frecuente y estudios de imagen.

PAPILOMA INTRADUCTAL

Patogenia

El papiloma intraductal es una lesión solitaria benigna que prolifera en el **revestimiento epitelial de los conductos mamarios**. Es la causa más común de **secreción sanguinolenta por el pezón** en ausencia de una masa concomitante. Estas proliferaciones verrugosas pueden también aparecer como pequeñas masas debajo o junto del pezón.

Valoración diagnóstica

El papiloma intraductal suele aparecer con secreción sanguinolenta por el pezón en mujeres en la premenopausia. Éste se **envía a citología** para descartar un carcinoma papilar invasor, que produce síntomas similares en 25% de los casos. Se pueden utilizar conductogramas para identificar el papiloma y si la lesión es suficientemente grande, se puede hacer una biopsia con aguja gruesa.

Tratamiento

El diagnóstico y tratamiento definitivos es por resección quirúrgica del papiloma y la porción del conducto en que se encuentra. No se justifica tratamiento adicional alguno después de la exéresis si el estudio histopatológico confirma que no hay datos de cáncer.

ECTASIA DE LOS CONDUCTOS MAMARIOS (MASTITIS DE CÉLULAS PLASMÁTICAS)

Patogenia

Se desconoce la causa exacta de la ectasia ductal. No obstante, se cree producto del ensanchamiento normal y acortamiento de los conductos relacionados con la edad cerca de la menopausia. Esos cambios anatómicos dan lugar a la inflamación del conducto con infiltración subsiguiente por células plasmáticas y su bloqueo. Como resultado, el conducto puede producir una secreción espesa, pegajosa, verde o negra. El pezón quizá se torne rojo, hipersensible y se invierta; la fibrosis puede dar lugar a una pequeña masa dentro del conducto.

Epidemiologia

La mayoría de las veces esta lesión se presenta **en o después de la menopausia;** sin embargo, también puede causar tumores mamarios en las adolescentes.

Valoración diagnóstica

Las pacientes acuden al médico con **secreción por el pezón, mastalgia no cíclica, retracción del pezón** o tumores subareolares, la secreción es multicolor, pegajosa proveniente de múltiples conductos y **a menudo bilateral.** Debe ordenarse una mamografía a la paciente y está indicada la biopsia excisional para descartar el carcinoma si se encuentra una tumoración.

Tratamiento

Esta afección suele **mejorar sin terapéutica.** Si ocurre mastitis en el conducto afectado, tal vez estén indicadas las compresas calientes y los antibióticos. Sin embargo, si los síntomas persisten, el tratamiento definitivo es de **exéresis local** de la región inflamada, y en ocasiones se requiere la extensiva correspondiente de los conductos subareolares.

ENFERMEDAD MAMARIA MALIGNA

Epidemiología

El cáncer mamario es el maligno más frecuente, no cutáneo, que afecta a mujeres de cualquier etnicidad en Estados Unidos. Una de cada ocho estadounidenses presentará esta enfermedad durante su vida y tiene una probabilidad de 3.5% de morir por su causa. Contribuye con 30% de todos los cánceres en mujeres y 20% de las muertes por cáncer en ellas. Aunque las mujeres afroamericanas presentan una menor incidencia de cáncer mamario, su tasa de mortalidad es mayor en comparación con las caucásicas. Esta diferencia en las tasas de mortalidad no es bien comprendida.

El riesgo de presentar cáncer mamario aumenta con la edad. Cuatro de cada cinco mujeres con cáncer mamario tienen más de 50 años. Aunque la incidencia del diagnóstico es creciente, la tasa de mortalidad ha estado disminuyendo en 33% durante los últimos 25 años, lo que quizá se deba a una aceptación más amplia de la detección del cáncer mamario, su identificación más temprana y mejores tratamientos. En la actualidad, el cáncer mamario es la principal causa de muerte en mujeres estadounidenses de 40 a 59 años, y la media de edad en el momento del diagnóstico es de 62 años.

Factores de riesgo

Numerosos factores de riesgo se relacionan con el cáncer mamario (tabla 32-4) y uno importante es **la edad creciente**. Por ejemplo, el riesgo anual de una mujer estadounidense de padecer cáncer mamario invasor aumenta de 1 en 2 000 a los 30 años a 1 en 8 a los 80. De manera similar, **un antecedente personal de cáncer mamario** incrementa el riesgo de presentar cáncer invasor en la mama contralateral.

■ **TABLA 32-4** Factores de riesgo del cáncer mamario			
Factores de riesgo	*Categoría en riesgo*	*Categoría de comparación*	*Riesgo relativo*
Ingestión de alcohol	2 tragos por día	No bebedora	1.2
Índice de masa corporal	Percentil 80.°, edad ≥ 55 años	Percentil 20.°	1.2
TRH con estrógenos y progesterona	Usuaria actual durante al menos 5 años	Nunca usuaria	1.3
Exposición a la radiación	Fluoroscopia repetida	Sin exposición	1.6
	Radioterapia por enfermedad de Hodgkin	Sin exposición	5.2
Menarquia temprana	< 12 años de edad	> 15 años de edad	1.3
Menopausia tardía	> 55 años de edad	< 45 años de edad	1.2 a 1.5
Edad en el primer parto	Nulípara o con el primer hijo después de los 30 años	Primer hijo antes de los 20	1.7 a 1.9
Edad actual	≥ 65 años	< 65	5.8
Antecedente de cáncer mamario	Carcinoma mamario invasor	Sin antecedente de carcinoma mamario invasor	6.8
Otros datos histopatológicos	CLIS	No se detectaron anomalías	16.4
	CDIS	No se detectaron anomalías	17.3

(Continúa)

TABLA 32-4 Factores de riesgo del cáncer mamario (*Cont.*)			
Factores de riesgo	**Categoría en riesgo**	**Categoría de comparación**	**Riesgo relativo**
Biopsia mamaria	Hiperplasia sin atipias[a]	Sin hiperplasia	1.9
	Hiperplasia con atipias	Sin hiperplasia	5.3
	Hiperplasia con atipias y ante-cedente familiar positivo	Sin hiperplasia, antecedente familiar negativo	11
Citología (de muestras obte-nidas por AAF, aspiración de líquido por el pezón)	Proliferación sin atipias[a]	Sin anomalía detectada	2.5
	Proliferación con atipias	Sin anomalía detectada	4.9 a 5
	Proliferación con atipias y antece-dentes familiares positivos	Sin anomalía detectada	18.1
Antecedente familiar	Familiar de pri-mer grado ≥ 50 años con cáncer mamario en la posmenopausia	Sin familiar de primer o segundo grados con cáncer mamario	1.8
	Familiar de primer grado con cáncer mamario en la premenopausia	Sin familiar de primer o segundo grados con cáncer mamario	3.3
	Familiar de se-gundo grado con cáncer mamario	Sin familiar de primer o segundo grados con cáncer mamario	1.5
	2 familiares de primer grado con cáncer mamario	Sin familiar de primer o segundo grados con cáncer mamario	3.6

(*Continúa*)

■ **TABLA 32-4** Factores de riesgo del cáncer mamario (*Cont.*)			
Factores de riesgo	**Categoría en riesgo**	**Categoría de comparación**	**Riesgo relativo**
Mutación de línea germinativa	Heterocigota para *BRCA1*, edad < 40	No heterocigota para *BRCA1*, edad < 40	200[b]
	Heterocigota para *BRCA1*, edad 60 a 69 años	No heterocigota para *BRCA1*, edad 60 a 69	15[b]

[a] Hay controversia en cuanto a si la hiperplasia patológica detectada en la muestra de biopsia mamaria equivale en forma directa a la hiperplasia citológica detectada en muestras obtenidas por aspiración del pezón o AAF.
[b] Begg sugirió que estos riesgos relativos están sujetos al sesgo de precisión y pueden subestimar el riesgo real relacionado con mutaciones de línea germinativa en los genes *BRCA*.

En las mujeres con cáncer mamario invasor el riesgo de presentarlo en la mama contralateral es de 1% por año en aquellas en la premenopausia y de 0.5% por año en las que se encuentran en la posmenopausia.

Un **antecedente familiar de cáncer ginecológico** también representa un aumento significativo del riesgo de cáncer mamario en una paciente. Tener un familiar de primer grado (madre, hermana o hija) con cáncer mamario, agrava mucho el riesgo, dependiendo del número de familiares afectadas, su edad en el momento del diagnóstico y la bilateralidad de la enfermedad. Tener un familiar de primer grado afectado en la familia aumenta el riesgo de la paciente casi al doble, y tener dos lo hace casi al triple. Menos de 15% de las mujeres con cáncer mamario tendrá un familiar de primer grado con la enfermedad.

Un antecedente familiar sólido hace sospechar de una **predisposición genética**. Aunque < 15% de las mujeres con cáncer mamario tiene antecedente familiar de la enfermedad, aún son raras las mutaciones genéticas heredadas. Se han identificado 6 síndromes familiares con mayor riesgo de cáncer mamario (tabla 32-4) y los más conocidos son los de mutaciones de los genes *BRCA1* y *BRCA2*. Las mujeres portadoras de la mutación de *BRCA1* tienen en promedio un riesgo de cáncer mamario de 55 a 65% de por vida (con un rango de 55-85%). Para las mutaciones de *BRCA2* el riesgo es de alrededor de 45%.

Aumentan el riesgo de cáncer mamario la exposición a la radiación ionizante del tórax a una edad temprana (como la usada en el tratamiento del linfoma de Hodgkin), la menarquia antes de los 12 años de edad, la menopausia después de los 55 y el consumo de 2 a 5 bebidas alcohólicas al día. El diagnóstico de hiperplasia atípica ductal (HDA) o lobulillar (HLA), incrementa el riesgo por un factor de 5. La presencia de carcinoma ductal o lobulillar *in situ* (CLIS) o carcinomas no invasores también aumenta el riesgo de cáncer.

Cabe destacar que entre 0.5 y 4.0% de los diagnósticos de cáncer mamario se hacen cerca del **embarazo o la lactancia**. En comparación con mujeres no gestantes con cáncer mamario a una etapa y edad similares, la **tasa de supervivencia parece equivalente para las mujeres embarazadas o lactando** con cáncer mamario. La edad temprana en la menarquia, la nuliparidad, la fecha tardía de su primer nacimiento vivo y la edad más avanzada en el momento de la menopausia se han vinculado todos con un mayor riesgo de cáncer mamario, que se cree debido a la **exposición acumulativa de toda la vida a los estrógenos**.

La interrogante de si la **terapia hormonal para la menopausia (THM)** cambia o no el riesgo de cáncer mamario ha sido motivo de acalorada controversia. Hoy se cree, en general, que las pacientes que usan THM combinado durante más de 5 años tienen un riesgo **ligeramente aumentado de desarrollar cáncer mamario invasor**. Este riesgo puede también aumentar en las que usan terapia de restitución con estrógenos solos (TE durante más de 10 años). El uso de anticonceptivos orales aumenta ligeramente el riesgo de cáncer mamario, pero se vuelve normal 10 años después de interrumpir las píldoras. No se ha encontrado que el uso de cafeína, implantes mamarios, cobijas eléctricas, sostenes y antitranspirantes acreciente el riesgo de cáncer mamario.

Prevención

El embarazo temprano, la lactancia prolongada, la esterilización química o quirúrgica, el ejercicio, la abstinencia del alcohol y una alimentación baja en grasas pueden todos prevenir el cáncer mamario. Los estudios que vinculan a los fitoestrógenos con una disminución del riesgo de cáncer mamario son inconcluyentes. Se trata de sustancias vegetales naturales similares al estradiol, constituidas principalmente de isoflavonas y que se encuentran en los frijoles de soya, un componente importante del tofu. De igual modo, no se ha comprobado el efecto protector del uso del ácido acetilsalicílico u otros AINE.

El **tamoxifeno**, un RSRE, es eficaz para suprimir el desarrollo del cáncer mamario. Por su unión al receptor de estrógenos (RE), el tamoxifeno actúa como **inhibidor competitivo de los estrógenos** y, por lo tanto, bloquea la estimulación de las células del cáncer mamario. Éste se usa como adyuvante en pacientes con enfermedad en etapa temprana del cáncer mamario positivo para RE tratadas quirúrgicamente, y se ha demostrado que disminuye la tasa de cáncer mamario recurrente en 40% y la mortalidad por éste en 35%.

Valoración diagnóstica

El trípode de la atención mamaria sistemática es **autoalerta mamaria**, **exploración clínica mamaria y mamografía anuales** en mujeres de 40 años y mayores o aquellas con alto riesgo de cáncer mamario. De 30 a 50% de los cánceres mamarios se diagnostican como resultado de una anomalía detectada por mamografía.

Las pacientes pueden presentarse en la clínica con **masas mamarias**, **cambios cutáneos**, **secreción por el pezón** o síntomas de enfermedad metastásica. Tal vez se formen **fóveas cutáneas** por fijación de los ligamentos de Cooper a la masa subyacente. La piel quizá se note eritematosa y caliente y los **pezones se retraigan** o inviertan. Puede visualizarse edema tisular o **aspecto de cáscara de naranja** por invasión y bloqueo de los linfáticos dérmicos. La epidermis superficial del pezón puede parecer eccematosa o ulcerada, como en la enfermedad de Paget.

La **secreción sanguinolenta por el pezón** debe valorarse para descartar un carcinoma papilar invasor, si bien la causa más usual es un papiloma intraductal benigno. Las masas palpables a menudo se detectan mediante autoexploración por la paciente o su pareja, y suelen ser no hipersensibles, irregulares, firmes e inmóviles. **El 50% de los tumores se presenta en el CSE** (fig. 32-7), que pueden ser multifocales, multicéntricos o bilaterales. La mamografía es el mejor recurso para la detección temprana, que disminuye la mortalidad en 32 a 50%. Estudios recientes mostraron que la mamografía es menos eficaz en mujeres con tejido mamario denso, por ejemplo las de etnicidad afroamericana o las más jóvenes. Además, hasta **20% de los nuevos cánceres mamarios no es detectable por mamografía**, por lo que cualquier lesión sospechosa debe enviarse a biopsia si está indicado por la clínica, incluso con mamografía normal.

Una lesión sospechosa no palpable que se localiza en la mamografía requiere **biopsia previa localización con aguja o AAF estereotáctica** para el diagnóstico histopatológico.

La valoración respecto de la afección metastásica mediante un interrogatorio exhaustivo, exploración física y estudios de imagen para el diagnóstico también es parte importante del tratamiento de las tumoraciones mamarias. El cáncer mamario tiende a enviar metástasis hacia **hueso, hígado, pulmón, pleura, cerebro y ganglios linfáticos**. Las pacientes quizás acudan con síntomas constitucionales de disminución de peso, anorexia,

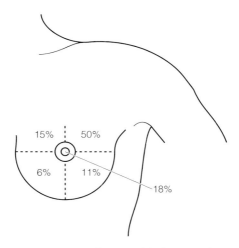

FIGURA 32-7. Localizaciones más frecuentes de las lesiones malignas.

sudores nocturnos y fatiga. Pueden también presentar disnea, tos o dolor óseo o más de una de estas afecciones a la vez.

ENFERMEDAD NO INVASORA

Carcinoma lobulillar *in situ*

Patogenia

El CLIS, también llamado neoplasia lobulillar, corresponde a la prolifera-ción de **células epiteliales malignas** contenidas dentro de los lobulillos mamarios (glándulas productoras de leche) sin invasión a través de sus pa-redes (fig. 32-8). Suele ser multicén-trico y bilateral en 50 a 90% de los casos. Algunos autores la consideran una lesión premaligna y no un cáncer real. Sin embargo, la mayoría con-cuerda en que el CLIS es un **indicio importante de riesgo subsiguiente de cáncer mamario invasor** (25 a 30% en 15 años) en una o ambas mamas.

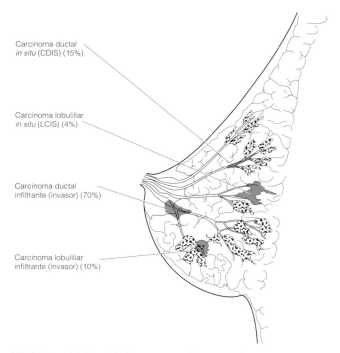

Carcinoma ductal *in situ* (CDIS) (15%)

Carcinoma lobulillar *in situ* (LCIS) (4%)

Carcinoma ductal infiltrante (invasor) (70%)

Carcinoma lobulillar infiltrante (invasor) (10%)

FIGURA 32-8. Subtipos del cáncer mamario. Se cree que el CDIS es un precursor del carcinoma ductal invasor; el CLIS, por el contrario, tiene más tendencia a la hiperplasia atípica y conlleva un riesgo de carcinoma lobulillar ductal o invasor futuro en cualquier sitio de la mama. El carcinoma ductal invasor es el tipo más habitual de cáncer mamario femenino.

Epidemiología

La edad promedio en el momento del diagnóstico es a mediados de la quinta década de la vida. Las pacientes por lo general se encuentran en la premenopausia.

Valoración diagnóstica

El CLIS suele diagnosticarse de manera incidental por biopsia ante otra manifestación, porque **no es palpable** y a menudo **no visible en la mamografía**.

Tratamiento

El tratamiento óptimo del CLIS es controvertido, ya que no parece convertirse en cáncer invasor incluso sin tratamiento. Antes de decidirse la terapéutica, no obstante, debe descartarse un cáncer invasor y un carcinoma ductal *in situ* (CDIS). Una vez hecho esto, hay tres opciones: **vigilancia estrecha sin tratamiento adicional**, quimioprevención profiláctica con **RSRE** (como tamoxifeno o raloxifeno) o mastectomía simple bilateral, porque el CLIS se vincula con un mayor riesgo de cáncer en ambas mamas. Los RSRE pueden disminuir el riesgo de un cáncer subsiguiente 50%. El mayor riesgo de cáncer vinculado con el CLIS incluye a los carcinomas intraductal, ductal invasor y lobulillar. El cáncer subsiguiente puede presentarse en la mama homolateral o contralateral.

Carcinoma ductal *in situ*
Patogenia

El CDIS, también llamado carcinoma intraductal, implica la proliferación de **células epiteliales malignas** en los conductos mamarios, sin diseminación al estroma de la mama (fig. 32-3). Es más frecuente que el CLIS y sin tratamiento tiene **un potencial mayor de progresión al carcinoma invasor** que el CLIS.

Epidemiología

La edad promedio en el momento del diagnóstico es a mediados de la sexta década de la vida.

Valoración diagnóstica

El 90% de los CDIS se identifica por **mamografía de detección** que revela **microcalcificaciones agrupadas**. El 10% se presenta con una **masa palpable**. El diagnóstico se puede establecer por biopsia con localización por aguja o la excisional de una lesión palpable. El 35% de las lesiones es multicéntrica; la afección bilateral es rara.

Tratamiento

La terapéutica actual implica intervención quirúrgica conservadora de **exéresis de todas las microcalcificaciones con bordes amplios**. La **mastectomía simple** es necesaria en ocasiones para lesiones extensas, pero se considera demasiado agresiva para el tratamiento de todas las mujeres con CDIS. Si los bordes de resección son inadecuados (< 10 mm), se puede usar **radioterapia** para aminorar el riesgo de recurrencias locales, sin impacto en la supervivencia. El riesgo de carcinoma ductal invasor subsiguiente o de la recurrencia local del carcinoma intraductal es de aproximadamente 5% por año. De la forma recurrente de la enfermedad, 50% será de CDIS; el otro 50% corresponderá al carcinoma invasor.

CÁNCERES MAMARIOS INVASORES

Carcinoma ductal infiltrante

Éste es el **cáncer mamario más común**, que contribuye con **76% de todos los cánceres mamarios invasores**. El tumor surge del epitelio ductal y se infiltra al estroma de sostén (fig. 32-8). Son tipos más raros, pero más favorables, los carcinomas medular, coloide, lobulillar (tubular) y papilar.

Carcinoma lobulillar invasor

El carcinoma lobulillar invasor surge del epitelio de los lobulillos y se infiltra al estroma mamario (fig. 32-8). Contribuye con 8% de todos los cánceres mamarios invasores y tiende a ser bilateral.

Enfermedad de Paget del pezón

La enfermedad de Paget contribuye con 1 a 3% de todos los cánceres mamarios. A menudo es concomitante con el CDIS o el carcinoma invasor en la **región subareolar**. Las células malignas ingresan a la **epidermis del pezón** y causan los cambios eccematosos clásicos. La exploración revela costras, escamas, erosión, secreción y, quizás, una masa mamaria.

Carcinoma mamario inflamatorio

Éste es un cáncer **en extremo agresivo** cuya contribución va de 0.5 a 2% de todos los cánceres mamarios en Estados Unidos. Es un tumor mal diferenciado, caracterizado por la **invasión de los linfáticos dérmicos**. Los síntomas incluyen edema, eritema, aumento de la temperatura local e induración difusa de la piel que se describe como de **cáscara de naranja**. Suele acompañarse de linfadenopatía axilar y presenta ya metástasis distantes cuando la paciente acude al médico en 17 a 36% de los casos.

Estrategias para el tratamiento del cáncer mamario invasor

Tratamiento quirúrgico primario

Se requiere la resección quirúrgica en todas las pacientes con cáncer mamario invasor. Históricamente,

la mastectomía radical fue el estándar de atención; sin embargo, en la actualidad la mayoría de las pacientes se somete al **tratamiento de conservación de mamaria (TCM)** (tumorectomía con radiación) o la **mastectomía radical modificada,** con o sin reconstrucción en el momento de la intervención quirúrgica.

El TCM con **tumorectomía y radioterapia brinda tasas de supervivencia idénticas a las de la mastectomía radical modificada** en pacientes seleccionadas en forma apropiada. El tipo del tratamiento primario depende del **tamaño y la imagen histopatológica** del cáncer, así como de la presencia preoperatoria de **ganglios linfáticos palpables**. Los tumores grandes (> 5 cm) y aquellos con diseminación a los ganglios linfáticos tienden a recurrir más a menudo, por lo que no se recomienda el TCM. Las pacientes con tumores grandes se benefician de la mastectomía acoplada con radioterapia posoperatoria. Incluso con estas excepciones, **de 60 a 75% de las mujeres serán candidatas al TCM** con tumorectomía y radiación.

Reconstrucción mamaria

La **reconstrucción mamaria** conlleva beneficios **psicosociales significativos** a las mujeres con cáncer mamario. Se puede hacer la reconstrucción con **implantes o tejido autólogo** (fig. 32-9). La necesidad de reconstrucción es determinada por el tipo de intervención quirúrgica primaria. Cabe señalar que el TCM no suele requerir reconstrucción, a menos que se extirpe una gran masa de una mama pequeña. Además, se puede hacer la reconstrucción **en el momento de la operación inicial o diferirse** hasta después, sin impacto oncológico adverso alguno. En cualquier caso, debe consultarse al

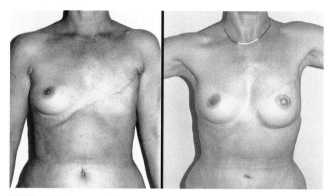

FIGURA 32-9. Reconstrucción mamaria posmastectomía. (Tomada de Georgiade NG, Reifkohl R, Levine LS. *Georgiade Plastic, Maxillofacial and Reconstructive Surgery*, 3rd ed. Baltimore, MD: Lippincott Williams & Wilkins; 1997.)

cirujano reconstructivo antes de la operación inicial.

Valoración de ganglios linfáticos axilares

Como el **estado de los ganglios axilares** es uno de los **factores de predicción más importantes del resultado** del cáncer mamario, siempre deben valorarse con sumo cuidado. Anteriormente esto se logró mediante la **disección axilar de los ganglios linfáticos** (DGLA) completa. Se ha comprobado que la DGLA aumenta la supervivencia, disminuye las recurrencias y provee información valiosa del pronóstico. Sin embargo, también puede causar morbilidad significativa del brazo, incluidos edema, formación de seroma, pérdida de sensibilidad y disfunción del hombro. Como resultado, en muchos centros oncológicos se utiliza hoy la **biopsia del ganglio linfático centinela** (BGLC) como alternativa de la DGLA, un procedimiento menos mórbido que consiste en la inyección intradérmica de un colorante o coloide radiactivo alrededor del tumor primario antes de una intervención quirúrgica para identificar a los ganglios linfáticos centinelas, en los que se realiza biopsia antes de la resección quirúrgica del cáncer o enviados a cortes por congelación en el transoperatorio. Si los ganglios centinela son negativos para el cáncer, hay una muy escasa probabilidad de que el resto resulte positivo, por lo que la paciente puede evitar una DGLA completa. Pero si estos ganglios resultan positivos, se debe hacer la DGLA.

Radioterapia

Debido al riego de recurrencia, se necesita radioterapia para **todas las pacientes que se someten al tratamiento conservador**. También está indicada para quienes se les realiza una mastectomía radical modificada cuando tienen un **alto riesgo de recurrencias**. Los factores que lo indican incluyen la invasión de ganglios linfáticos o vasos sanguíneos, un gran tumor primario, bordes de resección positivos y una resección ganglionar extracapsular macroscópica evidente. Algunas autoridades en la materia recomiendan el uso de radioterapia para todas las pacientes, independientemente del estado de los ganglios. El área de la radioterapia debe incluir la pared torácica y las regiones supraclavicular e infraclavicular.

Estado de los receptores tumorales

El **estado de los receptores de hormonas de un tumor** tiene implicaciones significativas para **el pronóstico y las opciones de tratamiento**. Para precisar su estado se realizan análisis especiales en busca de receptores de estrógenos (RE), receptores de progesterona (PR), de la fase-S (parámetro de proliferación celular) y del estado de HER2/neu en el tumor extirpado. En general, los tumores **positivos para receptores de estrógenos y progesterona** (RE1 y RP1) son bien diferenciados y muestran una conducta clínica menos agresiva, que implica tasas de recurrencia y capacidad de proliferación menores. El estado positivo para estrógenos y progesterona, por lo tanto, conlleva un **pronóstico más favorable** que el negativo. Además del estado de los receptores de estrógenos y progesterona, el de **HER2/neu** se ha convertido en un importante recurso de valoración de las opciones terapéuticas. La sobreexpresión de HER2/neu indica **tumores más agresivos**.

Quimioterapia sistémica adyuvante

El tratamiento sistémico adyuvante por hormonoterapia, quimioterapia, o ambas, puede estar indicado con base en el estado de los ganglios linfáticos, el tamaño del tumor y su grado, el estado respecto de la menopausia y el de los receptores tumorales (RE, RP y HER2). La quimioterapia adyuvante **disminuye de manera significativa el riesgo de recurrencias y la morbilidad**.

Las mujeres con **estado de los ganglios linfáticos positivo** tienen el doble de probabilidad de presentar metástasis en otras partes del cuerpo, por lo que está indicada la quimioterapia. Pacientes con un **estado para los ganglios linfáticos negativo, pero mayor riesgo** (tamaño tumoral > 1 cm, grado tumoral elevado), también deberán someterse a quimioterapia con el propósito de impedir las micrometástasis. Diversos esquemas de quimioterapia están en uso actualmente. Uno típico incluiría la ciclofosfamida (C), el metotrexato (M) y el 5 fluorouracilo (F) combinados.

Tratamiento hormonal sistémico adyuvante

El tratamiento hormonal sistémico, con o sin quimioterapia, también se usa en las pacientes con cánceres positivos para receptores (RE1 y RP1), independientemente de la edad o el estado respecto de la menopausia de la paciente. El **tamoxifeno** está disponible para mujeres con un estado positivo de RE o PR, o ambos. Este antiestrógeno impide que los estrógenos estimulen la proliferación de las células cancerosas por unión competitiva a RE en el tejido mamario. El tamoxifeno, no obstante, presenta alguna acción agonista de estrógenos en otros tejidos, como el endometrio y el hueso. En general, se administra durante 5 años después del tratamiento quirúrgico primario; en la actualidad es el ideal para el cáncer mamario de pacientes en la premenopausia y de segunda línea para aquellas en la posmenopausia (después de los inhibidores de aromatasa). El **fulvestrant** es un antagonista de RE nuevo que no tiene efectos agonistas. Ha sido aprobado por la FDA para usarse en mujeres en la posmenopausia con cáncer mamario positivo para receptores de hormonas y metástasis. También tiene efectos positivos terapéuticos sobre el cáncer mamario positivo para HER2.

Los **inhibidores de aromatasa**, como letrozol, anastrozol y exemestane, también están disponibles para mujeres en la posmenopausia con cánceres positivos para receptores. Estos agentes más nuevos presentan propiedades **antiestrogénicas** y han mostrado favorecer un intervalo más prolongado de supervivencia sin enfermedad en comparación con el tamoxifeno.

El **estado de HER2/neu** es otro factor de pronóstico de tumores más agresivos y se usan anticuerpos monoclonales como el trastuzumab para el tratamiento adyuvante. El trastuzumab actúa uniéndose al receptor de HER2/neu e impide la proliferación.

Tratamiento de la enfermedad metastásica o recurrente

Las pacientes **con RE negativos** y metástasis o afección recurrente se tratan mejor con quimioterapia combinada, que puede incluir doxorrubicina y vincristina (V), además de ciclofosfamida, metrotexato y fluoroulacilo (CMF) Hay una respuesta de 75% a la quimioterapia, pero es solo temporal (de 6 a 8 meses), con supervivencia adicional promedio de 1.5 a 2 años a partir del momento de la recurrencia.

Las **pacientes con RE positivos** y metástasis o afección recurrente se benefician al máximo del tratamiento hormonal, más que de la quimioterapia. Las mujeres en la premenopausia se pueden tratar por ooforectomía o antagonistas de la hormona liberadora de gonadotropinas (GnRH), en tanto que aquellas en la posmenopausia se tratan con tamoxifeno o inhibidores de aromatasa.

La opción de continuar el tratamiento o reiniciarlo debe sopesarse respecto de su impacto sobre la supervivencia y los efectos sobre la calidad de vida.

Pronóstico

El factor de predicción más confiable de la supervivencia es la **etapa del cáncer mamario en el momento del diagnóstico** (tabla 32-5), que se determina por el **tamaño** del tumor primario y la ausencia o presencia de afección de **ganglios linfáticos** regionales o **metástasis** distantes. Otros índices de pronóstico incluyen el estado de los ganglios linfáticos, el de los receptores de hormonas, el tamaño del tumor, el grado nuclear, el tipo histopatológico, la tasa de proliferación y la expresión de oncogenes. La tasa actual de supervivencia total a 5 años para el cáncer mamario en etapas 0 y 1 es de casi 100%. La tasa de supervivencia sin enfermedad a 5 años es de 93% para la etapa II, 72% para la III y 22% para la IV. **El estado positivo para receptores de estrógenos y progesterona conlleva un pronóstico más favorable, al igual que el estado negativo de los ganglios linfáticos.** El estado positivo para HER2 implica un pronóstico menos favorable.

Seguimiento

El seguimiento después del tratamiento del cáncer mamario debe incluir una **exploración física** cada 3 a 6 meses durante 3 años, cada 6 a 12 meses durante los años 4 y 5, y anualmente a continuación. En las mujeres que se sometieron a intervención quirúrgica de conservación mamaria, se hace una **mamografía** 6 meses después de concluir la tumorectomía y la radioterapia, y después cada año. Las mujeres que se sometieron a mastectomía deben continuar con **mamografías anuales** de la mama restante.

No se recomiendan el hemograma sistemático, las químicas sanguíneas, los estudios de marcadores tumorales, la radiografía de tórax, la TC y la gammagrafía ósea para el seguimiento sistemático del cáncer

▪ **TABLA 32-5** Clasificación TGM por etapas del cáncer mamario			
Etapas del cáncer	**Tamaño del tumor primario**	**Afección de ganglios linfáticos**	**Metástasis distantes**
0	T_{is}	N_0	M_0
I	T_1	N_0	M_0
IIa	T_0	N_1	M_0
	T_1	N_1	M_0
	T_2	N_0	M_0
IIb	T_2	N_1	M_0
	T_3	N_0	M_0
IIIa	T_0	N_2	M_0
	T_1	N_2	M_0
	T_2	N_2	M_0
	T_3	N_1	M_0
	T_3	N_2	M_0
IIIb	T_4	Cualquier T	M_0
	Cualquier T	N_3	M_0
IV	Cualquier T	Cualquier T	M_1
Clave: clasificación TGM			
T	Tumor primario		
T_x	Tumor primario no valorable		
T_0	Sin evidencia de tumor primario		
T_{is}	Carcinoma *in situ*; carcinoma intraductal, CLIS o enfermedad de Paget del pezón sin tumor		
T_1	Tumor ≤ 2 cm en su máxima dimensión		

(Continúa)

TABLA 32-5 Clasificación TGM por etapas del cáncer mamario (*Continuación*)

Clave: clasificación TGM	
T_{1c}	Tumor < 2 cm pero > 1 cm
T_2	Tumor ≤ 5 cm pero > 2 cm su dimensión máxima
T_3	Tumor > 5 cm en su dimensión máxima
T_4	Tumor de cualquier tamaño que se extiende a la pared del tórax o la piel
N	Ganglios linfáticos regionales
N_x	No se pueden valorar los ganglios linfáticos regionales
N_0	No hay metástasis de ganglios linfáticos regionales
N_1	Metástasis a ganglios linfáticos axilares móviles homolaterales
N_2	Metástasis a un ganglio linfático axilar homolateral, fijo o ganglios mamarios internos o ambos
N_3	Metástasis a ganglio(s) linfático(s) infraclavicular(es) homolateral(es) o supraclavicular(es) homolateral(es), de forma individual o en conjunto
M	Metástasis distantes
M_x	No se puede valorar la presencia de metástasis distantes
M_0	No hay evidencias de metástasis distantes por clínica o radiografía
M_1	Metástasis distantes determinadas por medios clínicos o radiográficos

CLIS, carcinoma lobulillar *in situ*
Adaptada de American Joint Committee on Cancer. *Manual for Staging of Cancer*, 7th ed. (2010).
Modificado de American College of Obstetricians and Gynecologists. Diagnosis and management of benign breast disorders (Practice Bulletin No. 164). *Obstet Gynecol* 2016; 127:e141-156, de la fuente original: Sickles EA, D'Orsi CJ, Bassett LW. ACR BI-RADS® mammography. En: *ACR BI-RADS® atlas, Breast Imaging Reporting and Data System*. Reston, VA: American College of Radiology; 2013.

mamario en pacientes asintomáticas. Estas pruebas han sido sustituidas por la **vigilancia clínica de** **las metástasis** (tos seca, disnea de ejercicio, dolor óseo y corporal, dolor torácico pleurítico, etc.). Las mujeres que toman **tamoxifeno** deben vigilarse en cuanto a la hemorragia irregular, dada la posibilidad de un mayor riesgo de cáncer endometrial con su uso. Debe realizarse una biopsia endometrial ante una hemorragia uterina anormal en ellas.

Uso de hormonas después del tratamiento del cáncer mamario

Algunas pacientes en la premenopausia pueden desear embarazarse después del tratamiento del cáncer mamario. Tradicionalmente, esto se ha desalentado por temor a que los estrógenos relacionados con la gestación estimulen a las células cancerosas latentes. Los estudios ahora sugieren que **no hay diferencia en las tasas de supervivencia de mujeres que se embarazan después del tratamiento del cáncer mamario**. Para aquellas que desean evitar la fertilidad después del tratamiento del cáncer, debe considerarse el control anticonceptivo permanente si se concluyó la procreación. La mejor forma de proporcionar una anticoncepción reversible de acción prolongada y muy eficaz es con el DIU que contiene cobre en mujeres con cáncer mamario de mediación hormonal. Se considerará un DIU que libera levonorgestrel como ideal en mujeres con cáncer mamario no mediado de manera hormonal y las que toman tamoxifeno.

El uso de la THM por supervivientes del cáncer mamario ha sido motivo de gran controversia. La media de edad del diagnóstico de cáncer de mama en Estados Unidos es de 62 años y la mayoría de las pacientes ya pasó por la menopausia. Esto, combinado con el estado de menopausia inducido por el tratamiento quirúrgico o médico del cáncer mamario, significa que el tratamiento de los síntomas de la menopausia en este grupo es en extremo importante. En varios estudios bien estructurados y de largo plazo, como la Women's Health Initiative, se identificó un mayor riesgo de cáncer mamario en mujeres que utilizaban TRH combinada. Por ese motivo, **no se recomienda la THM en mujeres con antecedente personal de cáncer mamario**.

Para las pacientes con cáncer mamario positivo para receptores hormonales y **síntomas vasomotores**, las opciones terapéuticas de primera opción incluyen medicamentos no hormonales, como venlafaxina, la clonidina y la gabapentina. Se notó que la paroxetina disminuye el efecto protector del tamoxifeno y no debe usarse en estas pacientes. Los cambios del estilo de vida, como el uso de ventiladores, ropas de algodón, ropa en capas y la acupuntura, deben también utilizarse para remediar los sofocos y los sudores nocturnos.

Otras preocupaciones frecuentes de las sobrevivientes del cáncer mamario son la sequedad vaginal sintomática y el coito doloroso, que aparecen en forma natural o son inducidos por el tratamiento. Pueden ser incómodos y afectar de manera significativa la función y satisfacción sexuales. Este suceso natural puede exacerbarse debido al uso de inhibidores de aromatasa y tamoxifeno. Comúnmente se han usado estrógenos tópicos para la atrofia y sequedad vaginales; sin embargo, ha habido preocupación por el uso de estos medicamentos en mujeres con cáncer mamario de mediación hormonal. Los lubricantes vaginales y humidificadores deben ser el tratamiento ideal en ellas. En el

American College of Obstetricians and Gynecologists (ACOG) ahora se respalda el uso de estrógenos vaginales en mujeres con antecedente de cáncer mamario dependiente de estrógenos.

 PUNTOS CLAVE

- El cáncer mamario es la neoplasia no cutánea más frecuente en mujeres, con un riesgo de por vida de 1 en 8 en Estados Unidos.

- Se recomienda la exploración clínica mamaria cada 1 a 3 años a todas las mujeres mayores de 20 años de edad. Se pone mayor énfasis en la autoalerta total mamaria generalizada.

- Las recomendaciones actuales respecto a la mamografía sistemática incluyen una anual a partir de los 40 años de edad. No se ha identificado un límite superior de edad.

- Las mujeres con antecedente familiar sólido de cáncer mamario deben iniciar las mamografías de detección 5 años antes que la edad de diagnóstico del miembro más joven de la familia con cáncer mamario; 10 años antes en el caso de cáncer mamario en la premenopausia.

- La valoración de las masas mamarias incluye exploración física cuidadosa, mamografía y ultrasonografía de cualquier dato anormal y biopsia de hallazgos sospechosos para descartar cáncer.

- Los síntomas y hallazgos mamarios benignos son usuales y se presentan en aproximadamente 50% de las mujeres, con una incidencia mayor en las más jóvenes.

- De los tumores mamarios en mujeres de edad reproductiva, 66% son benignos, en tanto que la mitad de las masas palpables en mujeres en la perimenopausia y la mayoría de las lesiones en aquellas en la posmenopausia son malignas.

- Las afecciones mamarias benignas más frecuentes son los quistes y los fibroadenomas.

- Las pacientes con cambio fibroquístico a menudo presentan dolor mamario y masas cíclicos por una respuesta exagerada del estroma a las hormonas y los factores de crecimiento. Se ha visto que la disminución de cafeína, té y chocolate y el tratamiento con vitaminas E y B6, progestágenos, danazol y tamoxifeno ayudan a aliviar los síntomas.

- Los fibroadenomas son tumores benignos ahulados que suelen ser solitarios. Se pueden vigilar en forma expectante. Cuando son grandes, deben realizarse biopsia para descartar el cistosarcoma filodio.

- El papiloma intraductal benigno es la causa más común de

secreción sanguinolenta por el pezón.

- Se han identificado numerosos factores de riesgo para el cáncer mamario (edad creciente, antecedente familiar, dieta rica en grasas, radiación ionizante, menarquia temprana, procreación tardía, hiperplasia atípica y uso prolongado de THM); sin embargo, la mayoría de las pacientes no tiene factores de riesgo conocidos.

- Solo de 5 a 10% de los cánceres mamarios tienen relación con una predisposición genética.

- El CDIS (15%) es una enfermedad preinvasora y se trata por tumorectomía y radioterapia. El CLIS (4%) se trata mediante vigilancia y posible uso de tamoxifeno para prevenir un cáncer invasor mamario subsiguiente.

- La enfermedad mamaria invasora, incluido el carcinoma ductal infiltrante (76%) y el carcinoma lobulillar infiltrante (8%), se tratan con tumorectomía y radioterapia, o mastectomía modificada, con riesgo de recurrencia y supervivencia equivalentes en pacientes seleccionadas en forma apropiada.

- La reconstrucción mamaria puede ser parte importante de la recuperación de un cáncer mamario. Se puede realizar durante la intervención quirúrgica primaria o diferirse.

- Todas las mujeres con enfermedad mamaria invasora deben tener valoración homolateral de ganglios linfáticos por DGLA o disección de ganglios centinelas. Los tumores resecados deben también estudiarse en cuanto a su estado para receptores hormonales y HER2.

- El tratamiento adyuvante estándar para las mujeres con ganglios linfáticos positivos es el de quimioterapia combinada.

- Todas las pacientes con receptores hormonales positivos deben recibir tratamiento hormonal con el propósito de suprimir los estrógenos y, por lo tanto, la estimulación de las células cancerosas. Esto se logra en particular con tamoxifeno (un agonista/antagonista de estrógenos) o inhibidores de aromatasa (p. ej., letrozol y anastrozol), que tienen una acción antiestrogénica.

- El seguimiento de las pacientes con cáncer mamario invasor incluye mamografía bilateral anual en las sometidas a tumorectomía y radiación, o mamografía anual de la mama contralateral en mujeres que se sometieron a mastectomía.

- También está indicada la exploración física frecuente para valorar metástasis recurrentes. No lo están otros estudios sistemáticos en sangre y de imagen en la paciente asintomática.

- El uso de THM debe evitarse en las supervivientes de cáncer de mama.

CASOS CLÍNICOS

CASO 1

Una mujer de 38 años de edad G0 acude preocupada al consultorio para su exploración ginecológica anual. Apenas se cambió a esa región y es la primera vez que se le atiende. Durante su interrogatorio informa de menstruaciones regulares dolorosas, con flujo moderado desde la menarquia a la edad de 11 años. Se diagnosticó a su madre cáncer mamario a los 48 años de edad y una tía paterna tuvo diagnóstico de cáncer de mama a los 67 años de edad. No tiene otros antecedentes familiares de cáncer. Con frecuencia presenta dolor en ambas mamas y tiene una secreción transparente de ambos pezones cerca del momento de su menstruación. Su ginecólogo anterior le diagnosticó cambio fibroquístico mamario y eso le preocupa. La exploración mamaria muestra un desarrollo de Tanner etapa V, simetría y ausencia de masas palpables o cambios cutáneos anormales. A la palpación de los pezones de ambas mamas se nota una secreción transparente.

1. ¿Qué elemento de su interrogatorio y exploración se relaciona más con un mayor riesgo de cáncer mamario sobre el de la población general?
   a. Madre con cáncer mamario a los 48 años
   b. Tía paterna con cáncer mamario a los 67 años
   c. Menarquia a la edad de 11 años
   d. Cambios fibroquísticos
   e. Secreción por el pezón

2. ¿Qué elemento de su interrogatorio y exploración se vincula más con un bajo riesgo de cáncer mamario?
   a. Edad
   b. Número de embarazos y partos
   c. Menstruaciones regulares
   d. Exploración mamaria normal
   e. Tía paterna con cáncer mamario a los 67 años de edad

3. ¿Cuál es la valoración más apropiada de la secreción del pezón?
   a. Exprimirla y enviarla a cultivo
   b. Exprimirla, hacer una prueba de guayacol en tarjeta y enviarla a citología
   c. Ultrasonografía mamaria de inmediato
   d. Aspiración con aguja fina (AAF)
   e. Tratamiento expectante

CASO 2

Una mujer de 42 años de edad G4P3 no embarazada acude al consultorio por una nueva masa mamaria palpable que notó al realizar su autoexploración. Después de interrogarla, se hace una exploración clínica mamaria que revela una masa ahulada, no dolorosa, móvil, de 3 cm, solitaria, sin secreción por el pezón o cambios cutáneos, y tampoco se obtiene líquido alguno al oprimir el pezón.

1. Con base en su exploración clínica, ¿cuál es el diagnóstico más probable?
   a. Cambios fibroquísticos mamarios
   b. Fibroadenoma
   c. Cistosarcoma filodio
   d. Papiloma intraductal
   e. Cáncer mamario invasor

2. Se somete a las pruebas de diagnóstico recomendadas para una masa mamaria palpable en su grupo de edad. En la muestra de biopsia los patólogos encuentran proliferación epitelial y del estroma compatible con un fibroadenoma; sin embargo, también se observan unas cuantas células malignas dispersas. Ante un interrogatorio adicional la paciente informa que esta masa era más pequeña hace unos meses. Su diagnóstico es ahora más compatible con:
   a. Cáncer mamario invasor
   b. Fibroadenoma
   c. Cistosarcoma filodio
   d. Traumatismo
   e. Papiloma intraductal

3. Regresa al consultorio para hablar respecto del plan terapéutico. El tratamiento más apropiado para su diagnóstico es:
   a. Expectante con estudios de imagen seriados
   b. Tumorectomía con radiación
   c. Exéresis local amplia con bordes de 1 cm
   d. Mastectomía radical modificada
   e. Mastectomía radical modificada bilateral

CASO 3

Una mujer de 35 años de edad G0 acude al consultorio por manifestaciones de secreción sanguinolenta por el pezón de la mama izquierda. Está muy angustiada. Su madre tuvo diagnóstico de cáncer mamario a los 45 años de edad. Cuando se le pregunta respecto de la autoexploración mamaria niega percibir masa alguna en casa, pero declara que tampoco es muy consistente al respecto. Se hace una exploración mamaria, se colecta algo de la secreción, se hace una prueba de guayacol y se envía a citología.

1. El diagnóstico más probable vinculado con su secreción por el pezón es:
   a. Secreción fisiológica
   b. Fibroadenoma
   c. Cistosarcoma filodio
   d. Papiloma intraductal
   e. Carcinoma papilar invasor

2. La citología muestra células malignas y se puede palpar una masa mamaria apenas a un lado del pezón. Se envía a la paciente a mamografía, donde se identifica una masa espiculada. Ahora su diagnóstico más probable es:
   a. Cambios fibroquísticos o mamarios

b. Fibroadenoma
c. Cistosarcoma filodio
d. Papiloma intraductal
e. Carcinoma papilar invasor

3. Se le remite a un especialista para su tratamiento; sin embargo, se siente más cómoda al hablar con usted acerca de sus preocupaciones. Desea intensamente iniciar pronto su familia, por lo que ¿cuál es la información más apropiada para ella?
   a. Las pacientes con cáncer mamario nunca deben embarazarse en el futuro, por el mayor riesgo de recurrencia con una gestación

b. No hay diferencia en la supervivencia entre pacientes en la premenopausia que se embarazan después del tratamiento y las que no
c. Si su tumor es positivo para solo RE, tiene un mayor riesgo de recurrencia si se embaraza
d. Si su tumor es RP positivo únicamente, tiene mayor riesgo de recurrencia si se embaraza
e. Si el tumor es positivo para receptores de estrógenos y progesterona, tiene un mayor riesgo de recurrencia si se embaraza

CASO 4

Una mujer de 59 años de edad G4P4 con antecedente de estudios de imagen mamarios normales anteriores acude a su ginecoobstetra para su exploración anual. No se encuentran masas palpables, linfadenopatía, cambios cutáneos o secreción del pezón. Se somete a mamografía de detección sistemática y en este año el radiólogo da una calificación de BI-RADS4 (sospechosa de cáncer). Se somete entonces a AAF estereotáctica y el resultado es de carcinoma ductal infiltrante. El tumor es RE1, PR1 y HER2/neu negativo, < 4 cm de diámetro.

1. El plan terapéutico más apropiado es:
   a. Mastectomía radical bilateral con DGLA completa seguida por radioterapia
   b. Exéresis local amplia con vigilancia periódica mediante exploración mamaria y mamografía anual
   c. Mastectomía radical modificada con DGLA, seguida por trastuzumab
   d. TCM con tumorectomía, BGLC y tamoxifeno durante 5 años

e. TCM con tumorectomía, BGLC, reconstrucción mamaria, seguida por radioterapia y letrozol

2. Durante la intervención quirúrgica se encontró que el tumor tenía 4 cm de diámetro, con biopsia de ganglio centinela y bordes negativos después de la exéresis. Después de que se somete a tratamiento, la paciente desea hablar del pronóstico. El asesoramiento más apropiado al respecto es:

a. La tasa de supervivencia a 5 años total actual es de 90%; sin embargo, el factor de predicción más confiable de la supervivencia es la etapa del cáncer mamario en el momento del diagnóstico

b. Su estado tumoral en relación con los receptores de estrógenos y progesterona (ambos positivos) es índice de mal pronóstico y menor supervivencia

c. El estado del receptor de HER2/neu de su tumor (negativo) es un índice de mal pronóstico y menor supervivencia

d. El tamaño del tumor no es índice de predicción del pronóstico

e. Puesto que de cualquier manera recibió radioterapia, el estado de los ganglios linfáticos no es factor de predicción de la supervivencia

3. Concluyó su tratamiento y tiene curiosidad en cuanto al seguimiento con su médico. No desea pasar por alto una recurrencia. Las recomendaciones más apropiadas para el seguimiento son:

a. Exploración física y mamografía anuales

b. Exploración física mensual durante 1 año, mamografía cada 3 meses durante 1 año, y después ambas en forma anual

c. Exploración física cada 3 a 6 meses durante 3 años y después en forma anual; mamografía, marcadores tumorales y TC anuales

d. Exploración física cada 3 a 6 meses durante 3 años, después cada 6 a 12 meses durante los años 4 y 5, con mamografía anual (iniciada 6 meses después de la radiación)

e. Exploración física cada año con biometría hemática completa, radiografía de tórax y marcadores tumorales cada 6 meses, así como mamografía anual

4. Dos años después, durante una consulta sistemática, menciona apenada que sufre sofocos y sequedad vaginal. Sus síntomas han alterado sus actividades diarias y su relación. Ahora informa que a menudo se siente deprimida y llorosa. Ha cumplido su seguimiento sistemático del cáncer mamario y no hay datos de lesión nueva alguna. ¿Cuál es el asesoramiento más apropiado para ella?

a. Informar que los cambios de talante, sofocos y síntomas de depresión no son inseguros o perjudiciales y que requieren tiempo para mejorar

b. Discutir las opciones para el inicio de antidepresivos y lubricantes vaginales

c. Hablar de las opciones para inicio del TRH sintomático

d. Hablar del cese del tratamiento del cáncer mamario, ya que tiene dos años de duración

e. Informar que debería aumentar sus productos de soya en la alimentación

RESPUESTAS

CASO 1

PREGUNTA 1

Respuesta correcta A:
El riesgo de cáncer mamario con un familiar de primer grado (madre, hermana o hija) diagnosticada antes de la menopausia es de 1.8-8.8 a 1 (dependiendo de la unilateralidad o bilateralidad de la enfermedad). El riesgo con una paciente de segundo grado con diagnóstico de cáncer mamario es de 1.5 a 1. La menarquia temprana (antes de los 12 años) conlleva un riesgo de 1.3 a 1. El cambio fibroquístico no tiene relación con un mayor riesgo de cáncer mamario. Solo 5% de las pacientes que acude con secreción por el pezón tendrá cáncer y con mayor probabilidad será unilateral o sanguinolenta.

PREGUNTA 2

Respuesta correcta A:
La media de edad del diagnóstico de cáncer mamario es de 62 años y 4 de cada 5 mujeres con cáncer mamario tiene > 50 años; por lo tanto, la edad joven de esta paciente es su máxima cualidad de protección. La nuliparidad se vincula con un riesgo 3:1 de cáncer mamario, en comparación con mujeres que tuvieron partos. La menstruación regular, aunque teóricamente protectora por una regulación mensual constante de la exposición a estrógenos, no lo es tanto como la edad joven. Una exploración mamaria normal es un signo clínico tranquilizante, pero de 30 a 50% de las anomalías mamarias se diagnostican por mamografía debido a que una lesión no es palpable. Tener una pariente de segundo grado con cáncer mamario es un factor de riesgo y no de protección contra el cáncer mamario.

PREGUNTA 3

Respuesta correcta E:
Con una exploración normal y secreción bilateral transparente por el pezón solo por presión, es apropiado el tratamiento expectante y la tranquilización de la paciente. Debe valorarse la secreción sanguinolenta por el pezón mediante pruebas con tarjeta de guayacol y envío a citología. Esto ayuda a descartar un componente sanguinolento. La causa más frecuente de secreción sanguinolenta por el pezón es un papiloma intraductal benigno; sin embargo, el diagnóstico diferencial incluye un potencial cáncer subyacente. El cultivo, en especial ante un olor fétido o signos de infección, no es necesario en este caso. La ultrasonografía, mamografía y biopsia se reservan para la valoración de tumores mamarios.

CASO 2

PREGUNTA 1

Respuesta correcta B:
Un tumor solitario, móvil, no doloroso, de consistencia ahulada, con toda probabilidad es un fibroadenoma. El cambio fibroquístico mamario por lo general es múltiple,

doloroso, bilateral, y fluctúa durante el ciclo menstrual. El cistosarcoma filodio es una variante rara de fibroadenoma que suele vincularse con cambios cutáneos suprayacentes. El papiloma intraductal suele presentarse como secreción sanguinolenta por el pezón en ausencia de una masa. El cáncer mamario invasor no suele ser móvil y de consistencia ahulada, sino una masa firme y fija.

PREGUNTA 2

Respuesta correcta C:
El cistosarcoma filodio es una variante rara de fibroadenoma que prolifera con rapidez y se considera cáncer de bajo grado, por un pequeño porcentaje de células malignas que se encuentra en la biopsia. El cambio fibroquístico mamario, el fibroadenoma y el traumatismo no se vinculan con células malignas. El papiloma intraductal no se presenta como masa. El cáncer de mama invasor estaría constituido casi por completo por células malignas.

PREGUNTA 3

Respuesta correcta C:
El tratamiento más apropiado del cistosarcoma filodio es una exéresis local amplia con bordes de 1 cm o la mastectomía simple. Puesto que se considera un cáncer de bajo grado, está contraindicado el tratamiento expectante. Se necesitan bordes de 1 cm por la elevada tasa de recurrencias locales después de la exéresis simple. La tumorectomía con radiación y la mastectomía radical modificada se reservan para el tratamiento de los cánceres invasores.

CASO 3

PREGUNTA 1

Respuesta correcta D:
El papiloma intraductal es la causa más común de secreción sanguinolenta por el pezón. La segunda es un cáncer de mama invasor (papilar). El cambio mamario fibroquístico, el fibroadenoma y el cistosarcoma filodio suelen presentarse como masas dolorosas y no de la mama. La secreción fisiológica no tiene aspecto sanguinolento.

PREGUNTA 2

Respuesta correcta E:
El carcinoma papilar invasor es la segunda causa más frecuente de secreción sanguinolenta por el pezón y se trata de un cáncer (a diferencia del papiloma intraductal). El cambio fibroquístico mamario y el fibroadenoma no son malignos. El cistosarcoma filodio no se relaciona con secreción sanguinolenta por el pezón.

PREGUNTA 3

Respuesta correcta B:
Los estudios han mostrado que no hay diferencia en las tasas de supervivencia de las mujeres que se embarazan después de un tratamiento exitoso de cáncer de mama, independientemente del tipo de tumor o el estado de los receptores. Sin embargo, se recomienda en general retrasar el embarazo 2 a 3 años después de concluir el tratamiento, no por repercusión alguna del embarazo sobre el cáncer sino para diferir la procreación hasta después del periodo de máximo riesgo de recurrencias.

CASO 4

PREGUNTA 1

Respuesta correcta E:
Los tumores con dimensiones menores de 5 cm y sin ganglios linfáticos palpables son susceptibles de TCM. Se puede considerar la BGLC o la biopsia completa de los ganglios linfáticos axilares; sin embargo, causa mayor morbilidad y muchas pacientes pueden valorarse en forma exhaustiva con solo el estudio de los ganglios centinelas. La radioterapia es necesaria para todas las pacientes que se someten a tratamiento conservador. Se considerará la reconstrucción mamaria cuando se retira un gran tumor de la mama porque conlleva beneficios psicosociales significativos. Los tumores positivos para receptores de estrógenos/progesterona deben tratarse con un antiestrógeno o inhibidor de aromatasa después de la resección quirúrgica. Las mujeres en la posmenopausia (como ésta) con tumores RE y RP positivos deben primero tratarse con un inhibidor de aromatasa, como el letrozol. El tamoxifeno es el tratamiento hormonal ideal para mujeres en la *premenopausia*. El trastuzumab es un anticuerpo monoclonal para el tratamiento adyuvante de tumores positivos para HER2/neu.

PREGUNTA 2

Respuesta correcta A:
En la actualidad la tasa de supervivencia total a 5 años es de 90% y el factor de predicción más confiable de ella es la etapa del cáncer de mama en el momento del diagnóstico. El estado de los receptores de estrógenos y progesterona positivos corresponde a signos de pronóstico favorables. El HER2/neu negativo también es un signo de pronóstico favorable, porque los tumores positivos correspondientes son más agresivos. Otros índices de pronóstico son el estado de los ganglios linfáticos, el tamaño del tumor, el grado nuclear, el tipo histológico, la tasa de proliferación y la expresión de oncogenes.

PREGUNTA 3

Respuesta correcta D:
El seguimiento después del tratamiento del cáncer de mama debe incluir una exploración física cada 3 a 6 meses durante 3 años, cada 6 a 12 meses durante los años 4 y 5, y en forma anual a continuación. En mujeres a quienes se realiza una intervención quirúrgica de conservación mamaria, la primera mamografía de seguimiento suele hacerse a los 6 meses de concluir la radioterapia. A menos que se indique lo contrario, se deben ordenar mamografías anuales a las pacientes con cáncer de mama; a aquellas con TCM, mamografías bilaterales, y a aquellas con posmastectomía unilateral, mamografías unilaterales de la mama contralateral. No se recomiendan de manera sistemática el hemograma, las químicas sanguíneas, los marcadores tumorales, las radiografías de tórax, las TC y las gammagrafías óseas para el seguimiento del cáncer de mama. Solo se deben usar en pacientes sintomáticas en quienes se sospechan metástasis.

PREGUNTA 4

Respuesta correcta B:
Los síntomas vasomotores y los cambios vaginales atróficos pueden tener efectos significativos en la vida diaria y la actividad de las mujeres, y pueden exacerbarse por las opciones terapéuticas para el cáncer de mama. Deben validarse estos síntomas y no ignorarse por el proveedor de atención sanitaria. El uso de ciertos antidepresivos y lubricantes vaginales es la acción terapéutica ideal. El TRH debe evitarse en las mujeres con antecedente de cáncer de mama. No se recomienda el cese del tratamiento a los dos años. Algunos datos apoyan la disminución de la cantidad de soya en los alimentos.

1. Una mujer de 39 años de edad acude al departamento de urgencias y se queja de hemorragia vaginal irregular durante el último año. En la valoración de sus antecedentes quirúrgicos refiere que tuvo un D y L fuera del país por un "embarazo anormal" hace casi 1 año. No ha tenido seguimiento desde entonces ni actividad sexual. En la revisión de aparatos y sistemas expresa que ha tosido sangre durante la última semana. La exploración física revela la presencia de sangre antigua en la cúpula vaginal. Los datos de laboratorio son significativos por una β-hCG de 112 000 mUI/mL. El diagnóstico más probable es:
   a. Embarazo molar completo
   b. Embarazo molar parcial
   c. ETG metastásica persistente
   d. Tumor trofoblástico del sitio placentario
   e. Embarazo ectópico

2. Una mujer de 37 años de edad acude al consultorio con antecedente de 3 meses de hemorragia intermenstrual y dolor pélvico intermitente. Tiene actividad sexual y refiere un nuevo compañero en el último año, con uso de condones para la anticoncepción. La ultrasonografía pélvica es normal. A continuación se hace una biopsia endometrial que muestra un infiltrado leucocitario con células plasmáticas. ¿Cuál de los siguientes es el esquema de acción más apropiado?
   a. Doxiciclina 100 mg por vía oral cada 12 h por 14 d
   b. Inserción de un sistema intrauterino de liberación de levonorgestrel (DIU-LNG)
   c. Histeroscopia
   d. Histerectomía total abdominal
   e. Cefoxitina, 2 g IV cada 6 horas

3. Una paciente de 24 años de edad G2P0010 acude a su consulta prenatal inicial. La edad de gestación según el último periodo menstrual conocido (UPM) es de 22 sem. Se trata de un embarazo deseado y comparte la creencia de que tuvo un aborto hace 6 meses mientras viajaba por el extranjero. Su antecedente médico incluye migraña. La ultrasonografía muestra un embarazo intrauterino con frecuencia cardiaca fetal de 154. Se ordena un conjunto de estudios de laboratorio prenatales y la prueba cuádruple. Se tiene la información de que la paciente es Rh negativo con anticuerpos positivos. Se ordena determinar su título y ofrecerle

pruebas alternas. El padre es Rh positivo, lo que pone al feto en riesgo de hidropesía. ¿Cuál es el título más bajo con el que se iniciaría la preocupación en cuanto a la aparición de hidropesía fetal y estudios Doppler de ACM seriadas?

a. 1:4
b. 1:8
c. 1:16
d. 1:64
e. 1:256

4. Una mujer de 25 años de edad acude al consultorio y solicita una mamografía de inmediato. Apenas se enteró que su abuela paterna tiene cáncer de mama a los 64 años y está muy preocupada. Desea asegurarse de que no lo padece ¿Cuál es la recomendación más apropiada para ella?

a. La mamografía inmediata
b. IRM mamaria inmediata
c. Ultrasonografía mamaria inmediata
d. Tranquilizarla y asesorarla en cuanto a los factores de riesgo. Recolección de antecedentes familiares y recomendación de autoalerta mamaria y exploración clínica cada 1 a 3 años hasta los 39 años de edad, y después en forma anual junto con mamografía con inicio a los 40 años.
e. Asesorarla acerca de los factores de riesgo, pruebas de BRCA 1 y 2 y, después, si son negativas, seguimiento a partir de los 40 años con su primera mamografía

5. Las pruebas séricas maternas permiten detectar todos los trastornos siguientes, excepto:

a. Síndrome de Down
b. Trisomía 18
c. Síndrome de X frágil
d. Defectos de la pared abdominal
e. Defectos del tubo neural

6. Una mujer de 36 años de edad G4P4004 acude para asesoría anticonceptiva. El año pasado le colocaron un dispositivo intrauterino (DIU), que después fue retirado por perforación. No desea otro DIU. Pregunta si es candidata para la píldora anticonceptiva. Sus antecedentes médicos son significativos por TVP en el último embarazo, tiene un IMC de 42 y sufre diabetes mellitus tipo II estabilizada con un fármaco oral. En ocasiones presenta cefaleas tensionales que se alivian con fármacos antiinflamatorios no esteroides (AINE). No fuma y desde otros puntos de vista solo tuvo partos vaginales sin complicaciones u operaciones quirúrgicas. ¿Cuál de los siguientes es una contraindicación absoluta para iniciar píldoras anticonceptivas orales combinadas en esta paciente?

a. Edad mayor de 35 años
b. Antecedente de TVP
c. Diabetes mellitus

    d. Antecedente de cefalea tensional

    e. Obesidad

7. Una complicación frecuente de ambas anestesias, epidural y raquídea, incluye:

    a. Hipotensión materna

    b. Hiperventilación materna

    c. Taquicardia fetal

    d. Contracciones uterinas tetánicas

    e. Corioamnionitis

8. ¿Cuál de los siguientes no es un signo de trabajo de parto activo?

    a. Expulsión del tapón mucoso

    b. Contracciones palpables

    c. Náusea y vómito

    d. Fiebre y escalofríos

    e. Dolor materno

9. Una mujer de 36 años de edad G3P1103 acude a las 10 sem 3 d de gestación para cuidados prenatales. Además de su edad avanzada, presenta aspectos prenatales que incluyen hipertensión crónica y diabetes mellitus tipo 2. En la actualidad fuma casi una cajetilla de cigarrillos al día. Además, informa que en su último embarazo se le realizó inducción del trabajo de parto a las 35 sem por preeclampsia severa. Los factores de riesgo para la aparición de preeclampsia incluyen todos los siguientes, excepto:

    a. Tabaquismo

    b. Diabetes mellitus

    c. Antecedente de preeclampsia

    d. Edad materna avanzada

    e. Hipertensión crónica

10. Una mujer de 21 años de edad acude al consultorio por ausencia de menstruación durante 2 meses. La prueba de embarazo resulta positiva y la ultrasonografía confirma una gestación intrauterina de 7 sem. Ella y su madre solicitan información acerca de la interrupción del embarazo. ¿Qué porcentaje de los abortos en el primer trimestre presenta complicaciones?

    a. 0.3%

    b. 3%

    c. 13%

    d. 30%

    e. 53%

11. Una mujer de 25 años de edad G1P0 acude a las 31 sem de gestación con presión arterial en el rango de 160 a 170/110 a 120 y cefalea intensa que no disminuye con el paracetamol. En las pruebas de laboratorio sus plaquetas son de 72 000; la AST de 226 y creatinina de 1.4. El plan terapéutico es:

a. Betametasona y vigilancia expectante
b. Hidralazina y vigilancia expectante
c. Sulfato de magnesio y vigilancia expectante
d. Parto inmediato
e. Sulfato de magnesio, hidralazina, betametasona y parto inmediato

12. Una mujer de 34 años de edad G4P1112 acude a las 40 sem 3 días de gestación a la sala de trabajo de parto y parto con inicio de contracciones dolorosas hace 3 h. Niega escape de líquido o hemorragia vaginal. Sus antecedentes obstétricos son significativos por un parto vaginal previo a las 41 sem tras la inducción del trabajo de parto por oligohidramnios. Su segundo embarazo se complicó por desprendimiento prematuro de placenta normoinserta a las 35 sem, después de un accidente vehicular motor (AVM), y requirió una cesárea de urgencia. El embarazo actual se complicó por dolor dorsal bajo, secundario a su antecedente de AVM. Ha decidido someterse a una prueba de trabajo de parto poscesárea. La exploración del cérvix a su arribo es de 4 cm de dilatación, 80% de borramiento y una altura de −1 en su presentación, con contracciones regulares cada 3 min, más dolorosas en las últimas 2 h, por lo que ella solicita un bloqueo epidural. La exploración cervical entonces es de 5 cm de dilatación, 100% de borramiento y altura de la presentación en 0. Se somete a bloqueo epidural con buen alivio del dolor. El médico acude a su cuarto 1 h después porque presentó empeoramiento súbito del dolor abdominal. La enfermera informa que el feto ha tenido pocas desaceleraciones variables profundas nuevas hasta cifras entre 70 y 79. Se levanta la sábana para una exploración cervical y se observa sangre rojo brillante en ellas y el introito. La exploración cervical aún señala 5 cm de dilatación, 100% de borramiento, pero ahora una altura de presentación de −3. En este momento hay una cantidad moderada de hemorragia vaginal. El feto presenta una desaceleración prolongada. Se obtiene el consentimiento de la paciente para una cesárea urgente. ¿Qué se espera en el momento de la extracción del feto?

a. Desprendimiento prematuro de placenta normoinserta
b. Vasos previos
c. Rotura uterina
d. Circular de cordón en la nuca
e. Ninguna anomalía

13. Una mujer de 24 años de edad G1P0 acude a las 28 sem 5 d de gestación para atención prenatal sistemática con manifestación de aumento de la secreción vaginal el día de hoy. Primero la notó después de ir al baño. Cuando se levantó percibió que continuó escurriendo algo de orina. Durante la tarde ha seguido la sensación de que escapa agua de la vagina. No hay hemorragia vaginal o dolor abdominal. La secreción es transparente e inodora. Su embarazo no ha tenido complicaciones desde otros puntos de vista. ¿Cuál de los siguientes es el primer paso para valorar esta paciente?

a. Pruebas de colorante amniótico/tampón
b. Ultrasonografía para cuantificar el índice de líquido amniótico (ILA)
c. Exploración con espéculo estéril
d. Prueba AmniSure
e. Amniocentesis para descartar corioamnionitis

14. La siguiente paciente es una mujer de 34 años de edad con diagnóstico de endometriosis 10 años antes. Ella y su esposo no han podido concebir durante 1.5 años de coito sin protección. ¿Cuál de los siguientes tiene mayor probabilidad de mejorar su probabilidad de concebir?
a. AINE
b. Anticonceptivos orales
c. Acetato de medroxiprogesterona oral
d. Leuprolida de depósito con tratamiento adyuvante
e. Intervención quirúrgica para lisis de adherencias y fulguración de la endometriosis

15. ¿Cuál de las siguientes tiene más probabilidad de mejorar el resultado del embarazo en una paciente con rotura prematura de membranas pretérmino (RPDMP)?
a. Tocólisis durante 48 h con nifedipina
b. Administración de betametasona
c. Observación intrahospitalaria y reposo en cama
d. Conducción del trabajo de parto

16. Una mujer de 33 años de edad G2P0101 es valorada a las 34 sem de gestación por ultrasonografía fetal en cuanto a las dimensiones menores que las correspondientes al UPM según la altura del fondo uterino. El feto ha estado retrasándose en su crecimiento durante el embarazo, pero en fecha reciente el obstetra no observó aumento de la altura del fondo durante el intervalo, que hoy corresponde a 31 sem. Se le sometió a ultrasonografía a las 18 sem, que mostró anatomía y crecimiento normales en el percentil 30°. Los antecedentes médicos de la paciente son complicados por el abuso de oxicodona y en la actualidad toma metadona. Ha tenido detecciones negativas de fármacos en la orina en cada consulta prenatal. Tuvo su primer hijo por vía vaginal a las 36 sem por RPDMP. Usted está reemplazando a su proveedor habitual que hoy no está presente, y el ultrasonido muestra que el feto es pequeño con cabeza y circunferencia abdominal en el percentil 5.° y longitud de fémur menor del percentil 10.°. Hay datos anormales con la placenta. ¿Cuál de las siguientes circunstancias placentarias no aumenta el riesgo de RCIU del feto?
a. Desprendimiento prematuro de placenta normoinserta crónico
b. Placenta previa
c. Trombosis
d. Corioamnionitis
e. Inserción marginal del cordón

17. Una mujer de 26 años de edad G1P0 acude a las 33 sem 3 d a su consulta prenatal sistemática. Manifiesta contracciones, que han aparecido y desaparecido en las últimas semanas, pero ahora nota que se hacen regulares, con presencia cada 5 min y molestias. Niega escape de líquido o hemorragia vaginal. El bebé está muy activo. El embarazo es notorio por una prueba de tolerancia de glucosa elevada en 1 h, pero una curva de tolerancia de la glucosa normal de 3 h. A la exploración se observa que el fondo del útero corresponde a 37 sem. Se palpan dos contracciones moderadamente firmes mientras se auscultan los ruidos cardiacos fetales. Se decide enviar a la paciente a la sala de trabajo de parto y parto para valoración. La vigilancia ahí revela contracciones cada 2 a 3 min y un trazo de la frecuencia cardiaca fetal de categoría 1. La exploración cervical es notoria por un cuello cerrado, con 25% de borramiento y una altura de la presentación de –3. Además, la ultrasonografía muestra un ILA de 28 cm, un feto en presentación cefálica y una placenta posterior. Después de 1 h se revisa el cuello uterino y no ha cambiado. Aún hay contracciones, pero ahora son cada 5 min y menos dolorosas. El polihidramnios no se vincula con ¿cuál de las siguientes circunstancias?
  a. Diabetes gestacional
  b. Anomalía congénitas
  c. Embarazo múltiple
  d. Síndrome de Potter
  e. Defectos del tubo neural

18. Una mujer de 19 años de edad G1P0 acude para seguimiento prenatal sistemático a las 35 sem. Su presión arterial es de 142/88 mm Hg y la prueba de proteínas en orina en tira reactiva es negativa. No presenta cefalea, síntomas visuales o dolor de cuadrante superior derecho abdominal. Se ordenan pruebas de laboratorio de preeclampsia (RHC, PFH, Cr, y deshidrogenasa de lactato [LDH]), que resultan dentro de límites normales. ¿Cuál es el diagnóstico y el plan por seguir?
  a. Hipertensión gestacional, tratamiento expectante
  b. Preeclampsia, tratamiento expectante
  c. Descartar preeclampsia; ordenar una cuantificación de proteínas en orina de 24 horas
  d. Hipertensión gestacional, parto
  e. Preeclampsia, parto

19. Una mujer caucásica de 23 años de edad G1P0 acude a las 12 sem de gestación (EG) a su consulta prenatal sistemática. Sus antecedentes médicos no son de importancia. Su temperatura es de 37.3 °C, presión arterial de 120/84 mm Hg, pulso de 85/min, y respiraciones de 13/min, con IMC de 24. Su mejor amiga tuvo diagnóstico de diabetes gestacional y la paciente está preocupada de presentarla también. La diabetes gestacional se observa con mayor frecuencia en presencia de todos los siguientes, excepto:
  a. Etnicidad caucásica
  b. Antecedente familiar de diabetes
  c. Etnicidad latina

d. Edad materna creciente

e. Etnicidad nativa estadounidense

20. Una mujer de 36 años de edad G3P2 se presenta a las 35 sem de gestación a consulta prenatal sistemática. Sus dos embarazos previos, hace 10 y 12 años, derivaron en partos vaginales sin complicaciones. En la última década ha aumentado de peso y su IMC hoy es de 29. Se le diagnosticó diabetes gestacional hace unas semanas, bien estabilizada con insulina. Pregunta las expectativas para su parto. Todos los siguientes serían pasos apropiados en su tratamiento, excepto:

a. Inducción del trabajo de parto a las 39 sem de gestación

b. Ofrecer una ultrasonografía obstétrica para cálculo del peso fetal a las 35 semanas

c. Ofrecer una cesárea electiva si el PFC resulta mayor de 4 500 g

d. A su ingreso regular la cifra de glucemia con insulina y solución glucosada intravenosa

e. Utilizar fórceps y ventosa si se sospecha macrosomía para ayudar al parto

21. Una mujer de 25 años de edad G1 acude a las 9 sem de EG a su primera consulta prenatal, y además de una serie de pruebas sanguíneas se obtiene un urocultivo de detección. Se encuentra asintomática y pregunta por qué debe hacerse tal estudio. Se le informa que:

a. Aunque cursa asintomática, aún tiene riesgo de ITS y ésta es una forma de detección para estos tipos de infección

b. La bacteriuria asintomática, cuando no se trata, se ha relacionado con mayores tasas de corioamnionitis y septicemia neonatal

c. Tiene mayor riesgo de bacteriuria asintomática en comparación con las no embarazadas

d. La bacteriuria asintomática aumenta su riesgo de cistitis, pielonefritis y trabajo de parto pretérmino

e. Hay preocupación de que presente pielonefritis

22. Una mujer de 34 años de edad G3P0020 acude a las 11 sem de EG para una consulta de atención prenatal de seguimiento. Se revisan sus estudios de laboratorio y prenatales, que son significativos por positividad para el antígeno de superficie de la hepatitis B. Recuerda que se le informó que tuvo hepatitis en la niñez, pero nunca ha presentado síntomas. Pregunta ¿cómo podría esto afectar a su embarazo?, y se le informa que su embarazo y parto no se tratarán de forma diferente .

a. Tal vez presente hepatitis B crónica, y hay un mayor riesgo de transmisión al neonato en el parto.

b. No hay forma de definir si ésta es una infección aguda o crónica, por lo que requerirá vigilancia estrecha durante el embarazo

c. La hepatitis B crónica se ha vinculado con un mayor riesgo de anomalías congénitas, y necesitará una ultrasonografía detallada de la anatomía fetal entre las 18 y 20 sem, que incluye ecocardiografía

d. La reactivación de la hepatitis B es más frecuente durante el embarazo y la pone en riesgo de insuficiencia hepática

23. La infección congénita por toxoplasmosis se asocia con ¿cuáles manifestaciones fetales?
    a. Coriorretinitis, calcificaciones intracraneales e hidrocefalia
    b. Sordera, tibias en sable, molares en mora, dientes de Hutchinson y nariz en silla de montar
    c. Sordera, anomalías cardiacas, cataratas y retraso mental
    d. Hepatomegalia, esplenomegalia, trombocitopenia, ictericia, calcificaciones cerebrales y coriorretinitis
    e. Lesiones granulomatosas diseminadas con microabscesos, lesiones placentarias y corioamnionitis

24. Una mujer de 23 años de edad G2P0101 acude a las 28 sem de EG al consultorio en forma urgente. Se queja de irritación vaginal y aumento de una secreción gris, poco espesa. Niega escape de líquido, hemorragia vaginal o contracciones y el bebé presenta movimientos activos. Se encuentra en una relación monógama y tuvo su último coito hace 2 sem. No ha observado disuria o frecuencia urinaria alguna. No tiene antecedente de infecciones de transmisión sexual. Se hace una exploración con espéculo estéril (EEE) y no hay datos de rotura de membranas. Se colecta una muestra de la secreción y se hace un preparado en fresco con KOH, que muestra células clave, positividad para la prueba del tufo y ausencia de hifas. El pH de la secreción es menor de 5.0. Se le diagnostica vaginosis bacteriana. Si no se hubiese tratado, ¿cómo habría aumentado esto su riesgo durante el embarazo?
    a. Mayor riesgo de ceguera neonatal
    b. Mayor riesgo de septicemia neonatal e ingreso a la UCIN
    c. Mayor riesgo de RPDMP
    d. Mayor riesgo de desprendimiento prematuro de placenta normoinserta
    e. Mayor riesgo de malformaciones congénitas

25. Se recibe a una paciente de 32 años de edad G4P3003 con trabajo de parto activo a las 40 sem 2/7 de EG en la sala de trabajo de parto y parto. Sus contracciones se presentan cada 5 min y se iniciaron hace 2 h. Niega cualquier escurrimiento de líquido o hemorragia vaginal. Su trazo de la frecuencia cardiaca fetal es de categoría 1. Durante su valoración no se puede encontrar registro alguno de pruebas de estreptococos del grupo B (EGB) realizadas en su clínica. Se revisan los antecedentes obstétricos y se encuentra que tuvo tres partos vaginales previos sin complicaciones. ¿Cuál sería una indicación para tratarla con profilaxis contra EGB?
    a. Datos de rotura de membranas
    b. Antecedente de resultado positivo de una prueba de EGB en un embarazo previo
    c. Bacteriuria por EGB en su urocultivo de detección prenatal inicial
    d. El embarazo era menor de 40 sem de edad de gestación
    e. El antecedente de un recién nacido con septicemia por *Escherichia coli*

26. Se atiende a una paciente con embarazo temprano en la sala de urgencias. Se trata de una mujer de 18 años de edad G1P0 a las 8 sem de EG de acuerdo con el autoinforme de su UPM. No había sido vista en la clínica antes. Declara que desde el inicio del embarazo ha tenido náusea y vómito progresivos. No pudo mantener nada en el tubo digestivo en las últimas 24 h y ha vomitado siete veces. Niega diarrea, pero el día anterior presentó una evacuación intestinal normal. Se siente muy débil y mareada, en especial cuando está en bipedestación. Niega fiebre o escalofríos, disuria, cefalea u otros síntomas. No ha tenido contacto con enfermos. Se encuentra taquicárdica, pero, desde otros puntos de vista, sus signos vitales son normales. La exploración abdominal no aporta datos patológicos. Se obtiene un espécimen para análisis de orina que muestra densidad mayor de 1.030 y cetonuria moderada, con ausencia de nitratos o esterasa de leucocitos. Un estudio metabólico completo es significativo por hipopotasemia e hipocloremia leves. La RHC es normal, su β-hCG sérica es de 150 000. Se planea ingresarla para administrarle soluciones IV, antieméticos y la restitución de electrolitos. ¿Cuál debe ser el siguiente paso en su atención?

a. Ordenar una ultrasonografía obstétrica
b. Colocar una sonda nasogástrica para administrar complementos nutritivos
c. Ordenar hemocultivos y una radiografía de tórax para valorar una causa infecciosa de sus síntomas
d. Consultar a cirugía general, dada la preocupación por una obstrucción del intestino delgado
e. Colocar un catéter central de inserción periférica (PICC) e iniciar la nutrición parenteral total

27. Una mujer de 32 años de edad acude a la clínica para asesoramiento preconcepcional. Se le diagnosticó epilepsia a los 12 años; en la actualidad toma fenitoína y carbamazepina, y ha estado sin convulsiones durante 1 ½ años. Ella y su esposo planean concebir en el siguiente año. ¿Qué se les recomendaría para disminuir los riesgos del embarazo que planean?

a. Interrumpir todo medicamento anticonvulsivo
b. Perfeccionar su esquema anticonvulsivo para incluir solo un medicamento
c. Empezar la ingestión de un preparado de vitaminas prenatal y 400 μg de ácido fólico
d. Mantener la misma dosis de ambos medicamentos y empezar a tomar 4 mg de ácido fólico
e. Recomendar la interrupción de ambos medicamentos actuales e iniciar ácido valproico como monoterapia

28. Una mujer G4P0030 de 35 años de edad acude para su consulta prenatal inicial. Cursa 8 sem de embarazo, según su último periodo menstrual normal. Sus antecedentes obstétricos son significativos por una interrupción electiva del embarazo cuando era adolescente y dos pérdidas gestacionales de 16 sem en los últimos 3 años. Informa que en ambas pérdidas gestacionales se presentó al hospital con pérdida sanguínea leve y se encontraba con 4 a 5 cm de dilatación, con parto poco después. El análisis genético de ambos fetos fue normal. Sus antecedentes médicos son significativos por displasia cervical que llevó a una operación de PEEA a los 27 años de edad. Niega cualquier antecedente de hemorragia o trastorno de coagulación. Se encuentra en una relación monógama y su compañero actual también es padre de sus más recientes embarazos. Éste es un embarazo muy deseado. ¿Qué recomendaciones se le darían?

a. Ella y su esposo deben someterse a cariotipificación para buscar una translocación equilibrada

b. Debe hacerse una histerosalpingografía después de su embarazo para buscar anomalías uterinas

c. Debe someterse a biopsia de vellosidades coriales (BVC) para valorar los cromosomas del feto

d. Debe iniciar complementos de progesterona para un supuesto defecto de fase lútea

e. Debe realizarse cerclaje profiláctico entre las 12 y 14 sem por supuesta incompetencia cervical

29. ¿Cuál de los siguientes tratamientos es más apropiado para las venas varicosas que aparecen durante el embarazo?

a. Diuréticos

b. Medias de compresión y elevación de las extremidades pélvicas

c. Alimentación baja en sodio y restricción de líquidos

d. Intervención quirúrgica

e. Medicamentos antihipertensivos

30. Una mujer de 39 años de edad G1P0 acude a las 12 sem para la detección de la translucencia nucal (TN) fetal. Sus antecedentes médicos no aportan más datos. Su historia familiar tampoco. Después del asesoramiento genético del día de hoy la paciente declara que desea la detección, dado el riesgo de trastornos cromosómicos relacionados con la edad materna avanzada. La paciente se somete a ultrasonografía que revela una TN engrosada. ¿Cuál el siguiente paso más apropiado?

a. Repetir la prueba en 1 semana

b. Repetir la prueba en 2 semanas

c. Ofrecer BVC ahora

d. Ofrecer amniocentesis ahora

e. Ofrecer la interrupción del embarazo

31. Una paciente de 34 años de edad G2P0010 se presenta a la sala de trabajo de parto y parto a las 39 sem de EG en la fase activa del trabajo de parto. Su embarazo se vio complicado por una aorta bicúspide y una estenosis aórtica moderada. En fechas recientes se le hizo una ecografía que muestra una fracción sistólica normal, mayor de 65%, un gradiente a través de la aorta de 30 mm Hg (moderado, de 25 a 40 mm Hg) y una superficie valvular de 1.4 cm^2 (moderada, de 1.0 a 1.5 cm^2). No ha presentado síntomas de insuficiencia cardiaca o arritmias durante este embarazo. ¿Cuál es el mejor plan terapéutico para reducir sus riesgos cardiovasculares durante los periodos intraparto y posparto?

a. Iniciar ampicilina para profilaxis de la endocarditis

b. Vigilar de manera estrecha las ingestas y excretas, aplicar un bloqueo epidural temprano y planear el parto vaginal asistido con fórceps o ventosa una vez que el feto se encuentre a la altura + 2

c. Proceder de inmediato a la cesárea para disminuir el estrés cardiaco

d. Ingresar a la UCI y colocar un catéter venoso central

e. Administrar furosemida para disminuir la poscarga con el propósito de mantener el gasto cardiaco

32. Se atiende a una mujer de 21 años de edad G3P2002 a las 28 sem de EG con vigilancia prenatal limitada. Presenta manifestaciones difusas de dolor abdominal, sudores fríos, ansiedad e insomnio. En la revisión de los antecedentes expresa que suele tomar dos a tres tragos de vodka al día. Durante los últimos 3 d no ha podido comprar nada de alcohol. Niega algún otro antecedente médico o quirúrgico significativo. Se le diagnostica abstinencia de alcohol y se ingresa al hospital para su tratamiento. ¿Cuál es la complicación más significativa a largo plazo de la dependencia del alcohol durante el embarazo?

a. Síndrome alcohólico fetal

b. Síndrome de abstinencia materno

c. Síndrome de abstinencia neonatal

d. El bajo peso fetal al nacer

e. El ingreso neonatal a la UCIN

33. Una paciente de 22 años de edad G2P1001 acude a la clínica a las 26 sem de EG con embarazo complicado por el uso de tabaco; en la actualidad fuma una cajetilla al día, que disminuyó de dos al inicio. Se continúa insistiendo que deje el hábito tabáquico en cada consulta. ¿Cuál de los siguientes no son resultados adversos del uso del tabaco durante el embarazo?

a. Desprendimiento prematuro de placenta normoinserta

b. Disminución del peso al nacer

c. Defectos cardiacos

d. Parto pretérmino

e. Aborto espontáneo

34. En una clínica de oncología ginecológica se atiende a una paciente femenina de 57 años de edad G3P3, quien es una enfermera retirada. Ha presentado 6 meses de molestias pélvicas, aumento de la cintura abdominal y saciedad temprana. La exploración física revela una gran masa abdominopélvica. Una ultrasonografía pélvica y la TC muestran masas ováricas bilaterales, ascitis y siembras en el peritoneo. En la entrevista con la paciente se le informa que esto con toda probabilidad se debe a una neoplasia ovárica maligna; pregunta acerca del principal tratamiento del carcinoma ovárico. Se le explica que el principal recurso de tratamiento de cáncer ovárico epitelial es:

a. Solo radioterapia
b. Intervención quirúrgica exclusiva
c. Intervención quirúrgica seguida de quimioterapia
d. Intervención quirúrgica seguida por radioterapia
e. Solo quimioirradiación

35. Una mujer de 20 años de edad con etnicidad afroamericana G2P2 se atiende en el hospital en su día 1 posparto vaginal espontáneo de un neonato saludable con calificación de APGAR de 8 y 9. Su embarazo no tuvo complicaciones. Su parto se complicó por una laceración perineal de segundo grado que se reparó en la forma estándar. Sus antecedentes médicos son significativos por hepatitis C. También informa del antecedente de mamoplastia de aumento. Recibió una inyección intramuscular de medroxiprogesterona para anticoncepción posparto. Esta mañana se observa muy cansada y aunque desde el punto de vista físico se encuentra bien, se nota que alimenta a su lactante con biberón. Ella reconoce los beneficios del amamantamiento pero explica que el biberón también tiene sus méritos. ¿Cuál de los siguientes describe uno de los beneficios de la alimentación con biberón respecto del amamantamiento?
a. Disminuye el riesgo de transmisión vertical de la hepatitis C
b. No podrá amamantar por su antecedente de mamoplastia
c. El amamantamiento está contraindicado en mujeres que reciben medroxiprogesterona para anticoncepción
d. Asegura un aporte más adecuado de leche a su bebé durante los primeros días de la vida
e. El amamantamiento tal vez no provea suficiente vitamina D en algunos lactantes, en comparación con la que se encuentra en los preparados lácteos comerciales

36. Una mujer caucásica de 34 años de edad G3P2002 acude a la sala de trabajo de parto y parto a las 41 sem y 1 d para inducción del trabajo de parto por rebasar la fecha calculada. Su embarazo no tuvo complicaciones. Sus antecedentes médicos son significativos solo por asma intermitente leve; negó cualquier antecedente de hipertensión. Sus antecedentes quirúrgicos son significativos por una cesárea durante el último embarazo por detención del periodo II del trabajo de parto. Su inducción se inició con el globo de una sonda de Foley para maduración cervical, y oxitocina a continuación, con éxito en el progreso de la etapa II del trabajo de parto. Tiene un neonato viable que expulsa con tres contracciones y presenta una calificación de APGAR de 8 y 9. A continuación expulsa una placenta de aspecto y tamaño normales, con membranas íntegras y cordón de inserción central con tres vasos. A la exploración presenta perineo y cérvix intactos. Se visualiza que presenta hemorragia continua activa por la vagina. Se observa que el fondo uterino está por arriba del ombligo y es pastoso a pesar del masaje fúndico. ¿Cuál de los siguientes medicamentos estaría contraindicado en el tratamiento de su hemorragia?
a. 10 mg intramusculares de oxitocina
b. 200 µg de metilergonovina intramuscular

    c. 800 μg de misoprostol rectal
    d. 250 μg de dinoprostona
    e. 20 mg de oxitocina IV en 1 000 mL de solución de Ringer lactato

37. Una mujer caucásica de 27 años de edad G1P01001 se atiende en un hospital en el día 2 después del parto vaginal espontáneo de una bebé saludable con calificación de APGAR de 9 y 9. Manifiesta sentirse febril y presenta cólicos uterinos intermitentes moderados. Tolera una dieta normal, amamanta sin dificultad, orina de manera espontánea sin molestias y sus loquios son mínimos. Se ha tardado en iniciar la ambulación y apenas se retiró su catéter epidural. El embarazo tuvo como complicación exclusiva su estado no inmunitario para la rubeola. Su parto se complicó solo por una laceración vaginal superficial que se reparó en la forma acostumbrada. Sus antecedentes médicos y quirúrgicos no aportan más datos. Está tomando un complemento de hierro y en fechas recientes recibió las vacunas de MMR y TDaP. Sus signos vitales son significativos por una temperatura de 38.0 °C, pulso de 85 y presión arterial de 112/72. Respira cómodamente aire ambiental. Su exploración física no muestra dificultad aguda, con frecuencia y ritmo cardiaco regulares, campos pulmonares limpios y abdomen blando con un útero ligeramente hipersensible, firme, y extremidades inferiores simétricas no hipersensibles, significativas por edema con fóvea +1. ¿Cuál de las siguientes es la causa más probable de su fiebre posparto?
    a. Endometritis posparto
    b. Infección de vías urinarias
    c. Tromboembolia venosa profunda
    d. Reacción a la vacuna
    e. Fiebre por amamantamiento

38. Una mujer de 36 años de edad G6P6006 de ascendencia latina estadounidense arriba a las 41 sem y 2 d de gestación a la sala de trabajo de parto y parto y expulsa de manera precipitada un neonato viable, seguido por un gran chorro de fluido. La calificación de APGAR fue de 8 y 9 y el peso de 4.5 kg. Después expulsó una placenta de tamaño y aspecto normales, con un cordón de inserción central con tres vasos, sobre un periné intacto. Su cérvix estaba intacto a la exploración. El embarazo se complicó por una diabetes gestacional A1, que se estabilizó en forma subóptima. Sus antecedentes médicos son significativos por un fibroma intramural de $2 \times 3 \times 3$ cm visualizado en la pared anterior durante la ultrasonografía sistemática gestacional. Niega cualquier antecedente de asma o hipertensión. Sus antecedentes quirúrgicos son significativos por una cesárea en su último embarazo, por detención en la etapa II. La revisión de las ultrasonografías de su embarazo previo es significativa por una placenta de inserción baja, sin llegar a ser previa. Durante la entrevista médica realizada en el puerperio se detecta que presenta hemorragia activa continua vaginal. ¿Cuál de los siguientes no es un factor de riesgo de su hemorragia posparto?
    a. El número de partos
    b. Su fibroma

c. El peso del bebé
d. La placenta de inserción baja
e. Todos los anteriores

39. Una mujer de 21 años de edad acude a su primera exploración ginecológica. Declara que inició actividad sexual hace 2 meses y no tiene antecedentes médicos significativos. Presenta menstruaciones regulares,
con alguna dismenorrea leve. Durante la exploración con espéculo se
observa una pequeña lesión elevada de 5 mm en su cérvix, no hipersensible, lisa y de color azul, que se visualiza como una burbuja bajo la
superficie epitelial del cérvix. ¿Cuál es el diagnóstico?
a. Quiste del conducto de la glándula de Bartholin
b. Displasia cervical
c. Quiste de Naboth
d. Quiste de la glándula de Skene
e. Cervicitis por clamidias

40. Una mujer de 68 años de edad acude con prurito vulvar de más de 1
año de evolución y síntomas que han aumentado en los últimos meses.
Intentó el tratamiento con antimicóticos que parecen ayudar, pero los
síntomas son recurrentes. Presentó la menopausia a los 49 años de edad
y no ha tenido actividad sexual durante 10 años. No utiliza producto
alguno de ducha y tampoco toma antibióticos. A la exploración física se
observa un epitelio blanco delgado en los labios menores con erosiones de forma oval roja, que varían en tamaño de 0.5 a 1.5 cm. ¿Cómo se
procedería?
a. Cultivo de secreción vaginal y tratamiento con antimicótico de dosis
alta
b. Exéresis amplia de las lesiones
c. Crioterapia para erradicar las lesiones
d. Biopsia en sacabocado de las lesiones vulvares
e. Prescripción de esteroides tópicos de potencia moderada-alta

41. Una mujer de 40 años de edad con menstruación regular acude para
valoración por prurito vulvar durante más de 1 año con síntomas de intensidad variable en los últimos 3 meses. Se ha tratado con antimicóticos en cremas tópicas y orales. Se ha apegado a la guía del cuidado de la
piel vulvar. Se le realizó biopsia vulvar hace 3 meses que mostró liquen
simple crónico sin datos de infección micótica, NIV o cáncer. Desde entonces se ha aplicado un esteroide tópico de baja potencia; expresa que
éste le ayuda por un rato, pero después sus síntomas recurren y tiene
que usarlo de nuevo. A la exploración se observa un epitelio engrosado
en la cara interna de los labios mayores y menores, con pequeñas áreas
de excoriación. ¿Qué se recomienda?
a. Biopsia en sacabocado de la piel vulvar
b. Ungüento tópico de clobetasol
c. Evaporación láser de la región afectada
d. Uso prolongado de antimicóticos
e. Crema tópica de estrógenos

42. Una adolescente de 13 años de edad acude con dolor abdominal bajo intenso de 24 h de evolución. Declara que el dolor es agudo y constante y que ha tenido uno similar durante varios días, alrededor de cada mes en los últimos 4 meses. No presenta vómito o diarrea junto con el dolor, pero con frecuencia se estriñe, con una evacuación intestinal casi cada 3 a 4 d. Cree que sus pantalones vaqueros le aprietan cada vez más la cintura, aunque se mantiene activa, pues juega futbol soccer a diario. Nunca ha presentado un ciclo menstrual y niega actividad sexual alguna. Presenta signos vitales y estatura normales, desarrollo mamario y de vello púbico de etapa III de Tanner. La exploración abdominal revela una masa firme e hipersensible en la línea media, por debajo del ombligo. La paciente rechaza una exploración ginecológica, pero acepta la visualización de la vulva; cuando se separan los labios menores se puede observar una membrana tensa con prolapso. De los siguientes, el diagnóstico más probable es:

a. Embarazo

b. Fibroma uterino

c. Hematocolpos

d. Endometriosis

e. Quiste ovárico

43. Una mujer de 22 años de edad G2P1001 acude a las 39 sem 2 d de gestación con antecedente de contracciones cada 3 min en las últimas 2 h. En su embarazo previo se usó inducción del trabajo de parto a las 41 sem 3 d y el primer periodo duró 9 h, con pujo durante 2 h en el segundo periodo y el parto resultante de un neonato con peso de 3 800 g. Niega rotura de membranas, hemorragia vaginal o disminución de los movimientos fetales. Su exploración cervical inicial es de 2 cm de dilatación, 50% de borramiento y una altura de presentación –2. Por los registros del expediente, su estado del cérvix en la última semana fue de 2 cm de dilatación con 25% de borramiento y una altura de la presentación de –2. Se decide que camine y se repetirá la exploración cervical en 2 h para evaluar si se encuentra en trabajo de parto. Transcurrido ese tiempo se le valora y se observa que presenta contracciones dolorosas y solicita un bloqueo epidural. La exploración cervical revela 4 cm de dilatación, 100% de borramiento y una altura de la presentación de –1. Se ingresa la paciente a la sala de trabajo de parto y parto para vigilancia expectante y se somete a bloqueo epidural para alivio del dolor. ¿Cuál de los siguientes datos hará que se recomiende una cesárea en este momento?

a. Feto con una variedad de posición occipitoposterior derecha

b. Hipotensión materna

c. Presencia de hemorragia vaginal con cambio de 33 a 32 en el hematocrito

d. Desaceleraciones fetales repetitivas hasta 80 latidos por minuto con ausencia de variabilidad

44. Una mujer de 28 años de edad, saludable, G1P0, acude para atención prenatal. Siempre ha tenido ciclos menstruales regulares, pero no tuvo el hábito de registrarlos. Este embarazo es deseado, pero no se planeó.

Una ultrasonografía temprana para el fechado muestra que el embrión se encuentra en el cuerno izquierdo de un útero bicorne. El diagnóstico es nuevo para ella y está preocupada en cuanto a las implicaciones para su embarazo. Se le explica que el riesgo más frecuente relacionado con el embarazo asociado con el útero bicorne es:

a. Infertilidad
b. Hemorragia preparto
c. Pérdida gestacional recurrente en el primer trimestre
d. Insuficiencia cervical
e. Trabajo de parto y parto pretérmino

45. Una mujer de 32 años de edad G0 acude a consulta por un fibroma uterino que creció. Ella y su marido planean su primer intento de concepción en el siguiente mes o dos, pero desea tratar sus fibromas antes de que se embarace. Una revisión de los expedientes médicos externos revela una ultrasonografía transvaginal previa que mostró un útero de 7 cm con un fibroma intramural de 2 por 1 cm; no hay signos de adenomiosis y la banda endometrial y los ovarios son normales. Tiene el antecedente de dismenorrea leve, pero no de hemorragias uterinas anormales, pérdida sanguínea poscoito o hemorragia intermenstrual. Su exploración no aporta más datos. ¿Qué opciones de tratamiento se recomendarían para los fibromas uterinos?

a. DIU
b. Ablación endometrial
c. Resección histeroscópica
d. Embolización de las arterias uterinas
e. Tratamiento expectante

46. Una paciente de 48 años de edad G3P3 sana acude por menstruaciones cuantiosas prolongadas, sin ningún problema médico importante y con IMC de 27. Su único medicamento es un multivitamínico diario. Siempre había tenido periodos menstruales regulares hasta fecha reciente. También experimenta dolor creciente con los ciclos menstruales. Sus últimas pruebas de Papanicolaou y de detección de virus del papiloma humano(VPH) de alto riesgo fueron negativas hace menos de 1 año. Niega cualquier pérdida sanguínea poscoito, pero ha tenido unas cuantas crisis de hemorragia intermenstrual. Una ultrasonografía transvaginal revela un miometrio normal con una banda endometrial de 22 mm. Una biopsia endometrial revela un endometrio proliferativo sin datos de amontonamiento glandular o atipias citológicas. ¿Cuál es el diagnóstico más probable?

a. Fibromas
b. Adenomiosis
c. Perimenopausia
d. Pólipo endometrial
e. Neoplasia intraepitelial endometrial (NIE)

47. Una paciente de primera vez acude al consultorio enviada por su médico de atención primaria (MAP). Tiene 62 años de edad, es G2P2, y presentó la menopausia hace más de 10 años, con malestar ocasional en el cuadrante inferior derecho abdominal. La ultrasonografía de consultorio del MAP mostró una masa ovárica compleja de 15 cm, con componentes quísticos y sólidos, dos nódulos internos, tabiques y aumento del flujo Doppler. Se hace un interrogatorio completo. La exploración física es normal excepto por la masa y una onda de líquido a la exploración abdominal. La TC confirma la masa, la ascitis y el estado poshisterectomía. Se explican a la paciente la valoración y el plan terapéutico. ¿Cuál de los siguientes es el mejor paso por seguir en su tratamiento?

a. Valoración quirúrgica
b. Repetir la ultrasonografía en 3 meses
c. Colonoscopia
d. Prueba de embarazo
e. Tratamiento expectante

48. Una mujer caucásica de 24 años de edad G0 acude al consultorio con dismenorrea que empeoró en los últimos 6 meses. Se casó en fechas recientes e informa haber interrumpido sus anticonceptivos orales, que inició cuando era adolescente por dismenorrea intensa. También se queja de dispareunia profunda. Ante un interrogatorio adicional informa que su madre tiene el antecedente de endometriosis. Se sospecha que la paciente también puede presentar la afección. ¿Cuál de las siguientes alteraciones se consideraría respecto de los resultados potenciales de endometriosis?

a. Enfermedad inflamatoria pélvica
b. Hemorragia uterina anormal
c. Hirsutismo
d. Infertilidad
e. Cáncer endometrial

49. Una mujer de 26 años de edad G0 acude al consultorio por una masa mamaria palpable descubierta por su marido. No tiene antecedente familiar de cáncer de mama. Se hace una exploración clínica mamaria y se puede palpar también la masa. El siguiente paso en el tratamiento de esta paciente sería:

a. Mamografía diagnóstica
b. Ultrasonografía diagnóstica
c. IRM mamaria
d. Biopsia con aguja gruesa
e. Biopsia escisional

50. Una mujer de 27 años de edad G1P0010 acude a la clínica para consulta posoperatoria. Se le hizo una salpingostomía izquierda mediante laparoscopia por embarazo ectópico 2 sem antes. Una revisión de sus antecedentes médicos revela una infección por clamidia hace 2 años. Ambos integrantes de la pareja recibieron tratamiento con antibióticos de dosis única. Han sido mutuamente monógamos desde entonces. Ella niega frotis de Papanicolaou anormal alguno. A la exploración física se

encuentra afebril con signos vitales estables. Su abdomen no es hipersensible y presenta tres incisiones quirúrgicas bien cicatrizadas de los sitios de ingreso del laparoscopio. Éste era un embarazo deseado y ella y su compañero esperan que se vuelva a embarazar en el futuro. ¿Qué información debe dársele respecto a su riesgo futuro?

a. El antecedente de clamidia hace poco probable que alguna vez conciba de manera normal y debe considerar la fecundación *in vitro* (FIV)

b. Su riesgo de un embarazo ectópico subsiguiente es de 10%

c. Su riesgo de un embarazo ectópico subsiguiente es de 25%

d. Debe evitar usar un DIU para anticoncepción ya que aumenta el riesgo de embarazo ectópico

e. Debe recibir una sola dosis de metotrexato para asegurar que se haya evacuado todo el tejido gestacional

51. Una mujer de 32 años de edad G1P1 acude a la clínica para seguimiento. Tiene el antecedente de endometriosis comprobada por biopsia en el momento de una laparoscopia hace varios años. Desde entonces ha usado una píldora anticonceptiva oral combinada en forma continua para tratar su dolor pélvico cíclico. En los últimos meses ha experimentado más dispareunia y dolor pélvico cíclico. Desea saber qué otros tratamientos médicos puede usar para sus síntomas. Se le explica que hay varias opciones y que incluyen todas excepto, ¿cuál de las siguientes?

a. AINE

b. Progestágenos orales

c. Inhibidores selectivos de la recaptación de serotonina (ISRS)

d. Agonistas de la hormona liberadora de gonadotropinas (GnRH)

e. Dispositivo intrauterino liberador de levonorgestrel

52. Una mujer de 43 años de edad G3P3 acude a la clínica para su exploración anual. Es una paciente de mucho tiempo atrás e informa que una de sus amigas se sometió a histerectomía por adenomiosis en fecha reciente. Está preocupada y se pregunta si puede presentar adenomiosis. ¿Qué dato en sus antecedentes o exploración *no* sería sugestivo de adenomiosis?

a. Flujo menstrual cuantioso

b. Flujo menstrual prolongado

c. Dismenorrea secundaria

d. Útero crecido, firme, con masas distintivas por ultrasonografía

e. Útero pastoso, globular e hipersensible, con indefinición de la unión endometrio-miometrio

53. Una mujer de 46 años de edad G2P2 acude para seguimiento después de una biopsia endometrial por hemorragia menstrual cuantiosa que se desarrolló durante los últimos 6 meses, la cual reveló endometrio secretor normal. Se sospecha que lo más probable es que presente adenomiosis. ¿Cuál de los siguientes describe con más precisión la afección?

a. Presencia de células endometriales fuera del endometrio, con el punto distintivo de dolor pélvico cíclico

b. Una extensión del tejido endometrial hacia el miometrio uterino que lleva a hemorragia menstrual cuantiosa y dismenorrea

c. Proliferación local de células de músculo liso dentro del útero, a menudo rodeadas por una pseudocápsula que en potencia lleva a hemorragia menstrual cuantiosa y dismenorrea

d. Una colección quística de células endometriales en el ovario que tal vez cause dolor pélvico e infertilidad

e. Inflamación o irritación del revestimiento del útero (endometrio), por lo general a causa de una infección

54. Una mujer de 32 años de edad acude al ginecólogo con antecedente de úlceras vulvares de 1 sem, quien primero observó dos "nódulos rojos", que después se abrieron y ahora son en extremo dolorosos. Tiene actividad sexual y manifiesta tres nuevos compañeros sexuales en el último mes. Informa el antecedente remoto de gonorrea, que se trató. A la exploración pélvica hay dos úlceras de 1.5 cm en el labio menor izquierdo, con base eritematosa y bordes irregulares, pero bien demarcados. Hay crecimiento hipersensible de los ganglios linfáticos inguinales en el lado izquierdo. Los cultivos para bacterias y virus de la secreción de la base de la úlcera resultan negativos. Las pruebas del Venereal Disease Research Laboratory (VDRL) y de virus del herpes simple (VHS) son negativas. ¿Cuál es el mejor tratamiento inicial de esta paciente?

a. Penicilina G benzatínica, 2.4 millones de unidades IM en dosis única

b. Ceftriaxona, 250 mg IM, una vez

c. Doxiciclina, 100 mg por vía oral cada 12 h durante 14 d

d. Eritromicina, 500 mg por vía oral cada 6 h por 21 d

e. Aciclovir, 200 mg cinco veces al día durante 7 d

55. Una mujer nuligrávida de 25 años de edad acude al ginecólogo para detección de infecciones de transmisión sexual. Inició actividad sexual desde los 16 años e informa ocho compañeros nuevos en el último año. En la actualidad cursa asintomática. Los resultados de las pruebas incluyen el antígeno de superficie de hepatitis B negativo, prueba rápida de reagina plasmática (PRRP) positiva, anticuerpos contra VIH negativos y prueba de amplificación de ácidos nucleicos (NAAT) para clamidia y gonorrea negativa. ¿Cuál es el mejor paso siguiente para el tratamiento de esta paciente?

a. Pruebas de VDRL

b. Tratamiento con penicilina benzatínica G 2.4 millones de unidades IM una vez

c. Prueba de absorción de anticuerpos treponémicos fluorescentes

d. Títulos seriados de PRRP

e. Tratamiento con penicilina G benzatínica, 2.4 millones de unidades IM cada semana por tres dosis

56. Una mujer de 25 años de edad, G1P1, acude para atención urgente con el antecedente de 4 días de dolor suprapúbico, aumento de la frecuencia urinaria, ardor al orinar e incremento de la secreción vaginal. Manifiesta el antecedente de síntomas similares hace 1 mes con tratamiento empírico para infección de vías urinarias. Todos los siguientes son apropiados para el tratamiento, excepto:

a. Administrar trimetoprim-sulfametoxazol cada 12 h por 3 d
b. Enviar espécimen de orina para análisis
c. Enviar espécimen de orina para cultivo
d. Revisar la secreción vaginal al microscopio
e. Hacer NAAT para clamidia y gonorrea

57. Una mujer de 27 años de edad acude al ginecólogo para valoración de lesiones vulvares nuevas. Primero notó varios "nódulos" en la cara externa de sus labios mayores, hace 3 sem. No tiene síntomas asociados. A la exploración ginecológica hay seis pápulas de 1 a 3 mm verrugosas, de color carne, no hipersensibles. ¿Cuál de las siguientes es la causa más probable de las lesiones vulvares de esta paciente?

a. Serotipo 16 de VPH
b. Serotipo de VHS 1
c. Virus Pox
d. Serotipo 6 de VPH
e. *Haemophilus ducreyi*

58. Una mujer de 37 años de edad G2P1 acude a las 12 sem para diagnóstico prenatal. En la actualidad no tiene problemas médicos ni toma medicamentos. Después del asesoramiento genético declaró desear una BVC, que reveló cromosomas normales. ¿Qué pruebas prenatales adicionales se le ofrecen?

a. Fetoproteína α-sérica materna (AFP)
b. Amniocentesis
c. Repetición de BVC
d. Ecocardiografía fetal
e. Cordocentesis

59. Una adolescente de 17 años de edad nuligesta acude al departamento de urgencias con antecedente de 2 sem de dolor abdominal, que se inició en su porción inferior del abdomen, y que se ha generalizado de manera progresiva hasta incluir la parte alta del abdomen, en especial el cuadrante derecho. El dolor es peor con la inspiración profunda, la tos y los movimientos. Manifiesta náusea y vómito intermitentes en el último día. Hace 6 meses se le trató por infección por *Neisseria gonorrhoeae* y *Trichomonas vaginalis*. Utiliza un implante anticonceptivo (Implanon®) y refiere cinco nuevos compañeros sexuales en el último año. Su temperatura es de 38.3 °C, y el pulso de 94/min, con 20 respiraciones/min y presión arterial de 118/70 mm Hg. La exploración abdominal muestra hipersensibilidad difusa, en especial en el cuadrante superior derecho. A la exploración pélvica hay una secreción espumosa fétida. Se detecta

hipersensibilidad a la manipulación del cérvix y el útero. No hay plenitud o hipersensibilidad de anexos. ¿Cuál es el diagnóstico más probable?
a. Absceso tuboovárico
b. Gonorrea diseminada
c. Síndrome de HELLP
d. Síndrome de Fitz-Hugh-Curtis
e. Sífilis secundaria

60. Una mujer de 22 años de edad acude al departamento de urgencias con inicio agudo de fiebre, mialgias, dolor abdominal, vómito y diarrea. Tiene actividad sexual en una relación monógama y utiliza píldoras anticonceptivas orales. Su menstruación se inició 3 d antes del cuadro clínico y manifiesta el uso de tampones extragrandes. Su temperatura es de 39.5 °C, el pulso de 124/min, las respiraciones de 26/min y la presión arterial de 80/50 mm Hg. A la exploración hay un exantema difuso macular, rojo y difuso. El abdomen es hipersensible, ligeramente distendido, con defensa muscular. Todos los siguientes se incluyen en los criterios del diagnóstico, excepto:
a. Hemocultivo positivo
b. Fiebre mayor de 38.9 °C
c. Hipotensión
d. Afección de órganos, aparatos y sistemas múltiples
e. Exantema macular eritematoso difuso

61. Una mujer de 42 años de edad G4P4 acude al ginecólogo para su exploración anual. A últimas fechas se le diagnosticó la infección por VIH y recibe tratamiento antirretroviral muy activo. Su carga viral más reciente fue de 12 000 copias/mL y la cifra de 940 linfocitos CD4/mm³. Se encuentra saludable desde otros puntos de vista. En la actualidad no tiene una pareja sexual. Niega cualquier antecedente de NIC 2 o NIC 3, y ha tenido tres pruebas de detección consecutivas negativas por citología cervical. ¿Qué tan a menudo debe hacerse la detección del cáncer cervical?
a. Frotis de Papanicolaou cada 6 meses
b. Frotis de Papanicolaou anual
c. Frotis de Papanicolaou dos veces en el primer año que sigue al diagnóstico de la infección por VIH y, si ambos resultan normales, cada año a continuación
d. Colposcopia cada 6 meses
e. Frotis de Papanicolaou cada 3 años

62. Una paciente de 67 años de edad se presenta con la manifestación principal de compresión pélvica, dolor dorsal bajo y prolapso vaginal que empeora después de la bipedestación prolongada o la actividad vigorosa. Se sospecha prolapso de órganos pélvicos y se confirma por exploración física. Todos los factores de riesgo siguientes pueden haber contribuido a este proceso patológico, excepto:
a. Predisposición genética
b. Estreñimiento crónico con antecedente prolongado de pujo para defecar

    c. Estado de posmenopausia
    d. Enfermedad pulmonar obstructiva crónica
    e. Inactividad sexual

63. Se da consulta a una paciente de 89 años de edad en un asilo. Presenta eversión completa de la vagina. ¿Cuál es otro nombre de esta afección?
    a. Procidencia
    b. Cistocele
    c. Rectocele
    d. Uretrocele
    e. Enterocele

64. Una mujer de 45 años de edad G5P4 acude para valoración porque su médico de atención primaria le diagnosticó prolapso de órganos pélvicos. Niega compresión pélvica, protrusión o dificultad miccional. Su único trastorno médico comórbido es la obesidad. Se encuentra que tiene un prolapso de órganos pélvicos de grado 1 asintomático, ¿qué se recomendaría?
    a. Tratamiento conservador con ejercicios de músculos del piso pélvico y disminución de peso
    b. Una operación obliterativa de colpocleisis
    c. Pesario Gellhorn
    d. Suspensión en los ligamentos redondos
    e. Histerectomía

65. Una mujer en la posmenopausia con prolapso sintomático de la cúpula vaginal después de una histerectomía remota decide proceder a la corrección quirúrgica. Se determina que es candidata apropiada para una suspensión en los ligamentos uterosacros. Después de concluir la intervención quirúrgica se observa un restablecimiento exitoso de la anatomía normal. Antes de concluir la operación, ¿qué procedimiento adicional está indicado?
    a. Histeroscopia
    b. Defecografía
    c. Cistoscopia
    d. Episiotomía
    e. Colporrafia anterior

66. Una mujer de 62 años de edad G2P2 acude a la clínica de uroginecología con manifestaciones de incontinencia urinaria, con urgencia, y no puede llegar al baño antes de que escape una gran cantidad de orina. Se levanta dos o tres veces por noche para orinar. Un análisis de orina y un urocultivo realizados hace 1 sem en el consultorio de su MAP resultaron negativos. ¿Cuál es el diagnóstico más apropiado y el tratamiento adecuado para este tipo de incontinencia urinaria?
    a. Incontinencia de esfuerzo, cabestrillo mediouretral
    b. Incontinencia de urgencia, oxibutinina (medicamento anticolinérgico)

c. Incontinencia por rebosamiento, oxibutinina (medicamento anticolinérgico)

d. Fístula urinaria y su reparación quirúrgica

e. Incontinencia funcional, suspensión vesical

67. Una mujer de 42 años de edad G2P2 se queja de pérdida urinaria con el ejercicio. En fechas recientes empezó a correr como ejercicio en un esfuerzo por disminuir de peso. Utiliza un cojinete cuando corre e informa que se humedece cerca de 75% cuando termina el ejercicio. Niega pérdida de orina en cualquier otra hora. El análisis de orina y el urocultivo son negativos. Su IMC es de 38. ¿Cuál de los siguientes se recomendaría como parte del plan de tratamiento inicial de esta paciente?

a. Cabestrillo mediouretral

b. Medicamento anticolinérgico (tolterodina)

c. Estimulación del nervio tibial

d. Ejercicios de músculos del piso pélvico

e. Histerectomía vaginal

68. La incontinencia urinaria, pérdida involuntaria de orina es...

a. rara, afectaba a menos de 3% de las mujeres en Estados Unidos en el año 2010

b. frecuente, y se espera que afecte a más de 28 millones de mujeres en Estados Unidos para el año 2050

c. no se considera una carga de costo significativa, debido a que afecta a pocas mujeres

d. rara vez se observa en residentes de asilos

e. casi siempre se debe a incontinencia urinaria de urgencia

69. El trabajo de parto se divide en etapas y fases, delineaciones que se usan para comunicarse, donde las pacientes se encuentran en el avance del trabajo de parto, en particular en el primer periodo, que:

a. Inicia en el momento de la dilatación cervical completa

b. Tiene una fase latente que termina con la dilatación exacta de 6 cm

c. Tiene una fase activa que inicia con contracciones repetidas

d. Tiene una fase activa en la que al menos se espera 1.0 cm/h de dilatación en la paciente nulípara

e. Tiene una fase latente con una rápida velocidad de cambio cervical

70. La micción es voluntaria y ocurre con la relajación de la uretra y contracción sostenida de la vejiga hasta que termina el vaciamiento. La contracción sostenida de los músculos del detrusor de la vejiga requiere estimulación parasimpática. El control parasimpático del detrusor es provisto por ¿ cuál de los siguientes nervios?

a. Hipogástrico

b. Pudendo

c. Peroneo

d. Pélvico

e. Ciático

71. Una paciente conocida desde hace mucho tiempo trae a su hija de 14 años de edad por preocupación respecto de menstruaciones irregulares. Inició su menstruación a los 13 años con ciclos irregulares, porque pueden presentarse cada mes, pero a menudo se brincan alguno. La hija tiene un peso normal sin hirsutismo, acné anormal o acantosis alguna. Su desarrollo mamario y talla son apropiados para su edad. Juega futbol soccer en la preparatoria y practica dos veces por semana. También hace yoga y levanta pesas ligeras dos a tres veces por semana. Desean una opinión acerca de cómo proceder. ¿Qué se les aconseja?

a. Determinar la concentración de hormona foliculoestimulante (FSH), LH, estradiol y progesterona, para indagar la etiología de la irregularidad menstrual

b. Se recomienda ultrasonografía pélvica para verificar una anatomía normal y descartar anomalías estructurales y ovarios de aspecto poliquístico

c. Se recomienda una histeroscopia para valorar mejor la cavidad endometrial y su revestimiento

d. Se recomienda el tratamiento expectante por ahora, y llevar un calendario menstrual en el siguiente año

e. Se la refiere a un endocrinólogo de la reproducción o ginecólogo pediatra, porque el tema está fuera del alcance de esta clínica

72. Una mujer de 52 años de edad G3P2 acude a consulta para tratamiento de sus sofocos y sudores nocturnos. Dejó de tener menstruación hace 1.5 años y aún cuenta con ovarios y útero en su lugar. Ha sufrido sofocos recurrentes y sudores nocturnos que interfieren con su calidad de vida. Esperaba evitar tomar hormonas, pero sus síntomas no han mejorado en los últimos 1.5 años y ahora está lista para el tratamiento. En el asesoramiento acerca de sus opciones terapéuticas para los sofocos y sudores nocturnos ¿cuál de los siguientes *no* sería apropiado?

a. Estrógenos y progesterona orales

b. Parche tópico de estrógenos y progesterona

c. Crema de estrógenos vaginal a dosis baja

d. Un ISRS como la paroxetina o fluoxetina

e. Gabapentina oral

73. La siguiente paciente acude con su marido para preguntar en cuanto a intentar un embarazo. Ella es una mujer de 28 años de edad G0P0, becaria de neumología, con ciclos menstruales de 28 a 30 días sin menstruación cuantiosa o dismenorrea. Su último Papanicolaou se hizo hace 6 meses y resultó normal. Ella y su marido están sanos y no presentan problemas médicos mayores, así como tampoco hijos. Está actualizada en sus inmunizaciones y en fecha reciente recibió una vacuna para la influenza. Inició vitaminas prenatales y no toma otros medicamentos. Confiesa que ha olvidado mucho acerca del ciclo menstrual desde la preparatoria, pero estaba entusiasmada por indagar cuándo sería su siguiente momento de máxima fertilidad del mes. ¿Cuál de los siguientes enunciados es válido acerca de la ovulación y fecundación?

a. La fecundación ocurre en la cavidad uterina

b. La fecundación del óvulo debe ocurrir en las 72 h que siguen a la ovulación, pues de lo contrario se deteriora

c. La ovulación es desencadenada por la producción de estrógenos, que da lugar a un pico de LH de secreción por la hipófisis anterior

d. Tendrá máxima fertilidad durante la fase lútea de su ciclo menstrual y debe aumentar su actividad sexual durante ese lapso

e. Es imposible predecir el periodo temporal más fecundo en una paciente determinada

74. Una mujer de 28 años de edad G1P0 acude a las 10 semanas de gestación para su consulta prenatal inicial. Además de las pruebas prenatales sistemáticas de detección, desea una de aneuploidías. La modalidad de detección diagnóstica del síndrome de Down prenatal que conlleva la más alta sensibilidad es:

a. TN a las 11 semanas

b. Detección combinada (TN, PAPPA y β-hCG libre) a las 12 semanas

c. Detección triple sérica materna (MSAFP, estriol, β-hCG) a las 17 semanas

d. Ultrasonografía en el segundo trimestre

e. Detección secuencial con la combinación de pruebas de primer trimestre y la cuádruple en el segundo

75. Se atiende a una niña de 16 años de edad G0 que acudió al departamento de urgencias con amenorrea primaria y dolor abdominal cíclico. Ella señala que sus síntomas empeoraron en los últimos 6 meses, de modo que en fecha muy reciente tuvo que faltar a la escuela por dolor abdominal y ahora acude a la sala de urgencias. Se refiere que una ultrasonografía reveló un útero de aspecto normal y una masa heterogénea quística de 4 cm en la vagina, por debajo del cérvix, y masas anexiales bilaterales con ecos de nivel bajo. Se hace una exploración física, que revela desarrollo mamario y distribución del vello púbico normales. Presenta un abdomen hipersensible, pero no agudo, y sus signos vitales son normales. La exploración pélvica revela un anillo himeneal de aspecto normal sin cérvix visible. En su lugar, se visualiza una doble bolsa con prolapso, púrpura azulada, en el ápice vaginal. ¿Cuál es el diagnóstico más probable?

a. Útero didelfo

b. Agenesia uterina

c. Tabique vaginal transverso

d. Himen imperforado

e. Tabique uterino

76. Una mujer de 32 años de edad G0 acude al consultorio por ausencia de menstruación en 1 año. Ella nota que el tiempo entre sus menstruaciones se había reducido en los últimos 2 años y lo atribuyó a un mayor estrés. Desde otros puntos de vista se encuentra sana, sin intervención quirúrgica previa y en la actualidad desea embarazarse pronto. Se casó hace poco más de 1 año y ha tenido coito sin protección con su marido durante los últimos 3 meses. Cada vez se alarma más porque ha leído en internet acerca de la fertilidad debido a su ausencia de ciclos menstruales. Refiere algunos síntomas vagos de "desregulación de la temperatura". Se hacen una exploración física que resulta normal y una serie de pruebas que incluyen TSH (normal), β-hCG (negativa), prolactina (normal), hemograma completo (normal), FSH (elevada) y estradiol (bajo). ¿Cuál es el siguiente paso en el diagnóstico?

a. LH sérica para determinar si está ovulando
b. Progesterona sérica en el día 21 para determinar si está ovulando
c. Cariotipo
d. Ultrasonografía pélvica e IRM para valorar anomalías en los conductos de Müller
e. Nada, se cuenta con suficiente información para determinar el diagnóstico

77. Una mujer de 33 años de edad G3P2012 acude al consultorio por ausencia de menstruación en los últimos 6 meses. Tiene antecedente de ligadura tubaria, se hizo una prueba de embarazo en orina esta mañana con resultados negativos, y además declara que no tiene actividad sexual. Señala que a últimas fechas se encuentra cada vez más fatigada y notó que su cabello se ha vuelto más quebradizo y grueso, y que parece haber perdido más que lo usual, según visualiza en la regadera y su cepillo. Ella atribuyó muchos de los síntomas al estrés en casa, en relación con la separación reciente de su marido, así como el sentirse cansada al perseguir a sus dos hijos pequeños. Niega cualquier otro problema médico, y además de la ligadura tubaria no se le ha realizado otra intervención quirúrgica. Señala que amamantó durante 6 meses después de su parto más reciente sin dificultad. Solo toma ibuprofeno para la cefalea en ocasiones y un multivitamínico. Niega alergias a medicamentos. A la exploración física se nota una frecuencia cardiaca de 58 y presión arterial normal. Su piel se nota seca y áspera, pero desde otros puntos de vista la exploración no aporta datos. Se hace una serie de estudios de laboratorio que incluyen prueba de embarazo en orina, hemograma completo, prolactina, FSH y estradiol, así como las de función tiroidea. Todas resultan normales con excepción de la TSH, que está bastante elevada, y T4 que se encuentra baja. Se recomienda el tratamiento de restitución de T4. Ella desea otro embarazo en algún momento en el futuro y se pregunta cómo afectará este medicamento a su embarazo. Se le informa que:

a. Requerirá menos medicamento tiroideo durante el embarazo
b. Podrá interrumpir su medicamento tiroideo durante el embarazo
c. Su medicamento tiroideo no necesitará ajustes debido a que el feto autorregula su tiroides
d. Necesitará más medicamento durante el embarazo
e. La dosis del medicamento tiroideo se triplicará al confirmar el embarazo y continuará a la misma dosis durante la gestación

78. Una mujer de 29 años de edad G2P0020 acude al consultorio con la principal manifestación de menstruaciones irregulares en los últimos 6

meses. Niega problemas médicos y tiene el antecedente de la extracción de una muela del juicio, sin ninguna otra intervención. Solo toma un multivitamínico y no usa anticoncepción en la actualidad (pero niega actividad sexual en el último año). Sus dos embarazos previos fueron abortos terapéuticos inducidos con misoprostol. Antes presentaba menstruaciones normales cada mes, no tan cuantiosas o dolorosas, hasta hace 6 meses. Desde entonces ha tenido solo dos periodos, el primero pareció normal, y el segundo fue leve y durante éste tuvo sangrado durante 2 sem. En los últimos 2 meses no ha tenido menstruación alguna. No tiene antecedente de ETS y sus frotis de Papanicolaou están actualizados, todos con resultado normal. En la revisión de aparatos y sistemas niega síntomas de acné o crecimiento excesivo de pelo, pero admite un grado pequeño de secreción bilateral de los pezones y cefalea en ocasiones. Se hace exploración física, que muestra signos vitales normales y resultados por completo fisiológicos, con excepción de la confirmación de una secreción bilateral blanca por el pezón. Se hace una prueba de embarazo en orina en el consultorio que resulta negativa. ¿Cuál es la siguiente prueba o serie de ellas que se puede realizar?

a. Cariotipo

b. Detección de LH urinaria con equipo portátil

c. Ultrasonografía pélvica e IRM

d. TSH y PRL

e. FSH y estradiol séricos

79. Una paciente de 38 años de edad G4P3 pide una consulta en el trabajo por un dolor cada vez peor con la menstruación. Ha tenido menstruaciones regulares toda su vida, con una cantidad y duración normal del flujo. En ocasiones presenta cólicos leves a moderados, que se tratan sin problema con una dosis o dos de ibuprofeno. Hace 6 meses se le hizo una cesárea electiva iterativa que se le complicó por endomiometritis. Desde el nacimiento de su hija notó que sus periodos son cada vez más dolorosos. En la mayoría de los meses se le encuentra hecha bola, con una compresa caliente y falta al trabajo durante su ciclo. También señala que ha tenido dolor con actividades como el coito, el ejercicio y al cargar a su bebé. El dolor no se alivia con AINE o narcóticos. A la exploración tiene un útero de tamaño normal, no hipersensible, pero su dolor se exacerba con el movimiento del órgano durante la exploración ginecológica bimanual. Los resultados de sus pruebas de gonorrea y clamidia son negativos. Se ordena una ultrasonografía y TC pélvicas, que muestran la porción superior del abdomen, así como útero, trompas de Falopio y ovarios normales. Se lleva al máximo su esquema analgésico, pero ella aún presenta dolor significativo con la actividad y la menstruación. ¿Cuál es el siguiente paso más probable?

a. Decirle que se ha hecho lo que se ha podido dados sus estudios negativos

b. Iniciar una orden para tomar narcóticos

c. Asesorarla en cuanto a una laparoscopia diagnóstica para la probable lisis de adherencias pélvicas

    d. Recomendarle una histerectomía

    e. Referirla a la clínica local de tratamiento del dolor o consulta psiquiátrica

80. Una mujer de 34 años de edad afroamericana y su compañero se presentan a la primera consulta prenatal. Ella cursa 12 sem de embarazo gemelar diamniótico-dicoriónico. La edad de gestación calculada corresponde con el UPM. La paciente tiene antecedente de hipertensión crónica, que se ha estabilizado mal. En la actualidad toma 200 mg cada 8 h de labetalol, y su cifra de presión arterial es de 134/80. Dejó de fumar antes de la concepción, pero antes fumaba media cajetilla al día. Su madre y hermana tienen diabetes, y se le ha informado que presenta prediabetes desde hace unos cuantos años, pero nunca ha tenido cuidados de seguimiento o pruebas. Se le informa que su embarazo tiene riesgo de varias complicaciones por ser gemelar, además del antecedente de hipertensión crónica y el de resistencia a la insulina. Se explica que tiene mayor riesgo de trabajo de parto pretérmino, parto pretérmino, RPDMP, preeclampsia, necesidad de una cesárea y en el ACOG PB 134 se promueve la denominación restricción del crecimiento fetal "RCF" con respecto al RCIU, si bien en la práctica aún se usa esta última con más frecuencia. Si se usa "RCIU" en todo el documento, es probable que no se justifique cambiarla a RCF en esta pregunta. ¿Cuál es la diferencia entre los términos PEG y RCIU?

    a. PEG se refiere al feto, en tanto RCIU es específico de los neonatos

    b. RCIU describe de manera específica trastornos del crecimiento relacionados con enfermedades placentarias o maternas

    c. PEG se refiere a un trastorno del crecimiento por anomalías cromosómicas o sustancias tóxicas

    d. PEG se refiere a un neonato en quien no se conoce la causa de sus dimensiones pequeñas, en tanto el RCIU describe al feto y sugiere una causa intrauterina de la restricción del crecimiento

    e. RCIU se refiere en un neonato en quien no se identifica la causa de la alteración del crecimiento, en tanto PEG se refiere a un feto y sugiere una causa conocida de la restricción del crecimiento

81. Una mujer de 45 años de edad G3P2 acude con la manifestación de 14 meses de "hemorragia irregular". Antes había tenido menstruaciones mensuales regulares, pero en los últimos 2 años se han vuelto por completo impredecibles. A veces sangra durante 2 a 3 sem de manera intermitente y después pueden pasar 2 meses sin sangrar en absoluto. Su exploración ginecológica, citología cervical, detección de gonorrea y clamidia, prueba de embarazo, TFT, PRL y FSH se encuentran dentro de límites normales. No presenta sofocos, sudores nocturnos o sequedad vaginal. Su ultrasonografía pélvica muestra un útero y anexos normales. Su biopsia endometrial indica endometrio proliferativo sin hiperplasia, NIE o cáncer. ¿Cómo definiría su patrón de hemorragia?

    a. HUA-N

    b. Menorragia

    c. Menometrorragia

    d. Hemorragia intermenstrual

e. Hemorragia uterina disfuncional

82. Una madre lleva a su hija de 17 años de edad G0 a consulta por periodos menstruales dolorosos y cuantiosos. Su menarca fue a los 13 años y ha tenido ciclos bastante regulares durante los últimos 2 años. Sin embargo, la pérdida sanguínea a menudo ha sido tan cuantiosa que humedece un tampón y una toalla sanitaria cada 2 a 3 h, por lo general durante 7 a 9 d de cada ciclo. Ha presentado anemia crónica con un hematocrito de 31, a pesar del cumplimiento razonable con la ingestión de complementos de hierro. También presenta equimosis con facilidad y tiene el antecedente de hemorragia gingival con el cepillado de dientes. Con frecuencia presenta epistaxis. Su madre también informa que la paciente tuvo dificultades de hemorragia persistente después de su amigdalectomía y de nuevo en la extracción de una muela del juicio en una fecha previa de este año. ¿Cuál es el siguiente paso en su valoración?
    a. Verificar una prueba de embarazo, RHC, TFT, PRL y, si resultan normales, iniciar anticonceptivos orales para disminuir su hemorragia menstrual cuantiosa
    b. Verificar una prueba de embarazo, RHC, TFT, TP, TPT, antígeno de von Willebrand, cofactor ristocetina, y referirla a hematología para descartar un trastorno hemorragíparo
    c. Verificar una ultrasonografía pélvica para descartar malformaciones congénitas y fibromas. Si resulta normal, recomendar un DIU liberador de levonorgestrel para controlar su hemorragia
    d. Recomendar un intento de uso de ácido tranexámico para tomar en cada periodo menstrual
    e. Obtener una ultrasonohisterografía con solución salina para valorar la cavidad endometrial y considerar la ablación endometrial, dada la intensidad de la hemorragia

83. Antes del desarrollo de la prueba de embarazo estándar éste se diagnosticaba por antecedentes y exploración física. ¿Cuál de los siguientes no es un signo de embarazo?
    a. Chadwick
    b. Goodell
    c. Ladin
    d. Desarrollo de la línea negra
    e. Cullen

84. Una mujer de 27 años de edad G0 acude a la clínica con menstruación irregular. Manifiesta cuatro a cinco ciclos menstruales en el último año. También se queja de acné cada vez peor, y la necesidad de depilación por arrancamiento de pelos oscuros en su labio superior, mentón y abdomen. Su exploración física es notable solo por el pelo y el acné que describió, así como obesidad. Se hace una ultrasonografía al lado de la cama que revela múltiples quistes foliculares pequeños en ambos ovarios. Se diagnostica el síndrome de ovarios poliquísticos, en el que es

posible que las pacientes presenten ¿cuál de los siguientes cambios fisiológicos?

a. Aumento de la cifra de FSH
b. Aumento de la frecuencia de pulsos de GnRH
c. Bajas concentraciones de estradiol
d. Testosterona libre baja
e. Cifras bajas de inhibina

85. Una mujer de 18 años de edad acude a la sala de urgencias con dolor cólico abdominal y hemorragia vaginal. Sus signos vitales son: temperatura de 37.3 °C, presión arterial de 110/70, pulso de 82 latidos por minuto y frecuencia respiratoria de 18 ventilaciones por minuto. La exploración abdominal revela hipersensibilidad abdominal baja leve a la palpación, sin rebote o defensa. La exploración ginecológica revela un útero ligeramente crecido con plenitud anexial derecha. Una prueba de embarazo en orina resulta positiva. Se obtiene una β-hCG cuantitativa, un recuento hematológico completo, tipificación y pruebas cruzadas sanguíneas, un estudio metabólico completo y ultrasonografía pélvica. Su β-hCG tiene una concentración de 9000 mUI/mL. Su hemograma y los estudios metabólicos completos resultan normales. Su tipo sanguíneo es A negativo, con anticuerpos negativos. La ultrasonografía pélvica revela un embarazo ectópico y una cantidad moderada de líquido libre en la pelvis. ¿Cuál es el siguiente mejor paso para tratar a esta paciente?

a. Dosis múltiples de metotrexato
b. Laparotomía de urgencia para la evacuación del embarazo ectópico
c. Evacuación del embarazo ectópico por laparoscopia
d. Misoprostol
e. Administración de gammaglobulina anti-D

86. Durante la guardia posparto se pide al médico realizar la exploración de un lactante de 1 d de nacida. La exploración es normal, con excepción de un clítoris crecido y una abertura única, además del ano. ¿Cuál es la causa más frecuente de genitales ambiguos en las mujeres?

a. Síndrome de ovarios poliquísticos
b. Agenesia de los conductos de Müller
c. Tabique vaginal transverso
d. Hiperplasia suprarrenal congénita

87. Una paciente de 30 años de edad con síndrome de ovarios poliquísticos acude a la clínica para seguimiento después de iniciar píldoras anticonceptivas orales para disminuir sus síntomas de acné e hirsutismo. Después de 6 meses de tratamiento está contenta con la mejora estética de su aspecto. Se pregunta cómo funciona la píldora anticonceptiva para mejorar sus síntomas. Se le explica que tales efectos se deben a que el anticonceptivo oral causa:

a. Aumento de la actividad de la 5-α reductasa en la piel
b. Disminución de la globulina unidora de hormonas sexuales, y, por lo tanto, una cifra menor de testosterona circulante

c. Aumento de la globulina unidora de hormonas sexuales y, por lo tanto, una cifra mayor de testosterona circulante

d. Aumento de la globulina unidora de hormonas sexuales y, por lo tanto, menor testosterona circulante

e. Estimulación de la producción de LH que lleva a la disminución de la testosterona circulante

88. Una mujer de 20 años de edad G1P1001 acude a la clínica para su exploración anual. Niega antecedentes médicos o quirúrgicos significativos. Su embarazo, que ocurrió 1 año antes, no tuvo complicación alguna, además de diabetes gestacional. Presenta antecedentes familiares de diabetes tipo 2 e hipertensión. A la exploración física se nota que su IMC es de 32, y presenta decoloración aterciopelada gris pardo en el cuello y alrededor de la vulva. Su exploración es normal desde otros puntos de vista. Estos datos llevan a agregar ¿qué prueba de mantenimiento en su atención de la salud?

a. Glucosa en ayuno

b. Biopsia vulvar

c. Prueba de Papanicolaou

d. Detección de colesterol

e. Mamografía

89. Una mujer de 27 años de edad G1P1001 acude a consultorio 8 meses después de un parto vaginal sin complicaciones de un neonato masculino saludable. Ella y su esposo han intentado concebir un segundo embarazo durante 3 meses, pero no ha tenido éxito y está muy ansiosa al respecto. Después del interrogatorio exhaustivo se encuentra que aún amamanta a su recién nacido de manera sistemática y no ha menstruado. Al asumir que no ha ovulado, ¿cuál es la posible causa de los datos que presenta?

a. Supresión de la hipófisis anterior por hormonas tiroideas

b. Regeneración endometrial anormal que causa fracaso de la implantación

c. Inhibición inducida de la secreción pulsátil de GnRH hipotalámica por la prolactina

d. Disminución de la movilidad tubárica por inflamación subclínica después del parto vaginal

e. Disminución patológica de la cifra de espermatozoides del compañero masculino

90. Una mujer de 24 años de edad G3P3003 acude al consultorio y solicita la mejor anticoncepción de que se disponga. Ha tenido tres partos vaginales sin complicaciones y no presenta trastornos médicos crónicos. Acepta tomar una píldora diaria y declara que es "muy responsable". ¿Cuál de los siguientes métodos tiene la eficacia real más alta para prevenir el embarazo?

a. Coito interrumpido

b. Píldora anticonceptiva oral combinada

c. Diafragma
d. Píldora de solo progesterona
e. DIU

91. En fecha reciente una paciente de 35 años de edad atendida en los últimos 5 años en el servicio recibió una prescripción de píldoras anticonceptivas de solo progestágeno, dado su antecedente de fumar una cajetilla de cigarrillos al día por casi 20 años. Todos los siguientes son mecanismos de acción de los métodos anticonceptivos de solo progestágeno, excepto:

a. Supresión de la ovulación
b. Espesamiento del moco cervical
c. Hacer al endometrio inadecuado para la implantación
d. Inhibición de la movilidad espermática
e. Estimulación de la regresión del cuerpo lúteo

92. Una mujer de 33 años de edad G2P1001 acude al consultorio a las 15 sem de EG después del diagnóstico de trisomía 18 fetal y desea interrumpir el embarazo. Se discuten las opciones, que incluyen inducción del trabajo de aborto y dilatación y evacuación (D y E). Ella opta por la inducción. ¿Cuál es el riesgo que *no* se incluiría en el formato de consentimiento?

a. Infección
b. Hemorragia
c. Perforación uterina
d. Posible necesidad de procedimientos adicionales
e. Transfusión

93. Una adolescente de 15 años de edad acude a la clínica de planificación familiar para interrupción del embarazo. Su padre la acompaña. La ultrasonografía confirma un embarazo intrauterino de 6 sem. En fecha reciente se le diagnosticó clamidia y ya concluyó el tratamiento. Sus antecedentes médicos son significativos por lupus eritematoso sistémico, por el que está tomando prednisona a diario. Ella desea un medicamento para el aborto. ¿Cuál es una contraindicación del aborto con medicamento?

a. Edad menor de 18 años
b. Edad de gestación menor de 8 semanas
c. Uso crónico de esteroides
d. Diagnóstico reciente de clamidia
e. Embarazo en la adolescencia

94. Dos semanas antes un médico del servicio realizó un aborto farmacológico a una mujer de 26 años de edad G1P0 con 6 sem de gestación. Ahora acude para su cita de seguimiento e informa que ha tenido una hemorragia leve en los primeros días que siguieron al procedimiento y desde entonces ninguna. En la exploración se encuentra febril y con abdomen indoloro. Presenta sangre escasa en la cúpula vaginal, cérvix cerrado y útero no hipersensible. Una ultrasonografía transvaginal muestra un saco gestacional. La paciente está sana, pero toma hierro por anemia crónica con un hematocrito de 29%. ¿Cuál es el siguiente mejor paso por seguir?

a. Repetir la dosis de misoprostol
b. Repetir la dosis de mifepristona
c. Ultrasonografía seriada
d. Realizar D y L
e. Realizar D y E

95. ¿Cuál de las siguientes *no* es una causa importante de infertilidad?
a. SOP
b. Endometriosis
c. EIP y adherencias pélvicas
d. Fibromas uterinos
e. Edad materna avanzada

96. ¿Cuál de los siguientes es causa potencial del factor masculino de infertilidad?
a. Uso de esteroides anabólicos
b. Disfunción eréctil
c. Varicocele
d. a y c
e. Todos los anteriores

97. Una mujer de 20 años de edad G1 a las 34 sem 0 d se somete a inducción por preeclampsia grave. Recibe 2 g/h de sulfato de magnesio IV para profilaxis de las convulsiones. En la cuarta hora de su inducción del trabajo de parto experimenta una convulsión tonicoclónica que dura alrededor de 2 min. Después de asegurar la permeabilidad de su vía aérea, ventilación y circulación intactas y normales, el siguiente paso del tratamiento es:
a. Administrar hidralazina, 5 mg IV en carga súbita
b. Extraer de inmediato al bebé por cesárea
c. Interrumpir la administración de magnesio y cambiar a fenitoína
d. Nueva carga de sulfato de magnesio de 2 g IV
e. Administrar 40 mg IV de furosemida

98. Como parte de la atención prenatal sistemática hay una serie de pruebas que se ofrecen durante el embarazo. Por lo general se delinean en el trimestre en que se solicitan. ¿Cuál de las siguientes pruebas se solicita de manera sistemática en el segundo trimestre?
a. EGB
b. Hematocrito
c. Amniocentesis
d. Ultrasonografía transvaginal para fechado
e. Prueba de cristalización en helecho

99. ¿Cuáles son los tratamientos potenciales de la infertilidad no explicada?
a. Inducción de ovulación con citrato de clomifeno e inseminación intrauterina

b. Inducción de ovulación con gonadotropinas inyectables e inseminación intrauterina

c. FIV

d. Tratamiento expectante

e. Todos los anteriores

100. Una mujer de 28 años de edad G2P1 acude las 30 sem EG a la clínica para
una consulta obstétrica sistemática. Se le diagnosticó diabetes gestacional 4 sem antes e inició dieta para diabetes y un esquema de ejercicio.
Cumplió con las recomendaciones, determinó su glucemia cuatro veces
al día y registró los resultados en la última semana. Su cifra de glucemia
en ayuno promedio es de 84 mg/dL y las posprandiales de 1 h después
de las tres comidas van de 135 a 165 mg/dL. ¿Cuál es el siguiente mejor
paso para el tratamiento de esta paciente?

a. Continuar la dieta para diabetes más ejercicio

b. Iniciar insulina lispro y protamina neutra de Hagedorn (NPH) por la
mañana y lispro en la cena

c. Iniciar insulina lispro en la mañana y lispro y NPH en la cena

d. Iniciar metformina oral, 500 mg al día

e. Iniciar NPH en la mañana y NPH en la cena

101. Con base en la clasificación de ISSVD del 2015 de las lesiones intraepiteliales escamosas de la vulva, la NIV se divide en tres categorías. ¿Cuál de
las siguientes son las correctas?

a. NIV 1, NIV 2 y NIV 3

b. Lesión intraepitelial escamosa de bajo grado (LIEBG) vulvar, LIEAG
vulvar y NIV de tipo diferenciado

c. NIV de tipo habitual, diferenciado e indiferenciado

d. VPH de bajo riesgo, VPH de alto riesgo y NIV no relacionada con VPH

e. NIV benigna, premaligna y maligna

102. Una paciente de 24 años de edad G1P0 acude a las 25 sem EG para una
consulta sistemática. Tiene actividad sexual con su novio de 4 años de
duración. Su IMC es de 29. La exploración física es, desde otros puntos
de vista, irrelevante. Se sorprende cuando se le dice que tuvo un resultado positivo de diabetes. No tiene seguro y antes del embarazo solo
había utilizado el servicio Student Health para enfermedades agudas,
pero nunca se le dijo antes que tuviera diabetes. ¿Cuál de los siguientes
es el diagnóstico más probable y la causa de su diabetes?

a. Diabetes mellitus tipo 2, destrucción autoinmunitaria de las células
de los islotes β

b. Diabetes mellitus tipo 1, aumento de la cifra de progesterona

c. Diabetes gestacional, somatomamotropina coriónica humana

d. Diabetes mellitus tipo 1, resistencia periférica previa a la insulina

e. Diabetes gestacional, infección adquirida de manera reciente por HCV

103. Con base en el conocimiento actual de la enfermedad de Paget de la
vulva, todos los siguientes enunciados son válidos, excepto:

a. Casi siempre se observa en mujeres caucásicas en la posmenopausia
b. Se puede presentar con un adenocarcinoma concomitante
c. Las recurrencias se pueden tratar por ablación con láser CO_2
d. El riesgo de carcinoma de células escamosas invasor es de alrededor de 5%
e. Se puede presentar con prurito vulvar crónico, lesiones aterciopeladas rojas y placas blancas

104. Una mujer de 76 años de edad G0 con obesidad mórbida, lupus eritematoso sistémico e insuficiencia renal acude a la clínica con prurito vulvar persistente en la misma localización durante varios años. Ha usado múltiples fármacos antimicóticos y cremas de esteroides en el transcurso de los años, pero aún presenta prurito persistente. Dados sus antecedentes se hace una biopsia vulvar que muestra un cáncer vulvar invasor superficial. Ella desea saber cómo ocurrió esto. Todos los siguientes son factores de riesgo de cáncer vulvar, excepto:
a. LIEAG vulvar
b. Tipos de VPH oncogénicos
c. Liquen escleroso
d. Cáncer de mama
e. Tabaquismo de cigarrillos

105. Una mujer de 23 años de edad G0, que nunca se hizo Papanicolaou o exploración ginecológica, acude al consultorio para iniciar píldoras anticonceptivas. Expresa que sus periodos son regulares pero cuantiosos y duran 7 días, con cólicos terribles. Ha tenido actividad sexual en los últimos 2 años con tres diferentes compañeros. Utiliza condones la mayor parte de las veces. Se hace una exploración, incluidas pruebas de ITS y Papanicolaou, y se prescriben píldoras anticonceptivas orales como prueba. Sus resultados de ITS son negativos pero el Papanicolaou señala "células escamosas atípicas de significado indeterminado (CEACSI)" y una prueba refleja de VPH es negativa. ¿Cuál sería la recomendación ante este resultado de Papanicolaou?
a. Proceder a la colposcopia
b. Repetir el Papanicolaou en 3 meses
c. Repetir el Papanicolaou y hacer pruebas de VPH en 3 años
d. Repetir la prueba de VPH en 1 año
e. Conización del cérvix por PEEA

106. Una mujer de 38 años de edad G2P2002 acude para su valoración y prueba de Papanicolaou anuales. Sus periodos son muy leves e infrecuentes desde que le colocaron un DIU de liberación de levonorgestrel hace 3 años. En la actualidad se encuentra divorciada y cuenta con un nuevo compañero. Expresa que su último Papanicolaou fue normal hace 3 años. Su resultado de citología es "negativo para lesión intraepitelial o cáncer" (NLIC) y la prueba de VPH es positiva para el genotipo 16. ¿Qué se recomienda?

    a. Colposcopia
    b. Repetir las pruebas de Papanicolaou y VPH en 1 año
    c. Repetir la prueba de Papanicolaou en 3 meses
    d. Repetir la prueba de VPH sola en 1 año
    e. Conización del cérvix por PEEA

107. Una mujer de 28 años de edad G0 tuvo un resultado de Papanicolaou de LIEBG a los 26 años, seguido por estudio colposcópico con NIC 1. Después de 12 meses su estudio de Papanicolaou fue normal, pero la prueba de VPH fue positiva y se hizo nueva colposcopia, compatible con NIC 1. Después de 12 meses el Papanicolaou aún es normal, pero se repitió la prueba de VPH de alto riesgo y se mantiene positiva este año. En su estudio de colposcopia se visualiza una lesión levemente acetoblanca en la unión escamocilíndrica (UEC) y la biopsia tomada señala NIC 1. El estudio es satisfactorio (se observa toda la UEC) y la lesión completa. Ella está muy preocupada y le gustaría saber qué hacer. Es fumadora, pero desde otros puntos de vista está sana. ¿Qué opción *no* recomendaría para esta paciente?
    a. Repetir el Papanicolaou cada 3 meses durante 1 año
    b. Crioterapia
    c. Un procedimiento excisional (PEEA)
    d. Repetir el Papanicolaou y la prueba de VPH de nuevo en 1 año
    e. Insistir en el cese del tabaquismo

108. Una adolescente de 16 años de edad G0 es acompañada por su madre, quien solicita pruebas de ITS, revisión de un estudio de Papanicolaou y prescripción de píldoras anticonceptivas para su hija. En fecha reciente la paciente refirió a su madre que había tenido actividad sexual en los últimos 2 años. Expresa que ha usado condones la mayor parte de las veces, pero desea intentar con las píldoras para ayudar a controlar sus periodos dolorosos. Se le recomienda lo siguiente, excepto:
    a. Vacunación para VPH
    b. Pruebas de Papanicolaou en 2 años
    c. Pruebas de VIH, clamidia y gonorrea
    d. Materiales de instrucción sobre sexo seguro, anticoncepción y dismenorrea
    e. Prueba de embarazo

109. Una mujer de 73 años de edad acude con la principal manifestación de goteo vaginal sanguíneo escaso. No presenta alguna otra anomalía hemorrágica. Ha tenido pruebas de Papanicolaou regulares en toda su vida y normales, con la última a los 65 años. Después de un interrogatorio exhaustivo y exploración física, ¿qué prueba se le ordenaría como siguiente paso en la valoración de su hemorragia en la posmenopausia?
    a. Cuantificación de FSH y estradiol
    b. Ultrasonografía transvaginal
    c. CA-125
    d. Recuento hematológico completo, TP/TPT
    e. Frotis de Papanicolaou y detección de VPH

110. La clasificación por etapas del cáncer endometrial en general abarca ¿cuáles de los siguientes?

a. Clasificación clínica por etapas con exploración física, pielografía, radiografía de tórax y anoscopia

b. Clasificación clínica por etapas con exploración física, pielografía, radiografía de tórax y tomografía computada

c. Clasificación quirúrgica por etapas con histerectomía total, SOB, lavados pélvicos y posible linfadenectomía pélvica y paraaórtica

d. Clasificación quirúrgica con histerectomía total, SOB, ganglios pélvicos, lavados pélvicos y omentectomía

e. Clasificación quirúrgica con solo histerectomía

111. ¿Cuál de los siguientes *no* es un factor de protección contra la aparición de cáncer endometrial?

a. Paridad

b. Tabaquismo

c. Actividad física

d. Uso de anticonceptivos orales

e. Uso de tamoxifeno

112. ¿Cuál de los siguientes es el cáncer ginecológico de diagnóstico más frecuente en Estados Unidos?

a. Endometrial

b. Cervical

c. Ovárico

d. De trompa de Falopio

e. Vulvar

113. Una mujer de 22 años de edad G0 acude para exploración sistemática. No tiene manifestaciones. Su UPM fue hace 3 sem, normal. A la exploración ginecológica se detecta una gran masa móvil en el cuadrante inferior derecho. Su prueba de embarazo en orina es negativa. La ultrasonografía pélvica muestra una masa ovárica derecha de 8 cm, quística con un componente sólido focal, calcificaciones y dientes. ¿Cuál es el siguiente paso en el tratamiento?

a. Repetir la ultrasonografía en 6 semanas

b. Laparotomía exploratoria, HT/SOB

c. Cistectomía ovárica derecha

d. Exéresis del ovario y la trompa de Falopio derechos

e. Expectante

114. Una mujer de 37 años de edad G2P2 informa menstruaciones irregulares, dolor pélvico intermitente y un reciente aumento del vello facial y corporal. A la exploración física presenta acné, pelo facial y una tumoración anexial izquierda de 10 cm. La ultrasonografía pélvica confirma una masa sólida lobulada de 10 cm que surge del ovario izquierdo. ¿Cuál de las siguientes concentraciones séricas con toda probabilidad estará elevada?

a. LDH
b. Estradiol y FSH
c. Testosterona y androstendiona
d. AFP
e. Ca-125

115. Una mujer de 20 años de edad acude al departamento de urgencias por hemorragia uterina anormal de nuevo inicio. Se detecta que está embarazada, con una cifra β-hCG de 300 000 mUI/mL sérica. Tanto su frecuencia cardiaca como la presión arterial están elevadas. A la exploración física se palpa el útero cerca del ombligo, en tanto por su UPM correspondería a cerca de 8 sem de gestación. Por ultrasonografía hay una cantidad importante de material de aspecto vesicular sin feto identificable. ¿Cuál de los siguientes *no* es parte del plan de tratamiento inicial inmediato?
a. Determinación del estado respecto del factor Rh
b. Intervención quirúrgica (legrado por aspiración)
c. Administración de metotrexato
d. Evaluación del estado tiroideo
e. Recuento hematológico completo

116. Una mujer de 25 años de edad G1P0 acude al servicio de urgencias con hemorragia vaginal. Su último periodo menstrual normal fue 6 semanas antes. Manifiesta que tiene actividad sexual con compañeros masculinos y no usa ningún método hormonal o de barrera para anticoncepción. A su arribo la temperatura es de 37 °C, presión arterial de 115/80, pulso de 75 latidos por minuto, frecuencia respiratoria de 16 ventilaciones por minuto, y tiene una saturación de oxígeno de 100% en aire ambiental. Una exploración ginecológica revela una pequeña cantidad de sangre oscura en la vagina. El orificio cervical externo parece con 1 a 2 cm de dilatación. Su útero está un tanto crecido, en anteversión y no hipersensible. Una prueba de embarazo en orina resulta positiva. Se obtiene una ultrasonografía pélvica que muestra un saco gestacional intrauterino con saco vitelino. No se observa polo fetal o movimiento cardiaco alguno. Los anexos son normales a ambos lados. ¿Cuál es el diagnóstico?
a. Aborto incompleto
b. Amenaza de aborto
c. Embarazo ectópico
d. Aborto diferido
e. Aborto inevitable

117. Una mujer de 21 años de edad se somete a histeroscopia y legrado por hemorragia uterina irregular persistente después de un parto vaginal a término hace 8 meses. Los datos histopatológicos finales del D y L son compatibles con coriocarcinoma e invasión del miometrio. La β-hCG sérica basal es de 50 000 mUI/mL. ¿Cuál de los siguientes *no* está indicado en la actualidad?

a. Estudio de imagen en busca de lesiones metastásicas distantes
b. Intervención quirúrgica con histerectomía
c. Quimioterapia
d. Vigilancia estrecha por β-hCG sérica
e. Anticoncepción confiable

118. Una mujer de 18 años de edad G1 acude al consultorio y expresa que no presentó su último periodo menstrual y tiene resultado positivo de una prueba casera de embarazo en orina. Se hace la exploración obstétrica normal inicial y se ordenan las pruebas de laboratorio prenatales básicas, así como una ultrasonografía del primer trimestre para valorar la viabilidad. El radiólogo llama para discutir los datos que muestran un saco gestacional con un feto que mide lo correspondiente para 8 sem de gestación sin latido cardiaco demostrable. La placenta está notoriamente engrosada y ecógena, más de lo que se esperaría para el primer trimestre. También hay múltiples zonas de pequeños espacios quísticos dentro de la placenta. El diagnóstico más probable y el cariotipo correspondiente son:
a. Mola completa, 46 XX
b. Mola incompleta, 46 XY
c. Mola incompleta, 69 XXY
d. Mola completa, 69 XXX
e. Mola incompleta, 69 XYY

119. Una mujer de 33 años de edad G2P1 acude al consultorio con manifestación de secreción por el pezón. Declara que tiene el color de la leche, proviene de ambas mamas y se presenta incluso cuando no se oprime. Se hace una exploración mamaria y se obtiene secreción lechosa de ambas mamas por compresión. Se diagnostica galactorrea. ¿Qué afección *no* se relaciona con galactorrea?
a. Embarazo
b. Absceso de mama
c. Adenoma hipofisario
d. Medicamentos psicotrópicos
e. Hipotiroidismo

120. Una mujer de 42 años de edad G1P1 acude al consultorio con manifestación de secreción sanguinolenta por el pezón. Se somete a exéresis del conducto afectado por un papiloma intraductal. En el estudio histopatológico también se señala un carcinoma lobulillar *in situ*. ¿Cuál de las siguientes declaraciones acerca de este diagnóstico *no* es real?
a. Se considera al CLIS una lesión premaligna (no un cáncer verdadero en sí) porque indica riesgo subsiguiente de cáncer de mama
b. No es palpable o visible por mamografía
c. El tratamiento recomendable es de vigilancia; sin embargo, los reguladores selectivos del receptor de estrógenos pueden disminuir el riesgo de un cáncer invasor subsecuente
d. Los cánceres subsiguientes siempre son del mismo lado que el CLIS

  e. Los cánceres subsecuentes pueden ser intraductales, ductales invasores o carcinoma lobulillar

121.¿Cuál de las siguientes sería lo más tranquilizante cuando se valora un trazo de la frecuencia cardiaca fetal?
  a. Frecuencia cardiaca fetal de 140 con variabilidad notoria
  b. Frecuencia cardiaca fetal de 100 con variabilidad mínima
  c. Frecuencia cardiaca fetal de 150 con variabilidad moderada
  d. Frecuencia cardiaca fetal de 90 con ausencia de variabilidad
  e. Frecuencia cardiaca fetal de 190 con variabilidad moderada

122. Una mujer de 30 años de edad G2P1 y 30 semanas de gestación se transporta al departamento de urgencias (DU) por ambulancia después de un AVM. El accidente involucró a la paciente que manejaba su automóvil a casi 60 km/h, cuando fue golpeada en el lado del conductor por otro que circulaba a 45 km/h. Tuvo restricción por su cinturón de seguridad y se desplegó su bolsa de aire. Fue encontrada en el lugar del accidente por los paramédicos despierta, alerta, orientada a pesar de dolor pélvico significativo, con equimosis en el abdomen por el cinturón de seguridad y unas cuantas laceraciones menores. Se encuentra afebril, TA 120/70 mm Hg, FC 120 latidos por minuto, saturación de oxígeno arterial de 100% y RR de 18/min. El equipo de obstetricia arribó al DU e inició la vigilancia fetal externa continua por medios electrónicos. Se nota que presenta contracciones cada 2 min, y la frecuencia cardiaca fetal es de 110 latidos por minuto con desaceleraciones tardías en cada contracción. Los paramédicos informan que no notaron alguna hemorragia vaginal. En EEE el cérvix parece cerrado, sin observarse sangre en la cúpula vaginal. En la ultrasonografía al lado de la cama parece haber un ILA normal y una placenta anterior de inserción baja, con una pequeña colección de líquido retroplacentaria. ¿Cuál es la causa más probable de las desaceleraciones tardías en el registro fetal continuo por medios electrónicos?
  a. Comprensión del cordón umbilical
  b. Trabajo de parto pretérmino
  c. Desprendimiento prematuro de placenta normoinserta sellado
  d. Compresión de la cabeza fetal
  e. Placenta previa

123. Una mujer latina de 25 años de edad G2P1 con 36 sem de gestación y por ultrasonografía de 24 sem acude al servicio de trabajo de parto y parto por contracciones uterinas dolorosas cada 2 a 4 min en la última hora. Inició sus cuidados prenatales de manera tardía y tuvo su primera ultrasonografía a las 28 sem de gestación. En esa ocasión se notó líquido normal y crecimiento normal sin anomalías, así como una placenta anterior, con inserción velamentosa posterior del cordón. Cuando se usó Doppler durante la ultrasonografía, se notó que parecía haber vasos sanguíneos que cruzaban el orificio interno o conectaban la inserción velamentosa del cordón posterior. Después de su última ultrasonografía la paciente se perdió en el seguimiento hasta que se presentó este día. Niega cualquier escape de líquido o hemorragia vaginal. En la EVE el cérvix tiene 6 cm de dilatación/90% de borramiento/con el feto a una altura de 0. El trazo de la FCF es reactivo, sin desaceleraciones. ¿Cuál de los siguientes es el plan de nacimiento más apropiado para esta paciente?

a. Tratamiento expectante, parto vaginal
b. Rotura artificial de las membranas con colocación de IUPC, parto vaginal
c. Cesárea urgente
d. Conducción con oxitocina
e. Ninguno de los anteriores

124. En las pruebas genéticas prenatales, ¿cuál de los siguientes *no* es un rasgo que suela buscarse en pacientes de poblaciones de alto riesgo?

a. Drepanocitemia
b. Fibrosis quística
c. Talasemia
d. Síndrome de Prader-Willi
e. Síndrome de Tay-Sachs

125. Una mujer afroamericana de 38 años de edad G1P0 acude a la sala de trabajo de parto y parto (TP y P) a las 34 sem manifestando contracciones uterinas dolorosas en las últimas 2 h. Niega escape de líquidos o secreción vaginales. Informa hemorragia vaginal que inició 30 min antes. No presenta historial médico pasado (HMP) significativa, pero tiene el antecedente quirúrgico de miomectomía abdominal en la que se le extirpó un gran fibroma anterior. Por el informe quirúrgico se ingresó a la cavidad endometrial para retirar el fibroma. A la exploración se encuentra afebril, con signos vitales estables. Por ultrasonografía el feto se encuentra en presentación de vértice, con ILA normal, sin datos de coágulo retroplacentario y con una placenta posterior. En la EEE tiene cerca de 100 mL de sangre rojo brillante en la cúpula vaginal, sin acumulación o cristalización en helecho. La prueba de nitrazina es positiva. Su cérvix parece tener alrededor de 3 cm de dilatación. En el trazo de la FCF, los TCF son de 120 a 129 con deceleraciones variables moderadas hasta 60 a 69 en cada contracción; por tocometría parece con contracciones cada 2 a 4 min. ¿Cuál de las siguientes es la etiología más probable de la hemorragia preparto en esta circunstancia clínica?

a. RPDMP
b. Rotura uterina
c. Laceración cervical
d. Placenta previa
e. Vasos previos

126. Una mujer asiática de 34 años de edad G4P3003 acude para valoración en la sala de partos a las 34 sem de gestación por hematuria, disuria y contracciones ocasionales desde hace 1 semana. También notó alguna pérdida sanguínea vaginal escasa, ocasional, en los últimos 3 d. Niega

escape de líquido o secreción alguno. Niega dolor dorsal o del flanco, pero tiene algo de molestia suprapúbica. Se realizó una ultrasonografía a las 18 sem para valoración anatómica, donde se observó que el feto era normal con ILA también normal y una placenta previa completa anterior. No tiene HMP significativo. Presenta el antecedente quirúrgico de tres cesáreas previas a término. La primera fue hace 8 años en China por una presentación pélvica a término. Debido a su situación social no ha podido programar una ultrasonografía repetida a las 30 semanas, como se le recomendó en el momento de la ultrasonografía de valoración anatómica. No ha presentado coito reciente. ¿Cuál de las siguientes *no* es una prueba apropiada inicial para determinar la etiología de la hematuria de esta paciente?

a. Análisis de orina
b. Urocultivo
c. EEE
d. TC de abdomen y pelvis
e. Ultrasonografía abdominal del útero

127. Una mujer de 33 años de edad G7P1224 acude a las 34 semanas y 1 d de gestación con el antecedente de parto pretérmino a las 35 sem de gemelos diamnióticos-dicoriónicos, y uno a las 33 semanas de un solo producto con RPDMP, por inicio súbito de hemorragia vaginal y dolor abdominal. Sus antecedentes médicos son significativos por apéndice roto que requirió intervención quirúrgica de urgencia a los 19 años de edad. Su historia social es compleja. Vive con su madre y hermana mayor en un departamento de dos recámaras con sus cuatro hijos. No trabaja fuera de casa y fuma media cajetilla de cigarrillos al día. Toma metadona por el antecedente de uso de heroína. Sus medicamentos actuales incluyen metadona, vitaminas prenatales y complementos de hierro. ¿Cuál de los siguientes no tiene relación con el riesgo de parto pretérmino?

a. Estado socioeconómico
b. RPDMP
c. Desprendimiento prematuro de placenta normoinserta
d. Edad
e. IMC de 18

128. La siguiente paciente es una mujer de 62 años de edad G2P2 con LIEAG vulvar comprobado por biopsia, que acude para hablar de los resultados. Mientras se le asesora, se explican los factores de riesgo de aparición de la neoplasia intraepitelial vulvar, que incluyen:

a. Inmunosupresión
b. Tabaquismo
c. Infección por VPH de alto riesgo
d. Etnicidad asiática
e. a, b y c

1. c (capítulo 31)

La enfermedad trofoblástica gestacional (ETG) persistente metastásica con suma frecuencia (90%) se presenta después de la evacuación de un embarazo molar dada la persistencia de la concentración elevada de β-hCG y las metástasis. Los antecedentes de esta paciente son compatibles con un legrado por aspiración realizado 1 año antes, tal vez por embarazo molar. La mayoría de las pacientes con ETG persistente presentará enfermedad localizada dentro del útero (por lo general debida a una mola invasora), pero rara vez presentará metástasis. Los focos de metástasis se relacionan más con el coriocarcinoma que con el embarazo molar invasor. Los síntomas de esta paciente quizá se deben a la diseminación a los pulmones, el sitio más común de metástasis. El cerebro, el hígado, el intestino, el riñón y la vagina son otros sitios potenciales de metástasis. El esputo sanguinolento y la cifra alta de β-hCG no se vinculan con un embarazo ectópico.

2. a (capítulo 17)

El hallazgo histopatológico de células plasmáticas en el estroma endometrial es índice de endometritis crónica. A menudo se visualizan por histopatología células de inflamación tanto aguda como crónica. La endometritis crónica suele ser asintomática, pero también vincularse con infertilidad. Las mujeres con síntomas suelen acudir con hemorragia uterina anormal (HUA) y dolor abdominal bajo o cólicos. La doxiciclina es el tratamiento ideal.

b. La inserción de un sistema intrauterino de liberación de levonorgestrel (LNG-IUS) no constituye un tratamiento para la endometritis crónica. Se puede usar en mujeres con hiperplasia endometrial, cuyos datos histopatológicos incluyen proliferación de las glándulas del estroma y un aumento del cociente glándula:estroma. Otros usos no anticonceptivos de LNG-IUS abarcan el tratamiento de la dismenorrea, el dolor pélvico y la menorragia.

c. La histeroscopia es un método de acceso quirúrgico mínimamente invasivo que se puede utilizar para observar el interior de la cavidad endometrial. Es útil para la evaluación y el tratamiento de diversas afecciones, incluidos HUA, pólipos, fibromas, anomalías de los conductos de Müller e infertilidad. En este caso, la paciente ya se sometió a una ultrasonografía pélvica y una biopsia endometrial. No se requieren más estudios porque ya se hizo el diagnóstico de endometritis crónica.

d. La endometritis crónica no es indicación de histerectomía.

e. La cefoxitina suele usarse en el tratamiento de la endometritis puerperal.

3. c (capítulo 7)

Hay preocupación por una hemólisis fetal cuando se identifica un título de

993

1:16 o mayor. Una vez diagnosticada la sensibilización Rh, deben revisarse sus títulos cada 4 sem. Se debería empezar con pruebas fetales entre las 16 y 20 sem de gestación cuando el título alcanza 1:16. Las pruebas solían hacerse por amniocentesis seriada, y se analizaba el líquido amniótico por espectrofotometría, que mide la absorción de luz (DOD_{450}) por la bilirrubina, la cual se acumula en el líquido amniótico conforme aumenta la hemólisis fetal. Las gráficas se trazaban sobre una curva de Liley (fig. 7-5) para predecir la gravedad de la afección. Las células fetales obtenidas por amniocentesis también pueden analizarse en cuanto al factor Rh. Si resulta negativo, ya no es preocupación la incompatibilidad en ese embarazo. Durante la última década, la anemia fetal en el contexto de la aloinmunización se detecta mediante estudios Doppler de la arteria cerebral media (ACM). En presencia de anemia fetal, se deriva sangre hacia el cerebro y la velocidad del flujo sanguíneo es más rápida. Así, en una medición Doppler de la ACM lo que se indaga es la velocidad sistólica máxima. Cuando rebasa 1.55 múltiplos de la media, la preocupación por una anemia fetal es alta y se procede a tomar una muestra de sangre umbilical percutánea (TPMSU). Puede realizarse una transfusión sanguínea fetal si se confirma la anemia.

a, b. Describen títulos que no señalan la concentración. Con títulos de 1:4 y 1:8 la paciente puede continuar bajo vigilancia, pero no requiere más intervención hasta que alcance uno de 1:16.

d, e. Ambos títulos justifican mayores pruebas Doppler de ACM, pero no son las opciones de respuesta más baja disponibles en estas circunstancias.

4.   d (capítulo 32)

Muchos temores de las pacientes respecto al cáncer mamario pueden resolverse mediante asesoramiento y una charla sobre los factores de riesgo. Se dispone de orientación genética y referencia a un centro de atención de padecimientos mamarios para quienes requieren tranquilidad adicional y las pacientes de alto riesgo. Las recomendaciones para la detección del cáncer mamario varían ligeramente entre las diversas organizaciones sanitarias nacionales importantes. En el American College of Obstetricians and Gynecologists (ACOG) y la American Cancer Society (ACS) se concuerda recomendar la vigilancia por autoexploración mamaria a las mujeres en edades entre 20 y 39 años, junto con una exploración clínica mamaria (ECM) cada 1 a 3 años. Una paciente podría realizarse autoexploraciones mamarias si lo decide. Si se palpa una masa o rebasa los 40 años de edad, ya es candidata para estudios de imagen. En las mujeres con alto riesgo se incluye IRM a la mamografía de detección cada año a partir de los 40. Sin embargo, ella no está en la categoría de alto riesgo según sus antecedentes. Los grupos de alto riesgo incluyen mujeres con una mutación conocida de los genes *BRCA1* o *BRCA2* que presentan un familiar de primer grado con cualquiera de las mutaciones, y son de alto riesgo con base en la aplicación de una herramienta de valoración de riesgo validada, las cuales se sometieron a radiación de tórax entre los 10 y 30 años, o presentan un síndrome hereditario relacionado con el diagnóstico de cánceres múltiples (p. ej., el de Lynch). Estas mujeres deben empezar la detección a los 30 años o de 5 a 10 antes del diagnóstico más temprano de cáncer mamario familiar. Se usa ultrasonografía para la valoración de datos mamográficos inciertos, quistes, en mujeres menores de 40 años, aquellas con tejido mamario denso, y como herramienta para guiar la aguja para las biopsias.

5. c (capítulo 3)

La detección sérica materna es tanto para aneuploidías como las trisomías 21, 18 o 13 y defectos del tubo neural mediante la cuantificación de fetoproteína α sérica materna (AFPSM). Cabe mencionar que una cifra elevada de AFPSM también es útil para la detección de defectos de la pared abdominal fetal. El síndrome de X Frágil es un trastorno ligado a X cuya etiología es tener más de una repetición de triplete. Los portadores suelen presentar una premutación con 40 a 49 repeticiones de tripletes, que entonces se pueden expandir hasta una mutación completa. Puesto que el síndrome es ligado a X, las mujeres suelen afectarse solo en forma leve, pero se han identificado algunas con discapacidades cognitivas relacionadas con la mutación de X Frágil. No se hace detección de X Frágil mediante pruebas séricas maternas.

6. b (capítulo 24)

Un antecedente de tromboembolia venosa (TVP y EP) es contraindicación absoluta del uso de anticonceptivos orales combinados y otras incluyen el antecedente de arteriopatía coronaria, accidente cerebrovascular y cáncer mamario, endometrial u otro dependiente de estrógenos. Los tumores hepáticos benignos o malignos, la cirrosis grave y la hipertensión no estabilizada también son contraindicaciones absolutas del uso de píldoras anticonceptivas orales (PAO) combinados. Todas las demás causas enlistadas son contraindicaciones relativas. La migraña sin aura, en lugar de las cefaleas tensionales, es una contraindicación relativa de su uso. La migraña con afección vascular o aura visual, en general se considera contraindicación absoluta de los PAO combinados. Las mujeres mayores de 35 años de edad que fuman más de 15 cigarrillos al día no deben usar PAO. La anticoncepción con progestágeno sólo sería aceptable en esta paciente. Sin embargo, lo mejor sería un método de anticoncepción reversible de acción prolongada (ARAP) o uno permanente en una paciente con estos antecedentes. En general, se pueden usar los PAO combinados en mujeres con hipertensión bien estabilizada, diabetes no complicada y depresión.

7. a (capítulo 4)

La hipotensión materna secundaria a una disminución de la resistencia vascular sistémica es una complicación que se relaciona tanto con la anestesia epidural como con la raquídea, si bien es bastante más frecuente con la primera. En casos graves puede llevar a una disminución de la perfusión placentaria y deceleraciones de la frecuencia cardiaca fetal, o incluso bradicardia. En ocasiones, cuando el anestésico alcanza la inervación del diafragma, puede producir depresión respiratoria materna, en contraposición con hiperventilación. El aumento de la fortaleza de las contracciones es ajeno a la analgesia raquídea o epidural, aunque puede observase una disminución de su número con ambas. Por último, la corioamnionitis no se vincula con la anestesia raquídea o epidural, aunque hay un aumento de la fiebre materna con esta última, en particular con el transcurso del tiempo.

8. d (capítulo 4)

Todas las opciones de respuesta son signos de trabajo de parto activo, con excepción de fiebre y escalofríos, que no son normales y podrían ser índice de infección.

9. a (capítulo 8)

Hay una amplia variedad de factores de riesgo de preeclampsia, incluidos los extremos de edad materna, la nuliparidad, la hipertensión crónica, la nefropatía, la diabetes, el lupus eritematoso, la etnicidad afroamericana, el tiempo breve de cohabitación, el antecedente de preeclampsia, el embarazo molar, etc. No obstante, aunque el tabaquismo es un factor de riesgo de muchos otros problemas del embarazo, se ha vinculado con un menor riesgo de preeclampsia en varios estudios.

10. a (capítulo 25)

El aborto en el primer trimestre es muy seguro. Es importante asesorar a la paciente y a su madre sobre los posibles riesgos del procedimiento, pero se les puede tranquilizar en el sentido de que el de complicaciones graves es muy bajo. La tasa de mortalidad materna más reciente para el aborto inducido en Estados Unidos va de 0.3 por cada 100 000 abortos a las 8 sem de gestación o antes, a 6 por cada 100 000 después de las 18, en comparación con una mortalidad materna de 18.5 por cada 100 000 durante el embarazo y el parto a término. Las principales causas de mortalidad por aborto son complicaciones de hemorragia e infección, seguidas por tromboembolia (TVP y EP) y las anestésicas. En general, la morbilidad materna es la más baja si el aborto se realiza antes de las 8 sem de gestación. Menos de 0.05% de los abortos realizados en el primer trimestre concluye con complicaciones que requieren hospitalización.

11. e (capítulo 8)

En este contexto, hay dos indicaciones para el parto inmediato. El primero es la cefalea grave que no se resuelve con paracetamol. El segundo es el síndrome de hemólisis, elevación de enzimas hepáticas y plaquetopenia (HELLP), con elevación notoria de las pruebas de función hepática (PFH) y menos de 100 000 plaquetas. Aunque el tratamiento expectante de la preeclampsia severa es el estándar de atención en la mayoría de los contextos, los síntomas graves y el síndrome de HELLP son dos motivos para abandonar el tratamiento expectante. Sin embargo, aún se puede administrar betametasona ya que la inducción del trabajo de parto tal vez requiera hasta 24 h y el feto obtendrá los beneficios inmediatos de la administración de esteroides. Durante la inducción del trabajo de parto se debe estabilizar la presión arterial, comúnmente con labetalol o hidralazina IV, para mantenerla entre 140 a 150/80 a 100, a fin de disminuir al mínimo el riesgo de presiones arteriales graves, pero evitando la hipotensión. Se administrará sulfato de magnesio para la profilaxis de las convulsiones.

12. c (capítulo 6)

Este escenario describe una rotura uterina. El antecedente de cesárea es un factor de riesgo del acontecimiento. En este caso, la paciente experimentó un cambio súbito de dolor y hemorragia vaginal, seguido por un cambio en el estado fetal y en la altura de la presentación, con retroceso fuera de la pelvis. El desprendimiento prematuro de placenta normoinserta se puede presentar con datos similares de hemorragia vaginal, dolor abdominal y cambios del estado fetal; sin embargo, este escenario sugiere más una rotura uterina, dado el antecedente de cesárea. Los vasos previos se presentan con hemorragia vaginal indolora y sufrimiento fetal, a menudo precipitados por la rotura de membranas. El cordón enrollado en la nuca del feto puede causar cambios en su frecuencia cardiaca, como deceleraciones variables, pero en general no ocurre hasta que la paciente se encuentra en el segundo periodo de trabajo de parto y no tiene relación con la hemorragia vaginal.

13.   c (capítulo 6)

La valoración estándar de la rotura de membranas incluye la exploración con espéculo estéril. El hallazgo de un cúmulo de líquido en la vagina, el resultado positivo de la prueba de nitrazina y la cristalización en helecho por microscopia son diagnósticos de la rotura de membranas. La prueba AmniSure, la ultrasonografía y las de colorantes amnióticos son útiles para diagnosticar la rotura cuando los datos de la exploración con espéculo estéril estándar no son concluyentes. La amniocentesis es útil ante la preocupación de infección, que se sospecha con base en la fiebre materna, leucocitosis o hipersensibilidad abdominal.

14.   e (capítulo 26)

Todas estas opciones son para el tratamiento del dolor por endometriosis. Sin embargo, en mujeres que intentan concebir el tratamiento médico no interviene en la disminución de la infertilidad. Se cree que los implantes endometriales causan infertilidad al alterar el tejido normal, debido a la formación de adherencias, fibrosis e inflamación importante. Las adherencias y la inflamación resultantes pueden causar también distorsión de las trompas de Falopio y otras estructuras anatómicas. Se ha visto que la resección quirúrgica de los implantes endometriales aumenta la tasa de fertilidad en mujeres con las formas leve, moderada y grave de la enfermedad.

15.   b (capítulo 6)

La única opción que ha demostrado mejorar los resultados del embarazo es la betametasona. Se administra 48 h antes del parto y disminuye la morbilidad neonatal. Se pueden usar tocolíticos hasta por 48 h para administrar corticoesteroides en beneficio del bienestar fetal. Con la rotura prolongada de membranas, son estándares de atención la vigilancia intrahospitalaria y el reposo en cama, debido al riesgo de aparición de corioamnionitis, prolapso del cordón y desprendimiento prematuro de placenta normoinserta, pero no conllevan tanto beneficio como los corticoesteroides. Por último, no se recomendaría la conducción del trabajo de parto hasta después de concluir los corticoesteroides y las 34 sem de gestación, a menos que haya un trazo no alentador de la frecuencia cardiaca fetal o signos de infección del feto.

16.   d (capítulo 7)

La corioamnionitis ocurre en casi de 1 a 5% de los embarazos y en general resulta de la infección ascendente por microorganismos normalmente presentes en la flora vaginal. En ocasiones puede ser resultado de la diseminación hematógena. La edad joven, el estado socioeconómico bajo, la nuliparidad, la rotura prolongada de membranas y la infección previa en el aparato genital son todos factores de riesgo de corioamnionitis. No se relaciona con retraso del crecimiento intrauterino (RCIU).

Las respuestas b, c, d y e corresponden a problemas placentarios que pueden causar RCIU. El desarrollo vascular placentario anormal o las pérdidas de continuidad de la red vascular pueden llevar a la alteración del crecimiento del feto. El desprendimiento prematuro de placenta normoinserta crónico disminuye la superficie funcional del órgano. Se cree que la placenta previa aumenta el riesgo de RCIU porque se localiza en el segmento uterino inferior, que se considera un sitio subóptimo para el intercambio de nutrimentos. La trombosis o los infartos placentarios disminuyen el volumen funcional de la placenta y, por lo tanto, aminoran el intercambio de nutrimentos y oxígeno entre la madre y el feto. Por último, la inserción marginal del cordón se relaciona con RCIU por su formación anormal de vasos sanguíneos y un posible efecto sobre el intercambio de nutrimentos.

17. d (capítulo 7)

El polihidramnios se relaciona con la diabetes gestacional, anomalías congénitas, embarazos múltiples y defectos del tubo neural. No se encuentra polihidramnios en el síndrome de Potter. De hecho, éste se caracteriza por anhidramnios secundario a agenesia renal y, por lo tanto, una producción nula de líquido amniótico.

a. La diabetes gestacional es una causa común de polihidramnios leve, que se presenta en etapas avanzadas del embarazo.

b. Las anomalías congénitas, como la atresia esofágica u otras obstrucciones del tubo digestivo, limitan el paso de líquidos y causan polihidramnios.

d. El síndrome de transfusión intergemelar (STIG) puede causar polihidramnios en el gemelo receptor. El síndrome se presenta en embarazos monocoriónicos, donde hay conexiones vasculares entre las venas y las arterias sobre la superficie de la placenta. El feto donador desvía sangre arterial hacia el receptor a través de conexiones arteriovenosas. El gemelo receptor, por lo tanto, recibe un mayor volumen de flujo sanguíneo y, como resultado, puede desarrollar polihidramnios.

e. Los defectos del tubo neural contribuyen al polihidramnios por escape de líquido cefalorraquídeo hacia el ambiente amniótico.

18. c (capítulo 8)

La paciente ha tenido solo una cifra elevada de presión arterial y aún carece de diagnóstico, ya que para el de hipertensión gestacional se debe contar con 2 cifras de presión arterial con 6 h de intervalo. Una paciente con elevación leve de la presión arterial, asintomática, con estudios de laboratorio normales, puede regresar a casa para colectar orina de 24 h para la determinación de proteínas, una nueva toma de PA y estudios de laboratorio. En algunas instituciones la valoración inicial debe hacerse por completo intrahospitalaria. Aunque tiene un resultado negativo de proteínas en orina en tira reactiva, un porcentaje significativo de esas pacientes presentará proteinuria significativa en una colección de 24 h; por consiguiente, es importante su cuantificación. Las pacientes con hipertensión gestacional leve o preeclampsia suelen tratarse de manera expectante hasta las 37 sem, y después se interrumpe el embarazo.

19. a (capítulo 9)

Entre 1 a 12% de las embarazadas presentará diabetes gestacional, dependiendo del grupo de la población. En Estados Unidos, el rango es entre 5 y 8%. Se advierte diabetes gestacional con tasas más elevadas en mujeres de etnicidad latina, nativa estadounidense y de Asia/Islas del Pacífico. La DMG también se observa ante la edad materna creciente, obesidad, antecedentes familiares de diabetes, antecedente de un óbito fetal o el nacimiento de un bebé que al parecer pesó más de 4 000 g. En estudios adicionales se encontró que las mujeres afroamericanas presentaron tasas más elevadas de DMG en comparación con las caucásicas. Sin embargo, cuando se compararon en cuanto al índice de masa corporal (IMC) materno en estudios posteriores, se observó una escasa disparidad en la incidencia entre ambos grupos.

20. e (capítulo 9)

En general, no deben usarse fórceps o ventosas cuando se sospecha macrosomía, por el mayor riesgo de distocia de hombros, excepto en el caso de un fórceps real de salida por un trazo no alentador de la frecuencia cardiaca fetal.

a. Las pacientes con diabetes gestacional tipo A2, que por definición reciben insulina o un agente hipoglucemiante, en general se programan para inducción a las 39 sem.

b. Dado el mayor riesgo de macrosomía en las pacientes con DMG A2, por lo general se les ordena una ultrasonografía obstétrica para calcular el peso fetal entre las 34 y 37 sem de gestación.

c. Las pacientes con PFC > 4 000 g tienen mayor riesgo de distocia de hombros. Sin embargo, no se ofrece de manera sistemática una cesárea electiva hasta que el PFV > 4 500 g.

d. Al ingresar a la sala de trabajo de parto y parto se interrumpen los hipoglucemiantes de acción prolongada para vigilar en forma estrecha las cifras de glucemia. Se usan soluciones glucosadas con insulina para mantener la glucemia entre 100 y 120 mg/dL. Si aumenta por arriba de 120 mg/dL, se puede incrementar la cantidad de insulina. Si la cifra desciende entre 80 y 100 mg/dL, se puede iniciar la solución glucosada o aumentar su velocidad de administración.

21. d (capítulo 10)

Se hace un urocultivo en la primera consulta prenatal para la detección de bacteriuria asintomática, definida por la presencia de más de 100 000 unidades formadoras de colonias. La tasa de bacteriuria asintomática durante el embarazo es de aproximadamente 5% e igual para mujeres sin embarazo. No obstante, en las embarazadas hay un mayor riesgo de progreso a cistitis o pielonefritis, que conllevan morbilidad significativa. Además, la presencia de bacteriuria asintomática también aumenta el riesgo de parto pretérmino, que puede reducirse con el tratamiento apropiado.

a. También se puede hacer detección de gonorrea y clamidiosis por análisis con sonda de ADN de una muestra de orina no estéril; sin embargo, estas infecciones de transmisión sexual (ITS) no se detectan por urocultivo.

b. No hay datos para respaldar un vínculo entre la bacteriuria asintomática y la corioamnionitis o la septicemia neonatal. Durante el embarazo, se hace detección del estreptococo del grupo B entre las 35 y 37 sem, y en una mujer con resultado positivo se administra tratamiento durante el trabajo de parto con penicilina para disminuir su riesgo de corioamnionitis y septicemia neonatal.

c. Las tasas de bacteriuria asintomática son las mismas en embarazadas y en las que no lo están. El ascenso bacteriano más cuantioso en el aparato urinario se cree debido a una relajación mayor del músculo liso inducida por la progesterona y la dilatación ureteral, que llevan a un mayor riesgo de cistitis y pielonefritis, en comparación con las no embarazadas.

d. La paciente está clínicamente bien y no presenta síntomas de pielonefritis (fiebre, disuria o hipersensibilidad del ángulo costovertebral).

22.   b (capítulo 10)

Se diagnostica hepatitis B crónica con base en estudios séricos que muestran persistencia del antígeno de la hepatitis B. El embarazo en general es bien tolerado por esas mujeres y son raras la reactivación del virus o la exacerbación de la enfermedad. La placenta actúa como barrera para el virus de la hepatitis B y, como resultado, es en extremo rara la infección intrauterina resultante. El principal riesgo de esta paciente es el de transmisión vertical en el momento del parto, por la exposición a la sangre materna. Para disminuirlo, deben administrarse al neonato tanto la vacuna contra la hepatitis B (HBV) como anticuerpos contra la hepatitis B al nacer. No hay datos de que la cesárea disminuya la transmisión vertical, por lo que debe alentarse el parto vaginal. Las mujeres con cifras víricas altas de HBV pueden ser candidatas de tratamiento con antivíricos (p. ej., lamivudina) para disminuir aún más la frecuencia de la transmisión vertical.

a. Se recomendaría remitir a esta paciente a un médico especializado en hepatopatías crónicas. Puede ser candidata de PFH seriadas con base en la duración de su enfermedad y la carga vírica.

c. Se hace detección de la hepatitis B por pruebas del antígeno de superficie correspondiente. Se define al estado de portador crónico de HBV por la persistencia de HBsAg y la ausencia de anticuerpos IgG de superficie contra la hepatitis B (anti-HBs). Se diagnostica infección aguda por hepatitis B mediante la presencia de anticuerpos IgM contra el antígeno central de la hepatitis B (IgM anti-HBc), que está presente durante aproximadamente seis meses después de la infección inicial.

d. La hepatitis B crónica no se ha vinculado con malformaciones fetales porque el virus no atraviesa la placenta.

e. *Véase* la descripción de la respuesta b.

23.   a (capítulo 10)

La tríada clásica de la toxoplasmosis congénita incluye corriorretinitis, calcificaciones intracraneales e hidrocefalia. La infección congénita grave puede involucrar fiebre, convulsiones, corriorretinitis, hidro o microcefalia, hepatoesplenomegalia e ictericia.

b. Aunque puede ocurrir la transmisión vertical de la sífilis en cualquier momento del embarazo y etapa de la enfermedad, puesto que debe haber espiroquetemia para la transmisión vertical, alrededor de la mitad de las transmisiones prenatales se presenta en embarazadas con sífilis primaria y secundaria. Si no se trata la sífilis congénita temprana, pueden aparecer manifestaciones de sífilis congénita tardía, que incluyen sordera por daño del octavo par, tibias en sable, molares en mora, dientes de Hutchinson y nariz en silla de montar.

c. La infección por rubeola se puede transmitir al feto y ocasionar infección congénita por rubeola, que puede llevar al síndrome de rubeola congénita (SRC). La tasa de transmisión maternofetal es la más elevada durante el primer trimestre, así como la de anomalías congénitas vinculadas con el SRC, que comprenden sordera, cardiopatías, cataratas y retardo mental. En particular, si ocurre infección materna por rubeola durante el periodo de la organogénesis, se puede afectar cualquier órgano, aparato o sistema fetal.

d. El CMV causa infecciones intrauterinas en casi 1% de los fetos. De éstos, casi 10% presentará síntomas al nacer. Los lactantes sintomáticos pueden tener la enfermedad de inclusión citomegálica, manifiesta por un conjunto de datos que abarcan hepatomegalia, esplenomegalia, trombocitopenia, ictericia, calcificaciones cerebrales, coriorretinitis y neumonitis intersticial. Los lactantes afectados tienen una tasa de mortalidad elevada de hasta 30% y pueden desarrollar retardo mental, pérdida auditiva sensorineural y trastornos neuromusculares. Del 90% restante de lactantes asintomáticos, 15% desarrollará discapacidad tardía, en tanto que 85% no presenta secuelas de la infección.

e. La infección fetal por especies de *Listeria* causa lesiones granulomatosas diseminadas, con microabscesos, corioamnionitis y lesiones placentarias. La mortalidad total por listeriosis es de casi 25% en los casos comunicados.

24. c (capítulo 10)

En una revisión de Cochrane extensa se mostró que en mujeres con parto pretérmino previo, como ésta, la detección y el tratamiento de la vaginosis bacteriana pueden disminuir el riesgo de rotura prematura de membranas pretérmino. Algunos estudios sugieren que la detección y

el tratamiento de la vaginosis bacteriana pueden disminuir el parto pretérmino, pero no se encontró esto en el metaanálisis de Cochrane. La detección y el tratamiento de mujeres con riesgo promedio de parto pretérmino no han mostrado disminuir las tasas de parto pretérmino o RPDMP.

a. La gonorrea no tratada en el momento del parto puede llevar a la oftalmía neonatal y ceguera. En Estados Unidos esto es raro, por la detección sistemática al inicio del embarazo y la aplicación de eritromicina oftálmica profiláctica después del parto.

b. Durante el embarazo se hace detección de estreptococos del grupo B entre las 35 y 37 sem, y si se encuentra positiva en alguna paciente, se le trata durante el trabajo de parto con penicilina para disminuir su riesgo de corioamnionitis y septicemia neonatal.

d. El desprendimiento prematuro de placenta normoinserta se debe sobre todo a trastornos hipertensivos del embarazo, rotura prematura de membranas pretérmino, traumatismos y el consumo de cocaína o tabaco, entre otras causas.

e. No se ha mostrado que la vaginosis bacteriana aumente el riesgo de malformaciones congénitas. El metronidazol PO es el tratamiento recomendado durante el embarazo. En un metaanálisis no se encontraron datos de que el uso de metronidazol en el primer trimestre produjese malformaciones congénitas.

25. c (capítulo 10)

El estreptococo del grupo B (EGB) es un microorganismo patógeno importante en la septicemia neonatal, con implicaciones graves. Aunque ocurre septicemia neonatal de inicio temprano en 2 a 3 por cada 1 000 niños nacidos vivos, la tasa de mortalidad con la infección por estreptococos del grupo B va de 5 a 50%, dependiendo de la edad de gestación en el momento del parto. Para proteger a los lactantes de la infección por estreptococos del grupo B se han implementado amplios programas de detección con uso de cultivo rectovaginal respecto de la colonización por estreptococos del grupo B entre las 35 y 37 sem. En grandes estudios prospectivos se ha mostrado que estos programas de detección disminuyen la tasa de infección neonatal por estreptococos del grupo B. Las mujeres con cultivos positivos se tratan después con penicilina G IV durante el trabajo de parto. También se recomienda dicho tratamiento con base en factores de riesgo de las mujeres con un estado desconocido para el estreptococo del grupo B y uno de los siguientes factores de riesgo: edad de gestación previa a las 37 sem, rotura prematura de membranas mayor de 18 h, bacteriuria por EGB en el embarazo actual, antecedente de un lactante con enfermedad invasora por EGB o fiebre intraparto > 38 °C.

26.   a (capítulo 11)

Esta paciente quizá presenta hiperémesis gravídica de acuerdo con sus síntomas clínicos de náusea y vómito persistentes, con cetonuria y trastornos electrolíticos, que ocurre en casi 0.3 a 2% de los embarazos. Una vez diagnosticada, el propósito principal es corregir cualquier trastorno de electrolitos subyacente y el ingreso hospitalario para administración de soluciones IV y antieméticos con el fin de aliviar los síntomas. El siguiente paso sería ordenar una ultrasonografía obstétrica para confirmar un embarazo intrauterino. La hiperémesis gravídica tiene más probabilidad de presentarse en embarazos molares, cuyo tratamiento debería ser por dilatación y legrado.

b. El objetivo inicial del tratamiento de la hiperémesis gravídica es aliviar los síntomas, lo que a menudo significa la restitución de soluciones IV por la deshidratación y electrolitos IV por el vómito persistente, además de antieméticos IV. La mayoría de las pacientes mejorará con el tratamiento conservador y empezará a tolerar una dieta blanda. Está indicada la colocación de una sonda nasogástrica en casos graves refractarios a todas las intervenciones, farmacológicas y no farmacológicas.
c. El cuadro clínico de esta paciente es compatible con hiperémesis gravídica. Se encuentra afebril y no presenta síntomas en cuanto a una causa infecciosa.
d. Esta paciente tuvo una evacuación intestinal reciente y en la actualidad presenta una exploración abdominal sin datos patológicos, que es incompatible con el diagnóstico de obstrucción del intestino delgado.
e. El tratamiento inicial para hiperémesis gravídica es de alivio de los síntomas. La NTP conlleva riesgos significativos de disfunción hepática, anomalías de lípidos y septicemia, y debe evitarse durante el embarazo.

27.   b (capítulo 11)

Para disminuir al mínimo el riesgo de malformaciones congénitas, el propósito debería ser optimizar su esquema terapéutico con un plan de transición a un solo medicamento. Hay datos de que las mujeres con epilepsia presentan un mayor riesgo de malformaciones congénitas incluso sin el uso de FAE. Los datos sugieren que la monoterapia no aumenta ese riesgo basal y disminuir el esquema a un medicamento debería ser la meta para llevar al mínimo su riesgo durante el próximo embarazo. Hay datos de que con cada FAE adicional hay una mayor incidencia de malformaciones fetales.

a. Debería asesorársele para no interrumpir su medicamento anticonvulsivo, porque la pondría en riesgo de una mayor actividad ictal. Las mujeres sin convulsiones durante 2 a 5 años tal vez deseen evitar todo tratamiento, puesto que tienen una mayor probabilidad de mantenerse sin convulsiones en esas circunstancias.

c. Las mujeres con epilepsia presentan una mayor incidencia de defectos del tubo neural, incluso sin medicamento antiepiléptico. En un estudio aleatorio comparativo, los complementos de 4 mg de ácido fólico disminuyeron significativamente ese riesgo. Como resultado, debe asesorarse a las mujeres con epilepsia para tomar 4 mg de ácido fólico, no los 400 µg estándar que se aconseja tomar a toda aquella en etapa prenatal.

d. Debido a que esta paciente ha permanecido sin convulsiones durante casi 2 años, tiene una buena probabilidad de disminuir los medicamentos hasta uno solo. La monoterapia tiene las tasas más bajas de malformaciones fetales y debería constituir la meta. Aumentar simplemente el ácido fólico a 4 mg es insuficiente para aminorar su riesgo.

e. La recomendación es intentar la transición a la monoterapia, pero el ácido valproico no sería el medicamento ideal debido a sus tasas más elevadas de malformaciones fetales.

28. e (capítulo 2)

El antecedente comunicado de esta paciente de dos pérdidas gestacionales en el segundo trimestre, con parto rápido después de un leve sangrado irregular, es sugerente de incompetencia cervical, que contribuye con 15% de todas las pérdidas gestacionales del segundo trimestre. A la paciente también se le ha practicado un PEEA previo, que la ubica en un mayor riesgo de incompetencia cervical. Debe ofrecérsele un cerclaje profiláctico, que pudiera conllevar una tasa de éxito tan alta como de 90% (e). En ambas pérdidas gestacionales previas, el análisis genético del tejido fetal fue normal. La cariotipificación de la paciente y su pareja y la biopsia de vellosidades coriónicas son los primeros pasos menos apropiados (a, c). Aunque una histerosalpingografía puede revelar una anomalía uterina, no se puede hacer durante el embarazo y, por lo tanto, no será de utilidad para la paciente durante el actual (b). No hay datos de un defecto de fase lútea (d).

29. b (capítulo 1)

El tratamiento conservador, como el de elevación de extremidades inferiores y tobilleras de compresión durante el embarazo, puede ayudar a disminuir al mínimo las venas varicosas presentes y evitar que aparezcan nuevas. Si las venas varicosas no mejoran para los 6 meses posparto, puede considerarse la intervención quirúrgica, pero no constituye el tratamiento ideal. Las otras opciones de respuesta no están indicadas para el tratamiento de las venas varicosas.

30. c (capítulo 3)

La detección de la translucencia nucal (TN) fetal en el primer trimestre ofrece una valoración del riesgo de trisomías 21, 13 y 18 en etapas tempranas del embarazo, entre las 11 y 14 sem. Uno de los beneficios de esta prueba temprana es que la información se obtiene de manera precoz, y si el resultado es positivo, puede ser seguida por una prueba de diagnóstico. La BVC y la amniocentesis pueden proveer el diagnóstico de trastornos cromosómicos, pero la primera se puede hacer en etapa mucho más temprana del embarazo. Ofrecer la BVC a esta paciente es el siguiente paso más apropiado. Aunque también se podría ofrecer amniocentesis en varias semanas más como alternativa, no sería apropiado en el embarazo actual. Parece que el riesgo de pérdida gestacional puede ser un poco mayor con la BVC, por lo que algunas embarazadas decidirán esperar. La repetición de la ultrasonografía no es una opción apropiada si la región nucal del feto se observó en forma adecuada. Por último, la interrupción del embarazo sin una prueba diagnóstica definitiva cuando éste es deseado no sería el siguiente paso más apropiado.

31.   b (capítulo 11)

Esta paciente tiene un riesgo moderado de lesión cardiaca, y no está contraindicado el embarazo, siempre y cuando acuda a asesoramiento preconcepcional y sea referida a un cardiólogo a fin de dirimir la posible sustitución valvular, ya que podría disminuir el riesgo de complicaciones. En el momento de presentarse a la sala de trabajo de parto y parto, el plan más importante de tratamiento es la vigilancia estricta de líquidos con el propósito de llevar al máximo la poscarga para mantener el gasto cardiaco. El registro estricto de ingresos y egresos permitirá mantener un equilibrio adecuado de líquidos. Además, para la mayoría de las pacientes cardiópatas, el estrés del trabajo de parto y parto se reduce con un bloqueo epidural temprano, para aminorar la respuesta al dolor, y tal vez un parto vaginal asistido (con uso de fórceps o ventosa) para disminuir los efectos de la maniobra de Valsalva.
a. Esta paciente no tiene una lesión cardiaca de alto riesgo y, por lo tanto,

no se recomienda que reciba profilaxis de antibióticos contra la endocarditis bacteriana subaguda (EBA). En las guías de 2007 de la American Heart Association se señala que el parto vaginal sistemático y la cesárea no son indicaciones de profilaxis contra la EBA, que se podría considerar en aquellas con lesiones de alto riesgo (válvulas mecánicas o protésicas, lesiones cianóticas no reparadas, etc.) y una infección que podría causar bacteriemia (corioamnionitis o pielonefritis).
c. No ha habido beneficios clínicos demostrados de la cesárea en pacientes con una lesión cardiaca. Como resultado, la opción preferida es el parto vaginal para reducir el tiempo de recuperación.
d. Las pacientes con lesiones cardiacas de riesgo moderado a menudo se pueden tratar durante el trabajo de parto y parto, mediante la verificación estricta de los ingresos y egresos y vigilancia estrecha. Las pacientes con lesiones de alto riesgo o datos de compromiso cardiovascular pueden ingresarse a la UCI para una vigilancia más intensiva.
e. Para mantener un gasto cardiaco adecuado ante la estenosis aórtica, es necesaria una poscarga suficiente. La administración de furosemida disminuiría la poscarga y el gasto cardiaco, y puede precipitar un compromiso cardiovascular.

32.   a (capítulo 11)

Un conjunto de anomalías en los lactantes de mujeres que abusan del alcohol durante el embarazo se incluye en el diagnóstico del síndrome alcohólico fetal (SAF), con retardo del crecimiento, defectos en el SNC y facies anormal, y que se calcula ocurre en aproximadamente 1 en 2 000 niños nacidos vivos. El síndrome tiene un espectro de gravedad creciente en niños de mujeres que ingieren alcohol con mayor cuantía (de 2 a 5 tragos/día) durante el embarazo. Sin embargo, no hay una cantidad segura de ingestión de alcohol durante el embarazo que confiera un riesgo nulo. El diagnóstico se hace por el antecedente de abuso de alcohol por la madre, combinado con el conjunto de anomalías del neonato. Otros efectos teratógenos del alcohol incluyen a casi todo órgano, aparato o sistema. Los defectos cardiacos, en particular, se relacionan con el consumo de alcohol.

Los síntomas de abstinencia materna y neonatal, el bajo peso al nacer y el ingreso del neonato a la UCIN son todas complicaciones de la dependencia de alcohol durante el embarazo, sin embargo son autolimitadas.

33. c (capítulo 11)

No se ha mostrado que el consumo de tabaco durante el embarazo aumente las tasas de malformaciones fetales. En contraste, el consumo materno de alcohol durante el embarazo incrementa el riesgo de defectos cardiacos y SAF (retardo del crecimiento, facies anormal y efectos en el SNC).

a, b, d y e. El tabaquismo durante el embarazo se ha relacionado con un mayor riesgo de abortos espontáneos, partos pretérmino, desprendimiento prematuro de placenta normoinserta y menor peso al nacer. Además, los fetos expuestos al humo del cigarrillo dentro del útero tienen mayor riesgo del síndrome de muerte súbita del lactante y las enfermedades respiratorias de la infancia. Se ha observado un efecto de dosis-respuesta de muchas de estas consecuencias. En el Ontario Perinatal Mortality Study, las fumadoras se dividieron en aquellas con consumo de menos de una cajetilla diaria (CD) y las que fumaban más. Se encontró

un aumento de 20% en el riesgo de muerte fetal en aquellos embarazos en los que las pacientes fumaron menos de una CD y 35% de aumento en las que fumaron más.

34. c (capítulo 30)

El principal recurso del tratamiento de cáncer ovárico es la intervención quirúrgica, con clasificación completa por etapas, incluida la histerectomía total abdominal, la salpingooforectomía bilateral, la colección de lavados peritoneales, la toma de muestras de ganglios linfáticos pélvicos y paraaórticos, la omentectomía y la citorreducción de cualquier tumor visible. La paciente por lo general se somete después a quimioterapia con paclitaxel o docetaxel combinado con carboplatino o cisplatino. Para la enfermedad en etapa avanzada, si a la paciente se le ha realizado una citorreducción tumoral óptima, se recomienda una combinación de quimioterapia intravenosa e intraperitoneal.

35. e (capítulo 12)

Los lactantes que no se exponen a cantidades adecuadas de luz solar, no generarán suficientes cantidades de vitamina D si se amamantan de manera exclusiva. La leche materna sola no provee cantidades adecuadas de vitamina D (25 UI/L).

Hay informes de casos publicados sobre el raquitismo en niños amamantados en Estados Unidos. En consecuencia, en 2008 la American Academy of Pediatrics (AAP) publicó guías para la complementación de lactantes amamantados con 400 UI de vitamina D diarias, empezando en los primeros días de la vida. El riesgo también incluye a aquellos que viven en zonas muy altas, de alta contaminación o cubiertas por nubes, o aquellos que utilizan protectores solares o que tienen piel oscura.

a. La hepatitis C materna no es contraindicación de la lactancia. Si bien el virus es transmisible a través de la leche, la tasa de infección del lactante amamantado es igual que la que se observa en quienes se alimentan con biberón, por el riesgo basal de infección en el parto vaginal (4%). De manera similar, no hay contraindicación de amamantamiento en pacientes con hepatitis B activa, en tanto que sus lactantes reciban profilaxis pasiva con IgG de hepatitis B y la vacuna para profilaxis activa.

b. La mamoplastia de aumento no es contraindicación de la lactancia, si bien 65% de las mujeres a quienes se les practicó presenta lactancia insuficiente. Esto es más frecuente en aquellas con un acceso periareolar, que tiene más probabilidad de lesionar conductos y dañar el tejido mamario. Aunque algunas pacientes con antecedente de mamoplastia de aumento en un principio pueden tener un bajo aporte, no hay motivo para no intentar el amamantamiento, porque se puede tornar suficiente si se continúa la succión en forma regular.

c. La medroxiprogesterona de depósito es un método de progesterona sola compatible con la lactancia. Los métodos que pueden afectar el amamantamiento incluyen los combinados, como píldoras, anillos y parches.

d. Muchas madres jóvenes a menudo se preocupan sobre su aporte de leche durante los primeros días del amamantamiento y recurren al biberón para satisfacer a su lactante. Sin embargo, debe recordárseles que el estómago del neonato es de pequeño volumen y que requiere relativamente pequeñas cantidades al inicio. Deben alentarse los intentos continuos de succión para estimular la lactancia y, por último, asegurar un aporte adecuado en el futuro.

36.   d (capítulo 12)

La dinoprostona es un análogo sintético de la prostaglandina PGF_{2a}, que también es mediadora de la inflamación en el músculo liso bronquial, por lo que hay informes de casos de la incidencia de broncoespasmo vinculado con su uso en pacientes asmáticas. Dado que hay otras opciones farmacéuticas de fácil acceso para el tratamiento de la hemorragia posparto, incluidos oxitocina, misoprostol y metilergonovina, el consenso general es que debe evitarse la dinoprostona cuando sea posible en las pacientes con antecedente de asma.

a. Las contraindicaciones de la oxitocina en el periodo posparto inmediato son pocas. Hay informes de casos de pacientes que muestran intoxicación hídrica grave, con convulsiones y coma, en función de la lenta administración de oxitocina en solución durante un periodo de 24 h. Hay informes de muerte materna. La inyección aguda de oxitocina se considera una opción segura y a veces se usa de manera sistemática en la etapa III del trabajo de parto activo para la expulsión expedita de la placenta.

b. La metilergonovina es un alcaloide del cornezuelo de centeno que actúa estimulando la constricción de los vasos sanguíneos y la contracción del músculo liso. Con frecuencia se usa tanto para prevenir como para detener la hemorragia posparto. Dadas sus propiedades de vasoconstricción, la metilergonovina puede aumentar la presión arterial, por lo que está contraindicada en pacientes con antecedentes de hipertensión o preeclampsia.

c. En el caso de esta paciente puede haber estado contraindicado el misoprostol durante el trabajo de parto, por un mayor riesgo de rotura uterina con el antecedente de cesárea; sin embargo, en el periodo posparto este es un medicamento valioso para resolver la hemorragia posparto, que se puede administrar por vía oral, sublingual, rectal o bucal. Aunque menos eficaz que los productos inyectables, el misoprostol es un uterotónico barato, estable a largo plazo, que está ganando popularidad incluso para la prevención de la hemorragia durante la cesárea.

e. Como respuesta a, la oxitocina no está contraindicada en el tratamiento de la hemorragia posparto; no obstante, en una paciente con hemorragia aguda la administración lenta de oxitocina en solución puede ser menos eficaz que cualquiera de los métodos antes enlistados.

37.   d (capítulo 12)

La fiebre por una vacuna debería ser un diagnóstico de exclusión, que es la cuestión en este caso particular, dada la ausencia de signos y síntomas de la paciente. La fiebre leve es un efecto secundario usual de las vacunas de sarampión, la parotiditis y la rubeola, que ocurre en 1 de cada 6 personas que las reciben, de acuerdo con los Centers for Disease Control and Prevention (CDC) de Estados Unidos. Quienes las reciben pueden comunicar dolor temporal y rigidez en las articulaciones (1 de cada 4). También se puede observar un exantema, por lo general leve (1 en 20). Rara vez ocurren problemas graves y la vacuna no está contraindicada durante la lactancia.

a. La endometritis posparto es una infección bacteriana de las deciduas que puede también extenderse al miometrio, en cuyo caso se conoce como endomiometritis. Los signos y síntomas clásicos incluyen fiebre ≥ 38.0 °C, hipersensibilidad uterina y, a veces, una secreción uterina fétida. En ocasiones se encuentra un útero pastoso, que podría acompañarse de hemorragia. Aunque esta paciente tiene fiebre y su útero muestra hipersensibilidad, su fondo es firme y el grado de hipersensibilidad que manifiesta puede ser más compatible con el que se experimenta con la involución posparto normal.

b. Aunque la paciente se queja de cólicos pélvicos leves, presenta fiebre y el antecedente de uso de sonda Foley, que juntos indican una posible infección de las vías urinarias, orina sin molestias y niega urgencia alguna. Los síntomas o signos clásicos de la infección de vías urinarias incluirían disuria, hematuria y fetidez de la orina. Como las exploraciones vaginales múltiples, los sondeos durante el trabajo de parto y la obstrucción por edema periuretral pueden vincularse con infecciones de las vías urinarias, deberían formar parte del diagnóstico diferencial de la fiebre posparto.

c. La fiebre y el edema son dos de los síntomas clásicos de la trombosis venosa profunda, junto con el dolor y el eritema de la extremidad afectada. En pacientes embarazadas y con catéteres epidurales colocados, a veces inmovilizadas por periodos prolongados, los médicos deben reconocer su mayor riesgo de tromboembolia. En este caso, sin embargo, su edema es bilateral, con toda probabilidad causado por desviaciones de líquidos posparto más que por trombos bilaterales. La hipersensibilidad a la palpación de la pantorrilla de la paciente sería más predictiva de un trombo.

e. La fiebre frecuente después del inicio de la lactancia, que a menudo se vincula con ingurgitación de las mamas, es transitoria, autolimitada y suele resolverse por extracción con bomba o manual de la leche materna. Para pacientes que no planean la lactancia, se puede facilitar su supresión con un vendaje mamario. El dolor vinculado con la ingurgitación se puede aliviar con la aplicación de hielo o medicamentos antiinflamatorios no esteroides. La fiebre de origen mamario difiere de la mastitis por su ausencia de infección, manifiesta por eritema, induración y taquicardia.

38. a (capítulo 12)

En varios estudios se citó la gran multiparidad, definida como tener cinco partos, como factor de riesgo de hemorragia posparto. Si bien la paridad se puede vincular con la edad y la acumulación de trastornos comórbidos que quizá predispongan a una paciente a una hemorragia posparto, se ha mostrado que el efecto de la paridad es independiente de tales factores de confusión. Una posible causa de la hemorragia posparto en estas pacientes es su relación con partos precipitados, en los que el útero se contrae tan fuerte que se torna hipotónico en el posparto y causa hemorragia del lecho placentario.

b. La hemorragia posparto es significativamente más probable en mujeres con fibromas, ya que pueden distorsionar la arquitectura uterina e interferir con las contracciones miometriales necesarias para la prevención de la atonía y la hemorragia. El riesgo de hemorragia es mayor en casos de fibromas intramurales más grandes, localizados detrás de la placenta.

c. El peso de su bebé en este caso cumple los criterios de la macrosomía (peso al nacer de 4 000 a 4 500 g), que aumenta su riesgo de hemorragia posparto. El mecanismo de sospecha de mayor riesgo es la distensión uterina por las dimensiones del bebé y con base en la descripción de una gran expulsión de líquido, tal vez debido a un polihidramnios vinculado con una deficiente atención de la diabetes gestacional. Los embarazos múltiples también aumentarían el riesgo de hemorragia por el mismo mecanismo.

d. El segmento uterino inferior constituye la parte más delgada del miometrio, que la hace la menos contráctil. Aunque esta propiedad la convierte en la región ideal para el acceso durante una cesárea, su falta de contractilidad cuando coincide con una placenta de inserción baja conduce a la imposibilidad de constreñir en forma adecuada el lecho placentario sangrante, lo que lleva a un mayor riesgo de hemorragia posparto. En pacientes que tienen antecedente de cesárea con incisión en el segmento uterino inferior es más probable que la placenta se inserte sobre la herida, lo que también se conoce como placenta acreta, la cual lleva a un mayor riesgo de retención de productos de la concepción y hemorragia posterior.

39. c (capítulo 13)

La lesión descrita es con toda probabilidad un quiste de Naboth, una variante normal en mujeres menstruantes. Los quistes de Naboth aparecen como burbujas únicas o múltiples bajo la superficie del cérvix y a menudo son de color azul. La displasia cervical se diagnostica después de la biopsia por colposcopia de zonas que muestran puntilleo, mosaicismo o vasos atípicos. De igual forma, suele diagnosticarse cáncer cervical con la biopsia de los cambios observados por colposcopia y se confirma por la conización cervical mediante PEEA o bisturí. El riesgo del cáncer cervical es en extremo bajo a la edad de esta paciente. Solo 0.1% de todos los casos de cáncer cervical se presenta antes de los 20 años. Esto representa de 1 a 2 casos anuales por cada 1 000 000 de mujeres de 15 a 19 años. Los quistes del conducto de Bartholin se encuentran ligeramente detrás de la abertura de la vagina, a las 4 y 8 del cuadrante en el introito. Las glándulas de Bartholin producen lubricación del introito vaginal. Los quistes de las glándulas de Skene (también llamados quistes periuretrales) se localizan cerca del meato uretral, no en el cérvix. Los quistes del conducto de Gartner son quistes benignos de la vagina y se encuentran más a menudo en su parte alta. La cervicitis se presenta por lo general con secreción purulenta e hipersensibilidad al movimiento del cérvix.

40.   d (capítulo 13)

El prurito vulvar es el síntoma común de muchas enfermedades benignas y malignas de la vulva. Cuando una paciente en la posmenopausia acude con vulvodinia o prurito vulvar refractarios al tratamiento, debe hacerse una biopsia en sacabocado para identificar la lesión y guiar la opción terapéutica. En esta paciente, en que el liquen plano o escleroso es muy probable, debe hacerse una biopsia para confirmar el diagnóstico y descartar cualquier neoplasia subyacente (como NIV, cáncer de células escamosas y enfermedad de Paget), antes de iniciar el tratamiento. No está indicado el tratamiento quirúrgico en este momento de la valoración porque el liquen plano o escleroso se puede tratar con esteroides tópicos, como el clobetasol. La destrucción de la(s) lesión(es) por crioterapia nunca debe hacerse sin contar primero con un diagnóstico histopatológico.

41.   b (capítulo 13)

Los antecedentes y los datos de la paciente son patognomónicos del liquen simple crónico, con piel gruesa. El primer procedimiento sería el uso constante del esteroide tópico de alta potencia clobetasol. Debe recomendarse a la paciente continuar su uso aun cuando empiece a tener mejoría de los síntomas. Esta lesión no se relaciona con un mayor riesgo de cáncer de células escamosas y la paciente cuenta con una biopsia previa, de manera que no es necesario repetirla. No hay datos de infección actual por hongos. La mujer está en su fase reproductiva, por lo que no estaría indicada la crema de estrógenos. La evaporación con láser no es una intervención apropiada para tratar el liquen simple crónico.

42.   c (capítulo 13)

La adolescente descrita tiene antecedentes y exploración física compatibles con un himen imperforado, que es la anomalía obstructiva más frecuente del aparato reproductor femenino. El diagnóstico diferencial también incluye el tabique vaginal transverso, otra malformación obstructiva, y los tumores ováricos. Una adolescente con himen imperforado puede cursar asintomática o tener el antecedente de dolor abdominal cíclico que se presenta varios años antes de hacer el diagnóstico. Puede visualizarse un himen que sobresale de color azul a la inspección de los genitales y una vagina distendida (hematocolpos), que causa la proyección del himen imperforado al exterior. También puede tener un efecto de masa en el espacio rectal, incluida la elevación del útero distendido (hematómetra), que se puede palpar por exploración rectoabdominal o abdominal. Si la vagina se hincha sustancialmente con la sangre acumulada, la paciente quizás experimente dolor dorsal, dolor con la defecación que puede dar lugar a estreñimiento, náusea y vómito, o dificultad miccional. El tratamiento es por exéresis del himen bajo anestesia, lo cual permite que la menstruación retenida drene y que se inicien los ciclos menstruales normales. El útero con fibromas es muy poco probable en este grupo etario. Un quiste de ovario o el embarazo pueden causar una masa abdominal, pero no producirían proyección externa de la vagina. La endometriosis puede causar dolor cíclico y acíclico en las adolescentes, pero no ocasionaría una masa palpable o una vagina que sobresale.

43. d (capítulo 6)

Debe considerarse la cesárea en cualquier paciente con deceleraciones de la frecuencia cardiaca fetal repetitivas que no responden a las medidas conservadoras y se presentan lejos del parto. En el contexto del desprendimiento prematuro de placenta normoinserta, esas deceleraciones fetales pueden indicar su empeoramiento. Si bien la hemorragia vaginal es un signo clínico de esa condición, puede también presentarse una hemorragia oculta. La hemorragia vaginal y un pequeño cambio en el hematocrito no son causa de preocupación grave y recomendación de una cesárea, a menos que estén presentes otros factores mitigantes, como los cambios en el estado materno o fetal. Si el estado fetal y materno es alentador, deben obtenerse hematocritos seriados, colocar dos venoclisis periféricas y enviar una muestra para tipificación sanguínea activa y pruebas cruzadas. Debe asesorarse a esta paciente acerca de cambios de la tolerancia fetal del

trabajo de parto y las recomendaciones para la cesárea. Al transferirla al quirófano se debe repetir la exploración cervical, porque las multíparas pueden avanzar con rapidez en el trabajo de parto y entonces se podría considerar el parto vaginal. Los fetos en la variedad de posición OPD tal vez roten de manera espontánea durante el proceso del trabajo de parto. Por lo tanto, no está indicada la cesárea por tal motivo. La aplicación de un bloqueo epidural puede causar hipotensión materna, pero suele responder a la carga de líquidos, el cambio de posición o los medicamentos vasoactivos como la efedrina. Si persiste la hipotensión, además de las deceleraciones fetales deben considerarse e investigarse otras causas de hipotensión.

44. e (capítulo 14)

A diferencia de un tabique uterino, un útero bicorne no tiene relación importante con un mayor riesgo de infertilidad o pérdida gestacional recurrente. En el caso del tabique uterino, éste a menudo es avascular y, por lo tanto, un embarazo implantado tiene mayor probabilidad de aborto por la ausencia de endometrio vascularizado en el tabique. Debido a que cada cuerno del útero bicorne es más pequeño que la cavidad endometrial de tamaño normal, hay menos espacio para el crecimiento fetal. El primer trimestre transcurre sin alteración alguna en un embarazo complicado por un útero bicorne, por lo que no hay riesgo elevado de hemorragia o aborto en el primer trimestre. Sin embargo, conforme el feto crece en etapas posteriores del embarazo hay menos espacio para su crecimiento. Como resultado, se detectan más a menudo presentaciones anómalas, pérdidas gestacionales en el segundo trimestre y trabajo de parto y parto pretérmino en mujeres con útero bicorne (o unicorne). La insuficiencia cervical (IC), por otro lado, es la dilatación y el borramiento indoloros del cérvix, que suelen observarse en el segundo trimestre. La IC se vincula con el antecedente de exposición intrauterina al DES y con el de insuficiencia cervical. La IC también se relaciona con traumatismos cervicales e instrumentaciones múltiples del cérvix, como por PEEA, biopsia cuneiforme con bisturí (cono) o laceración obstétrica. La IC no es más común en mujeres con útero bicorne.

45. e (capítulo 14)

Esta paciente presenta fibromas uterinos, pero son pequeños y asintomáticos. En este momento no hay indicación de tratamiento. La ablación endometrial y la embolización de las arterias uterinas no están indicadas para estos pequeños fibromas localizados en el miometrio (intramurales), pero sin sobresalir en el endometrio (submucosos). Además, estos dos procedimientos están contraindicados en las pacientes que desean concebir en el futuro. De manera similar, si bien la resección histeroscópica es una opción terapéutica apropiada para las mujeres con fibromas submucosos, no está indicada aquí. Se ha mostrado que la resección de fibromas submucosos mejora las tasas de embarazo en las mujeres con infertilidad que los presentan. Los dispositivos intrauterinos son ARAP y no deben usarse en una paciente que planea un embarazo en el siguiente mes o dos. A veces se usa el DIU que libera levonorgestrel para tratar la dismenorrea y la menorragia vinculadas con los fibromas. No está indicado en estas circunstancias porque la paciente desea concebir en breve.

46. d (capítulo 14)

Los cambios en el ciclo menstrual son muy usuales conforme las mujeres se acercan a la edad de la menopausia (promedio de 51 años). El diagnóstico diferencial incluye cada una de las opciones. Con un miometrio normal es muy poco probable que presente fibromas como origen de su hemorragia. Los trastornos tiroideos y la perimenopausia pueden, cada uno, causar cambios en el ciclo menstrual, pero su banda endometrial engrosada indica más una causa estructural de su hemorragia. La bicapa endometrial normal de una mujer en la premenopausia por lo general mide menos de 14 mm, de acuerdo con el momento del ciclo menstrual. Con 22 mm, esta paciente presenta un revestimiento endometrial significativamente engrosado y preocupante respecto de una masa o cualquier otra anomalía estructural. La biopsia endometrial revela datos normales. Aunque es posible la neoplasia intraepitelial endometrial (NIE), la paciente no tiene factores de riesgo, como obesidad, oligomenorrea, hipertensión, diabetes y SOP. Además, la ausencia de congregación glandular y atipia citológica en la biopsia endometrial hacen que este diagnóstico sea mucho menos probable. El diagnóstico con toda seguridad es de un pólipo endometrial. En este caso se debe confirmar con una ultrasonohisterografía con solución salina o histeroscopia. Los pólipos suelen ser benignos, sin embargo pueden presentar células anormales donde se une el tallo a la pared endometrial. En consecuencia y por el hecho de que el pólipo es grande y sintomático, la recomendación es de exéresis quirúrgica.

47. a (capítulo 14)

Cualquier masa o quiste ovárico que contenga tabicaciones gruesas, nodularidad, componentes sólidos, engrosamiento de la pared o presencia de ascitis o un flujo Doppler anormal es motivo de sospecha de cáncer. Además, la paciente está en la posmenopausia, lo que la ubica en un mayor riesgo de cáncer.

Es incorrecto en este escenario una ultrasonografía de seguimiento, así como la prueba de embarazo y la colonoscopia. También se puede usar una TC del abdomen para valorar enfermedades metastásicas y linfadenopatía.

Esta paciente necesitaría dar su consentimiento para una salpingooforectomía bilateral (extirpación de ambos ovarios y trompas de Falopio), así como para la clasificación por etapas del cáncer ovárico, que incluye la colección de lavados peritoneales, la exéresis de epiplón o cualquier tumor visible, además de la toma de muestras de ganglios linfáticos pélvicos y periaórticos. El tratamiento expectante no es una opción en este contexto.

48. d (capítulo 15)

Algunas de las manifestaciones clínicas frecuentes de la endometriosis son dolor pélvico cíclico, en particular apenas antes de la menstruación, dispareunia, dismenorrea, hemorragia uterina anormal e infertilidad. Es usual detectar una tumoración anexial por exploración en las mujeres con endometriomas. Asimismo, aquellas con familiares de primer grado que presentan endometriosis tienen más probabilidad de padecerla. Las mujeres con endometriosis no tienen un riesgo elevado de cáncer endometrial.

49. b (capítulo 32)

Las mujeres con molestias mamarias, a cualquier edad, deben someterse a ECM, y si ésta y el interrogatorio lo indican, deben obtenerse imágenes mamarias para el diagnóstico con uso de ultrasonografía, mamografía o tomosíntesis digital, según la edad y la sospecha clínica. En general, aquellas menores de 30 años con una tumoración palpable deben primero valorarse por ultrasonografía. El diagnóstico más probable es de un quiste simple o un fibroadenoma. El estudio de imagen inicial para una masa palpable en mujeres ≥ 30 años debe ser una mamografía diagnóstica, a menudo seguida por ultrasonografía. De acuerdo con la sospecha clínica o la imagen inicial, puede estar indicado obtener el diagnóstico tisular. La aspiración con aguja fina y la biopsia con aguja gruesa son las técnicas más comunes, mínimamente invasivas y no onerosas. Estas técnicas se pueden guiar por palpación o la obtención de imágenes por mamografía (estereostática), ultrasonografía o IRM. Con menos frecuencia se usa la biopsia excisional para el diagnóstico histopatológico en escenarios específicos (implantes de mama, dificultad para la localización de la masa, biopsia con aguja gruesa no concluyente, características preocupantes de la imagen, etcétera).

50. b (capítulo 2)

b, c. Después de un embarazo ectópico, el riesgo de uno subsiguiente es de 10%, que aumenta a 25% después de más de uno.

a. Aunque se cree que un aumento en las ITS ha contribuido a la incidencia del embarazo ectópico, no se puede asegurar que esta paciente no podrá concebir un embarazo normal. Dado el tratamiento de una sola dosis, es más probable que presente una cervicitis por clamidia y no una enfermedad inflamatoria pélvica. Si hubiese preocupación por un antecedente de EIP o infertilidad, se puede ofrecer a la paciente una histerosalpingografía para valorar la permeabilidad tubaria.

d. Un antecedente de embarazo ectópico no excluye el uso de un DIU para la anticoncepción. De hecho, es el tipo más eficaz de anticoncepción reversible y disminuye el riesgo total de embarazos de manera significativa. Es verdad que, en el caso de un fracaso anticonceptivo, la tasa de embarazo ectópico sea tan alta como de 25 a 50%, pero el riesgo absoluto sigue siendo en exceso bajo.

e. Mientras el informe histopatológico sugiera que se extirpó tejido gestacional en el momento de la intervención quirúrgica, no hay indicación de tratamiento adicional con metotrexato.

51. c (capítulo 15)

Los AINE, los anticonceptivos hormonales (píldora, parche y anillo), los progestágenos orales e IM (medroxiprogesterona), los agonistas de GnRH, el danazol y el LNG-IUS son todos métodos médicos potencialmente eficaces para tratar el dolor pélvico y la dispareunia relacionados con la endometriosis. Las pacientes que la padecen pueden presentar depresión o ansiedad además del dolor crónico relacionado. Se pueden usar ISRS para tratar la ansiedad y la depresión, pero no específicamente para la endometriosis. Los ISRS también han mostrado eficacia para el tratamiento del SPM, el TDPM y los síntomas vasomotores de la posmenopausia (sofocos y sudores nocturnos).

52. d (capítulo 15)

La hemorragia menstrual que va en aumento o prolongada es frecuente (de 50 a 60%) en las mujeres con adenomiosis, de las cuales 30% presenta dismenorrea secundaria y alrededor de 30% cursa sin síntomas. A la exploración, el útero con adenomiosis a menudo muestra crecimiento difuso, consistencia pastosa y, tal vez, hipersensibilidad leve. Un dato de ultrasonografía clásico de la adenomiosis es una unión indefinida entre el endometrio y el miometrio. Un útero firme, crecido, con masas distintivas por ultrasonografía, es sugerente de fibromas más que de adenomiosis. Las mujeres afectadas también presentan una mayor probabilidad de fibromas o endometriosis o las dos.

53. b (capítulo 15)

La opción b es la descripción más precisa de la adenomiosis. Anteriormente, se describía como endometriosis interna, pero ya no suele usarse la nomenclatura. Las opciones describen con suma precisión a la endometriosis en a, a un leiomioma (fibroma) en c, a un endometrioma en d, y a una endometritis en e.

54. b (capítulo 16)

La paciente presenta un chancroide, una ITS causada por *Haemophilus ducreyi*, la cual a menudo es difícil de cultivar, así que el diagnóstico suele hacerse por clínica, después de descartar sífilis y herpes genital. Hay muchas opciones terapéuticas para el chancroide, incluidas 250 mg de ceftriaxona IM o azitromicina 1 g PO una vez, 500 mg PO de ciprofloxacina BID por 3 días, o 500 mg de eritromicina cada 6 h durante 7 días. El(las) pareja(s) sexual(es) debería(n) recibir también tratamiento.

a. Se usa penicilina G benzatínica para tratar las sífilis primaria, secundaria y latente temprana. La sífilis es una ITS sistémica causada por la espiroqueta *Treponema pallidum*. La lesión distintiva de la sífilis primaria se conoce como chancro, caracterizada por una úlcera no hipersensible roja, redonda y firme de 1 cm de diámetro, con bordes elevados. Suele vincularse con linfadenopatía.

c. Se puede administrar doxiciclina para tratar las clamidiosis y es una terapéutica alternativa de la sífilis primaria, secundaria o latente temprana en los pacientes alérgicos a la penicilina.

d. Se usa un esquema de 21 días de eritromicina para tratar el linfogranuloma venéreo (LGV), que es causado por *Chlamydia trachomatis* de serotipos L1, L2 o L3. La etapa primaria de la LGV se caracteriza por pápulas o úlceras poco profundas, no hipersensibles, que cicatrizan con rapidez y muchas veces pasan inadvertidas. Suele ocurrir linfadenopatía inguinal dolorosa de 2 a 6 sem después de la lesión primaria.

e. Se usa aciclovir para tratar la virosis por herpes simple (VHS). La primera crisis de herpes genital primario suele ser la más grave y se describe como un conjunto de pequeñas vesículas y úlceras dolorosas. Las lesiones por lo general son precedidas por síntomas similares a los gripales sistémicos. El diagnóstico de infección por VHS debe confirmarse mediante pruebas de laboratorio (cultivo vírico, pruebas de anticuerpos séricos contra VHS).

55. c (capítulo 16)

Existen dos pruebas serológicas no treponémicas disponibles para el diagnóstico de la sífilis: la de The Venereal Disease Research Laboratory (VDRL) y la de reagina plasmática rápida (PRRP). Pueden ocurrir resultados falsos positivos de las pruebas no treponémicas ante diversas circunstancias autoinmunitarias, otras infecciones, cáncer, embarazo y el uso de fármacos IV. Por lo tanto, un resultado positivo debe confirmarse por estudios de anticuerpos treponémicos específicos, como la prueba de absorción de anticuerpos treponémicos fluorescentes y el análisis de aglutinación de partículas de *Treponema pallidum*.

a. La prueba serológica de VDRL es otra no treponémica para la sífilis. Solo un estudio de anticuerpos treponémicos específicos puede confirmar el diagnóstico de sífilis.

b. El diagnóstico de sífilis debe confirmarse con un estudio de anticuerpos treponémicos específicos antes de iniciar el tratamiento con penicilina y el ideal de la sífilis primaria, secundaria o latente temprana es con penicilina benzatínica, 2.4 millones de unidades IM una vez.

d. El tratamiento de la sífilis se puede verificar por seguimiento de los títulos de PRRP o VDRL a los 6, 12 y 24 meses. Antes de la vigilancia con títulos debe confirmarse el diagnóstico de sífilis e iniciar el tratamiento.

e. Debe confirmarse el diagnóstico de sífilis con un estudio de anticuerpos treponémicos específicos antes de iniciar el tratamiento con penicilina, y la terapia de elección de la sífilis latente tardía o latente de duración desconocida es con 2.4 millones de unidades de penicilina benzatínica IM por semana durante 3.

56. a (capítulo 16)

En mujeres no embarazadas, sanas desde otros puntos de vista, con disuria, frecuencia urinaria o dolor suprapúbico, en ausencia de secreción vaginal, más de 90% presentará una infección de vías urinarias. En esos casos se puede iniciar el tratamiento sin estudio adicional. Para aquellas con síntomas recurrentes o frecuentes, o secreción vaginal concomitante, no es apropiado iniciar el tratamiento de una infección de vías urinarias hasta que se hayan concluido estudios adicionales. Éstos abarcarán el envío de una muestra de orina para análisis y, más importante, un urocultivo. Además, debe valorarse la secreción vaginal para descartar una ITS subyacente.

57. d (capítulo 16)

Los datos son más compatibles con verrugas genitales o condiloma acuminado. Casi 90% de las verrugas genitales es causado por los serotipos 6 y 11 de virus de papiloma humano.
a. El cáncer cervical se asocia con los serotipos 16, 18 y 31 de VPH.
b. Los datos clásicos de las lesiones genitales por VHS son grupos de pequeñas vesículas y úlceras dolorosas.
c. El molusco contagioso es causado por un virus de la familia *Poxviridae,* cuyas lesiones se describen típicamente como pequeñas pápulas abultadas de 1 a 5 mm con centro umbilicado.
e. El *Haemophilus ducreyi* causa el chancroide, que es una lesión genital ulcerada que se presenta inicialmente como pápula eritematosa y evoluciona a pústula y úlcera. La úlcera es dolorosa, con una base eritematosa y bordes irregulares bien definidos.

58. a (capítulo 3)

El cariotipo normal se obtiene en la paciente por BVC y es totalmente alentador en cuanto a aneuploidías. Sin embargo, aún requiere una prueba de detección de defectos del tubo neural, por lo que debe hacerse una de AFPSM entre las 15 y 20 sem de gestación. No necesita someterse al riesgo de una amniocentesis, a menos que la AFPSM resulte elevada. Puesto que el estudio de la anatomía en el segundo trimestre tiene una elevada sensibilidad para los defectos del tubo neural, algunos médicos han dejado de ofrecer la AFPSM, pero en la mayor parte de los casos es aún el estándar de atención. La ecocardiografía fetal es útil para descartar anomalías cardiacas del feto en mujeres con riesgo mayor (p. ej., diabetes pregestacional). No es necesario repetir la BVC. Se utiliza una cordocentesis o la toma de muestra de sangre umbilical percutánea para obtener células fetales cuando es importante obtener de inmediato el cariotipo o si es necesita saber el hematocrito fetal, como en la aloinmunización Rh.

59. d (capítulo 17)

El síndrome de Fitz-Hugh-Curtis es una perihepatitis por una EIP debida a una infección ascendente. Se vincula con infecciones por clamidias y gonorrea. Este síndrome debe sospecharse en mujeres con dolor del cuadrante superior derecho abdominal o pleurítico en el contexto de la enfermedad inflamatoria pélvica. Puede relacionarse con la elevación de las enzimas hepáticas, pero es más raro porque la inflamación suele limitarse a la cápsula hepática. La laparoscopia es el estándar ideal de diagnóstico. En la práctica, el diagnóstico suele hacerse por clínica. Si se hace laparoscopia, pueden observarse adherencias clásicas "en cuerdas de violín" entre la cápsula hepática anterior y la pared abdominal anterior o el diafragma. El tratamiento es igual que para la EIP.
a. El absceso tuboovárico (ATO) es una secuela importante de la enfermedad inflamatoria pélvica (EIP). Se calcula que de 3 a 16% de los casos de EIP avanzarán hasta ATO, cuyo diagnóstico se hace en clínica en el contexto de la EIP y la detección de una masa o plenitud anexial o del fondo de saco. En este caso no hay plenitud anexial, lo que hace menos probable un ATO.
b. Las infecciones diseminadas por gonococos se caracterizan por la

presencia de fiebre y un exantema macular eritematoso que avanza a la tenosinovitis y artritis infecciosa.

c. El síndrome de HELLP es una enfermedad específica del embarazo.

e. Aunque la sífilis secundaria puede comprometer a múltiples órganos (incluido el hígado), el cuadro clínico clásico incluye un exantema maculopapular de las palmas de las manos y las plantas de los pies.

60. a (capítulo 17)

Esta paciente presenta un síndrome de choque tóxico por estafilococos (SCT). En 1981 los CDC establecieron una definición de casos que continúa como criterio para el SCT. Para cumplir la definición de un caso confirmado, las pacientes deben presentar fiebre > 38.9 °C, hipotensión, un exantema macular eritematoso difuso, descamación y afección de al menos tres órganos, aparatos y sistemas. No se requiere el aislamiento de *Staphylococcus aureus* para el diagnóstico de SCT. De hecho, los hemocultivos suelen resultar negativos. Aunque el SCT relacionado con la menstruación ha disminuido con el paso del tiempo, el uso de tampones de gran absorbencia sigue siendo un factor de riesgo.

61. c (capítulo 17)

Debido a la elevada incidencia de cáncer cervical en las mujeres infectadas por VIH, se recomienda una detección más intensiva por los CDC. En este caso debe hacerse un frotis de Papanicolaou en la primera valoración y seis meses después. Puede continuarse con la detección anual si ambos frotis de Papanicolaou resultan normales.

a. Debe ordenarse detección del cáncer cervical cada 6 meses en las mujeres infectadas por VIH o con antecedente de infección por VPH,

neoplasia intraepitelial escamosa o enfermedad sintomática por VIH.

b. Se recomienda una detección del cáncer cervical con intervalos más estrechos en la valoración inicial.

d. Se recomienda la colposcopia sistemática para mujeres infectadas por VIH con una anomalía de la citología cervical de ASCUS o de mayor grado.

e. Las mujeres con infecciones por VIH no son elegibles para ampliar el intervalo entre las pruebas de detección de cáncer cervical hasta más de 1 año.

62. e (capítulo 18)

Muchos factores han sido motivo de hipótesis sobre su participación en el desarrollo del prolapso de órganos pélvicos (POP). La genética, el estado respecto de la menopausia y la carencia vinculada de estrógenos, la edad avanzada, los antecedentes de intervenciones quirúrgicas pélvicas (p. ej., histerectomía) y las enfermedad del tejido conectivo (p. ej., síndrome de Ehlers-Danlos) son factores de riesgo de POP. Aquellos factores que contribuyen a un estado de mayor presión intraabdominal pueden ser adicionales, como el estreñimiento crónico, la enfermedad pulmonar obstructiva crónica, la obesidad y el levantamiento de objetos pesados. La paridad también se considera un factor de riesgo para la aparición de un prolapso e incluye aspectos de la paridad, el embarazo, el trabajo de parto y el parto. La paridad creciente y el número de partos vaginales y quirúrgicos tienen todos relación con un mayor riesgo de POP. No hay datos que indiquen que la actividad sexual intervenga en el desarrollo de un prolapso.

63. a (capítulo 18)

Por procidencia se hace referencia a la eversión completa de la vagina, con o sin útero. Desde el punto de vista histórico, los defectos del piso pélvico se nombraron por el órgano que se suponía era la causa. Por ejemplo, un rectocele implica la herniación del recto hacia la vagina y un enterocele la del intestino delgado a la vagina (por lo general, advertido después de la histerectomía). Se hace referencia a un cistocele como prolapso de la vejiga hacia la vagina y por uretrocele al de la uretra hacia la vagina. Puesto que en la exploración física no se puede identificar de manera definitiva el órgano dentro de la pared vaginal con prolapso (vejiga, uretra, recto o intestino delgado), en la nomenclatura preferida actual se describe el defecto en términos más amplios, como un defecto de la pared anterior (que incluye cistoceles o uretroceles) o un defecto de la pared posterior, que incluye rectoceles y enteroceles).

64. a (capítulo 18)

El POP se considera una entidad clínica benigna y está indicado su tratamiento cuando la paciente refiere molestias. En una asintomática se puede ofrecer el tratamiento expectante o conservador. Si bien no hay datos sólidos que respalden la utilidad de los ejercicios del piso pélvico para prevenir el progreso del prolapso, hay pruebas de que pueden mejorar aspectos concomitantes como la incontinencia urinaria de esfuerzo. Asimismo, incluso una disminución leve de peso ha mostrado mejorar el prolapso del piso pélvico. En una paciente asintomática joven, la colpocleisis no sería una opción aceptable porque implica el cierre de la abertura vaginal. No es posible la actividad sexual después de esta operación, por lo que en general se reserva para las mujeres en edad avanzada que no desean actividad sexual y quienes tal vez no

toleren un procedimiento quirúrgico más invasivo para tratar el POP. La colpocleisis total corresponde al cierre de la abertura vaginal en mujeres que no presentan útero. La operación de LeFort es la misma para aquellas que todavía tienen útero. Las suspensiones en los ligamentos redondos no son eficaces para cualquier tipo de prolapso. Se puede usar un pesario Gellhorn para el tratamiento conservador en mujeres con síntomas, a menudo con prolapso de alto grado. Una histerectomía, en y por sí misma, no corrige el prolapso.

65. c (capítulo 18)

Las operaciones de suspensión vaginal, como la de los ligamentos uterosacros, se vinculan con muchas ventajas, incluido un tiempo quirúrgico más breve, una recuperación más rápida de la paciente y tasas de complicación total bajas, en comparación con otros tipos de reparaciones de prolapso. Aunque las tasas de complicaciones tanto en el corto como en el largo plazos de las suspensiones vaginales son bajas, *todo* procedimiento quirúrgico para tratar el prolapso y la incontinencia conlleva el riesgo de lesionar la vejiga, los uréteres o la uretra, o más de una a la vez. Debe hacerse cistoscopia transoperatoria para verificar la integridad de tales estructuras. En particular, se han comunicado tasas de lesión ureteral tan altas como de 11% con la suspensión de los ligamentos uterosacros. A veces se utiliza la defecografía en la valoración de los defectos de la pared vaginal posterior. Se puede usar una episiotomía para mejorar el acceso durante una histerectomía vaginal. La colporrafia anterior no está indicada ante un defecto aislado de la cúpula vaginal, en especial si se ha restablecido con éxito la anatomía con un procedimiento de suspensión de la cúpula. La histeroscopia no estaría indicada porque la paciente ya no tiene útero.

66. b (capítulo 19)

Esta paciente presenta síntomas compatibles con una incontinencia de urgencia. Una opción terapéutica apropiada sería la de oxibutinina, un anticolinérgico que aumenta la capacidad de llenado vesical por bloqueo de la secreción de acetilcolina. La incontinencia de esfuerzo se presenta con escape de orina durante el ejercicio (p. ej., las actividades deportivas) o el aumento de la presión intraabdominal (estornudo, risa, tos y levantamiento de objetos pesados). Los cabestrillos mediouretrales, como los vaginales sin tensión y los transobturatrices, suelen ser opciones quirúrgicas para tratar la incontinencia de esfuerzo. Estas operaciones ayudan a recuperar la posición y función de la uretra hipermóvil. La incontinencia por rebosamiento secundaria a la retención urinaria por un detrusor hipoactivo o una obstrucción de la salida vesical se trata con base en su causa. La incontinencia continua por una fístula urinaria suele requerir reparación quirúrgica. Se llama incontinencia funcional a la pérdida de orina por incapacidad física o mental del paciente de llegar a un baño incluso cuando está al tanto de su necesidad de orinar.

67. d (capítulo 19)

Los antecedentes de esta paciente son compatibles con la incontinencia de esfuerzo. El tratamiento inicial con modificaciones del estilo de vida y conductuales debe incluir disminución de peso, restricción de cafeína, regulación de líquidos, entrenamiento vesical, ejercicios de los músculos del piso pélvico (de Kegel)

y tal vez fisioterapia. Tanto la tolterodina de acción prolongada (medicamento anticolinérgico) como la estimulación del nervio tibial se usan para el tratamiento de la incontinencia urinaria de urgencia. Se utiliza un cabestrillo mediouretral para tratar la incontinencia de esfuerzo, pero no suele considerarse lo ideal; las modificaciones del estilo de vida y conductuales deben intentarse primero. La histerectomía vaginal no está indicada para el tratamiento de la incontinencia urinaria en la mayor parte de los casos.

68. b (capítulo 19)

Es frecuente la pérdida involuntaria de orina, que se calcula afectaba a 18.3 millones de mujeres estadounidenses en el año 2010, con un aumento esperado de 55%, hasta 28.4 millones, en 2050. Casi 50% de las mujeres experimenta incontinencia urinaria ocasional y alrededor de 45% de las mayores de 75 años la padece a diario. La incontinencia urinaria es a menudo un motivo importante para llevar a un individuo a residencias de adultos mayores, con alrededor de 70% de sus habitantes que sufre incontinencia urinaria. En una gran encuesta-estudio de mujeres estadounidenses no internadas, 50% comunicó síntomas de incontinencia, de las que 50% informó de la variedad de esfuerzo, 35% de la mixta y 15% de la de urgencia pura. Se calcula que se gastan más de 17 000 millones de dólares estadounidenses en el tratamiento de la incontinencia de esfuerzo y 76 000 millones en el de la incontinencia de urgencia y la vejiga hiperactiva cada año.

69. d (capítulo 4)

El primer periodo del trabajo de parto incluye una fase latente, caracterizada por cambios cervicales lentos, descritos clásicamente como de 3 a 4 cm de dilatación, pero puede persistir hasta los 6. Es seguida por una fase activa caracterizada por cambios cervicales más rápidos de al menos 1.0 cm/h de dilatación en una nulípara y 1.2 cm/h en una multípara. El primer periodo termina cuando el cérvix está por completo dilatado.

70. d (capítulo 19)

La micción normal es voluntaria y ocurre predominantemente por inervación parasimpática a través de los nervios pélvicos que se originan en los niveles S2 a S4 raquídeos. La inhibición del nervio pudendo, somático, permite la relajación del esfínter uretral externo durante la micción normal. Se logra la regulación simpática de la vejiga a través del nervio hipogástrico, que se origina en los niveles T10 a L2 de la médula espinal. El nervio ciático inerva la piel de la extremidad inferior, los músculos de la cara posterior del muslo, y las piernas y los pies. El nervio peroneo común es una rama del ciático, ambos importantes para el ginecólogo, porque se pueden lesionar por la posición de una paciente durante una intervención quirúrgica; no participan en la micción.

71. d (capítulo 20)

Se recomienda el tratamiento expectante por ahora, con compleción del calendario menstrual durante el siguiente año. Esta paciente presenta cambios típicos del desarrollo. Inició la menstruación a una edad apropiada y ha tenido ciclos regulares durante 1 año hasta ahora. Es típico que las adolescentes presenten menstruación irregular en los primeros 1 a 2 años después de la menarquia, reflejo de ciclos anovulatorios. Es muy razonable vigilar sus ciclos

con un calendario menstrual en el siguiente año. Si persiste la irregularidad, se podría entonces empezar a buscar otras causas. Una común de amenorrea y retraso de la menarquia en una joven es la amenorrea hipotalámica (GnRH baja y FSH/LH bajas o normales), que se observa sobre todo en atletas que hacen ejercicio diario vigoroso (como gimnastas, patinadoras en hielo y corredoras de larga distancia), así como en mujeres con trastornos de la alimentación y estrés extremo. Las menstruaciones irregulares, en particular los ciclos ocasionales, también se observan en adolescentes con el síndrome de ovarios poliquísticos. El SOP suele acompañarse de indicios de exceso de andrógenos (hirsutismo y acné) y resistencia a la insulina (obesidad y acantosis pigmentaria). Las pacientes con SOP pueden también presentar morfología ovárica de aspecto poliquístico, pero no se requiere para el diagnóstico. Ninguno de estos aspectos está presente en esta paciente. Además, no hay indicación para buscar anomalías estructurales por histeroscopia o ultrasonografía pélvica en este momento, puesto que presenta flujo menstrual y no hay dolor cíclico.

72. c (capítulo 20)

Los síntomas vasomotores, como los sofocos y los sudores nocturnos, deben tratarse cuando son de intensidad moderada o alta e interfieren con la calidad de vida de la paciente durante la menopausia. Todas las opciones terapéuticas son apropiadas para los síntomas de esta paciente, excepto la crema de estrógenos vaginales. Los estrógenos vaginales a dosis baja (crema de estradiol) son eficaces para el síndrome genitourinario de la posmenopausia. Sin embargo, la crema de estrógenos vaginal tiene un efecto local y la concentración sistémica que se alcanza de estas hormonas es muy baja. Por lo tanto, no se tratan los síntomas vasomotores sistémicos con estrógenos vaginales de dosis baja. Cualquiera de las otras opciones sería apropiada para esta paciente. Aún tiene útero, por lo que se requerirían estrógenos y progesterona para protegerla de una estimulación estrogénica sin oposición, que puede aumentar el riesgo de NIE y cáncer endometrial. Ambas formas de tratamiento hormonal combinado, orales y transdérmicas, serían apropiadas. Se han estudiado ambos, los ISRS y la gabapentina, y mostraron eficacia como tratamiento no hormonal de los sofocos y sudores nocturnos. Otra opción es un inhibidor de la recaptación de serotonina y norepinefrina, como la venlafaxina.

73.   c (capítulo 20)

Esta paciente tiene periodos menstruales regulares y debería poder predecir su lapso más fecundo para la concepción. Con independencia de la duración del ciclo, la fase fija del ciclo menstrual en una paciente ovulatoria es de 14 días a partir de la ovulación y hasta el inicio de la menstruación. Conforme madura el folículo dominante durante la fase folicular del ciclo menstrual produce estrógenos, y después, progesterona, que impulsan la maduración folicular. La concentración creciente de estrógenos en la fase folicular tardía desencadena después la secreción de LH por la hipófisis anterior (el pico de LH) y esto desencadena la rotura del folículo y la liberación del óvulo maduro en las siguientes 36 h (la ovulación). La fecundación se presenta en la trompa de Falopio, no en la cavidad uterina. Debe ocurrir en las 24 h que siguen a la ovulación o, de lo contrario, el óvulo presenta

degeneración. Después de la ovulación se inicia la fase lútea del ciclo y la posibilidad de fecundación muestra un descenso constante. El intervalo máximo de fertilidad es de 1 a 2 días antes de la ovulación. La pareja debería aumentar la actividad sexual a cada tercer día apenas antes de la ovulación para aumentar al máximo la posibilidad de fecundación.

74.   e (capítulo 3)

La detección de la TN con o sin pruebas séricas maternas en el primer trimestre y en el segundo, son dos estrategias aceptadas para indagar el síndrome de Down en mujeres con bajo riesgo de anomalías cromosómicas. Cuando se usa la combinación de detección en el primer trimestre con la de TN más las pruebas séricas de proteína plasmática A asociada al embarazo y β-hCG libre, se alcanza 80% de sensibilidad. La triple detección en el segundo trimestre alcanza solo aproximadamente 50% de sensibilidad en mujeres menores de 35 años, pero la cuádruple, que aúna la detección de inhibina A, tiene una sensibilidad de casi 80%. Por lo tanto, la máxima sería la obtenida con una prueba que combine la del primer trimestre con la cuádruple del segundo; así se alcanzaría una sensibilidad de más de 90%. Una ultrasonografía de nivel II tiene a su vez apenas 50% de sensibilidad para el síndrome de Down, y las ultrasonografías obstétricas sistemáticas quizá sean menos sensibles. Cabe mencionar que la prueba de máxima sensibilidad para la detección del síndrome de Down es la de ADN libre (ADNcf), que no se incluyó como opción porque su uso no es sistemático, y en particular no en mujeres menores de 35 años.

75. c (capítulo 21)

Puesto que se visualiza un himen de aspecto normal en la exploración, se puede descartar su ausencia de permeabilidad; entonces el diagnóstico más probable sería de un tabique vaginal transverso, que se respalda por los datos de ultrasonografía que mostraron un útero de aspecto normal, con una masa por debajo del cérvix: esto corresponde a un hematocolpos por el flujo menstrual que no puede expulsarse debido a la presencia del tabique transverso. Las masas anexiales bilaterales comúnmente son endometriomas, secundarios al flujo menstrual retrógrado.

a. El útero didelfo es menos probable dado que por ultrasonografía se señala que es normal, si bien es cierto que la IRM es más sensible para detectar anomalías que la ultrasonografía.
b. La opción de agenesia uterina es incorrecta porque se observa útero en la ultrasonografía.
d. Un himen imperforado es una opción incorrecta porque se aprecia un himen normal en la exploración física.
e. Adicionalmente, podría estar presente un tabique uterino, aunque de acuerdo con la descripción del caso la causa más probable de malestar es un tabique transverso que impide la salida del flujo menstrual.

76. c (capítulo 21)

Está indicado un cariotipo cuando hay preocupación por una posible insuficiencia ovárica prematura. También se puede considerar la detección del síndrome de X frágil por verificación de mutaciones del gen *FMR1*.
a, b. Dada la ausencia de menstruación en el último año, se puede asegurar que la paciente no está ovulando. Por lo tanto, hacer una prueba de LH o progesterona no tendría utilidad clínica para determinar el diagnóstico.

d. Una ultrasonografía o una IRM de la pelvis no está indicada en este caso. Puesto que presentó menstruaciones normales antes, en fecha previa al año pasado, se puede asumir que no presenta anomalías de los conductos de Müller que causen amenorrea secundaria.
e. Técnicamente, se cuenta con suficiente información con las pruebas antes mencionadas para hacer el diagnóstico; sin embargo, el esquema de estudio es incompleto antes de confirmar que la paciente presenta un cariotipo normal, ya que los resultados pueden corresponder a una respuesta diferente (p. ej., síndrome de Turner).

77. d (capítulo 21)

Las pacientes con hipotiroidismo suelen necesitar aumento de su dosis de hormonas durante el embarazo, a menudo tanto como 50% de la correspondiente pregestacional. Las pacientes con hipotiroidismo se vigilan en forma estrecha mediante pruebas seriadas de TSH para asegurar que se encuentren en el rango eutiroideo, con aumento de la dosis de restitución de T4 según sea necesario.
a, b. Sería muy raro que una paciente necesitara menos medicamento tiroideo durante el embarazo, dado que los requerimientos normales de T4 aumentan.
c. Esta declaración es falsa. Durante el primer trimestre y bastante avanzado el segundo, cerca de las 20 sem, el feto puede producir solo pequeñas cantidades de hormonas tiroideas y, por lo tanto, depende de la producción materna.
e. Por lo general, los médicos aumentan la dosis de T4 en 30% en el primer trimestre, y vigilan las cifras de TSH cada 6 sem para ajustarlas según sea necesario. La triplicación de la dosis del medicamento tiroideo sería inapropiada y quizá cause

efectos secundarios de palpitaciones, ansiedad y náusea.

78. d (capítulo 21)

El análisis positivo de aparatos y sistemas que revela galactorrea y cefalea aumentaría la sospecha de un prolactinoma. Se debe estudiar también la TSH dado que las alteraciones tiroideas pueden causar amenorrea secundaria. Si la prolactina se volviera a elevar en este caso, se podría considerar repetir su cuantificación para confirmar una hiperprolactinemia, y después proceder con una IRM de la cabeza para buscar un prolactinoma.
a. Si bien un cariotipo puede ser útil para descartar el síndrome de Turner, esta es la causa menos probable de la amenorrea secundaria por los síntomas adicionales de galactorrea y cefalea.
b. Se usan en particular las pruebas de LH urinarias con el objetivo de detectar la secreción súbita de LH para programar el coito en pacientes que experimentan infertilidad, más que como prueba de diagnóstico para determinar si la paciente ovula. En este caso, la oligomenorrea de la paciente indica que también presenta oligoovulación.
c. La ultrasonografía pélvica y la IRM podrían ser útiles si también experimentase dolor o amenorrea primaria.
e. La cuantificación de FSH, en el contexto del estradiol sérico, es una prueba diseñada para valorar la reserva ovárica y la calidad del óvulo, así como la insuficiencia ovárica prematura. Aunque se debe incluir en un estudio general de infertilidad, no es la prueba que llevaría al diagnóstico en este caso.

79. c (capítulo 22)

La dismenorrea secundaria de esta paciente es muy factible que se deba a adherencias pélvicas. La causa es con mucha probabilidad la cesárea repetida complicada por adherencias adicionales debidas a la endomiometritis. Las adherencias pueden impactar estructuralmente al útero y los anexos, con dolor resultante durante la menstruación. Además, las adherencias a menudo provocan también dolor con la actividad. El hecho de que el dolor se produzca por el movimiento del útero es una prueba adicional de que quizás haya adherencias. Éstas, en general, no son identificables mediante estudios de imagen, como ultrasonografía o TC. La valoración no ha mostrado datos de otras causas de dolor, como cervicitis, fibromas, pólipos, adenomiosis y quistes ováricos. Si presentase endometriosis, con toda probabilidad tendría antecedentes de dolor pélvico cíclico prolongado y quizá se habría identificado durante las cesáreas. El uso sistemático de narcóticos es inapropiado, al igual que el tratamiento expectante, dado el grado de dolor. La dismenorrea grave puede ser indicación de histerectomía, pero en general deben intentarse primero tratamientos menos invasivos. Las pacientes con dolor pélvico crónico suelen beneficiarse de la interconsulta para analgesia o tratamiento psiquiátrico o ambos. La exploración y el interrogatorio de la paciente señalan un origen estructural de su dolor, que debería valorarse en primer término.

80. d (capítulo 7)

La denominación de pequeño para la edad de gestación se refiere a un neonato cuyo peso al nacer es menor que el percentil 10.°. Describe a neonatos que no alcanzan su potencial de crecimiento y en quienes hay pruebas de alteración del crecimiento, pero no se conoce una causa. Las siglas RCIU describen un proceso de retraso del crecimiento intrauterino debido a padecimientos maternos, uterinos, placentarios o fetales. Todas las otras opciones de respuesta son incorrectas.

81. a (capítulo 22)

Los ciclos menstruales normales se definen como unas menstruaciones con un espaciamiento regular que va de 21 a 35 días y duración de 3 a 5 días, con una pérdida sanguínea promedio de 30 a 50 mL por ciclo. La HUA se refiere a la hemorragia menstrual que presenta una cantidad, duración o momento de presentación anormales. La nomenclatura de HUA en mujeres en edad reproductiva no embarazadas cambió. Ya no se recomienda el uso de denominaciones como menorragia, menometrorragia y hemorragia uterina disfuncional. El patrón de hemorragia de esta paciente no se describiría como intermenstrual porque ya no presenta ciclos regulares. En el nuevo sistema de clasificación de la FIGO se identifica el tipo de HUA con base en la causa, que se conoce como sistema PALM-COEIN, el cual se divide en las causas estructurales de HUA más usuales, que incluyen pólipos, adenomiosis, leiomiomas, malignidad/hiperplasia (PALM), y no estructurales, que comprenden coagulopatía, ovulación, endometriales, iatrógenas y aún no clasificadas (COEIN). En este punto de su valoración, la HUA de la paciente se consideraría como HUA-N (aún no clasificada).

82. b (capítulo 22)

Las adolescentes que acuden con una hemorragia menstrual abundante deben valorarse en cuanto a un trastorno hemorrágico subyacente (HUA-C). En ésta, las equimosis grandes, los antecedentes de hemorragia quirúrgica, epistaxis y gingivorragia, respaldan adicionalmente el diagnóstico de un posible trastorno hemorragíparo. La indagación adicional de sus antecedentes familiares también sería de utilidad. Son apropiados algunos estudios iniciales de la coagulación y el envío a Hematología para mayor valoración. También son razonables una prueba de embarazo, PFT y PRL, así como una ultrasonografía pélvica. Sin embargo, puesto que en un momento dado podría haber iniciado ya ACO, ácido tranexámico o incluso LNG-DIU para tratar su menorragia, debería estudiarse primero en cuanto a un trastorno hemorragíparo. Aunque abundante, su hemorragia no pone en riesgo la vida y no requiere tratamiento urgente. Una ablación endometrial es demasiado invasiva y extrema, y no debería hacerse a nadie que aún desee fertilidad futura.

83. e (capítulo 1)

El desarrollo de la línea negra desde el pubis hasta el ombligo, la decoloración azul de la vagina y el cérvix (signo de Chadwick), el reblandecimiento y la cianosis del cérvix (signo de Goodell), y el reblandecimiento del útero (singo de Ladin), son todos frecuentes en relación con el embarazo. El signo de Cullen es patológico y no se relaciona con el embarazo, pero puede observarse en la pancreatitis aguda.

84. b (capítulo 23)

Las pacientes con SOP han mostrado una pulsatilidad aumentada de la secreción de GnRH que, a su vez, lleva a cifras elevadas de LH, las cuales ocasionan mayor producción de andrógenos y conducen al hirsutismo, el acné y la anovulación.
a. Las pacientes con SOP por lo general presentan cifras normales o bajas

de FSH. Aquellas con disminución de la reserva ovárica o insuficiencia ovárica prematura presentan cifras elevadas de FSH.

c. Las cifras de estrógenos serían normales en el SOP, no disminuidas.

d. Las pacientes con SOP presentan cifras elevadas de testosterona libre.

e. La inhibina es una sustancia producida por los ovarios, que inhibe la secreción de FSH hipofisaria y de la GnRH del hipotálamo. Por lo general es normal o se encuentra ligeramente elevada en pacientes con síndrome de ovarios poliquísticos.

85. c (capítulo 2)

c, b. La paciente requiere una evacuación quirúrgica del embarazo por la presencia de sangre en la pelvis y la cifra elevada de hCG bastante por arriba de 5 000 mUI/mL. Puesto que está hemodinámicamente estable, es apropiado intentar primero la laparoscopia, con cambio a laparotomía solo si se requiere.

a. Las dosis múltiples de metotrexato tienen una tasa de éxito mayor que la única (93 *vs.* 88%); sin embargo, ambos esquemas en general están indicados solo cuando la β-hCG es < 5 000 mUI/mL.

d. El misoprostol no está indicado para el tratamiento de un embarazo ectópico.

e. Aunque a la paciente se le debe inyectar inmunoglobulina anti-D durante su hospitalización, por su estado de Rh negativo, éste no es el siguiente mejor paso.

86. d (capítulo 23)

La hiperplasia suprarrenal congénita, más a menudo provocada por una deficiencia de la 21-hidroxilasa, es la causa más usual de genitales ambiguos. El diagnóstico y tratamiento prenatales pueden impedir la formación de genitales ambiguos. Esta lactante tiene un supuesto riesgo de crisis suprarrenal por la incapacidad de producir mineralocorticoides y glucocorticoides, y está indicada la restitución profiláctica de ambos compuestos hasta que se haga un diagnóstico definitivo (por cuantificación de la concentración de 17-hidroxiprogesterona).

a. El síndrome de ovarios poliquísticos no se presenta durante la lactancia; más bien suele hacerlo en la adolescencia o a principios de la tercera década de la vida. Además, por lo general no es causa de genitales ambiguos.

b. La agenesia de los conductos de Müller lleva a anomalías internas de este sistema y no produciría genitales ambiguos externos.

c. Un tabique vaginal transverso no llevaría a la formación de genitales ambiguos y suele presentarse cerca del momento de la menarquia, con dolor abdominal cíclico y hematocolpos.

87. d (capítulo 23)

La testosterona (tanto libre como unida) está elevada en pacientes con el síndrome de ovarios poliquísticos, y el uso de ACO es eficaz para disminuir la concentración de andrógenos circulantes, en especial después de 6 a 12 meses de tratamiento. Las píldoras anticonceptivas suprimen la producción de andrógenos de origen ovárico por inhibición de la secreción de LH por la hipófisis (e). Adicionalmente, actúan por aumento de la concentración circulante de la globulina unidora de hormonas sexuales, secundario a los estrógenos presentes en los ACO combinados. Esta concentración elevada lleva a disminuir los andrógenos libres (b, c). Por último, las mejoras en el acné y el hirsutismo se consideran secundarias al hecho de que las píldoras anticonceptivas combinadas disminuyen la actividad de la 5-α reductasa en la piel (a).

88. a (capítulo 23)

Esta paciente presenta múltiples factores de riesgo de diabetes mellitus, incluida su obesidad, los antecedentes familiares de diabetes y los personales de diabetes gestacional. Además, el hallazgo de acantosis pigmentaria en el cuello y la vulva aumenta la sospecha de resistencia a la insulina e hiperinsulinemia. La sugerencia correcta es una prueba de detección de diabetes mediante la cuantificación de glucemia en ayuno.

b. La decoloración parda aterciopelada alrededor de la vulva es acantosis pigmentaria, no se requiere biopsia.

c. Esta paciente tiene menos de 21 años y no está indicada una prueba de Papanicolaou.

d. La cuantificación de colesterol es una buena sugerencia; sin embargo, a su edad y sin antecedentes familiares es un aspecto menos importante que la detección de diabetes.

e. No está indicada una mamografía a los 20 años sin una masa o un dato preocupante y sin antecedentes familiares.

89. c (capítulo 24)

Durante la lactancia se eleva la concentración de prolactina por supresión o inhibición de la secreción pulsátil de GnRH en el hipotálamo. De hecho, la amenorrea por lactancia es muy utilizada como forma de anticoncepción. Las anomalías de las hormonas tiroideas pueden también ocasionar irregularidades menstruales y problemas de fertilidad subsiguientes; sin embargo, esto no se sugiere en primera instancia por la presentación del caso, pero debería permanecer como una consideración.

No hay nada en los antecedentes que sugiera una infección subclínica o una disminución de la movilidad tubaria y, dado su embarazo reciente, no es posible que la cifra de espermatozoides de su pareja sea un factor contribuyente.

90. e (capítulo 24)

Las tasas de fracaso de los dispositivos intrauterinos varían entre 0.7 y 1.9% con una inserción adecuada y sin expulsión. La medroxiprogesterona de depósito y el implante con etonogestrel también son anticonceptivos muy eficaces. Las tasas de fracaso con las píldoras anticonceptivas combinadas o las de progestágeno únicamente alcanzan 8% o más debido a las deficiencias en el uso real y el apego menor que el ideal. Los métodos menos eficaces son el coito interrumpido y el diafragma.

91. e (capítulo 24)

Las píldoras de progestágeno únicamente actúan para suprimir la ovulación, espesar el moco cervical y crear un ambiente inadecuado para la implantación e inhibición de la movilidad de los espermatozoides. No causan regresión del cuerpo lúteo.

92. c (capítulo 25)

La interrupción de un embarazo en el segundo trimestre, entre las 13 y 24 sem de gestación, se puede lograr por D y E (dilatación y evacuación) o inducción del trabajo de parto, métodos que a menudo son precedidos por el aborto voluntario con inyecciones de solución salina o digoxina intraamniótica, o de KCl intracardiaca. Los esquemas recomendados para la interrupción también incluyen mifepristona, seguida por análogos de prostaglandinas o por misoprostol solo. Una tercera opción para la inducción del trabajo de parto en el segundo trimestre es la oxitocina IV. Estos métodos son tanto seguros como eficaces. La perforación uterina es un riesgo de la D y E quirúrgica, no de la inducción del trabajo de parto. Sin embargo, las complicaciones potenciales de la inducción del trabajo de parto para embarazos del segundo trimestre incluyen infección, hemorragia, rotura uterina, transfusión y la posible necesidad de procedimientos adicionales incluidos D y E si los productos de la concepción no se expulsan por vía vaginal.

93.   c (capítulo 25)

El uso concomitante de corticoesteroides en el largo plazo es una contraindicación del aborto médico, pues tales medicamentos interfieren con la respuesta inmunitaria y aumentan el riesgo de infección. Aunque en un estado de la Unión Americana se puede requerir consentimiento de los padres en las menores de 18 años, la edad de la paciente no es contraindicación en sí del aborto médico. Se puede realizar la interrupción médica del embarazo hasta los 49 días de gestación; por lo tanto, la edad de gestación de esta paciente es apropiada para el aborto médico. Se ha tratado por clamidiosis, por lo que ésta tampoco es una contraindicación.

94.   d (capítulo 25)

La presencia de un saco gestacional indica un embarazo en proceso. La paciente se encuentra estable sin signos de endometritis o hemorragia. La presencia de un saco gestacional de 1 a 2 sem después de la administración de mifepristona no siempre requiere intervención quirúrgica. En ese contexto, son opciones la repetición del misoprostol y el tratamiento expectante. Lo más usual cuando hay persistencia de un saco gestacional sin datos de desarrollo fetal en proceso o actividad cardiaca, es su expulsión espontánea en las siguientes semanas. Las ultrasonografías seriadas pueden confirmar el vaciamiento del útero en un momento dado, pero el tratamiento expectante también la pone en riesgo de una gran hemorragia en casa. Es más, la hemorragia vaginal después del aborto médico tiene un lapso promedio de 10 a 17 días. Dado que esta paciente, en particular, presenta anemia crónica, la vía más segura de tratamiento sería la intervención quirúrgica con D y C. La D y E corresponde a la evacuación uterina en el segundo trimestre y esta paciente aún cursa el primero.

95.   d (capítulo 26)

El SOP y la edad materna avanzada son dos de las principales causas del factor ovulatorio de infertilidad. Tanto la endometriosis como la enfermedad inflamatoria pélvica se relacionan con adherencias en la pelvis, bloqueo tubario e infertilidad. Los fibromas no son una causa significativa de infertilidad. En general, las mujeres con fibromas uterinos pueden concebir sin dificultad. Los grandes fibromas quizá lleven a la sobredistensión uterina durante el embarazo con el riesgo subsiguiente del trabajo de parto o parto pretérmino o con los dos. Los fibromas también pueden restringir los movimientos fetales dentro del útero y dar como resultado una tasa más elevada de presentaciones anómalas. Si los fibromas crecen con rapidez durante el embarazo, pueden presentar degeneración y dolor. Las mujeres con infertilidad que presentan fibromas submucosos que se proyectan al interior de la cavidad endometrial tienen tasas más altas de embarazo cuando éstos se retiran, se extirpan o se resecan parcialmente.

96. e (capítulo 26)

El factor masculino de infertilidad es causa de casi 35% de los casos. Las etiologías varían ampliamente, pero incluyen todas las opciones enlistadas. Además, la parotiditis epidémica, los anticuerpos contra espermatozoides y la criptorquidia congénita (testículos no descendidos) pueden dar lugar a un resultado anormal del análisis del semen e infertilidad. Las tiroidopatías y el hipogonadismo hipogonadotrópico (p. ej., por tumores, infección y el síndrome de Kallmann) son las anomalías endocrinas primarias que dan como resultado la infertilidad por factor masculino. Las exposiciones ambientales que pueden presentarse en la infertilidad por factor masculino incluyen radiación, calor y sustancias químicas; asimismo contribuyen la disfunción sexual (disfunción eréctil, eyaculación retrógrada y fracaso de la eyaculación) y los factores estructurales (varicocele, torsión testicular y vasectomía). Los medicamentos, como cimetidina, sulfasalazina y espironolactona, así como la quimioterapia, pueden causar a su vez alteración de la fertilidad masculina.

97. d (capítulo 8)

La profilaxis ideal de las convulsiones en la preeclampsia es con sulfato de magnesio. La suposición es que si una mujer convulsiona pese a administrarle sulfato de magnesio, es que la cifra sérica no es suficientemente alta. Por lo tanto, en ese contexto se podría repetir la carga, aunque no la original de 4 o 6 g, pero sí una de 2 g. Es raro que se use otro medicamento anticonvulsivo, como la fenitoína. La hidralazina se suele utilizar en las mujeres con preeclampsia para estabilizar las presiones arteriales en un rango grave, que no se menciona en este caso. Es raro que el feto requiera nacimiento urgente. Por lo general, la mejor decisión es estabilizar a la madre, seguir en forma estrecha el trazo de la frecuencia cardiaca fetal y llevar al nacimiento solo por indicios fetales si es necesario. La furosemida tiene en general poca eficacia en el tratamiento de la preeclampsia con manifestaciones severas.

98. c (capítulo 1)

Las pruebas ofrecidas de manera sistemática en el segundo trimestre incluyen detección sérica de defectos del tubo neural y aneuploidías mediante AFPSM y la prueba cuádruple, detección en el segundo trimestre por ultrasonografía en cuanto a la anatomía fetal y amniocentesis. Se cuantifica el hematocrito en el primero y tercer trimestres. Se colectan muestras para pruebas de EGB y avanzado el tercer trimestre. La prueba de cristalización en helecho es útil para determinar si hubo rotura de membranas con base en el antecedente materno de escape de líquido. En el primer trimestre suele hacerse una ultrasonografía transvaginal para confirmar la edad de gestación.

99. e (capítulo 26)

De las parejas que se someten a valoración de la infertilidad, hasta 20% no tendrá una causa identificable a pesar del estudio completo. En estas pacientes la inducción de la ovulación con clomifeno e inseminación intrauterina constituye un método inicial seguro de tratamiento. La inducción de la ovulación con gonadotropinas inyectables e inseminación intrauterina asimismo es una opción razonable, al igual que la fecundación in vitro. Es importante que durante el asesoramiento las parejas se percaten de que la mayoría de los tratamientos disponibles no conlleva una tasa de éxito más alta de embarazos en comparación con el expectante. Por lo tanto, una conducta expectante también es una opción muy razonable. En este grupo, 60% concebirá de manera espontánea en 3 a 5 años. Después de 5 años de infertilidad no explicada, sin embargo, menos de 10% de las parejas concebirán por sí mismas.

100. b (capítulo 9)

El objetivo para la cifra de glucosa en sangre en ayuno es < 90 mg/dL y de 1 h posprandial < 140 mg/dL, o 2 h posprandial < 120 mg/dL. Si más de 25 a 35% de las cifras de glucemia están elevadas, la medicación está indicada. Dichas pacientes se consideran tipo A2, o con diabetes gestacional controlada con medicamentos de acuerdo con la clasificación de White. Debido a que sus cifras de glucosa promedio estaban elevadas, la dieta y el ejercicio solos no son suficientes para controlar la diabetes. Las diabéticas gestacionales reales por lo general presentarán cifras de glucosa normal en ayuno, con elevación de las posprandiales, lo que se debe a la fisiopatología relacionada con el metabolismo de grandes cargas de carbohidratos, más que de cargas basales. Por lo tanto, es apropiado tratar a las pacientes con una insulina de acción rápida para cubrir el desayuno, y una de acción intermedia (PNH) para cubrir el almuerzo. Esta combinación de insulinas evita a la paciente una inyección previa al almuerzo. A continuación, una dosis de insulina de acción breve antes de comer cubrirá las cifras posprandiales nocturnas.

Si las cifras de glucemia están dentro del rango objetivo, sería apropiado continuar con el apego a la dieta para la diabetes y el esquema de ejercicios. Tales pacientes se consideran tipo A1, o diabetes gestacional controlada con dieta en la clasificación de White. Las cifras de glucemia en ayuno de la paciente han sido normales. Iniciar en ella PNH por la tarde le causaría hipoglucemia en la mañana. Históricamente, los hipoglucemiantes orales no se han usado en el embarazo por preocupación de su transferencia placentaria y la hipoglucemia fetal subsiguiente. Sin embargo, en estudios recientes se observó que se puede lograr una estabilización adecuada de la glucemia con hipoglucemiantes orales en algunas pacientes sin dañar al feto. La insulina, por otro lado, ha mostrado seguridad en el embarazo, sin transferencia placentaria. Hay controversia en la literatura y entre los médicos acerca del uso de los hipoglucemiantes orales, pero en esta paciente sería desusado iniciar con metformina.

101. b (capítulo 27)

La enfermedad neoplásica preinvasora de la vulva se divide en dos categorías: neoplasia intraepitelial escamosa (neoplasia intraepitelial vulvar, NIV) y neoplasia intraepitelial no escamosa (enfermedad de Paget, melanoma *in situ*). La clasificación de la NIV cambió en 2004 y de nuevo en 2015. Su terminología se modificó en 2015 para hacerla concordar con otras lesiones intraepiteliales escamosas asociadas con el VPH de la porción inferior del aparato genital (p. ej., NIC). Con base en la terminología de 2015, las lesiones intraepiteliales escamosas vulvares se clasifican como LIEBG, LIEAG y NIV de tipo diferenciado.

(1) Las lesiones epiteliales escamosas de bajo grado ahora se denominan LIEBG vulvares y anteriormente

se conocían como NIV 1. Se relacionan con cambios de coilocitosis, efectos del VPH y condiloma plano. (2) Las lesiones intraepiteliales escamosas de alto grado ahora se conocen como LIEAG vulvar, antes se clasificaban como NIV 2 y NIV 3, y después como NIV tipo usual en 2004. Se vinculan con genotipos carcinogénicos de alto riesgo de VPH y factores de riesgo de su persistencia, como el tabaquismo y la inmunosupresión. (3) El NIV de tipo diferenciado no se relaciona con la infección de alto riesgo por VPH. En su lugar, se relaciona con trastornos dermatológicos vulvares como el liquen escleroso (LE). El tipo diferenciado de NIV, vinculado con el LE, tiene más probabilidad de relacionarse con el carcinoma de células escamosas en casi 5% de las mujeres afectadas.

102. c (capítulo 9)

Esta paciente presenta diabetes gestacional (DMG). La resistencia a la insulina durante el embarazo depende de la secreción placentaria de hormonas diabetógenas, que incluyen a la somatomamotropina coriónica humana (lactógeno placentario), la hormona del crecimiento, la hormona liberadora de corticotropina y la progesterona, que aumentan todas a la par del tamaño de la placenta y, por lo tanto, no suele ser aparente el metabolismo de carbohidratos anormal hasta ya avanzado el segundo trimestre o a principios del tercero. La somatomamotropina es lactógena, ya que prepara a la glándula mamaria para su proliferación y lactancia, además de regular la glucosa materna, la grasa y las proteínas de modo que estén disponibles para el feto. Muchas pacientes con diabetes gestacional posiblemente presentan también una mayor resistencia basal a la insulina y están en

alto riesgo de presentar diabetes mellitus tipo 2 franca en la siguiente década.

103. d (capítulo 27)

La enfermedad Paget de la vulva es un tipo raro de cáncer cutáneo que nace de las células glandulares. Puede presentarse con prurito crónico, lesiones rojas aterciopeladas y placas blancas. Casi en 75% de las veces la enfermedad de Paget vulvar se confina al epitelio de la vulva y no es invasora. Alrededor de 25% de las pacientes con ese padecimiento tendrá un adenocarcinoma invasor subyacente. No se sabe que este trastorno se vincule con carcinomas de células escamosas invasores. Dada la asociación con el adenocarcinoma invasor, es imperativa la valoración del cáncer con biopsia vulvar en una paciente sintomática. El tratamiento inicial recomendado para la enfermedad de Paget es la exéresis. Debido a que el tumor a menudo se extiende hacia la piel de aspecto normal, se recomienda una exéresis local amplia. Puesto que la enfermedad de Paget microscópica a menudo se extiende más allá de las lesiones macroscópicas obvias, deben incluirse márgenes amplios y revisar los segmentos extirpados en cuanto a la limpieza de sus bordes desde el punto de vista histopatológico. También es importante descartar un adenocarcinoma subyacente durante el estudio histopatológico. Por último, incluso con bordes limpios la enfermedad de Paget tiene una elevada tasa de recurrencias y puede requerir múltiples exéresis locales. Es aceptable tratar las recurrencias con métodos ablativos.

104. d (capítulo 27)

Los cánceres vulvares constituyen 5% de todos los ginecológicos, se presentan comúnmente en mujeres en la posmenopausia, con una media de edad de 65 años. Los factores de riesgo de cáncer vulvar son todos los enlistados, excepto para el mamario. Otros factores de riesgo incluyen la edad > 70 años, infección por VIH y cáncer cervical. La relación entre el NIC y el cáncer cervical posiblemente tenga vínculo con el VPH de alto riesgo que pueden causar ambos cánceres, cervical y vulvar. El cáncer mamario no es un factor de riesgo de cáncer vulvar.

105. c (capítulo 28)

La categoría de ASCUS incluye cambios menores por inflamación o lesión, pero asimismo puede ser índice de la presencia de una anomalía más grave. En mujeres jóvenes de 21 a 24 años con ASCUS en el Papanicolaou, se prefiere repetir la citología en 1 año. En las de 24 a 29 años con Papanicolaou de ASCUS, se prefieren las pruebas reflejas del VPH a la selección de acuerdo con los resultados del Papanicolaou de ASCUS para ayudar a guiar a los proveedores a estructurar un plan terapéutico. Si la prueba del VPH es negativa, pueden repetirse las pruebas concomitantes (Pap y VPH) en 3 años. Si es positiva, la paciente debe valorarse por colposcopia. En este grupo de edad, si las pruebas del VPH no están disponibles o no se hacen, un resultado de Papanicolaou de ASCUS debería vigilarse con la repetición de la citología en 1 año. La conización por PEEA se reserva para la displasia moderada a grave (NIC 2 y NIC 3), la NIC 1 que ha persistido más de 2 años, y las pacientes con un Papanicolaou de LIE-AG y más de dos pasos de diferencia en la biopsia.

106. b (capítulo 28)

La detección recomendada del cáncer cervical para mujeres ≥ 30 años es repetir la prueba cada 5 años o la citología cada 3 años. En aquellas con un resultado normal de Papanicolaou negativo para lesiones intraepiteliales y cáncer, pero VPH positivo de alto riesgo, las opciones de detección incluyen repetir las pruebas de manera conjunta en 1 año u obtener el genotipo de los VPH. Si el VPH es negativo para los tipos oncogénicos 16 y 18, la paciente deberá realizarse ambas pruebas repetidas en 1 año. Si el VPH es positivo para los tipos oncogénicos 16 o 18, se valorará la paciente con colposcopia. La conización por PEEA se reserva para la displasia moderada-grave (NIC 2 y NIC 3), la NIC 1 que ha persistido durante más de 2 años, y las pacientes con un frotis de Papanicolaou de LIE-AG y una diferencia de más de dos pasos en el resultado de la biopsia.

107. a (capítulo 28)

La paciente con NIC 1 que persiste durante más de 2 años puede continuar el seguimiento con o sin tratamiento. Si ésta elige no tratar la lesión, deberá continuar con citología y pruebas de VPH 12 meses después de la colposcopia. Si elige el tratamiento, es aceptable tanto el ablativo (p. ej., crioterapia) como el excisional. La exéresis es el tratamiento preferido cuando la colposcopia es insatisfactoria, el legrado endocervical positivo y la paciente se trató antes. El tabaquismo es un factor de riesgo conocido para la persistencia de VPH. Debe insistirse en el cese del tabaquismo además del tratamiento de la NIC 1.

108. b (capítulo 28)

En las guías de detección del cáncer cervical se recomienda iniciar las pruebas a los 21 años independientemente del inicio de la actividad sexual, excepto en la mujer joven VIH positivo. Estas recomendaciones se basan en el hecho de que > 90% de las infecciones por el VPH se resuelven en 3 años en las adolescentes. Además, el riesgo de cáncer cervical es en extremo bajo a esta edad de las pacientes. Solo 0.1% de todos los casos de cáncer cervical se presenta antes de los 20 años, lo que representa 1 a 2 casos por año por cada 1 000 000 de mujeres de 15 a 19 años. Está indicada la vacunación contra el VPH en esta paciente y en todas las niñas y mujeres de 9 a 26 años, al margen de la posible exposición previa al VPH o los antecedentes de frotis de Papanicolaou. Debido a que la paciente ha tenido coitos sin protección, están indicadas pruebas de embarazo, detección de ITS y asesoramiento.

109. b (capítulo 29)

Se interroga respecto a la valoración de la hemorragia vaginal en una mujer en la posmenopausia. El diagnóstico diferencial incluye atrofia urogenital, exposición a estrógenos exógenos, hiperplasia y NIE, cáncer y pólipos endometriales. La ultrasonografía transvaginal puede ayudar a guiar la evaluación de la hemorragia en la posmenopausia. Un grosor endometrial ≤ 4 mm es indicio de bajo riesgo de cáncer. Si la hemorragia es persistente, el revestimiento parece más grueso (> 4 mm) o no se visualiza en forma adecuada, se recomienda una valoración tisular adicional (p. ej., biopsia endometrial, histeroscopia, D y L). En una mujer de 73 años sin estigmas sugerentes de un tumor productor de hormonas, tiene utilidad mínima la cuantificación de FSH y estradiol en este momento. Se esperaría que ambas resultasen dentro del rango de la menopausia. Una concentración de CA-125 es más útil

en el contexto de la valoración de una paciente con una masa ovárica preocupante. La paciente presentó hemorragia escasa y ninguna otra manifestación adicional de pérdida sanguínea, por lo que no están indicados RHC, TP y TPT, ya que la coagulopatía es muy improbable. La paciente ha tenido valoraciones adecuadas de frotis de Papanicolaou y no tiene antecedente de NIC 2/3, por lo que tampoco están indicados el frotis de Papanicolaou y la detección del VPH.

110. c (capítulo 29)

El cáncer endometrial se clasifica por etapas quirúrgicamente, mediante histerectomía total, que se puede hacer por vía abdominal, vaginal, laparoscópica o con asistencia robótica. Se deben colectar lavados pélvicos y extirpar tanto trompas de Falopio como ovarios (salpingooforectomía bilateral o SOB). Se harán disecciones de ganglios linfáticos pélvicos y paraaórticos cuando haya un tumor de alto grado desde el punto de vista histopatológico o cuando la profundidad de invasión sea > 33% del grosor miometrial. En pacientes con cáncer endometrial, cuando esté indicado, es importante valorar *ambos,* los ganglios linfáticos pélvicos y paraaórticos, porque es posible que se presente una diseminación ganglionar a un grupo mientras está ausente en el otro. El estado de los ganglios tiene implicaciones significativas para la clasificación por etapas y el pronóstico. La opción de respuesta d describe la clasificación por etapas del cáncer ovárico y la a, el único cáncer ginecológico del que se hace la clasificación por etapas clínica, el cervical.

111. e (capítulo 29)

Todas las opciones, con excepción del tamoxifeno, se consideran factores de protección del cáncer endometrial y de disminución del riesgo de por vida de presentarlo. El uso del LNG-DIU y otros anticonceptivos hormonales (píldoras, parche y anillo) también aminoran el riesgo de cáncer endometrial. El tamoxifeno es un regulador selectivo del receptor de estrógenos (RSRE) y, como tal, tiene propiedades tanto agonistas como antagonistas. El tamoxifeno no promueve la proliferación, hiperplasia, formación de pólipos, carcinoma y sarcoma endometriales, en tanto que disminuye el riesgo de cáncer mamario recurrente. Si bien no hay un método de detección endometrial recomendado para las mujeres que toman tamoxifeno, cualquier hemorragia anormal mientras reciben este tratamiento justifica una investigación adicional.

112. a (capítulo 29)

Aunque el cáncer endometrial es el de tipo ginecológico más usual en Estados Unidos, se relaciona con una supervivencia favorable porque en la mayoría de las pacientes se diagnostica en etapa temprana. El 72% de las mujeres tiene diagnóstico de enfermedad en la etapa I; por consiguiente, la clasificación por etapas quirúrgica misma representa un tratamiento curativo. Afortunadamente, los síntomas tempranos (p. ej., hemorragia vaginal) y las modalidades de diagnóstico precisas contribuyen al hecho de que el cáncer endometrial es solo el tercero más frecuente como causa de muerte por cáncer ginecológico en todo el mundo (después de los cánceres ovárico y cervical). El cáncer endometrial ocasiona 10 500 muertes cada año en Estados Unidos. Si bien el cáncer ovárico se presenta con menor frecuencia que el endometrial en ese país, el primero conlleva una tasa más elevada de mortalidad, debido a que no hay modalidades para su detección y, como resultado, 75% de las mujeres se presenta con la forma avanzada de la enfermedad.

113. c (capítulo 30)

Estos datos de ultrasonografía son compatibles con el diagnóstico de un teratoma quístico benigno o quiste dermoide, el tipo más común de tumor de células germinativas. Se trata, por lo general, de masas quísticas que contienen tejidos de adulto maduro, como piel, pelo y dientes, mezclados con material sebáceo, lo que les da un aspecto característico por ultrasonografía (fig. 30-5). Se recomienda la cistectomía para el diagnóstico definitivo y para descartar cáncer. Debe tenerse cuidado de evitar el escape intraabdominal del contenido del quiste, ya que causaría una peritonitis química. En ausencia de cáncer, no está indicada la exéresis de ovario(s), trompa(s) de Falopio y útero.

114. c (capítulo 30)

Ambos tumores, los de las células de teca granulosa y de Sertoli-Leydig se conocen como funcionales debido a que se caracterizan por su producción hormonal. Los tumores de células de Sertoli-Leydig ováricos semejan testículos fetales y producen andrógenos (testosterona y androstendiona), cuyas cifras elevadas pueden causar virilización en 75% de las pacientes, incluidos atrofia mamaria, hirsutismo, voz grave, acné, clitoromegalia y retroceso de la línea del cabello. Las pacientes pueden también presentar oligomenorrea o amenorrea. La concentración de CA-125 tal vez esté elevada ante diversos procesos benignos y malignos (como pancreatitis, diverticulitis, endometriosis y cáncer ovárico epitelial), pero en general no aumentan en los tumores de células de Sertoli-Leydig. La LDH y AFP son también marcadores tumorales presentes en los disgerminomas y tumores del seno endodérmico (saco vitelino) del ovario, respectivamente. La LDH también se produce en algunos linfomas y melanomas, y la AFP, en el cáncer de hígado.

115. c (capítulo 31)

El cuadro clínico es compatible con un embarazo molar completo. En comparación con el embarazo molar incompleto, el completo no incluye un feto concomitante, tiene mayor probabilidad de presentarse con hemorragia anormal y un tamaño uterino mayor que el correspondiente a las fechas de la amenorrea. Los embarazos molares completos presentan cifras más altas de β-hCG y, por lo tanto, tienen más probabilidad de una hiperémesis gravídica, preeclampsia, hipertiroidismo y quistes tecaluteínicos concomitantes. También tienen más probabilidad de ETG persistente (20%) y un mayor riesgo de metástasis (4%). Los embarazos molares se tratan quirúrgicamente por evacuación con aspiración del contenido uterino. Antes de la intervención quirúrgica, debe valorarse en la paciente su estado respecto de Rh(D), tiroides, hemogramas, pruebas hepáticas y renales. La valoración de los quistes tecaluteínicos asimismo debe ser parte del estudio diagnóstico antes de proceder con D y L. Las pacientes Rh(D) negativo deben recibir inmunoglobulina anti-D después de concluir el D y L. El metotrexato no es parte del plan inicial de atención en las pacientes con embarazo molar. Este fármaco se utiliza para tratar la enfermedad trofoblástica gestacional de bajo riesgo persistente.

116. e (capítulo 2)

Un aborto inevitable es un embarazo complicado por hemorragia vaginal y dilatación del cérvix, de modo que es muy probable que se expulse pronto. **a.** Un aborto incompleto es la expulsión parcial de los PDC antes de las 20 sem. Esta paciente no ha expulsado tejido alguno. **b.** Una amenaza de aborto se presenta con hemorragia vaginal, pero en este tipo de aborto la paciente no tiene dilatación cervical. **c.** Esta paciente presenta un embarazo intrauterino, confirmado por la presencia de saco gestacional y saco vitelino intrauterinos. **d.** El aborto diferido corresponde a la muerte de un embrión, con retención completa de todos los PDC. Si la paciente no expulsa tejido en forma espontánea, puede desarrollar un aborto diferido. Sin embargo, éste no es el mejor diagnóstico inicial.

117. b (capítulo 31)

El coriocarcinoma gestacional es un tumor necrosante maligno que a menudo es metastásico a los pulmones, la vagina, el hígado y el cerebro. Es raro (1 en cada 20 000 a 40 000 embarazos) y se presenta en particular después de un embarazo a término normal (25%), pero también puede hacerlo después de uno molar (50%), o posterior a una pérdida gestacional, interrupción del embarazo o embarazo ectópico (25%). El coriocarcioma es un tumor epitelial puro (ausencia de vellosidades coriónicas), muy sensible a la quimioterapia. Esta paciente requerirá quimioterapia con fármacos, único o múltiples, dependiendo de la presencia de metástasis y otros factores de riesgo. La histerectomía es una opción en pacientes seleccionadas, pero dada la edad y posiblemente el deseo de fertilidad futura, la quimioterapia es una mejor opción en esta situación clínica. La anticoncepción es de importancia capital durante la vigilancia de la hCG para evitar un embarazo no pretendido después del tratamiento.

118. c (capítulo 31)

Esta paciente posiblemente presenta un embarazo molar incompleto (parcial) con base en los datos de ultrasonografía de un feto concomitante. El estudio y tratamiento es similar al del embarazo molar completo. Los embarazos molares incompletos resultan de la fecundación de un óvulo normal por dos espermatozoides, por lo que el cariotipo más frecuente es triploide, 69 XXY o 69 XXX (un conjunto haploide materno y dos paternos). En comparación con los embarazos molares completos, los incompletos tienen más probabilidad de presentarse como aborto diferido o incompleto, con un tamaño uterino apropiado o pequeño para la fecha de la última regla. Los embarazos molares incompletos presentan solo elevaciones leves a moderadas de β-hCG y, por consiguiente, rara vez se asocian con hiperémesis gravídica, preeclampsia temprana o hipertiroidismo. Las molas incompletas también conllevan menor riesgo de ETG persistente y rara vez envían metástasis.

119. b (capítulo 32)

La galactorrea es el escurrimiento persistente o intermitente de una secreción lechosa por el pezón, a menudo espontánea o que se puede extraer por compresión y suele provenir de múltiples conductos galactóforos en una o ambas mamas. La galactorrea puede también presentarse con ausencia o irregularidad de la menstruación, cefalea o problemas visuales. La galactorrea es resultado de la estimulación hipofisaria, a menudo causada por el embarazo, un adenoma hipofisario, afecciones tiroideas, insuficiencia renal crónica o medicamentos psicotrópicos. Suele ocurrir un absceso mamario con secreción purulenta, eritema y dolor, y por lo general no tiene relación con la galactorrea.

120. d (capítulo 32)

El carcinoma lobulillar *in situ* (CLIS) es una lesión premaligna que conlleva un mayor riesgo posterior de cáncer mamario invasor de 25 a 30% en 15 años. Puede ocurrir el cáncer subsecuente en cualquier lado o en ambas mamas, y ser de cualquiera de los tipos mencionados. El CLIS no requiere tratamiento inmediato, pero el uso de un RSRE, como el tamoxifeno, puede aminorar el riesgo de cáncer subsiguiente en 50%. El CLIS suele encontrarse de manera incidental en la biopsia por otro problema debido a que no es palpable o visible mediante mamografía.

121. c (capítulo 4)

Cuando se valoran los trazos de la frecuencia cardiaca fetal, la línea basal debería estar dentro del rango normal (110 a 160 latidos/min), con variabilidad moderada. Si bien la variabilidad mínima no es alentadora, puede también ser signo de que el feto está dormido o inactivo. La ausencia de variabilidad siempre es preocupante, y la taquicardia puede ser un signo de fiebre materna, infección fetal, anemia o incluso arritmia cardiaca fetal.

122. c (capítulo 5)

El cuadro clínico clásico de desprendimiento prematuro de placenta normoinserta es de hemorragia vaginal en el tercer trimestre, vinculada con dolor abdominal intenso o contracciones fuertes y frecuentes. Sin embargo, en 20% de los desprendimientos de placenta, la hemorragia se confina a la cavidad uterina y se conoce como hemorragia oculta. En este caso se observa un coágulo retroplacentario por ultrasonografía, que es compatible con un desprendimiento de placenta relativamente grande, oculto. Ésta es la probabilidad más frecuente, porque sobre todo en el contexto de accidente por vehículo automotor con un "signo del cinturón de seguridad de un asiento" (p. ej., equimosis por el cinturón de seguridad), debido a la detención súbita, así como el traumatismo directo por el cinturón de seguridad, puede causar desgarro de la placenta respecto de la pared uterina, lo que causa insuficiencia uteroplacentaria, la cual se refleja en deceleraciones tardías en la vigilancia externa de la frecuencia cardiaca fetal.

a. El trazo de la frecuencia cardiaca fetal descrito es más compatible con una insuficiencia uteroplacentaria (deceleraciones tardías recurrentes) que con la compresión del cordón umbilical, que por monitoreo fetal electrónico suele observarse como deceleraciones variables recurrentes.

b. Aunque la paciente presenta contracciones cada 2 min, no hay datos de trabajo de parto pretérmino a la exploración. Adicionalmente, el trabajo de parto por sí mismo no suele provocar deceleraciones tardías.

d. El trazo de la frecuencia cardiaca fetal descrito es más compatible con una insuficiencia uteroplacentaria (deceleraciones tardías recurrentes) que con una compresión de la cabeza fetal, que suele manifestarse por deceleraciones tempranas más que tardías. Además, es necesario que la cabeza se encuentre dentro de la pelvis para que ocurra su compresión.

e. Aunque es posible que ocurra un desprendimiento prematuro de placenta normoinserta en el contexto de una placenta previa, las contracciones en este último caso no suelen producir deceleraciones tardías. Además, por ultrasonografía no hay datos de placenta previa, que necesitaría confirmarse por US TV si se considerase que la placenta estaba cerca del orificio interno del cérvix.

123. c (capítulo 5)

El plan más apropiado para el nacimiento en este caso es proceder con una cesárea de urgencia. Dados los datos de ultrasonografía, se sabe que la paciente presenta vasos previos e inserción de la velamentosa del cordón, por lo que para prevenir la rotura de los vasos fetales como resultado de la rotura espontánea de las membranas con el trabajo de parto es imperativo que se haga una cesárea en forma expedita.

a. El tratamiento expectante con el plan para un parto vaginal en el contexto de los vasos previos es una opción, pero conlleva un riesgo significativo de rotura de los vasos fetales durante el trabajo de parto y con la rotura espontánea de las membranas. Debería asesorarse a la paciente acerca de este riesgo y de que si los vasos fetales se rompen, constituirían una urgencia quirúrgica con hasta una tasa de 56% de mortalidad perinatal vinculada. Dado el riesgo significativo de mortalidad perinatal relacionado con la rotura de los vasos fetales, la mayoría de los obstetras procedería con la cesárea en el contexto de vasos previos conocidos.

b. En una paciente que se sabe presenta vasos previos, la rotura prematura de membranas suele considerarse contraindicada, porque tanto el gancho usado como la rotura real de las membranas pueden causar que los vasos fetales frágiles se rompan, con la hemorragia fetal resultante y la morbilidad/mortalidad perinatales.

d. Aunque no absolutamente contraindicado en el contexto de los vasos previos conocidos, al igual que con el tratamiento expectante, debería asesorarse a la paciente en cuanto al riesgo de parto vaginal antes de la atención expectante o activa del trabajo de parto. Lo más apropiado es iniciar la oxitocina cuando se muestra que la paciente no continúa el trabajo de parto propio.

e. La cesárea de urgencia es la acción más apropiada a seguir.

124. d (capítulo 1)

De las opciones de respuesta enlistadas, solo para el síndrome de Prader-Willi no se ofrece de manera sistemática la detección genética en las poblaciones de alto riesgo. Para los otros cuatro rasgos, de los que comúnmente se hace detección y se enlistan en la pregunta, los rasgos son recesivos. Por lo tanto, si ambos padres resultan portadores positivos, al feto se le pueden realizar estudios genéticos por amniocentesis o biopsia de vellosidades coriónicas.

125. b (capítulo 5)

El cuadro clínico de la rotura uterina es variable. Si hay hemorragia vaginal, puede variar de goteo sanguíneo hasta la expulsión de grandes coágulos. En este caso, el factor de riesgo de rotura uterina de la paciente corresponde a su miomectomía abdominal previa. Es posible una prueba de trabajo de parto después de la miomectomía si no se ingresó a la cavidad endometrial durante la intervención quirúrgica, ya que el riesgo de rotura uterina es bajo; sin embargo, a esta paciente se le retiró un gran fibroma que requirió ingreso a la cavidad endometrial, lo que aumenta su riesgo de rotura uterina de manera significativa. Por lo general, a las pacientes con antecedente de miomectomía que requirió ingreso a la cavidad, de cesárea clásica u otra intervención quirúrgica mayor (p. ej., resección en cuña de un cuerno uterino por embarazo ectópico) se les recomienda evitar el trabajo de parto porque hay un elevado riesgo de rotura uterina, y suele programarse para cesárea a las 36 a 37 sem, de acuerdo a las pruebas de madurez pulmonar fetal, de manera que se evite que la paciente entre en trabajo de parto.

a. No hay datos de RPDMP en esta paciente. Presentó un ILA normal, sin acumulaciones y ninguna cristalización en helecho en la exploración con espéculo estéril. La prueba de nitrazina resultó positiva, con probabilidad máxima en forma secundaria a la presencia de sangre en la cúpula vaginal.

c. No hubo datos de laceración cervical a la exploración y tampoco factores preocupantes al respecto en los antecedentes de la paciente.

d. La placenta de la paciente era de inserción posterior. No se mencionó que estuviese cerca del orificio interno por ultrasonografía, por lo que es poco probable una placenta previa como fuente de la hemorragia preparto.

e. Los vasos previos son una causa rara de hemorragia preparto y suelen vincularse con un lóbulo succenturiado o una inserción velamentosa del cordón. No había datos de vasos previos por ultrasonografía.

126. d (capítulo 5)

Una TC del abdomen y pelvis no es una prueba inicial apropiada para esta paciente. En particular, hay preocupación en cuanto al riesgo de placenta acreta o percreta que invada la vejiga. Aunque la TC ayudaría a determinar si la nefrolitiasis es la fuente de la hematuria de la paciente, es más apropiado iniciar con una prueba menos invasiva y con menor radiación, de ser posible. Si los estudios de imagen van a avanzar más allá de la ultrasonografía, la IRM es la modalidad ideal.

a. El análisis de orina sería una prueba inicial apropiada para descartar una infección de vías urinarias como fuente de la hematuria de la paciente. También confirmaría la hematuria y determinaría si hay cilindros de eritrocitos o leucocitos.

b. El urocultivo sería una prueba inicial apropiada en conjunción con el análisis de orina, porque las infecciones de vías urinarias pueden causar hematuria y dolor suprapúbico.

c. Una exploración con espéculo estéril sería una prueba inicial apropiada para determinar si la hemorragia de la paciente proviene del cérvix, la uretra, o ambos. También ayudaría a determinar si presenta hemorragia vaginal resultante de trabajo de parto/dilatación cervical o cervicitis.

d. La ultrasonografía abdominal del útero sería una prueba inicial apropiada, porque la paciente presenta antecedente de 3 cesáreas, tuvo una placenta previa anterior completa en su ultrasonografía para valoración anatómica a las 18 sem y no se ha revalorado por ese medio para determinar si se resolvió la placenta previa. Además, si la placenta previa no se ha resuelto, la paciente tiene mayor riesgo de una placenta acreta, increta o percreta. Esto es de preocupación particular respecto de una placenta percreta con invasión de la vejiga si aún presenta placenta previa.

127. d (capítulo 6)

Si bien los extremos de edad tienen alguna relación con el parto pre-término, la de 33 años no tiene un riesgo particularmente aumentado. En términos del IMC, los estudios han mostrado que los individuos con peso inferior al normal tienen mayor riesgo de parto pretérmino. El estado socioeconómico bajo, la RPDM, el desprendimiento prematuro de placenta y el antecedente de intervención quirúrgica abdominal son factores de riesgo de parto pretérmino. Otros incluyen corioamnionitis, embarazos múltiples, anomalías uterinas como un útero bicorne, parto pretérmino previo y otras enfermedades maternas, incluidas preeclampsia e infecciones.

128. e (capítulo 27)

La enfermedad neoplásica preinvasora de la vulva se divide en dos categorías: la intraepitelial escamosa (neoplasia intraepitelial vulvar; NIV) y la no escamosa (enfermedad de Paget, melanoma *in situ*). La clasificación de la NIV cambió en 2004 y de nuevo en 2015. Con base en la terminología de 2015, las lesiones intraepiteliales escamosas vulvares se clasifican como LIEBG, LIEAG y NIV de tipo diferenciado. Las lesiones de LIEBG vulvares anteriormente se conocían como NIV 1. Se relacionan con cambios coilocíticos, efectos del VPH y condiloma plano. Las lesiones de LIEAG vulvar se clasificaban antes como NIV 2 y NIV 3, y después recibieron el nombre de tipo usual de NIV en 2004. Los factores de riesgo de LIEAG vulvar comprenden genotipos del VPH carcinogénicos de alto riesgo y persistencia de factores de riesgo del VPH, como el tabaquismo, la inmunodeficiencia y la inmunosupresión. La incidencia de la NIV relacionada con el VPH disminuye conforme avanza la edad. No hay predisposición racial para la neoplasia intraepitelial vulvar.

Nota: Los números de página seguidos por una *t* se refieren a tablas; los números de página seguidos por una *f* se refieren a figuras.